# Atendimento Pré-Hospitalar

abordagem prática

ABRAMEDE

ASSOCIAÇÃO BRASILEIRA DE MEDICINA DE EMERGÊNCIA

# Atendimento Pré-Hospitalar

## abordagem prática

ABRAMEDE

ASSOCIAÇÃO BRASILEIRA DE MEDICINA DE EMERGÊNCIA

EDITORES

Guilherme Sendtko Resener

Lucas Certain

Ricardo Galesso Cardoso

Osmar Colleoni

Ian Ward Abdalla Maia

ABRAMEDE

ASSOCIAÇÃO BRASILEIRA DE MEDICINA DE EMERGÊNCIA

manole

editora

Produção editorial: Juliana Waku
Produção gráfica: Anna Yue
Projeto gráfico: Departamento de arte da Editora Manole
Diagramação: Formato Estúdio
Ilustrações: Formato Estúdio, Freepik
Capa: Ricardo Yoshiaki Nitta Rodrigues
Imagem de capa: Freepik

**CIP-BRASIL. CATALOGAÇÃO NA PUBLICAÇÃO**
**SINDICATO NACIONAL DOS EDITORES DE LIVROS, RJ**

A885

Atendimento pré-hospitalar : abordagem prática / ABRAMEDE ; editores Guilherme Sendtko Resener ... [et al.]. - 1. ed. - Barueri [SP] : Manole, 2025.
24 cm.

Inclui bibliografia e índice
ISBN 978-85-204-5996-6

1. Primeiros socorros. 2. Emergências médicas. I. Associação Brasileira de Medicina de Emergência. II. Resener, Guilherme Sendtko.

25-101736.0 CDD: 616.0252
CDU: 616-083.98

Gabriela Faray Ferreira Lopes - Bibliotecária - CRB-7/6643



Edição – 2025

Editora Manole Ltda.
Alameda Rio Negro, 967 – cj. 717
Alphaville – Barueri – SP – Brasil
CEP: 06454-000
Fone: (11) 4196-6000
www.manole.com.br | https://atendimento.manole.com.br/

Impresso no Brasil
*Printed in Brazil*

Ao meu filho, à minha esposa, à minha família
e aos nossos pacientes.
***Guilherme Sendtko Resener***

Dedico este livro à minha familia, à espiritualidade,
que sempre nos sustentou e a todos os socorristas,
guardiões dos primeiros minutos.
***Lucas Certain***

Para Letícia e Lucas, minha razão de viver.
Para Aline, meu porto seguro.
***Ricardo Galesso Cardoso***

Dedico à minha mãe, Maria Lucia Colleoni,
meu exemplo diário de amor, força, carinho e dedicação.
A ela, dedico cada conquista e o reconhecimento pelo
apoio incondicional que sempre me acompanhou.
Agradeço ao Dr. Sérgio Augusto Zanin e à
Dra. Ângela Christina Bastos Ramos, mestres que,
ainda na graduação, despertaram em mim a paixão pelo
atendimento pré-hospitalar e incentivaram meu amor
pela Medicina de Emergência. Sou profundamente grato.
***Osmar Colleoni***

Dedico esta obra a todos aqueles que estão sempre em QRV,
aos que odeiam os QTAs e vibram a cada ocorrência pelo Brasil,
aos que prestam o primeiro atendimento e comemoram cada vida
reconduzida à esperança. Este livro é especialmente para vocês.
À minha parceira, Luísa, pela paciência, pelo apoio e por
tolerar meus atrasos por conta deste livro.
***Ian Ward Abdalla Maia***

# Editores


## Guilherme Sendtko Resener

Médico Emergencista. Mestre em Saúde e Gestão do Trabalho. Médico Intervencionista no SAMU e Aeromédico/SC. Professor de Medicina de Emergência na UNIVALI.

## Lucas Certain

Professor de Medicina na USF. Residência em Medicina de Emergência pelo Hospital das Clínicas da Faculdade de Medicina da Universidade de São Paulo (HCFMUSP). Pós-graduação em Medicina de Emergência pelo Hospital Israelita Albert Einstein. Graduação em Medicina pela Faculdade de Medicina de Ribeirão Preto da Universidade de São Paulo (FMRP-USP). Observerships Harvard Medical School – EUA, Boston MedFlight – EUA, PRO EMS Ambulance – EUA, New South Wales Ambulance – Austrália, INEM – Portugal.

## Ricardo Galesso Cardoso

Título de Especialista (TEME) e Título Superior (TSME) em Medicina de Emergência pela ABRAMEDE/AMB. Área de Atuação em Medicina Aeroespacial pela SBMA/AMB. Especialista em Segurança de Aviação pelo Instituto Tecnológico de Aeronáutica (ITA). Mestre pela Disciplina de Cirurgia do Trauma da Universidade Estadual de Campinas (UNICAMP). MBA Executivo em Gestão de Saúde pelo Einstein Hospital Israelita. Coordenador da Unidade Móvel Einstein (UME) – Serviço de APH do Einstein Hospital Israelita. Supervisor do Programa de Residência Médica em Medicina de Emergência do Einstein Hospital Israelita.

## Osmar Colleoni

Residências em Medicina de Emergência pelo Hospital de Pronto-Socorro (HPS) de Porto Alegre e em Emergência Pediátrica pela Santa Casa de Porto Alegre (UFCSPA). *Fellow* ABRAMEDE. Título de Especialista (TEME) e Título Superior (TSME) em Medicina de Emergência pela ABRAMEDE/AMB. Título de Especialista em Emergência Pediátrica (TEMEP) pela Sociedade Brasileira de Pediatria/AMB. Rotineiro da Emergência e Preceptor da Residência em Medicina de Emergência do Hospital de Trauma Cristo Redentor (Grupo Hospitalar Conceição) de Porto Alegre. Emergencista do Hospital de Pronto-Socorro de Porto Alegre. Médico de bordo da Uniair Transporte Aeromédico.

## Ian Ward Abdalla Maia

Médico Emergencista. Residência Médica em Medicina de Emergência pelo Hospital de Clínicas de Porto Alegre. Médico Assistente da Unidade de Emergência do Hospital das Clínicas da Faculdade de Medicina da Universidade de São Paulo (HCFMUSP). Médico Assistente do Pronto-Socorro da Santa Casa de São Paulo. Research Fellow Mayo Clinic – Minnesota. PhD em Ciências Médicas pela FMUSP. Título Superior em Medicina de Emergência pela ABRAMEDE (TSME).

# Autores

## Adebal de Andrade Filho

Médico Especialista em Clínica Médica pelo Hospital João XXIII com área de atuação em Toxicologia Médica pela Associação Médica Brasileira. Mestre em Infectologia e Medicina Tropical pela Universidade Federal de Minas Gerais (UFMG). Coordenador Médico do Centro de Informação e Assistência Toxicológica de Minas Gerais (CIAToxMG).

## Ademir Aparecido de Campos Junior

Médico SAMU Hortolândia (2009-2010). Médico SAMU Sumaré (2009-2010). Médico SAMU Campinas (2011-2014). Médico SAMU Bragança (2012-2018). Médico SAMU Limeira (desde 2011). Médico CCR Rodoanel (Desde 2015). Diretor Técnico Médico do SAMU Regional Bragança (2012-2013). Diretor Técnico Médico CCR RioSP (desde 2023). Médico da equipe de resgate veicular do 19º Grupamento de Bombeiros do Estado de São Paulo (2016 -2017). Médico da equipe de resgate veicular do 5º Grupamento de Bombeiros do Estado de São Paulo (2018-2019). Médico Rally dos Sertões (2016-2017).

## Alan Mercadante Isoldi

Médico pela Faculdade de Medicina de Marília (FAMEMA). Médico Emergencista pela Escola Paulista de Medicina da Universidade Federal de São Paulo (EPM-Unifesp. Diretor da ABMAR (Associação Brasileira de Medicina de Áreas Remotas). Coordenador Técnico da Emergência da Santa Casa de Ubatuba - SP.

## Ana Lucia Abujamra

Médica pela Universidade do Vale do Taquari (Univates). Doutorado em Oncologia – Boston University School of Medicine. Pós-Doutorados na Harvard Medical School (NIH K Grant) e no Boston Medical Center (*Fellowship Program* em Hematologia-Oncologia). Diploma de doutorado reconhecido pela Faculdade de Medicina da Universidade de São Paulo: Doutor em Ciências – Oncologia. Consultora ad hoc da Fundação de Apoio ao Desenvolvimento do Ensino, Ciência e Tecnologia do Estado de Mato Grosso do Sul (FUNDECT), Fundação de Apoio a Pesquisa do Distrito Federal (FAPDF), e Fundação de Amparo à Pesquisa do Tocantins (FAPT). Fellow em Cirurgia Videolaparoscópica e Minimamente Invasiva no Hospital Moinhos de Vento, Porto Alegre, RS.

André Marcos de Oliveira
Médico Anestesiologista. Médico plantonista da sala de emergência e UTI do HC de Bauru. Médico do GRAU Resgate. Médico Intervencionista no SAMU de São Caetano do Sul. Médico do TRR do HC da Unesp. Sócio da empresa de anestesiologia UNIANEST. Instrutor dos cursos: ACLS e ATLS.

Anna Luiza Dutra Poloni
Médica Emergencista. Título de Especialista em Medicina de Emergência pela ABRAMEDE. Título Superior em Medicina de Emergência pela ABRAMEDE (TSME). Pós-graduação em Cuidados Paliativos pelo Instituto Pallium Latinoamerica. MBA em Gestão em Saúde. Médica Assistente do Centro de Atendimento de Intercorrências Oncológicas (CAIO) do Hospital das Clínicas da Faculdade de Medicina da Universidade de São Paulo (HCFMUSP). Coordenadora do Estágio de Emergências Oncológicas do 3º ano da Residência Médica em Medicina de Emergência do HCFMUSP. Médica consultora do Projeto "Lean nas Emergências" – PROADI-SUS. Médica das Unidades de Pronto Atendimento e Unidade Móvel de Emergência do Hospital Israelita Albert Einstein, SP.

Arthur de Campos Soares
Graduado em Medicina pela Faculdade de Medicina da Universidade de São Paulo (FMUSP). Residência em Medicina de Emergência pelo Hospital das Clínicas da FMUSP (HCFMUSP). Médico Preceptor em Ultrassonografia Point-of-care em Emergências Pediátricas no Instituto da Criança e do Adolescente do HCFMUSP. Médico assistente da UER - HCFMUSP.

Bruna Botão Lacerda
Médica pela Universidade de Taubaté. Médica Emergencista pelo Hospital Santa Marcelina. Diretora da Associação Brasileira de Medicina de Áreas Remotas (ABMAR). Pós-graduada em Medicina de Desastres.

Caio Gonçalves Nogueira
Residência em Medicina de Emergência HCUFMG. Pós-graduação em ultrassonografia geral. Fundador da Quinto Pilar, treinamentos em Ultrassom *Point-of-Care*. Pós-graduação em Medicina Aeroespacial. Operador Aeromédico do SAMU/CBMMG. Regulador/Intervencionista SAMU CISRUN.

Camila Magioni Figueira
Médica formada pela Escola Superior de Ciências da Santa Casa de Misericórdia de Vitória. Residência médica em Medicina de Emergência pela MULTIVIX Vitória. Médica reguladora e intervencionista do SAMU-192 ES. Médica assistente da sala de emergência da UPA de Carapina - Serra ES. Médica assistente da sala vermelha do Hospital Estadual Infantil e Maternidade Alzir Bernardino Alves (HEIMABA).

Carolina Campos Ribeiro
Médica formada pela Faculdade de Medicina de Campos (FMC). Residência Médica em Pediatria pelo Hospital Infantil Nossa Senhora da Glória (HINSG). Titulada pela ABRAMEDE em Emergência Pediátrica. Médica Intervencionista SAMU 192 ES. Médica assistente e rotina da Sala Vermelha do Hospital Estadual Infantil e Maternidade Alzir Bernardino Alves (HEIMABA). Preceptora do Internato e Residência Médica de Pediatria da Universidade de Vila Velha (UVV). Diretora do Departamento de Medicina de Emergência Pediátrica pela SOESPE.

Caroline Anne Lucas Leite Resener
Cirurgiã Geral e do Trauma. Mestre em Saúde e Gestão do Trabalho. Docente do Curso de

Medicina da UNIVALI. Coordenadora do Internato e Docente da UNIFEBE. Médica de voo do SAMU 192 Aeromédico SC. Instrutora do ATLS, PHTLS, AMLS e ACLS.

### Christian Desconzi Moraes

Médico pela Universidade Federal de Santa Maria (UFSM). Emergencista pelo HPS. Chefe de plantão do HPS. Emergencista do HCR e preceptor dos programas de Residência Médica em Medicina de Emergência do HPS e do GHC.

### Ciana Nunes Guerra

Especialista em Medicina de Emergência pelo Hospital Israelita Albert Einstein (HIAE). Médica assistente da Unidade Móvel Einstein (UME) e Pronto Atendimento HIAE. Preceptora da Residência de Medicina de Emergência HIAE. Instrutora do Centro de Simulação Realística (CSR) HIAE.

### Daniela Aparecida Morais

Enfermeira, Doutora e Mestre pela Universidade Federal de Minas Gerais (UFMG). Especialista em Urgência e Emergência e Enf. Aeroespacial, Titulada em Emergência. Enfermeira SAMU-BH e Coord. NEP SAMU Macrocentro BH. Membro do Depto de Enf. da ABRAMEDE e Coord. do Depto de Enf. da Regional MG. Colaboradora da CTA-PNAU/MS.

### Daniella Pessoa Moreira

Médica graduada pela Faculdade de Ciências da Saúde de Barretos (FACISB). Residência Médica em Medicina de Emergência pela Santa Casa de Misericórdia de Barretos. Título de Especialista em Medicina de Emergência pela Associação Brasileira de Medicina de Emergência (ABRAMEDE). Coordenadora Adjunta da Residência Médica em Medicina de Emergência da Santa Casa de Misericórdia de Barretos.

### Deborah Dellabianca Bento

Médica formada pela Multivix. Médica Emergencista pela Multivix. Docente de Medicina de Emergência pela Multivix.

### Fabrício Correia

Médico pela Universidade Federal do Acre (UFAC). Título de Especialista em Medicina de Emergência pela ABRAMEDE. Instrutor de ACLS pela American Heart Association, núcleo Stoicus. Médico de voo do SAMU Aeromédico SC. Médico Intervencionista do SAMU – USA Blumenau.

### Felipe Ferreira Gonçalves

Emergencista pelo PRM de Medicina de Emergência no Hospital São Lucas da PUCRS. Médico Plantonista e Preceptor de Emergência no Grupo Hospitalar Conceição (Hospital Cristo Redentor). Médico Emergencista no SAMU Porto Alegre. Médico de bordo na Uniair. Diretor na Abramede-RS. Responsável Técnico pelo Departamento de Emergência do Aeroporto Salgado Filho.

### Fernando Perdoná Sant'Anna

Graduado pela Universidade Federal de Alfenas-MG UNIFAL. Médico Emergencista ABRAMEDE/AMB. Residência em Medicina de Emergência pela Faculdade de Medicina de São José do Rio Preto FAMERP-HB. Médico Supervisor da Residência em Medicina de Emergência do Hospital das Clínicas de Marília-SP – HC-FAMEMA. Médico plantonista Unidade de Emergência do HC-FAMEMA e Santa Casa de Misericórdia de Marília. Médico Intervencionista e Regulador do SAMU 192 de Marília.

**Gabriel Dias Souza**
Graduação em Medicina pela Universidade Federal de Minas Gerais. Residente do Programa de Residência Médica em Medicina de Emergência no Hospital São Lucas da Pontifícia Universidade Católica do Rio Grande do Sul.

**Gabriel Gonzaga dos Santos**
Graduado pela Universidade do Oeste Paulista UNOESTE. Residente de Medicina de Emergência pelo Hospital das Clínicas de Marília-SP – HC-FAMEMA. Médico plantonista da Unidade de Emergência Adulto – HC-FAMEMA e Santa Casa de Misericórdia de Marília. Médico regulador e intervencionista SAMU Marília.

**Gabriele Escocia Marinho**
Médica Emergencista. Residência em Medicina de Emergência pela Fundação Leonor de Barros Camargo (HAOC). Médica pela Universidade São Francisco (USF). Médica Reguladora e Intervencionista do SAMU Regional Bragança Paulista. Editora-chefe @codigovermelhocursos. Preceptora na Emergência do Hospital Augusto de Oliveira Camargo (HAOC).

**Glauce Corrêa da Silva**
Mestre e Doutora pela Universidade Federal do Rio de Janeiro (UFRJ). Coordenadora do Instituto SemNó de Psicologia. Chefe do Serviço de Psicologia Clínica e Hospitalar do HGSCMRJ. Coordenadora da Psicologia do Hospital Quinta D'Or. Membro do Comitê de Cuidados Paliativos na Emergência – ANCP. Coordenadora do Departamento de Psicologia e Serviço Social e Membro do Comitê de Cuidados Paliativos na Emergência – ABRAMEDE.

**Guilherme Gozzoli Podolsky-Gondim**
Docente Colaborador e Neurocirurgião Contratado, Hospital das Clínicas da Faculdade de Medicina de Ribeirão Preto da Universidade de São Paulo (HCFMRP-USP). Médico Intervencionista, SAMU Regional de Ribeirão Preto. Instrutor dos cursos PHTLS, ATLS e PoCUS. Título de Especialista em Medicina de Emergência pela Associação Brasileira de Medicina de Emergência (ABRAMEDE). Título de Especialista em Neurocirurgia pela Sociedade Brasileira de Neurocirurgia (SBN). Doutorado em Neurologia/Neurociências pela Faculdade de Medicina de Ribeirão Preto da Universidade de São Paulo (FMRP-USP).

**Guilherme Roberto Zammar**
Médico pela Pontifícia Universidade Católica do Paraná (PUC-PR). Especialista em Medicina de Emergência pela AMB/ABRAMEDE e Medicina Aeroespacial pela SBMA. Médico Intervencionista do SIATE Curitiba, SAMU 192. Médico de voo na Helisul Aviação, Operador de Suporte Médico no BPMOA e na PRF. Docente de Medicina de Emergência e preceptor do internato do curso de Medicina da Faculdade Pequeno Príncipe. Coordenador Médico das Unidades Móveis de Curitiba (SAMU, SIATE e Aeronaves).

**Guilherme Sendtko Resener**
Médico Emergencista. Mestre em Saúde e Gestão do Trabalho. Médico Intervencionista no SAMU e Aeromédico/SC. Professor de Medicina de Emergência na UNIVALI.

**Guilherme Zimermann Kummer**
Médico graduado pela Universidade Federal do Paraná (UFPR). Especialista em Medicina de Emergência, com Título de Especialista (TEME) e Título Superior em Medicina

de Emergência (TSME) pela ABRAMEDE. Instrutor dos cursos PHTLS e The Difficult Airway Course (TDAC).

### Ian Ward Abdalla Maia

Médico Emergencista. Residência Médica em Medicina de Emergência pelo Hospital de Clínicas de Porto Alegre. Médico Assistente da Unidade de Emergência do Hospital das Clínicas da Faculdade de Medicina da Universidade de São Paulo (HCFMUSP). Médico Assistente do Pronto-Socorro da Santa Casa de São Paulo. Research Fellow Mayo Clinic – Minnesota. PhD em Ciências Médicas pela FMUSP. Título Superior em Medicina de Emergência pela ABRAMEDE (TSME).

### Jair Pereira dos Santos Jr.

Major do Corpo de Bombeiros Militar de SC. Graduado em Direito, com pós-graduação em Gestão de Serviços de Bombeiro (UDESC) e pesquisa em Lean. Mestrando em Segurança de Aviação (ITA). Atua há 10 anos como comandante de helicóptero em operações aeromédicas e SAR.

### Jéssica Barbosa Machado

Médica graduada pela Faculdade de Ciências da Saúde de Barretos (FACISB). Residência Médica em Medicina de Emergência pela Santa Casa de Misericórdia de Barretos. Título de Especialista em Medicina de Emergência pela Associação Brasileira de Medicina de Emergência (ABRAMEDE). Médica do Grupo de Resgate e Atenção às Urgências (GRAU) base de Ribeirão Preto no ano de 2023. Coordenadora da residência médica em Medicina de Emergência e Coordenadora médica do Pronto-Socorro Adulto e Emergência Adulto da Santa Casa de Misericórdia de Barretos.

### Julia Almeida de Melo

Médica Emergencista. Residência médica em Medicina de Emergência pelo Hospital de Pronto-Socorro de Porto Alegre, RS. Médica assistente e preceptora do Programa de Residência em Medicina de Emergência do Hospital Municipal de Salvador, BA.

### Julia Queiroz

Médica pela Universidade do Oeste Pauliata. Médica Emergencista pelo Hospital Alemão Oswaldo Cruz. Emergencista pediátrica pela Irmandade da Santa Casa de Misericórdia de São Paulo. Preceptoria 24/25 no Instituto da Criança e do Adolescente do Hospital das Clínicas da Faculdade de Medicina da Universidade de São Paulo (ICr-HCFMUSP). Pós-graduação em Medicina Aeroespaciel pela SPDM. Coordenadora da Pós-graduação de Emergências Pediátricas pela ABRAMEDE.

### Juliana Hegedus Baroni

Especialista em Medicina de Emergência pelo Hospital Israelita Albert Einstein (HIAE). Médica Assistente da Unidade Móvel Einstein (UME) e Pronto Atendimento HIAE. Preceptora da Residência de Medicina de Emergência HIAE, Instrutora do Centro de Simulação Realística (CSR) HIAE.

### Juliana Sartorelo Almeida

Emergencista titulada ABRAMEDE/AMB com residência em Clínica Médica e área de atuação em Toxicologia Médica. Mestra em Infectologia e Medicina Tropical pela Universidade Federal de Minas Gerais (UFMG). Doutoranda em Urgência e Emergência pela UFMG. Plantonista e preceptora no Centro de Informação e Assistência Toxicológica de Minas Gerais (CIAToxMG).

### Laís Mathias Penna de Gouvêa

Médica pela Universidade de Taubaté. Emergencista pelo Hospital Alemão Oswaldo Cruz. Médica na UPA Morumbi e na Unidade Móvel do Hospital Israelita Albert Einstein. Preceptora da Residência em Medicina de Emergência no Hospital Alemão Oswaldo Cruz.

### Leticia Rego Dalvi

Médica Emergencista. Residência Médica em Medicina de Emergência pela MULTIVIX-ES. Médica da Qualidade e do Aeromédico do SAMU-ES. Médica assistente da UPA de Castelândia. Pós-graduanda em Gestão da Qualidade e Segurança das Organizações de Saúde pelo Hospital Israelita Albert Einstein.

### Lucas Certain

Professor de Medicina USF. Ex-coordenador da Residência de Medicina de Emergência Hospital Santa Marcelina. Ex-coordenador médico SAMU 192 Regional Bragança. Médico Intervencionista SAMU 192 bases Atibaia e Bragança. Pioneiro em hemotransfusão no APH na América Latina e em RMC no Brasil. Editor chefe @codigovermelhocursos. Residência em Medicina de Emergência no Hospital das Clínicas da Faculdade de Medicina da Universidade de São Paulo (FMUSP). Pós-graduação em Medicina de Emergência pelo Hospital Israelita Albert Einstein. Graduação na Faculdade de Medicina de Ribeirão Preto da Universidade de São Paulo (FMRP-USP). Observerships no Departamento de Emergência – Massachusetts General Hospital – Harvard Medical School. Observerships em APH internacionais: PRO EMS/Paramedics – Cambridge/EUA, Boston MedFlight – Boston/EUA, New South Wales Ambulance – Sydney/Australia e INEM – Lisboa/Portugal.

### Luiza Braun Lírio Nascimento Cadorini

Médica formada pela Universidade Vila Velha. Residência médica em Medicina de Emergência pela MULTIVIX Vitória. Médica Reguladora e Intervencionista do SAMU-192 ES. Médica assistente da sala vermelha do Hospital Estadual Infantil e Maternidade Alzir Bernardino Alves (HEIMABA).

### Marcello Souto Maior Colino

Formado no Centro Universitário São Lucas, Porto Velho, RO. Residência em Medicina de Emergência SMS Florianópolis, SC. Residência em Emergência Pediátrica pelo HIJG Florianópolis, SC.

### Marcio Saiga

Médico pela Faculdade de Medicina de Jundiaí. Residência em Medicina de Emergência pelo Hospital Alemão Oswaldo Cruz. Médico Regulador e Intervencionista no SAMU de Jundiaí. Médico no Hospital Israelita Albert Einstein. Médico na Unidade Móvel Einstein.

### Mariana Loyolla Sartori Herber

Médica pela Universidade São Francisco de Barreiras. Residente de Medicina de Emergência no Instituto Dr. José Frota (IJF).

### Mário Zunino

Anestesiologista. Médico do SAMU 192 SC.

### Marion Wiedemann Trombetta

Médica Emergencista. Residência médica em Medicina de Emergência pelo Hospital de Clínicas de Porto Alegre, RS. Médica assistente e Preceptora do Programa de Residência em Medicina de Emergência do Hospital Municipal de Salvador, BA. Médica Intervencionista do SAMU de Salvador, BA.

### Marisa Amaro Malvestio

Enfermeira, com Pós-doutorado pela Escola de Enfermagem da Universidade de São Paulo (EEUSP). MBA em Gestão em Saúde e Especialização em Administração Hospitalar. Atua no SAMU 192 de São Paulo e é professora universitária e pesquisadora EEUSP. Membro da Câmara Técnica de Assessoramento da Política Nacional de Urgência do Ministério da Saúde e da Câmara Técnica de Enfermagem na Saúde do Adulto, Adolescente e Idoso do Conselho Federal de Enfermagem. *Fellow* da ABRAMEDE.

### Mateus Garcia Zilio

Graduação em Medicina pela Universidade de Marília (UNIMAR). Residente de Medicina de Emergência pelo Hospital das Clínicas de Marília – HC FAMEMA. Médico plantonista da Unidade de Emergência Adulto – HCFAMEMA.

### Milena Ramos

Graduação em Medicina pela Escola Bahiana de Medicina e Saúde Pública, especialização em Processos Educacionais na Saúde, pelo Ministério da Saúde e Hospital Sírio-Libanês e especialização em Medicina Paliativa pelo Centro Universitário São Camilo e Instituto Paliar. Titulada em Medicina de Emergência. Médica Paliativista de Referência da Secretaria Municipal de Salvador. Médica Paliativista no Hospital Santo Antônio/OSID (Obras Sociais Irmã Dulce). Médica do Time de Telemedicina e Regulação do Hospital Mont Serrat CP (primeiro hospital de Cuidados Paliativos do SUS, do Brasil). Docente no Curso de Pós-graduação em Cuidados Paliativos da Faculdades Santa Casa (módulo Cuidados Paliativos em Emergência). Coordenadora do Comitê de Emergência da ANCP. Membro do Comitê de Cuidados Paliativos da ABRAMEDE. Sócia-fundadora da Ânima–Cuidados Paliativos Domiciliares. Coautora do *Manual de Cuidados Paliativos da ANCP* (3ª edição, editora Atheneu, 2021) e do *Manual de Cuidados Paliativos na Emergência do HCFMUSP* (editora Manole, 2021).

### Osmar Colleoni

Residências em Medicina de Emergência pelo HPS de Porto Alegre e em Emergência Pediátrica pela UFCSPA; TEME, TSME e *Fellow* ABRAMEDE. Rotineiro da Emergência e Preceptor da Residência em Medicina de Emergência do Hospital de Trauma Cristo Redentor (Grupo Hospitalar Conceição). Médico de bordo da Uniair Transporte Aeromédico.

### Paula Sylvana Martins da Silva

Graduada pela Faculdade de Medicina de Marília. Residente de Medicina de Emergência pelo Hospital das Clínicas de Marília – HC-FAMEMA. Médica plantonista da Unidade de Emergência Adulto – HC-FAMEMA e Santa Casa de Misericórdia de Marília.

### Rafael Arruda Alves

Médico Emergencista especialista em Emergências Pediátricas, Administração em Saúde e Medicina Intensiva. Médico do SAMU Bauru e Médico assistente da UTI Adulto do Hospital das Clínicas da Universidade de São Paulo de Bauru. *Fellow* pela ABRAMEDE com Título Superior em Medicina de Emergência pela ABRAMEDE (TSME).

### Rafael Garcia de Maria

Médico pela Universidade Federal de Rondônia. Emergencista com título superior em Medicina de Emergência pela ABRAMEDE. Especialista em Medicina de Família e Comunidade pela SMS – Sinop. Docente Adjunto II do Internato de Medicina de Emergência da

UFMT/Sinop. Instrutor AHA – ACLS/PALS. Instrutor CBC – ATLS. Instrutor NAEMT – AMLS/PHTLS

**Raphael Gargiulo Caggiano**
Médico Cirurgião Geral. Médico da Equipe de Resgate Veicular da Escola Superior de Bombeiros do Estado de São Paulo. Médico do Grupo de Resgate e Atenção às Urgências e Emergências (GRAU).

**Renato Araújo de Melo**
Médico Emergencista ABRAMEDE/AMB. Supervisor da Residência Médica de Medicina de Emergência do Hospital das Clínicas de Marília, SP – HCFAMEMA.

**Ricardo Galesso Cardoso**
Título de Especialista (TEME) e Título Superior (TSME) em Medicina de Emergência pela ABRAMEDE/AMB. Área de Atuação em Medicina Aeroespacial pela SBMA/AMB. Especialista em Segurança de Aviação pelo Instituto Tecnológico de Aeronáutica (ITA). Mestre pela Disciplina de Cirurgia do Trauma da Universidade Estadual de Campinas (UNICAMP). MBA Executivo em Gestão de Saúde pelo Einstein Hospital Israelita. Coordenador da Unidade Móvel Einstein (UME) – Serviço de APH do Einstein Hospital Israelita. Supervisor do Programa de Residência Médica em Medicina de Emergência do Einstein Hospital Israelita.

**Roberto Georges Zammar Filho**
Médico Emergencista. Médico plantonista do SAMU e SIATE em Curitiba, PR. Operador de Suporte Operador de Suporte Médico no BPMOA-PR e NOA da PRF. Médico de voo da Helisul Aviação. Docente de Medicina de Emergência e preceptor do internato na Faculdade Pequeno Príncipe.

**Thais Raimondi Sudbrack**
Médica Emergencista. Graduada em Medicina pela Faculdade do Sul de Santa Catarina (UNISUL-PB). Residência médica em Medicina de Emergência pelo Hospital Nossa Senhora da Conceição em Porto Alegre (GHC). Médica na Unidade de Emergência do Hospital Nossa Senhora da Conceição.

**Tibor Ferenc Raminelli Nagy**
Especialista em Medicina de Emergência e Medicina Pré-Hospitalar certificado pelo American Board of Emergency Medicine (ABEM). Faculty em Medicina de Emergência e EMS – Prisma Health Upstate, Department of Emergency Medicine. Assistant Clinical Professor – University of South Carolina School of Medicine, Greenville. Assistant Medical Director – Prisma Health Ambulances. Medical Director – JEMS (Journal of Emergency Medical Services)

**Ubirajara Amaral Vinholes Filho**
Médico formado pela Universidade Federal de Pelotas. Emergencista pelo Hospital de Pronto Socorro (HPS) de Porto Alegre. Mestre em Ensino na Saúde pela Universidade Federal do Rio Grande do Sul (UFRGS). Plantonista do HPS PoA, Hospital Cristo Redentor (Grupo Hospitalar Conceição) e do Centro Integrado de Emergências Médicas da Santa Casa de Porto Alegre.

**Vanessa Ferrari Wallau**
Médica Emergencista. Residência médica em Medicina de Emergência pelo Hospital de Pronto-Socorro de Porto Alegre, RS. Médica assistente e preceptora do Programa de Residência em Medicina de Emergência do Hospital Municipal de Salvador, BA.

### Vitória Barros

Especialista em Clínica Médica pelo Real Hospital Português, com ano adicional em Clínica Médica pelo Hospital das Clínicas da Universidade Federal de Pernambuco (UFPE). Título de Especialista em Clínica Médica pela Sociedade Brasileira de Clínica Médica. Preceptora da Residência de Clínica Médica do Hospital Miguel Arraes.

### Vittoria Crepaldi Fares

Médica graduada pela Universidade Federal de Alfenas, MG (UNIFAL). Residência Médica em Medicina de Emergência pela Universidade Federal de São Paulo (UNIFESP).

### Yasmine Badwan Mustafá

Médica Emergencista formada pelo Grupo Hospitalar Conceição (POA). Médica da Emergência do Hospital da Unimed de São Leopoldo, Hospital São Lucas da PUC-RS e do serviço de atendimento pré-hospitalar SAMU POA. Graduada em Medicina pela Universidade Luterana do Brasil (Ulbra).

### Yury Tavares de Lima

Médico Emergencista. Residência médica em Medicina de Emergência pela Escola de Saúde Pública – ESP/Ceará. Titulado Médico Emergencista pela ABRAMEDE/AMB. Mestre em Ciências Médicas pela UNIFOR. Diretor de Educação Permanente do SAMU 192 CE. Preceptor da Residência Médica de Medicina de Emergência ESP/IJF. Pós-graduando em Gestão de Negócios da Saúde pela FDC (Fundação Dom Cabral). Docente do curso de graduação em Medicina na Disciplina de Urgências Médicas. Coordenador e professor do módulo de simulação em Medicina de Emergência.

# Sumário

## SEÇÃO III TRAUMA



## SEÇÃO IV POPULAÇÕES ESPECIAIS

## SEÇÃO V MISCELÂNEA



## SEÇÃO VI INTERVENÇÕES E TECNOLOGIAS

# Prefácio

Desde muito cedo, encontrei no Atendimento Pré-Hospitalar (APH) não apenas uma área de atuação, mas um propósito. O ambiente do APH, com toda a sua intensidade, imprevisibilidade e necessidade constante de decisões rápidas, moldou minha trajetória profissional e pessoal. São anos nos quartéis dos bombeiros, bases do SAMU e hangares do "Águia". Dentro das ambulâncias, nas ruas, nos lares de pessoas em necessidade de auxílio imediato, enfrentando cenários diversos e desafiadores, sempre ao lado de equipes que compartilham o mesmo brilho no olhar: o desejo genuíno de oferecer o melhor cuidado possível aos pacientes. O APH é, para mim, mais que trabalho – é vocação. Sigo dedicado a ele não por hábito, mas por paixão.

Ao longo dessa jornada, testemunhei a evolução do atendimento pré-hospitalar no Brasil. Vimos a chegada de novos protocolos, tecnologias, métodos de ensino e linhas de cuidado. Entretanto, algo sempre permaneceu fundamental: a competência técnica aliada ao compromisso ético, ao respeito à vida e à capacidade de trabalhar em equipe sob pressão. O que sustenta o APH não é apenas o conhecimento científico, mas a vivência prática, construída no calor da cena, no toque do paciente e no diálogo silencioso entre profissionais que sabem que cada segundo importa.

Este livro nasce exatamente desse lugar: da união entre ciência e experiência real. Cada capítulo foi escrito por profissionais que vivem o APH diariamente – pessoas que sentem o peso e a grandeza das decisões tomadas ao lado da vítima, na estrada, no domicílio, no estádio, no helicóptero, no inesperado. São autores que conhecem profundamente o que descrevem, porque aprenderam tanto nos livros quanto no serviço, com as mãos, com os olhos e com o coração. E é isso que torna esta obra singular.

Em um cenário nacional onde ainda buscamos ampliar referenciais sólidos, formação estruturada e literatura própria, este livro representa um passo importante. Ele consolida saberes, organiza o que muitos de nós aprendemos ao longo de anos de prática, e oferece uma base consistente para quem deseja se aprofundar.

Espero que, ao folheá-lo, você não apenas aprenda técnicas e protocolos, mas também reconheça o valor de cada vida atendida, a dignidade presente em cada cena, e a beleza do trabalho que fazemos. Que esta obra sirva como guia, inspiração e companhia de jornada para todos que, assim como eu, escolheram o APH como caminho e propósito.

Boa leitura – e seguimos juntos, na missão.

*Dr. Ricardo Galesso Cardoso,*
*MD MSc MBA*
*São Paulo, 2025*

# Associação Brasileira de Medicina de Emergência

Seção I

# Fundamentos e Segurança em Atendimento Pré-Hospitalar

1

# Sistemas de alto desempenho

Jair Pereira dos Santos Jr.
Leticia Rego Dalvi

## Pontos-Chave

- Os sistemas de alto desempenho no atendimento pré-hospitalar baseiam-se na integração entre pessoas, processos e equipamentos para garantir intervenções rápidas, seguras e eficazes. Esses sistemas dependem da coordenação entre os profissionais e de um ambiente de trabalho que promova comunicação eficiente, liderança colaborativa e melhoria contínua.
- O *Lean Healthcare* busca eliminar desperdícios e otimizar fluxos de trabalho, aplicando princípios de valor, fluxo e perfeição à realidade médica. Ferramentas como *poka-yoke*, operações paralelas e células de manufatura aumentam a eficiência das equipes, enquanto a visão centrada no paciente direciona as prioridades clínicas. Essa abordagem reforça que o desempenho excepcional surge de processos enxutos, decisões precisas e foco contínuo na entrega de valor ao paciente.
- Já o CRM (*crisis resource management*) e o desenvolvimento de *soft skills* potencializam o fator humano, aprimorando comunicação, liderança e consciência situacional. A implementação dessas práticas, junto à gestão dos *dirty dozen* (doze fatores de erro humano), fortalece a segurança e a confiabilidade das operações.
- Equipes de alta performance emergem quando há cultura de aprendizado, protocolos bem definidos e treinamentos constantes, permitindo respostas mais coordenadas, seguras e eficazes em qualquer situação crítica.

# INTRODUÇÃO

No cenário do atendimento pré-hospitalar, cada segundo pode definir a linha tênue entre a vida e a morte, e o desempenho das equipes de emergência constitui o pilar fundamental para o sucesso das intervenções. Trabalhar em situações de alta pressão exige mais do que habilidades técnicas: é preciso coordenação impecável, comunicação eficiente e uma sinergia que transforma o grupo em uma unidade coesa, funcionando como uma engrenagem precisa em meio ao caos. Sistemas de alto desempenho são a materialização desse desempenho, em que a integração de equipamento, recursos humanos e processos conduz a uma entrega rápida e efetiva das necessidades dos atingidos pelo evento ou condição danosa.

Há muitos caminhos para chegar a esse tipo de sistema, e a implementação de metodologias estruturadas, como *Lean* e CRM (*crisis resource management* – gerenciamento de recursos durante crise), por exemplo, aliadas ao desenvolvimento de *soft skills* (habilidades não técnicas), contribui diretamente para a agilidade no condicionamento de uma equipe de alto desempenho.

O foco deve ser promover um ambiente de trabalho onde a qualidade e a eficiência evoluem de forma constante, com abordagens estruturadas para aperfeiçoar processos, garantir a segurança e aumentar a confiabilidade nas operações. A integração dessas práticas no atendimento pré-hospitalar fortalece o desempenho das equipes, otimiza recursos e maximiza os resultados, garantindo que cada intervenção seja realizada com o mais alto padrão de qualidade e eficácia.

Um sistema bem planejado promove fluxos de trabalho organizados, melhora a comunicação entre equipes e reduz falhas operacionais, criando um ambiente mais seguro e eficiente para a prestação de cuidados emergenciais. Quando as equipes trabalham em sintonia dentro de um sistema de alta *performance*, a resposta às situações críticas se torna mais rápida e assertiva, aumentando significativamente as chances de sucesso nas intervenções. Dentro dos sistemas de alto desempenho, seu componente humano, as equipes de alta *performance*, não surge ao acaso; são moldadas por treinamento constante, liderança eficaz e pelo compromisso com a segurança do paciente.

Neste capítulo, exploraremos os elementos que definem essas equipes no contexto pré-hospitalar, abordando desde a importância de protocolos bem estruturados até o impacto das relações interpessoais e da tomada de decisões rápidas e assertivas. Entender como formar e manter equipes de excelência em emergências não é apenas uma necessidade prática, mas também uma oportunidade de salvar vidas e transformar os resultados no atendimento fora do ambiente hospitalar.

## *LEAN*

O atendimento pré-hospitalar é um serviço com alta demanda e variabilidade. Boa parte dos processos nas instituições de saúde se associa a um complexo fluxo de informações, pessoas e materiais, nem sempre organizados, visíveis e ordenados. Da complexidade e baixa visibilidade emergem desperdícios, retrabalhos e atividades que não agregam valor para as partes interessadas, incluindo pacientes e usuários.

O *Lean Healthcare* foi o termo adotado para agrupar as práticas importadas da engenharia de produção para os serviços de atenção aos pacientes. Na engenharia, é mais comum a adoção do termo "produção enxuta", embora tais diferenças semânticas não afastem o cerne dos princípios, práticas e ferramentas.

O *Lean* originalmente surgiu nas práticas da indústria automobilística japonesa no pós-Segunda Guerra Mundial. O nome de Taiichi Ohno pode ser mencionado como o principal gestor que consolidou as práticas de gestão da qualidade, com outras práticas de organização do local de trabalho, redução de estoques, eliminação de desperdícios e incremento da produtividade que levaram a Toyota a ser uma produtora de veículos mundialmente reconhecida.

Quando a fama do Sistema Toyota de Produção, um dos nomes pelo qual o *Lean* é conhecido, se popularizou, a indústria automobilística correu em peso para aprendê-lo, implementá-lo e melhorar o seu desempenho num setor altamente competitivo. Para além de automóveis, as características de redução de desperdícios, melhoria contínua e a possibilidade de aumento da segurança chamaram a atenção do setor de saúde dos Estados Unidos, dando início a um processo de gestão a ser conhecido como *Lean Healthcare*.

## *LEAN HEALTHCARE*

O *Institute for Healthcare Improvement*, de Cambridge, cita o Virginia Mason Medical Center (VMMC) como pioneiro do *Lean Healthcare*, adotando práticas de produção enxuta após uma mudança de gestão e uma busca de respostas a um crescente custo de fornecimento de serviços de saúde e a um mal-estar na cultura organizacional.

A abordagem do VMMC começou por uma declaração inequívoca e clara de que o paciente era seu principal foco e serve como um bom exemplo para entendermos essa cultura. Um dos principais pontos do *Lean* é o entendimento da cadeia de valor que o serviço percorre e a visão de que o valor deve ser visto sob a óptica do cliente.

## PRINCÍPIOS *LEAN*

A busca pela melhora nos processos através do *Lean* é orientada por alguns princípios identificados por Womack e Jones no livro *A mentalidade enxuta nas empresas*. Os princípios podem ser sintetizados na Tabela 1, em que trazemos analogias de sua aplicação no atendimento do paciente grave. Para melhor entendimento, suponhamos que estamos ante um paciente adulto, vítima de parada cardiorrespiratória com contexto sugestivo de origem clínica, e apliquemos os princípios do *Lean* nesse contexto.

### Definindo valor

Na Medicina de emergência, há um valor muito claro ao paciente: o tempo. A depender do caso, esse valor pode ser maior ou menor, mas via de regra atrasos nas intervenções trazem aumento de morbimortalidade. Felizmente essa ideia de tempo como valor é bem-aceita por profissionais e leigos, mas é de suma importância que o profissional consiga hierarquizar suas condutas, visando potencializar a entrega de valor a um paciente.

Tomemos como exemplo uma pessoa que sofre um acidente de trânsito e possui rebaixamento de nível de consciência e uma fratura exposta sem sangramento ativo. Se o foco for a imobilização do membro, em detrimento de garantir a abertura de vias aéreas, o ganho focal obtido será totalmente inútil; será um procedimento que não gera valor para o paciente nesse momento. A abordagem sistematizada que foca naquilo que é mais grave é uma maneira de hierarquizar a entrega de valor para o paciente.

TABELA 1 Princípios *Lean*

| Princípio | Explicação | Exemplo na emergência |
|---|---|---|
| 1. Especificar o valor | O valor é definido pelo cliente final. Só é especificado quando se olha para um serviço ou produto que atende às necessidades do cliente em preço e momento específico. | O paciente em parada cardiorrespiratória precisa de oxigenação cerebral, então viabilizar a entrega de oxigênio para os neurônios é o valor para o paciente. |
| 2. Identificar a cadeia de valor | Conjunto de ações que levam um produto ou serviço, pelas três tarefas gerenciais críticas: solução de problemas (da concepção ao *design*), gerenciamento da informação (recebimento do pedido a entrega) e transformação física (da matéria-prima ao produto acabado com o cliente). | Para que o oxigênio chegue ao cérebro, precisamos atuar sobre a bomba cardíaca com compressões, garantir a permeabilidade das vias aéreas e o fornecimento de oxigênio, sendo estas etapas da cadeia de valor. Em caráter definitivo, identificar a causa dessa parada e buscar sua reversão também entram na cadeia de valor. |
| 3. Fazer o valor fluir pela cadeia | Após a eliminação da *muda* (desperdício), produzir em unidade, da maneira mais contínua possível, evitando a formação de lotes. | O desperdício de tempo é um dos fatores críticos do sucesso. Materiais adequados e treinamento prévio levarão a atitudes assertivas e eliminação de desperdício, focando na entrega de valor para o paciente. |
| 4. Produção puxada | A etapa subsequente deve puxar a etapa precedente e não ser empurrada por esta. Produzir só quando o cliente demanda. | Medicações só serão abertas conforme a demanda, pensando no próximo passo. A antecipação pode gerar desperdícios de recursos materiais quanto humanos. |
| 5. Perfeição | O processo de redução de esforço, tempo, espaço, custo e erros é infinito e aproxima cada vez mais o cliente da sua necessidade. | A cada atendimento, o processo deve ser reanalisado e a busca por entregar mais valor, com menor desperdício ao paciente, é infinita. |

Fonte: adaptado de Womack e Jones, 1998.

## Eliminando os desperdícios

Ao definir o valor para o paciente, podemos entender que as tarefas ou procedimentos que não agregam valor devem ser gradualmente eliminadas. No idioma japonês, a palavra para desperdício é *muda*. O desperdício de recursos pode ser financeiro, de tempo, de atenção ou de qualquer outro componente presente na prestação do serviço de emergência;

No deslocamento de uma viatura, o uso de um GPS, mesmo que o condutor conheça o caminho, pode evitar que uma via fechada atrase a chegada ao local do atendimento. No serviço aeromédico, mesmo que a tripulação conheça o local de destino, a plotagem de uma coordenada geográfica faz que a aeronave voe na rota mais direta possível, evitando pequenas alterações que a fariam perder segundos ou minutos. Esses são exemplos de eliminação de desperdícios que devem ser intensamente praticados por equipes que buscam um alto desempenho. O que não gera valor é desperdício, e desperdícios podem ser eliminados.

## Metáfora do lago

A metáfora do lago é uma maneira de representar o quanto o excesso de recursos pode mascarar os problemas existentes ou as oportunidades de melhoria num sistema. Nessa metáfora, os pacientes são como embarcações navegando na superfície, enquanto a água do lago representa a ocultação das oportunidades de melhoria que estão representadas pelo relevo ao fundo do lago. Conforme vamos reduzindo esse nível da água, as oportunidades emergem e devemos nos concentrar em sua resolução.

Na Figura 1, estão ilustrados alguns exemplos de estoques do serviço de emergência que podem ocultar custos e diminuir o desempenho de um setor como um todo. Por exemplo: a conivência da gestão com a longa permanência de pacientes no setor de emergência pode estar ocultando erros de triagem e processos de alta com problemas. Reduzindo o estoque, nesse caso a longa permanência na emergência, os processos não conformes irão aparecer e teremos oportunidade de trabalhar neles. No pré-hospitalar, podemos pensar que um aumento no número de viaturas vai mascarar a *over triage* da regulação, enquanto uma frota mais enxuta pode mostrar que há um problema de excesso de acionamentos desnecessários.

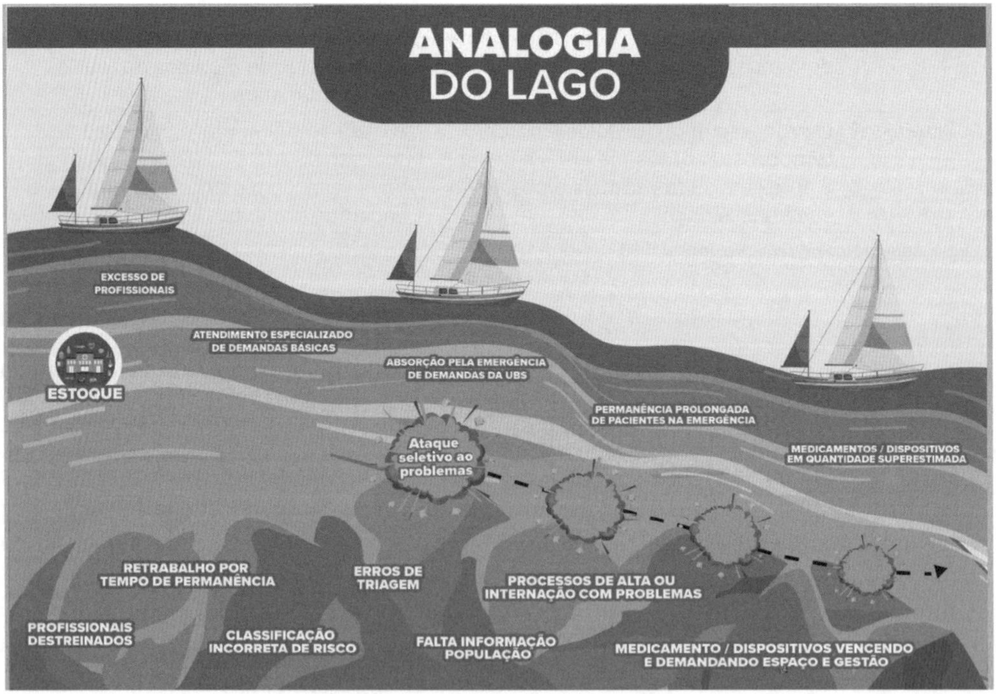


FIGURA 1 Analogia do lago.
Fonte: elaborada pelos autores.

## FERRAMENTAS *LEAN* PARA USO DO EMERGENCISTA

Para além de princípios, o *Lean* traz ferramentas aplicadas na indústria e que podem ser usadas no atendimento emergencial. Separamos algumas que consideramos mais importantes nesse contexto:

- *Poka-yoke*: em tradução livre, significa "à prova de erros". Podemos visualizá-lo quando temos um equipamento onde o cabo só encaixa de uma forma, não permitindo o encaixe errado. Outro exemplo é a parte externa de uma cânula orofaríngea, onde a proeminência existente trava a cânula na boca do paciente e evita que ela acidentalmente seja inserida mais profundamente nas vias aéreas, de forma a causar uma obstrução. São formas de reduzir o erro humano a partir do *design* do produto.
- Troca rápida de ferramentas: é a possibilidade de alternar procedimentos da forma mais rápida possível. Na emergência, uma abordagem comum é a operação paralela, na qual diversos profissionais realizam tarefas simultaneamente, em vez de sequencialmente. Enquanto o médico avalia e decide quais medicações e em que dosagem serão aplicadas, um enfermeiro pode realizar um acesso venoso e aguardar a decisão do colega para iniciar o tratamento, em lugar de esperar essa informação para só então iniciar seu procedimento. Simultaneamente, por orientação ou protocolo, outro colega pode monitorizar o paciente e coletar sinais vitais. Dessa forma, a equipe ganha tempo e o paciente recebe valor a partir da sua necessidade.
- Operador polivalente: respeitados os atos privativos de cada profissão da saúde, os membros de uma equipe podem ser treinados em várias tarefas e procedimentos, visando a uma abordagem simultânea enquanto outro profissional já está envolvido numa tarefa. Consideremos um cenário de múltiplas vítimas, onde mais de uma necessita de uma via aérea avançada: enquanto o médico faz a intubação orotraqueal em um paciente, um enfermeiro pode abordar outro e aplicar um dispositivo supraglótico. De forma inversa, pode-se pensar num cenário em que, enquanto o enfermeiro realiza um acesso venoso em um paciente, o médico faz o mesmo procedimento em outro.
- Célula de manufatura: ao abordarmos um paciente gravemente ferido, podemos colocá-lo numa disposição que auxilie o recebimento dos procedimentos esperados. Notadamente, no paciente gravemente ferido, há uma necessidade de circulá-lo para que todo o corpo possa ser acessado. Colocá-lo dentro de uma ambulância possivelmente inviabiliza o acesso a todo um lado do corpo, ou pelo menos o tornará muito difícil, então uma abordagem inicial em uma célula que permite melhor acesso ao paciente poderá reduzir o tempo das intervenções e gerar mais valor para o paciente.

A aplicação dessas ferramentas no atendimento proporcionará uma entrega de valor apropriada ao paciente, ao se empregar os recursos disponíveis de forma eficiente. Os exemplos que citamos visam facilitar o entendimento, mas a equipe deve trabalhar na melhoria contínua dos processos, criando suas próprias aplicações das ferramentas citadas e ampliando os estudos de *Lean Healthcare* em busca de práticas que possam ser implementadas em seus serviços, reconhecendo que a excelência assistencial também depende do desempenho integrado do time assistencial.

O *Lean Healthcare* se materializa como um meio de incrementar o valor entregue a cada procedimento no paciente, mas o serviço de emergência é composto de uma inter-relação entre os meios disponíveis, os clientes do serviço e a equipe multidisciplinar, que fica como uma interface fundamental do serviço final entregue. Para extrair o máximo de *performance* da equipe, em complemento às melhorias de processo proporcionadas pelo *Lean*, recomenda-se o uso de ferramentas voltadas à gestão do fator humano, como o CRM — um conjunto de estratégias originado na aviação, inicialmente como *cockpit resource management* (gerenciamento de recursos na cabine), aplicado hoje à Medicina de emergência para aprimorar liderança, comunicação e tomada de decisão em contextos críticos.

## DESENVOLVENDO HABILIDADES NÃO TÉCNICAS – CRM

O CRM é uma abordagem nascida na aviação e que se demonstrou uma ferramenta poderosa para a redução de erros e, consequentemente, de acidentes e suas consequências. Com o desenvolvimento da aviação pós-Segunda Guerra Mundial, o fator material deixou de ser o grande responsável pela ocorrência de acidentes, perdendo espaço frente ao desenvolvimento de aeronaves mais seguras. Ao analisar as cadeias de eventos que levavam aos acidentes, observou-se que o fator humano ganhava destaque como causa de acidentes e precisava ser gerenciado.

As ferramentas de CRM começaram no final da década de 1960 e foram formalmente recomendadas nos Estados Unidos após o acidente do voo 473 da United Airlines, que caiu após ficar sem combustível, em 28 de dezembro de 1978. Na investigação, verificou-se que a tripulação estava focada na resolução de uma pane de abaixamento do trem de pouso (que na verdade era só pane de indicação, ou seja, o alarme não refletia a realidade) e acabou negligenciando a atenção a outras demandas que a pilotagem exigia. Destaca-se que houve alertas por parte de tripulantes sobre o baixo nível de combustível, mas o comandante os ignorou, demonstrando o fator humano como primordial sobre o fator material na causa do acidente.

Essas ferramentas foram importadas da aviação para outros setores onde a ocorrência de erro humano pode levar a consequências graves, e a gestão eficiente dos recursos é uma resposta adequada ao fator humano. No CRM, as habilidades interpessoais, de liderança, comunicação e interação são desenvolvidas, e algumas ferramentas são agregadas em processos críticos. Uso de *checklists*, fraseologias padronizadas e manutenção da consciência situacional são exemplos de boas práticas que a medicina de emergência pode trazer do CRM tradicional.

### Conceitos fundamentais do CRM aplicáveis à medicina de emergência

- Consciência situacional: é um dos princípios fundamentais do CRM. A consciência situacional pode ser desdobrada em três partes: percepção dos elementos do ambiente, compreensão do significado desses elementos e projeção de estados futuros. Um grande exemplo da perda de consciência situacional é a intubação, em que o médico foca no procedimento de passagem do tubo e acaba ignorando alarmes que podem indicar a queda na saturação ou pressão durante o procedimento.

- Comunicação efetiva: é uma troca aberta de informações, verbais ou não verbais, em que uma situação, ideia ou pensamento é percebido/gerado, interpretado, codificado e transmitido pelo emissor, e decodificado, interpretado pelo receptor com um mínimo de perda em sua originalidade.
- Gerenciamento de recursos: é a administração dos recursos à disposição em uma ordem e quantidade eficientes ao cumprimento seguro das tarefas demandadas. Envolve a racionalização do emprego pelas técnicas que estão à disposição de um profissional satisfatoriamente capacitado. Aqui entra tanto o uso de recursos materiais como de recursos humanos durante um atendimento.
- Liderança e *followership*: a assunção da condução assertiva da situação é a postura esperada do líder, seja o formalmente designado (responsabilidade legal ou estabelecido em protocolo) ou o líder que emerge do próprio grupo quando exposto ao desafio. Por outro lado, o seguidor ativo, engajado e comprometido complementa o papel do líder e permite uma resposta do grupo à altura da tarefa demandada.
- Tomada de decisão em equipe: abordagem na qual os rumos da atuação são decididos com a participação de todos os membros da equipe. Busca dar espaço para que a soma do desempenho e experiência entregue uma decisão mais adequada do que a decidida individualmente, mesmo que executada pelo membro mais qualificado ou experiente do grupo.
- Mitigação de erros: adoção de práticas com vistas a colocar a probabilidade da ocorrência de adversidades e as consequências dessas adversidades no menor nível possível, dados os recursos disponíveis e buscando uma compatibilidade entre o benefício buscado e o risco aceitável. Não existe equipe infalível, mas a antecipação dos erros pode permitir que barreiras sejam erguidas antes que aconteçam, aumentando a segurança do paciente.

## Ferramentas práticas de CRM na emergência

- *Briefing e debriefing*: o *briefing* consiste na organização dos recursos, atividades e responsabilidades pelo atendimento. Normalmente é uma reunião presencial, conduzida pelo líder, que ocorre antes da atuação daquele grupo. Pode ser conduzida no início de um plantão, quando recebido um chamado e durante o deslocamento para o pré-hospitalar móvel, ou quando a equipe da ambulância avisa o serviço que irá receber o paciente e permite a antecipação e o preparo da equipe. O *briefing* pode ser realizado diversas vezes ao longo de uma jornada, sempre que uma nova situação demandar. O *debriefing* é realizado após o atendimento e é o momento em que a equipe pontua seus acertos, reconhece seus erros e entende as possibilidades de incremento no desempenho. Será explorado de forma mais aprofundada em uma seção específica.
- *Checklists* padronizados: são listas de verificação de tarefas e condutas previamente estabelecidas. Via de regra, englobam procedimentos mais complexos e

podem servir de guia para a execução ou verificação se nenhuma etapa crítica foi pulada. Eventualmente pode ser utilizada como ferramenta de *debriefing*, quando o tempo de reação for determinante para o resultado e os membros devam conhecer os passos de cor. Nesses casos, executadas as ações, o *checklist* é lido para conferência de cumprimento de todos os passos.

- Simulações realísticas: são treinamentos que buscam uma alta fidelidade entre os cenários e os casos reais. Podem ser usados para o aprimoramento de habilidades técnicas e não técnicas. Cenários simulados podem auxiliar a melhorar a comunicação e entrosamentos das equipes sem expor os pacientes a riscos.
- Relatórios de ocorrências: o registro de casos com peculiaridades didáticas ou de apresentação incomum são ferramentas que permitem a exposição prévia do profissional a tais cenários. Na Medicina, são comuns os relatos de caso publicados em revistas científicas. Nesses registros, publicados ou não, o profissional pode ver a teoria se correlacionando com a prática e, assim, aumentar sua bagagem de conhecimentos para quando estiver diante de um caso semelhante.
- Protocolos de comunicação: dentre a comunicação estabelecida ao longo de um atendimento, há momentos em que o entendimento é mais decisivo no contexto. Para tais momentos, a organização ou equipe podem definir protocolos que garantam que as informações serão corretamente transmitidas e entendidas. Pode-se usar a fraseologia padronizada (palavras previamente definidas e que guardam um amplo espectro de informações embutidas) ou regras de comunicação, por exemplo, *sterile cockpit* (cabine estéril – determinação de abordagem apenas de assuntos inerentes ou relevantes ao procedimento em curso naquele momento, visando evitar distrações da equipe). O conceito da cabine estéril dita que, durante procedimentos de alto risco, como a decolagem e o pouso, haja o mínimo de distrações – e isso pode ser facilmente aplicado à emergência, utilizando-se uma frase padronizada que indique para toda a equipe que um procedimento de alto risco vai ser realizado e que apenas a comunicação essencial ao procedimento deve ser mantida.

## EXEMPLOS E ESTUDOS DE CASO

- Estudo de caso 1: o uso do CRM em paradas cardiorrespiratórias resulta em melhoria na qualidade do atendimento. O estudo conduzido por Schnellmann et al. demonstrou que, mesmo quando só o líder da equipe recebe treinamento, o desempenho do time como um todo é elevado. O estudo mostrou uma pequena variação no tempo sem fluxo sanguíneo, sem significância estatística, a favor dos líderes treinados em CRM, mas mostrou um importante impacto na adesão ao protocolo de reanimação e na frequência e qualidade das comunicações verbais emitidas pelo líder. Esses fatores contribuem para melhores desfechos clínicos ao promoverem a comunicação efetiva, a manutenção da consciência situacional, o exercício da liderança e o gerenciamento eficiente dos recursos.
- Estudo de caso 2: a gestão de múltiplas vítimas na realidade brasileira foi bem demonstrada na primeira resposta dada pelo serviço de resgate aeromédico de Minas Gerais por ocasião do rompimen-

to da barragem de rejeitos que atingiu Brumadinho. A tripulação do helicóptero Arcanjo 04 encontrou um número grande de pessoas presas na lama, muitas desaparecidas e uma necessidade urgente de gerenciar uma robusta resposta. A tripulação fez a abordagem da área e estabeleceu a consciência situacional do evento. Foi realizado um primeiro resgate de pessoa presa nos rejeitos e conduzida pela aeronave até um campo de futebol. Ato contínuo, a equipe médica foi desembarcada naquele local, junto com os equipamentos médicos e qualquer outro que não fosse necessário ao resgate de vítimas presas nos rejeitos. A equipe de saúde estabeleceu um posto de atendimento avançado no local, e a aeronave retornou à área atingida para retirar o maior número possível de pessoas, no menor tempo, sempre às conduzindo onde a equipe médica havia estabelecido uma zona morna. Esse processo durou até a aeronave precisar se deslocar para reabastecer, momento em que os demais recursos de emergência estavam chegando. A capacidade de entender o cenário (consciência situacional), gerenciar os parcos recursos disponíveis no momento e responder com trabalho em equipe são exemplos de aplicação do CRM diretamente no atendimento à emergência.

## BENEFÍCIOS E DESAFIOS DA IMPLEMENTAÇÃO DO CRM

A implementação do CRM em equipes médicas de emergência pré-hospitalar traz benefícios significativos, mas também apresenta desafios importantes. Entre os benefícios, destaca-se a melhoria na comunicação e coordenação entre os membros da equipe. O CRM promove o uso de técnicas estruturadas para a troca de informações, reduzindo erros operacionais e aumentando a eficiência nos atendimentos. Além disso, incentiva a tomada de decisão compartilhada, onde todos os integrantes contribuem com suas perspectivas e habilidades, otimizando a resolução de problemas em situações críticas. Outro ponto positivo é o fortalecimento da cultura de segurança, com foco na identificação e prevenção de erros, o que reflete diretamente na qualidade do cuidado prestado ao paciente.

Por outro lado, os desafios para a sua implementação incluem a resistência inicial dos profissionais à mudança, especialmente em ambientes acostumados com hierarquias rígidas. O CRM exige que todos os membros da equipe se sintam confortáveis para expressar suas opiniões, o que pode não ser natural a alguns. Além disso, é preciso um investimento em treinamentos frequentes e na adaptação dos protocolos ao contexto pré-hospitalar, o que pode demandar tempo e recursos. A pressão do ambiente de emergência, com sua imprevisibilidade e necessidade de respostas rápidas, também pode dificultar a prática constante das técnicas do CRM.

Apesar desses desafios, a integração do CRM em equipes de emergência é uma estratégia altamente eficaz para aprimorar o trabalho em equipe, fortalecer a segurança do paciente e promover uma abordagem mais colaborativa no atendimento pré-hospitalar. Com planejamento e dedicação, esses obstáculos podem ser superados, permitindo que os benefícios do CRM sejam plenamente aproveitados.

## *Soft skills* em organizações de alta confiabilidade

Organizações de alta confiabilidade (*high reliability organizations* – HRO) são conhecidas por operar com eficiência em ambientes complexos e de alto risco, como hospitais, aviação, indústrias nucleares e serviços de emergência como o atendimento pré-hospitalar. Nessas organizações, onde erros podem ter consequências graves, o desenvolvimento e a aplicação *de soft skills* são tão importantes quanto as habilidades técnicas.

As *soft skills*, ou habilidades não técnicas, englobam competências relacionadas à comunicação, trabalho em equipe, tomada de decisão, inteligência emocional e liderança. Em HRO, essas habilidades são fundamentais para criar uma cultura de segurança robusta, onde a colaboração, a atenção ao detalhe e a capacidade de adaptação se tornam indispensáveis.

A comunicação clara é um dos principais pilares nas HRO. Profissionais que conseguem articular informações de forma objetiva, mesmo sob pressão, evitam mal-entendidos e garantem que decisões críticas sejam tomadas com base em dados precisos. Isso inclui tanto a transmissão de informações entre membros da equipe, como o diálogo com pacientes e familiares, frequentemente sob forte estresse. Além disso, a escuta ativa é essencial para promover um ambiente onde as ideias e preocupações de todos sejam ouvidas e consideradas.

Outra habilidade indispensável é o trabalho em equipe. No atendimento pré-hospitalar, diferentes profissionais – médicos, enfermeiros, técnicos de enfermagem, condutores, pilotos de aeronaves e operadores aerotáticos – devem atuar de forma integrada para garantir a segurança e o bem-estar do paciente. A confiança mútua, o respeito às funções de cada membro e a capacidade de colaborar em cenários desafiadores fortalecem a coesão do grupo e otimizam os resultados.

A capacidade de tomada de decisão sob pressão é vital para equipes de emergência. A habilidade de avaliar rapidamente informações, priorizar ações e adaptar-se a mudanças inesperadas reflete um pensamento crítico afiado e uma postura proativa, características fundamentais em ambientes dinâmicos como o pré-hospitalar. As competências não técnicas são fundamentais para garantir uma comunicação eficaz enquanto se gerencia o caos.

O desenvolvimento de *soft skills*, além de aprimorar a *performance* individual e coletiva, reforça a cultura de segurança das organizações de alta confiabilidade, promovendo uma abordagem mais eficaz, empática e resiliente.

## Fatores humanos e os *dirty dozen* no atendimento pré-hospitalar

Os fatores humanos desempenham papel fundamental em sistemas de alto desempenho, especialmente no atendimento pré-hospitalar, onde decisões rápidas e precisas são necessárias. Esses fatores abrangem as influências cognitivas, emocionais e sociais que impactam o desempenho dos profissionais em cenários complexos e de alta pressão. Uma das abordagens mais conhecidas para entender os desafios relacionados aos fatores humanos é o conceito dos *dirty dozen*, que identifica 12 causas comuns de erro humano. O conceito dos *dirty dozen*, que descreve 12 fatores que contribuem para erros humanos, é especialmente relevante no contexto pré-hospitalar. Reconhecê-los e gerenciá-los permite reduzir riscos e melhorar a qualidade dos serviços prestados.

- Falta de comunicação: erros frequentemente surgem devido à troca inadequada de informações. A comunicação clara e estruturada entre os membros da equipe é fundamental para evitar mal-entendidos durante emergências.
- Distrações: ambulâncias e locais de atendimento são ambientes cheios de estímulos. Distrações podem desviar a atenção de tarefas críticas, aumentando o risco de erros.
- Falta de conhecimento: a falta de treinamento ou conhecimento atualizado compromete a tomada de decisão ou execução de uma tarefa. Treinamentos regulares são essenciais para reforçar a competência técnica.
- Complacência: a confiança excessiva em habilidades ou rotinas pode levar à negligência de procedimentos importantes. Manter vigilância contínua é indispensável.
- Pressão: a necessidade de agir rapidamente pode levar a decisões precipitadas. É crucial equilibrar eficiência com a precisão necessária para evitar erros.
- Falta de assertividade: profissionais que hesitam em expressar preocupações podem contribuir para erros. Incentivar um ambiente onde todos se sintam à vontade para falar é essencial.
- Estresse: situações de emergência são naturalmente estressantes, o que pode reduzir a capacidade de raciocínio lógico. Estratégias para controle emocional ajudam no enfrentamento de tais situações.
- Fadiga: longas jornadas e trabalho intenso podem prejudicar o desempenho cognitivo e motor. Escalas adequadas de descanso são fundamentais.
- Normas inadequadas: protocolos confusos ou inconsistentes podem levar a interpretações erradas. Padronizar diretrizes é essencial para aumentar a segurança.
- Falta de trabalho em equipe: falhas na colaboração entre os profissionais comprometem a eficácia das ações. Promover o trabalho conjunto fortalece a coesão do grupo.
- Falta de recursos: a ausência de equipamentos ou medicamentos adequados pode atrasar o atendimento. É essencial garantir suprimentos necessários para os serviços.
- Falta de consciência situacional: perder a visão geral do cenário compromete a capacidade de priorizar ações. Práticas que reforçam a percepção do ambiente evitam falhas críticas.

Gerenciar os *dirty dozen* em sistemas de alto desempenho no atendimento pré-hospitalar requer uma combinação de treinamento, liderança eficaz e uma cultura de segurança sólida. Assim, as equipes podem operar com maior eficiência e resiliência, mesmo sob condições adversas.

## CONSIDERAÇÕES FINAIS

As equipes de alta *performance* no atendimento pré-hospitalar emergencial demonstram que a excelência em cenários críticos depende de pilares como eficiência, treinamento contínuo e compromisso com a segurança. A aplicação dos conceitos *Lean* no ambiente emergencial reduz desperdícios, otimiza recursos e garante que cada ação seja realizada com precisão e eficácia, valorizando o tempo como um recurso vital, o qual permite que equipes tomem decisões rápidas e assertivas, priorizando o bem-estar do paciente sem comprometer a qualidade do atendimento. A soma desses fatores não apenas fortalece a resposta em emergências, como também eleva os padrões de atendimento, assegurando que cada ação tenha um impacto positivo na recuperação dos pacientes.

A capacitação em CRM, por sua vez, transforma a interação entre os membros da equipe, promovendo comunicação clara, decisões assertivas e colaboração integrada, sobretudo em situações de alta pressão. O CRM ensina que cada voz importa e que o trabalho em conjunto é a chave para superar desafios complexos. A cultura de segurança emerge como o alicerce que sustenta todas essas iniciativas. Reconhecer erros como oportunidades de aprendizado, valorizar a transparência e garantir que a segurança do paciente seja o norte de cada decisão gera impacto positivo nos desfechos clínicos e na confiança das equipes.

Refletindo sobre isso, é evidente que uma equipe bem preparada no atendimento pré-hospitalar deve ir além das habilidades técnicas. O estudo dos fatores humanos mostra que aspectos como comunicação eficaz, gestão do estresse, tomada de decisão sob pressão e trabalho em equipe desempenham papel fundamental na prevenção de acidentes e no desenvolvimento da alta confiabilidade. Uma abordagem centrada nos fatores humanos permite que as equipes fortaleçam a segurança operacional e aprimorem a resposta em situações críticas, na qual a eficiência surge da capacidade de eliminar barreiras e otimizar recursos, garantindo que cada ação seja executada com precisão.

O desenvolvimento da alta confiabilidade nesse contexto exige protocolos bem definidos, treinamentos contínuos e uma cultura organizacional que valorize o aprendizado e a melhoria constante. Cada esforço voltado para a prevenção de erros e o aperfeiçoamento dos processos gera um avanço na qualidade do atendimento e representa um verdadeiro investimento na preservação de vidas.

## REFERÊNCIAS


1. Buzzi D, Plytiuk CF. Pensamento enxuto e sistemas de saúde: um estudo da aplicabilidade de conceitos e ferramentas lean em contexto hospitalar. Rev Qualid Emergente. 2011;2(2):18-38.
2. Dekker S. The field guide to understanding "human error". Burlington: Ashgate; 2006.
3. Institute for Healthcare Improvement. Going Lean in Health Care. Cambridge: IHI; 2005. [acesso em outubro de 2025]. Disponível em: https://www.entnet.org/wp-content/uploads/files/GoingLeaninHealthCareWhitePaper-3.pdf
4. International Civil Aviation Organization. ICAO Human Factors Training Manual (Doc 9683). Montreal: ICAO; 1998.
5. Kanki BG, Anca J, Chidester TR, editores. Crew resource management, 3. ed. Cambridge: Academic Press; 2019.
6. National Association of Emergency Medical Technicians. PHTLS: suporte de vida pré-hospitalar ao traumatizado, 9. ed. Burlington: Jones & Bartlett Learning; 2018.
7. Reason J. Human error, 18. ed. New York: Cambridge University Press; 1990.
8. Schnellmann J, Barbezat I, Camenisch S, Amsler F, Bingisser R, Nickel CH. Crew resource management training improves team performance in simulated cardiac arrest scenarios: a prospective, randomized trial. BMC Med Educ. 2017;17(1):30.
9. Shingo S. O sistema Toyota de produção: do ponto de vista da engenharia de produção. Porto Alegre: Bookman; 1996.
10. Womack JP, Jones DT. A mentalidade enxuta nas empresas. Rio de Janeiro: Campus; 1998.

2

# Regulação médica e a telemedicina

Rafael Arruda Alves

## Pontos-Chave

- A regulação médica baseia-se em princípios como equidade, prioridade clínica e responsabilidade ética, sendo exercida principalmente nas centrais do Serviço de Atendimento Móvel de Urgência (SAMU) 192.
- Com o avanço da telemedicina, esse processo passou a contar com suporte tecnológico (videoconferências, transmissão de sinais vitais e integração de prontuários), ampliando o alcance e a qualidade da tomada de decisão médica.
- O marco legal que regula a atuação médica e a telemedicina no país é robusto, garantindo segurança, sigilo e respaldo ético aos atos médicos realizados a distância. A telemedicina é reconhecida em modalidades como teleconsulta, teleinterconsulta e telemonitoramento, exigindo registro profissional e uso de sistemas certificados.
- O médico mantém total responsabilidade técnica por suas decisões, mesmo quando baseadas em dados remotos.
- A integração entre regulação médica e telemedicina traz benefícios expressivos: redução do tempo até o tratamento, aumento da resolubilidade dos casos, segurança assistencial e otimização de custos do sistema.
- Experiências nacionais (como o Regula+Brasil e o SAMU Belo Horizonte) e internacionais demonstram sua eficácia quando há infraestrutura tecnológica adequada, capacitação profissional e governança clínica sólida. Assim, a combinação entre regulação médica e telemedicina representa um avanço estratégico para um APH mais ágil, equitativo e eficiente no Brasil.

## INTRODUÇÃO

A regulação médica constitui um dos pilares do sistema de atendimento pré-hospitalar (APH) no Brasil, responsável pela tomada de decisões clínicas e logísticas que impactam diretamente a alocação de recursos, o tempo-resposta e o prognóstico dos pacientes. No modelo brasileiro, estruturado pelo Sistema Único de Saúde (SUS), a regulação médica é realizada predominantemente por médicos plantonistas nas centrais de regulação, que recebem demandas originadas via número 192 (Serviço de Atendimento Móvel de Urgência – SAMU), classificam os casos por prioridade clínica e decidem sobre o envio dos recursos mais adequados, como ambulâncias de suporte básico ou avançado.

Com o avanço das tecnologias digitais na saúde, destaca-se o papel emergente da telemedicina como ferramenta complementar e, em alguns contextos, indispensável à regulação médica. A integração de sistemas de comunicação, dispositivos de transmissão de dados clínicos, videoconferência e prontuários eletrônicos amplia a capacidade de análise remota e colaborativa de casos complexos. Além disso, permite a regionalização inteligente da assistência, facilitando a referência de pacientes para serviços com capacidade resolutiva e reduzindo a sobrecarga nos centros terciários.

A pandemia de covid-19 acelerou a implementação e a normatização da telemedicina em todo o território nacional, inclusive nas atividades de urgência e emergência. A Resolução do Conselho Federal de Medicina (CFM) n. 2.314/2022 e portarias do Ministério da Saúde estabeleceram os parâmetros ético-legais para seu uso, permitindo que a teleinterconsulta, telediagnóstico, teletriagem e telemonitoramento sejam utilizados com segurança e respaldo jurídico.

Este capítulo visa abordar, de forma técnica e objetiva, os fundamentos da regulação médica no APH, as inovações e desafios associados à telemedicina e as implicações clínicas, éticas e legais da adoção dessas ferramentas no cotidiano do APH brasileiro.

## FUNDAMENTOS DA REGULAÇÃO MÉDICA NO ATENDIMENTO PRÉ-HOSPITALAR

A regulação médica é definida como o processo de análise técnica, ética e legal, realizado por profissional médico, que visa garantir o acesso equitativo, oportuno e adequado aos recursos de saúde disponíveis, com base em critérios de prioridade clínica, risco e benefício. No contexto do APH, ela se consolida como o elo entre a demanda assistencial da população e a oferta de recursos assistenciais, garantindo que as respostas do sistema ocorram de forma coordenada e efetiva.

A regulação médica no APH é um processo clínico de alta complexidade e responsabilidade, indispensável para o funcionamento eficiente e ético dos serviços de urgência. É nela que se baseiam as decisões de envio de recursos, acolhimento das urgências e encaminhamento correto para a rede.

### Princípios da regulação médica

A atuação do médico regulador baseia-se em cinco pilares principais:

- Equidade: garantir que os recursos disponíveis sejam oferecidos com base na gravidade clínica, e não na ordem de chegada ou privilégio social.

- Prioridade clínica: avaliar o risco de vida e sofrimento evitável para ordenar o atendimento.
- Otimização de recursos: escolher o tipo de ambulância (suporte básico ou avançado), a equipe e o hospital de destino mais compatível com o caso.
- Centralização das decisões: oferecer coordenação única, evitando duplicação de esforços e sobrecarga de serviços.
- Responsabilidade médica e ética: toda decisão é tomada sob responsabilidade direta do médico regulador, com base nas melhores práticas e evidências.

## Componentes da regulação no SAMU 192

A regulação no SAMU envolve três níveis articulados:

- Regulação médica assistencial: é a principal, onde o médico analisa a solicitação (geralmente feita por um telefonista auxiliar de regulação médica – TARM), classifica o risco (emergência, urgência, não urgência) e determina a conduta.
- Regulação técnica operacional: executada pelo rádio-operador ou coordenador de frota, gerencia o deslocamento das ambulâncias e organiza o tráfego da comunicação.
- Regulação de leitos/referência hospitalar: interface com centrais hospitalares e com a rede de saúde, para garantir que o paciente seja conduzido ao local apropriado ao seu quadro.

## Perfil e formação do médico regulador

O médico regulador deve ter não apenas competências clínicas em urgência e emergência, mas também habilidades de comunicação, tomada de decisão sob pressão, uso de protocolos, conhecimento da rede de saúde local, além de domínio dos aspectos legais e éticos do atendimento remoto. A Resolução CFM n. 2.174/2017 prevê que médicos atuantes em centrais de regulação devem estar devidamente registrados no Conselho Regional de Medicina e exercer sob supervisão técnica.

## Decisões clínicas baseadas em comunicação verbal

Ao contrário do atendimento presencial, a regulação no APH frequentemente se baseia em:

- Informações fornecidas por leigos (familiares, populares).
- Comunicação via rádio ou telefone com equipes de campo.
- Relatos sintéticos e subjetivos.
- Portanto, o médico regulador deve desenvolver sensibilidade clínica para:
- Identificar sinais indiretos de gravidade.
- Fazer perguntas objetivas e direcionadas.
- Aplicar protocolos estruturados de triagem, como:
  - Protocolo de acidente vascular cerebral (AVC).
  - Protocolo de dor torácica.
  - Protocolo de trauma com necessidade de suporte avançado.

- Protocolo de parada cardiorrespiratória (PCR).

## ESTRUTURA LEGAL E NORMATIZAÇÃO DA REGULAÇÃO E TELEMEDICINA NO BRASIL

A atuação dos profissionais que exercem a regulação médica e a prática da telemedicina no Brasil está amparada por um arcabouço jurídico e normativo específico, cujo objetivo é assegurar a legalidade, segurança, privacidade, qualidade assistencial e responsabilidade ética nas ações de saúde, mesmo fora do contato presencial. A legislação brasileira atual é robusta e fornece sustentação jurídica clara para a regulação médica e a prática da telemedicina no contexto do APH. Entretanto, exige do profissional atualização constante, domínio de protocolos e respeito à privacidade e segurança do paciente.

### Regulação médica no âmbito do SUS

A Política Nacional de Atenção às Urgências, instituída pela Portaria GM/MS n. 2.048/2002, organiza a regulação médica como eixo estratégico do sistema de APH, integrando o Serviço de Atendimento Móvel de Urgência (SAMU 192). Outros marcos importantes:

- Portaria GM/MS n. 1.010/2012: define os critérios para habilitação das Centrais de Regulação Médica das Urgências.
- Decreto n. 7.508/2011: regulamenta a Lei Orgânica da Saúde (Lei n. 8.080/1990), incluindo os componentes da regionalização da assistência, sob a gestão da regulação.
- CFM e Ética Profissional: toda conduta do médico regulador está submetida ao Código de Ética Médica, especialmente nos artigos que tratam da responsabilidade em atendimentos indiretos, sigilo profissional e relação médico-paciente.

### Telemedicina: respaldo legal e avanços

A telemedicina foi definitivamente regulamentada com a Resolução CFM n. 2.314/2022, substituindo e atualizando normativas anteriores (como a 1.643/2002). Entre os principais pontos:

- Define a telemedicina como o exercício da medicina mediado por tecnologias de comunicação.
- Estabelece modalidades: teleconsulta, teleinterconsulta, telediagnóstico, telecirurgia, telemonitoramento, telessaúde e triagem remota.
- Exige que todo ato médico seja registrado em prontuário, mesmo que à distância.
- O médico deve estar regularmente inscrito no Conselho Regional de Medicina (CRM), e o serviço de saúde precisa ter registro no Cadastro Nacional de Estabelecimentos de Saúde (CNES).

Além disso, a Lei n. 13.989/2020, sancionada durante a pandemia da covid-19, autorizou de forma emergencial o uso da telemedicina em caráter excepcional. Sua aceitação e aplicabilidade se consolidaram, culminando na normatização permanente por parte do CFM.

### Lei Geral de Proteção de Dados Pessoais e Sigilo de Dados

A LGPD (Lei n. 13.709/2018) estabelece parâmetros para coleta, armazenamento, transmissão e acesso a dados sensíveis, como os dados de saúde, tratados como categoria especial. No contexto da regulação e da telemedicina, isso implica:

- Consentimento informado (quando possível).
- Restrição de acesso aos dados aos profissionais envolvidos.
- Criptografia e segurança digital dos sistemas utilizados.
- Registro de *login* de acesso e guarda das informações por período legal.

### Responsabilidade médica na atuação a distância

O médico que realiza regulação médica ou atendimento por telemedicina mantém toda a responsabilidade técnica pelo ato, inclusive em decisões clínicas tomadas com base em dados incompletos, desde que haja plausibilidade diagnóstica e observância das boas práticas. O princípio da beneficência e a tomada de decisão prudente e fundamentada continuam sendo exigências centrais. É vedado, por exemplo:

- Fazer prescrição sem avaliar condições mínimas.
- Induzir encaminhamento indevido.
- Omitir-se frente a sinais de gravidade.

## APLICAÇÕES PRÁTICAS DA TELEMEDICINA NA REGULAÇÃO MÉDICA E NO ATENDIMENTO PRÉ-HOSPITALAR

A incorporação da telemedicina ao contexto da regulação médica das urgências e do APH tem se mostrado uma ferramenta estratégica para ampliar o acesso, qualificar a tomada de decisão e melhorar o desfecho clínico dos pacientes. Suas aplicações vão desde o suporte diagnóstico em tempo real até a otimização logística dos fluxos de encaminhamento. A telemedicina, quando bem estruturada, oferece ganhos em precisão diagnóstica, agilidade, segurança e racionalização de recursos, sendo um componente essencial da regulação médica moderna e do APH qualificado.

### Teleinterconsulta entre equipes de campo e centrais de regulação

Uma das modalidades mais promissoras é a teleinterconsulta, onde profissionais da ambulância ou unidades remotas (unidades de pronto atendimento [UPA], unidades básicas de saúde [UBS], polos rurais) entram em contato com médicos reguladores ou especialistas de retaguarda por meio de:

- Chamadas de vídeo para avaliação visual do paciente.
- Transmissão de sinais vitais em tempo real (monitor multiparamétrico).
- Envio de imagens de ferimentos, traumas, eletrocardiogramas ou exames laboratoriais portáteis.

- Uso de aplicativos de comunicação segura (como Regula+Brasil, SUS Digital etc.).

Essas ferramentas tornam possível, por exemplo:

- Confirmar diagnósticos clínicos à distância, como AVC ou infarto.
- Otimizar o uso de recursos de suporte avançado.
- Reduzir o tempo porta tratamento em condições tempo-dependentes.
- Evitar encaminhamentos desnecessários para hospitais de maior complexidade.
- Apoiar equipes em regiões remotas sem médico presencial.

## Regulação médica com apoio de telessaúde

A telessaúde permite que as centrais de regulação utilizem, além da comunicação verbal tradicional, plataformas digitais integradas a sistemas de prontuário eletrônico, protocolos clínicos e banco de dados hospitalares, permitindo:

- Triagem estruturada com uso de algoritmos e escalas clínicas.
- Georreferenciamento da frota e dos hospitais com leitos disponíveis.
- Acesso em tempo real ao histórico clínico do paciente (via e-SUS, RNDS etc.).
- Tomada de decisão clínica baseada em dados objetivos, reduzindo erros.

## Suporte especializado a distância: AVC, IAM, trauma

Casos de alta complexidade, como AVC, infarto agudo do miocárdio com supra de ST (IAMCSST), trauma torácico ou politrauma, se beneficiam significativamente do suporte remoto de especialistas. Já é possível:

- Realizar pré-avaliação neurológica por vídeo utilizando escalas como CPSS, RACE e NIHSS.
- Confirmar a necessidade de trombólise com neurologistas a distância.
- Apoiar interpretação de eletrocardiograma com cardiologistas remotos.
- Receber orientação cirúrgica ou neurocirúrgica emergencial em trauma.

Essa abordagem potencializa o conceito de "Observatório", especialmente útil em regiões com baixa densidade de especialistas ou em horários de menor cobertura.

## Exemplos reais no Brasil

- O SAMU de Belo Horizonte implementou telemedicina nas motolâncias, com transmissão de imagem ao vivo da cena, otimizando a regulação.
- O Regula+Brasil, do Ministério da Saúde, realiza regulação de especialidades por teleinterconsulta em todo o país, especialmente em áreas remotas da Amazônia Legal.
- Hospitais como o HC-UFMG, HCor e Sírio-Libanês atuam como *hubs* de regulação especializada por telemedicina, atendendo municípios menores em regime de contratualização.

## Benefícios para o sistema de saúde

- Redução de internações e encaminhamentos desnecessários.
- Diminuição de custos com transporte de pacientes.
- Redução do tempo de espera para atendimento definitivo.

- Melhora da eficiência da rede e alívio de sobrecarga em emergências de referência.

## DESAFIOS ÉTICOS, TÉCNICOS E OPERACIONAIS DA TELEMEDICINA E REGULAÇÃO NO APH

Apesar do potencial transformador da telemedicina na regulação médica e no APH, sua implementação e consolidação enfrentam diversos desafios que envolvem aspectos éticos, logísticos, legais e tecnológicos.

### Desafios éticos

#### Sigilo e privacidade dos dados

A transmissão de informações clínicas por meios digitais exige estruturas seguras de armazenamento e comunicação. Vazamentos de prontuários, imagens ou dados sensíveis violam a LGPD e o Código de Ética Médica. Exigências éticas:

- Criptografia de ponta a ponta.
- Armazenamento em servidores certificados (com padrão ISO/IEC 27001).
- Consentimento informado (quando aplicável).
- Controle de acesso por níveis hierárquicos.

#### Responsabilidade profissional à distância

A atuação do médico regulador ou do especialista a distância mantém o mesmo nível de responsabilidade civil, penal e ética de um atendimento presencial. Dúvidas frequentes incluem:

- Até onde vai a responsabilidade se a equipe em campo interpreta mal uma orientação?
- Qual o limite da atuação remota frente à ausência de exame físico?

Por isso, é essencial o registro detalhado das decisões tomadas, gravação (quando possível) das interconsultas e uso de protocolos estruturados.

### Desafios técnicos

#### Infraestrutura precária

A realidade de muitos serviços de APH no Brasil ainda inclui:

- Ambientes sem internet móvel estável.
- Ausência de equipamentos de vídeo ou *tablets* nas ambulâncias.
- Falta de integração entre sistemas (SAMU, e-SUS, Regula+, hospitais de referência).

#### Interoperabilidade de sistemas

*Softwares* de diferentes fornecedores que não se comunicam entre si dificultam a integração de dados. É necessário investir em plataformas compatíveis, que facilitem o tráfego de informações clínicas em tempo real.

### Desafios operacionais

#### Treinamento das equipes

A maior parte dos profissionais de APH não foi formada com experiência em teleinterconsulta ou ferramentas digitais de regulação. É fundamental:

- Capacitação periódica em protocolos com uso de telemedicina.
- Simulações realísticas com fluxo de atendimento remoto.
- Atualização contínua em ética digital e segurança de dados.

### Protocolos desatualizados ou inexistentes

Muitos serviços ainda operam com protocolos exclusivamente baseados em regulação verbal, sem incorporação de ferramentas audiovisuais. Isso limita a aplicação plena da telemedicina e pode gerar insegurança jurídica em caso de intercorrências.

### Adesão dos gestores e financiamento

Sem apoio político e recursos financeiros adequados, a implementação de sistemas de telemedicina no APH se torna insustentável. É necessário:

- Garantir custeio por recursos federais e estaduais.
- Estabelecer metas pactuadas com indicadores de desfecho clínico.
- Estimular consórcios regionais para diluição de custos tecnológicos.

## IMPACTO DA REGULAÇÃO MÉDICA E DA TELEMEDICINA NO DESFECHO DOS PACIENTES NO ATENDIMENTO PRÉ-HOSPITALAR

A efetividade da regulação médica associada à telemedicina no APH não deve ser medida apenas pela organização logística ou pela alocação de recursos, mas principalmente pelo seu impacto clínico e sistêmico sobre os desfechos dos pacientes.

A combinação entre regulação médica qualificada e tecnologias de telemedicina gera benefícios objetivos para os pacientes atendidos no APH, com melhor desfecho clínico, redução de morbimortalidade, uso racional da rede de urgência e segurança assistencial reforçada.

### Redução do tempo para o tratamento definitivo

Em condições tempo-dependentes, como AVC, IAM, sepse e trauma grave, o tempo entre o início dos sintomas e a intervenção terapêutica é determinante para a sobrevida e para o grau de recuperação funcional. A atuação integrada da regulação médica com ferramentas de telemedicina contribui para:

- Reduzir o tempo porta-agulha e porta-balão no IAM.
- Antecipar o diagnóstico de AVC e iniciar trombólise em menor tempo.
- Encaminhar pacientes com trauma para hospitais com suporte cirúrgico adequado.
- Identificar sepse precocemente e iniciar antibioticoterapia de forma orientada.

Estudos mostram que a telemedicina em AVC reduz em até 40% o tempo de início do tratamento trombolítico, mesmo em áreas sem neurologistas disponíveis presencialmente.

### Maior resolubilidade nas primeiras horas

O suporte remoto permite a gestão compartilhada de casos clínicos complexos, aumentando a confiança da equipe de APH, principalmente nas decisões mais críticas, como:

- Indicação ou não de intubação orotraqueal.
- Interpretação de eletrocardiograma na suspeita de IAM.

- Uso de medicações como ácido tranexâmico em trauma ou adrenalina em anafilaxia.
- Aplicação de protocolos clínicos, como RUSH, BLUE, CPSS, entre outros.

Isso reduz a taxa de transferências desnecessárias e melhora o uso racional da rede de urgência.

### Segurança assistencial e redução de erro

A participação de múltiplos profissionais na análise de um mesmo caso, o chamado modelo *hub-and-spoke* da telemedicina, aumenta a acurácia diagnóstica e permite decisões mais fundamentadas. Isso reduz eventos adversos decorrentes de:

- Subtriagem ou supertriagem.
- Encaminhamentos para unidades não resolutivas.
- Atraso na intervenção necessária.
- Comunicação falha entre níveis de atenção.

### Impacto econômico e sistêmico

A otimização do uso de recursos por meio da regulação orientada por telemedicina também gera impacto positivo nos custos do sistema de saúde, como:

- Redução de internações em leitos de alta complexidade desnecessárias.
- Menor utilização de ambulâncias de suporte avançado em casos leves.
- Economia com transporte intermunicipal e aéreo.
- Melhor uso da retaguarda hospitalar.

### Experiência do paciente e da equipe

A telemedicina bem estruturada melhora a experiência dos pacientes, que recebem atendimento mais ágil e especializado, além de favorecer o desenvolvimento técnico das equipes, que passam a atuar com apoio constante, mesmo em locais isolados.

## EXPERIÊNCIAS NACIONAIS E INTERNACIONAIS EM REGULAÇÃO COM TELEMEDICINA NO ATENDIMENTO PRÉ-HOSPITALAR

A consolidação da telemedicina associada à regulação médica no APH tem ganhado destaque em diversos países e, de maneira crescente, também no Brasil. A seguir, discutimos experiências bem-sucedidas que podem servir de modelo ou inspiração para a ampliação de projetos no contexto nacional.

As experiências nacionais e internacionais demonstram que a integração entre regulação médica e telemedicina no APH é viável, segura e eficaz, desde que estruturada sobre pilares sólidos de capacitação, governança clínica e suporte tecnológico. O Brasil já caminha nessa direção e pode avançar com base nos modelos bem-sucedidos existentes.

### Experiências internacionais

#### Estados Unidos – Sistema *Online Medical Direction*

Nos Estados Unidos, o conceito de *Online Medical Direction* é amplamente implementado nos sistemas de EMS (*Emergency Medical*

*Services*). Por meio de comunicação direta entre a equipe de APH (paramédicos e EMTs) e o médico regulador remoto, é possível:

- Tomar decisões compartilhadas sobre intubação, administração de fármacos e manobras invasivas.
- Avaliar a necessidade de transporte para centros especializados (*trauma centers, stroke centers, cardiac centers*).
- Compartilhar eletrocardiogramas (ECG), sinais vitais e imagens em tempo real.

O modelo é sustentado por protocolos estatais, plataformas seguras e capacitação contínua dos profissionais de campo e dos reguladores.

### Israel – Unificação da Regulação e Resposta

O *Magen David Adom* (MDA), serviço nacional de APH de Israel, adota um sistema altamente integrado entre regulação médica, despacho de unidades e telessaúde. Com uso de *tablets* nas ambulâncias, ECG digitais transmitidos à central e sistemas de inteligência artificial para classificação de risco, o tempo entre a chamada e o envio da ambulância é inferior a 3 minutos, com priorização automatizada e triagem neurológica e cardiológica a distância.

### Canadá – projetos comunitários em áreas remotas

Em províncias como Ontário e Colúmbia Britânica, projetos de teleparamedicina apoiam equipes de APH em locais sem médico disponível presencialmente, permitindo que pacientes com condições crônicas ou agudas recebam orientação especializada em campo, inclusive com telessuporte psiquiátrico e geriátrico.

## Experiências nacionais

### Regula+Brasil (Ministério da Saúde)

Iniciativa que visa implementar a regulação ambulatorial e de urgência/emergência de forma informatizada em regiões de baixa cobertura especializada, especialmente na Amazônia Legal e no Nordeste. Em parceria com hospitais universitários (ex.: HU-UFMA, HCPA, HC-UFMG), o projeto integra:

- Teleinterconsulta entre unidades remotas e especialistas.
- Suporte a decisões clínicas de complexidade intermediária.
- Redução de filas e otimização de encaminhamentos.

### SAMU Belo Horizonte e SAMU Metropolitano de São Paulo

Algumas centrais de regulação médica no Brasil já utilizam, experimental ou parcialmente, ferramentas de videoconferência, ECG remoto e suporte visual para decisão clínica no APH, sobretudo em:

- Diagnóstico de dor torácica.
- Confirmação de indicação para trombólise em AVC.
- Apoio à equipe de motolâncias (sem médico presente).

### Hospitais como HCFMUSP, HCor e Sírio-Libanês

Servem como *hubs* de telessaúde reguladora, conectando unidades menores, UPA e APH regionais. Por meio da Rede Universitária de Telemedicina (RUTE) e de convênios do PROADI-SUS, fornecem suporte remoto para:

- Cardiologia.

- Neurologia.
- Trauma e Cirurgia.

## CONSIDERAÇÕES FINAIS

A regulação médica e a telemedicina representam duas ferramentas fundamentais e complementares para a qualificação do APH no Brasil. A crescente complexidade dos sistemas de saúde, o aumento da demanda por serviços de urgência e emergência e a desigualdade na distribuição de profissionais especializados tornam imprescindível a utilização estratégica dessas tecnologias e competências reguladoras.

A regulação médica, quando bem estruturada, atua como elo entre os diversos pontos da rede de atenção à saúde, promovendo racionalidade no uso de recursos, priorização de casos graves e encaminhamento adequado dos pacientes aos níveis de complexidade necessários. A telemedicina, por sua vez, potencializa essa função, ampliando o acesso ao conhecimento especializado, superando barreiras geográficas e promovendo decisões mais seguras, embasadas e rápidas.

A experiência brasileira e internacional mostra que a adoção desses modelos é viável, custo-efetiva e segura. Contudo, sua implementação plena depende de:

- Marco regulatório estável e atualizado, com respaldo do Ministério da Saúde, do CFM e das sociedades científicas.
- Capacitação técnica contínua dos profissionais envolvidos na regulação e no atendimento de campo.
- Infraestrutura tecnológica robusta, com garantia de conectividade, interoperabilidade entre sistemas e suporte técnico.
- Avaliação de indicadores de qualidade, com monitoramento contínuo de desfechos clínicos, eficiência operacional e satisfação das equipes e usuários.

Ao combinar os princípios da medicina baseada em evidências com as possibilidades da tecnologia e da organização em rede, é possível oferecer um APH mais seguro, equitativo e resolutivo para todos os usuários do serviço.

## REFERÊNCIAS


1. Bousso F, Novaes AL. As repercussões legais do vazamento de prontuários médicos e as boas práticas de proteção de dados. Baptista Luz Advogados. 2020. [acesso em setembro de 2025]. Disponível em: https://baptistaluz.com.br/vazamento-de-prontuarios-medicos-coronavirus/
2. Brasil. Decreto n. 5.055, de 27 de abril de 2004. Institui o Serviço de Atendimento Móvel de Urgência – SAMU. Brasília: Diário Oficial da União; 2004.
3. Brasil. Guia de boas práticas – Lei Geral de Proteção de Dados (LGPD). Brasília; 2021. [acesso em setembro de 2025]. Disponível em: https://www.gov.br/governodigital/pt-br/privacidade-e-seguranca/guias/guia_lgpd.pdf
4. Brasil. Ministério da Saúde. Guia Metodológico para Programas e Serviços em Telessaúde. Brasília: MS; 2019.
5. Brasil. Ministério da Saúde. Portaria GM/MS n. 1.010, de 21 de maio de 2012. Redefine as diretrizes para a implantação do Serviço de Atendimento Móvel de Urgência (SAMU 192) e sua Central de Regulação das Urgências, componente da Rede de Atenção às Urgências. Brasília: Diário Oficial da União; 2012.
6. Brasil. Ministério da Saúde (MS). Portaria n. 3.125, de 7 de dezembro de 2006. Institui o Programa de Qualificação da Atenção Hospitalar de Urgência no Sistema Único de Saúde - Programa QualiSUS e define competências. Brasília: MS; 2006.
7. Brasil. Ministério da Saúde. SAMU 192. [acesso em setembro de 2025]. Disponível em: https://www.gov.br/saude/pt-br/composicao/saes/samu-192/legislacao

8. Caldonazo A. Principais leis e normas que regulam a atividade médica no Brasil. [acesso em setembro de 2025]. Disponível em: https://alessandrocaldonazo.com/principais-leis-e-normas-que-regulam-a-atividade-medica-no-brasil/
9. Catapan SC, Melo EA, Silva AB, Albuquerque MV, Calvo MCM. Teleassistência no Sistema Único de Saúde brasileiro: onde estamos e para onde vamos? Cien Saude Colet. 2024;29(7).
10. Conselho Federal de Medicina (CFM). Resolução n. 2.271/2020. Brasília; CFM; 2020. [acesso em setembro de 2025]. Disponível em: https://sistemas.cfm.org.br/normas/arquivos/resolucoes/BR/2020/2271_2020.pdf
11. Conselho Federal de Medicina. Resolução n. 2.314/2022. Brasília, 2022. [acesso em setembro de 2025]. Disponível em: https://sistemas.cfm.org.br/normas/arquivos/resolucoes/BR/2022/2314_2022.pdf
12. Conselho Federal de Medicina. Resolução n. 2.314/2022 – Normas Brasil. [acesso em setembro de 2025]. Disponível em: https://www.normasbrasil.com.br/norma/resolucao-2314-2022_431143.html
13. Conselho Regional de Medicina do Amazonas. Resolução CFM n. 2.314/2022 – Telemedicina. Manaus; 2022. [acesso em agosto de 2025]. Disponível em: https://crmma.org.br/noticias/resolucao-cfm-no-2-314-2022-telemedicina-servicos-mediados-portecnologias-de-comunicacao
14. Futuro da Saúde. Telemedicina: avanços pós-pandemia e perspectivas para o futuro. [acesso em setembro de 2025]. Disponível em: https://futurodasaude.com.br/telemedicina-2/
15. Gonsaga RAT, Gilioli JP, organizadores. Manual de Regulação Médica. Catanduva: Consórcio Intermunicipal de Saúde da Região de Catanduva – CONSIRC; 2023.
16. Hospital Alemão Oswaldo Cruz. Protocolo. (PR049). [acesso em setembro de 2025]. Disponível em: https://www.hospitaloswaldocruz.org.br/area-medica/wp-content/uploads/sites/4/2018/10/PR049-protocolo-dor-toracica.pdf
17. Lacerda MA, Cruvinel MGC, Silva WV. Transporte de pacientes: intra-hospitalar e inter-hospitalar. In: Curso de Educação à Distância em Anestesiologia. Disponível em: https://www.resgateaeromedico.com.br/Documentos/Artigos/Transportehospitalar.pdf
18. Lisboa KO, Hajjar AC, Sarmento IP, Sarmento RP, Gonçalves SHR. A história da telemedicina no Brasil: desafios e vantagens. Saúde Soc. 2023;32(1):e210170.
19. Vieira Braga Advogados. O que diz a lei sobre sigilo médico e vazamento de informações do paciente. 2023. [acesso em setembro de 2025]. Disponível em: https://vieirabraga.com.br/o-que-diz-a-lei-sobre-sigilo-medico-e-vazamento-de-informacoes-do-paciente/

3

# Abordagem inicial do paciente grave

Rafael Arruda Alves

## Pontos-Chave

- A atuação rápida, sistematizada e baseada em protocolos, como o modelo XABCDE, permite à equipe identificar e tratar precocemente as condições que ameaçam a vida, mesmo em ambientes hostis e com recursos limitados.
- No Brasil, serviços como o Serviço de Atendimento Móvel de Urgência (SAMU) 192 e o Corpo de Bombeiros têm incorporado padrões internacionais como o PHTLS e o ATLS, priorizando o controle de hemorragias, manutenção da via aérea e estabilização do paciente. A identificação precoce do paciente grave é fundamental para direcionar recursos e definir o destino hospitalar adequado, garantindo melhor prognóstico e eficiência no atendimento.
- A abordagem inicial no atendimento pré-hospitalar deve ser dinâmica e priorizada, seguindo a sequência do XABCDE: controle de exsanguinação, via aérea com estabilização cervical, ventilação, circulação, déficit neurológico e exposição com controle térmico.
- O manejo deve incluir avaliação contínua, comunicação eficaz com a regulação médica e transporte seguro, sempre com foco em intervenções rápidas, seguras e que previnam complicações durante o deslocamento até o hospital.

## INTRODUÇÃO

O atendimento pré-hospitalar (APH) é o ponto de entrada do sistema de urgência e emergência e tem papel decisivo na sobrevida de pacientes críticos. A atuação precoce e sistematizada, aliada a uma abordagem padronizada, permite à equipe de campo identificar e intervir rapidamente nas condições que mais ameaçam a vida.

Em um ambiente frequentemente hostil, com escassez de dados e tempo limitado, a adoção de protocolos estruturados torna-se indispensável.

Nos últimos anos, os principais referenciais internacionais, como o *Prehospital Trauma Life Support*® (PHTLS) e o *Advanced Trauma Life Support*® (ATLS), reformularam a sequência tradicional de avaliação do paciente grave, inserindo o conceito de XABCDE.

No cenário brasileiro, serviços como o Serviço de Atendimento Móvel de Urgência (SAMU) 192, o Corpo de Bombeiros e outras redes de APH vêm incorporando progressivamente esses conceitos. A abordagem atual no APH deve ir além do suporte básico de vida, integrando medidas de contenção de danos, priorização inteligente de recursos e comunicação eficaz com a regulação médica.

Este capítulo apresenta os fundamentos da abordagem inicial do paciente grave no APH, com ênfase na sistematização do atendimento, nas prioridades clínicas do atendimento na cena e na articulação eficiente com o sistema de saúde.

Pacientes graves exigem avaliação imediata, priorização de intervenções e tomadas de decisão em um ambiente frequentemente instável, como vias públicas, residências, locais de crime ou áreas de difícil acesso. Nesses cenários, as decisões clínicas são tomadas com informações limitadas, recursos restritos e sob pressão temporal, exigindo do profissional preparo técnico, julgamento clínico apurado e domínio de protocolos padronizados.

Diferentemente do ambiente hospitalar, o APH demanda que os profissionais executem a avaliação inicial e iniciem o tratamento de forma simultânea, com foco no controle de riscos imediatos à vida, como obstrução de vias aéreas, falência ventilatória, choque e rebaixamento do nível de consciência. A abordagem inicial estruturada, baseada na identificação precoce de sinais de gravidade e na comunicação efetiva com a Central de Regulação Médica, constitui o eixo central da boa prática no pré-hospitalar.

## CONCEITO DE PACIENTE GRAVE NO ATENDIMENTO PRÉ-HOSPITALAR

O termo paciente grave, no contexto do APH, refere-se a indivíduos que apresentam risco iminente de morte ou de deterioração clínica aguda e que, portanto, demandam intervenções imediatas e suporte avançado de vida. A identificação precoce da gravidade permite o direcionamento correto da equipe, a priorização de recursos e a definição do destino hospitalar mais adequado, com impacto direto na sobrevida e no prognóstico funcional.

### Definições nacionais

De acordo com o Ministério da Saúde, pacientes graves são aqueles que apresentam instabilidade em um ou mais dos seguintes sistemas:

- Via aérea não protegida ou obstruída.
- Insuficiência respiratória aguda.
- Instabilidade hemodinâmica (choque hipovolêmico, cardiogênico, séptico ou obstrutivo).
- Rebaixamento do nível de consciência com risco de aspiração ou perda da autonomia respiratória.
- Traumas graves com risco de exsanguinação, trauma cranioencefálico (TCE) grave, politrauma, queimaduras extensas, entre outros.

Nos serviços do SAMU 192, pacientes com esses critérios são classificados, via Central de Regulação Médica, como prioridade vermelha (risco imediato de morte), devendo receber suporte avançado e ser encaminhados preferencialmente a serviços terciários (hospitais de alta complexidade, portas especializadas em trauma, neurocirurgia ou terapia intensiva).

### Referenciais internacionais

As diretrizes internacionais utilizam o conceito de *critically ill or injured patient* (paciente gravemente enfermo ou ferido), para descrever o indivíduo que apresenta uma ou mais das seguintes condições:

- Hemorragia exsanguinante ativa.
- Comprometimento de via aérea.
- Alterações respiratórias críticas (dispneia, cianose, uso de musculatura acessória, dessaturação refratária).
- Hipoperfusão (taquicardia, hipotensão, pele fria, tempo de enchimento capilar aumentado).
- Alterações neurológicas agudas (coma, convulsão, pupilas anisocóricas, agitação extrema).

Além disso, pacientes com risco de deterioração clínica durante o transporte, como os portadores de sepse, intoxicações, crises metabólicas ou pós-parada cardiorrespiratória (PCR), também são considerados graves no APH.

### Ferramentas de triagem e classificação

Para auxiliar na identificação de pacientes graves em campo, diversas ferramentas podem ser aplicadas, orientando a decisão sobre a necessidade de suporte avançado, o nível de prioridade da remoção e o tipo de hospital de referência.

- Escala de Coma de Glasgow (ECG).
- Sinais de choque compensado ou descompensado.
- Sistema START.
- Sistema de categorização de gravidade.

A correta identificação do paciente grave no APH não é apenas uma decisão clínica; é uma decisão estratégica para salvar vidas, otimizar recursos e evitar encaminhamentos inadequados.

## PRINCÍPIOS DA ABORDAGEM INICIAL

A abordagem inicial do paciente grave no APH deve seguir uma estrutura sistematizada, com foco na identificação e correção imediata das condições que mais ameaçam a vida. Essa estrutura é baseada na lógica da priorização fisiológica, ou seja, intervir nas disfunções que, se não tratadas prontamente, levam o paciente à morte em minutos, sendo elas: exsanguinação, obstrução de vias aéreas, falência respiratória, choque e disfunção neurológica grave.

### Modelo XABCDE

O modelo XABCDE reflete a evolução dos protocolos de trauma e de abordagem inicial do paciente crítico e deve ser adaptado tanto ao trauma quanto à emergência clínica grave no APH.

A prioridade no APH é intervir nas lesões incompatíveis com a vida. Isso significa que a abordagem não é diagnóstica, mas funcional: trata-se primeiro aquilo que mata mais rápido. Assim, controlar uma hemorragia arterial visível é mais urgente do que identificar uma fratura pélvica; manter a via aérea pérvia é mais importante do que definir se o paciente tem TCE ou acidente vascular cerebral (AVC).

### X – eXsanguinação

- Controle imediato de hemorragias externas catastróficas.
- Aplicação de torniquete, compressão direta com curativos hemostáticos, uso de pinçamento de vasos visíveis.
- Tem prioridade sobre a via aérea por representar risco de morte em segundos.

### A – Via aérea com estabilização de cervical

- Avaliação da perviedade da via aérea.
- Manobras simples, como *chin-lift* ou *jaw-thrust*.
- Proteção da coluna cervical em todos os casos suspeitos de trauma cervical.

### B – Boas ventilação e oxigenação

- Avaliação da expansão torácica, frequência e padrão respiratório e presença de murmúrios vesiculares.
- Detectar pneumotórax hipertensivo, lesões torácicas abertas ou ventilação ineficaz.
- Fornecer suplementação de $O_2$ em máscara com reservatório ou bolsa-válvula-máscara (BVM) conforme a necessidade.

### C – Circulação (perfusão e controle de hemorragias internas)

- Avaliação de pele, perfusão e pulso.
- Estabelecimento de acesso venoso periférico, idealmente calibroso ou intraósseo.
- Reposição volêmica racional, ácido tranexâmico (TXA) quando indicado, não retardar droga vasoativa.

### D – Déficit neurológico (avaliação neurológica rápida)

- Uso da ECG ou método AVDI (alerta, verbal, dor ou inconsciente).
- Avaliação pupilar, lateralização de força, sinais de convulsão ou deterioração neurológica.
- Avaliar glicemia capilar e causas reversíveis (ex.: hipoglicemia, intoxicação).

### E – Exposição e controle térmico

- Expor completamente o paciente a avaliação de lesões ocultas.
- Controlar a temperatura corporal para evitar hipotermia (uso de mantas térmicas, isolamento do solo).
- Inspeção do dorso em decúbito lateral seguro, se possível.

Após cada intervenção, deve-se recomeçar a sequência para monitorar a evolução; o XABCDE não é uma sequência rígida, mas deve ser dinâmica e cíclica, sendo reavaliado continuamente à medida que o quadro evolui.

## ABORDAGEM AO PACIENTE GRAVE

### Controle imediato de hemorragias exsanguinantes

As hemorragias externas graves são a principal causa de morte evitável no trauma. O controle imediato da exsanguinação é prioridade absoluta, precedendo qualquer manobra de via aérea.

Intervenções:

- Torniquete: indicado para hemorragias em extremidades; deve ser aplicado 5 cm proximalmente à lesão, com controle visual do sangramento.
- Curativos hemostáticos: eficazes em feridas de difícil compressão (axila, virilha, pescoço), devendo ser aplicados com compressão de pelo menos 3 minutos.
- Compressão direta ou uso de pinçamento vascular: quando possível.
- Reposicionamento do membro: quando aplicável.

O controle imediato da exsanguinação é prioritário. Estudos multicêntricos demonstram redução de 37% na mortalidade quando torniquetes foram aplicados corretamente em menos de 10 minutos do sangramento ativo.

## Via aérea com controle da coluna cervical

O manejo da via aérea é ponto crítico no APH. A obstrução da via aérea pode levar à hipoxemia e parada cardíaca em minutos. Devem-se identificar precocemente sinais de obstrução e risco de aspiração e intervir com base na complexidade do caso e no nível de suporte da equipe.

Abordagem escalonada:

- Manobras básicas: *chin-lift* e *jaw-thrust*.
- Dispositivos simples: cânula orofaríngea (Guedel) em pacientes sem trauma de palato ou nasofaríngea em pacientes sem trauma de base de crânio.
- Dispositivos supraglóticos: máscaras laríngeas e tubos laríngeos são altamente eficazes em ambiente pré-hospitalar, com curva de aprendizado curta e boas taxas de sucesso.
- Intubação orotraqueal (IOT): indicada em pacientes vítimas de trauma com Glasgow ≤ 8 ou com TCE com risco de herniação, para pacientes com insuficiência respiratória refratária e em PCR por causas hipoxêmicas.

Estudos demonstram que, no APH, os dispositivos supraglóticos apresentam maior taxa de sucesso na inserção inicial em comparação à IOT, especialmente em equipes com menor experiência, além de permitirem menor tempo de inserção e menor risco de hipoxemia.

## Restrição de movimento da coluna cervical

A mobilização da coluna deve ser restrita quando houver mecanismo compatível com trauma cervical e/ou sinais clínicos de alerta (dor cervical, déficit neurológico, alteração de consciência).

Durante a abordagem da via aérea, a prioridade é manter a coluna cervical em posição neutra com estabilização manual em linha, evitando rotações e flexoextensões. O colar cervical é adjuvante, uma vez que ele reduz o movimento residual, mas não estabiliza completamente e não deve atrasar intervenções críticas de via aérea ou controle de hemorragia. Assim, deve ser aplicado quando houver indicação e quando não prejudicar o manejo da via aérea; para intubação, é aceitável abrir o colar, desde que se mantenha a posição neutra da coluna cervical e a fixação manual da cabeça, fechando-o após a via aérea estar segura. Para o transporte, completa-se a restrição de movimento da coluna (RMC) com imobilizadores laterais de cabeça (*head blocks*). Por fim, não se recomenda colar cervical em trauma penetrante, devendo-se evitar atrasos em medidas salvadoras. Essas práticas refletem a mudança de paradigma de "imobilização" para "restrição de movimento", sustentada por posicionamentos conjuntos e diretrizes de melhores práticas.

## Manejo de vias aéreas no paciente grave

A via aérea é um dos pilares da abordagem ao paciente grave no pré-hospitalar. A obstrução da via aérea ou a falência ventilatória representam causas imediatas de morte, sendo responsabilidade direta da equipe reconhecer precocemente sinais de comprometimento e agir de forma rápida, eficaz e segura. No contexto do APH, o manejo da via aérea deve considerar três princípios fundamentais:

- Avaliação precoce da perviedade e do risco de deterioração.
- Escolha da técnica mais segura e eficaz para o contexto (BVM, dispositivos supraglóticos, IOT).
- Minimização de complicações associadas, especialmente hipóxia, broncoaspiração e parada cardíaca peri-intubação.

## Avaliação precoce da perviedade e do risco de deterioração

Avaliar se o paciente consegue falar ou emitir sons, se há ruídos respiratórios ou sons na via aérea, como roncos, gorgolejo, estridor, e, fundamentalmente, avaliar o risco iminente de perda da via aérea, como rebaixamento do nível de consciência, vômitos, trauma facial, queimaduras cervicais.

## Oxigenoterapia no atendimento pré-hospitalar

A oxigenoterapia suplementar deve ser administrada precocemente em todos os pacientes com sinais de hipoxemia ou disfunção respiratória.

## Hierarquia de dispositivos e estratégia escalonada

O manejo pré-hospitalar da via aérea deve seguir uma lógica escalonada, com base na complexidade do caso, experiência da equipe e recursos disponíveis.

### Manobras básicas

- *Chin-lift*, *jaw-thrust*.
- Aspiração orofaríngea com sonda rígida (Yankauer).

TABELA 1 Dispositivos de oxigenação

| Dispositivo | Indicação | $FiO_2$ estimada |
|---|---|---|
| Cânula nasal (1 a 6 L/min) | Hipoxemia leve, suporte inicial | 24-40% |
| Máscara simples (6 a 10 L/min) | Hipoxemia moderada | 40-60% |
| Máscara com reservatório (NRB, 10 a 15 L/min) | Dessaturação importante | 85-95% |
| BVM com reservatório (15 L/min) | Ventilação ineficaz, FR < 8 ou > 30 | ~100% (com vedação adequada) |

A hiperventilação (ventilar excessivamente rápido ou com muito volume) deve ser evitada, pois pode causar alcalose, aumento da pressão intratorácica e diminuição do débito cardíaco, além do risco de insuflação do estômago com posterior risco de broncoaspiração.
Fonte: elaborada pelo autor.

## Suporte ventilatório e oxigenação

O suporte ventilatório e a manutenção da oxigenação adequada são componentes essenciais da abordagem ao paciente grave no cenário pré-hospitalar. A hipoxemia é um fator determinante de disfunção celular, disfunção neurológica e parada cardiorrespiratória, e seu controle deve ser realizado de forma precoce, eficaz e segura.

No APH, a decisão entre suporte ventilatório não invasivo, ventilação manual com BVM ou ventilação mecânica invasiva dependerá do quadro clínico, da gravidade da disfunção respiratória e do nível de suporte da equipe disponível (básico ou avançado).

Antes de decidir pela intubação, priorize a ventilação manual com BVM bem executada como intervenção inicial e teste fisiológico de ventilabilidade. Quando realizada com técnica adequada (selagem eficaz, técnica a dois provedores, uso de cânulas OPA/NPA e válvula PEEP quando indicado), a BVM costuma restaurar a oxigenação e confirmar a possibilidade de ventilar, evitando intubações desnecessárias. Se, apesar da técnica correta, persistirem hipoxemia ou dificuldade de ventilação, deve-se escalar o suporte de via aérea (dispositivo supraglótico ou IOT) e investigar causas mecânicas de falha ventilatória no trauma torácico (p. ex., pneumotórax hipertensivo, hemotórax maciço, obstrução de vias aéreas), instituindo as medidas específicas de alívio.

## Dispositivos supraglóticos

Os dispositivos supraglóticos revolucionaram o manejo da via aérea no APH, oferecendo segurança, rapidez e boa taxa de sucesso, sobretudo em contextos de difícil intubação ou ausência de *expertise* para IOT.

### Máscara laríngea (LMA)

- Dispositivo posicionado sobre a glote, permitindo ventilação eficiente sem necessidade de laringoscopia.
- Fácil inserção em segundos.
- Modelos com canal esofágico permitem aspiração ou sonda orogástrica.

### Tubo laríngeo

- Dispositivo com dois balonetes que selam esôfago e faringe.
- Permite ventilação pela orofaringe com segurança.
- Muito usado por serviços de APH nos Estados Unidos e na Europa.

Os dispositivos supraglóticos têm alta eficácia no APH, com taxa de sucesso > 90%, como demonstrado em estudos multicêntricos como o *AIRWAYS-2 trial*, sendo de rápida inserção, de baixo risco de trauma e aspiração. Podem ser recomendados como primeira linha para profissionais com menor experiência em IOT.

## Intubação orotraqueal

A IOT no APH é um procedimento de alto risco quando executado por equipes com experiência limitada, sobretudo porque a redução da intubação na primeira tentativa aumenta a chance de hipoxemia e hipotensão peri-intubação. Estudos atuais mostram ampla variação nas taxas de sucesso na primeira tentativa (≈59%-98%) e associam tentativas repetidas a maior morbidade, reforçando a necessidade de protocolos, treinamento e supervisão específicos para via aérea no APH.

A IOT deve ser reservada a situações com clara incapacidade de proteger ou manter a via aérea, insuficiência respiratória refratária, risco de broncoaspiração, necessidade de ventilação controlada ou quando técnicas menos invasivas falham. Em sistemas com experiência limitada em IOT, dispositivos supraglóticos oferecem maior sucesso inicial e implantação mais rápida, reduzindo intercorrências relacionadas a múltiplas tentativas. A decisão deve priorizar a oxigenação/ventilação contínuas, conforme diretrizes vigentes e sob programas estruturados de treinamento e qualidade.

Por fim, para elevar a taxa de sucesso na primeira passagem, recomenda-se institucionalizar um pacote de intubação que inclua *bougie* como adjuvante de rotina na primeira tentativa, sobretudo diante de vias aéreas difíceis e priorização da videolaringoscopia (VL), sempre que disponível e de domínio pela equipe. O uso antecipado do *bougie* aumenta a probabilidade de canulação traqueal sem prolongar o procedimento, enquanto a VL melhora a visualização glótica e favorece a intubação em primeira tentativa, sem aumento de complicações imediatas. Na prática, preparar previamente *bougie* e VL, garantir pré-oxigenação efetiva, limitar a duração de cada tentativa e manter plano de resgate com dispositivo supraglótico, confirmando a posição do tubo por capnografia de onda, compõem um feixe de medidas que reduzem a hipoxemia/hipotensão peri-intubação e melhoram os desfechos no APH.

### Via aérea difícil

É fundamental avaliar previamente se o paciente tem sinais de via aérea difícil, como obesidade extrema, trauma facial, extensão cervical limitada, edema de glote, queimadura de vias aéreas ou sangramento orofaríngeo ativo.

Abordagens possíveis:

- Sequência atrasada de intubação.
- Técnica SALAD (*suction assisted laryngoscopy and airway decontamination*).
- Resgate com dispositivo supraglótico em caso de falha de IOT.
- Via aérea cirúrgica.

### Cricotireoidostomia de emergência

É a técnica de via aérea cirúrgica de último recurso no APH, indicada quando ocorre falha da ventilação por BVM, seguido de falha da IOT e falha ou indisposição de dispositivo supraglótico (via aérea não ventilável/não intubável), assim como em casos com trauma facial grave, queimaduras de via aérea ou obstrução superior total.

Técnicas:

- Cricotireoidostomia cirúrgica: incisão transversa sobre membrana cricotireóidea, seguida de inserção de tubo guiado por *bougie* ou cânula de cricotireoidostomia.
- Cricotireoidostomia por punção: com cateter 14G + conexão a seringa com 2 a 3 mL de soro fisiológico, inserir aspirando até borbulhar, e acoplar o conector do tubo endotraqueal 3,0 a 3,5 mm, que se acopla bem no Jelco e depois recebe o Ambu.

É uma técnica com alto risco de complicações e que só deve ser executada por profissional treinado.

## CIRCULAÇÃO E CONTROLE DE HEMORRAGIAS

A avaliação da circulação no paciente grave pré-hospitalar envolve o reconheci-

TABELA 2 Dica de ouro: parâmetros, achados críticos, significado clínico e condutas

| Parâmetro | Achado crítico | Significado clínico | Conduta recomendada |
|---|---|---|---|
| Pulsos periféricos e centrais | Ausência de pulso radial indica PAS < 80 mmHg | Choque instalado | Acesso venoso/calibroso, reposição volêmica*, ácido tranexâmico |
| Pele | Pálida, fria, sudoreica | Vasoconstrição, hipoperfusão periférica | Reaquecimento, reposição volêmica*, investigação da fonte de choque |
| Nível de consciência | Rebaixamento precoce | Hipoperfusão cerebral | Garantir via aérea, oxigenação, controle do choque |
| Tempo de enchimento capilar | > 2 segundos | Hipoperfusão periférica | Correção da hipovolemia e monitorização contínua |
| Abdome | Distensão | Suspeita de hemorragia interna | E-FAST, transporte a local com centro cirúrgico |
| Pelve | Instabilidade pélvica | Hemorragia retroperitoneal | Estabilização imediata com cinta pélvica |
| Fêmur | Deformidade, rotação externa ou encurtamento do membro | Hemorragia significativa (até 1,5 L) | Imobilização, controle de dor, avaliação cirúrgica |

* A reposição volêmica deve iniciar-se com cristaloide aquecido em volume limitado, apenas como ponte, evitando a infusão excessiva. Priorizar a oferta precoce de hemocomponentes em regime de transfusão balanceada (hemácias, plasma e plaquetas), conforme a disponibilidade. Não retardar o início de vasopressores quando indicados. Em suspeita de hemorragia ativa, administrar ácido tranexâmico o quanto antes (ideal até 3 horas do trauma). Sempre atentar para a prevenção do diamante letal: hipotermia, coagulopatia, acidose e hipocalcemia.
Fonte: elaborada pelo autor.

mento precoce da hipoperfusão e o controle imediato de hemorragias potencialmente fatais. A falência circulatória manifestada por hipotensão, taquicardia, extremidades frias ou enchimento capilar lento, estabelecendo uma das principais causas de morte evitável em pacientes politraumatizados e em choque hipovolêmico. Por isso é uma etapa que exige atuação imediata e inteligente, preservando a perfusão vital e evitando o agravamento da coagulopatia e da hipotermia.

## Acesso venoso e reposição volêmica

No atendimento ao paciente grave, o acesso venoso deve ser obtido o mais rápido possível, preferencialmente antes do transporte, sendo, quando possível, dois acessos venosos periféricos (AVP) calibrosos (14-16G) nos membros superiores; quando não for possível o AVP em 60 segundos, realizar imediatamente o acesso intraósseo (tíbia proximal), especialmente em casos de choque instalado ou PCR.

Preferir Ringer lactato (RL) aquecido em *bolus* inicial de 250 a 500 mL em adultos e 10 mL/kg em criança, sendo indicativo o conceito da hipotensão permissiva (PAS entre 80 e 90 mmHg) até o controle da hemorragia, exceto em TCE, no qual se indica uma PAS ≥ 110 mmHg. Recomendamos evitar grandes volumes de cristaloide, sendo > 1L já indesejado, sem ultrapassar > 2 L, devido ao risco de coagulopatia dilucional, hipotermia e acidose. Assim, indicamos ainda fazer 1 g de gluconato de cálcio a cada 2 U de hemocomponente durante a hemotransfusão.

Outra ação importante é a administração de TXA antes de 3 horas do evento. O TXA é um antifibrinolítico com forte evidência de redução da mortalidade se administrado precocemente em até 3 horas do evento, sendo 1 g IV em 100 mL de SF 0,9% infundido em 10 minutos e a segunda dose, 1 g diluído em 100 mL SF 0,9%, infundida em 8 horas no intra-hospitalar.

A prevenção da hipotermia também é uma ação fundamental, assim deve-se manter o paciente aquecido, evitando exposição prolongada, utilizando manta térmica e isolando-o do solo. Essas medidas contínuas previnem e mitigam a hipotermia, a acidose, as coagulopatias e a hipocalemia, componentes do diamante letal no trauma.

## ESTADO NEUROLÓGICO E AVALIAÇÃO RÁPIDA

A avaliação neurológica do paciente grave no cenário pré-hospitalar é uma etapa crítica da abordagem. A letra "D" (*disability*), ou déficit neurológico na manutenção mnemônica, busca identificar alterações agudas do nível de consciência, déficits focais e sinais de lesão neurológica grave, como nos casos de TCE, AVC, hipoglicemia, intoxicações ou distúrbios metabólicos. O objetivo principal é reconhecer precocemente deteriorações neurológicas e tomar medidas imediatas que previnam lesões secundárias, como hipóxia, hipoperfusão e hipertermia, além de direcionar o paciente ao destino hospitalar mais adequado. A avaliação deve ser rápida, simples e reprodutível, utilizando escalas e parâmetros clínicos básicos.

TABELA 3 Métodos de avaliação neurológica

| Avaliar | O que avaliar | Escala/pontos | Interpretação/conduta |
|---|---|---|---|
| Glasgow (ECG) | Nível de consciência por resposta ocular, verbal e motora | RO: 1-4<br>RV: 1-5<br>RM: 1-6 | ECG ≤ 8 → considerar proteção de via aérea e monitorização intensiva |
| AVDI | Estado de alerta e resposta a estímulos | Alerta<br>Resposta a voz, a dor ou inconsciente | Triagem rápida; se resposta a voz ou a dor ou inconsciência, reavaliar ABCDE e glicemia capilar |
| Pupilas | Tamanho, simetria e reatividade à luz | Isocóricas/anisocóricas; reativas/não reativas | Anisocoria ou não reativas, suspeitar herniação ou efeito de drogas; acionar protocolo adequado |
| Lateralização/coordenação | Força, paresias, hemiplegia, movimentos anormais (convulsões/rigidez/flacidez) | Presença de assimetrias motoras ou sinais piramidais | Sugere lesão focal/AVC: checar tempo de início, dextro, acionar linha de cuidado AVC; tratar convulsões se presente |

Fonte: elaborada pelo autor.

A hipoglicemia é uma causa frequente de rebaixamento de consciência e déficit neurológico focal reversível, assim deve-se realizar glicemia capilar em todo paciente com rebaixamento, convulsão ou déficit neurológico. Se HGT < 70 mg/dL, está indicado administrar SG 50% 25 a 50 mL IV em *bolus*, ou SG 10% 5-10 mL/kg IV, conforme protocolo do serviço. Reavaliar ECG e sintomas após correção e, em pacientes diabéticos ou com histórico de etilismo, considerar hipoglicemia mesmo sem confirmação imediata.

## Convulsão ativa ou pós-ictal

A crise convulsiva prolongada (> 5 minutos) ou recorrente requer tratamento imediato. O estado pós-ictal pode simular TCE, AVC ou intoxicação.

Condutas:

- Diazepam 10 mg IV ou lorazepam 4 mg IV.
- Alternativa: midazolam 10 mg IM (preferência em PCR ou sem acesso).
- Proteger vias aéreas e oxigena.
- Monitorar ECG, saturação e risco de broncoaspiração.

## Sinais de lesão neurológica grave

Avalie com prioridade sinais de alarme:

- Glasgow ≤ 8.
- Pupilas anisocóricas ou não reativas.
- Vômitos em jato ou sinais de hipertensão intracraniana.
- Bradicardia + hipertensão (reflexo de Cushing).
- Desvio de olhar conjugado, posturas anormais, rigidez de descerebração ou decorticação.

**TABELA 4** Decisões críticas nos eventos neurológicos no atendimento pré-hospitalar

| Situação | Conduta pré-hospitalar |
|---|---|
| TCE grave (Glasgow ≤ 8) | Proteção da via aérea, elevação de cabeça a 30°, evitar hiperventilação e hipotensão |
| Suspeita de AVC | Aplicar escala CPSS ou RACE, registrar horário de início dos sintomas, glicemia, priorizar hospital com tomografia |
| Rebaixamento não explicado | Corrigir glicemia, suporte ventilatório, e considerar intoxicação |
| Convulsão ativa | Benzodiazepínico IV/IM, via aérea e suporte ventilatório |
| Pupilas não reativas acompanhado de rebaixamento | Considerar herniação cerebral e iniciar transporte imediato |

CPS: *Cincinnati Prehospital Stroke Scale*; RACE: Escala de Avaliação Rápida de Oclusão Arterial.
Fonte: elaborada pelo autor.

No APH, a escala mais amplamente utilizada para triagem de suspeita de AVC é a *Cincinnati Prehospital Stroke Scale* (CPSS). Ela é validada, simples, rápida e indicada para aplicação por equipes de APH, inclusive por profissionais não médicos. Avalia três itens:

- Assimetria facial: peça ao paciente para sorrir ou mostrar os dentes. Um lado do rosto não se move tão bem quanto o outro?
- Fraqueza de braço: peça ao paciente para levantar ambos os braços e mantê-los estendidos por 10 segundos. Um braço cai ou não se mantém elevado?

- Alteração da fala: peça ao paciente para repetir uma frase simples ("o céu está azul hoje"). A fala está arrastada, errada ou incompreensível?

A presença de uma ou mais alterações indica alta suspeita de AVC com sensibilidade de ~80% para AVC com sintomas evidentes.

## EXPOSIÇÃO E MEDIDAS COMPLEMENTARES

A etapa "E" do protocolo de APH corresponde à exposição completa do paciente, sempre acompanhada de medidas para evitar perda de calor. O objetivo é permitir uma avaliação completa da superfície corporal, identificar lesões ocultas, avaliar a extensão de traumas e verificar sinais clínicos adicionais importantes, como lesões por esmagamento, queimaduras, equimoses extensas, ou sinais de picadas, mordeduras e intoxicações.

A exposição deve ser completa, rápida e controlada, com atenção à privacidade e segurança térmica. A exposição sem proteção térmica é fator de risco para hipotermia induzida pelo atendimento, especialmente em vítimas de trauma, idosos, crianças e queimados. A inspeção deve incluir:

- Couro cabeludo, dorso, nádegas e região posterior dos membros.
- Pescoço, axilas e áreas de dobras (locais frequentes de feridas ocultas).
- Genitália e períneo em casos de suspeita de trauma abdominal/pélvico.

A hipotermia é um dos componentes da tríade letal do trauma (junto com acidose e coagulopatia) e deve ser ativamente prevenido desde o ambiente pré-hospitalar. Estudos demonstram que a simples queda da temperatura corporal para < 35°C aumenta significativamente a mortalidade em vítimas de trauma grave.

## MEDIDAS COMPLEMENTARES NO APH

Além do XABCDE, o atendimento ao paciente grave no APH deve incluir medidas complementares conforme o contexto clínico, o tipo de agravo e a qualificação da equipe. A monitorização contínua deve ser priorizada, sempre que possível, realizar eletrocardiograma em 3 ou 12 derivações (quando disponível), acompanhar $SpO_2$ e frequência respiratória de forma contínua, aferir a pressão arterial não invasiva periodicamente e controlar a temperatura, idealmente de modo contínuo nos casos graves.

Em paralelo, instituir oxigenoterapia de acordo com a necessidade, máscara com reservatório a 10-15 L/min nas situações de hipóxia, TCE) ou sinais de instabilidade, reservando o cateter nasal a 2 a 5 L/min para quadros leves a moderados; em TCE com hipoxemia, a oxigenação deve ser mais agressiva, para evitar hipoxemia cerebral.

A administração de medicações emergenciais deve seguir protocolos locais e avaliação médica: utilizar analgésicos potentes no trauma com dor intensa; empregar anticonvulsivantes nas crises epilépticas, mas não de forma profilática, uma vez que não traz benefícios; considerar vasopressores apenas em situações muito específicas de choque refratário e sob supervisão médica; lançar mão de anti-hiperglicemiantes e repositores eletrolíticos conforme indicação (por exemplo, insulina na cetoacidose diabética). Por fim, é indispensável a documentação e comunicação hospitalar estruturadas, assim como preencher o *checklist* de atendimento de forma completa; registrar a hora de início dos sintomas em casos de AVC e infarto agudo do miocárdio; anotar medicações administradas com doses, horário e via; descrever exames realizados (como glicemia e ECG), a conduta adotada e a resposta clínica; e efetuar a comunicação prévia com o hospital de destino via rádio ou telefone, favorecendo a continuidade do cuidado e a preparação da equipe recebedora.

## TRANSPORTE SEGURO

A segurança no transporte do paciente crítico exige que o paciente esteja devidamente preso à maca com cintos, grades elevadas e travas acionadas. A cabeça e o pescoço devem permanecer estabilizados (colar cervical/dispositivo de imobilização). Tubo, cateteres, drenos, sondas, cabos e extensores precisam estar fixados e organizados, com folga suficiente para as manobras e dispositivos antidesconexão quando disponíveis. Bombas de infusão e monitores devem estar presos nos suportes, com baterias carregadas e autonomia conferida; isso vale para o ventilador de transporte. Garanta oxigênio suficiente com reserva compatível com o tempo de deslocamento (incluir margem de segurança), aspiração funcional e Ambu pronto para uso.

No manejo fisiológico, mantenha alvos ventilatórios e hemodinâmicos adequados ao quadro: oxigenação com $SpO_2$ 94-98% (evitar hiperóxia), $ETCO_2$ geralmente entre 35 e 45 mmHg (não hiperventilar, salvo sinais de herniação) e pressão arterial compatível com a patologia (ex.: PAS $\geq$ 110 mmHg no TCE). Ajusta-se a sedoanalgesia para conforto, controle de agitação e prevenção de autoextubação/deslocamento de dispositivos, reavaliando nível de consciência e pupilas. Manter aquecimento ativo para evitar hipotermia e revisar bombas/vasoativos quanto a fluxos, conexões e plano de contingência em caso de falha elétrica.

Do ponto de vista operacional, tranquilizar o motorista e comunicar-se para adotar uma condução defensiva, evitando acelerações e frenagens bruscas; toda a equipe deve usar cinto de segurança e equipamentos de proteção individual. Definir previamente a rota, hospital de destino e critérios de parada (situações de deterioração que exijam abordagem imediata), além de realizar a comunicação pré-chegada estruturada para preparar a equipe receptora. Antes da partida, executar um *checklist* de transporte (via aérea, ventilação, circulação, dispositivos, medicações, oxigênio, baterias, documentação) e, durante o trajeto, manter monitorização contínua com registros periódicos dos parâmetros e das intervenções realizadas. Essas medidas, em conjunto, reduzem eventos adversos e aumentam a segurança do paciente e da equipe durante todo o deslocamento. No contexto do APH, todo o cuidado com o paciente deve seguir os princípios da simplicidade, rapidez e segurança, por isso toda intervenção com o paciente deve ser feita com o veículo parado, garantindo a segurança do paciente e da equipe.

## CONSIDERAÇÕES FINAIS

A abordagem inicial do paciente grave no APH exige preparo técnico, julgamento clínico rápido e atuação ética. A correta aplicação do protocolo XABCDE, a utilização racional de recursos e a articulação com o sistema de saúde são determinantes para a sobrevida e recuperação do paciente. O aprimoramento contínuo da equipe de APH, a simulação realística, a educação permanente e o suporte das instituições são pilares fundamentais para um APH moderno, seguro e baseado em evidências.

## REFERÊNCIAS


1. American College of Surgeons. Committee on Trauma. ATLS®: Advanced Trauma Life Support: Student Course Manual, 10. ed. Chicago: American College of Surgeons; 2018.
2. Bella FM, Bonfichi A, Esposito C, Zanza C, Bellou A, Sfondrini D, et al. Extended focused assessment with sonography for trauma in the emergency department: a comprehensive review. J Clin Med. 2025;14(10):3457.
3. Benger JR, Kirby K, Brett SJ, Clout M, Lazaroo MJ, Nolan JP, et al. Effect of a strategy of a supraglottic airway device vs tracheal intubation during out-of-hospital cardiac arrest on functional outcome (AIRWAYS-2). JAMA. 2018;320(8):779-91.
4. Carney N, Totten AM, O'Reilly C, Ullman J, Hawryluk GWJ, Bell MJ, et al. Guidelines for the management of severe traumatic brain injury, 4th.ed. Neurosurgery. 2017;80(1):6-15.
5. Driver BE, Semler MW, Self WH, Ginde AA, Trent SA, Gandotra S, et al. Effect of use of a bougie vs endotracheal tube with stylet on successful intubation on the first attempt among critically ill patients (BOUGIE). JAMA. 2021;326(24):2488-97.
6. Ducanto J, Serrano K, Thompson R. Novel airway training tool that simulates vomiting: the SALAD system. West J Emerg Med. 2017;18(1):117-20.
7. Holcomb JB, Tilley BC, Baraniuk S, Fox EE, Wade CE, Podbielski JM, et al. Transfusion of plasma, platelets, and red blood cells in a 1:1:1 vs 1:1:2 ratio and mortality in patients with severe trauma: the PROPPR randomized clinical trial. JAMA. 2015;313(5):471-82.
8. Joint Trauma System. Damage Control Resuscitation (DCR): Clinical Practice Guideline. San Antonio: Joint Trauma System/Defense Health Agency, 2019; [acesso em setembro de 2025]. Disponível em: https://jts.health.mil/assets/docs/cpgs/Damage_Control_Resuscitation_12_Jul_2019_ID18.pdf
9. Lulla A, Lumba-Brown A, Totten AM, Maher PJ, Badjatia N, Bell R, et al. Prehospital guidelines for the management of traumatic brain injury. 3rd ed. Prehosp Emerg Care. 2023;27(5):507-8.
10. Maia IWA, Benincá VM, Schubert DUC, Cunha VP, Lunardi MC, Guimarães HP, organizadores. Tratado de medicina de emergência, 1. ed. Barueri: Manole; 2024.
11. Maia IWA, Besen BAMP, Silva LOJ, von Hellmann R, Hajjar LA, Sandefur BJ, et al. Peri-intubation adverse events and clinical outcomes in emergency department patients: the BARCO study. Crit Care. 2025;29(1):155.
12. National Association of Emergency Medical Technicians. PHTLS: Prehospital Trauma Life Support, 10. ed. Burlington: Jones & Bartlett Learning, 2023.
13. National Institute for Health and Care Excellence. Major trauma: assessment and initial management (NG39). London, 2016. [acesso em setembro de 2025]. Disponível em: https://www.nice.org.uk/guidance/ng39
14. CRASH-3 trial collaborators. Effects of tranexamic acid on death, disability, vascular occlusive events and other morbidities in patients with acute traumatic brain injury (CRASH-3): a randomised, placebo-controlled trial. Lancet. 2019;394(10210):1713-23.
15. Root CW, Mitchell OJL, Brown R, Evers CB, Boyle J, Griffin C, et al. Suction Assisted Laryngoscopy and Airway Decontamination (SALAD): a technique for improved emergency airway management. Resusc Plus. 2020:1-2:100005.
16. Shakur H, Roberts I, Bautista R, Caballero J, Coats T, Dewan Y, et al.; CRASH-2 trial collaborators. Effects of tranexamic acid on death, vascular occlusive events, and blood transfusion in trauma patients with significant haemorrhage (CRASH-2): a randomised, placebo-controlled trial. Lancet. 2010;376(9734):23-32.
17. Teasdale G, Jennett B. Assessment of coma and impaired consciousness: a practical scale. Lancet. 1974;2(7872):81-4.
18. Wray JP, Ferguson J. The "Diamond of Death": hypocalcaemia in trauma and massive transfusion. Am J. Emerg Med. 2021;41:104-9.

4

# Segurança da cena

Camila Magioni Figueira
Deborah Dellabianca Bento
Luiza Braun Lírio Nascimento Cadorini

## Pontos-Chave

- A segurança da cena é o primeiro e mais importante passo no atendimento pré-hospitalar (APH). Antes de qualquer ação, a equipe deve garantir que o ambiente seja seguro para si, para as vítimas e para terceiros, avaliando riscos físicos, biológicos e humanos. O socorrista só deve se aproximar da vítima quando o local estiver seguro, evitando novas ocorrências e assegurando a eficácia do atendimento.
- A avaliação inicial inclui o reconhecimento dos riscos da cena (como fogo, vazamento de gás, fios elétricos e ameaças humanas) e o uso correto de equipamentos de proteção individual (EPI), como luvas, máscaras, óculos, aventais, capacetes e coletes refletores.
- Também é essencial estabelecer um perímetro de segurança, dividido em zonas quente, morna e fria, para controlar o acesso e organizar o trabalho das equipes, garantindo a integridade e a eficiência da operação.
- A coordenação com outros serviços (bombeiros, polícia, defesa civil) e a comunicação constante com a central de regulação médica são fundamentais para o gerenciamento adequado da cena.
- A segurança deve ser continuamente reavaliada, especialmente em situações com múltiplas vítimas ou risco químico/biológico. Assim, a vigilância ativa e a cooperação entre equipes tornam o atendimento pré-hospitalar mais seguro e eficaz.

## INTRODUÇÃO

A segurança da cena é o primeiro e mais importante passo no atendimento pré-hospitalar (APH). Antes de qualquer conduta, é prioridade garantir que o ambiente seja seguro para os socorristas, vítimas e terceiros. É necessário avaliar, sanar os riscos, quando possível, sinalizar e manter a vigilância constante no local, porque as condições podem se alterar ao longo do atendimento. Negligenciar essa etapa pode resultar em novos feridos, agravar o quadro das vítimas ou comprometer a eficácia do atendimento.

## AVALIAÇÃO INICIAL DA CENA

Ao chegar ao local da ocorrência, deve-se identificar sua natureza (p. ex., emergência clínica, queda de altura, vítimas de incêndio, trauma por arma de fogo ou arma branca etc.), qual o número de vítimas envolvidas e a situação de cada uma delas (inconsciente, com hemorragia abundante, presa às ferragens etc.). Ao mesmo tempo, a equipe de APH precisa realizar uma avaliação sistemática para identificar os riscos reais ou potenciais, entre eles:

- Perigos visíveis: fumaça, fogo, vazamento de gás, fios elétricos expostos, tráfego intenso, estruturas instáveis ou presença de animais.
- Ameaças humanas: comportamento agressivo de indivíduos presentes, presença de armas ou indícios de violência.
- Riscos biológicos ou químicos: presença de substâncias perigosas ou materiais contaminantes.

A identificação desses riscos permite que a equipe tome decisões sobre como proceder com a segurança, ou seja, como quais órgãos de apoio devem ser acionados.

É imprescindível que se torne medular o seguinte pensamento: o socorrista só se aproxima da vítima após o local estar seguro.

## USO DE EQUIPAMENTOS DE PROTEÇÃO INDIVIDUAL

O uso adequado de equipamentos de proteção individual (EPI) é fundamental para a proteção dos socorristas e sua escolha deve se basear na avaliação dos riscos presentes (ou potencialmente presentes) na cena. Os principais equipamentos incluem:

- Luvas descartáveis: proteção contra fluidos corporais e contaminações.
- Máscaras (cirúrgicas ou N95): proteção contra agentes biológicos transmitidos por gotículas ou aerossóis.
- Óculos de proteção ou viseiras: proteção ocular contra respingos.
- Aventais ou jalecos impermeáveis/macacões: proteção do corpo contra contaminantes.
- Capacetes e coletes refletores: proteção física e visibilidade em ambientes de risco, como vias de alta velocidade, incêndios e desmoronamentos.

## PERÍMETRO DE SEGURANÇA

Delimitar a área de atuação é essencial para controlar o ambiente, evitar a exposição a riscos adicionais, organizar os recursos humanos e materiais no local, garantir segurança, eficiência e coordenação das equipes de emergência, sobretudo em situações de desastre. As zonas operacionais são classificadas em:

- Zona quente: área mais próxima do epicentro da ocorrência, onde se concentram os maiores riscos (p. ex., fogo, vazamento de produtos tóxicos, zona de tiroteio ainda ativa, estruturas colapsadas, incêndios ativos etc.). É um local de risco imediato e direto à vida dos socorristas, devendo ter acesso restrito apenas a profissionais treinados e equipados, como, por exemplo, os bombeiros. Essa zona requer EPI específicos e é onde se realizam o resgate da vítima e sua estabilização primária.
- Zona morna: é considerada uma zona de risco moderado, onde ocorre o suporte imediato e triagem inicial das vítimas, além de descontaminação, estabilização e preparo para o transporte. Nesse local, a equipe pode operar com EPI de proteção intermediária (luvas, máscara, óculos, capote).
- Zona fria: área completamente segura, livre de riscos imediatos. Apresenta-se como base de apoio para as equipes e centro de comando e logística de operação.

A sinalização adequada e o controle de acesso são medidas fundamentais para manter a segurança dessas zonas.

## COMUNICAÇÃO E COORDENAÇÃO COM OUTROS SERVIÇOS

A integração com outros serviços de emergência, conforme necessário, como bombeiros, polícia e defesa civil, é vital para o gerenciamento eficaz da cena. A comunicação clara e objetiva permite:

- Solicitar recursos adicionais conforme a complexidade da ocorrência.
- Coordenar ações para isolamento da área e controle de riscos.
- Compartilhar informações sobre o número de vítimas e a gravidade das lesões.

A central de regulação médica deve ser constantemente atualizada sobre as condições da cena e as necessidades emergentes.

## PROCEDIMENTOS EM SITUAÇÕES ESPECIAIS

### Incidentes com múltiplas vítimas

Em eventos com múltiplas vítimas, é necessária a realização de uma triagem eficaz para priorizar o atendimento conforme a gravidade das lesões. A utilização de protocolos de triagem, como a triagem simples e tratamento rápido (START, do inglês *Simple Triage and Rapid Treatment*), auxilia na organização e na eficiência do atendimento.

### Situações com risco químico ou biológico

Quando há suspeita de presença de agentes químicos ou biológicos, a equipe deve aguardar a liberação da cena por equipes especializadas, utilizar EPI específicos para o tipo de agente presente e evitar o contato direto com as vítimas até que a área seja considerada segura. Essas medidas são essenciais para prevenir a contaminação dos socorristas e a propagação de agentes perigosos.

## MANUTENÇÃO DA SEGURANÇA DURANTE O ATENDIMENTO

A segurança da cena deve ser constantemente reavaliada durante todo o atendimento. Mudanças nas condições do ambiente, como o surgimento de novos riscos ou alterações no comportamento de pessoas presentes, devem ser prontamente identificadas e gerenciadas. A equipe deve estar preparada para adaptar suas ações conforme necessário para manter a segurança de todos os envolvidos.

## CONSIDERAÇÕES FINAIS

A segurança da cena é a base para um APH eficaz e seguro. Por meio de uma avaliação cuidadosa, uso adequado de EPI, estabelecimento de perímetros de segurança e comunicação eficiente com outros serviços, é possível minimizar os riscos e garantir a proteção de socorristas, vítimas e terceiros. A constante vigilância e adaptação às condições da cena são essenciais para o sucesso das operações de emergência.

## REFERÊNCIAS


1. GRAU – Grupo de Resgate e Atenção às Urgências e Emergências da Secretaria de Estado da Saúde de São Paulo. Pré-hospitalar, 2.ed. Barueri: Manole; 2015.
2. National Association of Emergency Medical Technicians (NAEMT). AMLS: Advanced Medical Life Support. 3ed. Porto Alegre: Artmed; 2022.
3. National Association of Emergency Medical Technicians (NAEMT). PHTLS: Prehospital Trauma Life Support, 10ed. Massachusetts: Jones & Bartlett Learning; 2023.
4. Sueoka JS, Abgussen CMB, Neto MF. APH Resgate: emergência em trauma, 2ed. Rio de Janeiro: Guanabara Koogan; 2024.

5

# Atendimento pré-hospitalar tático para o civil

Guilherme Sendtko Resener

## Pontos-Chave

- O atendimento pré-hospitalar (APH) tático une práticas médicas e táticas de segurança para garantir cuidado rápido e eficaz em ambientes de risco, como operações policiais e militares. A prioridade é sempre a segurança da equipe e das vítimas, conciliando boas práticas médicas com estratégias operacionais.
- O modelo civil XABCDE é inspirado no mnemônico militar MARCH, reforçando a importância do controle de hemorragias, via aérea, respiração, circulação e prevenção de hipotermia em contextos hostis.
- A equipe tática integrada atua em zonas de risco, combinando profissionais da saúde e da segurança. Essa integração exige treinamento conjunto, equipamentos adequados (como coletes balísticos e capacetes) e consciência situacional para decidir quais procedimentos são possíveis sem comprometer a segurança.
- O atendimento é dividido em fases conforme o grau de ameaça: cuidado sob fogo (autoatendimento e abrigo), zona quente (controle de hemorragias e resgate) e zona morna (intervenções médicas mais avançadas).
- Na fase de evacuação, as vítimas são removidas para tratamento definitivo, com priorização conforme gravidade e recursos disponíveis. O sucesso do APH tático depende da coordenação entre equipes de saúde e segurança, do respeito às fases operacionais e da capacidade de adaptação ao risco.
- Mais importante do que agir é saber o que não fazer, evitando expor a equipe em momentos inadequados e garantindo um atendimento rápido, seguro e eficiente.

## INTRODUÇÃO

A prioridade do atendimento pré-hospitalar (APH) é a segurança – essa máxima é repetida em todos os livros e cursos. Só se deve atender o paciente quando houver segurança para a equipe. Também é sabido que a maior causa de mortalidade no trauma é a hemorragia e que o atendimento na "hora de ouro" é fundamental para reduzir a morbimortalidade. O APH tático é um cenário desafiador em grande parte por isto: unir pacientes que dependem de um atendimento rápido a um cenário potencialmente inseguro.

Dito isso, um dos bordões do APH tático é que se devem unir "boas práticas às boas táticas", ou seja, não basta saber tudo de Medicina e atender a vítima da mesma forma que seria atendida num cenário "civil"; também não basta aplicar as melhores táticas policiais e militares para garantir a segurança da cena enquanto as vítimas necessitam de atendimento.

O APT tático tem como objetivo, justamente, fornecer um atendimento médico rápido e adequado em um ambiente volátil e potencialmente arriscado. A união de duas equipes especializadas – de saúde e de segurança – traz vantagens, em especial pela experiência no seu campo que cada uma traz, e permite que cada elemento foque na sua atividade. Por outro lado, unir equipes de serviços diferentes para trabalhar de forma integrada em um cenário de risco é um grande desafio; apesar de trazermos algumas orientações nas próximas páginas de como trabalhar nesse cenário, é pueril pensar que sem treinamento conjunto se pode simplesmente chegar à ocorrência, trabalhar com eficiência e fornecer o melhor atendimento para os pacientes com segurança para as equipes.

É inegável o sofrimento que os conflitos geram, porém também é inegável a evolução que ocorre no atendimento ao trauma decorrente das guerras. O mnemônico XABCDE empregado no APH civil é uma "tradução" do MARCH militar.

TABELA 1 Mnemônico XABCDE no atendimento pré-hospitalar civil e o MARCH militar

| | | | |
|---|---|---|---|
| M | Hemorragia maciça | X | Exsanguinação |
| A | Via Aérea | A | Via Aérea |
| R | Respiração | B | *Breathing* (respiração) |
| C | Circulação | C | Circulação |
| H | *Head* (cabeça) e Hipotermia | D | Disfunção neurológica |
| | | E | Evitar hipotermia/ Exposição |

No Brasil, as forças de segurança têm fomentado o treinamento de atendimento em ambiente tático, com as diretrizes nacionais do Ministério da Justiça formalizando as competências para os operadores de segurança e dividindo-as em níveis do básico ao avançado, de acordo com a formação. Porém, ainda não há uma política pública que norteie a integração dos serviços de APH com os serviços de segurança.

## A EQUIPE TÁTICA

Em locais onde não há uma integração entre as forças de segurança e de saúde, estes aguardam em zona fria até que seja realizada a varredura do local e a ameaça seja eliminada, o que permitirá a entrada e o atendimento por parte da equipe de saúde.

A ideia de ter uma equipe tática integrando elementos da segurança e da saúde é que essa equipe possa entrar na zona quente e fazer simultaneamente o atendimento das vítimas e o clareamento do local. Isso envolve riscos tanto para a equipe de saúde, que está em um cenário pouco familiar, quanto para a equipe de segurança, que agora tem de prezar pela segurança de todos os profissionais.

Visto o risco envolvido, é fundamental que a equipe de saúde disponha de equipamento adequado. Isso envolve equipamento de proteção balística, como coletes e capacetes, bem como material dedicado a esse tipo de ocorrência. Como veremos a seguir, enquanto a ameaça ainda não está controlada, diversas intervenções não devem ser feitas nesse momento, e o equipamento levado deve refletir isso.

## FASES DO ATENDIMENTO

O APH tático é dividido em fases distintas, de acordo com o grau de ameaça naquele momento ou local. Esse grau de ameaça é o que dita quais intervenções médicas podem ser feitas sem comprometer a segurança das equipes.

### Cuidado sob fogo

Os protocolos de APH tático trazem como primeira fase do atendimento o cuidado sob fogo. Para operadores de segurança, a medida inicial é a supressão da ameaça, ou seja, devolver fogo, preferencialmente eliminando a ameaça, ou pelo menos saindo da ameaça direta. Essa recomendação não se aplica ao operador civil, ao operador de saúde que está integrado na equipe tática, haja vista não estar armado. Nesse momento, a recomendação é procurar um lugar abrigado, que impeça o atirador de ver diretamente e que preferencialmente forneça algum grau de proteção balística.

Caso haja alguém ferido nessa fase, o autoatendimento pode ser feito. Os membros da equipe devem ter seu *kit* individual de primeiros-socorros, podendo realizar a compressão direta da ferida ou autoaplicação de um torniquete, por exemplo. Caso a vítima nessa fase seja alguém que não conta com um *kit* individual, o atendimento a distância é uma opção viável. Enquanto você permanece abrigado, faz contato com a vítima e orienta uma avaliação rápida e, caso seja necessário, tenta lançar o material para que a vítima faça o autoatendimento, sem que você se exponha.

### Ameaça direta (zona quente)

Durante essa fase, ainda há uma ameaça real ou potencial, ou seja, ainda não há a certeza da segurança da cena. Os pontos principais nesse momento incluem o acesso à vítima, intervenções imediatas que possam salvar a vida e a extração rápida.

Durante a varredura do local, podem-se encontrar pessoas feridas ou não. Todos aqueles que conseguem se locomover por meios próprios podem ser orientados a seguir para a zona fria pelo caminho já clareado pela equipe tática. Pacientes que não conseguem se locomover e estão em uma área exposta podem ser levados para uma área mais abrigada para serem feitas as intervenções médicas. Por exemplo, uma vítima em um corredor pode ser arrastada para dentro de uma sala e então é aplicado um torniquete.

Visto que, durante essa fase, a ameaça não foi eliminada, a equipe de saúde seguirá com a equipe de segurança na operação e procurando outras vítimas. Assim, um plano de resgate para essa vítima já atendida deve ser estipulado. A depender dos recursos disponíveis, pode haver outras equipes capazes de fazer a evacuação para um ponto de concentração de vítimas ou continuar o atendimento.

De maneira resumida, na zona quente as prioridades incluem colocar a vítima em um local abrigado, conter hemorragias externas, tentar manter a patência da via aérea colocando a vítima em posição de recuperação e estipular o plano de resgate.

## Ameaça indireta (zona morna)

Uma vez que haja um nível de segurança aceitável, por ser um local por onde a equipe tática já fez a varredura e há cobertura fornecendo uma proteção relativa, ou ainda a vítima foi removida para um ponto de concentração de vítimas, o tratamento segue as prioridades do APH em cenário não tático, ou seja, revisa-se o X, contendo hemorragias, caso não tenham ainda sido contidas, e verificando se os torniquetes aplicados se mantêm efetivos – ou se há critérios para uma possível conversão do torniquete ou reposicionamento dele se foi aplicado na raiz do membro, considerando a aplicação mais distal. Já nessa fase, intervenções avançadas, como intubação, drenagem de tórax, transfusões, entre outras, podem ser feitas. É importante lembrar que, no cenário tático, como no APH em geral, a situação é fluida e pode mudar rapidamente – o que era inicialmente uma zona morna pode se tornar uma zona quente e necessitar de cuidado sob fogo, por exemplo. A segurança da equipe é sempre prioridade.

## Evacuação

A última fase do atendimento tático é a evacuação, quando a vítima será conduzida do ambiente pré-hospitalar para o local onde receberá tratamento definitivo. Nesse momento, é importante a priorização das vítimas e avaliação de recursos de transporte e de tratamento com capacidade de conduzir e recebê-las, seguindo as premissas de cenários de múltiplas vítimas.

# CONSIDERAÇÕES FINAIS

Talvez, mais importante do que saber o que fazer no atendimento em um ambiente tático seja saber o que não fazer. Evitar expor-se ou colocar a equipe em risco ao fazer um procedimento em um momento ou local inadequado é fundamental nesse cenário.

No cuidado sob fogo, proteger-se, fazer ou orientar o autoatendimento; em zona quente, considerar retirar o paciente, aplicar o torniquete e deixar o indivíduo em posição de recuperação; em zona morna, seguir o atendimento conforme a prioridade de intervenções e preparar para a evacuação para tratamento definitivo.

O diálogo e o treinamento conjuntos entre as forças de segurança e de saúde são fundamentais para o atendimento rápido e seguro das vítimas em um ambiente tático.

# REFERÊNCIAS


1. Brasil. Ministério da Justiça e Segurança Pública. Ministério da Justiça e Segurança Pública disponibiliza Diretriz Nacional de Atendimento Pré-Hospitalar Tático. 2025. [acesso em outubro de 2025]. Disponível em: https://www.gov.br/mj/pt-br/assuntos/sua-seguranca/seguranca-publica/aph-tatico
2. Committee for Tactical Emergency Casualty Care (C-TECC). TECC Guidelines for BLS/ALS Clinicians. 2025. [acesso em outubro de 2025]. Disponível em: https://www.c-tecc.org/images/F_TECC_ALS_BLS_Guidelines_2025_FINAL.pdf
3. Tactical Combat Casualty Care (TCCC/TC3) Guidelines. Committee for Tatical Combat Casualty Care (Co-TCCC). [acesso em outubro de 2025]. Disponível em: https://tccc.org.ua/files/downloads/clinical-guidelines-2024-en.pdf

6

# *Debriefing* e segurança psicológica

Guilherme Sendtko Resener

## Pontos-Chave

- O atendimento pré-hospitalar (APH) expõe profissionais a altos níveis de estresse, ambientes imprevisíveis e situações traumáticas que podem gerar ansiedade, *burnout* e transtorno de estresse pós-traumático. A rotina intensa, os plantões noturnos e a cultura organizacional punitiva agravam o sofrimento emocional e dificultam a busca por ajuda. Por isso, estratégias de prevenção, como o *debriefing* psicológico, são essenciais para promover um espaço de escuta, aprendizado e apoio mútuo, sem foco em culpa.
- O *debriefing* estruturado é uma ferramenta de suporte e aprimoramento que segue fases definidas – desde o relato dos fatos até a reentrada com encaminhamentos. Ele deve ocorrer em ambiente seguro, com um facilitador que incentive a participação voluntária e garanta segurança psicológica, acolhendo emoções e valorizando o aprendizado coletivo. Essa prática ajuda a reduzir o impacto emocional dos incidentes críticos, promovendo reflexão e melhoria contínua do sistema.
- Cuidar da saúde mental dos profissionais de emergência é fundamental. Sintomas físicos, emocionais e cognitivos são comuns após eventos estressores e podem afetar a vida pessoal e profissional.
- O *debriefing*, aliado a uma cultura organizacional justa e de apoio, contribui para prevenir o adoecimento, fortalecer vínculos entre colegas e reduzir o risco de esgotamento e suicídio. Embora não seja uma solução isolada, é uma ferramenta poderosa para promover resiliência e empatia dentro das equipes de APH.

## INTRODUÇÃO

O trabalho em emergências expõe os profissionais a situações de alto estresse em que uma decisão tem impacto real e imediato sobre a vida de alguém, com uma rotina de eventos traumáticos repetidos. O atendimento pré-hospitalar traz ainda mais um elemento estressor, que é o ambiente desconhecido e muitas vezes não controlável.

Por mais que nosso trabalho pareça muitas vezes normal e rotineiro, ele não é. A morte e o sofrimento são certezas que se mostram diariamente a quem se dispõe a trabalhar com emergência e pode gerar sentimentos de frustração, impotência, ansiedade; eventos mais marcantes e a repetição de eventos estressores podem gerar transtorno de estresse pós-traumático.

Outro fator com grande impacto na saúde física e mental são os plantões noturnos, com a quebra do ciclo circadiano normal. Além disso, é comum sair do repouso para uma situação de esforço físico e mental muito rapidamente, o que também traz consequências para a saúde. As estatísticas mostram níveis altos de *burnout*, depressão e suicídio em quem trabalha com atendimento pré-hospitalar. Para piorar, há um grande estigma sobre doenças mentais e sofrimento emocional, o que afasta ainda mais os profissionais de buscar ajuda.

Para piorar, a cultura organizacional geral é de que nenhum erro pode acontecer e que a culpa é de quem o cometeu, sem procurar uma causa sistêmica. Essa transferência de responsabilidade e expectativa alta, associada ao medo de punição ou de julgamento pelos colegas, leva os profissionais a esconderem os erros e não discutir abertamente, podendo causar-lhes um sentimento de culpa e frustração.

Estratégias de prevenção das doenças mentais são mais eficientes que o tratamento. Entre elas, o *debriefing* é uma estratégia para discutir os eventos e procurar oportunidades de melhoria e reforçar pontos positivos em um ambiente seguro e acolhedor. O objetivo não é a punição, mas a melhoria do sistema e evitar que os mesmos erros aconteçam, sem procurar culpados.

O conceito de *debriefing* psicológico entra como estratégia de mitigação do impacto de eventos traumáticos, auxiliando os profissionais envolvidos a processar e lidar com as consequências psicológicas desse tipo de ocorrência. Existem dois principais tipos de *debriefing*: o quente e o frio. O *debriefing* quente é o imediato, em que os envolvidos se reúnem logo após o evento e em poucos minutos realizam a dinâmica. O *debriefing* frio tende a ser algo mais formal, como uma reunião clínica mensal em que o caso é apresentado e discutido seguindo os mesmos princípios de adequar as falhas do sistema e não procurar culpados. Aqui discutiremos o *debriefing* quente, porém não se deve minimizar a importância do frio.

Também tende a se dividir o *debriefing* em relação à sua função, que pode ser como maneira de revisar o caso e melhorar o sistema, evitando novos erros, ou como forma de suporte psicológico e emocional. Neste capítulo, abordaremos o *debriefing* como um só, mas o leitor poderá adaptar e utilizar os elementos que fizerem sentido de acordo com o momento e objetivo do *debriefing* que está sendo facilitado, sem ser de maneira rígida ou dicotômica.

## O *DEBRIEFING* ESTRUTURADO

O *debriefing* estruturado para incidente crítico estressante é descrito em sete fases. A primeira, introdutória, traz as regras da dinâmica; a segunda, factual, resume o que aconteceu; a terceira, dos pensamentos, traz os primeiros pensamentos dos envolvidos; a quarta, da reação, traz os sentimentos e como os participantes reagiram ao evento; a quinta, dos sintomas, busca avaliar sintomas físicos e psicológicos que estejam afetando os profissionais; a sexta, do ensino/informativa, busca informar sobre reações comuns, possíveis e prováveis ao estresse; a última, a sétima, a fase da reentrada, fornece informações de encaminhamento para acompanhamento. Nem todo *debriefing* precisa necessariamente ter todos esses passos de maneira sequencial, mas podem servir como guia.

Idealmente, após o evento reúnem-se os envolvidos e um facilitador será o responsável por conduzir a dinâmica. Geralmente os profissionais se sentam em círculo para a atividade, porém no pré-hospitalar essa oportunidade nem sempre está presente; pode ser feito um círculo em pé ainda na cena, ou na garagem do hospital, por exemplo.

O facilitador pode fazer um breve resumo da ocorrência, expor as regras e então passar a palavra. É importante sempre frisar que todos são convidados a participar, mas não obrigados, e que a qualquer momento, caso alguém se sinta desconfortável e precise sair, respirar e voltar – ou não –, está tudo bem. Deve-se relembrar que o objetivo é a melhoria do sistema, em busca de maneiras de melhorar e reforçar os pontos positivos, sem "apontar dedos". Os participantes devem ter a sensação de que estão em um ambiente seguro, entre seus pares, sem medo de serem julgados, rejeitados ou punidos por exporem a sua opinião. O círculo é uma maneira de organizar a fala, seguindo uma sequência em que apenas um fala enquanto os demais ouvem, lembrando que cada um terá a sua vez de falar. Mesmo para quem está acostumado a esse tipo de dinâmica, pode ser assustador falar na frente da equipe, em especial quando há algum sentimento de culpa e a sensação de erro. Por isso é importante garantir um ambiente de segurança psicológica.

Muitas vezes os participantes do *debriefing* não sabem o que falar, ou não estão totalmente confortáveis em se abrir, para isso o facilitador pode ajudar a conduzir a fala, com perguntas como "como você está se sentindo?", "o que o está incomodando?", "o que podemos melhorar?" e "o que fizemos bem-feito?" – sempre lembrando de garantir a segurança psicológica e que a participação é voluntária.

## QUANDO REALIZAR?

Idealmente, após todas as ocorrências, deveria ser realizado o *debriefing* como forma de melhoria contínua e mitigação de estressores, porque mesmo estressores pequenos, quando repetidos diversas vezes,

TABELA 1 Fundamentos para segurança psicológica no *debriefing*

| Antes | Durante | Depois |
|---|---|---|
| Definir expectativas | Autenticidade | Agradecer |
| Confidencialidade | Inclusão | Convidar ao *feedback* |
| Transparência | Validação e paráfrase | Oferecer apoio |
| Linguagem inclusiva | Curiosidade e apreciação | |
| Respeito | Normalização | |
| | Vulnerabilidade | |

Fonte: adaptada de Kolbe et al., 2020.

têm potencial de desencadear respostas psicológicas negativas. Porém, sabemos que na rotina da maioria dos serviços é muito difícil parar e tirar um tempo após cada atendimento para realizar uma atividade dessas, então priorizamos aquelas em que esse tipo de intervenção trará maior impacto. Alguns serviços têm de forma já estruturada a ativação de *debriefings* estruturados de acordo com o perfil do chamado.

Algumas situações podem servir de gatilho para a ativação do sistema de apoio psicológico do serviço, já preparando para realizar o *debriefing* ao fim da ocorrência. Algumas dessas ocorrências podem se dar quando há morte ou lesão de profissionais que estavam no atendimento, quando há morte ou lesão de pacientes por falha de equipamento, morte ou lesões graves em crianças – especialmente quando associadas a violência, morte de paciente por quem houve esforços extenuantes da equipe. Um exemplo é quando um paciente morre após uma extricação longa e difícil ou ocorre outra situação fora do comum considerada de maior potencial traumático para a equipe. Se não houver de forma institucional um apoio assim, é importante que o líder de equipe, ou algum outro membro com maior senioridade, convide os participantes para fazer o *debriefing*. Também é importante entender as particularidades de cada indivíduo – uma ocorrência que pode parecer banal e rotineira para alguém específico pode representar um evento crítico para outra e deve ser tratado como tal.

## POR QUE CUIDAR DA SAÚDE MENTAL?

Estima-se que cerca de 90% dos envolvidos em um evento estressor desenvolvam algum tipo de sintoma. Destes, uma grande parcela pode ter sintomas de 6 meses a 1 ano após um incidente, e cerca de 10% dos envolvidos podem ter sintomas graves necessitando de acompanhamento psicológico especializado.

Os sintomas podem ser físicos, emocionais, cognitivos ou qualquer combinação deles. Os sintomas físicos podem incluir episódios de sudorese, náuseas, vômitos, tremores e tontura. Já os cognitivos podem incluir perda de memória, dificuldade em resolver problemas e tomar decisões, redução na capacidade de manter a atenção, dificuldade de concentração ou até inabilidade de realizar tarefas rotineiras. Por sua vez, a resposta emocional pode variar muito, de ansiedade a medo. É comum que os profissionais tenham sentimentos de depressão, irritabilidade, falta de esperança e raiva. Pesadelos e *flashbacks* podem acontecer no transtorno de estresse pós-traumático, e o medo de que um evento similar se repita pode trazer consequências graves, inclusive o absenteísmo do profissional. Todos esses sintomas podem ter consequências tanto na vida profissional quanto na vida pessoal de quem está passando por esse processo.

Outro ponto importante é que tudo o que foi descrito neste capítulo pode se aplicar a quem faz regulação médica, que, apesar de não estar em contato fisicamente com o paciente muitas vezes, deve lidar com situações de intenso sofrimento e pode ter um sentimento de impotência aumentado pela natureza do trabalho – são profissionais que estão expostos a maiores riscos de agressão verbal. Esse estresse cumulativo ao telefone pode causar as mesmas consequências psicológicas, físicas e emocionais de quem está na atividade de assistência direta, por isso também deve ser levado em consideração pela organização em que tais pessoas se inserem.

Um estressor pouco comentado é o jurídico. Há um aumento de pressão para praticar uma "medicina defensiva", consequência do aumento da judicialização da Medicina. Esse fato, associado à percepção de que o serviço não dá o apoio adequado, pode gerar uma percepção de abandono em um momento no qual a conduta está sendo questionada e que pode trazer graves consequências para a carreira e a vida pessoal. Obviamente, não se defende que erros sejam ignorados e que se necessário, sejam punidos, mas, como foi dito, via de regra, individualizar a culpa é ignorar os problemas do sistema e deixa os pacientes vulneráveis à repetição dos mesmos erros e desfechos negativos.

## CONSIDERAÇÕES FINAIS

O estresse contínuo e repetido, além de episódios estressores notavelmente significativos, pode levar a fadiga crônica, *burnout* e transtorno de estresse pós-traumático. A falta de mecanismos de mitigação do estresse pode fazer que os serviços percam bons profissionais, profissionais com experiência, ou pior, manter trabalhando profissionais com despersonalização dos pacientes, que não conseguem se relacionar de maneira adequada no trabalho e podem, por isso, colocar em risco o atendimento adequado do paciente.

Ainda mais grave, tais profissionais têm um risco bastante aumentado de suicídio, e, com a deterioração dos relacionamentos profissionais, de amizade e familiares, há perda da rede de apoio que deixa essa população ainda mais vulnerável. O *debriefing* isoladamente não resolve o problema, mas ajuda a mitigar e a construir uma cultura justa, que promova o diálogo e o apoio entre os profissionais, ajudando a mostrar que outras pessoas compartilham os seus sentimentos, reduzindo o sentimento de isolamento e criando estratégias para lidar com os eventos estressores e suas consequências.

## REFERÊNCIAS


1. Ancarani F, Añaños PG, Gutiérrez B, Pérez-Nievas J, Vicente-Rodríguez G, Marco FG. The effectiveness of debriefing on the mental health of rescue teams: a systematic review. Int J Environ Res Public Health. 2025;22(4):590.
2. Devillya GJ, Wrightb R, Gist R. A função do debriefing psicológico no tratamento de vítimas de trauma. Rev Bras Psiquiatr. 2003;25(Supl I):41-5.
3. Kaplan Z, Iancu I, Bodner E. A review of psychological debriefing after extreme stress. Psychiatr Serv. 2001;52(6):824-7.
4. Kolbe M, Eppich W, Rudolph J, Meguerdichian M, Catena H, Cripps A, et al. Managing psychological safety in debriefings: a dynamic balancing act. BMJ Simul Technol Enhanc Learn. 2020;6(3):164-71.
5. Lawn S, Roberts L, Willis E, Couzner L, Mohammadi L, Goble E. The effects of emergency medical service work on the psychological, physical, and social well-being of ambulance personnel: a systematic review of qualitative research. BMC Psychiatry. 2020;20(1):348.
6. Mountfort S, Wilson J. EMS Provider Health And Wellness. StatPearls; 2022.
7. Troiani TA, Boland RT. Critical Incident Stress debriefing: Keeping You Flight Crew Healthy. J Air Med Transp. 1992;11(10):21-4.
8. Venter M. Debriefing in emergency medical services. [acesso em setembro de 2025]. Disponível em: https://knowledgehub.health.gov.za/system/files/2024-05/Debriefing%20in%20EMS%20-%20NDoH%20CME%20%281%29.pdf
9. Wright D, Randolph K, King K. EMS Perspectives: An OpEd Page on the History and Future of EMS. National Association of EMS Physicians. 2023. [acesso em setembro de 2025]. Disponível em: https://naemsp.org/2023-2-1-ems-burnout-and-mental-health/

7

# Aspectos éticos-legais, preservação de cena e óbito

Rafael Arruda Alves

> **Pontos-Chave**
>
> É fundamental que médicos, enfermeiros e demais profissionais do atendimento pré-hospitalar (APH) estejam:
>
> - Ética e legalmente preparados para as suas atribuições.
> - Familiarizados com as normativas do Ministério da Saúde, do Conselho Federal de Medicina (CFM), do Conselho Federal de Enfermagem (COFEN) e legislações complementares.
> - Habilitados a atuar com empatia, prudência e respeito à dignidade humana, mesmo em cenários caóticos.
> - Resguardados por protocolos institucionais claros, boa documentação e trabalho em equipe.

## INTRODUÇÃO

O atendimento pré-hospitalar (APH) configura-se como uma das fases mais críticas do atendimento de emergências, realizado, na maioria das vezes, em ambientes adversos, com tempo limitado e informações clínicas escassas. Nesse contexto, os profissionais de saúde – especialmente médicos, enfermeiros e técnicos envolvidos no APH – são frequentemente confrontados com dilemas éticos e legais que exigem tomada de decisão rápida, precisa e juridicamente embasada.

Situações como a constatação do óbito no local, a preservação de cenas de possível crime ou acidente e a necessidade de respeitar direitos fundamentais dos pacientes, mesmo em situações de extrema vulnerabilidade, exigem preparo técnico, domínio legal e sensibilidade ética. A conduta inadequada nesses cenários pode comprometer não apenas a assistência prestada, mas também implicar responsabilizações civis, penais e ético-profissionais para os envolvidos.

Além disso, a atuação pré-hospitalar brasileira está ancorada em uma complexa teia normativa que envolve leis federais (como o Código Penal, o Código de Ética Médica, a Constituição Federal), normas do CFM, portarias do Ministério da Saúde e diretrizes específicas de serviços, como o Serviço de Atendimento Móvel de Urgência (SAMU) 192. Conhecer essas bases é essencial para garantir um cuidado de qualidade, respaldado juridicamente e comprometido com os direitos humanos.

Este capítulo tem como objetivo apresentar os principais aspectos ético-legais relacionados ao APH, com foco especial na conduta diante do óbito, na preservação de cena e na responsabilidade dos profissionais envolvidos. A partir de uma abordagem técnica, baseada em evidências e na legislação vigente, propõe-se um guia prático e reflexivo para os profissionais que atuam na linha de frente das emergências e resgate.

## FUNDAMENTOS ÉTICO-LEGAIS NO ATENDIMENTO PRÉ-HOSPITALAR

A atuação dos profissionais da saúde no APH está submetida a princípios éticos fundamentais e ao ordenamento jurídico vigente. A urgência das decisões no APH não isenta o profissional de responsabilidade ética e legal, o que torna essencial o domínio dos fundamentos que regem a conduta nesse cenário.

### Princípios bioéticos aplicados ao atendimento pré-hospitalar

Quatro princípios norteadores da bioética são particularmente relevantes no contexto pré-hospitalar:

- Autonomia: embora muitas vítimas estejam inconscientes ou com capacidade decisória comprometida, os profissionais devem, sempre que possível, respeitar a vontade expressa do paciente ou dos familiares, evitando intervenções desnecessárias ou indesejadas.
- Beneficência: agir no melhor interesse da vítima, prestando cuidado que promova alívio, melhora ou estabilização, mesmo em cenário adverso.
- Não maleficência: evitar causar dano, físico ou moral, inclusive quando decisões rápidas são exigidas. Procedimentos invasivos, por exemplo, devem ser justificados clinicamente.
- Justiça: garantir acesso equitativo ao cuidado na emergência, independentemente de condição social, etnia, religiosa ou local do evento.

Esses princípios orientam o comportamento ético dos profissionais, inclusive em casos como a recusa de atendimento, definição de óbito no local e contato com cenas de crime.

### Responsabilidade profissional no atendimento pré-hospitalar

A responsabilidade legal do profissional do APH pode se dar em três esferas:

- Civil: quando há dano ao paciente decorrente de conduta inadequada, podendo gerar indenização.
- Penal: quando há crime ou contravenção, como omissão de socorro, violação de sigilo ou alteração de cena em caso de crime.
- Administrativa e ética: perante o Conselho Regional de Medicina (CRM), o Conselho Regional de Enfermagem (COREN) ou instâncias institucionais, em caso de infrações às normas profissionais.

A responsabilidade é sempre pessoal, direta e indelegável, e recai sobre cada membro da equipe de saúde conforme suas competências e atribuições.

### Legislação aplicável

Diversas normas legais e institucionais regem a atuação no APH:

- Código Penal (art. 135): prevê o crime de omissão de socorro, punindo quem se abstém de prestar assistência a alguém em perigo iminente, quando possível fazê-lo sem risco pessoal.
- Código de Ética Médica (Resolução CFM n. 2.217/2018): reforça o dever de agir com responsabilidade, sigilo e respeito à dignidade humana, mesmo fora do ambiente hospitalar.
- Lei n. 8.080/1990 (Lei Orgânica da Saúde): garante o direito à saúde como dever do Estado, inclusive por meio da assistência pré-hospitalar.
- Resoluções do CFM sobre Declaração de Óbito (n. 1.779/2005 e n. 2.056/2013): orientam a atuação médica diante de óbitos no local.
- Portarias do Ministério da Saúde e manuais técnicos do SAMU e APH: como o "Manual de Capacitação para Profissionais de Saúde no APH" e o "Protocolo Nacional de Atendimento às Urgências".

## SIGILO, AUTONOMIA E CONSENTIMENTO NO APH

Os princípios da confidencialidade, da autonomia do paciente e do consentimento informado constituem pilares ético-legais da prática médica e de enfermagem, mesmo no contexto crítico do APH. Embora as situações de emergência frequentemente limitem a possibilidade de cumprir integralmente esses preceitos, sua observância deve ser perseguida sempre que viável, sob pena de infração ética e responsabilidade legal.

### Sigilo profissional no cenário pré-hospitalar

O sigilo profissional é garantido pelo Código de Ética Médica (art. 73 a 79) e pelo Código de Ética de Enfermagem (Resolução COFEN n. 564/2017), obrigatório mesmo em atendimentos realizados em via pública. A exposição de dados clínicos, imagens de pacientes ou relato de eventos em redes sociais configura violação grave, podendo resultar em sanções disciplinares e responsabilização judicial. Em locais públicos, é fundamental zelar pela privacidade da vítima, evitando discussões clínicas em voz alta, exposição desnecessária do corpo ou comentários que possam comprometer a dignidade da pessoa atendida, mesmo que inconsciente.

### Exemplo prático

Um socorrista que fotografa uma cena de trauma com vítima exposta, ainda que para fins educativos ou de registro informal, pode responder por violação de sigilo, especialmente se a imagem for divulgada fora do prontuário ou compartilhada indevidamente.

### Autonomia e consentimento informado

A autonomia do paciente é um direito constitucional e bioético, que lhe garante o poder de decidir sobre sua própria saúde. No entanto, no contexto do APH, o exercício pleno desse direito é limitado por fatores como:

- Inconsciência ou rebaixamento de nível de consciência.
- Estado de desorientação ou confusão mental.
- Situação de risco iminente à vida que demanda intervenção imediata.

Nessas circunstâncias, aplica-se o princípio do consentimento presumido, ou seja, presume-se que o paciente consentiria com a intervenção para preservar sua vida ou integridade física. Essa presunção, no entanto, não se estende a procedimentos eletivos ou não emergenciais.

### Casos especiais

- Paciente consciente recusa atendimento ou transporte: o profissional deve esclarecer os riscos da recusa, documentar a decisão e, se possível, obter assinatura em termo de recusa com duas testemunhas.
- Menores de idade ou pessoas com transtornos mentais: o atendimento pode ser realizado mesmo sem responsável legal presente, se houver risco iminente à vida. A notificação posterior à família e aos órgãos competentes é obrigatória.

### Conflitos éticos frequentes

São situações frequentes que exigem ponderação ética no APH:

- Pacientes em surto psiquiátrico que recusam atendimento.
- Recusa de gestantes em sofrimento fetal a serem removidas.
- Consentimento para procedimentos invasivos em campo (ex.: toracostomia).
- Acesso a informações por familiares ou imprensa.

Nesses casos, a conduta deve priorizar a preservação da vida, respeitando os princípios éticos, com registro detalhado da decisão e, se possível, suporte da regulação médica.

## PRESERVAÇÃO DA CENA E CADEIA DE CUSTÓDIA

A atuação no APH comumente ocorre em locais de acidentes, crimes ou situações de morte suspeita. Nesses contextos, os profissionais de saúde desempenham papel crucial não só na assistência, mas também na preservação da cena, protegendo evidências que poderão ser essenciais para a investigação policial ou judicial. Qualquer modificação indevida do local pode comprometer a cadeia de custódia, o que, por sua vez, interfere diretamente na apuração de responsabilidades civis e criminais.

### Definição e importância da preservação de cena

A preservação de cena é o conjunto de condutas adotadas para manter o local do evento (acidente, homicídio, suicídio ou morte suspeita) em seu estado original, evitando que vestígios sejam destruídos, contaminados ou deslocados. A cadeia de custódia, por sua vez, é o processo documental e físico que garante o controle e a rastreabilidade de evidências desde a sua coleta até a apresentação em juízo, conforme previsto na Lei n. 13.964/2019. A modificação indevida do local ou a manipulação não autorizada de objetos pode ser interpretada como obstrução de justiça, passível de sanções legais. Entretanto, apenas alterações voluntárias e injustificadas configuram crime; intervenções necessárias para preservar a vida ou garantir a segurança da equipe não caracterizam obstrução.

## Condutas recomendadas ao chegar na cena

Mesmo diante da necessidade de atuação rápida para salvar vidas, é possível e necessário adotar medidas simples para preservar a cena:

- Evitar o deslocamento desnecessário de objetos (ex.: armas, facas, roupas, cápsulas de munição).
- Não alterar a posição da vítima, salvo em caso de risco iminente (ex.: incêndio, desabamento, afogamento).
- Registrar a posição inicial do corpo, sangramentos, objetos ou sinais no ambiente, com fotografias se possível.
- Limitar a movimentação da equipe e de curiosos no entorno da cena, mantendo o perímetro preservado.
- Comunicar imediatamente a autoridade policial, em casos de suspeita de crime ou morte não natural.

A equipe deve lembrar que preservar a cena não é atribuição exclusiva da polícia. Todos os agentes públicos envolvidos, incluindo profissionais de saúde, têm responsabilidade legal nesse processo.

## Situações de preservação obrigatória

A cena deve ser preservada em casos como:

- Morte por causas violentas (homicídio, suicídio, atropelamento, queda, afogamento).
- Morte de causa indeterminada ou com sinais de violência.
- Suspeita de crime sexual ou tortura.
- Acidentes de trânsito com vítimas fatais.
- Achado de cadáver em local público.

## Comunicação com autoridades

A equipe do APH deve manter comunicação clara e imediata com:

- Polícia Militar: para segurança da equipe e preservação do local.
- Polícia Civil: responsável pela investigação.
- IML (Instituto Médico-Legal): em casos de morte violenta ou suspeita.
- SAMU Central de Regulação: para orientação e registro institucional.

O contato deve ser formalizado na ficha de atendimento, com o número da ocorrência policial, nome da autoridade acionada e horário da comunicação.

## Documentação e responsabilidade profissional

Todos os achados relevantes devem ser registrados no prontuário pré-hospitalar:

- Horário e condições da chegada da equipe.
- Condições da cena e da vítima.
- Procedimentos realizados e motivos da não intervenção (em caso de óbito).
- Autoridades acionadas e medidas de preservação adotadas.

A documentação correta resguarda o profissional contra alegações futuras e contribui para a elucidação de crimes, sendo um elemento fundamental da boa prática pré-hospitalar.

## CONDUTA DIANTE DO ÓBITO NO ATENDIMENTO PRÉ-HOSPITALAR

O enfrentamento de situações de óbito é uma das realidades mais delicadas e complexas do APH. A constatação da morte em ambiente extra-hospitalar exige do profissional não só competência técnica para reconhecer sinais inequívocos de morte, mas também conhecimento legal sobre os limites da sua atuação e responsabilidade ante a notificação, preservação do corpo e orientação aos familiares e autoridades competentes.

### Critérios para constatação do óbito no local

A constatação de óbito no APH deve ocorrer somente em situações que preencham critérios técnicos definidos por protocolos nacionais e internacionais, como:

- Ausência de sinais vitais: ausência de pulso central palpável, apneia e midríase fixa bilateral.
- Sinais claros de morte irreversível:
  - Rigidez cadavérica.
  - Livores hipostáticos.
  - Decapitação, evisceração ou carbonização total incompatível com a vida.
  - Putrefação.
  - Esmagamento completo do crânio.
  - Hemissecção de tronco.
  - Afogamento com submersão além de 60 minutos.

Em casos de dúvida diagnóstica, ou quando os critérios não estiverem plenamente estabelecidos, devem-se iniciar manobras de reanimação e acionar suporte avançado. A constatação do óbito não é sinônimo de atestado de óbito. Apenas o médico pode declarar o óbito e somente ele pode atestar a causa da morte, se legalmente autorizado.

### Interrupção da reanimação cardiopulmonar (RCP)

A interrupção da RCP pode ser considerada nos seguintes cenários:

- RCP infrutífera após 30 a 45 minutos, sem retorno da circulação espontânea (ROSC), desde que as manobras tenham sido realizadas adequadamente e o paciente não seja vítima de hipotermia, ou intoxicação detectável com antídoto realizado, e que as causas reversíveis tenham recebido intervenção adequada.
- Presença de sinais de morte evidente.
- Ausência de recursos para continuidade segura da reanimação.

A decisão deve ser tomada por profissional médico, ou orientada pela Central de Regulação com base em protocolos padronizados.

### Cuidados com o corpo e a cena

Após a constatação do óbito, são obrigatórios os seguintes cuidados:

- Preservar a posição do corpo, sempre que possível.
- Cobrir o corpo com lençol ou manta própria do serviço, sem alterar o cenário.
- Afastar curiosos e isolar a área, se houver suspeita de crime ou violência.
- Não remover o corpo, exceto sob orientação expressa da autoridade policial ou médica.
- Não entregar o corpo a familiares no local, mesmo com insistência, sem cumprir os trâmites legais.

## Comunicação com autoridades

Conforme a natureza do óbito:

- Óbito natural e esperado (ex.: paciente terminal com documentação prévia): pode ser atestado por médico do APH ou do serviço assistente, com liberação do corpo à família, exceto em municípios com liberação dependente do Serviço de Verificação de Óbitos (SVO).
- Óbito súbito, em local público ou com sinais de violência: exige imediata comunicação com a Polícia Militar e a Polícia Civil, bem como acionamento do IML.
- SAMU ou regulação médica: devem ser informados para registro oficial da ocorrência e orientação adicional.

## Abordagem humanizada aos familiares

A comunicação da morte à família deve ser feita de forma empática, clara e respeitosa:

- Escolher um local mais reservado, afastado de curiosos.
- Evitar termos técnicos ou frios (como "foi a óbito" ou "óbito confirmado").
- Validar emoções e oferecer suporte inicial, mesmo que breve.
- Orientar sobre os próximos passos legais: liberação do corpo, comunicação com o Serviço de Verificação de Óbitos (SVO), IML ou hospital de referência.

A atitude da equipe nesse momento impacta profundamente a vivência do luto pelos familiares, sendo parte integrante do cuidado no APH.

## Comunicação com familiares

A comunicação com familiares de vítimas no APH é um momento delicado e de grande impacto emocional. Seja diante de um óbito, de uma situação grave ou de uma remoção urgente, a abordagem da equipe de saúde deve aliar clareza técnica, empatia e respeito à dor do outro, sem comprometer a responsabilidade legal ou a segurança da equipe.

## Abordagem humanizada no contexto de crise

A abordagem inicial deve sempre levar em conta que os familiares estão, geralmente, em estado de choque emocional, desorientação ou sofrimento agudo. A equipe deve:

- Identificar um responsável familiar direto e conduzir o diálogo preferencialmente em local mais reservado.
- Evitar termos técnicos ou impessoais, como "foi a óbito" ou "evoluiu mal", substituindo por frases simples como "Infelizmente, apesar de todos os esforços, a fulana faleceu agora há pouco...".
- Manter o tom calmo, direto e acolhedor, sem dar falsas esperanças, mas também sem ser excessivamente frio ou distante.
- Validar as emoções, permitindo o choro e o tempo de assimilação da notícia.

## Comunicação de óbito no local

Em casos de óbito constatado no APH:

- Informar de forma clara, mas com respeito e sensibilidade, evitando transmi-

tir a notícia em meio a curiosos ou de maneira abrupta.
- Orientar sobre os trâmites legais, como aguardar o IML, não mexer no corpo e aguardar as autoridades.
- Evitar que familiares alterem a cena, mexam na vítima ou removam pertences antes da liberação oficial.
- Disponibilizar informações de contato institucional (SAMU, Corpo de Bombeiros, polícia) para que a família possa acompanhar o processo ou tirar dúvidas posteriormente.

### Situações conflitantes

Algumas situações podem gerar conflito ou resistência por parte da família:

- Recusa em aceitar a morte.
- Insistência para iniciar ou continuar manobras de reanimação.
- Exigência de remoção imediata do corpo.
- Suspeitas de negligência no atendimento.

Nesses casos, é essencial manter a postura profissional e técnica, com explicações firmes e baseadas nos protocolos, bem como comunicar-se em dupla, sempre que possível, com outro membro da equipe presente; documentar cuidadosamente a conduta, inclusive o diálogo com familiares, recusas ou reações agressivas; acionar apoio da força policial ou da regulação médica, se houver risco de violência, ameaça ou perturbação à cena.

### Registros e comunicação formal

Todo o diálogo com familiares deve ser refletido na ficha de atendimento ou no prontuário:

- Nome do familiar comunicado.
- Horário da comunicação.
- Informações transmitidas.
- Conduta da equipe e orientações dadas.

Esses registros são fundamentais para a segurança jurídica da equipe e para demonstrar transparência na condução do caso.

## DECLARAÇÃO DE ÓBITO NO ATENDIMENTO PRÉ-HOSPITALAR

A declaração de óbito (DO) é o ato pelo qual o profissional médico constata e formaliza legalmente a morte de um indivíduo. No contexto do APH, esse procedimento exige conhecimento técnico, respeito aos trâmites legais e cuidado com as implicações éticas e operacionais. A correta diferenciação entre declarar e atestar o óbito é essencial para evitar irregularidades.

### Declaração *versus* atestado de óbito

No APH, o médico do SAMU ou do suporte avançado pode declarar o óbito, mas nem sempre poderá atestar a causa da morte, especialmente se ela for desconhecida, violenta ou suspeita.

- Declaração de óbito: refere-se ao reconhecimento clínico da morte por um profissional médico no local do atendimento.
- Atestado de óbito: documento oficial, preenchido em formulário próprio (modelo da Secretaria de Saúde), com as causas da morte, assinado por médico legalmente habilitado.

De acordo com as normas brasileiras, somente médicos podem declarar o óbito no APH, assim equipes de suporte básico não estão autorizadas a realizar essa declaração, devendo acionar suporte avançado ou aguardar a autoridade médica local. Enfermeiros podem identificar ausência de sinais vitais e reconhecer sinais de morte evidente, mas não são autorizados a declarar oficialmente a morte.

A Resolução CFM n. 2.056/2013 estabelece normas sobre a emissão da DO pelos médicos, com o objetivo de padronizar e dar segurança jurídica e ética a essa atribuição. O documento determina que a emissão da DO é ato médico e deve ser feita de forma criteriosa, diferenciando situações de morte natural das mortes violentas ou suspeitas, que obrigatoriamente precisam ser comunicadas às autoridades competentes. Além disso, orienta que, nos casos de óbito esperado em pacientes em cuidados paliativos, o médico assistente ou plantonista pode atestar o óbito, respeitando sempre a dignidade do paciente e as diretivas antecipadas de vontade. A resolução também reforça que a recusa injustificada de preenchimento da DO configura infração ética. Em síntese, a norma busca assegurar que o registro do óbito seja feito de forma ética, legal e responsável, garantindo tanto a continuidade dos trâmites legais quanto o respeito à vida e à memória do paciente.

É permitido ao médico do APH atestar o óbito em casos de óbito natural, presenciado ou não violento, com histórico clínico conhecido e documentação anterior (ex.: paciente terminal em cuidados paliativos), assim como, em casos em que não houver indícios de violência, suspeita de crime ou necessidade de necropsia, e for possível definir a causa da morte com razoável segurança. Nesses casos, o médico pode preencher o atestado no próprio local, liberando o corpo à família e orientando sobre os procedimentos junto ao serviço funerário.

### Quando o óbito deve ser notificado à polícia e Instituto Médico-Legal

A notificação à autoridade policial é obrigatória em casos de:

- Morte violenta ou suspeita: homicídio, suicídio, acidentes, afogamentos, quedas;
- Morte súbita, sem causa evidente;
- Morte em local público ou coletivo (rua, transporte, instituições);
- Corpos não identificados;
- Mortes com sinais de negligência, maus-tratos ou abandono.

Nessas situações, o corpo não deve ser removido, e a equipe deve aguardar a chegada de uma autoridade policial, militar ou civil para resguardar o corpo e o local.

## ASPECTOS LEGAIS E RISCOS JURÍDICOS

A atuação no APH expõe o profissional de saúde a diversas situações de risco jurídico. O caráter emergencial do atendimento, a atuação em ambientes públicos e a frequente ausência de prontuário prévio tornam o APH particularmente suscetível a interpretações legais equivocadas e possíveis responsabilizações civis, penais e ético-profissionais. Assim, conhecer os limites da atuação e adotar condutas respaldadas por diretrizes e protocolos é essencial para mitigar esses riscos.

### Responsabilidade civil

A responsabilidade civil ocorre quando o profissional, por ação ou omissão, causa dano ao paciente e é obrigado a repará-lo financeiramente. No APH, isso pode ocorrer, por exemplo:

- Pela omissão de socorro, se o atendimento for recusado sem justificativa técnica ou institucional.
- Pela realização de procedimentos inadequados ou desnecessários.
- Pela divulgação indevida de informações sigilosas (imagens, conversas, prontuário).

A responsabilidade pode ser individual ou solidária, abrangendo todos os membros da equipe que participaram do atendimento.

## Responsabilidade penal

A responsabilidade penal envolve infrações previstas no Código Penal e pode resultar em penas restritivas de liberdade. No contexto do APH, destacam-se:

- Art. 135 – Omissão de socorro: deixar de prestar assistência à vítima em perigo, podendo fazê-lo sem risco pessoal.
- Art. 121 – Homicídio culposo: quando uma conduta imprudente resulta na morte da vítima.
- Art. 154 – Violação de segredo profissional: divulgar informações sigilosas obtidas no exercício da profissão.
- Art. 347 – Fraude processual: modificar local, objeto ou pessoa envolvidos em crime, dificultando a investigação.

Em geral, a responsabilização penal exige a presença de dolo (intenção) ou culpa grave, sendo raro quando o profissional atua com respaldo técnico e dentro dos limites de sua competência.

## Responsabilidade ético-profissional

A atuação dos profissionais do APH está sujeita à fiscalização e sanção pelos Conselhos de Classe:

- Médicos: submetidos ao Código de Ética Médica (Resolução CFM n. 2.217/2018).
- Enfermeiros e técnicos: regulados pelo Código de Ética de Enfermagem (Resolução COFEN n. 564/2017).

Infrações éticas comuns no APH incluem:

- Abandono de paciente.
- Não notificação de óbito ou suspeita de violência.
- Falta de registro adequado das condutas.
- Exposição pública da vítima em redes sociais ou grupos de mensagens.

As penalidades vão de advertência a suspensão do exercício profissional, dependendo da gravidade da infração.

## Boas práticas para mitigação de riscos

A melhor defesa contra riscos jurídicos no APH é a atuação técnica, ética e bem documentada.

- Documentar adequadamente todas as ações realizadas, sinais observados e decisões clínicas, de forma clara e objetiva.
- Cumprir protocolos institucionais e diretrizes do Ministério da Saúde e dos Conselhos de Classe.
- Comunicar eventos críticos à Central de Regulação, chefia imediata ou autoridade competente.

- Preservar o sigilo e a dignidade da vítima, mesmo após o óbito.
- Atuar dentro dos limites legais de competência, evitando extrapolar atribuições de outro profissional.

## CONSIDERAÇÕES INTERNACIONAIS

O APH é uma área da assistência à saúde amplamente discutida em diversos países, e a abordagem de aspectos éticos, legais, preservação de cena e manejo do óbito também integra os protocolos de sistemas de emergência avançados. A análise de práticas internacionais permite comparar modelos, identificar boas práticas e reforçar o alinhamento com diretrizes globais de qualidade, respeito à dignidade humana e segurança jurídica.

### Protocolos éticos no APH internacional

Organizações como a *World Health Organization* (WHO), a *National Association of Emergency Medical Technicians* (NAEMT) e a *National Highway Traffic Safety Administration* (NHTSA/EUA) mantêm protocolos éticos explícitos para o atendimento em campo, com foco em:

- Princípios universais de bioética: autonomia, beneficência, não maleficência e justiça.
- Consentimento presumido em emergências: especialmente em vítimas inconscientes ou com incapacidade de decisão.
- Proteção de dados e respeito à privacidade: mesmo em cenários públicos.
- Necessidade de formação ética específica: para os profissionais de EMS (*Emergency Medical Services*), com simulações de conflitos morais, dilemas em óbito, e abordagem de familiares.

A NAEMT, por exemplo, dedica parte importante dos cursos PHTLS e AMLS à conduta ética diante de óbito no local, cena de crime e preservação de evidências.

### Manejo de cena e cadeia de custódia: experiência internacional

Países como Estados Unidos, Canadá e Reino Unido possuem protocolos detalhados sobre preservação de cena e cadeia de custódia, reforçando a responsabilidade dos socorristas no cuidado com o local, envolvendo treinamento das equipes de APH para atuarem em conjunto com as forças policiais e de perícia forense.

A manipulação de objetos em cena de crime é restrita, e há formulários padronizados para documentação fotográfica, croquis e descrição da cena. A interrupção da RCP é regulada por algoritmos próprios (*Termination of Resuscitation Protocols*), com regras claras para a parada de manobras em campo, baseadas em evidências.

O respeito à cadeia de custódia é tão rigoroso que, em alguns estados norte-americanos, os paramédicos devem declarar por escrito toda modificação feita na cena, mesmo aquelas necessárias para salvar a vida da vítima.

### Relevância para o Brasil

Embora o sistema brasileiro tenha características próprias, as diretrizes internacionais reforçam princípios que já constam nas normativas do Ministério da Saúde e do CFM, como:

- Respeito à vida e à dignidade da pessoa.

- Comunicação humanizada em situações de luto.
- Preservação de cena e restrição à manipulação indevida.
- Documentação cuidadosa de todas as condutas.
- Atuação em rede com polícia, IML e Judiciário.

Incorporar essas boas práticas ao cotidiano do SAMU, dos Bombeiros e de equipes privadas de APH representa um avanço em qualidade assistencial, segurança jurídica e valorização profissional.

## CONSIDERAÇÕES FINAIS

A atuação no APH vai muito além da assistência clínica e da habilidade técnica. O profissional inserido nesse cenário é chamado a tomar decisões rápidas, muitas vezes em contextos adversos, permeados por dilemas éticos, lacunas de informação, risco iminente de morte e envolvimento com situações de violência ou suspeita de crime.

Ao longo deste capítulo, foram discutidos os principais aspectos ético-legais, a conduta frente à preservação de cena, o manejo adequado do óbito no local, a distinção entre declaração e atestado de óbito, os cuidados com a comunicação com familiares, os riscos jurídicos envolvidos e as boas práticas internacionais que podem enriquecer a prática nacional. Diante disso, é fundamental que médicos, enfermeiros e demais profissionais do APH estejam:

- Ética e legalmente preparados para suas atribuições.
- Familiarizados com as normativas do Ministério da Saúde, do CFM, COFEN e legislações complementares.
- Habilitados a atuar com empatia, prudência e respeito à dignidade humana, mesmo em cenários caóticos.
- Resguardados por protocolos institucionais claros, boa documentação e trabalho em equipe.

Investir no desenvolvimento de protocolos nos serviços de APH, assim como na capacitação contínua, em simulações realísticas com ênfase ético-legal, na integração com forças de segurança e com a regulação médica e na valorização profissional são caminhos necessários para aprimorar a qualidade e a segurança do atendimento em campo.

Mais do que intervir tecnicamente, o profissional do APH é, muitas vezes, o primeiro representante do sistema de saúde a entrar em contato com a dor, a morte ou a injustiça. Cabe a ele transformar esse momento em um ponto de cuidado, acolhimento e responsabilidade tanto com a vida quanto com a verdade.

## REFERÊNCIAS

1. American College of Surgeons. ATLS®: Advanced Trauma Life Support – Student Course Manual, 11. ed. Chicago: ACS, 2023.
2. American Heart Association. 2020 American Heart Association Guidelines for Cardiopulmonary Resuscitation and Emergency Cardiovascular Care. Circulation. 2020;142:suppl. 2.
3. Brasil. Decreto-Lei n. 2.848, de 7 de dezembro de 1940. Código Penal. Brasília: Diário Oficial da União; 1940. [acesso em outubro de 2025]. Disponível em: https://www.planalto.gov.br/ccivil_03/decreto-lei/del2848.htm
4. Brasil. Decreto-Lei n. 3.689, de 3 de outubro de 1941. Código de Processo Penal. Código Penal. Brasília: Diário Oficial da União; 1941. [acesso em outubro de 2025]. Disponível em: https://www.planalto.gov.br/ccivil_03/decreto-lei/del3689.htm

5. Brasil. Lei n. 8.069, de 13 de julho de 1990. Dispõe sobre o Estatuto da Criança e do Adolescente e dá outras providências. Brasília: Diário Oficial da União; 1990. [acesso em outubro de 2025]. Disponível em: https://www.planalto.gov.br/ccivil_03/leis/l8069.htm
6. Brasil. Lei n. 8.080, de 19 de setembro de 1990. Dispõe sobre as condições para a promoção, proteção e recuperação da saúde, a organização e o funcionamento dos serviços correspondentes. Brasília: Diário Oficial da União; 1990. [acesso em outubro de 2025]. Disponível em: https://www.planalto.gov.br/ccivil_03/leis/l8080.htm
7. Brasil. Lei n. 10.741, de 1º de outubro de 2003. Estatuto do Idoso. Brasília: Diário Oficial da União; 2003.
8. Brasil. Lei n. 13.709, de 14 de agosto de 2018. Lei Geral de Proteção de Dados Pessoais (LGPD). Brasília: Diário Oficial da União; 2018. [acesso em outubro de 2025]. Disponível em: https://www.planalto.gov.br/ccivil_03/_ato2015-2018/2018/lei/l13709.htm
9. Brasil. Lei n. 13.964, de 24 de dezembro de 2019. Altera o Decreto-Lei n. 3.689/1941 (CPP) e institui a cadeia de custódia (arts. 158-A a 158-F), entre outras providências. Brasília: Diário Oficial da União; 2019. [acesso em outubro de 2025]. Disponível em: https://www.planalto.gov.br/ccivil_03/_ato2019-2022/2019/lei/l13964.htm
10. Brasil. Ministério da Saúde (MS). Portaria de Consolidação n. 3, de 28 de setembro de 2017. Consolida as normas sobre as redes do SUS. Brasília: MS; 2017.
11. Brasil. Ministério da Saúde (MS). Portaria GM/MS n. 1.010, de 21 de maio de 2012. Redefine as diretrizes para a implantação e habilitação do Serviço de Atendimento Móvel de Urgência (SAMU 192). Brasília: MS; 2012.
12. Brasil. Ministério da Saúde (MS). Portaria GM/MS n. 1.600, de 7 de julho de 2011. Reformula a Política Nacional de Atenção às Urgências e institui a Rede de Atenção às Urgências (RUE). Brasília: MS; 2011.
13. Brasil. Ministério da Saúde (MS). Secretaria de Vigilância em Saúde. Portaria SVS n. 116, de 11 de fevereiro de 2009. Regulamenta a coleta de dados, o fluxo e a periodicidade de envio das informações sobre óbitos e nascidos vivos (SIM/SINASC). Brasília: MS; 2009.
14. Brasil. Ministério da Saúde (MS). Secretaria de Vigilância em Saúde e Ambiente. Declaração de óbito: manual de instruções para preenchimento. Brasília: MS; 2023.
15. Conselho Federal de Medicina (CFM). Resolução CFM n. 1.779, de 5 de novembro de 2005. Dispõe sobre a emissão de Declaração de Óbito. Brasília: CFM; 2005.
16. Conselho Federal de Medicina (CFM). Resolução CFM n. 1.995, de 9 de agosto de 2012. Dispõe sobre Diretivas Antecipadas de Vontade dos pacientes. Brasília: CFM; 2012.
17. Conselho Federal de Medicina (CFM). Resolução CFM n. 2.056, de 13 de novembro de 2013. [Normas e procedimentos correlatos ao exercício profissional; inclui diretrizes sobre DO no contexto médico]. Brasília: CFM; 2013.
18. Conselho Federal de Medicina (CFM). Resolução CFM n. 2.217, de 27 de setembro de 2018. Aprova o Código de Ética Médica. Brasília: CFM; 2018.
19. Conselho Federal de Medicina (CFM). Resolução CFM n. 2.314, de 20 de abril de 2022. Regulamenta a Telemedicina no Brasil. Brasília: CFM; 2022.
20. National Association of Emergency Medical Technicians. PHTLS: Prehospital Trauma Life Support, 10. ed. Burlington: Jones & Bartlett Learning; 2023.
21. National Association of EMS Physicians, American College of Surgeons Committee on Trauma. Spinal motion restriction in the trauma patient: position statement and resource document. Prehosp Emerg Care. 2018;22(6):659-61.
22. World Health Organization. Prehospital trauma care systems. Genebra: WHO; 2005.

Seção II

# Emergências Clínicas

8

# Parada cardiorrespiratória não traumática

Lucas Certain
Osmar Colleoni
Guilherme Sendtko Resener
Ricardo Galesso
Ian Ward Abdalla Maia

## Pontos-Chave

- A parada cardiorrespiratória (PCR) é a emergência mais crítica no atendimento pré-hospitalar (APH) e intra-hospitalar, exigindo resposta imediata e organizada.
- A PCR extra-hospitalar apresenta menor sobrevivência e piores desfechos neurológicos em comparação ao ambiente intra-hospitalar, principalmente pelo atraso na RCP e desfibrilação.
- Situações clínicas graves não reconhecidas ou tratadas precocemente podem evoluir rapidamente para PCR, reforçando a importância da avaliação e intervenção oportunas.
- Compressões torácicas de alta qualidade associadas à desfibrilação precoce, quando indicada, são as intervenções com maior impacto no retorno à circulação espontânea e na redução da mortalidade.
- A identificação e o tratamento sistemático das causas reversíveis, organizadas pelos "Hs e Ts", são fundamentais para o sucesso da ressuscitação.
- As diretrizes da AHA 2025 unificaram a cadeia de sobrevivência para PCR intra e extra-hospitalar em seis elos que vão do reconhecimento precoce à recuperação e reabilitação.
- O manejo adequado da via aérea, o uso racional de fármacos, a monitorização (incluindo capnografia, quando disponível) e os cuidados pós-retorno da circulação espontânea são determinantes para o prognóstico.
- O APH deve ser entendido como parte de um sistema integrado de cuidado, em continuidade com o ambiente intra-hospitalar, incluindo fluxos para centros com suporte intensivo e hemodinâmica, quando indicados.

## INTRODUÇÃO

O atendimento à parada cardiorrespiratória (PCR) exige um manejo rápido e estruturado. As diferenças entre a PCR intra-hospitalar (PCR-IH) e a extra-hospitalar (PCR-EH) são importantes e influenciam diretamente na tomada de decisão e no prognóstico. No ambiente intra-hospitalar, a PCR costuma ocorrer sob monitorização contínua e com pronta disponibilidade de equipe e materiais, facilitando a identificação precoce e o início imediato da ressuscitação cardiopulmonar (RCP) com maior possibilidade de tratamento das causas reversíveis.

Já na PCR-EH, o evento frequentemente ocorre sem testemunhas ou na presença de leigos, gerando maior atraso até o início da RCP e da desfibrilação. A resposta depende da ativação do sistema de emergência, da disponibilidade de desfibriladores externos automáticos (DEA) e da chegada da equipe de atendimento pré-hospitalar. As intervenções avançadas também são condicionadas à logística, ao treinamento das equipes e às condições da cena.

## EPIDEMIOLOGIA

Dados de 2023 do *Cardiac Arrest Registry to Enhance Survival* (CARES) mostram que a taxa de sobrevivência à alta hospitalar após PCR-IH em adultos permanece em torno de 23-24%. Em contraste, a sobrevivência na PCR-EH é substancialmente menor, aproximadamente 10%. Entre os sobreviventes da PCR-IH, 79-85% apresentam desfecho neurológico favorável (CPC 1-2), enquanto na PCR-EH essa proporção é mais baixa, variando de 13-22%. Os melhores resultados na PCR-EH ocorrem quando o evento é testemunhado e o ritmo inicial é chocável.

Essas diferenças reforçam o impacto direto do tempo para a intervenção e da disponibilidade de recursos. Cada minuto sem RCP efetiva reduz a chance de retorno à circulação espontânea (RCE) em 7-10%. Nos ritmos chocáveis, o atraso na desfibrilação está associado à redução ainda mais acentuada nas taxas de sobrevivência. O ambiente intra-hospitalar, portanto, oferece vantagens estruturais que influenciam o desfecho, enquanto o APH enfrenta desafios operacionais que demandam preparo e resposta sistêmica eficientes.

## CONCEITO

A PCR não traumática é a interrupção súbita da circulação e da respiração por uma causa clínica. No atendimento pré-hospitalar, é, em geral, a situação mais grave que a equipe enfrenta. Na prática, o que altera o desfecho é: reconhecer o colapso cedo, iniciar as manobras imediatamente e seguir, de forma organizada, os passos do Suporte Básico de Vida (SBV) e do Suporte Avançado de Vida (SAV).

### Definição de bebê, criança e adulto

Para o protocolo de PCR, a *International Liaison Committee on Resuscitation* (ILCOR) e a *American Heart Association* (AHA) utilizam definições padronizadas de faixa etária, que orientam tanto a técnica de RCP, quanto as doses de fármacos:

- Bebês: do nascimento até 1 ano de idade, excetuando a fase de recepção ao recém-nascido, que segue protocolo específico.
- Crianças: pacientes com idade acima de 1 ano até o aparecimento de sinais de puberdade e maturidade sexual.

- Adultos: indivíduos com sinais de puberdade estabelecidos. Em sexo biológico masculino, considera-se o aparecimento de pelos pubianos ou axilares; em sexo biológico feminino, a presença do broto mamário.

## RECONHECIMENTO DA PCR

O primeiro passo é garantir que a equipe possa atuar com segurança e que o colapso seja, de fato, uma PCR. A sequência prática no APH pode ser organizada da seguinte forma:

- Verificar a segurança da cena.
- Avaliar responsividade: estimular verbal e fisicamente o paciente ("Senhor, o senhor me escuta?").
- Avaliar a respiração: ausência de movimentos respiratórios ou presença de *gasping* (respiração agônica, irregular e ineficaz) deve ser considerada respiração anormal.
- Avaliar o pulso central por, no máximo, 10 segundos:
  - Adultos e crianças: pulso carotídeo ou femoral.
  - Bebês: pulso braquial.

A combinação de ausência de respiração normal com ausência de pulso central em até 10 segundos define a PCR e indica o início imediato da RCP. As compressões devem ser iniciadas sem atraso, permitindo o retorno completo do tórax, minimizando interrupções e mantendo frequência entre 100 e 120 compressões por minuto, com profundidade adequada para cada faixa etária.

No monitor, pode haver atividade elétrica organizada mesmo sem pulso palpável, configurando atividade elétrica sem pulso (AESP). De forma semelhante, o ultrassom pode mostrar alguma atividade miocárdica mínima ou ausente, sem débito efetivo, situação descrita como pseudo-AESP. O uso do ultrassom à beira-leito, quando disponível e realizado por profissional treinado (por exemplo, seguindo o protocolo CASA), pode ajudar a identificar causas potencialmente reversíveis, desde que não gere pausas prolongadas nas compressões.

## ETIOLOGIAS

A PCR clínica não traumática, em adultos, é predominantemente de origem cardíaca. Registros internacionais de PCR extra-hospitalar mostram que causas cardíacas respondem por cerca de 60 a 70% dos casos, principalmente doença coronariana aguda e arritmias ventriculares malignas, enquanto causas respiratórias, sépticas, metabólicas e tóxicas ganham peso em idosos frágeis, pacientes com doença pulmonar, sepse, insuficiência renal e intoxicações.

De forma prática, as principais etiologias podem ser agrupadas em quatro eixos (Tabela 1): elétricas, estruturais, respiratórias/hipóxicas e metabólicas/tóxicas.

Classicamente, as causas potencialmente reversíveis são organizadas no mnemônico 5Hs e 5Ts, que continua útil à beira-leito:

Hs:

- Hipotermia.
- Hipóxia.
- Hipovolemia.
- Hidrogênio (acidose metabólica grave).
- Hipo ou hipercalemia e outros distúrbios metabólicos.

Ts:

- Tamponamento cardíaco.
- *Tension* pneumotórax (pneumotórax hipertensivo).

| TABELA 1 Principais etiologias |
|---|
| Doença coronariana aguda e isquemia miocárdica extensa. |
| Arritmias ventriculares fatais (fibrilação ventricular e taquicardia ventricular sem pulso). |
| Insuficiência respiratória grave e hipoxemia prolongada (por exemplo, exacerbação de doença pulmonar obstrutiva crônica, asma grave, afogamento). |
| Acidente vascular encefálico extenso com rebaixamento importante de consciência. |
| Distúrbios hidroeletrolíticos, especialmente hipercalemia e hipocalemia. |
| Intoxicações e overdose de drogas lícitas ou ilícitas. |
| Sepse e choque séptico. |
| Tromboembolismo pulmonar maciço. |
| Choque anafilático. |

- Trombose coronariana (infarto agudo do miocárdio – IAM extenso).
- Trombose pulmonar (tromboembolismo pulmonar – TEP maciço).
- Toxinas (intoxicação e overdose).

## Reversibilidade e limitações do APH

O objetivo da RCP é manter a perfusão e a oxigenação mínimas do cérebro e do coração enquanto a equipe tenta identificar e tratar causas reversíveis. Estudos observacionais, no contexto pré-hospitalar, mostram que intervenções direcionadas a essas causas, quando aplicadas durante a ressuscitação, aumentam a taxa de retorno à circulação espontânea e podem melhorar o desfecho neurológico, especialmente em situações como pneumotórax hipertensivo, hipovolemia grave, hipercalemia, TEP e IAM com possibilidade de reperfusão precoce.

No ambiente extra-hospitalar, o arsenal diagnóstico e terapêutico é mais limitado. Na prática, a estratégia costuma ser:

- Garantir compressões de alta qualidade e ventilação adequada.
- Corrigir causas prováveis e tratáveis na cena (hipóxia, hipovolemia, pneumotórax hipertensivo, anafilaxia, hipercalemia suspeita, intoxicações).
- Manter a perfusão e transportar o paciente para um serviço capaz de oferecer terapias adicionais, quando houver potencial real de benefício (por exemplo, trombólise, hemodinâmica, eCPR em sistemas que disponham desse recurso).

Causas como hipotermia acidental, intoxicações graves, TEP maciço e IAM extenso podem, em sistemas estruturados, ser manejadas com estratégias avançadas. Nesses cenários, o papel do APH é ganhar tempo com RCP de qualidade até a chegada ao hospital preparado para essas intervenções.

## Dispositivos automáticos de compressão e visão de sistema

As evidências atuais sobre o uso de compressores externos mecânicos durante a PCR no APH mostram que esses dispositivos não são superiores à ressuscitação manual em termos de sobrevida ou desfecho neurológico favorável. Grandes ensaios clínicos randomizados, como PARAMEDIC, CIRC e LINC, encontraram taxas semelhantes de retorno à circulação espontânea, sobrevida hospitalar e desfechos neurológicos quando compararam dispositivos mecânicos (LUCAS®, AutoPulse®) com compressões manuais bem executadas, o que levou o ILCOR e a AHA a não recomendarem seu uso rotineiro. Embora possam aumentar a fração de compressões, reduzir interrupções e padronizar a profundidade, esses ganhos hemodinâmicos não se traduziram de forma consistente em melhor sobrevida e, em alguns estudos, o uso indiscriminado esteve associado a piores resultados, principalmente por pausas prolongadas e posicionamento inadequado do equipamento.

As diretrizes da AHA, contudo, reconhecem que os compressores mecânicos podem ter papel em cenários selecionados, como durante o transporte em ambulância, em situações de equipe reduzida, risco à segurança dos profissionais, ressuscitações prolongadas ou em contextos de alto risco de transmissão de doenças infecciosas, desde que a colocação do dispositivo não provoque interrupções significativas nas compressões torácicas. Nesses casos, o uso deve ser individualizado de acordo com as condições logísticas e operacionais do serviço, sempre mantendo como prioridade a qualidade e a continuidade das compressões.

No APH, essa discussão é particularmente relevante. Equipes pequenas, transporte prolongado e espaço restrito dentro da ambulância tornam difícil sustentar as compressões eficazes por longos períodos. Assim, a compressão mecânica pode ser considerada em situações como:

- RCP prolongada com equipe reduzida e risco evidente de fadiga.
- Necessidade de transporte com compressões contínuas (por exemplo, longas distâncias ou traslado para hemodinâmica).
- Protocolos estruturados de uso de ECMO durante a PCR em centros de referência, nos quais a compressão mecânica ajuda a manter a RCP estável até a canulação.

Mesmo nesses cenários, alguns princípios são essenciais:

- Treinamento prévio da equipe para a aplicação rápida do dispositivo.
- Interrupções inferiores a 10 segundos durante a instalação.
- Checagem rigorosa do posicionamento no tórax, para evitar lesões e perda de eficácia.

## Transporte de paciente em RCP

De maneira geral, estudos indicam que o transporte de pacientes em vigência de manobras de reanimação cardiopulmonar deve ser evitado, tendo como justificativa os seguintes pontos:

- Risco elevado à equipe, visto que provavelmente deverão estar fora de seus assentos para realizar as manobras.
- Incapacidade de oferecer RCP de qualidade no trajeto.
- Menor probabilidade de sobrevivência até a alta hospitalar em comparação com a continuação da ressuscitação na cena.
- Infração ao Código de Trânsito Brasileiro, que estabelece que todos os ocupantes do veículo devem utilizar cinto de segurança continuamente durante o deslocamento.

Sendo assim, a recomendação é que as manobras de reanimação devam ser realizadas no local onde originalmente se encontra o paciente, até que se chegue a um dos seguintes desfechos: retorno à circulação espontânea ou constatação de óbito.

Vale lembrar que a constatação de óbito (com exceção das situações de morte evidente) só pode ser realizada na presença do médico, ou eventualmente com recursos de telemedicina e protocolos institucionais bem estruturados sobre o tema.

As exceções à recomendação de não transportar paciente em vigência de RCP seriam o ambiente de alto risco para a equipe, a possibilidade de utilização de dispositivo de compressão automático, locais onde haja protocolo para realização de ECMO intra-hospitalar, longa distância ou tempo até o apoio do suporte avançado ou mesmo na ausência deste. Nesses casos, deve-se orientar, via regulação médica, o transporte imediato ao serviço de emergência mais próximo e apropriado.

## SITUAÇÕES DE MORTE EVIDENTE

### Definição e contexto de morte evidente e futilidade da RCP no pré-hospitalar

No atendimento pré-hospitalar, situações de morte evidente são aquelas em que há sinais objetivos de irreversibilidade. Nesses cenários, a literatura é clara ao desaconselhar o início de RCP, pois não há plausibilidade de benefício clínico.

Existem, portanto, cenários no APH em que as medidas de SBV e SAV não devem ser iniciadas, por se tratar de vítimas inviáveis, sem prognóstico ou com sinais claros de morte evidente. As principais situações estão resumidas na Tabela 2.

TABELA 2 Situações de morte evidente no atendimento pré-hospitalar

| |
|---|
| Rigidez cadavérica. |
| Esmagamento completo de crânio ou tórax. |
| Decapitação ou ferimento por arma de fogo em crânio. |
| Hemissecção de tronco. |
| Carbonização. |
| Putrefação ou decomposição. |
| No Brasil, afogamento com submersão além de 60 minutos. |

O conceito de futilidade clínica em RCP abrange situações em que a probabilidade de retorno à circulação espontânea com desfecho neurológico aceitável é extremamente baixa, seja por doença terminal avançada, comorbidades graves ou ausência de causas reversíveis. Ferramentas prognósticas como o GO-FAR e a *Clinical Frailty Scale* podem auxiliar nessas decisões, sobretudo em ambiente intra-hospitalar, embora a avaliação permaneça em parte subjetiva e dependente do contexto.

A decisão de não iniciar RCP deve apoiar-se em avaliação rápida e criteriosa, levando em conta fatores como tempo estimado de parada, ausência de testemunhas, ausência de RCP por terceiros, ritmo inicial em assistolia e inexistência de causas potencialmente reversíveis. Reconhecer precocemente situações fúteis evita intervenções invasivas sem benefício e permite concentrar recursos em pacientes com maior chance de recuperação.

### Diretrizes e protocolos para não iniciar a RCP

Sociedades como a AHA e a *Society of Critical Care Medicine* (SCCM) consideram a RCP contraindicada em casos de morte evidente ou futilidade clínica claramente estabelecida. No contexto de SBV para PCR extra-hospitalar em adultos, os protocolos de *Termination of Resuscitation* (TOR) recomendam considerar a interrupção das manobras quando todos os seguintes critérios estiverem presentes:

- PCR não testemunhada por profissionais de saúde (evento não presenciado pela equipe de APH).

- Ausência de RCP por leigos antes da chegada da equipe.
- Ausência de choques indicados pelo DEA durante todo o atendimento.
- Ausência de retorno à circulação espontânea após vários ciclos de RCP de alta qualidade.

Quando esses critérios são preenchidos, estudos de grandes coortes mostram taxas de sobrevivência inferiores a 1%, o que respalda a decisão de suspender ou não iniciar a RCP, desde que não haja causas potencialmente reversíveis identificáveis.

No contexto de SAV, acrescentam-se a ausência de RCE após desfibrilação adequada, uso de drogas vasoativas e ritmo inicial não chocável. Estudos com dezenas de milhares de pacientes mostram taxas de sobrevivência inferiores a 1% quando todos os critérios de TOR são preenchidos, o que sustenta a segurança de suspender ou não iniciar a RCP nesses casos, desde que não haja causas potencialmente reversíveis identificáveis.

Na prática do APH, esses protocolos não devem ser aplicados de forma automática. Eles funcionam como suporte objetivo à decisão clínica, que continua dependente do contexto, da disponibilidade de supervisão médica via regulação e da adaptação aos fluxos e normas locais. A aplicação criteriosa dos TOR ajuda a evitar o prolongamento de manobras fúteis, reduz o risco ocupacional para a equipe e permite direcionar recursos para pacientes com maior chance de recuperação.

### Aspectos éticos, legais e de comunicação

A opção por não iniciar RCP em situações de morte evidente ou futilidade clínica se apoia em princípios éticos centrais: autonomia, não maleficência e justiça distributiva. A autonomia pode ser expressa por diretivas antecipadas, ordens de não ressuscitar e, em algumas jurisdições, pela manifestação da família, desde que haja supervisão médica adequada.

A comunicação com familiares deve ser clara, empática e honesta, sobretudo diante da morte súbita e do impacto emocional associado. Ferramentas estruturadas de discussão de *status* de código podem melhorar a compreensão mútua e o alinhamento entre equipe, paciente e família.

## CADEIA DE SOBREVIVÊNCIA: INTEGRAÇÃO PRÉ E INTRA-HOSPITALAR

As Diretrizes da AHA 2025 passaram a apresentar uma única cadeia de sobrevivência (Figura 1) para a parada cardíaca, válida tanto para o ambiente intra-hospitalar quanto extra-hospitalar e aplicável a adultos e crianças. Essa unificação reforça a ideia de que o desfecho do paciente depende de sistemas de cuidado integrados, e não apenas de ações isoladas do socorrista, da equipe do SAMU/Corpo de Bombeiros ou do hospital. Em outras palavras, cada elo só é efetivo se estiver conectado a protocolos bem definidos de resposta, transporte, suporte básico e avançado e cuidados pós-PCR.

A cadeia é composta por 6 (seis) elos essenciais:

1. Reconhecimento imediato e acionamento do serviço de emergência: identificar rapidamente sinais de PCR ou ameaça de PCR e acionar o sistema de emergência (192 e 193 no Brasil) são os primeiros passos críticos. Atrasos nessa etapa se traduzem em maior tempo até o início da RCP e da desfibrilação, com queda progressi-

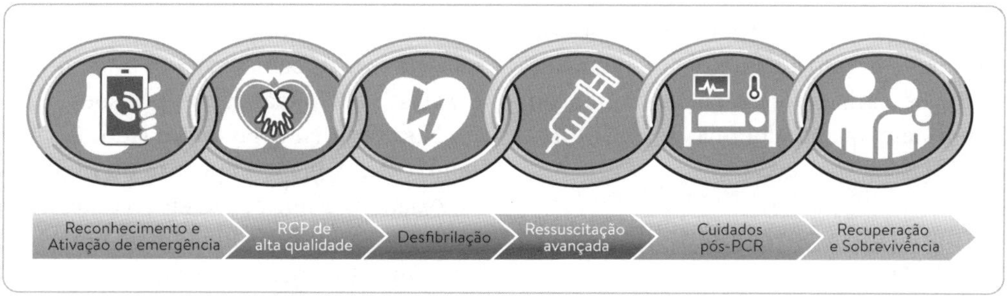


FIGURA 1 Cadeia de sobrevivência da *American Heart Association* (AHA 2025).

va nas chances de sobrevivência a cada minuto sem intervenção.

2. RCP precoce de alta qualidade: iniciar compressões torácicas imediatamente, com profundidade e frequência adequadas, minimizando interrupções, é a intervenção com maior impacto comprovado em sobrevida. A ênfase atual é menos em técnicas complexas e mais em qualidade da RCP, inclusive com uso de *feedback* quando disponível.
3. Desfibrilação rápida, quando indicada: nos ritmos chocáveis (fibrilação ventricular e taquicardia ventricular sem pulso), a desfibrilação precoce é determinante. As diretrizes reforçam a estratégia de um choque seguido imediatamente de compressões, evitando múltiplos choques sequenciais e priorizando a redução do "tempo sem fluxo" coronariano e cerebral.
4. Suporte avançado de vida eficaz: inclui manejo avançado de via aérea, administração adequada de fármacos (como epinefrina em dose padrão, em tempo oportuno) e identificação e tratamento de causas reversíveis. As novas diretrizes destacam que o suporte avançado deve complementar e não atrasar a RCP e a desfibrilação, e que intubação ou dispositivos supraglóticos só devem ser tentados por equipes treinadas, com impacto mínimo nas interrupções das compressões.
5. Cuidados pós-PCR: o retorno da circulação espontânea (RCE) não é o fim, mas o início de uma fase crítica. Cuidados pós-PCR incluem estabilização hemodinâmica, ventilatória e metabólica, investigação da causa da parada, manejo da síndrome pós-parada e estratégias de proteção neurológica. Centros com protocolos estruturados de pós-PCR tendem a apresentar melhores desfechos funcionais.
6. Recuperação e sobrevivência: O último elo reconhece que o objetivo não é apenas sobreviver à alta hospitalar, mas garantir recuperação funcional e reintegração social. Isso envolve reabilitação, acompanhamento multiprofissional, tratamento das comorbidades associadas e suporte psicológico ao paciente e à família. A inclusão formal desse elo nas diretrizes sinaliza a mudança de foco de "sobreviver ao evento agudo" para "sobreviver com qualidade".

Para o contexto brasileiro, essa cadeia de sobrevivência unificada reforça a necessidade de integração entre pré-hospitalar e hospital, com protocolos claros de triagem, transporte, comunicação entre equipes e critérios de término de ressuscitação. Investir em treinamento, organização de sistemas e acesso a tecnologias essenciais (como desfibriladores e capnografia) são tão importantes quanto dominar os algoritmos de ACLS.

## SUPORTE BÁSICO DE VIDA NO APH

O SBV no APH continua baseado em três pilares principais: compressões torácicas de alta qualidade, ventilações eficazes e desfibrilação precoce, quando indicada. As Diretrizes da AHA 2025 para SBV reforçam a sequência CAB (*compressions, airway, breathing*) na maioria das paradas cardíacas, com foco em iniciar rapidamente as compressões e reduzir ao máximo o tempo sem fluxo sanguíneo para o cérebro e o miocárdio.

### Sequência CAB e a exceção no afogamento

Na maior parte dos cenários de parada cardíaca súbita em adultos, a sequência recomendada é a CAB: primeiro compressões, depois abertura de vias aéreas e, por fim, ventilações. Isso se justifica porque a maioria das paradas em adultos tem causa cardíaca e o sangue ainda está relativamente bem oxigenado nos primeiros minutos, ou seja, o que mais compromete o prognóstico é o atraso em iniciar as compressões.

No afogamento, por outro lado, a lógica se inverte. A principal causa de PCR é a hipóxia, e as diretrizes atuais recomendam priorizar a ventilação com início em ABC, com 5 ventilações de resgate entre o B e o C, logo no início da ressuscitação. Em vítimas retiradas da água, especialmente quando o socorrista é treinado, é razoável realizar ventilações de resgate antes de iniciar as compressões, desde que isso não atrase de forma relevante o início da RCP de alta qualidade. A Tabela 3 resume as particularidades de cada situação.

### Compressões torácicas

As compressões torácicas continuam sendo o componente mais crítico da RCP. As recomendações principais são:

- Técnica por faixa etária:
  - Bebês: preferir a técnica dos 2 polegares envolvendo o tórax, comprimindo o terço inferior do esterno. Evita-se, sempre que possível, a técnica com dois dedos (indicador e médio), pois gera compressões menos profundas e menos eficazes.

TABELA 3 Particularidades de cada cenário de parada cardiorrespiratória no atendimento pré-hospitalar

| PCR | Sequência SBV SAMU | Relação SBV SAMU |
|---|---|---|
| Clínico adulto | CAB | 30:2 |
| Trauma adulto | CAB | 30:2 |
| Afogamento adulto | ABC | 15:2 |
| Clínico criança e bebê | CAB | 15:2 |
| Trauma criança e bebê | CAB | 15:2 |
| Afogamento criança e bebê | ABC | 15:2 |

- Crianças: utilizar 1 ou 2 mãos, conforme o porte da criança e a força do socorrista.
- Adultos: utilizar 2 mãos sobrepostas no centro do tórax, com braços estendidos e ombros alinhados ao esterno.

- Profundidade das compressões:
  - Adultos: de 5 a 6 cm.
  - Crianças: cerca de 5 cm (algo em torno de um terço do diâmetro anteroposterior do tórax).
  - Bebês: cerca de 4 cm (também cerca de um terço do diâmetro anteroposterior).
- Frequência e qualidade:
  - Frequência entre 100 e 120 compressões por minuto.
  - Permitir o retorno completo do tórax após cada compressão, evitando "apoiar" o peso do corpo sobre o tórax na fase de relaxamento.
  - Minimizar as interrupções, mantendo pausas inferiores a 10 segundos para desfibrilação, checagem de ritmo ou procedimentos inevitáveis.
  - Sempre que possível, revezar o socorrista responsável pelas compressões a cada 2 minutos para reduzir a fadiga e manter a qualidade.

## Ventilações

As ventilações adequadas complementam as compressões, principalmente em paradas de causa hipóxica, como trauma, insuficiência respiratória e afogamento.

### Relação compressão:ventilação (sem via aérea avançada)

- Adultos, crianças e bebês com 1 socorrista: manter a relação 30:2 (30 compressões para 2 ventilações).
- Crianças e bebês com 2 socorristas: utilizar 15:2, o que permite maior número de ventilações sem perda significativa na fração de compressão.
- Vítimas de afogamento: priorizar ventilações eficazes. Em muitos sistemas, quando há 2 socorristas treinados, adota-se 15:2 independentemente da idade, desde que isso não atrase compressões nem desfibrilação.

### Atenção – com via aérea avançada (tubo orotraqueal ou dispositivo supraglótico)

- Manter compressões contínuas a 100-120/min, sem pausas para ventilar.
- Adultos: 1 ventilação a cada 6 segundos (cerca de 10 ventilações por minuto).
- Crianças e bebês: 1 ventilação a cada 2–3 segundos (20-30 ventilações por minuto).

### Técnica de ventilação

- Utilizar bolsa-válvula-máscara com vedação adequada, preferencialmente com dois socorristas (um mantém a vedação com ambas as mãos, o outro ventila).
- Dispositivos simples de via aérea, como cânula orofaríngea (Guedel) ou cânula nasofaríngea, podem melhorar a permeabilidade da via aérea e a eficácia da ventilação, desde que o socorrista seja treinado em seu uso.
- A ventilação assíncrona com bolsa-válvula-máscara sem via aérea avançada é desencorajada, pois não permite confirmar a elevação adequada do tórax e tende a causar interrupções ou hiperventilação. A ventilação assíncrona deve ser reservada ao cenário em que já exista via aérea avançada posicionada.

## Desfibrilação

A desfibrilação precoce é determinante nos ritmos chocáveis e deve ser integrada ao SBV o mais rapidamente possível no APH.

### Ritmos chocáveis

- Fibrilação ventricular (FV) (Figura 2)
- Taquicardia ventricular monomórfica sem pulso (TVSP) (Figura 3).
- Taquicardia ventricular polimórfica tipo *torsades de pointes* sem pulso (TVSP) (Figura 4).

### Estratégia de choque

- Aplicar um único choque, seguido imediatamente pelo retorno às compressões torácicas, sem reavaliação clínica prolongada.
- Em adultos, com desfibrilador manual:

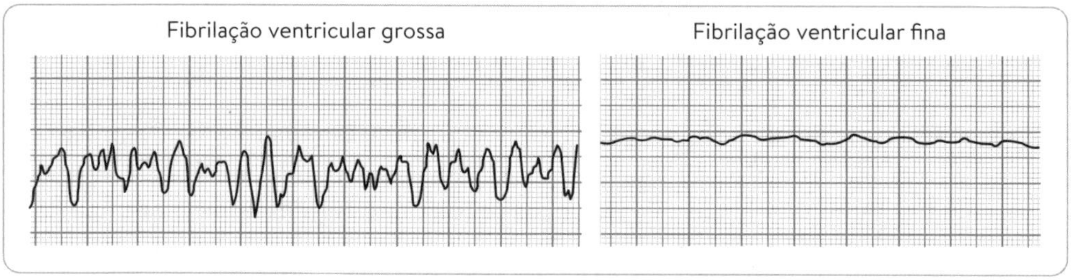


FIGURA 2 Ritmos de fibrilação ventricular (FV) (A) grossa e (B) fina.

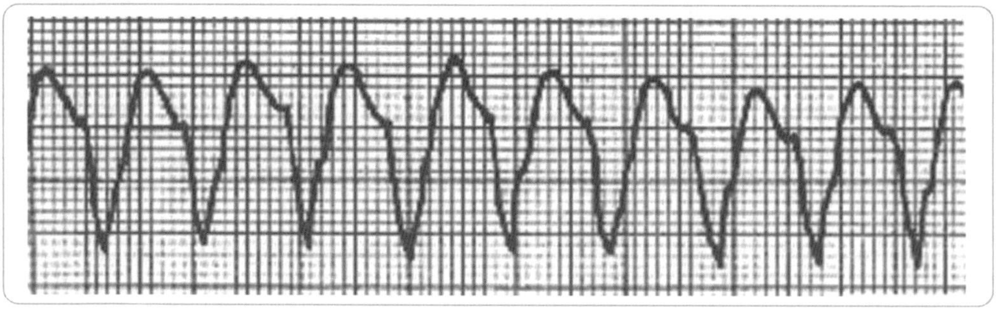

FIGURA 3 Taquicardia ventricular monomórfica sem pulso.

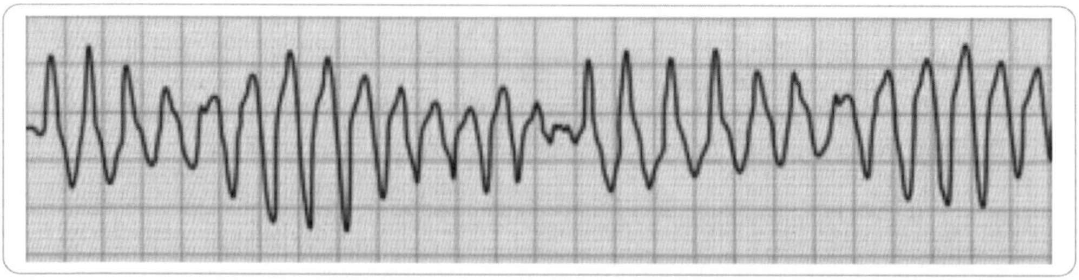

FIGURA 4 Taquicardia ventricular polimórfica tipo *torsades de pointes* sem pulso.

  - Bifásico: geralmente 200 J na primeira tentativa, ou a dose recomendada pelo fabricante.
  - Monofásico: 360 J.
- Em bebês e crianças:
  - 2-4 J/kg no primeiro choque, aumentando progressivamente até 10 J/kg ou a dose máxima do adulto, se necessário.

### Posicionamento das pás

- Adultos: posição anterolateral (uma pá infraclavicular direita e outra na região axilar anterior esquerda).
- Bebês e crianças: preferir posição anteroposterior quando o tórax é pequeno, para evitar sobreposição das pás.

### Reavaliação do ritmo

Reavaliar o ritmo a cada 2 minutos, sincronizando essa checagem com as pausas naturais do ciclo de RCP, para evitar interrupções prolongadas nas compressões.

## SUPORTE AVANÇADO DE VIDA NO APH

O SAV no ambiente pré-hospitalar acrescenta intervenções destinadas a corrigir causas de parada, otimizar a oxigenação e a perfusão e organizar a tomada de decisão durante a RCP. No entanto, todo o SAV é dependente de um SBV bem executado. Compressões de baixa qualidade, atrasos na desfibrilação ou hiperventilação anulam o benefício de qualquer procedimento avançado.

### Manejo da via aérea

O manejo da via aérea no Suporte Avançado de Vida pré-hospitalar deve priorizar intervenções que minimizem interrupções nas compressões torácicas e evitem hiperventilação, sendo dependente de um Suporte Básico de Vida bem executado. A AHA recomenda que a escolha entre bolsa-válvula-máscara (BVM), dispositivos supraglóticos (SGA) e intubação orotraqueal (IOT) seja guiada pela experiência da equipe, contexto clínico e recursos disponíveis.

#### Bolsa-válvula-máscara

A ventilação com bolsa-válvula-máscara (BVM), associada a manobras de abertura de via aérea e ao uso de cânulas orofaríngeas ou nasofaríngeas, permanece como estratégia inicial recomendada e é, na maioria das vezes, suficiente para manter a oxigenação adequada durante a RCP.

O estudo AIRWAYS-2 mostrou que muitos pacientes com desfecho neurológico favorável não receberam via aérea avançada, reforçando que a ventilação básica de boa qualidade, realizada por profissionais treinados, é eficaz em grande parte das PCR extra-hospitalares. Estudos multicêntricos e registros com dezenas de milhares de casos indicam que estratégias centradas em BVM não são inferiores à intubação orotraqueal ou aos dispositivos supraglóticos em termos de sobrevida e desfecho neurológico, e em alguns contextos se associam a resultados semelhantes ou até melhores do que a intubação precoce, provavelmente por evitarem interrupções prolongadas nas compressões e reduzirem a dependência da habilidade individual do intubador. Em sistemas com menor experiência em técnicas avançadas de via aérea, o BVM bem executado, idealmente com a técnica de dois socorristas, deve ser considerado o padrão inicial de manejo da via aérea durante a PCR.

#### Dispositivos supraglóticos

Os dispositivos supraglóticos (SGA), como a máscara laríngea i-gel, destacam-se pela inserção rápida, curva de aprendizado mais curta e menor tempo de interrupção das compressões. O estudo AIRWAYS-2, que randomizou mais de 9.000 pacientes, demonstrou que a estratégia inicial com SGA não foi superior à IOT em desfecho funcional *(modified Rankin Scale* 0-3), mas apresentou maior taxa de sucesso ventilatório inicial (87,4% vs 79,0%) e maior proporção de pacientes recebendo manejo avançado da via aérea. As taxas de regurgitação e aspiração foram semelhantes entre os grupos, e não houve diferença significativa em sobrevida ou custo-efetividade. Após a publicação do AIRWAYS-2, houve redução significativa no uso de IOT em sistemas ingleses, com maior adoção de SGAs como primeira escolha.

### Intubação orotraqueal

A IOT permanece opção válida em sistemas com alta taxa de sucesso e profissionais experientes, mas está associada a maior complexidade técnica, maior tempo para posicionamento e potencial para pausas prolongadas nas compressões. O AIRWAYS-2 mostrou que a IOT não oferece benefício superior em desfecho funcional ou sobrevida em comparação ao SGA e que a decisão deve ser individualizada conforme o contexto operacional e a capacitação da equipe. Diretrizes da AHA recomendam monitorização por capnografia para confirmação do posicionamento do tubo e ajuste da ventilação.

Em síntese, o AIRWAYS-2 e as diretrizes atuais sustentam que não há superioridade entre SGA e IOT como estratégia inicial de via aérea avançada em PCR extra-hospitalar, e que a escolha deve ser guiada pela experiência da equipe, logística do atendimento e minimização de interrupções nas compressões torácicas. O BVM permanece fundamental, especialmente em sistemas com menor treinamento avançado, e o uso de SGA pode ser preferido em muitos cenários pré-hospitalares. Ainda assim, em situações nas quais a hipóxia é provavelmente o mecanismo predominante da PCR, como em insuficiência respiratória grave, trauma de via aérea ou afogamento, uma estratégia mais agressiva de controle definitivo como a IOT pode ser razoável, desde que planejada para causar interrupções mínimas nas compressões e com um plano claro de resgate (dispositivo supraglótico ou cricotireoidostomia) em caso de falha.

## Acesso cirúrgico à via aérea

Cricotireoidostomia é o acesso cirúrgico de escolha à via aérea em situações de emergência no cenário clássico de "não intubo, não ventilo". Ela se aplica a casos como edema de glote, trauma grave de face, laringoespasmo refratário ou obstrução aguda das vias aéreas superiores que não respondem às manobras convencionais.

O procedimento pode ser realizado por punção (técnica percutânea com cânula) ou por abordagem cirúrgica, com incisão sobre a membrana cricotireóidea e a inserção de um tubo. Sociedades como a *National Association of EMS Physicians* (NAESMP) e diretrizes internacionais de via aérea tendem a favorecer a técnica cirúrgica, que apresenta maior taxa de sucesso e menor risco de complicações graves quando comparada à punção isolada.

Embora seja um procedimento raro, representando menos de 1% dos casos de manejo avançado de via aérea, a cricotireoidostomia deve constar de forma explícita nos algoritmos de atendimento pré-hospitalar. A ausência de preparo, de equipamento ou de treinamento para esse cenário costuma resultar em morte rápida por hipóxia em pacientes que seriam potencialmente salváveis. Estudos observacionais e revisões sistemáticas mostram que o sucesso está diretamente ligado à familiaridade da equipe com a técnica, à disponibilidade de *kits* específicos e à realização de treinamentos regulares, incluindo simulação e prática em modelos anatômicos. Em serviços com protocolos bem estabelecidos, as taxas de sucesso ultrapassam 80% no ambiente pré-hospitalar.

As principais complicações descritas incluem hemorragia, lesão de estruturas adjacentes, como esôfago, enfisema subcutâneo e, a longo prazo, disfonia ou estenose subglótica. Apesar disso, séries de pacientes, especialmente em contextos militares, não identificaram taxas elevadas de sequelas graves quando o procedimento é realizado de forma adequada. As diretrizes da AHA reforçam que a decisão pelo acesso cirúrgico deve ser imediata diante da impossibilidade de intubação e ventilação eficaz, já que a cricotireoidostomia, nessas situações, muitas vezes representa a única intervenção capaz de evitar a morte por hipóxia.

## Acesso vascular

O acesso vascular é fundamental para a administração de fármacos durante a PCR. As diretrizes da AHA recomendam o acesso intravenoso periférico como primeira escolha, por oferecer farmacocinética mais previsível e maior respaldo de eficácia clínica. Na prática, porém, o colapso circulatório, a dificuldade de visualização de veias e o ambiente hostil muitas vezes tornam esse acesso demorado ou inviável, exigindo alternativas.

Nessas situações, o acesso intraósseo deve ser instituído precocemente. Ensaios clínicos randomizados, como IVIO, VICTOR e PARAMEDIC-3, além de metanálises, não demonstraram diferença significativa entre acesso intravenoso e intraósseo em termos de sobrevida, desfecho neurológico favorável ou retorno sustentado da circulação espontânea. O intraósseo, por outro lado, apresenta maior taxa de sucesso na primeira tentativa e menor tempo para estabelecimento do acesso, sendo especialmente útil em pacientes com veias colapsadas e em pediatria. Alguns estudos descrevem RCE numericamente menor com o uso de IO, embora sem significância estatística, e o melhor sítio de punção (tíbia proximal ou úmero) permanece tema de debate, sem consenso definitivo.

A via endotraqueal para administração de fármacos foi abandonada nas recomendações atuais por gerar concentrações plasmáticas imprevisíveis e efeito pouco confiável, não devendo ser utilizada em PCR. O acesso venoso central, como femoral ou jugular, costuma ser reservado ao ambiente intra-hospitalar, pois demanda maior expertise, é mais demorado e pode interferir na continuidade das compressões torácicas.

Em síntese, a estratégia prática é tentar prontamente o acesso intravenoso periférico e migrar para o intraósseo quando ele não for obtido com rapidez, sempre priorizando a manutenção das compressões torácicas e evitando atrasos na administração dos medicamentos. A escolha do método deve ser individualizada conforme o contexto clínico, a experiência da equipe e os recursos disponíveis.

## Medicamentos

### Adrenalina

A adrenalina é o vasopressor de escolha nos SAV e SIV e segue recomendada pelas diretrizes internacionais. Seu principal efeito ocorre por ação alfa-adrenérgica, aumentando a pressão de perfusão coronariana e cerebral durante a RCP, o que se traduz em maiores taxas de retorno à circulação espontânea (RCE) e maior sobrevida até a admissão hospitalar.

A dose padrão em adultos é de 1 mg ou 1 ampola, sem diluição, em *bolus*, por via intravenosa ou intraóssea a cada 3 a 5 minutos. Em crianças, a dose recomendada é de 0,01 mg/kg (0,1 mL/kg da solução 1:10.000) por via IV ou IO, também a cada 3 a 5 minutos. Deve-se diluir 1 ampola em 9 mL de água destilada ou SF 0,9% para se obter a solução 1:10.000.

Nos ritmos não chocáveis (assistolia e AESP), a administração deve ser feita o mais precocemente possível após a obtenção do acesso vascular. Nos ritmos chocáveis (fibrilação ventricular e taquicardia ventricular sem pulso), a prioridade inicial é a desfibrilação e as compressões de alta qualidade. A adrenalina é introduzida após a segunda ou terceira tentativa de choque, de acordo com os protocolos vigentes.

Ensaios clínicos randomizados, como o PARAMEDIC2, e diversas metanálises mostram de forma consistente que a adrenalina aumenta as taxas de RCE e de sobrevida até a chegada ao hospital quando comparada ao placebo. Entretanto, o impacto sobre a sobrevida com desfecho neurológico favorável é modesto e heterogêneo. Em muitos estudos, a adrenalina não melhora a função neurológica a longo prazo e pode aumentar a proporção de sobreviventes com incapacidade neurológica grave. O benefício parece ser mais evidente em ritmos não chocáveis, enquanto nos ritmos chocáveis o efeito é menos claro.

O momento da primeira dose é um ponto central. Dados observacionais e análises secundárias indicam que quanto menor o tempo até a administração inicial, maior a chance de RCE e de sobrevida, especialmente nos ritmos não chocáveis. Após cerca de 20 minutos de parada, o ganho em termos de sobrevida e desfecho neurológico tende a se dissipar, reforçando a importância da administração precoce dentro do algoritmo.

Não há evidência de benefício para doses maiores ou intervalos mais curtos do que o protocolo padrão. Da mesma forma, a vasopressina, isolada ou em combinação com adrenalina, não demonstrou superioridade em relação ao uso exclusivo de adrenalina.

Em síntese, a adrenalina permanece como intervenção padrão durante a PCR, com benefício robusto em RCE e sobrevida inicial, mas com impacto limitado sobre desfecho neurológico favorável. Por isso, deve ser utilizada de forma precoce e protocolizada, sempre como complemento – e não substituto – das medidas que realmente determinam o prognóstico: compressões de alta qualidade e desfibrilação rápida quando indicada.

## Antiarrítmicos: amiodarona e lidocaína

A AHA considera amiodarona ou lidocaína como antiarrítmicos de segunda linha para fibrilação ventricular (FV) ou taquicardia ventricular (TV) sem pulso refratárias à desfibrilação, sem preferência clara por um dos fármacos.

Ensaios clínicos randomizados, incluindo o estudo ALPS, mostram que ambos aumentam a sobrevida até a admissão hospitalar quando comparados ao placebo, mas não se associam de forma consistente a maior sobrevida até a alta nem a melhor desfecho neurológico global. Em subgrupos de parada testemunhada, especialmente quando o atendimento é rápido, amiodarona e lidocaína parecem conferir algum benefício adicional em sobrevida até a alta, sugerindo que exista uma janela terapêutica dependente do tempo de administração.

A dose recomendada de amiodarona é de 300 mg em *bolus* IV ou IO, com possibilidade de dose adicional de 150 mg se a FV/TV persistir. Para lidocaína, utiliza-se de 1 a 1,5 mg/kg na primeira dose IV ou IO, seguida de 2 doses de 0,5 a 0,75 mg/kg, se necessário. A via intravenosa é, em geral, preferida, já que análises secundárias do ALPS sugerem possível benefício menor quando os antiarrítmicos são administrados exclusivamente por via intraóssea. O tempo até a primeira dose parece influenciar o resultado: a amiodarona mostrou maior benefício quando administrada de forma mais precoce, nos primeiros minutos após a chegada da equipe avançada, enquanto a lidocaína apresentou sinais de benefício em administrações relativamente mais tardias.

Estudos observacionais e metanálises recentes apontam que a lidocaína pode se associar a maior taxa de retorno à circulação espontânea, menor número de desfibrilações após a droga e, em alguns cenários, maior sobrevida hospitalar, inclusive em PCR intra-hospitalar. No entanto, a magnitude desse benefício é modesta e, nos desfechos principais, não há diferença estatisticamente robusta entre amiodarona e lidocaína. A lidocaína pode ainda ser considerada para reduzir a recorrência de FV/TV após o retorno da circulação espontânea, embora não haja evidência de impacto significativo em sobrevida a longo prazo.

## Magnésio

O magnésio não é recomendado para uso rotineiro durante a parada cardiorrespiratória em adultos nas diretrizes atuais, pois ensaios clínicos randomizados não demonstraram benefício em termos de retorno à circulação espontânea, sobrevida ou desfecho neurológico favorável, independentemente do ritmo inicial da PCR. Ao menos quatro estudos com adultos em diferentes ritmos (FV, TV sem pulso, AESP e assistolia) compararam sulfato de magnésio com placebo e não encontraram vantagem clínica consistente.

A principal indicação de magnésio na PCR é a *torsades de pointes* (taquicardia ventricular polimórfica associada a intervalo QT longo), em que o fármaco é considerado tratamento de primeira linha, mesmo na ausência de hipomagnesemia documentada. O racional fisiológico é a capacidade do magnésio de suprimir pós-despolarizações precoces e estabilizar o potencial de ação miocárdico, reduzindo a recorrência da arritmia. Além disso, ela é capaz de diminuir o intervalo QT.

A dose recomendada em adultos com *torsades de pointes* é de 1 a 2 g de sulfato de magnésio por via intravenosa, em *bolus* lento, com possibilidade de repetição, se necessário. Em pediatria, utiliza-se de 25 a 50 mg/kg IV, até a dose máxima de 2 g. Não há evidência de benefício para o uso de magnésio em taquicardia ventricular monomórfica, FV refratária ou PCR sem *torsades*.

O magnésio pode ser considerado, ainda, em situações de hipomagnesemia documentada, especialmente em pacientes com insuficiência cardíaca, uso crônico de diuréticos, intoxicação exógena ou risco de arritmias induzidas por fármacos que prolongam o QT. Por outro lado, na toxicidade por magnésio, mais comum em indivíduos com insuficiência renal, podem ocorrer hipotensão, bradicardia, bloqueio atrioventricular e até PCR, o que reforça a necessidade de monitorização clínica e eletrocardiográfica quando se utilizam doses repetidas ou prolongadas.

## Cálcio

O cálcio não deve ser administrado rotineiramente durante a parada cardiorrespiratória. As diretrizes atuais desaconselham seu uso empírico porque não há evidência de benefício em desfechos relevantes, como retorno à circulação espontânea (ROSC), sobrevida ou recuperação neurológica favorável, tanto em adultos quanto em crianças. Ensaios clínicos recentes, incluindo o COCA *trial*, mostraram que a administração de cálcio em PCR extra-hospitalar em adultos não melhora ROSC, sobrevida em 30 dias nem desfecho neurológico, e pode inclusive associar-se a piores resultados, com maior risco de hipercalcemia e pior qualidade de vida entre os sobreviventes.

Em pediatria, estudos observacionais e metanálises apontam uma associação entre o uso de cálcio durante a PCR e menor sobrevida até a alta hospitalar. Parte desse achado pode refletir viés de ressuscitação prolongada (o cálcio é frequentemente administrado em casos mais graves e de longa duração), mas, na ausência de benefício comprovado, o uso rotineiro permanece contraindicado.

Na prática, o cálcio fica reservado para algumas situações bem definidas: hipercalemia documentada ou fortemente suspeita (por exemplo, em pacientes renais crônicos ou com alterações típicas no ECG), hipocalcemia significativa e intoxicação por bloqueadores de canal de cálcio ou beta bloqueadores. Nesses contextos, o cálcio pode ser administrado na forma de cloreto ou gluconato. O cloreto de cálcio é preferido quando há acesso venoso central, por promover aumento mais rápido do cálcio ionizado; o gluconato de cálcio é geralmente escolhido para acesso periférico e em neonatos, por ser menos irritante para a veia.

As doses usuais são:

- Adultos: 10 mL de solução de cloreto de cálcio a 10% ou 20 mL de gluconato de cálcio, por via IV ou IO, em *bolus* lento, com repetição conforme a evolução clínica e o contexto (por exemplo, hipercalemia grave persistente).
- Crianças: 20 mg/kg de cloreto de cálcio a 10% (máximo 1 g por dose) ou 60 mg/kg de gluconato de cálcio a 10% (máximo 2 g por dose), por via IV ou IO, também em *bolus* lento, com monitorização cuidadosa.

## Bicarbonato de sódio

O bicarbonato de sódio não é recomendado para uso rotineiro durante a parada cardiorrespiratória. As evidências disponíveis não demonstram benefício em desfechos clinicamente relevantes, como retorno à circulação espontânea, sobrevida até a alta hospitalar ou recuperação neurológica favorável, tanto em adultos quanto em crianças. Pelo contrário, metanálises e revisões sistemáticas sugerem que seu uso indiscriminado durante a RCP pode estar associado a piores resultados em alguns subgrupos.

A administração de bicarbonato deve ser restrita a situações específicas, em que há racional fisiopatológico claro: hiperpotassemia documentada ou fortemente suspeita, intoxicação por antidepressivos tricíclicos e acidose metabólica grave comprovada (por exemplo, pH $< 7,1$ ou bicarbonato sérico $< 10$ mEq/L), sobretudo em casos de PCR prolongada. Nessas condições, o tampão pode contribuir para atenuar a acidose sistêmica e auxiliar a reversão de arritmias potencialmente fatais.

A dose habitualmente utilizada em adultos é de 1 mEq/kg, IV, em *bolus*, podendo ser repetida conforme a resposta clínica e o contexto. Em crianças, recomenda-se 1 mEq/kg, IV, em *bolus* lento, com monitorização rigorosa. A ventilação adequada é fundamental sempre que se administra bicarbonato, uma vez que o tamponamento gera $CO_2$, que se difunde rapidamente para o meio intracelular e pode, se não for removido pelos pulmões, agravar a acidose no interior da célula.

O uso indiscriminado e rotineiro de bicarbonato está associado a uma série de potenciais efeitos adversos: alcalose metabólica, hipernatremia, sobrecarga de volume, aumento da produção de $CO_2$, piora da acidose intracelular, deslocamento da curva de dissociação da hemoglobina e, em última análise, possível redução da perfusão miocárdica e cerebral. Embora modelos animais de PCR por hiperpotassemia apontem benefício do bicarbonato em aumentar ROSC e reduzir o tempo para reversão, esses resultados ainda não foram confirmados em grandes ensaios clínicos em humanos.

## CAPNOGRAFIA ($ETCO_2$)

Na prática, o $ETCO_2$ deve ser usado como alvo de otimização: se os valores estão persistentemente baixos, a equipe deve revisar imediatamente a qualidade das compressões (profundidade, frequência, retorno completo do tórax, trocas regulares de socorrista), a posição do paciente, a técnica de ventilação e o posicionamento da via aérea. Em alguns estudos, ajustes de técnica guiados por $ETCO_2$ resultaram em aumento de ROSC sem mudanças em outros componentes da RCP, reforçando seu papel como ferramenta de *feedback* em tempo real.

A capnografia também é um dos melhores marcadores para detecção de ROSC. Um aumento abrupto e sustentado do $ETCO_2$, geralmente de patamares muito baixos para valores acima de 30-35 mmHg, durante as compressões, sugere retorno da circulação espontânea (Figura 5) antes mesmo de qualquer mudança palpável de pulso ou pressão arterial. Nesses casos, recomenda-se uma pausa breve, organizada, para checar pulso e ritmo no monitor, evitando múltiplas interrupções descoordenadas.

Alguns pontos adicionais são relevantes:

- O $ETCO_2$ é mais confiável quando monitorado por via endotraqueal, mas também pode ser utilizado com dispositivos supraglóticos ou máscara acoplada, ciente de que a variabilidade é maior e os valores absolutos podem ser menos precisos.
- Ventilação excessiva (frequência alta ou volumes muito grandes) reduz o $ETCO_2$ e pode mascarar compressões adequadas, além de prejudicar a hemodinâmica.
- Fármacos como adrenalina podem reduzir transitoriamente o $ETCO_2$ ao provocar vasoconstrição intensa, enquanto a administração de bicarbonato pode elevá-lo de forma aguda pela liberação de $CO_2$, sem refletir melhora real da perfusão.

A capnografia também permanece essencial para confirmação e monitorização contínua da posição do tubo traqueal após intubação, prevenindo deslocamentos inadvertidos durante o transporte e as manobras de RCP.

Por fim, embora valores persistentemente muito baixos de $ETCO_2$, mesmo após otimização da técnica, se associem a

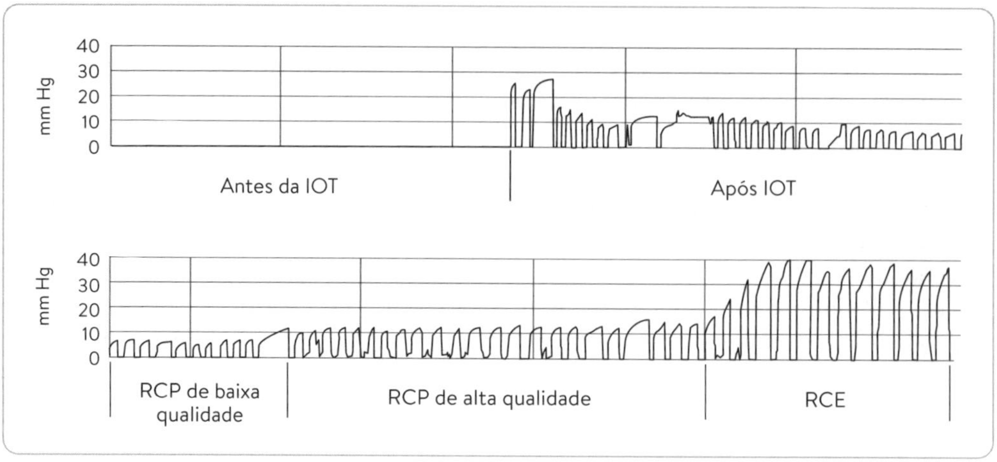


FIGURA 5 Monitorização pela capnografia durante ressuscitação cardiopulmonar (RCP). (A) Traçado do capnógrafo mostrando que a IOT foi correta e que a curva de $ETCO_2$ é corretamente exibida. (B) Mostrando a $ETCO_2$ durante a RCP (baixa e alta qualidade) e após o RCE.
$ETCO_2$: dióxido de carbono ao final da expiração; IOT: intubação orotraqueal.

prognóstico extremamente desfavorável, o $ETCO_2$ não deve ser utilizado isoladamente para decidir o momento de interromper a RCP. Ele deve ser interpretado em conjunto com duração da parada, contexto clínico, ritmo inicial, comorbidades e demais parâmetros hemodinâmicos, sempre dentro de protocolos institucionais claros de término de ressuscitação.

## CONSIDERAÇÕES FINAIS

A PCR clínica no APH exige ação rápida e organizada. A qualidade das compressões, a desfibrilação precoce, o manejo adequado da via aérea e a busca e o tratamento das causas reversíveis são os pilares que mais impactam a sobrevivência. Além dos temas abordados aqui, o capítulo de ultrassom *point-of-care* traz uma abordagem específica do uso dessa ferramenta durante a PCR.

É importante lembrar que o APH não trabalha sozinho, mas faz parte de um sistema, e as intervenções realizadas no ambiente pré-hospitalar devem fazer sentido no contínuo do tratamento do paciente. Ao mesmo tempo, devemos olhar para outros sistemas e perceber que a ciência da reanimação tem evoluído a passos largos e diversas intervenções têm ganhado espaço no APH, não existindo mais procedimentos exclusivos do intra-hospitalar.

## REFERÊNCIAS

1. Del Rios M, Bartos JA, Panchal AR, et al. Part 1: Executive summary: 2025 American Heart Association Guidelines for Cardiopulmonary Resuscitation and Emergency Cardiovascular Care. Circulation. 2025;152(16 Suppl 2):S284-312.
2. Ong MEH, Perkins GD, Cariou A. Out-of-hospital cardiac arrest: prehospital management. Lancet. 2018;391(10124):980-988.
3. Nishiyama C, Kiguchi T, Okubo M, et al. Characteristics of out-of-hospital cardiac arrest from 2018 to 2021 across the world: Third report from the International Liaison Committee on Resuscitation (ILCOR) Research and Registries Committee. Resuscitation. 2025:110852.

4. Schwaiger D, Krösbacher A, Eckhardt C, Schausberger L, Baubin M, Rajsic S. Out-of-hospital cardiac arrest: a 10-year analysis of survival and neurological outcomes. Heart Lung. 2025;73:1-8.
5. Wigginton JG, Agarwal S, Bartos JA, et al. Part 9: Adult advanced life support: 2025 American Heart Association Guidelines for Cardiopulmonary Resuscitation and Emergency Cardiovascular Care. Circulation. 2025;152(16 Suppl 2):S538-577.
6. Benger JR, Kirby K, Black S, et al. Effect of a strategy of a supraglottic airway device vs tracheal intubation during out-of-hospital cardiac arrest on functional outcome: the AIRWAYS-2 randomized clinical trial. JAMA. 2018;320(8):779-791.
7. Jabre P, Penaloza A, Pinero D, et al. Effect of bag-mask ventilation vs endotracheal intubation during cardiopulmonary resuscitation on neurological outcome after out-of-hospital cardiorespiratory arrest: a randomized clinical trial. JAMA. 2018;319(8):779-787.
8. Benger JR, Kirby K, Black S, et al. Supraglottic airway device versus tracheal intubation in the initial airway management of out-of-hospital cardiac arrest: the AIRWAYS-2 cluster randomized clinical trial. Health Technol Assess. 2022;26(21):1-158.
9. Aljanoubi M, Brown TP, Booth S, et al. The impact of the AIRWAYS-2 randomised controlled trial on clinical practice in out-of-hospital cardiac arrest in England: a registry-based cohort study. Resuscitation. 2025;212:110820.
10. Merchant RM, Topjian AA, Panchal AR, et al. Part 1: Executive summary: 2020 American Heart Association Guidelines for Cardiopulmonary Resuscitation and Emergency Cardiovascular Care. Circulation. 2020;142(16 Suppl 2):S337-357.
11. Panchal AR, Bartos JA, Cabañas JG, et al. Part 3: Adult basic and advanced life support: 2020 American Heart Association Guidelines for Cardiopulmonary Resuscitation and Emergency Cardiovascular Care. Circulation. 2020;142(16 Suppl 2):S366-468.
12. Vallentin MF, Granfeldt A, Klitgaard TL, et al. Intraosseous or intravenous vascular access for out-of-hospital cardiac arrest. N Engl J Med. 2025;392(4):349-360.
13. Ko YC, Lin HY, Huang EP, et al. Intraosseous versus intravenous vascular access in upper extremity among adults with out-of-hospital cardiac arrest: cluster randomised clinical trial (VICTOR trial). BMJ. 2024;386:e079878.
14. Alilou S, Moskowitz A, Rashedi S. Intraosseous versus intravenous vascular access in out-of--hospital cardiac arrest: a systematic review and meta-analysis of randomized controlled trials. Crit Care. 2025;29(1):124.
15. Vallentin MF, Holmberg MJ, Granfeldt A, et al. Intraosseous vs intravenous access during out-of-hospital cardiac arrest: a Bayesian secondary analysis of a randomised clinical trial. Resuscitation. 2025;212:110634.
16. Couper K, Ji C, Deakin CD, et al; PARAMEDIC-3 Collaborators. A randomized trial of drug route in out-of-hospital cardiac arrest. N Engl J Med. 2025;392(4):336-348.

9

# Fibrilação ventricular refratária

Vitória Barros
Yury Tavares de Lima

**Pontos-Chave**

- A parada cardiorrespiratória está entre as principais e mais frequentes emergências atendidas nos departamentos de emergência de todo o mundo.
- As habilidades do suporte básico e avançado de vida devem ser treinadas e repetidas com frequência para que os erros sejam minimizados e as chances de sucesso sejam mantidas altas nos casos reversíveis.
- As manobras de ressuscitação efetivas com compressão torácica de alta qualidade e desfibrilação precoce são as duas intervenções que comprovadamente reduzem a morbimortalidade e devem ser a prioridade.
- O Suporte Avançado de Vida em Cardiologia (ACLS, do inglês *Advanced Cardiovascular Life Support*) deve ser praticado da maneira mais efetiva, com recursos adequados, para que a(s) causa(s) da parada cardiorrespiratória sejam corrigidas e rapidamente identificadas e revertidas, se possível.
- Na fibrilação ventricular refratária (FVR), algumas condutas podem ser tomadas, baseadas em evidências, como o choque duplo e a mudança de posicionamento das pás do desfibrilador, assim como o uso de medicamentos antiarrítmicos (esmolol).

## INTRODUÇÃO

A parada cardiorrespiratória (PCR) é uma das emergências médicas mais críticas, caracterizada pela cessação súbita e inesperada da circulação sanguínea e da respiração, resultando em colapso hemodinâmico e perda de consciência. Quando não prontamente reconhecida e tratada, a PCR leva rapidamente à morte. Dentre os ritmos iniciais de PCR, a fibrilação ventricular (FV) é um dos mais frequentemente identificados em cenários extra-hospitalares, com bom prognóstico quando a desfibrilação é realizada precocemente.[1] No entanto, um subgrupo de pacientes evolui com FV refratária (FVR), definida como persistência de arritmia mesmo após múltiplas tentativas de desfibrilação com suporte adequado. Embora a definição possa variar conforme protocolos e estudos, é amplamente aceita como persistência da FV após, pelo menos, três choques elétricos eficazes, com compressão torácica de qualidade, administração de adrenalina (pelo menos uma dose) e uso de antiarrítmico (amiodarona ou lidocaína).

## FISIOPATOLOGIA

A FV é caracterizada por atividade elétrica caótica e desorganizada nos ventrículos, resultando na ausência de débito cardíaco. Ocorre principalmente devido a mecanismos como automatismo anormal, reentrada múltipla em miocárdio estruturalmente comprometido, principalmente secundário à isquemia, mas outras causas também podem desencadear, como medicamentos, distúrbios hidroeletrolíticos ou cardiomiopatias. Quanto maior o tempo sem perfusão coronariana adequada, mais células miocárdicas entram em falência metabólica, gerando acidose intracelular devido ao acúmulo de hidrogênio e cálcio intracelulares, comprometendo ainda mais a condução e a contratilidade. Como consequência, a FV torna-se resistente à desfibrilação, caracterizando a FVR.

Além disso, vale lembrar que algumas causas contribuem para refratariedade à desfibrilação, como:

- Isquemia miocárdica prolongada, uma vez que altera o limiar de desfibrilação.
- Acidose metabólica e hiperpotassemia que reduzem a eficácia dos medicamentos.
- Energia do choque inadequada ou má colocação das pás.
- Causas reversíveis não tratadas, como infarto agudo do miocárdio, tromboembolismo pulmonar, tamponamento cardíaco e pneumotórax hipertensivo.

## DIAGNÓSTICO E MANEJO

O diagnóstico imediato da FV durante a PCR baseia-se na análise do ritmo, preferencialmente com o monitor-desfibrilador. A FV caracteriza-se por um ritmo desorganizado, de alta frequência, sem complexos QRS discerníveis.

A abordagem inicial segue os protocolos de ACLS, que inclui: reconhecimento precoce da PCR e acionamento dos serviços de emergência, início de manobras de ressuscitação cardiopulmonar (RCP) de qualidade, desfibrilação precoce e cuidados pós-PCR.

Embora a desfibrilação precoce seja a intervenção mais eficaz na FV, o uso de medicamentos adjuvantes é recomendado em casos refratários, conforme apresentado na Tabela 1.

## ESTRATÉGIAS AVANÇADAS

Duas estratégias têm sido citadas nos casos de FVR: a desfibrilação alternando as pás (VC, do inglês *vector change*) e a dupla desfibrilação sequencial externa (DSED, do inglês *double sequential external defibrillation*). O *DOSE FV trial*, ensaio clínico randomizado realizado no Canadá, demonstrou melhores desfechos em pacientes submetidos à DSED ou à VC quando comparados com aqueles submetidos à desfibrilação padrão[1].

A VC consiste em posicionar as pás em posição anteroposterior e a DSED consiste

TABELA 1 Medicamentos utilizados durante o Suporte Avançado de Vida em Cardiologia em adultos, em ritmos chocáveis

| Medicamento | Dose | Repetição | Observação |
|---|---|---|---|
| Adrenalina | 1 mg | A cada 3-5 minutos | Utilizada em qualquer ritmo de PCR, mas iniciada em tempos diferentes em ritmos chocáveis ou não chocáveis. |
| Amiodarona | 300 mg | 150 mg se necessário | Utilizada em FV/TV sem pulso se refratária. |
| Lidocaína | 1-1,5 mg/kg | 0,5-0,75 mg/kg a cada 5-10 min | Dose máxima: 3 mg/kg. Alternativa à amiodarona. |
| Sulfato de magnésio | 1–2 g em 10 mL de solução | A cada 5-20 minutos | Dose máxima: 4 g. Indicado em *torsades de pointes* ou hipomagnesemia. |

TV: taquicardia ventricular.

em posicionar um segundo conjunto de pás em posição anteroposterior, de modo que os choques sejam aplicados no mesmo instante (com menos de 1 segundo de diferença) a fim de evitar possíveis danos no desfibrilador, conforme demonstrado na Figura 1.

Nesse estudo, pacientes submetidos à VC apresentaram melhores desfechos de sobrevida até a alta hospitalar, quando comparados aos pacientes submetidos à desfibrilação padrão (21,7% e 13,3%, respectivamente). E ao avaliar a DSED, as taxas de sobrevida são maiores quando comparadas à VC e à desfibrilação padrão, com 30,4% de taxa de sobrevida. Além disso, como desfecho secundário, tanto a DSED quanto a VC demonstraram benefício no prognóstico neurológico do paciente pós-PCR assim como o término da FV.

Para a realização da desfibrilação dupla, deve-se priorizar o uso de modelos de desfibrilador iguais e deixar as pás próximas, mas evitar que elas se toquem.

## BETABLOQUEADORES

Acredita-se que a FVR seja resultante de um pico adrenérgico, frequentemente secundário à oclusão coronariana aguda e à isquemia miocárdica. O esmolol, um antagonista beta-adrenérgico de ação ultracurta, tem sido proposto como uma opção de tratamento.

Estudos mais recentes já comparam a utilização do esmolol tanto no ambiente pré-hospitalar quanto no intra-hospitalar para o tratamento de pacientes com FVR, demonstrando benefício no retorno da circulação espontânea e na sobrevida até a alta hospitalar. No entanto, os estudos atuais apresentam amostras pequenas, o que evidencia a necessidade de investigações em larga escala para validar o uso do esmolol como prática clínica consolidada nesse contexto. Caso seja a droga escolhida, a dose orientada é de 500 mcg/kg em *bolus*, seguida de uma infusão contínua na dose de 100 mcg/kg/min.

## BLOQUEIO DO GÂNGLIO ESTRELADO

O gânglio estrelado (ou cervicotorácico) é um aglomerado de neurônios simpáticos localizado entre as vértebras C7 e T1, integrando as fibras nervosas simpáticas do

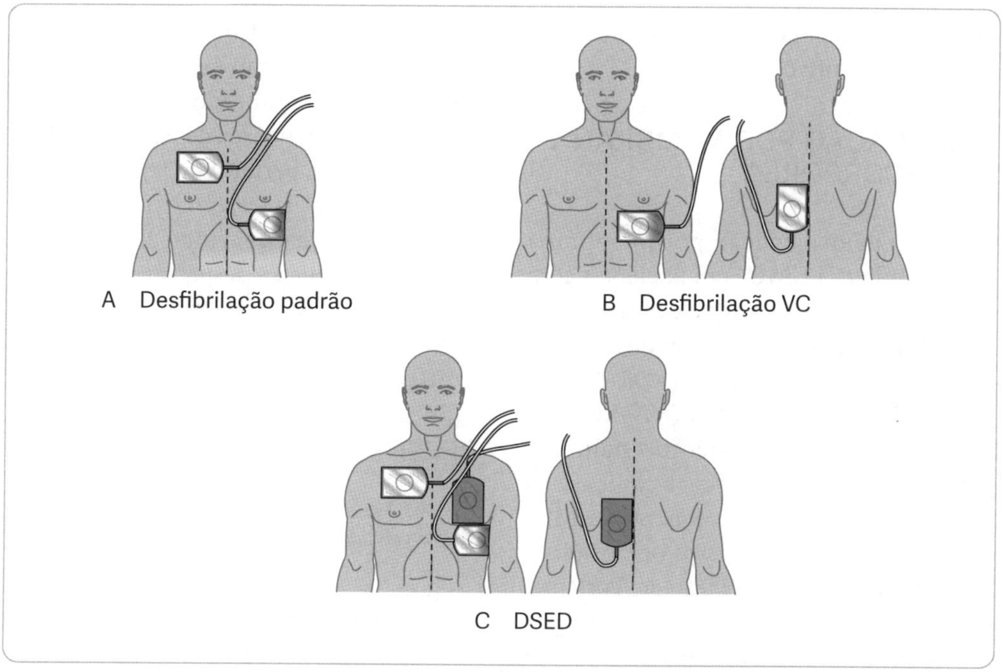


FIGURA 1 Posicionamento dos eletrodos nas três estratégias de desfibrilação. A: Posicionamento dos eletrodos para desfibrilação padrão. B: Desfibrilação por troca de vetor (VC). C: Dupla desfibrilação sequencial externa (DSED). Em C, as pás em verde são do segundo desfibrilador, com os eletrodos posicionados nas posições posterior e anterior.
Fonte: Cheskes et al., 2022[1].

coração. Ele representa um ponto estratégico por onde passam as fibras simpáticas pré e pós-ganglionares destinadas ao miocárdio.

A injeção de um anestésico local inibe a condução nervosa no gânglio estrelado, levando a:

- Redução da liberação de noradrenalina nos nervos simpáticos cardíacos.
- Aumento do limiar para arritmias ventriculares, especialmente FV e TV polimórfica.
- Diminuição da heterogeneidade de repolarização ventricular.
- Prolongamento do período refratário efetivo do miocárdio.
- Redução da atividade elétrica patológica do miocárdio relacionada ao estresse adrenérgico.

Meng et al.[2] estudaram a prática de bloqueio do gânglio estrelado (BGE, em inglês *stellate ganglion block* – SGB) no manejo de tempestade elétrica e demonstraram eficácia no controle agudo, reduzindo episódios de arritmias e choques de cardioversor desfibrilador implantável (CDI), independentemente da fração de ejeção, cardiomiopatia ou tipo de arritmia ventricular, podendo ser utilizado como terapia de resgate em contextos refratários. Porém, ensaios clínicos maiores são necessários para estabelecer seu papel definitivo.

## OXIGENAÇÃO POR MEMBRANA EXTRACORPÓREA

O uso de oxigenação por membrana extracorpórea (ECMO) em pacientes com FVR tem ganhado destaque como uma estratégia de resgate em casos em que o ACLS falha em reverter a parada cardíaca.

A ECMO venoarterial (VA-ECMO) assume as funções do coração e pulmões, garantindo perfusão cerebral e coronariana adequadas, mesmo sem batimentos cardíacos eficazes. Isso preserva os órgãos vitais enquanto a causa da FV é tratada. Portanto, a ECMO permite tempo para realizar angiografia coronariana ou até ablação, que são essenciais para reverter a causa da arritmia.

O *ARREST trial* mostrou sobrevida até a alta hospitalar de 43% com ECMO *versus* 7% com ACLS padrão. Além disso, todos os sobreviventes que receberam ECMO tiveram recuperação neurológica significativa.

Entretanto, o uso da ECMO ainda apresenta limitações significativas, principalmente devido à necessidade de infraestrutura altamente especializada, além de se tratar de uma intervenção complexa, onerosa e intensiva em recursos humanos e materiais.

## CONSIDERAÇÕES FINAIS

Como reforçado, a PCR é uma condição crítica e os desfechos são tempo-dependentes, o que nos leva a refletir sobre a rapidez e a qualidade do atendimento inicial. Já existem modelos de protocolos que reduzem a demora no atendimento desses pacientes, principalmente no contexto pré-hospitalar, levando em conta a epidemiologia, localização principal dos eventos, características dos pacientes, administrações de medicamentos realizados etc. Como exemplo, tem-se o modelo Utstein[3] utilizado para padronizar como registramos casos de parada cardíaca fora do hospital, permitindo registrar características dos pacientes, como o atendimento foi realizado, quanto tempo até a chegada do serviço médico e despacho do paciente, e se o paciente sobreviveu ou teve sequelas, de modo a otimizar o atendimento médico e melhor sobrevida dos pacientes.

## REFERÊNCIAS

1. Cheskes S, Verbeek PR, Drennan IR, McLeod SL, Turner L, Pinto R, et al. Defibrillation strategies for refractory ventricular fibrillation. N Engl J Med. 2022;387(21):1947-56.
2. Meng L, Tseng C-H, Shivkumar K, Ajijola O. Efficacy of stellate ganglion blockade in managing electrical storm: a systematic review. JACC Clin Electrophysiol. 2017;3(9):942-9.
3. Bray JE, Grasner J-T, Nolan JP, Iwami T, Ong MEH, Finn J, et al. Cardiac arrest and cardiopulmonary resuscitation outcome reports: 2024 update of the Utstein Out-of-Hospital Cardiac Arrest Registry Template. Circulation. 2024;150(9):e203-23.
4. Driver BE, Debaty G, Plummer DW, Smith SW. Use of esmolol after failure of standard cardiopulmonary resuscitation to treat patients with refractory ventricular fibrillation. Resuscitation. 2014;85(10):1337-41.
5. Hira RS, Nichol G. Management of refractory ventricular fibrillation: extracorporeal membrane oxygenation or epinephrine? JACC Basic Transl Sci. 2017;2(3):254-7.
6. Patrick C, Crowe RP, Ward B, Mohammed A, Keene KR, Dickson R. Feasibility of prehospital esmolol for refractory ventricular fibrillation. J Am Coll Emerg Physicians Open. 2022;3(2):e12700.
7. Yannopoulos D, Bartos J, Raveendran G, Walser E, Connett J, Murray TA, et al. Advanced reperfusion strategies for patients with out-of-hospital cardiac arrest and refractory ventricular fibrillation (ARREST): a phase 2, single centre, open-label, randomised controlled trial. Lancet. 2020;396(10265):1807-16.

10

# Dor no peito

Julia Almeida de Melo
Marion Wiedemann Trombetta
Vanessa Ferrari Wallau

## Pontos-Chave

- Recomenda-se que os profissionais de saúde descrevam a dor torácica como dor cardíaca, possivelmente cardíaca ou não cardíaca, evitando o uso do termo "atípica", que pode sugerir, de forma equivocada, um quadro benigno.
- Apesar de, na maioria dos casos, tratar-se de condições de baixo risco, existe uma parcela de pacientes cuja dor torácica está relacionada a doenças graves e tempo-dependentes.
- É fundamental considerar os fatores de risco cardiovasculares, como tabagismo, hipertensão, dislipidemia, obesidade e diabetes, lembrando que idosos e mulheres tendem a apresentar sintomas menos típicos.
- Em pacientes com suspeita de síndrome coronariana aguda (SCA), deve ser obtido e interpretado um eletrocardiograma (ECG) de 12 derivações em até 10 minutos.
- É muito importante ter contato direto entre a equipe médica da intervenção pré-hospitalar, o serviço de regulação e a equipe de cardiologia intervencionista, com compartilhamento do ECG para a programação da melhor estratégia de intervenção.
- É fundamental que o profissional emergencista seja capaz de analisar o ECG e reconhecer um infarto agudo do miocárdio com supradesnivelamento do segmento ST (IAMCSST), incluindo outros padrões sugestivos de oclusão coronariana aguda (OCA), quando associado a quadro clínico compatível.
- A ultrassonografia à beira do leito (POCUS, do inglês *point of care ultrasound*) auxilia na tomada de decisão sobre o encaminhamento do paciente para o serviço mais adequado, otimizando o tempo e os recursos disponíveis.
- O IAMCSST é a doença em que, quando o tratamento é instituído ainda no cenário pré-hospitalar, possui maiores evidências de redução da morbimortalidade.

## INTRODUÇÃO

Dor torácica, ou dor no peito, é uma das queixas mais comuns entre os adultos que procuram atendimento de emergência. Nos Estados Unidos, representa aproximadamente 5,5% de todas as visitas nesse setor[1]. Embora, na maioria dos casos, a dor tenha origem não cardíaca, com menos de 10% dos pacientes recebendo o diagnóstico de SCA, ainda assim, essa é a condição com maior taxa de mortalidade entre homens e mulheres[2]. No Brasil, não há dados consolidados sobre a prevalência da dor no peito nas emergências, mas dados do Ministério da Saúde apontam o infarto agudo do miocárdio (IAM) como a principal causa de morte no país. Estimam-se que entre 300 e 400 mil infartos ocorrem anualmente, com um óbito a cada cinco a sete casos.

O profissional de saúde deve estar atento, pois nem sempre a queixa do paciente se limita a uma "dor no peito". Sintomas equivalentes incluem sensação de pressão, aperto, queimação ou desconforto em regiões como peito, ombros, braços, pescoço, mandíbula, costas ou abdome superior – além de sintomas menos específicos, como falta de ar, sudorese, náuseas, tontura e fadiga. Segundo a diretriz da American Heart Association, recomenda-se que os profissionais de saúde descrevam esses sintomas como dor cardíaca, possivelmente cardíaca ou não cardíaca, evitando o uso do termo "atípica", que pode sugerir, de forma equivocada, um quadro benigno.

Apesar de, na maioria dos casos, tratar-se de condições de baixo risco, existe uma parcela de pacientes cuja dor torácica está relacionada a doenças graves e tempo-dependentes. Por isso, a avaliação médica deve priorizar a identificação precoce de causas potencialmente fatais. A Tabela 1 mostra possíveis diagnósticos diferenciais e sua apresentação, e a Figura 1 mostra a prevalência dessas condições em um departamento de emergência.

TABELA 1 Causas comuns de dor torácica

| Origem | Exemplos | Apresentação clínica | Achados do ECG |
|---|---|---|---|
| Cardíaca | SCA | Dispneia, sudorese, irradiação da dor para ombros e braços | Elevação ou depressão de ST, onda T anormal, bloqueio de ramo |
| | Pericardite | Dor em fincada constante que pode ser exacerbada com a inspiração ou movimento | Elevação difusa do segmento ST, depressão de PR |
| | Dissecção de aorta | Súbita e severa em 90% dos casos. Dor máxima no início, às vezes descrita como "rasgando" | Pode haver elevação do segmento ST, principalmente em parede inferior |
| Gastrointestinal | Gastrite | Queimação epigástrica que piora com decúbito | Taquicardia pode estar presente |
| | Pancreatite | Dor epigástrica/quadrante superior direito/torácica | Taquicardia pode estar presente |
| | Úlcera péptica | Dor epigástrica, exacerbada por ingesta de alimentos | Taquicardia pode estar presente |

*(continua)*

TABELA 1 Causas comuns de dor torácica (*continuação*)

| Origem | Exemplos | Apresentação clínica | Achados do ECG |
|---|---|---|---|
| Musculoesquelética | Costocondrite | Dor à palpação durante o movimento e/ou inspiração | Taquicardia pode estar presente |
| Respiratória/ pulmonar | Embolia pulmonar | Dispneia, dor pleurítica, pode ser acompanhada de edema em membro inferior unilateral e febre | Taquicardia é o mais comum. S1Q3T3 e BRD pode ocorrer |
| | Pneumotórax espontâneo | Murmúrio vesicular reduzido, dor súbita e aguda associada à dispneia | Taquicardia pode estar presente |
| | Pneumonia | Dor pleurítica associada à tosse purulenta e febre | Taquicardia pode estar presente |
| Psicogênica | Transtorno do pânico | Início súbito de múltiplos sintomas como dor torácica, palpitações, náusea, sudorese, dispneia e medo de morrer | Taquicardia pode estar presente |

BRD: bloqueio de ramo direito; ECG: eletrocardiograma; SCA: síndrome coronariana aguda.
Fonte: adaptada de Tintinalli et al., 2019[3].

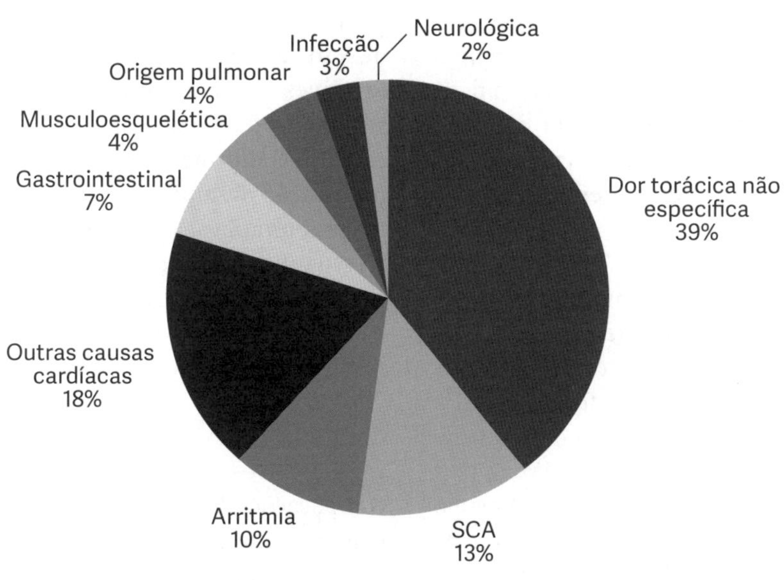


FIGURA 1 Prevalência de dor no peito em um departamento de emergência.
SCA: síndrome coronariana aguda.
Fonte: adaptada de Bjørnsen et al., 2019[4].

## TRIAGEM PRÉ-HOSPITALAR

Em muitos casos, o primeiro contato do paciente com queixa de dor no peito ou sintomas equivalentes ocorre por telefone, ao acionar o Serviço de Atendimento Móvel de Urgência (SAMU) 192, ou recurso móvel pré-hospitalar privado. A triagem, nesse contexto, é um grande desafio. Com base apenas no relato do solicitante, muitas vezes sob estresse, que não raro faz uso de termos imprecisos, é difícil diferenciar condições benignas de doenças potencialmente fatais. Subestimar a gravidade da queixa pode mascarar um caso de SCA, levando a atrasos no diagnóstico e no início do tratamento, com aumento significativo da morbimortalidade. Por outro lado, superestimar os sintomas pode acarretar no envio desnecessário de uma unidade de suporte avançado, deixando determinada área desassistida para casos realmente graves.

Diante desse cenário, é essencial aprimorar a abordagem inicial e garantir o envio do recurso mais adequado no menor tempo possível. O profissional da regulação deve estar atento aos detalhes da dor descrita, levando em conta que grupos como idosos e mulheres tendem a apresentar sintomas menos típicos. Além disso, é fundamental considerar os fatores de risco cardiovasculares, como tabagismo, hipertensão, dislipidemia, obesidade e diabetes. Dor de início há menos de 12 horas e sintomas adicionais como falta de ar e sudorese foram associados a piores diagnósticos em um estudo de coorte transversal realizado por Wouters et al.[5] Na suspeita de SCA, idealmente o tempo preconizado para chegada da unidade de suporte avançado até a vítima é de até 10 minutos a partir do contato do solicitante.

Recomenda-se que pacientes com alto risco sejam transportados ao pronto-socorro por equipe médica treinada, por ambulância ou transporte aeromédico de unidade avançada, monitorados, o mais rápido possível, já que o ECG e algumas intervenções, como administração de antiagregantes plaquetários e fibrinolítico, podem ser iniciados ainda no ambiente pré-hospitalar. Segundo estudos populacionais, aproximadamente 1 a cada 300 pacientes com dor torácica que optam por transporte próprio pode evoluir para parada cardiorrespiratória (PCR) durante o trajeto. Em situações em que o solicitante informa que a vítima perdeu a consciência, ele deve ser orientado a iniciar imediatamente compressões torácicas e, se possível, utilizar um desfibrilador externo automático (DEA) até a chegada da equipe. Esse tipo de ação pode ser determinante para a sobrevida do paciente.

## ABORDAGEM INICIAL

Todos os pacientes com dor torácica devem ser considerados potencialmente graves e receber uma avaliação inicial sistematizada, bem como monitoramento cardíaco conforme mnemônico MOV (**mo**nitorização multiparamétrica não invasiva, **o**xigenoterapia se indicado e obtenção de acesso **v**enoso). É necessário analisar e tratar as demandas imediatas de suporte à vida, como manipulação de vias aéreas, suporte respiratório e hemodinâmico – ABCDE.

A avaliação primária em pacientes com dor torácica deve ser feita de maneira eficaz e cautelosa, considerando as possíveis complicações das patologias de maior risco, com objetivo de identificar precocemente condições ameaçadoras à vida e diagnósticos graves e tempo-dependentes. Sugere-se realizar uma abordagem sistemática do paciente:

- Avaliação da via aérea: disfunções de via aérea são incomuns em pacientes com dor torácica.
- Avaliação respiratória: avaliar a presença de desconforto respiratório, enfisema subcutâneo e alterações de ausculta pulmonar.
- Avaliação hemodinâmica: buscar ativamente sinais clínicos de choque. As causas comuns são choque cardiogênico e séptico; menos comum se apresenta o choque obstrutivo.
  - Achados como assimetria de pulsos ou de pressão arterial podem sugerir síndrome aórtica aguda (SAA), mas são pouco sensíveis isoladamente.
  - Realização de ausculta cardíaca e busca por turgência de jugular também fazem parte da avaliação cardiovascular.
- Avaliação neurológica: disfunção neurológica é rara, mas deve-se considerar a possibilidade de ser secundária a baixo débito cardíaco (hipofluxo cerebral), bem como possíveis alterações neurovasculares.
  - Avaliar o risco de patologias vasculares (como a SAA) em pacientes que se apresentam com dor torácica e alteração neurológica.

A caracterização da dor torácica é essencial para diferenciar entre dores somáticas e viscerais. Dores viscerais estão associadas a síndromes como SCA, SAA, ruptura esofágica, tromboembolismo pulmonar (TEP) e pericardite. Já a dor somática, mais localizada e em pontada, pode sugerir (mas não exclusivamente) causas benignas, como musculoesqueléticas.

Aspectos fundamentais da anamnese incluem investigação detalhada das características da dor, como tipo (pressão, queimação, facada etc.), intensidade, início (abrupto ou gradual), fatores desencadeantes, agravantes ou de alívio (Tabela 2). Deve-se explorar se é um episódio inédito ou recorrente, se há diagnóstico prévio associado, além do uso e da resposta a medicações analgésicas. É essencial avaliar fatores de risco, incluindo o uso de substâncias ilícitas (com destaque para a cocaína), tabagismo, etilismo, doenças e cirurgias preexistentes, uso de inibidores da fosfodiesterase, momento da última refeição, histórico familiar de doenças cardiovasculares e se o paciente já realizou estratificação de risco cardiovascular anteriormente, com data e resultados, se disponíveis.

## EXAMES COMPLEMENTARES

### Eletrocardiograma

Recomenda-se a realização de ECG de 12 derivações dentro de 10 minutos em toda suspeita de dor torácica de origem cardíaca. Em paciente com sintomas persistentes ou deterioração clínica que o ECG inicial não demonstrou padrão de OCA, recomenda-se a realização de ECG seriados durante o transporte, de forma a não atrasar a transferência do paciente ao hospital. Estima-se que até 15% de IAMCSST não estava presente no primeiro ECG. Suspeita-se de IAMCSST se houver elevação de segmento ST nova (ou presumidamente nova) ≥ 1 mm em duas ou mais derivações contíguas, exceto em V2-V3, no qual considera-se elevação ≥ 2 mm em homens com 40 anos ou mais ou ≥ 2,5 mm se menor de 40 anos, e ≥ 1,5 mm em mulheres.

Na presença de depressão de segmento ST ≥ 0,5 mm nas derivações V1-V3, deve-se avaliar as derivações posteriores (V7-V8). Se houver suspeita de IAMCSST de pare-

TABELA 2 Sintomas clássicos de causas de dor torácica potencialmente ameaçadoras à vida

| Doença | Localização da dor | Característica | Irradiação | Sinais e sintomas |
|---|---|---|---|---|
| Síndrome coronariana aguda | Retroesternal, precordial, epigástrica | Aperto, opressão | Ombro/braço esquerdo ou direito, mandíbula | Náusea, sudorese, dispneia |
| Embolia pulmonar | Pontual no tórax | Pleurítica | Nenhuma | Taquicardia, taquipneia, hipóxia, hemoptise |
| Dissecção de aorta | Linha média, subesternal | Rasgando, súbita | Região interescapular | Assimetria de pulsos, déficit neurológico |
| Pneumonia | Pontual no tórax | Em facada, pleurítica | Nenhuma | Febre, hipoxemia, sinais de sepse |
| Ruptura esofágica | Subesternal | Súbita, aguda, após episódio de vômito | Dorso | Dispneia, sudorese, sinais de sepse |
| Pneumotórax | Um lado do tórax | Súbita, aguda, lancinante | Ombro, dorso | Dispneia |
| Pericardite | Subesternal | Aguda, constante ou pleurítica | Dorso, pescoço, ombro | Febre, atrito pericárdico |
| Úlcera perfurada | Epigástrica | Severa, aguda | Dorso, subindo para o tórax | Sudorese, angústia aguda |

Fonte: adaptada de Tintinalli et al., 2020[3].

de inferior, derivações à direita devem ser obtidas.

É fundamental que o profissional emergencista seja capaz de reconhecer rapidamente sinais de IAMCSST, incluindo os outros padrões sugestivos de OCA (Figura 2), quando associados a quadro clínico compatível.

### Troponina *point-of-care*

Na fase pré-hospitalar, o uso de troponina *point-of-care* (POC) não é recomendado, uma vez que sua utilidade diagnóstica e prognóstica é limitada nesse cenário inicial, tendo em vista que os testes atualmente disponíveis apresentam menores sensibilidade, precisão diagnóstica e valor preditivo negativo quando comparados à troponina automatizada. Apesar de promissor, a utilização da troponina POC carece de evidências mais robustas sobre custo-efetividade e impacto nos desfechos clínicos.

## Ultrassonografia

A POCUS tornou-se uma ferramenta essencial, permitindo avaliações rápidas e precisas ainda no local do atendimento. Seu uso acelera o diagnóstico, orienta decisões clínicas e possibilita intervenções imediatas, o que pode melhorar significativamente o desfecho dos pacientes antes da chegada

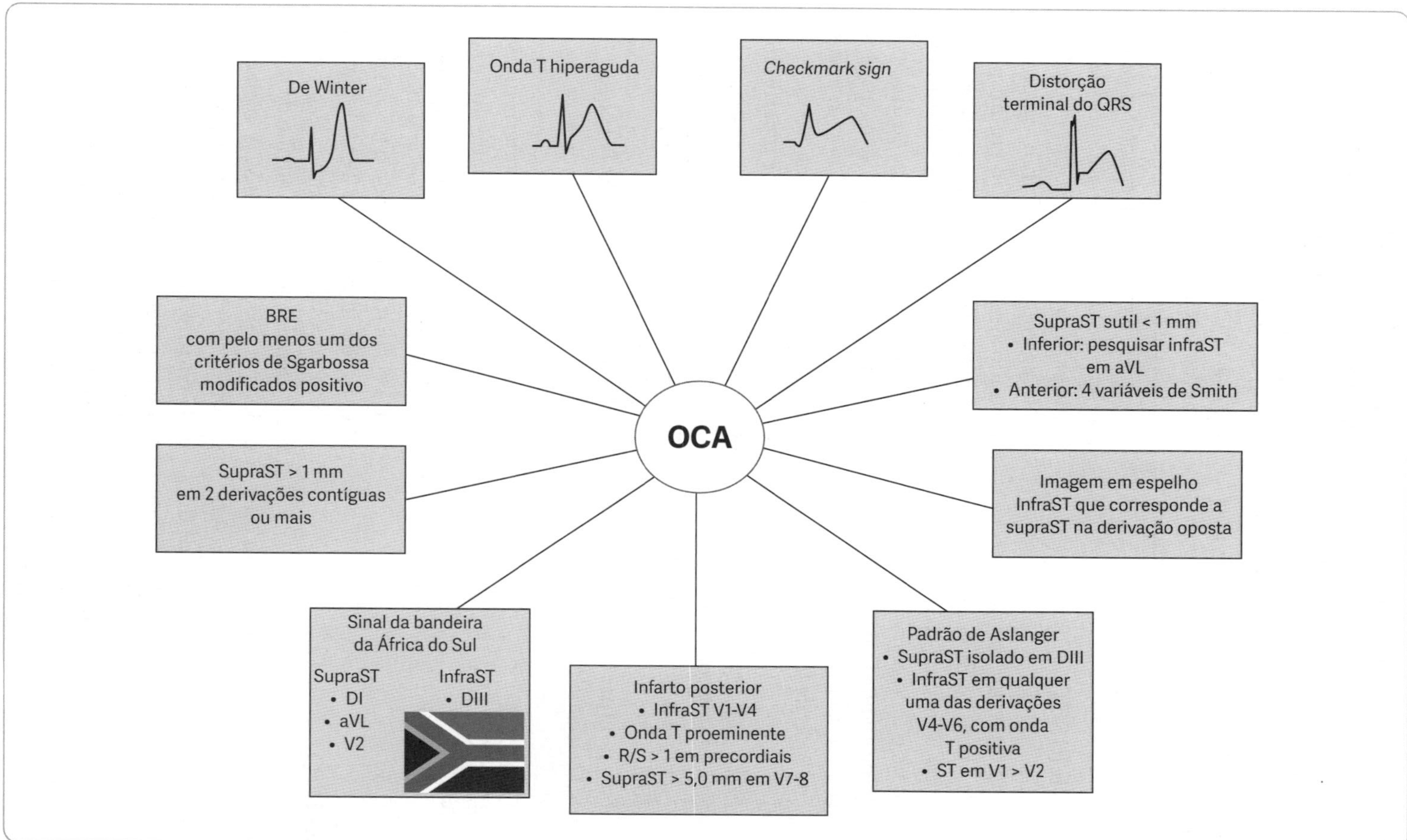


FIGURA 2 Padrões eletrocardiográficos sugestivos de oclusão coronariana aguda.

BRE: bloqueio de ramo esquerdo; infraST: infradesnivelamento do segmento ST; supraST: supradesnivelamento do segmento ST.
Fonte: adaptada de Wiebelling et al., 2021[6].

ao hospital. A POCUS também melhora a gestão do paciente, auxiliando na tomada de decisão sobre seu encaminhamento para o serviço mais adequado, otimizando o tempo e os recursos disponíveis. No entanto, seu uso requer treinamento adequado, pois interpretar imagens com precisão depende de habilidades que precisam de prática contínua.

## ESCORES DE RISCO

Em pacientes estáveis, com dor torácica sem padrão de OCA no ECG, podem ser utilizados escores adicionais para auxiliar na avaliação, como o *Emergency Department Assessment of Chest Pain Score* (EDACS) e o *Pulmonary Embolism Rule-out Criteria* (PERC), dependendo da hipótese diagnóstica principal.

A dissecção de aorta representa um diagnóstico diferencial crítico, com alta mortalidade associada. Deve ser considerada uma condição de alto risco em pacientes que apresentam pontuação $\geq 1$ no escore de risco *Aortic Dissection Detection* (ADD).

## EQUIPAMENTOS E MEDICAMENTOS NA AMBULÂNCIA

Ver Tabela 3.

## TRATAMENTO

Embora a dor torácica seja uma das principais causas de acionamento dos serviços de emergência, o início precoce do tratamento no ambiente pré-hospitalar nem sempre está indicado. Isso se justifica devido à ampla e heterogênea possibilidade etiológica desta queixa, que inclui desde as condições de baixo risco até emergências graves. Para além disso, a confirmação diagnóstica definitiva raramente é possível, tornando o tratamento empírico potencialmente perigoso.

Um exemplo importante é a administração precoce de anticoagulantes ou antiagregantes que, embora indicada em algumas cardiopatias isquêmicas, pode ter consequências graves em condições como a dissecção de aorta, nas quais esses medicamentos são formalmente contraindicados.

No caso do IAMCSST, o tratamento instituído ainda no cenário pré-hospitalar apresenta as maiores evidências de redução da morbimortalidade. O profissional de saúde deve estar atento aos padrões eletrocardiográficos que não se enquadram na definição de IAMCSST, porém podem, ainda assim, configurar quadro de OCA, com benefício de terapia de reperfusão de urgência.

## INFARTO AGUDO DO MIOCÁRDIO COM SUPRADESNIVELAMENTO DO SEGMENTO ST

Em 2011, por meio da Portaria n. 2.994/GM/MS, a Linha de Cuidado do Infarto Agudo do Miocárdio foi implementada no SUS[8]. Em 2014, com a Portaria n. 2.777/GM/MS, foi regulamentado o financiamento e uso do fibrinolítico Tenecteplase no âmbito do SAMU[9]. Atualmente, o serviço pré-hospitalar conta com auxílio da telemedicina para pacientes com SCA, oferecendo suporte especializado na interpretação do ECG e fornecendo uma segunda opinião médica em tempo real. Além disso, realiza contato direto com os hospitais de referência, verificando a disponibilidade de leitos e facilitando o processo de transferência do paciente.

TABELA 3 Instrumentação e medicamentos recomendados no atendimento pré-hospitalar de origem cardíaca

| **Instrumentos** | | | |
|---|---|---|---|
| Monitor e aparelho de ECG | | Mandatório | |
| Teletransmissão de ECG | | Mandatório se ausência de médico<br>Recomendado se médico presente | |
| Oxímetro de pulso | | Mandatório | |
| Desfibrilador/cardioversor | | Mandatório | |
| Marca-passo transcutâneo | | Altamente recomendado | |
| Ventilação invasiva | | Recomendado | |
| Ventilação não invasiva | | Recomendado | |
| Aparelho de compressão torácica | | Pode ser considerado | |
| Biomarcador *point-of-care* (troponina) | | Pode ser considerado | |
| Ultrassom portátil | | Recomendado | |
| **Medicamentos** | | | |
| Classe/medicamento | | IAMCSST | IAMSSST |
| Fibrinolíticos | Tenecteplase | Altamente recomendado | – |
| | Alteplase | Pode ser considerado | – |
| | Estreptoquinase | Não recomendada | – |
| Anticoagulantes | Enoxaparina e/ou HNF | Obrigatório | Recomendado |
| Antiagregantes plaquetários | AAS | Obrigatório | Recomendado |
| | Clopidogrel | Obrigatório (ou se não houver ticagrelor/prasugrel) | Recomendado |
| | Ticagrelor | – | Recomendado |
| | Prasugrel | – | Não recomendado |
| | Inibidores GP2b3a (tirofibana, abciximabe) | Pode ser considerado | – |
| **Medicamento** | | **Recomendação** | |
| Morfina | | Obrigatório | |
| Amiodarona | | Altamente recomendado | |
| Lidocaína | | Recomendado | |
| Adenosina | | Recomendado | |
| Sulfato de magnésio | | Recomendado | |
| Furosemida | | Obrigatório | |
| Atropina | | Altamente recomendado | |
| Epinefrina | | Obrigatório | |
| Norepinefrina | | Altamente recomendado | |
| Isoprenalina | | Recomendado | |
| Dobutamina | | Recomendado | |
| Anti-hipertensivos | | Altamente recomendado | |

AAS: ácido acetilsalicílico; ECG: eletrocardiograma; HNF: heparina não fracionada; inibidores GP2b3a: inibidores da glicoproteína IIb/IIIa; IAMSSST: infarto agudo do miocárdio sem supradesnivelamento do segmento ST.
Fonte: adaptada de Beygui et al., 2020[7].

No momento em que o ECG evidencia supradesnivelamento do segmento ST, é necessário avaliar o tempo de deslocamento até a referência para realização de intervenção coronariana percutânea, bem como possíveis contraindicações ao uso da medicação fibrinolítica e risco de sangramento do paciente em questão.

Sabe-se que a angioplastia primária (intervenção coronariana percutânea – ICP) é o padrão-ouro da terapia de reperfusão, com maiores taxas de recanalização (quase 100% contra 60-70% quando usado fibrinolítico) e baixo risco hemorrágico, porém a maior limitação é sua disponibilidade nos hospitais brasileiros, em especial na rede pública. No entanto, em relação à mortalidade, dentro das 3 primeiras horas de apresentação dos sintomas, não há diferença entre a terapia fibrinolítica e a ICP; faz-se exceção aos casos que evoluem para choque cardiogênico ou insuficiência cardíaca aguda grave, nos quais a ICP é a primeira opção, assim como para pacientes ressuscitados após PCR pré-hospitalar, cujo ECG inicial mostre IAMCSST.

Com base nas evidências atuais, no cenário pré-hospitalar, pacientes com IAMCSST com menos de 12 horas do início dos sintomas devem receber terapia fibrinolítica, salvo contraindicações, quando há impossibilidade de ICP ou expectativa de realização maior do que 90 minutos, sendo o tempo máximo aceitável para a realização da ICP primária de até 120 minutos, a contar do momento do primeiro contato médico até a insuflação do balão. Estima-se que a cada 30 minutos de atraso na reperfusão, a mortalidade aumente em 7,5-10%. O maior benefício da fibrinólise ocorre nas primeiras 6 horas do início da dor torácica, sendo ainda recomendada até 12 horas. Após esse tempo, deve-se sempre ponderar o risco e o benefício na priorização da ICP. Na indisponibilidade da ICP, e considerando o risco de deterioração clínica e de morbimortalidade a longo prazo, o benefício da administração da medicação pode superar seus potenciais riscos, devendo ser considerada em pacientes sintomáticos, associados à instabilidade hemodinâmica ou à grande área infartada.

Para uso de terapia fibrinolítica, é necessário a presença de médico capacitado, ambulância equipada com ECG, monitoramento contínuo e material para reanimação cardiopulmonar.

Os fatores determinantes para a escolha entre ICP e fibrinólise, incluem:

- Tempo até hospital de referência.
- Tempo do início da dor torácica.
- Risco de sangramento do paciente.
- Contraindicações à fibrinólise (Tabela 4).
- Estado hemodinâmico do paciente.

Quando se opta pela terapia de reperfusão por fibrinólise, recomenda-se o uso das seguintes medicações (salvo contraindicações):

- Ácido acetilsalicílico: 300 mg VO, de preferência mastigado (realizar dose de ataque mesmo em caso de uso prévio de AAS).
- Inibidor de P2Y12: clopidogrel (única opção estudada): 300 mg VO; reduzir a dose para 75 mg se paciente acima de 75 anos).
- Anticoagulação: enoxaparina – 30 mg EV em *bolus* seguido de 1 mg/kg SC a cada 12 horas; se paciente acima de 75 anos, suprimir o *bolus* e reduzir a dose

para 0,75 mg/kg SC a cada 12 horas. Reduzir a dose para 1 mg/kg SC a cada 24 horas, se *clearance* de creatinina (CrCl) < 30 mL/minuto.

- Fibrinolítico: tenecteplase é a escolha no ambiente pré-hospitalar devido ao modo de administração em *bolus* intravenoso único, além de menor risco de sangramento sistêmico (Tabela 5). Orienta-se reduzir a dose pela metade em pacientes acima de 75 anos devido ao maior risco de sangramento intracraniano nessa população.

O controle da dor com opioide, se necessário, é recomendado na mínima dose efetiva, já que evidências recentes (estudo CRUSADE) mostraram aumento de mortalidade com seu uso[10]. Atribui-se a piores desfechos a interação medicamentosa com clopidogrel ao mascaramento da dor, podendo atrasar medidas como trombólise ou angioplastia. O uso de nitrato, por sua vez, não possui evidência robusta de benefício para controle álgico no cenário de atendimento pré-hospitalar (APH), porém entende-se que seu uso pode ser benéfico no contexto de SCA, quando há ausência de contraindicações* (sem evidência de redução de mortalidade). O uso de anti-inflamatório não esteroide (AINE) está associado a piores desfechos.

Quando se opta pela terapia de reperfusão por ICP, recomenda-se o uso das seguintes medicações (salvo contraindicações):

- AAS: 200-300 mg VO.
- Inibidores de P2Y12**: prasugrel (60 mg VO) e ticagrelor (180 mg VO) são preferenciais, exceto se contraindicações. Clopidogrel (600 mg VO) deve ser utilizado quando os demais não estiverem disponíveis.
- Anticoagulação: pode ser feita com HNF EV ou enoxaparina.

Dentre as terapias não recomendadas como uso rotineiro no cenário pré-hospitalar, estão: nitrato, betabloqueadores e oxigênio suplementar. Isso ocorre devido ao maior número de efeitos adversos, como hipotensão e insuficiência cardíaca. É importante ressaltar que em pacientes com sangramento ativo ou alto risco de sangramento, não se deve utilizar antiagregantes e anticoagulante no pré-hospitalar.

Deve-se manter o paciente monitorado e preconiza-se o uso de oxigênio suplementar apenas se saturação de oxigênio ($SpO_2$) < 90%.

Deve-se atentar aos critérios de reperfusão (melhora da dor, resolução do supradesnível do segmento ST ≥ 50% aos 60-90 minutos do início da infusão do fibrinolítico); caso não atingidos, indica-se angioplastia de resgate de urgência.

Ainda que submetidos à fibrinólise no APH, deve-se priorizar a transferência desses pacientes para hospital de referência com capacidade de realizar ICP 24 horas por dia, 7 dias na semana.

É muito importante ter contato direto entre a equipe médica da intervenção pré-hospitalar, o serviço de regulação e a equipe de cardiologia intervencionista, com com-

* Contraindicações: uso de inibidores da fosfodiesterase nas últimas 24-48 horas, infarto de ventrículo direito, hipotensão (pressão arterial sistólica – PAS < 90 mmHg).

** Pode-se optar pela não realização do segundo antiagregante em caso de risco de sangramento do paciente ser elevado ou caso não tenha certeza do diagnóstico de IAMCSST.

TABELA 4 Contraindicações absolutas e relativas à terapia fibrinolítica no infarto agudo do miocárdio com supradesnivelamento do segmento ST

| **Contraindicações absolutas** |
|---|
| AVC hemorrágico prévio |
| Doença cerebrovascular estrutural conhecida (p. ex., malformação arteriovenosa) |
| Tumor cerebral conhecido (primário ou metastático) |
| AVC isquêmico nos últimos 3 meses (exceto nas primeiras 4,5 horas, em protocolo para AVC). |
| Dissecção de aorta suspeita ou confirmada. |
| Sangramento ativo ou distúrbio de coagulação significativo (exceto menstruação). |
| Trauma craniano ou facial significativo nos últimos 3 meses. |
| Cirurgia intracraniana ou medular recente. |
| Hipertensão grave não controlada (PAS > 180 mmHg ou PAD > 110 mmHg no momento do tratamento). |
| **Contraindicações relativas** |
| Hipertensão grave com controle incerto ou limítrofe. |
| História de AVC isquêmico com mais de 3 meses. |
| Demência. |
| Patologia intracraniana que não foi citada nas contraindicações absolutas. |
| Cirurgia grande ou trauma recente (< 3 semanas). |
| PCR traumática ou prolongada (> 10 minutos). |
| Sangramento gastrointestinal ou urinário nas últimas 2-4 semanas. |
| Punção arterial em sítio não compressível. |
| Úlcera péptica ativa. |
| Uso de anticoagulantes orais. |
| Gravidez. |

AVC: acidente vascular cerebral; PAD: pressão arterial diastólica; PAS: pressão arterial sistólica. Fonte: adaptada de Rao et al., 2025[11].

TABELA 5 Agentes fibrinolíticos específicos para infarto agudo do miocárdio com supradesnivelamento do segmento ST

| Fibrinolítico | Dose/forma de administração |
|---|---|
| Tenecteplase (TNK-tPA) | *Bolus* EV único conforme o peso:<br>▪ 30 mg se < 30 kg<br>▪ 35 mg entre 60-70 kg<br>▪ 40 mg entre 70-80 kg<br>▪ 45 mg entre 80-90 kg<br>▪ 50 mg se > 90 kg (dose máxima) |
| Alteplase (r-tPA) | Infusão EV em 90 minutos conforme o peso:<br>▪ Se adulto ≥ 67 kg: dose total 100 mg, administrada 15 mg em *bolus*, seguida de 50 mg infundida em 30 minutos e então 35 mg infundida em 60 minutos<br>▪ Se adulto < 67 kg:15 mg em *bolus*, seguida de 0,75 mg/kg infundida em 30 minutos (máximo 50 mg) e então 0,5 mg/kg nos próximos 60 minutos (máximo 35 mg) |

EV: endovenoso(a); r-tPA: ativador do plasminogênio tecidual recombinante; TNK-tPA: ativador do plaminogênio tecidual de tenecteplase. Fonte: adaptada de Rao et al., 2025[11].

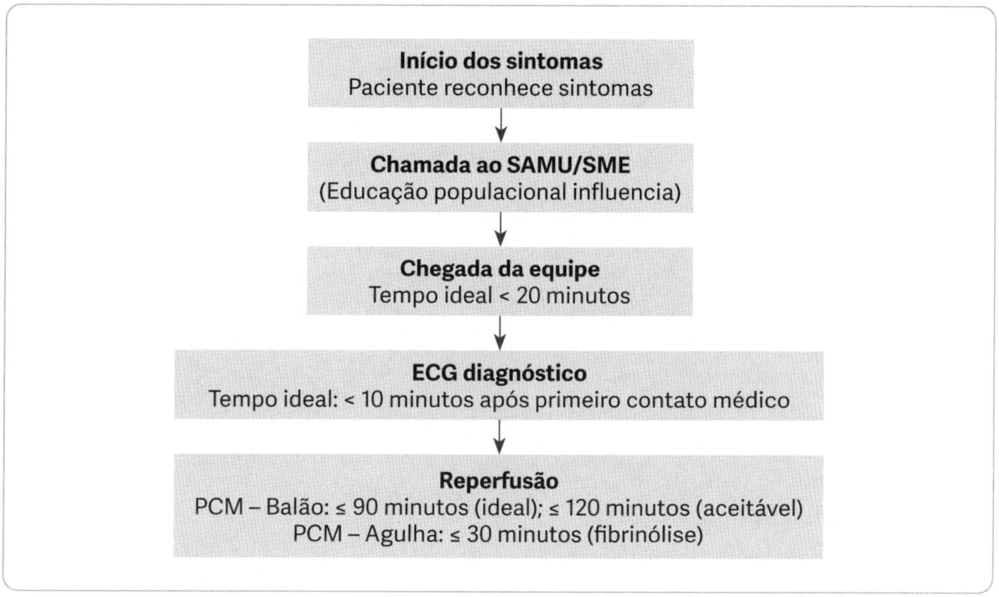


FIGURA 3 Manejo pré-hospitalar do infarto com supradesnivelamento ST. Esta figura representa os intervalos ideais de tempo e as principais etapas no manejo pré-hospitalar de pacientes com IAMCSST, conforme recomendações da European Society of Cardiology (ESC)[12].
ECG: eletrocardiograma; PCM: primeiro contato médico; SAMU: Serviço de Atendimento Móvel de Urgência; SME: Serviço Médico de Emergência.

partilhamento do ECG para programação de melhor estratégia para intervenção, nos casos de pacientes que necessitem de ICP.

## SÍNDROME CORONARIANA AGUDA SEM SUPRADESNIVELAMENTO DO SEGMENTO ST

O uso de terapia medicamentosa específica para essa condição é controverso. Não há, no presente momento, estudo que indique benefício em realizar antiagregantes e anticoagulante frente à suspeita de SCA sem supradesnivelamento do segmento ST no pré-hospitalar. Considerando a falta de evidência científica e o risco de erro diagnóstico no APH, deve-se utilizar apenas o AAS ou nenhum antiagregante, exceto nos casos que o paciente será submetido à ICP de urgência devido à angina refratária, ao choque cardiogênico, à insuficiência cardíaca aguda ou a arritmias ventriculares. Nesse caso, devem receber antiagregação e anticoagulação como no grupo IAMCSST. Não realizar pré-tratamento com segundo antiplaquetário inibidor do receptor P2Y12 indicados para estratégia invasiva de forma imediata, sendo sua utilização recomendada para sala de cateterismo.

## DISSECÇÃO DE AORTA

O tratamento no APH é focado em controle pressórico, da frequência cardíaca (FC) e da dor, com alvo de PAS < 100-120 mmHg e FC < 60 batimentos por minuto (bpm). Esse controle deve ser realizado com medicamentos EV, com preferência aos betabloqueadores; porém, também há espaço para uso de nitrato ou nitroprussiato de sódio. Esses pacientes devem ser referenciados para centro com disponibilidade de cirurgia cardíaca e vascular.

## EMBOLIA PULMONAR

O tratamento deve ser avaliado conforme o grau de suspeição clínica e estado hemodinâmico do paciente. Nos pacientes estáveis, deve-se considerar adiar o início da anticoagulação até o meio intra-hospitalar após o diagnóstico definitivo. Nos pacientes instáveis, pode-se considerar o uso de fibrinolítico guiado por achados ecocardiográficos, dependendo da *expertise* da equipe assistente.

## PERICARDITE

O diagnóstico de pericardite deve ser lembrado sempre que considerado fibrinólise em um IAMCSST. Os pacientes estáveis não necessitam de terapia específica no APH. O controle álgico com analgésicos deve ser considerado.

## REFERÊNCIAS


1. Cairns C, Kang K. National hospital ambulatory medical care survey: 2020. Atlanta: Centers for Disease Control and Prevention; 2020.
2. Virani SS, Alonso A, Benjamin EJ, Bittencourt MS, Callaway CW, Carson AP, et al. Heart disease and stroke statistics-2020 update: a report from the American Heart Association. Circulation. 2020;141(9):e139-e596.
3. Tintinalli JE, Ma OJ, Yealy DM, Meckler GD, Stapczynski JS, Cline DM, et al. (Ed.). Tintinalli's emergency medicine: a comprehensive study guide, 9.ed. New York: McGraw-Hill; 2019.
4. Bjørnsen LP, Naess-Pleym LE, Dale J, Grenne B, Wiseth R. Description of chest pain patients in a Norwegian emergency department. Scand Cardiovasc J. 2019;53(1):28-34.
5. Wouters LT, Rutten FH, Erkelens DC, De Groot E, Damoiseaux RA, Zwart DL. Accuracy of telephone triage in primary care patients with chest discomfort: a cross-sectional study. Open Heart. 2020;7(2):e001376.
6. Wiebelling G, Costa GB, Alencar JN. Síndrome coronariana aguda com oclusão coronária aguda. In: Maia IWA, Benincá VM, Schubert DUC, Cunha VP, Lunardi MC, Guimarães HP (ed.). Tratado de medicina de emergência ABRAMEDE. Barueri: Manole; 2024. pp. 781-804.
7. Beygui F, Castren M, Brunetti ND, Rosell-Ortiz F, Christ M, Zeymer U, et al. Pre-hospital management of patients with chest pain and/or dyspnoea of cardiac origin: a position paper of the Acute Cardiovascular Care Association (ACCA) of the ESC. Eur Heart J Acute Cardiovasc Care. 2020;9(S1):59-81.
8. Brasil. Ministério da Saúde. Portaria n. 2.994/GM/MS, de 13 de dezembro de 2011. Aprova a Linha de Cuidado do Infarto Agudo do Miocárdio e o Protocolo de Síndromes Coronarianas Agudas, cria e altera procedimentos na Tabela de Procedimentos, Medicamentos, Órteses, Próteses e Materiais Especiais do SUS. Brasília: Ministério da Saúde; 2011.
9. Brasil. Ministério da Saúde. Gabinete do Ministro. Portaria n. 2.777/GM/MS, de 18 de dezembro de 2014. Regulamenta o financiamento e uso do medicamento trombolítico Tenecteplase no âmbito do Serviço de Atendimento Móvel de Urgência (SAMU 192) e inclui procedimentos na Tabela de Procedimentos, Medicamentos, Órteses, Próteses e Materiais Especiais do Sistema Único de Saúde (SUS). Brasília: Ministério da Saúde; 2014.
10. Meine TJ, Roe MT, Chen AY, Patel MR, Washam JB, Ohman EM, et al. Association of intravenous morphine use and outcomes in acute coronary syndromes: results from the CRUSADE Quality Improvement Initiative. Am Heart J. 2005;149(6):1043-9.
11. Rao SV, O'Donoghue ML, Ruel M, Rab T, Tamis-Holland JE, Alexander JH, et al. 2025 ACC/AHA/ACEP/NAEMSP/SCAI Guideline for the management of patients with acute coronary syndromes: a report of the American College of Cardiology/American Heart Association Joint Committee on Clinical Practice Guidelines. Circulation. 2025;151(13):e771-e862.

12. Byrne RA, Rossello X, Coughlan JJ, Barbato E, Berry C, Chieffo A, et al. 2023 ESC guidelines for the management of acute coronary syndromes: developed by the task force on the management of acute coronary syndromes of the European Society of Cardiology (ESC). Eur Heart J. 2024;45(13):1145.
13. Al-Shaqsi SZK. Response time as a sole performance indicator in EMS: pitfalls and solutions. Open Access Emerg Med. 2010;2:1-6.
14. Alsomali MS, Alateeq MA, Abuzaid SE, AlTurki AM, Alnahdi YA, Koshan MA, et al. Prehospital fibrinolysis therapy in acute myocardial infarction: a narrative review. Cureus. 2024;16(1):e52045.
15. American College of Emergency Physicians. Advancing prehospital care with point-of-care ultrasound. Irving: ACEP; 2025.
16. Baruzzi ACA, Stefanini E, Pispico A. Infarto agudo do miocárdio com supra de ST: trombólise em qualquer local que a medicação esteja disponível. Rev Soc Cardiol Estado de São Paulo. 2018;28(4):409-20.
17. Brasil. Ministério da Saúde. Portaria n. 3.438/GM/MS, de 07 de dezembro de 2021. Dispõe acerca de ações estratégicas, no âmbito da Linha de Cuidado do Infarto Agudo do Miocárdio (IAM) e inclui, exclui e altera atributos de procedimento da Tabela de Procedimentos, Medicamentos, Órteses, Prótese e Materiais Especiais do Sistema Único de Saúde – SUS. Brasília: Ministério da Saúde; 2021.
18. Camaro C, Aarts GWA, Adang EMM, van Hout R, Brok G, Hoare A, et al. Rule-out of non-ST-segment elevation acute coronary syndrome by a single, pre-hospital troponin measurement: a randomized trial. Eur Heart J. 2023;44(19):1705-14.
19. Cevada CM, Figueira D, Silva GS. Major approaches on the use of ultrasound at the point-of-care at the pre-hospital level: a systematic review. MedNEXT J Med Health Sci. 2023;4(2).
20. Feres F, Costa RA, Siqueira D, Costa Jr JR, Chamié D, Staico R, et al. Diretriz da Sociedade Brasileira de Cardiologia e da Sociedade Brasileira de Hemodinâmica e Cardiologia Intervencionista sobre intervenção coronária percutânea. Arq Bras Cardiol. 2017;109(1 Suppl 1):1-81.
21. Gulati M, Levy PD, Mukherjee D, Amsterdam E, Bhatt DL, Birtcher K, et al. 2021 AHA/ACC/ASE/CHEST/SAEM/SCCT/SCMR guideline for the evaluation and diagnosis of chest pain: a report of the American College of Cardiology/American Heart Association Joint Committee on Clinical Practice Guidelines. Circulation. 2021;144(22):e368-e454.
22. Savino PB, Sporer KA, Barger JA, Brown JF, Gilbert GH, Koenig KL, et al. Chest pain of suspected cardiac origin: current evidence-based recommendations for prehospital care. West J Emerg Med. 2015;16(7):983-95.
23. Snavely AC, Mahler SA, Hendley NW, Ashburn NP, Hehl B, Vorrie J, et al. Prehospital translation of chest pain tools (RESCUE study): completion rate and inter-rater reliability. West J Emerg Med. 2022;23(2):222-8.
24. Wyszomirski ABC, Barros DFO, Rossini R, Silva TVM, Cunha VP. Dor torácica. In: Maia IWA, Benincá VM, Schubert DUC, Cunha VP, Lunardi MC, Guimarães HP. (Ed.). Tratado de medicina de emergência ABRAMEDE. Barueri: Manole; 2021. pp. 162-9.

11

# Bradi e taquiarritmias

Jéssica Barbosa Machado
Vittoria Crepaldi Fares

## Pontos-Chave

- As arritmias podem surgir de forma abrupta, causando instabilidade hemodinâmica, com necessidade de tratamento imediato.
- A diferenciação dos tipos de arritmias guia o tratamento adequado e a estabilidade para o transporte.
- É desafiador o diagnóstico no ambiente pré-hospitalar (APH), dada a escassez de recursos, como o traçado de eletrocardiograma (ECG).
- Os critérios de instabilidade hemodinâmica (hipotensão, dispneia com congestão, rebaixamento do nível de consciência e dor torácica anginosa) caracterizam maior gravidade do paciente.
- As principais bradicardias são a sinusal, bloqueio atrioventricular (BAV) de primeiro grau, BAV de segundo grau Mobitz 1 e Mobitz 2 e o BAV total (BAVT).
- As principais taquicardias são a sinusal, por reentrada nodal, fibrilação atrial (FA), *flutter* e a ventricular.

## INTRODUÇÃO

A abordagem das arritmias no contexto pré-hospitalar é um desafio crítico no manejo de pacientes com comprometimento cardiovascular agudo. As arritmias podem surgir repentinamente e, se acompanhadas de instabilidade hemodinâmica, apresentam risco de parada cardiorrespiratória (PCR). O tratamento envolve desfibrilação e uso de antiarrítmicos.

O diagnóstico precoce requer avaliação clínica rigorosa e uso de monitoramento adequado, sendo o ECG de 12 derivações fundamental, embora nem sempre disponível. A interpretação precisa do ritmo e a rapidez na decisão são cruciais para um tratamento eficaz e transporte seguro.

Este capítulo discute os principais tipos de arritmias no cenário pré-hospitalar, no qual serão analisadas estratégias diagnósticas e algoritmos terapêuticos recomendados, incluindo o uso de fármacos e desfibriladores, além da importância da coordenação com unidades hospitalares para garantir continuidade no tratamento.

O manejo adequado requer compreensão da fisiopatologia das arritmias, indicação correta de desfibrilação e seleção criteriosa de antiarrítmicos. A aplicação rigorosa dessas estratégias, conforme diretrizes clínicas, é essencial para melhorar a sobrevivência e os desfechos clínicos no atendimento emergencial.

## EPIDEMIOLOGIA

Entre os anos de 2015 e 2025, o Brasil registrou um total de 80.929 óbitos relacionados a arritmias, conforme o Código Internacional de Doenças (CID). Desses, a maioria ocorreu na região Sudeste, com 39.934 registros. Além disso, o país enfrentou um total de 682.213 internações relacionadas a essa condição, com uma prevalência notável no sexo masculino e em pacientes com mais de 50 anos. Destas internações, 553.380 foram classificadas como urgências, o que evidencia a gravidade da condição no contexto emergencial. Esses dados, obtidos a partir do sistema DATASUS, destacam a prevalência desta comorbidade em nível populacional e a importância de um atendimento padronizado e eficaz em todos os níveis de atenção.

## TIPOS DE ARRITMIA

As arritmias são classificadas em dois grandes grupos: taquiarritmias e bradiarritmias. Embora cada grupo apresente sintomas semelhantes, o manejo clínico e as estratégias de estabilização variam conforme o tipo de arritmia.

As taquiarritmias são definidas por uma frequência cardíaca (FC) superior a 150 batimentos por minuto (bpm), podendo ou não estar associadas a sinais de instabilidade hemodinâmica. Já as bradiarritmias são caracterizadas por uma FC inferior a 60 bpm em indivíduos não atletas. No entanto, evidências mais recentes sugerem adotar como referência valores abaixo de 50 bpm. Assim como nas taquiarritmias, as bradiarritmias também podem estar associadas a sinais de instabilidade clínica.

### Bradiarritmias

As bradiarritmias ocorrem devido à falha do nó sinusal ou a bloqueios na condução do estímulo elétrico cardíaco. Podem ser classificadas em diferentes tipos, entre os quais se destacam: bradicardia sinusal, BAV de primeiro grau, BAV de segundo grau Mobitz I, BAV de segundo grau Mobitz II e BAVT (Tabela 1).

Bradicardia sinusal é caracterizada por ondas P de morfologia normal, com intervalos P-P e R-R regulares e intervalo PR preservado. É comum em indivíduos jovens com elevada atividade vagal em repouso e em pessoas com bom condicionamento físico. No entanto, também pode estar associada a condições patológicas como infarto agudo do miocárdio (IAM), hipotermia, hipóxia, disfunção do nó sinusal e intoxicação por certos medicamentos.

BAV ocorrem devido a falhas na condução do estímulo elétrico entre os átrios e os ventrículos, geralmente no nível do nó atrioventricular (AV) ou do feixe de His. Esses bloqueios podem variar desde atrasos simples até interrupções completas da condução elétrica.

TABELA 1 Características das bradicardias

| Bradicardias | Local da falha | Intervalo P-R | Intervalos P-P e R-R | QRS |
|---|---|---|---|---|
| Sinusal | Nó sinusal | Normal e fixo | Fixo | Estreito |
| BAV de primeiro grau | Nó AV | Alargado e fixo | Fixo | Estreito |
| BAV de segundo grau Mobitz 1 | Nó AV | Alargamento progressivo até o bloqueio | Variável | Estreito |
| BAV de segundo grau Mobitz 2 | Feixe de His | Alargado e fixo até o bloqueio | Variável | Estreito |
| BAVT | Acima e abaixo do feixe de His | Dissociação AV | Fixo | Acima do feixe de His – estreito<br>Abaixo do feixe de His – alargado |

AV: atrioventricular; BAV: bloqueio atrioventricular; BAVT: bloqueio atrioventricular total.
Fonte: elaborada pelas autoras.

- BAV de primeiro grau: caracteriza-se por intervalo PR prolongado (> 0,20 segundo) e fixo, com complexo QRS estreito. Pode ser uma variação normal, especialmente em até 2% de indivíduos jovens, mas também pode estar associado à intoxicação por fármacos que atuam no nó AV, como os betabloqueadores e os bloqueadores de canais de cálcio.
- BAV de segundo grau: ocorre quando um ou mais impulsos elétricos não conseguem ser conduzidos aos ventrículos. Quanto maior o número de bloqueios, maior a gravidade clínica. Divide-se em dois subtipos:
  - Mobitz I (Wenckebach): o distúrbio da condução localiza-se geralmente no nó AV. O intervalo PR apresenta prolongamento progressivo até que um batimento seja bloqueado (fenômeno de Wenckebach). Costuma ter bom prognóstico e pode ocorrer em situações benignas, embora também esteja relacionado ao IAM.
  - Mobitz II: o bloqueio ocorre abaixo do nó AV, geralmente no feixe de His. Apresenta intervalos PR constantes, com bloqueios intermitentes e imprevisíveis. O QRS pode ser estreito ou alargado, dependendo do nível da lesão. Trata-se de uma condição de maior gravidade, frequentemente associada a IAM, a intoxicações e a doenças degenerativas do sistema de condução. Em muitos casos, há indicação de marca-passo.
- BAVT (bloqueio atrioventricular completo): há dissociação total entre a atividade atrial e ventricular, com bloqueio completo da condução elétrica. Quando o foco de escape situa-se acima do feixe de His, o QRS é estreito e a FC varia entre 45-60 bpm. Quando abaixo, o QRS torna-se alargado, com frequência entre 30-45 bpm. O intervalo R-R costuma ser maior que o intervalo P-P. Trata-se de uma condição grave, com mau prognóstico, associada a IAM, intoxicações, doenças degenerativas do sistema de condução, infecções, entre outras causas. O tratamento definitivo é a implantação de um marca-passo.

## Taquiarritmias (Tabela 2)

### Taquicardia sinusal

A taquicardia sinusal pode estar associada a diversas condições clínicas, sendo importante o discernimento entre este diagnóstico e os demais tipos de taquiarritmias. É identificada por um ritmo cardíaco regular com complexos QRS estreitos e sempre gerados por ondas p da mesma morfologia, geradas pelo nó sinusal. A onda p é positiva em D1, D2 e aVF.

### Taquicardia por reentrada nodal

A taquicardia por reentrada nodal (TRN) ocorre quando um estímulo elétrico encontra a via rápida do nó AV ainda em período refratário e, por isso, é conduzido pela via lenta. Ao final do percurso, a via rápida já se recuperou e permite a condução retrógrada do impulso, formando um circuito de reentrada. Esse circuito geralmente está localizado dentro ou nas proximidades do nó AV.

No ECG, a TRN se apresenta como um ritmo regular, com QRS estreito e, frequentemente, ondas P retrógradas que podem ser invisíveis ou aparecer imediatamente após o QRS, especialmente em V1.

### Fibrilação atrial e *flutter*

A FA é um dos distúrbios de ritmo cardíaco mais comuns. Esta arritmia ocorre pela ativação irregular atrial, ocasionando uma ativação irregular dos ventrículos. No ECG, pode ser reconhecida pelo intervalo R-R irregular, com complexos QRS estreitos e ausência de ondas p discerníveis e regulares.

O *flutter* atrial é caracterizado por uma ativação atrial rápida e regular, geralmente com uma frequência atrial entre 240-330 bpm, sendo frequentemente associado a ondas de *flutter* em formato de "dente de serra" no ECG.

### Taquicardia ventricular

Ocorre por uma falha de condução ventricular, gerando uma atividade rápida e desorganizada. A taquicardia ventricular (TV) pode ser mono ou polimórfica. É desencadeada por diversas causas, como reentrada, automatismo anormal ou induzida por distúrbios eletrolíticos ou alterações estruturais. No ECG, apresenta-se como uma taquiarritmia de frequência elevada, QRS alargado (quanto maior o QRS, maior a probabilidade de ser TV) e presença de dissociação atrioventricular.

## QUADRO CLÍNICO/ DIAGNÓSTICO

Pacientes com arritmias, sejam bradi ou taquicardias, podem apresentar sintomas semelhantes. A avaliação inicial deve priorizar

TABELA 2 Características das taquiarritmias

| Taquiarritmias | QRS | Onda P | Ritmo | FC |
|---|---|---|---|---|
| Sinusal | Estreito | Positiva D1, D2 e aVF | Regular | > 100 |
| Reentrada nodal | Estreito | Retrógrada | Regular | > 150 |
| FA | Estreito | Ausente | Irregular | > 120 |
| Flutter | Estreito | Presente – "em serra" | Regular | > 150 |
| TV | Alargado | Ausente | Regular | > 120 |

FA: fibrilação atrial; FC: frequência cardíaca; TV: taquicardia ventricular. Fonte: elaborada pelas autoras.

a identificação da estabilidade clínica, fator determinante para a escolha do tratamento.

Pacientes estáveis geralmente apresentam sintomas leves ou até ausência deles. Os sinais mais comuns incluem vertigem, dispneia aos esforços, palpitações e, em alguns casos, quadros de ansiedade. Por outro lado, pacientes instáveis manifestam sinais claros de hipoperfusão tecidual. Entre os principais achados estão rebaixamento do nível de consciência, dor torácica com características anginosas, hipotensão (pressão arterial sistólica < 90 mmHg) e desconforto respiratório secundário à congestão pulmonar. A presença desses sinais direciona de forma objetiva a conduta terapêutica, favorecendo a estabilização ou reversão do quadro.

O diagnóstico de arritmias no APH pode ser desafiador, sobretudo pela ausência frequente de exames complementares como o ECG de 12 derivações. Os traçados observados em monitores multiparamétricos portáteis não permitem uma identificação precisa do tipo de arritmia, mas ajudam na diferenciação entre taquiarritmias supraventriculares e ventriculares, além das bradiarritmias. Alguns monitores possuem a ferramenta do traçado do ECG de 12 derivações, sendo uma melhor opção em um ambiente com recursos escassos.

## MANEJO DAS ARRITMIAS NO AMBIENTE PRÉ-HOSPITALAR

Mais importante do que o diagnóstico exato da taquiarritmia, é a avaliação inicial quanto a critérios de instabilidade. O paciente deve ser monitorado e deve-se procurar sinais de instabilidade, como sinais de choque, hipotensão grave, dor torácica isquêmica, dispneia grave ou rebaixamento do nível de consciência.

Se disponível, deve-se realizar o ECG de 12 derivações, uma vez que o diagnóstico por meio da cardioscopia pode ser muito difícil e muitas vezes incorreto.

Também é importante buscar causas adicionais para a apresentação das arritmias, como intoxicações medicamentosas (betabloqueadores, bloqueadores de canal de cálcio, antiarrítmicos, antidepressivos tricíclicos, entre outros).

### Paciente instável com bradiarritmia

- Bradicardia sinusal e BAV de primeiro grau: recomenda-se a realização de atropina. Deve-se também avaliar a possibilidade de intoxicações e, neste caso, realizar o antídoto (Tabela 3). Em caso de manutenção de instabilidade hemodinâmica, se baixa probabilidade de infarto agudo, pode ser realizada a infusão de drogas inotrópicas, como dobutamina, dopamina e epinefrina. Se disponível, também é indicado o marca-passo transcutâneo.

TABELA 3 Manejo das intoxicações agudas

| Intoxicação exógena | Tratamento |
|---|---|
| Bloqueador de canal de cálcio | Cloreto de cálcio: 1-2 g EV a cada 10-20 min ou infusão a 0,2-0,4 mL/kg/h<br>Gluconato de cálcio: 3-6 g EV a cada 10-20 min ou infusão a 0,6-1,2 mL/kg/h |
| Betabloqueador | Glucagon: 3-10 mg EV ou infusão a 3-5 mg/h<br>Insulina: *bolus* de 1 unidade/kg seguido por infusão de 0,5 UI/kg/h |
| Digoxina | Anticorpo antiFab |

EV: endovenoso.

- BAV de segundo ou terceiro graus em nível de nó AV: pode-se tentar o aumento da FC com o uso de atropina. Nesses casos, especialmente nos bloqueios de segundo grau Mobitz II e BAVT, a chance de resposta à atropina é mais baixa; e, se não há evidência de doença isquêmica, pode-se realizar infusão de dobutamina, dopamina e epinefrina. O marca-passo transcutâneo também está indicado.

TABELA 4 Doses dos medicamentos utilizados em bradiarritmias

| Medicamentos | Dose |
|---|---|
| Atropina | 0,5-1 mg EV (no máximo 3 mg) |
| Dopamina | 5-20 mcg/kg/min EV |
| Epinefrina | 2-10 mcg/min EV |
| Dobutamina | 2-5 mcg/kg/min EV (podendo chegar a 20 mcg/kg/min) |

## Paciente estável com bradiarritmia

Em alguns casos, as bradiarritmias sinusais são atribuíveis a causas potencialmente reversíveis, como IAM, taquiarritmias atriais, anormalidades eletrolíticas, hipotireoidismo, medicamentos, infecções e anormalidades metabólicas. Muitas vezes, a bradicardia sinusal é crônica. Estes pacientes devem ser monitorados e levados ao serviço de saúde para manejo clínico.

Em pacientes com BAV de primeiro grau ou de segundo grau Mobitz I está indicado também o monitoramento e o transporte para o serviço médico.

Pacientes que apresentam BAV de segundo grau e Mobitz II têm indicação formal de implantação de marca-passo definitivo, mesmo quando assintomáticos.

## Paciente instável com taquiarritmia

Se presente qualquer critério de instabilidade, a prioridade é a realização de cardioversão elétrica sincronizada.

- Taquicardia regular de QRS estreito: iniciar com 50-100 J.
- Taquicardia regular de QRS largo: iniciar com 100 J.
- Taquicardia irregular (p. ex., FA): iniciar com 120-200 J (bifásico) ou 200 J (monofásico).

Repetir choques se necessário, aumentando a energia progressivamente. No caso de FA, já há evidência na literatura de que o choque aplicado com carga máxima na primeira tentativa de cardioversão é mais eficaz e diminui a necessidade de choques adicionais.

## Paciente estável com taquiarritmia de QRS estreito

Nos pacientes estáveis apresentando taquiarritmias de QRS estreito, pode-se tentar a realização de manobras como Valsalva modificada ou massagem do seio carotídeo para reversão da taquiarritmia.

O uso da adenosina é particularmente útil, pois pode auxiliar na diferenciação das taquiarritmias e promover a cardioversão química da maioria das taquiarritmias supraventriculares (Tabela 5). Entretanto, seu uso deve ocorrer apenas na ausência de sinais de pré-excitação e é contraindicado na taquiarritmia por reentrada nodal antidrômica. O uso da adenosina pode ser feito de 6-18 mg. Em caso de falha, outros medicamentos, como betabloqueadores, podem ser utilizados.

TABELA 5 Diagnóstico das taquiarritmias de acordo com a resposta à adenosina

| Taquiarritmia | Resposta à adenosina |
|---|---|
| Taquicardia supraventricular por reentrada nodal | Interrompe o circuito de reentrada por bloqueio do nó AV |
| FA | Não converte o ritmo, mas pelo BAV pode revelar ondas "F" (em serra) |
| *Flutter* | Não converte o ritmo, mas pelo BAV pode revelar atividade atrial irregular |
| TV | Não indicada na TV, sem efeito |

AV: atrioventricular; FA: fibrilação atrial; TV: taquicardia ventricular.

Na FA e no *flutter*, o foco principal no APH é a estabilização do paciente e o transporte rápido para um centro de referência. Além disso, causas orgânicas podem ser a fonte do surgimento desta taquiarritmia e devem ser descartadas antes do controle de ritmo ou frequência.

Evidências atualizadas recomendam que, especialmente na fibrilação atrial, a cardioversão elétrica seja realizada com energia máxima disponível já no primeiro choque, pois isso aumenta significativamente a taxa de sucesso e reduz o número de choques subsequentes. Em desfibriladores bifásicos, recomenda-se iniciar com 200 J e, se não houver reversão, repetir choques subsequentes também com energia máxima.

## Paciente estável com taquiarritmia de QRS alargado

Pacientes com taquiarritmias de QRS alargado (> 120 ms) podem apresentar taquicardia ventricular monomórfica ou polimórfica com pulso, ou taquicardia supraventricular com aberrância. No ambiente pré-hospitalar, a prioridade é a transferência rápida para um centro de referência, evitando intervenções prolongadas que possam retardar o tratamento definitivo, já que esses pacientes têm risco elevado de deterioração hemodinâmica súbita.

A diferenciação entre taquicardia ventricular e taquicardia supraventricular com aberrância é frequentemente difícil no APH. Por isso, recomenda-se adotar a conduta mais segura e tratar o ritmo como TV até que se prove o contrário. Elementos como dissociação atrioventricular, batimentos de captura ou fusão, complexos QRS acima de 160 ms, história de cardiopatia estrutural ou eixo elétrico extremo reforçam fortemente o diagnóstico de taquicardia ventricular.

Apesar do foco no transporte rápido, algumas medidas farmacológicas podem ser consideradas para reversão do quadro. A amiodarona é a primeira escolha, na dose de 150 mg intravenosos em 10 minutos, seguida por infusão contínua de 1 mg/min por 6 horas.

A amiodarona deve ser utilizada preferencialmente nos casos de taquicardia ventricular com pulso, monomórfica e sustentada. Seu uso não é recomendado em pacientes com fibrilação atrial associada à síndrome de pré-excitação (como WPW), pois pode piorar a condução anômala e precipitar fibrilação ventricular. Nesses casos, as opções adequadas incluem procainamida ou cardioversão elétrica. Outras opções terapêuticas incluem a procainamida e os betabloqueadores, dependendo do contexto clínico. Em casos de refratariedade ao tratamento medicamentoso, deve-se considerar a cardioversão elétrica sincronizada. Nos casos de taquicardia supraventricular com aberrância, a adenosina é o medicamento de escolha, utilizando-se a mesma dose previamente citada. Entretanto, diante da dificuldade em diferenciar uma taquicardia supraventricular aberrante de uma TV, a conduta deve priorizar a segurança do paciente, tratando o quadro como uma TV até que se prove o contrário.

## REFERÊNCIAS


1. Brugada J, Katritsis DG, Arbelo E, Arribas F, Bax JJ, Blomström-Lundqvist C, et al. 2019 ESC guidelines for the management of patients with supraventricular tachycardia: the task force for the management of patients with supraventricular tachycardia of the European Society of Cardiology (ESC). Eur Heart J. 2020;41(5):655-720.
2. Foerster CR, Andrew E, Smith K, Bernard S. Amiodarone for sustained stable ventricular tachycardia in the prehospital setting. Emerg Med Australas. 2018;30(5):694-8.
3. Kusumoto FM, Schoenfeld MH, Barrett C, Edgerton JR, Ellenbogen KA, Gold MR, et al. 2018 ACC/AHA/HRS guideline on the evaluation and management of patients with bradycardia and cardiac conduction delay: executive summary: a report of the American College of Cardiology/American Heart Association task force on clinical practice guidelines, and the Heart Rhythm Society. J Am Coll Cardiol. 2019;74(7):932-87.
4. Maia IWA, Benincá VM, Schubert DUC, Cunha VP, Lunardi MC, Guimarães HP (ed.). Tratado de medicina de emergência Abramede. Barueri: Manole; 2021.
5. Minhas R, Vogelaar G, Wang D, Almansoori W, Lang E, Blanchard IE, et al. A prehospital treat-and-release protocol for supraventricular tachycardia. CJEM. 2015;17(4):395-402.
6. Morrison LJ, Allan R, Vermeulen M, Dong SL, McCallum AL. Conversion rates for prehospital paroxysmal supraventricular tachycardia (PSVT) with the addition of adenosine: a before-and-after trial. 2001;5(4):353-9.
7. Roth A, Elkayam I, Shapira I, Sander J, Malov N, Kehati M, et al. Effectiveness of prehospital synchronous direct-current cardioversion for supraventricular tachyarrhythmias causing unstable hemodynamic states. Am J Cardiol. 2003;91(4):489-91.
8. Schmidt AS, Lauridsen KG, Torp P, Bach LF, Rickers H, Løfgren B. Maximum-fixed energy shocks for cardioverting atrial fibrillation. Eur Heart J. 2020;41(5):626-31.
9. Smith G, McD Taylor D, Morgans A, Cameron P. Prehospital management of supraventricular tachycardia in Victoria, Australia: epidemiology and effectiveness of therapies. Emerg Med Australas. 2014;26(4):350-5.
10. Van Gelder IC, Rienstra M, Bunting KV, Casado-Arroyo R, Caso V, Crijns HJGM, et al. 2024 ESC guidelines for the management of atrial fibrillation developed in collaboration with the European Association for Cardio-Thoracic Surgery (EACTS). Eur Heart J. 2024;45(36):3314-414.
11. Walls R, Hockberger R, Gausche-Hill M, Erickson TB, Wilcox SR. Rosen's emergency medicine: concepts and clinical practice. 10.ed. Philadelphia: Elsevier; 2022.

12

# Crise convulsiva

Gabriele Escocia Marinho

**Pontos-Chave**

- Crises convulsivas são uma das principais causas clínicas de acionamento no atendimento pré-hospitalar (APH).
- O estado de mal epiléptico (EME) é uma emergência médica.
- Benzodiazepínicos são a primeira linha no tratamento das crises.
- O midazolam intramuscular (IM) é a forma preferencial no APH.
- Fenitoína é indicada como segunda linha de tratamento.
- Em gestantes e puérperas com eclampsia ou eminência, o sulfato de magnésio é a terapêutica de escolha.
- Populações especiais: pacientes pediátricos, idosos e gestantes demandam adaptações específicas nas doses e nos cuidados.
- O encaminhamento do paciente deve ser individualizado para referências adequadas em cada caso.

## INTRODUÇÃO E EPIDEMIOLOGIA

As crises convulsivas representam uma das principais causas clínicas de acionamento no APH, exigindo abordagem rápida, sistematizada e segura. O manejo adequado desde a triagem até o transporte ao hospital de referência é determinante para a redução de morbidade e mortalidade, principalmente nos casos de EME.

Este capítulo apresenta uma síntese das evidências atuais e recomendações práticas para o diagnóstico, a abordagem clínica e o manejo medicamentoso das crises convulsivas no contexto pré-hospitalar, considerando aspectos logísticos e regulatórios do sistema brasileiro de urgência e emergência.

De acordo com a Organização Mundial da Saúde (OMS), a epilepsia acomete cerca de 2% da população brasileira, o que corresponde a aproximadamente 4 milhões de pessoas, e cerca de 50 milhões de pessoas no mundo.

As emergências clínicas representam a principal demanda dos atendimentos realizados pelos serviços de APH em diversas regiões do Brasil. Dentre essas emergências, as crises convulsivas destacam-se como uma das queixas neurológicas mais frequentes, sendo apontadas por diversos estudos como responsáveis por aproximadamente 10% dos chamados clínicos recebidos pelo Serviço de Atendimento Móvel de Urgência (SAMU) 192. Essa incidência reforça a relevância da capacitação das equipes de APH para o reconhecimento e o manejo adequado dessas situações.

Estudos apontam que aproximadamente 5% da população apresentará ao menos uma crise convulsiva ao longo da sua vida. O APH é, para muitos pacientes, a primeira interface com o sistema de saúde, principalmente quando a crise ocorre em locais públicos ou em ambiente domiciliar. A incidência é maior em crianças pequenas, idosos, pessoas com epilepsia conhecida, abstinência ao álcool ou infecções do sistema nervoso central (SNC).

## DEFINIÇÃO E CLASSIFICAÇÃO DAS CRISES CONVULSIVAS

Crise convulsiva é definida como uma descarga elétrica anormal, excessiva e sincrônica de neurônios corticais, resultando em manifestações ou expressões clínicas variadas.

A *International League Against Epilepsy* (ILAE) atualizou a classificação operacional das crises epilépticas que ficou dividida em: focal, generalizada, desconhecida e não classificável (Tabela 1).

TABELA 1 Classificação simplificada das crises epilépticas

| Tipo de início da crise | Consciência | Exemplos de crises | Observações |
|---|---|---|---|
| Focal | Preservada ou comprometida | Crise focal com preservação da consciência.<br>Crise focal com alteração da consciência.<br>Crise focal evoluindo para tônico-clônica bilateral. | Início em uma região específica do cérebro. Manifestações motoras ou não motoras. |
| Generalizada | Sempre comprometida | Crise tônico-clônica generalizada.<br>Crise de ausência.<br>Crise mioclônica. | Início simultâneo em ambos os hemisférios cerebrais. |
| Desconhecida | Preservada ou comprometida | Crise tônico-clônica bilateral (sem definição clara de início). | Usada quando não é possível determinar se a crise é focal ou generalizada. |
| Não classificável | Variável | Crise com características atípicas ou insuficientes para classificação. | Casos com dados clínicos incompletos ou manifestações incomuns. |
| **Descritores básicos** | | | |
| Com ou sem manifestações observáveis: motoras, autonômicas, afásicas, entre outras. | | | |
| As crises tônico-clônicas bilaterais podem ocorrer em qualquer tipo de início (focal, generalizado ou desconhecido) e estão associadas à maior morbimortalidade. | | | |

Fonte: ILAE, 2017.

O EME representa uma condição crítica em que a crise convulsiva falha em se autolimitar. A ILAE define o EME com base em dois marcos temporais clínicos importantes, denominados T1 e T2, que guiam tanto o diagnóstico quanto a intervenção terapêutica:

"O tempo T1 representa o momento a partir do qual uma crise é considerada anormalmente prolongada e requer tratamento imediato. O tempo T2 marca o ponto, após o qual há risco de lesão neuronal permanente, alterações na rede neuronal ou morte."

Na prática clínica:

- Para crises convulsivas tônico-clônicas generalizadas:
  - T1 = 5 minutos (tempo após o qual a crise deve ser tratada como EME).
  - T2 = 30 minutos (tempo a partir do qual há risco de dano cerebral permanente).
- Para crises convulsivas focais com comprometimento da consciência:
  - T1 = 10 minutos.
  - T2 = 60 minutos.
- Para crises de ausência:
  - T1 = 10-15 minutos.
  - T2 = desconhecido.

Essa definição operacional é essencial para o APH, pois a janela entre T1 e T2 é crítica para intervenções eficazes. O objetivo do manejo é interromper a crise antes que ela ultrapasse o ponto de toxicidade neuronal irreversível.

A ILAE também estabelece que o EME é uma emergência neurológica determinada por uma crise convulsiva de duração superior a 5 minutos ou duas ou mais crises sem recuperação completa da consciência entre elas. Essa definição operacional visa reduzir atrasos no início do tratamento.

## ETIOLOGIA

As causas das crises convulsivas podem ser epilépticas, traumáticas, como traumatismo cranioencefálico (TCE), infecciosas ou decorrentes de distúrbios hidroeletrolíticos, entre outras. A ILAE as classifica como sintomáticas, quando há um fator desencadeante identificável, ou como criptogênicas, quando tal fator não é identificado. Suas subdivisões e exemplos se encontram na Tabela 2.

## IMPORTÂNCIA DA REGULAÇÃO MÉDICA E LOGÍSTICA NO ATENDIMENTO

A regulação médica é fundamental para a adequada estratificação de risco, orientação da equipe de APH e definição do hospital de destino. No Brasil, as Centrais de Regulação Médica são responsáveis por articular os recursos limitados, otimizando o tempo-resposta e a alocação correta do suporte básico, intermediário ou avançado de vida, conforme o quadro clínico.

### Acionamento do SAMU 192

O atendimento ao paciente se inicia antes mesmo do despacho da viatura. É importante que o médico regulador obtenha informações, como: histórico pregresso de crises convulsivas, uso de medicamentos, álcool ou drogas, e também oriente o solicitante quanto aos primeiros socorros, instruindo a ficar próximo ao paciente, afastar objetos, lateralizar a vítima, a fim de evitar aspiração de secreções, proteção da cabeça, para evitar traumas secundários à crise, não tentar conter os abalos musculares e finalmente não colocar qualquer objeto na boca do paciente, por risco de dano aos dentes e

TABELA 2 Causas das crises convulsivas

| Categoria principal | Subcategoria | Descrição |
|---|---|---|
| Sintomática (tem uma causa identificável) | Aguda | Fatores desencadeantes agudos na epilepsia (p. ex., suspensão ou doses subterapêuticas de medicamentos antiepilépticos, doenças febris ou privação do sono).<br>Patologia primária aguda do SNC (p. ex., doença cerebrovascular, infecção do SNC ou traumatismo craniano).<br>Patologia secundária aguda do SNC (p. ex., distúrbios metabólicos, infecção sistêmica ou febre).<br>Causas tóxicas agudas (p. ex., abstinência alcoólica ou exposição a drogas ou toxinas). |
| | Remota | Pós-traumática (p. ex., traumatismo craniano fechado, aberto ou penetrante).<br>Pós-infecciosa (p. ex., meningite bacteriana aguda ou crônica, encefalite viral aguda ou leucoencefalopatia progressiva).<br>Pós-AVC (p. ex., AVC isquêmico, hemorragia intracerebral ou subaracnóidea, ou hematoma subdural ou epidural). |
| | Progressiva | Tumores cerebrais.<br>Epilepsias mioclônicas progressivas (p. ex., doença de Unverricht-Lundborg e doença de Lafora).<br>Doenças neurodegenerativas (p. ex., doença de Alzheimer e degeneração corticobasal). |
| | Estado epiléptico em síndromes eletroclínicas definidas | Estado epiléptico tônico na encefalopatia epiléptica e do desenvolvimento infantil precoce, síndrome de espasmos epilépticos infantis e síndrome de Lennox-Gastaut.<br>Estado epiléptico autonômico na epilepsia occipital benigna de início precoce na infância.<br>Estado epiléptico mioclônico na doença de Alzheimer.<br>Estado epiléptico não convulsivo na doença de Creutzfeldt-Jakob. |
| Criptogênica (sem causa definida) | – | – |

AVC: acidente vascular cerebral; SNC: sistema nervoso central. Fonte: ILAE, 2017.

à própria integridade física do solicitante/socorrista. Deve-se manter esses cuidados até a chegada da viatura.

## Regulação

É relevante que a equipe de atendimento informe à regulação dados como a história patológica prévia (paciente portador ou não de epilepsia), medicamentos de uso contínuo, adesão medicamentosa, redução ou substituição de anticonvulsivantes, utilização de substâncias psicoativas ou álcool. Devem ser registrados também sinais e sintomas que indiquem possível epilepsia secundária (TCE, febre, glicemia, sinais neurológicos focais, histórico de arritmias, gravidez, entre outros), bem como o tempo e as características da crise convulsiva, além da resposta ao benzodiazepínico. Essas informações permitem antecipar a necessidade de suporte avançado no local e fornecem subsídios ao médico regulador para indicar o melhor tratamento e definir o destino do paciente.

### Decisão de destino da vítima

Após o primeiro atendimento em cena, é importante definir adequadamente o hospital de referência que receberá esse paciente. Pacientes já epilépticos, desde que sem sinais meníngeos ou sinais neurológicos focais agudos, podem ser encaminhados para unidades de menor complexidade, como as unidades de pronto atendimento (UPA), para realização de exames de triagem infectometabólica, a fim de investigar possíveis causas para a crise convulsiva.

Já pacientes com a primeira crise convulsiva da vida, suspeita de crise decorrente a TCE ou suspeita de infecção do SNC devem ser direcionados a hospitais com exames de imagem adequados (tomografia de crânio) e equipes de neurologia e de neurocirurgia para avaliação e tratamento adequados.

Da mesma forma, casos suspeitos de EME ou com necessidade de suporte ventilatório invasivo devem ser regulados para unidades com suporte neurológico e detentores de unidades de terapia intensiva (UTI).

### Recusa de encaminhamento hospitalar

Em situações nas quais o paciente encontra-se consciente, orientado, com preservação da capacidade de discernimento e não apresenta critérios de gravidade clínica ou risco iminente à vida, ele possui o direito de recusar o atendimento ou o encaminhamento hospitalar. Nesses casos, a recusa deve ser respeitada, desde que não implique risco imediato ou dano previsível à saúde do paciente ou de terceiros.

A recusa de transporte ou atendimento deve ser registrada por meio da assinatura de um Termo de Recusa ou Negativa de Atendimento, devidamente preenchido e assinado pelo paciente (ou responsável legal, se menor de idade ou incapaz), na presença da equipe do APH. Esse documento deve conter a declaração de ciência sobre os riscos associados à negativa e ser colhido de forma livre, voluntária e esclarecida, conforme estabelece o Conselho Federal de Medicina no Código de Ética Médica (Resolução n. 2.217/2018), o Marco Civil da Saúde e a legislação brasileira vigente[1].

Caso o paciente se recuse a assinar o termo, recomenda-se que a equipe de APH registre a ocorrência em formulário próprio, com a assinatura de pelo menos duas testemunhas, garantindo respaldo legal à conduta adotada.

## ABORDAGEM INICIAL

A abordagem do paciente em crise convulsiva no cenário pré-hospitalar deve ser sistematizada, imediata e se inicia na segurança da cena, passando pelo suporte básico, intermediário e avançado de vida, avaliação neurológica, identificação de possíveis causas reversíveis e finaliza com o encaminhamento do paciente para a referência adequada. O atendimento proposto está em concordância com as diretrizes do *Prehospital Trauma Life Support* (PHTLS – 10ª edição)[2], *Advanced Trauma Life Support* (ATLS – 11ª edição)[3], diretrizes da American Heart Association[4] e recomendações da ILAE.

## Segurança da cena

Antes de qualquer intervenção, a equipe deve assegurar que a cena esteja segura e que o paciente não representa risco a si próprio ou aos socorristas. Deve-se afastar objetos perigosos, proteger a cabeça do paciente, não conter os movimentos e nem introduzir objetos na boca.

## Avaliação clínica inicial

Os principais achados em pacientes em crise convulsiva são alteração do estado mental, abalos musculares e tremores involuntários, sialorreia, liberação dos esfíncteres vesical e anal, causando incontinência urinária e fecal, e trismo.

Após a cessação da crise, o paciente geralmente evolui para o estado pós-ictal ou pós-comicial, caracterizado por sonolência, desorientação e/ou agitação psicomotora, cefaleia, dentre outros sintomas.

## Vias aéreas

- Checar e garantir a perviedade das vias aéreas.
- Dar preferência pela utilização de cânula nasofaríngea, se necessário, para manutenção da patência das vias aéreas devido ao trismo que, geralmente, acontece em pacientes com crises tônico-clônicas generalizadas.
- Lateralização da cabeça do paciente, se possível, para evitar broncoaspiração e obstrução de vias aéreas por secreções (sialorreia, vômitos) ou corpos estranhos da cavidade oral.
- Após a crise, se preciso, realizar manobras de abertura de via aérea (elevação do mento, tração da mandíbula), aspiração de secreções e proceder o decúbito lateral (posição lateral de segurança).

## Ventilação e oxigenação

- Avaliar a frequência respiratória, esforço ventilatório e saturação de $O_2$ ($SpO_2$).
- Suplementação de oxigênio, com máscara não reinalante, se $SpO_2 < 94\%$.
- Pacientes em estados pós-ictais podem apresentar respiração irregular, superficial ou bradipneia transitória; nestes casos, a ventilação com bolsa-válvula-máscara pode ser indicada, lembrando que ao usar esse dispositivo pode-se aumentar o risco de broncoaspiração.
- A intubação orotraqueal está indicada apenas em pacientes com rebaixamento do nível de consciência por tempo superior ao esperado no estado pós-ictal, naqueles que não protegem as vias aéreas, com depressão respiratória, convulsões refratárias ou hipoxemia persistente. A observação cuidadosa, sem necessidade de via aérea avançada, é suficiente na grande maioria dos pacientes em estado pós-comicial.

## Circulação

- Aferir a pressão arterial, a frequência cardíaca (FC), avaliar perfusão e pulsos periféricos, atentando-se também à possibilidade de arritmias.
- Se disponível, monitoramento eletrocardiográfico (ECG), principalmente naqueles pacientes com suspeita ou diagnóstico de doenças cardíacas e arritmias que possam levar à crise convulsiva por baixo débito.

Acesso venoso, se possível, deve ser estabelecido. Como alternativa, temos o intraósseo, após duas tentativas, sem sucesso do periférico.

## Déficit neurológico

- Coletar a glicemia capilar na abordagem inicial. Apesar da hipoglicemia – definida, no adulto, como glicemia capilar menor que 70 mg/dL – estar presente em apenas 1,2% dos pacientes com crise convulsiva, ela permanece um fator modificável, de diagnóstico rápido, barato e de fácil correção. No entanto, a investigação da glicemia capilar não deve atrasar o início do tratamento com benzodiazepínicos.
- Avaliar o nível de consciência com escala de coma de Glasgow.
- Avaliar a pupila (resposta à luz, simetria, desvio do olhar conjugado) e se há presença de sinais focais (hemiplegia, hemiparesia, alterações da fala e desvio de rima) ou meníngeos.
- Identificar se há recuperação entre crises (crises autolimitadas) ou se há EME (atividade contínua ou sem recuperação).

## Exposição

- Expor o paciente para investigação de sinais de trauma, uso de drogas injetáveis, sinais de infecções (p. ex., febre, petéquias, púrpura).
- Manter o paciente aquecido e coberto após avaliação.

# TRATAMENTO FARMACOLÓGICO

Os benzodiazepínicos são o pilar no tratamento das crises convulsivas, seja no intra ou extra-hospitalar. A fim de demonstrar a eficácia e a segurança do uso do benzodiazepínico no APH, assim como o melhor medicamento para ser empregado nesse cenário, apresentamos alguns estudos, a seguir:

O estudo *Prehospital Treatment of Status Epilepticus* (PHTSE) foi desenhado com o objetivo de avaliar a segurança e a eficácia do uso de benzodiazepínicos administrados por paramédicos no manejo do EME no APH. Entre os principais desfechos investigados estavam a eficácia dos medicamentos na interrupção das crises e o impacto do tratamento pré-hospitalar nos desfechos clínicos de longo prazo.

Os resultados do PHTSE demonstraram que a administração endovenosa (EV) de lorazepam e diazepam foi significativamente mais eficaz do que o placebo na interrupção do EME, com taxas de cessação das crises de 59,1% para o lorazepam, 42,6% para o diazepam e 21,1% para o placebo. Embora não tenha sido observada diferença estatisticamente significativa entre o lorazepam e o diazepam em termos de eficácia, ambos os benzodiazepínicos superaram o placebo de forma clara e segura.

O estudo também evidenciou que a interrupção precoce das crises, antes da chegada ao hospital, estava associada a melhores desfechos clínicos, reforçando a importância da intervenção imediata no cenário pré-hospitalar. Além disso, os pacientes que receberam benzodiazepínicos apresentaram menores taxas de insuficiência respiratória com necessidade de intubação orotraqueal, possivelmente devido à menor duração das crises, o que ressalta o benefício do tratamento antecipado na redução de complicações associadas.

Em síntese, o PHTSE comprovou que o uso de benzodiazepínicos EV por equipes de APH é seguro, eficaz e está associado à melhora dos desfechos neurológicos e respiratórios em pacientes em EME.

O estudo *Rapid Anticonvulsant Medication Prior to Arrival Trial* (RAMPART) foi um marco no manejo pré-hospitalar do EME. A hipótese central era que o midazolam IM, por não depender de acesso venoso, permitiria administração mais rápida e confiável, resultando em controle mais eficaz das convulsões antes da chegada ao hospital. Os resultados demonstraram que o midazolam IM foi superior ao lorazepam EV na interrupção das convulsões sem necessidade de terapia de resgate. Além disso:

- Não houve aumento de eventos adversos respiratórios ou de recorrência de convulsões com o midazolam.
- Os pacientes tratados com midazolam foram menos hospitalizados e necessitaram com menor frequência de cuidados intensivos.
- Embora o lorazepam EV tenha um início de ação farmacológica mais rápido, o tempo total até a administração foi mais curto com o midazolam IM, dada a praticidade do método.

Como o lorazepam exige refrigeração, o midazolam IM foi considerado mais prático e igualmente seguro e eficaz, consolidando-se como uma alternativa preferencial para o APH de pacientes em EME. Além disso, evidências subsequentes também mostraram que o midazolam apresenta maior taxa de cessação da convulsão na primeira dose quando comparado ao diazepam.

O estudo publicado no *New England Journal of Medicine* em 2012 demonstrou que o midazolam IM foi tão eficaz quanto o lorazepam EV no controle do EME no ambiente pré-hospitalar, com a vantagem adicional de proporcionar um início de ação mais rápido e maior facilidade de administração pelos socorristas no contexto de emergência pré-hospitalar.

Em síntese, levando em consideração os estudos descritos e a disponibilidade desses medicamentos no Brasil, a melhor alternativa para o uso dos benzodiazepínicos no APH é o midazolam IM, cuja administração é mais rápida e fácil pelo socorrista, além de melhores evidências, quanto ao controle de crise, eventos adversos e internação hospitalar.

A sugestão de primeira e segunda linhas de medicamentos a serem utilizados no tratamento do EME no APH encontra-se na Tabela 3.

**TABELA 3** Sugestão de medicamentos a serem utilizados no tratamento do estado de mal epiléptico no atendimento pré-hospitalar

| | |
|---|---|
| Primeira linha (80% de sucesso de controle de crise) | Midazolam: 10 mg, IM. Dose única. Se acesso venoso presente: diazepam EV, 0,1-0,3 mg/kg (máx. 10 mg), repetir se necessário após 5-10 min (total até 20 mg). Não realizar IM e não diluir. |
| Segunda linha | Fenitoína: 20 mg/kg, EV, diluída em solução fisiológica 0,9%, monitorado, a velocidade máxima de infusão é de 50 mg/min. Se persistir a crise, pode-se repetir 5-10 mg/kg.<br>Fenobarbital: 20 mg/kg, EV, monitorado, a velocidade de infusão é de 50-75 mg/min. Utilizar em substituição à fenitoína em intoxicações agudas, abstinência alcoólica e abstinência de fenobarbital (paciente que interrompe o tratamento por conta própria). |

Se a crise persistir após a primeira dose, pode-se repetir o diazepam após 5-10 minutos sendo no máximo 20 mg em adultos e considerar o uso de anticonvulsivante como a fenitoína.

A fenitoína é um anticonvulsivante clássico, amplamente utilizada como terapia de segunda linha no manejo de crises convulsivas prolongadas ou EME, especialmente quando não há resposta adequada aos benzodiazepínicos ou em recorrência de crise. Ela deve ser diluída em solução fisiológica 0,9%, não diluir em soro glicosado, sendo a dose de 20 mg/kg para adultos e a velocidade máxima de infusão é de 50 mg/minuto. Se a crise persistir, pode-se repetir a dose de 5-10 mg/kg.

A administração de fenitoína no APH é limitada por questões práticas: há necessidade de monitoramento contínuo (pressão arterial e ECG) devido ao risco de efeitos adversos graves, como hipotensão e arritmias cardíacas, se infundida rapidamente, exigindo bomba de infusão e tempo prolongado de administração (em geral de 20-30 minutos). Por esses motivos, seu uso no pré-hospitalar é recomendado apenas em serviços com suporte avançado, como UTI móveis ou transporte aeromédico, e quando os pacientes em EME não apresentam melhora apesar da administração de um benzodiazepínico de primeira linha (midazolam ou diazepam).

Em pacientes em EME refratário, tem-se que ponderar a necessidade de intubação orotraqueal e infusão contínua de benzodiazepínicos, a fim de se evitar lesão neurológica permanente e complicações sistêmicas. Nestes casos, a cetamina destaca-se como o agente hipnótico de melhor perfil para a sequência rápida de intubação (SRI) Ela apresenta ação anticonvulsivante, preserva a estabilidade cardiovascular e possui início de ação rápido. Além disso, a cetamina é segura em adultos e crianças, sendo considerada o agente preferencial para indução em pacientes com crises refratárias e risco de instabilidade hemodinâmica.

Na SRI, o uso de bloqueadores neuromusculares deve ser criterioso. Esses agentes eliminam os sinais motores das convulsões, podendo mascarar a persistência do EME refratário ou evoluir para estado de mal não convulsivo, dificultando o diagnóstico clínico. Há, portanto, indicação de monitoramento eletroencefalográfico e vigilância clínica rigorosa em ambiente hospitalar. O reconhecimento precoce da persistência da atividade epiléptica é essencial para evitar atrasos terapêuticos, reduzir o risco de lesão neurológica e morte.

## CONSIDERAÇÕES ESPECIAIS

- Pediatria: crises convulsivas febris são comuns; priorizar também o controle térmico e o suporte ventilatório. As doses de medicamentos devem ser calculadas por peso.
- Gestantes e puérperas: atentar-se à eclampsia e à eminência. A administração de sulfato de magnésio pode ser indicada conforme protocolo obstétrico. Recomendamos o esquema de Pritchard para o APH, pois não necessita de bomba de infusão contínua. Dose de ataque: 4 g, EV lenta (em 10-15 minutos) + 10 g, IM (5 g em cada glúteo), logo após a dose EV. Dose de manutenção: 5 g, IM, a cada 4 horas (alternando os glúteos) com atenção à frequência respiratória, a reflexos tendinosos e à diurese. Em caso de toxicidade, o antídoto é o gluconato de cálcio 10% – 10 mL, EV lento, em 3 minutos.

- Idosos: maior risco de causas estruturais (AVC, doenças neurodegenerativas). Monitorar com mais atenção os efeitos adversos dos benzodiazepínicos.

## CONSIDERAÇÕES FINAIS

A crise convulsiva é uma condição crítica que demanda atuação rápida e coordenada no APH. O conhecimento sobre etiologias frequentes, critérios de gravidade e condutas farmacológicas seguras é essencial para a eficácia do atendimento e a diminuição da morbimortalidade decorrente desta patologia. A regulação médica e a comunicação eficaz com o hospital de referência complementam a abordagem centrada na segurança e prognóstico do paciente.

## REFERÊNCIAS


1. Conselho Federal de Medicina. Código de Ética Médica. Resolução CFM n. 2.217, de 27 de setembro de 2018. Brasília: Conselho Federal de Medicina; 2018.
2. National Association of Emergency Medical Technicians (NAEMT). PHTLS: Prehospital Trauma Life Support, 10.ed. Massachusetts: Jones & Bartlett Learning; 2023.
3. American College of Surgeons. Advanced Trauma Life Support (ATLS) student course manual, 11.ed. Chicago: American College of Surgeons; 2025.
4. Brumberg EKH, Douma MJ, Alibertis K, Charlton NP, Goldman MP, Harper-Kirksey K, et al. 2024 American Heart Association and American Red Cross Guidelines for First Aid. Circulation. 2024;150(24):e519-79.
5. Alldredge BK, Gelb AM, Isaacs SM, Corry MD, Allen F, Ulrich S, et al. A comparison of lorazepam, diazepam, and placebo for the treatment of out-of-hospital status epilepticus. N Engl J Med. 2001;345(9):631-7.
6. Almeida PMV, Dell'acqua MCQ, Cyrino CMS, Juliani CMCM, Palhares VC, Pavelqueires S. Análise dos atendimentos do SAMU 192: componente móvel da rede de atenção às urgências e emergências. Esc Anna Nery Rev Enferm. 2016;20(2):289-95.
7. Beskind DL, Rhodes SM, Stolz U, Birrer B, Mayfield TR, Bourn S, et al. When should you test for and treat hypoglycemia in prehospital seizure patients? Prehosp Emerg Care. 2014;18(3):433-41.
8. Brasil. Lei n. 10.406, de 10 de janeiro de 2002. Institui o Código Civil. Brasília: Diário Oficial da União; 2002.
9. Brasil. Ministério da Saúde. Conselho Nacional de Saúde. Carta dos direitos dos usuários da saúde. 3ed. Brasília: Ministério da Saúde; 2011.
10. Brasil. Ministério da Saúde. Epilepsia: conheça a doença e os tratamentos disponíveis no SUS. Brasília: Ministério da Saúde; 2022.
11. Brasil. Ministério da Saúde. Secretaria de Atenção à Saúde. Protocolo de suporte avançado de vida. Brasília: Ministério da Saúde; 2021.
12. Gettings JV, Chafjiri FMA, Patel AA, Shorvon S, Goodkin HP, Loddenkemper T. Diagnosis and management of status epilepticus: improving the status quo. Lancet Neurol. 2025;24(1):65-76.
13. Lowenstein DH, Alldredge BK, Allen F, Neuhaus J, Corry M, Gottwald M, O'Neil N, Ulrich S, Isaacs SM, Gelb A. The prehospital treatment of status epilepticus (PHTSE) study: design and methodology. Control Clin Trials. 2001;22(3):290-309.
14. Marques GQ, Lima MADS, Ciconet RM. Agravos clínicos atendidos pelo Serviço de Atendimento Móvel de Urgência (SAMU) de Porto Alegre – RS. Acta Paul Enferm. 2011;24(2):185-91.
15. McMullan J, Sasson C, Pancioli A, Silbergleit R. Midazolam versus diazepam for the treatment of status epilepticus in children and young adults: a meta-analysis. Acad Emerg Med. 2010;17(6):575-82.
16. Podolsky-Gondim GG, Nakano FN. Crise convulsiva no atendimento pré-hospitalar. In: Associação Brasileira de Medicina de Emergência; Guimarães HP, Borges LAA. (Org.). PROMEDE Programa de Atualização em Medicina de Emergência: Ciclo 5. Porto Alegre: Artmed Panamericana; 2022. pp. 57-78.
17. Silbergleit R, Durkalsi V, Lowenstein D, Conwit R, Pancioli A, Palesch Y, et al. Intramuscular versus intravenous therapy for prehospital status epilepticus. N Engl J Med. 2012;366(7):591-600.
18. Silbergleit R, Lowenstein D, Durkalski V, Conwit R; Neurological Emergency Treatment Trials (NETT) Investigators. RAMPART (Rapid Anticon-

vulsant Medication Prior to Arrival Trial): a double-blind randomized clinical trial of the efficacy of intramuscular midazolam versus intravenous lorazepam in the prehospital treatment of status epilepticus by paramedics. Epilepsia. 2011;52 Suppl 8(Suppl 8):45-7.

19. Silverman EC, Sporer KA, Lemieux JM, Brown JF, Koenig KL, Gausche-Hill M, et al. Prehospital care for the adult and pediatric seizure patient: current evidence-based recommendations. West J Emerg Med. 2017;18(3):419-36.

13

# Déficit neurológico focal agudo

Rafael Arruda Alves

**Pontos-Chave**

Este capítulo visa apresentar uma abordagem estruturada e atualizada do déficit neurológico focal agudo no atendimento pré-hospitalar (APH), com ênfase em:

- Avaliação inicial e escalas aplicáveis.
- Principais causas no pré-hospitalar.
- Condutas imediatas baseadas em evidências.
- Critérios de encaminhamento e comunicação com o serviço hospitalar.
- Considerações ético-legais e registro adequado.

## INTRODUÇÃO

O déficit neurológico focal agudo é uma das principais causas de atendimento emergencial no ambiente pré-hospitalar e está frequentemente associado a condições de alta gravidade, como o acidente vascular cerebral (AVC), crises epilépticas focais, traumatismo cranioencefálico (TCE), tumores com sangramento ou edema, encefalites e intoxicações específicas. Sua correta identificação no cenário do APH é determinante para reduzir tempo até o tratamento definitivo, minimizar sequelas e melhorar o prognóstico funcional do paciente.

Diferente de alterações difusas do sensório (como no coma ou *delirium*), o déficit neurológico focal caracteriza-se pela perda súbita de uma função específica do sistema nervoso central, como força muscular em um hemicorpo, dificuldade para falar, perda de visão em um campo visual, ou assimetrias motoras ou sensitivas. A avaliação rápida, padronizada e baseada em escalas simples é crucial para a condução eficaz.

No Brasil, o AVC é a principal causa de incapacidade adquirida e uma das maiores causas de morte evitável. Segundo dados do Ministério da Saúde e da Organização Mundial da Saúde (OMS), a janela de oportunidade para terapias como trombólise venosa ou trombectomia mecânica exige reconhecimento precoce, transporte célere e triagem para centros especializados. Para isso, o profissional do APH desempenha papel essencial.

A abordagem do déficit neurológico focal exige raciocínio clínico ágil, uso de escalas de triagem como a *Cincinnati Prehospital Stroke Scale* (CPSS) e a Avaliação Rápida de Oclusão Arterial (*RACE Score*), controle de sinais vitais, monitorização, correção de hipoglicemia e avaliação de critérios de encaminhamento. Além disso, a suspeita de condições mimetizadoras de AVC – como hipoglicemia, crises epilépticas com paralisia de Todd, migrânea complicada ou intoxicações – requer domínio técnico para evitar erros de diagnóstico.

## DEFINIÇÃO E RECONHECIMENTO CLÍNICO DO DÉFICIT NEUROLÓGICO FOCAL AGUDO

O déficit neurológico focal agudo caracteriza-se pela instalação súbita de uma alteração localizada da função neurológica, geralmente por disfunção em uma área específica do sistema nervoso central. Ao contrário de quadros de encefalopatia global (como o coma metabólico ou *delirium*), o déficit focal manifesta-se com perda funcional em domínios bem delimitados, como motricidade, sensibilidade, linguagem ou visão. As manifestações clínicas variam conforme o território cerebral afetado e incluem:

- Hemiparesia ou hemiplegia súbita (paralisia de um lado do corpo).
- Disartria ou afasia (dificuldade para articular ou compreender a fala).
- Amaurose ou perda visual em um campo (hemianopsia).
- Déficits sensoriais (formigamento, anestesia localizada).
- Desvio de rima labial ou assimetria facial.
- Ataxia ou desequilíbrio súbito.
- Crises epilépticas focais com paralisia pós-ictal (paralisia de Todd).

O início abrupto e a lateralidade dos sinais são pistas importantes que diferenciam o déficit focal de outras condições. Em ambiente pré-hospitalar, o profissional deve considerar como déficit focal agudo toda apresentação com alterações assimétricas, súbitas e sem explicação imediata evidente.

## PRINCIPAIS CAUSAS NO APH

Embora o AVC isquêmico seja a causa mais comum, outras etiologias devem ser consideradas.

O diagnóstico no APH é presuntivo, mas fundamental para encaminhamento correto e tratamento em tempo hábil. O profissional deve observar:

- Início súbito ou progressão rápida dos sintomas.
- Assimetria evidente (face, membros).
- Fala arrastada, confusa ou ausência de fala.
- Alterações visuais ou de coordenação.
- História colhida com testemunhas (hora do início).
- Glicemia capilar (descartar hipoglicemia).
- Trauma associado ou sinais de epilepsia.

TABELA 1 Principais etiologias do déficit neurológico agudo no atendimento pré-hospitalar

| Categoria | Etiologia | Observações clínicas |
|---|---|---|
| Doença cerebrovascular | AVC isquêmico: 80-5% | Instalação súbita de déficit focal associado a fatores de risco cardiovasculares |
| | AVC hemorrágico: 15-20% | Déficit neurológico súbito, frequentemente com cefaleia intensa, vômitos e rebaixamento de consciência. |
| Crises epilépticas | Paralisia de Todd | Déficit focal transitório pós-ictal, geralmente reversível em horas |
| Inflamações e/ou infecções | Encefalites, abscessos cerebrais | Podem cursar com déficit focal, evolução geralmente subaguda; associar sinais infecciosos |
| Neoplasias | Tumores cerebrais | Menos comum de forma aguda, mas pode simular AVC e hemorragias intramurais |
| Distúrbios metabólicos | Hipoglicemia, hiponatremia | *Mimics* de AVC; deve ser checada glicemia capilar e eletrólitos na emergência |
| Trauma | TCE (hematomas focais) | Déficit focal pós-trauma; pode haver intervalo lúcido; atenção a anticoagulados |
| Intoxicações agudas | Álcool, benzodiazepínicos, opioides, monóxido de carbono | Déficit focal, disartria, confusão (pode simular AVC). Opioides (miose e depressão respiratória), simpatomimético (agitação/midríase/hipertensão), monóxido de carbono (cefaleia/tontura/hipóxia). Avaliar toxíndromes e contextos. |

Fonte: adaptada pelo autor.

## ESCALAS DE AVALIAÇÃO NEUROLÓGICA NO ATENDIMENTO PRÉ-HOSPITALAR

A utilização de escalas padronizadas de avaliação neurológica no ambiente pré-hospitalar é fundamental para identificar precocemente pacientes com suspeita de déficit neurológico focal agudo, como no AVC, e priorizar o encaminhamento para unidades de referência. Escalas simples, rápidas e reprodutíveis auxiliam a equipe de APH a comunicar de forma eficaz o quadro clínico à central de regulação e aos serviços hospitalares.

### Cincinnati para acidente vascular cerebral pré-hospitalar

A CPSS é a ferramenta mais amplamente usada no APH brasileiro, recomendada em protocolos do Ministério

TABELA 2 Escala de Cincinnati para acidente vascular cerebral pré-hospitalar

| Item avaliado | Comando | Alteração sugestiva |
|---|---|---|
| Face | "Mostre os dentes ou sorria" | Assimetria facial, desvio de rima |
| Braços | "Levante os dois braços" | Um braço cai ou não se eleva |
| Fala | "Repita a frase: 'O céu é azul em São Paulo'" | Fala arrastada, incorreta ou ausente |

Fonte: adaptada pelo autor.

da Saúde e incorporada em diretrizes internacionais e nacionais como a Rede AVC. Ela avalia três itens simples, e a presença de qualquer um alterado sugere alta probabilidade de AVC.

- Resultado: ≥ 1 item alterado = forte suspeita de AVC.
- Vantagens: rápida (menos de 30 segundos), não requer equipamentos, validada no APH.
- Limitações: não detecta déficits em território posterior (tronco encefálico ou cerebelo).

## *RACE*

O *RACE Score* é uma escala pré-hospitalar usada para estimar a gravidade do AVC e a chance de oclusão de grandes vasos (OGV), útil para a triagem de pacientes elegíveis à trombectomia mecânica.

TABELA 3 Escala *Rapid Arterial oCclusion Evalution* (RACE)

| Avaliação | Pontuação | Descrição |
|---|---|---|
| Paralisia facial<br>(Pedir para o paciente sorrir ou mostrar os dentes) | 0 | Sem paralisia (movimento simétrico) |
| | 1 | Leve (assimetria discreta) |
| | 2 | Moderada a grave (assimetria completa) |
| **Função motora do braço**<br>(Estender braços a 90° sentado ou 45° se em decúbito) | 0 | Normal a leve: braços mantidos > 10 s |
| | 1 | Moderada: um ou ambos os braços caem < 10 s |
| | 2 | Grave: incapaz de elevar braço(s) contra a gravidade |
| **Função motora da perna**<br>(Elevar perna a 30° em decúbito) | 0 | Normal a leve: pernas mantidas > 5 s |
| | 1 | Moderada: pernas caem < 5 s |
| | 2 | Grave: incapaz de elevar pernas contra a gravidade |
| **Desvio do olhar**<br>Olhos desviados ou incapazes de seguir para um lado | 0 | Ausente – olhos acompanham ambos os lados |
| | 1+ | Presente – desvio ou dificuldade no acompanhamento ocular |
| **Afasia +**<br>(Dificuldade em seguir comandos ou falar)<br>"Feche os olhos"<br>"Faça um punho"<br>Nomear 2 objetos: "relógio", "caneta"<br>Repetir frase | 0 | Normal – sem dificuldade em comandos ou fala |
| | 1+ | Moderada – alguma dificuldade em seguir comandos e/ou falar |
| | 2+ | Grave – incapaz de seguir comandos e incapaz de falar de forma coerente |
| **Agnosia +**<br>(Incapacidade de reconhecer braço ou negar déficit)<br>Mostrando braço fraco, perguntar:<br>"De quem é este braço?"<br>"Seu braço está fraco?" | 0 | Normal – reconhece braço, ciente do déficit |
| | 1+ | Moderada – não reconhece braço ou nega déficit |
| | 2+ | Grave – não reconhece braço e nega déficit |

Fonte: adaptada pelo autor.

Embora seja mais complexa, o RACE é cada vez mais incorporado em regiões com rede de AVC estruturada.

### Escala de Coma de Glasgow

A Escala de Coma de Glasgow (ECG) continua sendo uma ferramenta essencial no APH, não apenas para trauma, mas também para avaliar alterações de consciência em AVC extenso, crises epilépticas e TCE.

TABELA 4 Escala de Coma de Glasgow

| Domínio | Pontuação |
|---|---|
| Abertura ocular (O) | 1 a 4 |
| Resposta verbal (V) | 1 a 5 |
| Resposta motora (M) | 1 a 6 |
| Total | 3 a 15 |

Fonte: adaptada pelo autor.

- ECG ≤ 8: indica coma – considerar via aérea definitiva.
- Alterações agudas na ECG: requerem monitoramento frequente e documentação.

A adoção de escalas como a de avaliação melhora o tempo de triagem, qualidade do transporte e assertividade na definição do hospital de destino. A aplicação regular, combinada à capacitação continuada, eleva a qualidade do APH neurológico.

## CONDUTAS IMEDIATAS E PRIMEIRAS INTERVENÇÕES NO ATENDIMENTO PRÉ-HOSPITALAR

Diante de um quadro suspeito de déficit neurológico focal agudo, o tempo é um fator crítico. As condutas imediatas no APH devem ser padronizadas e executadas de forma sistemática, garantindo suporte vital básico, exclusão de causas reversíveis e preparo para transporte rápido e seguro. No pré-hospitalar, a prioridade é manter oxigenação adequada, evitar quedas de pressão arterial e corrigir causas reversíveis, enquanto se organiza o transporte rápido ao hospital de referência.

### Garantia da via aérea e ventilação

A avaliação inicial deve começar pela via aérea. Pacientes com rebaixamento importante (ECG ≤ 8) têm indicação de intubação orotraqueal. Se a saturação for inferior a 94%, deve-se administrar oxigênio suplementar. Em risco de aspiração, posicionar em decúbito lateral de segurança. A hiperventilação não é recomendada, pois pode reduzir a perfusão cerebral.

A equipe deve estar pronta para utilizar dispositivos conforme a necessidade: máscara laríngea ou tubo laríngeo como recursos temporários, intubação orotraqueal quando houver equipe treinada, e cricotireoidostomia por punção apenas em falência ventilatória com via aérea obstruída.

### Avaliação neurológica rápida

A avaliação neurológica no pré-hospitalar deve ser objetiva e sistemática. É obrigatório verificar a glicemia capilar, corrigindo imediatamente valores abaixo de 70 mg/dL com 40 mL de solução glicosada a 50% em adultos. Eventualmente se faz necessário o uso de tiamina antes da glicose hipertônica. A reavaliação periódica é essencial para detectar piora clínica precoce.

### Controle de sinais vitais

A monitorização deve incluir pressão arterial, frequência cardíaca, frequência respiratória, saturação periférica de oxigênio e temperatura. Hipotensão (PAS < 90 mmHg) e hipoxemia agravam a lesão neurológica e devem ser evitadas. Em pacientes com suspeita de AVC, não se recomenda reduzir a pressão arterial de forma agressiva no pré-hospitalar; valores até 220 mmHg podem ser tolerados. Só após a tomografia computadorizada, a definição se AVC isquêmico ou hemorrágico e a estratégia de tratamento (trombolítico, por exemplo) é que se devem tratar os níveis tensionais elevados segundo as metas dos estudos e protocolos.

### Excluir diagnósticos diferenciais críticos

Algumas condições podem simular AVC e precisam ser prontamente reconhecidas. A hipoglicemia deve ser descartada e corrigida de imediato. Convulsões ativas exigem benzodiazepínicos, como diazepam 10 mg intravenoso ou midazolam 10 mg intramuscular. Situações de trauma ou suspeita de intoxicação devem ser avaliadas por sinais indiretos, como hálito alcoólico, trauma oculto ou pupilas assimétricas.

### Comunicação e definição do hospital de referência

A central de regulação deve ser informada o quanto antes. A comunicação deve incluir o horário de início dos sintomas (ou última vez visto bem), resultados de escalas aplicadas, condições clínicas e possíveis contraindicações. O paciente deve ser direcionado a hospitais com suporte neurológico e tomografia disponível 24 horas. Se houver protocolo regional, o caso deve ser comunicado como código AVC.

### Preparo para transporte

Antes da remoção, garantir imobilização em caso de trauma, acesso venoso calibroso e registro completo da avaliação inicial e das condutas realizadas. Durante o trajeto, é necessário monitorar sinais vitais e reavaliar o Glasgow de forma seriada. Não devem ser feitas intervenções que atrasem a chegada ao hospital sem impacto no manejo pré-hospitalar.

## TRIAGEM PARA TERAPIAS ESPECÍFICAS

A fase pré-hospitalar é determinante para o sucesso de intervenções tempo-dependentes como a trombólise venosa com alteplase ou a trombectomia mecânica em pacientes com AVC isquêmico. Cabe à equipe de APH a responsabilidade de identificar casos com critérios clínicos sugestivos e iniciar o processo de triagem neurológica e logística, otimizando os tempos porta-agulha e porta-balão.

Cada vez mais os serviços de APH são inseridos em redes organizadas por telemedicina, permitindo que a equipe realize triagem com transmissão de informações ao neurologista remoto, agilizando a decisão de destino e o preparo para terapias específicas. Hospitais com "porta AVC" devem ser priorizados, e o uso do termo "Código AVC" na comunicação pode acelerar protocolos internos (tomografia, laboratório, trombólise direta na sala de emergência).

Na fase pré-hospitalar, cada minuto influencia diretamente o desfecho do paciente com AVC isquêmico. Cabe à equipe reconhecer sinais clínicos sugestivos, aplicar escalas de triagem e organizar o transporte imediato para centros com tomografia e suporte especializado, otimizando tempos críticos como porta-agulha e porta-balão.

## Trombólise venosa (alteplase EV)

A trombólise com rt-PA (alteplase) é indicada em AVC isquêmico agudo com menos de 4h30 do início dos sintomas, desde que respeitados critérios de inclusão e exclusão. O APH tem papel fundamental ao:

- Identificar o tempo exato de início dos sintomas (ou "última vez visto bem").
- Aplicar CPSS e verificar ausência de trauma, convulsões ou hipoglicemia.
- Encaminhar para centro com tomografia imediata e equipe capacitada para trombólise.

TABELA 5 Critérios clínicos para suspeita de elegibilidade

| Requisito | Detalhamento |
|---|---|
| Início dos sintomas < 4h30 | Confirmação com paciente ou testemunha |
| Sinais focais compatíveis com AVC | Hemiparesia, afasia, desvio de rima etc. |
| Glasgow preservado ou moderadamente rebaixado | ECG > 8 geralmente considerados |
| Sem trauma craniano ou sangramento ativo | História clínica e exame físico compatíveis |

Contraindicações absolutas (APH deve suspeitar):

- Sinais de AVC hemorrágico (rebaixamento súbito com vômito, cefaleia intensa);
- TCE recente (< 3 meses).
- Cirurgia de grande porte recente.
- Hipoglicemia confirmada como causa do quadro.
- Uso de anticoagulantes orais com INR elevado (quando houver informação disponível).

## Trombectomia mecânica

Pacientes com AVC isquêmico secundário à OGV, como artéria cerebral média (ACM) ou artéria basilar, podem se beneficiar de trombectomia mecânica até 24 horas após o início dos sintomas, conforme critérios clínicos e radiológicos. A identificação pré-hospitalar de pacientes com suspeita de OGV pode ser feita pelo *RACE Score* ≥ 5 pontos ou quadro clínico severo (hemiplegia + afasia). Condutas específicas do APH:

- Aplicar RACE score, se possível.
- Garantir glicemia > 70 mg/dL.
- Informar o tempo exato do início.
- Priorizar hospital com neurointervencionismo e tomografia com perfusão (quando disponível).
- Comunicação ativa com regulação médica sobre suspeita de OGV.

# TRANSPORTE E COMUNICAÇÃO COM O HOSPITAL DE REFERÊNCIA

O transporte do paciente com déficit neurológico focal agudo é uma etapa crítica que deve ser planejada com rapidez e segurança. A comunicação eficaz entre a equipe de APH, a central de regulação e o hospital de destino é essencial para garantir a continuidade do cuidado, minimizar atrasos e permitir intervenções tempo-dependentes como trombólise ou trombectomia. A comunicação ativa com a regulação médica é fundamental para alertar sobre a suspeita de oclusão de grandes vasos e direcionar o paciente ao local mais adequado.

Durante todo o processo, a equipe deve manter atenção contínua ao suporte clínico e à segurança do transporte, assegurando oxigenação, monitorização de sinais vitais, acesso venoso calibroso e prevenção de complicações até a chegada ao hospital de referência para realização da trombólise ou trombectomia.

## Decisão de destino

A escolha do hospital de referência deve considerar o tempo de início dos sintomas, a suspeita de oclusão de grandes vasos e a capacidade da unidade em oferecer tomografia, neurologista e terapia adequada (trombólise ou trombectomia). Sempre que possível, priorizar hospitais com tomografia disponível 24 horas, equipe treinada para AVC e suporte intensivo.

## Comunicação com a central de regulação

O contato com a regulação deve ser estruturado e objetivo. As informações mínimas incluem identificação do paciente, horário de início dos sintomas, achados clínicos e escalas aplicadas, nível de consciência, sinais vitais, comorbidades relevantes, uso de anticoagulantes, glicemia capilar e necessidade de suporte avançado. A ativação do código AVC deve ser feita quando disponível.

## Preparação e cuidados durante o transporte

Durante o transporte, manter via aérea protegida ou sob vigilância, garantindo saturação acima de 94%. A monitorização contínua deve incluir frequência cardíaca, respiratória, pressão arterial, saturação e Glasgow. Se houver trauma associado, manter imobilização cervical. O acesso venoso deve ser preferencialmente em membro não parético, e deve-se evitar a infusão de glicose nesse acesso. É importante também controlar a temperatura, assegurar conforto e reduzir estímulos estressantes. Qualquer mudança clínica deve ser registrada e comunicada ao hospital de destino.

## Entrega e transferência de responsabilidade

Na chegada ao hospital, a equipe de APH deve realizar a entrega e a transferência de responsabilidade de forma clara e estruturada. É fundamental relatar prontamente os dados clínicos à equipe receptora, informando de maneira precisa o horário exato do início dos sintomas. Também deve ser entregue o relatório contendo sinais vitais, escalas aplicadas, intervenções realizadas e a resposta clínica do paciente, garantindo que nenhuma informação essencial se perca durante a transição do cuidado. A padronização da comunicação nesse momento é decisiva, pois contribui para reduzir atrasos e otimizar os tempos de atendimento intra-hospitalar, em especial para a realização de exames de imagem e início da trombólise.

O atendimento de pacientes com déficit neurológico agudo no ambiente pré-hospitalar demanda uma estrutura mínima de equipamentos e recursos indispensáveis para assegurar a segurança do paciente, oferecer suporte de vida adequado, possibilitar monitorização contínua e garantir transporte qualificado. A disponibilidade e a correta utilização desses recursos impactam diretamente no desfecho clínico, sobretudo em situações de risco iminente de deterioração neurológica ou naquelas que exigem suporte avançado de vida.

## DIAGNÓSTICOS DIFERENCIAIS NO DÉFICIT NEUROLÓGICO FOCAL AGUDO

Embora o AVC seja a principal causa de déficit neurológico focal agudo, o APH deve considerar uma variedade de diagnósticos diferenciais que podem mimetizar ou coexistir com AVC. O reconhecimento precoce desses quadros permite ajustes terapêuticos, evita trombólise indevida e orienta o destino hospitalar mais adequado.

## CONSIDERAÇÕES FINAIS E RECOMENDAÇÕES BASEADAS EM EVIDÊNCIA

O atendimento ao paciente com déficit neurológico focal agudo no ambiente pré-hospitalar é uma missão crítica que exige rapidez, sistematização e tomada de decisão embasada. A detecção precoce de sinais neurológicos focais permite a ativação de protocolos tempo-dependentes, como o código AVC, e o direcionamento adequado do paciente a centros de referência capazes de realizar trombólise venosa ou trombectomia mecânica.

O princípio de que "tempo é cérebro" deve nortear todo o atendimento. Cada minuto de atraso representa perda significativa de tecido cerebral viável. Por isso, medidas simples e rápidas, como checar a glicemia, aplicar escalas de triagem e manter oxigenação adequada fazem diferença real no prognóstico. São recomendações baseadas em evidência e prática atual:

- Avalie a glicemia capilar em todo paciente com alteração neurológica aguda.

TABELA 6 Diagnósticos diferenciais comuns no déficit neurológico agudo

| Diagnóstico | Sinais/sintomas sugeridos | Dica no APH |
|---|---|---|
| Hipoglicemia | Confusão, hemiparesia, convulsão, coma | Glicemia capilar < 70 mg/dL |
| Crise epiléptica/ pós-ictal | Hemiparesia transitória (Todd), rebaixamento, mordedura de língua | História de movimentos tônico-clônicos ou aura |
| Enxaqueca com aura | Hemiparestesia, disartria, escotomas visuais, progressiva | Paciente jovem com histórico prévio |
| Paralisia de Bell | Paralisia facial periférica isolada, sem outros déficits | Inclui músculos da testa e pálpebras |
| AVC hemorrágico | Déficit focal + cefaleia intensa, vômito, hipertensão severa, rebaixamento | Clínica abrupta e grave |
| TCE/hematoma subdural | Déficit após trauma (inclusive leve), confusão progressiva | Idosos e etilistas são mais vulneráveis |
| Intoxicação/drogas | Déficits flutuantes, pupilas assimétricas, alterações comportamentais | História de uso ou ambiente sugestivo |
| Tumores cerebrais/ lesões ocupantes | Déficit focal progressivo, crise nova | História prolongada |
| Infecção do SNC (meningite, encefalite) | Febre, cefaleia, rigidez de nuca, rebaixamento | Jovens e imunossuprimidos |

Fonte: adaptada pelo autor.

- Utilize escalas validadas (Cincinnati, RACE *Score*) para triagem e comunicação com a regulação.
- Garanta via aérea patente e monitore a saturação de $O_2$ e os sinais vitais.
- Em caso de convulsão ativa ou rebaixamento de consciência, administre anticonvulsivantes conforme protocolo.
- Evite administrar medicamentos vasodilatadores ou anti-hipertensivos no APH, salvo exceções e protocolos locais.
- Priorize transporte rápido e seguro para unidade apta a realizar imagem de crânio.
- Registre todas as intervenções com hora exata dos sintomas, medicações, escala aplicada e evolução clínica.
- Mantenha comunicação clara com a regulação médica e equipe hospitalar receptora.
- Evite atrasos no atendimento inicial por excesso de procedimentos no local.
- Participe de treinamentos periódicos sobre AVC, suporte de vida e abordagem neurológica.

O déficit neurológico focal é uma emergência que demanda protocolo, preparo e postura ativa. Os profissionais do APH são o primeiro elo da cadeia de sobrevida neurológica. Seu papel é decisivo.

## REFERÊNCIAS


1. Brasil. Ministério da Saúde. Linha de cuidado do acidente vascular cerebral (AVC) na Rede de Atenção às Urgências e Emergências. Brasília: Ministério da Saúde; 2012.
2. Kothari RU, Panchevy T, Brott T, Broderick JP. Cincinnati Prehospital Stroke Scale: reproducibility and validity. Ann Emerg Med. 1999;33(4):373-8.
3. Pérez de La Ossa N, Carrera D, Gorchs M, Querol M, Millán M, Gomis M, et al. Design and validation of a prehospital stroke scale to predict large arterial occlusion: the RACE scale. Stroke. 2014;45(1):87-91.
4. Powers WJ, Rabinstein AA, Ackerson T, Adeoye OM, Bambakidis NC, Becker K, et al. Guidelines for the early management of patients with acute ischemic stroke: 2019 update to the 2018 guidelines. Stroke. 2019;50(12):e344-e418.
5. Powers WJ. Acute ischemic stroke: Emergency evaluation and treatment. In: Connor RF, editor. UpToDate. Waltham: Wolters Kluwer; 2025.
6. Kleindorfer DO, Towfighi A, Chandrasekhar S, et al. 2021 Guideline for the prevention of stroke in patients with stroke and transient ischemic attack. Stroke. 2021;52(7):e364-e467.
7. European Stroke Organization. Guidelines on stroke management. Int J Stroke. 2021;16(9):957-84.
8. Maia IWA, Benincá VM, Schubert DUC, Cunha VP, Lunardi MC, Guimarães HP, organizadores. Tratado de medicina de emergência, 1. ed. Barueri: Manole; 2024.
9. Silva GS, Bordini CA, Bianchin MM, et al. Diretrizes brasileiras para o manejo do acidente vascular cerebral isquêmico agudo. Arq Neuro-Psiquiatr. 2021;79(10):1045-56.

14

# Hipoglicemia

Fabrício Correia

> **Pontos-Chave**
>
> - Rápida identificação e tratamento da hipoglicemia são essenciais para prevenir danos neurológicos.
> - No paciente capaz de deglutir, a via oral (VO) é a mais eficaz para o tratamento da hipoglicemia.
> - Glicose 10% é tão eficaz quanto a glicose 50% e mais segura.
> - A hipoglicemia pode ser um sinal de doença grave subjacente em paciente não diabético sem fator causal identificável.
> - O extravasamento de glicose 50% pode causar lesão de pele e partes moles, síndrome compartimental ou amputação de membro.

## INTRODUÇÃO

A hipoglicemia é caracterizada por uma baixa concentração plasmática de glicose que caso não seja tratada, expõe o paciente a risco potencial. Causa frequente de acionamento do serviço de atendimento pré-hospitalar (APH), a maioria dos casos está relacionada ao tratamento do *diabetes mellitus* (DM), especialmente nos pacientes que fazem uso de insulina e mantêm controle glicêmico rigoroso. Em pacientes não diabéticos, a hipoglicemia é uma condição incomum e costuma se relacionar com abuso de álcool, intoxicação medicamentosa (hipoglicemiantes, pentamidina, quinina), hipotermia, desnutrição ou doença grave subjacente, como insuficiência renal ou hepática, neoplasia maligna, sepse e insuficiência cardíaca congestiva (Tabela 1). Pacientes submetidos à cirurgia bariátrica apresentam elevada prevalência de hipoglicemia pós-prandial, muitas vezes assintomática.

Vários fatores aumentam o risco de hipoglicemia; dentre eles, idade avançada, comorbidades, uso de insulina, uso de sulfonilureias (glibenclamida, gliclazida, glipizida e glimepirida) e controle glicêmico rigoroso.

TABELA 1 Principais causas de hipoglicemia em diabéticos e em não diabéticos

| Diabéticos |
|---|
| Aumento de dose de insulina |
| Omitir uma refeição |
| Hipoglicemiante oral em dose terapêutica |
| Diminuição da ingesta de alimentos |
| Superdosagem de hipoglicemiante oral |
| Exercício físico |
| Não diabéticos |
| Hipoglicemia pós-bariátrica |
| Intoxicação alcoólica |
| Intoxicação por hipoglicemiantes |
| Hipotermia |
| Desnutrição |
| Doença grave subjacente |

O diagnóstico de hipoglicemia é de simples realização e envolve a avaliação da glicemia capilar com um glicosímetro. Quando valores abaixo de 70 mg/dL estão associados a sintomas de hipoglicemia e que melhoram após a restituição da normoglicemia, completa-se a tríade de Whipple.

A incidência estimada de hipoglicemia severa em pacientes com DM tipo I bem-controlada é de 115 episódios a cada 100 pacientes/ano e nos pacientes com DM tipo II, de 35 episódios a cada 100 pacientes/ano. As consequências de um episódio de hipoglicemia severa incluem convulsões, coma, lesão neurológica permanente e parada cardiorrespiratória (PCR). Outras consequências incluem o constrangimento e lesões físicas a si mesmo ou a terceiros, com possíveis implicações trabalhistas, sociais e legais.

Glicemia menor que 25 mg/dL está associada ao coma hipoglicêmico e a alterações eletroencefalográficas, sendo a atividade isoelétrica observada a partir de 30 minutos de exposição em níveis de glicemia inferiores a 25 mg/dL. A atividade isoelétrica corresponde à necrose do tecido encefálico, ou seja, lesão irreversível.

## DEFINIÇÕES

A hipoglicemia é classificada em três níveis (Tabela 2), sendo o nível 1 quando a

TABELA 2 Classificação da hipoglicemia no paciente diabético e principais sinais e sintomas

| Classificação | Glicemia capilar | Sinais e sintomas | Observações |
|---|---|---|---|
| Nível 1<br>Alerta de hipoglicemia | < 70 mg/dL e<br>> 54 mg/dL | Assintomático a sintomas inespecíficos como tremor, fome, ansiedade e fadiga. | Corrigir mesmo se assintomático.<br>Se recorrente, realizar ajuste de dose. |
| Nível 2<br>Hipoglicemia clinicamente importante | < 54 mg/dL | Sudorese, irritabilidade, alterações visuais e comprometimento da função cognitiva. | Associado a arritmias cardíacas.<br>Preditor de hipoglicemia severa.<br>Intervenção imediata. |
| Nível 3<br>Hipoglicemia severa | Não especificada | Alteração do nível de consciência, perda de funções motoras, convulsões e coma. | Intervenção imediata por terceiros devido ao comprometimento cognitivo, que impede o autotratamento.<br>Requer terapia parenteral. |

glicemia capilar for menor que 70 mg/dL e maior que 54 mg/dL, nível 2 quando for menor que 54 mg/dL e nível 3 ou severo, quando o paciente apresentar alteração do nível de consciência ou comprometimento das funções motoras, necessitando de intervenção por terceiros. A hipoglicemia severa está associada a um aumento do risco de eventos cardiovasculares e da mortalidade, além do comprometimento na qualidade de vida.

Em pacientes não diabéticos, a hipoglicemia pode ser classificada em:

- Hipoglicemia de jejum: em que há um desbalanço entre a produção e o consumo de glicose.
- Hipoglicemia pós-prandial ou reativa: a maioria ocorre por hiperinsulinismo alimentar (pacientes submetidos à gastrectomia, à gastrojejunostomia, à piloroplastia e à vagotomia).

Dentre as causas de produção inadequada de glicose, encontram-se as deficiências hormonais e enzimáticas, ingestão insuficiente de substratos e doença hepática avançada. Já as causas de utilização aumentada de glicose são decorrentes de insulinoma, sepse, tumores extrapancreáticos e uma variedade de deficiências enzimáticas.

## ETIOLOGIA E FISIOPATOLOGIA

A hipoglicemia desencadeia uma resposta de estresse que visa restabelecer a normoglicemia. Em indivíduos saudáveis, quando há diminuição dos níveis de glicose circulante, ocorre a interrupção da secreção de insulina e o estímulo à secreção de glucagon, que cessam a queda da glicose plasmática devido à produção endógena de glicose pelo fígado a partir do glicogênio. Em pacientes em uso de insulina ou de medicamento secretagogo de insulina existe um comprometimento na liberação do glucagon e uma persistência de níveis elevados de insulina, o que torna a correção da hipoglicemia dependente da resposta simpática, da liberação de catecolaminas e do reconhecimento da hipoglicemia pelo paciente, que buscará por alimento fonte de carboidratos. Tardiamente, após a estimulação do sistema nervoso simpático e resposta catecolaminérgica, caso a glicemia continue em queda, são liberados hormônio do crescimento e cortisol.

Parte da resposta fisiológica à hipoglicemia inclui o aumento dos níveis de marcadores inflamatórios, de moléculas de adesão celular e dos marcadores de trombose e ativação plaquetária, fatores estes associados ao aumento dos riscos de doença cardiovascular. Adicionalmente, a hipoglicemia induzida pela insulina está associada a alterações na função elétrica cardíaca, que pode ser responsável pela síndrome de morte súbita no leito, a qual ocorre quando se encontra a pessoa morta no dia seguinte em decorrência de hipoglicemia severa.

Repetidos episódios de hipoglicemia levam a uma diminuição progressiva dos níveis de glicose necessários para iniciar a resposta de estresse, algumas vezes abaixo do nível necessário para causar comprometimento cognitivo, levando a um prejuízo no reconhecimento da hipoglicemia por parte do paciente e impossibilidade de autotratamento. O comprometimento cognitivo, em geral, inicia-se com níveis de glicemia abaixo de 54 mg/dL e é resultado da privação de glicose pelo tecido neuronal, podendo apresentar-se como dificuldade de concentração, raciocínio lentificado, desorientação, comportamento irracional, sonolência, convulsões e coma.

Os efeitos cardiovasculares incluem taquicardia e bradicardia, alargamento da pressão de pulso e arritmias, estas relacionadas à resposta adrenérgica e à hipocalemia.

A hipoglicemia sem sinais de alarme ou assintomática é uma complicação perigosa do DM tipo 1 e sua provável causa é a exposição prévia a baixas concentrações de glicose, pois um episódio único de hipoglicemia pode diminuir as respostas contrarregulatórias neuro-humorais a episódios subsequentes. Outros fatores associados a episódios recorrentes de hipoglicemia incluem terapia agressiva com insulina, história de DM de longa data, neuropatia autonômica e diminuição da sensibilidade ou da liberação de epinefrina.

## QUADRO CLÍNICO

Os sintomas de hipoglicemia variam de acordo com a idade, tempo de tratamento do DM e episódios prévios de hipoglicemia severa. São classificados em autonômicos e neuroglicopênicos (Tabela 3). Sintomas autonômicos são aqueles resultantes da ativação dos sistemas nervoso autônomo simpático e parassimpático, e os sintomas neuroglicopênicos são resultantes da privação de glicose pelo sistema nervoso central (SNC).

TABELA 3 Sinais e sintomas de hipoglicemia

| Autonômicos |
|---|
| Adrenérgicos: rubor, tremores, parestesias, palidez, palpitações e ansiedade. |
| Colinérgicos: fome e diaforese. |
| Neuroglicopênicos |
| Fraqueza, letargia, sonolência, tontura, visão turva, dificuldade para falar, desorientação, alterações psicomotoras, convulsões e coma. |

## DIAGNÓSTICO E EXAMES COMPLEMENTARES

Para que se confirme o diagnóstico de hipoglicemia, é necessário que esteja presente a tríade de Whipple:

- Sinais e/ou sintomas consistentes com hipoglicemia.
- Concentração plasmática de glicose abaixo de 70 mg/dL.
- Resolução dos sintomas após correção da hipoglicemia.

## TRATAMENTO

Após garantida a segurança da cena, iniciamos a abordagem ao paciente por meio do mnemônico MOVE + ABCDE (Tabela 4) e avaliação da glicemia capilar, corrigindo as alterações conforme progride a avaliação.

TABELA 4 Avaliação inicial do paciente grave

| MOVE | ABCDE |
|---|---|
| **M**: Monitoramento<br>**O**: Oxigênio, se necessário<br>**V**: Acesso venoso<br>**E**: ECG e glicemia capilar | **A**: Via aérea<br>**B**: *Breathing* (ventilação)<br>**C**: Circulação<br>**D**: *Disability* (avaliação neurológica)<br>E: Exposição |

ECG: eletrocardiograma.

Após a avaliação inicial, se glicemia capilar < 70 mg/dL, será necessário a administração de glicose.

Pacientes etilistas crônicos, portadores de hepatopatia ou desnutrição possuem risco elevado de deficiência de tiamina (vitamina B1) e deverão receber tiamina 100 mg endovenosa (EV) ou intramuscular (IM) antes de iniciar a correção da hipoglicemia.

A tiamina é uma coenzima associada ao metabolismo de carboidratos, proteínas e lipídios, auxiliando na produção de energia celular. Sua deficiência pode levar à diminuição da atividade metabólica e morte celular, particularmente em neurônios e astrócitos. Dessa forma, em pacientes hipoglicêmicos sob risco de deficiência de tiamina, a administração de glicose antes da tiamina pode desencadear ou agravar a encefalopatia de Wernicke (oftalmoplegia, ataxia e confusão mental), pois o cérebro não pode utilizar a glicose de forma eficaz sem a tiamina.

Para pacientes conscientes e capazes de deglutir, a administração de 15-20 g de glicose VO é eficaz quando se utilizam carboidratos de ação rápida. Para administrar 15-20 g de glicose VO, são necessários:

- 200 mL de suco de laranja ou refrigerante comum; ou
- 1 colher de sopa de mel (exceto para menores de 1 ano); ou
- 1 colher de sopa de açúcar em meio copo de água; ou
- Sachês com 15 g de glicose em gel.

Verificar a glicemia capilar após 15 minutos e repetir até três vezes se a glicemia capilar < 70 mg/dL.

Após corrigida a hipoglicemia, é necessário oferecer ao paciente carboidratos de ação prolongada, uma vez que em situações de hiperinsulinemia, o uso de glicose oral tem ação por até 2 horas.

Em indivíduos com hipoglicemia nível 3 (severa), o tratamento envolve a administração EV de 25 g de glicose. Se acesso venoso indisponível, deve-se obter acesso intraósseo (IO) para sua administração ou, se disponível, fazer uso de glucagon 1 mg IM (Figura 1). Em pacientes com hepatopatia avançada, desnutrição e jejum prolongado, o glucagon pode não ser eficaz em aumentar a glicemia.

A glicose injetável é disponível em concentrações que variam de 5% (50 mg/mL) a 50% (500 mg/mL) para uso EV. Para administrar 25 g de glicose, são necessários 50 mL da solução de glicose 50% ou 250 mL da solução de glicose 10%. A partir da concentração de 10%, a glicose é considerada um medicamento vesicante, ou seja, pode causar lesão tecidual caso haja extravasamento, o que exige atenção plena durante e após a sua administração. Em caso de extravasamento, o atraso no tratamento pode causar lesões teciduais graves, alguns casos com necessidade de debridamento cirúrgico, enxerto cutâneo e até mesmo amputação.

A glicose 10% é tão eficaz quanto a glicose 50% na correção da hipoglicemia, com a vantagem de apresentar maior segurança em relação ao extravasamento.

Durante a administração EV de glicose, caso seja identificado o extravasamento, deve-se interromper imediatamente a infusão e:

- Tentar aspirar pelo acesso disfuncional a maior quantidade possível de solução extravasada.
- Remover o cateter mantendo pressão negativa na seringa para remover qualquer solução remanescente na veia e no cateter.
- Demarcar a área de extravasamento para monitorar a evolução da lesão durante o tratamento.
- Manter o membro elevado e aplicar compressas frias na área de extravasamento a cada 15-30 minutos por 24-48 horas.

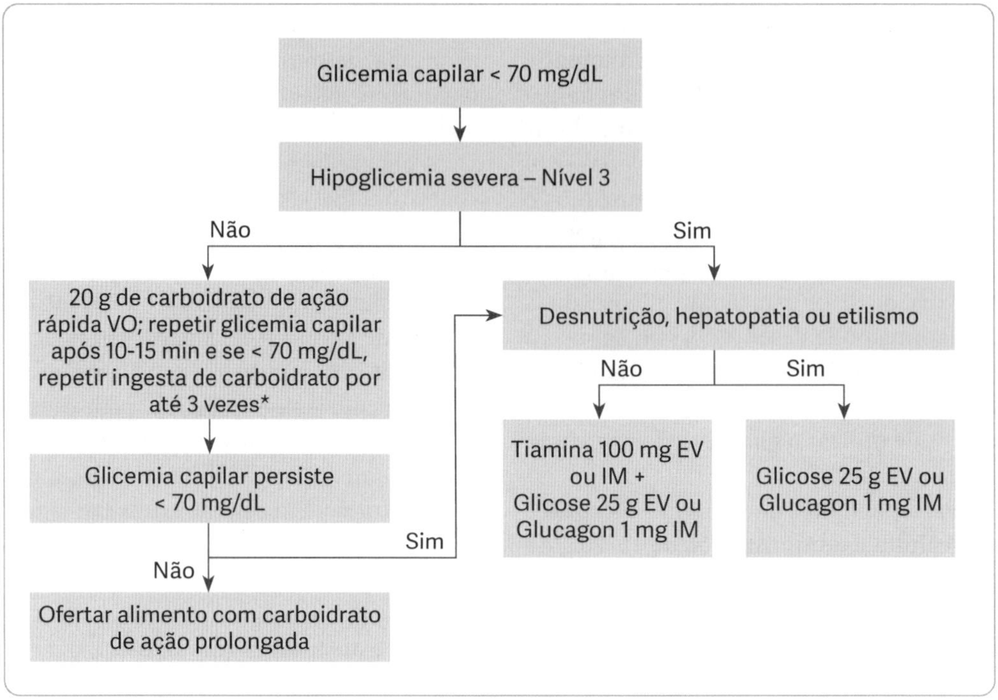


FIGURA 1 Manejo da hipoglicemia.
*Se suspeita de deficiência de tiamina, administrar tiamina 100 mg EV ou IM.

No ambiente intra-hospitalar, deve-se avaliar a necessidade do uso de hialuronidase, enzima que promove a hidrólise do ácido hialurônico tecidual, responsável pela adesão celular. A diminuição da adesão celular facilita a difusão da glicose extravasada do interstício para o sistema vascular, impedindo a ocorrência de lesão tecidual.

Após a correção da hipoglicemia, deve-se avaliar se o paciente será conduzido a uma unidade hospitalar ou será liberado no local. Esta decisão pode ser tomada pela equipe intervencionista ou por um agente regulador, dependendo do protocolo local.

Recomenda-se conduzir todos os pacientes que permanecem sintomáticos, bem como aqueles que apresentaram convulsão, mesmo que estejam assintomáticos após correção da hipoglicemia.

Para os pacientes que apresentam melhora dos sintomas após o tratamento, liberar no local somente se todas as considerações a seguir estiverem presentes:

- Glicemia capilar acima de 80 mg/dL.
- O paciente faz uso de insulina ou hipoglicemiante oral.
- O paciente encontra-se em seu *status* neurológico basal, sem déficit neurológico novo após correção da hipoglicemia.
- O paciente tem disponibilidade imediata de alimento fonte de carboidrato de ação prolongada.
- Um adulto confiável disponível para permanecer com o paciente.
- Ausência de sintomas e com os sinais vitais dentro dos limites da normalidade.

- Existe uma causa identificável da hipoglicemia, por exemplo, jejum prolongado ou omissão de uma refeição.

## REFERÊNCIAS


1. Amiel SA. The consequences of hypoglycaemia. Diabetologia. 2021;64(5):963-70.
2. Auer RN. Hypoglycemic brain damage. Forensic Sci Int. 2004;146(2-3):105-10.
3. Chinn M, Colella MR. Prehospital dextrose extravasation causing forearm compartment syndrome: a case report. Prehosp Emerg Care. 2017;21(1):79-82.
4. Dingwall KM, Delima JF, Binks P, Batey R, Bowden SC. What is the optimum thiamine dose to treat or prevent Wernicke's encephalopathy or Wernicke-Korsakoff syndrome? Results of a randomized controlled trial. Alcohol Clin Exp Res. 2022;46(6):1133-47.
5. Feriani G, Ribera JM, Damasceno MCT, Rozolen Jr PJ, Cardoso RG. Pré-hospitalar: GRAU (Grupo de resgate e atenção às urgências e emergências), 2.ed. Barueri: Manole; 2015. pp.398-400.
6. Kiefer MV, Hern HG, Alter HJ, Barger JB. Dextrose 10% in the treatment of out-of-hospital hypoglycemia. Prehosp Disaster Med. 2014;29(2):190-4.
7. Lawson SL, Brady W, Mahmoud A. Identification of highly concentrated dextrose solution (50% dextrose) extravasation and treatment: a clinical report. Am J Emerg Med. 2013;31(5):886.e3-5.
8. Maia IWA, Benincá VM, Schubert DUC, Cunha VP, Lunardi MC, Guimarães HP (ed.). Tratado de medicina de emergência ABRAMEDE. Barueri: Manole; 2021. pp.1089-93.
9. McCoy RG, Lipska KJ, Van Houten HK, Shah ND. Association of cumulative multimorbidity, glycemic control, and medication use with hypoglycemia-related emergency department visits and hospitalizations among adults with diabetes. JAMA Netw Open. 2020;3(1):e1919099.
10. Morales J, Schneider D. Hypoglycemia. Am J Med. 2014;127(10 Suppl):S17-24.
11. Myers LA, Swanson KM, Glasgow AE, McCoy RG. Management and outcomes of severe hypoglycemia treated by emergency medical services in the U.S. upper Midwest. Diabetes Care. 2022;45(8):1788-98.
12. Rossini G, Risi R, Monte L, Sancetta B, Quadrini M, Ugoccioni M, et al. Postbariatric surgery hypoglycemia: nutritional, pharmacological and surgical perspectives. Diabetes Metab Res Rev. 2024;40(2):e3750.
13. Schwerin DL, Svancarek B. EMS diabetic protocols for treat and release. Treasure Island: StatPearls Publishing; 2025.
14. Vihonen H, Kuisma M, Nurmi J. Hypoglycaemia without diabetes encountered by emergency medical services: a retrospective cohort study. Scand J Trauma Resusc Emerg Med. 2018;26(1):12.
15. Weant KA, Deloney L, Elsey G, Combs D, French D. A comparison of 10% dextrose and 50% dextrose for the treatment of hypoglycemia in the prehospital setting. J Pharm Pract. 2021;34(4):606-11.
16. Wiegand R, Brown J. Hyaluronidase for the management of dextrose extravasation. Am J Emerg Med. 2010;28(2):257.e1-2.

15

# Sepse

Christian Desconzi Moraes
Felipe Ferreira Gonçalves
Yasmine Badwan Mustafá
Thais Raimondi Sudbrack
Ana Lucia Abujamra

**Pontos-Chave**

- A sepse é uma das emergências médicas mais graves e tempo-dependentes, com alta mortalidade e impacto global superior ao do infarto e do AVC somados. Sua detecção precoce no atendimento pré-hospitalar (APH) é essencial, pois muitos casos se iniciam com sintomas inespecíficos, como mal-estar ou confusão mental.
- No APH, o foco principal é reconhecer precocemente os sinais clínicos de sepse e iniciar medidas de suporte imediato.
- A suspeita deve ser alta em pacientes idosos, imunossuprimidos, oncológicos ou institucionalizados. A inteligência artificial também surge como recurso promissor para detecção precoce, embora ainda pouco utilizada.
- O tratamento no APH prioriza a reposição volêmica com cristaloides isotônicos para restaurar a perfusão e manter a pressão arterial.
- O manejo pré-hospitalar eficaz da sepse depende de ação imediata, avaliação contínua e integração entre equipes, garantindo melhor prognóstico e menor mortalidade.

## INTRODUÇÃO

A sepse é uma das emergências médicas mais prevalentes, graves e tempo-dependentes, superando em impacto global o infarto agudo do miocárdio (IAM) e o acidente vascular cerebral (AVC) combinados. Sua identificação precoce e tratamento imediato são determinantes para reduzir a mortalidade e a morbidade.

A sepse é frequentemente reconhecida e tratada inicialmente no ambiente intra-hospitalar. Contudo, muitos acionamentos ao atendimento pré-hospitalar (APH) ocorrem por queixas inespecíficas, como mal-estar, confusão ou sintomas vagos, que na realidade já representam os estágios iniciais de um quadro séptico em evolução. Identificar precocemente esses sinais durante o atendimento pré-hospitalar pode ser determinante para modificar o curso da doença e melhorar o prognóstico.

Um dos conceitos mais amplos de sepse diz que se trata de uma síndrome clínica de resposta sistêmica disfuncional do organismo hospedeiro frente a uma infecção, em que este, ao tentar reagir ao desbalanço, acaba por causar dano e disfunção cumulativa a si mesmo, podendo levar à síndrome de disfunção de múltiplos órgãos e à morte. A definição atual, proposta pelo *Sepsis-3*, descreve a sepse como "disfunção orgânica ameaçadora à vida causada por uma resposta desregulada do hospedeiro à infecção".

As evidências atuais sobre o manejo da sepse no APH indicam que a identificação precoce e o início rápido de intervenções são fundamentais para melhorar os desfechos, mas ainda existem limitações importantes quanto à implementação de terapias específicas antes da chegada ao hospital.

No APH, cabe ao profissional reconhecer os sinais precoces, oferecer suporte inicial e preparar o terreno para o tratamento definitivo. O choque séptico representa o extremo do espectro, com instabilidade hemodinâmica e necessidade de medidas agressivas.

## IDENTIFICAÇÃO

O APH apresenta desafios específicos, tanto para o paciente quanto para a equipe. Frequentemente, o quadro séptico manifesta-se de forma inespecífica, como mal-estar, alteração do nível de consciência, dor difusa ou ocasionando um trauma. Assim, a capacidade de reconhecer precocemente sinais de disfunção orgânica é determinante para o prognóstico.

A suspeita deve surgir diante de qualquer paciente com sinais de infecção conhecida ou presumida, especialmente se houver deterioração clínica recente e indícios de disfunção orgânica. Populações claramente imunossuprimidas ou em maior risco, como idosos, pacientes oncológicos, subnutridos, com internação recente ou institucionalizados, entre outros, demandam maior atenção.

Diretrizes atuais enfatizam que essa identificação precoce diminui a mortalidade associada à sepse. O *quick Sequential Organ Failure Assessment* (qSOFA) e a pontuação *National Early Warning Score* (NEWS) são os escores mais comumente utilizados.

O NEWS2, por exemplo, mostrou desempenho superior ou semelhante a outros escores, mas mesmo assim apresenta limitações. Estratégias baseadas apenas na impressão clínica do profissional apresentam sensibilidade limitada, e a combinação com critérios objetivos (sinais vitais, escores) é recomendada para melhorar a detecção.

O NEWS2 (Tabela 1) utiliza seis parâmetros fisiológicos, aos quais são atribuídas pontuações na calculadora, e tem se mostrado o mais utilizado na literatura atual:

- Frequência respiratória.
- Oxigenoterapia suplementar ($SpO_2$).
- Pressão arterial sistólica.
- Nível de consciência.
- Frequência de pulso.
- Temperatura.

O escore final agregado atribui o risco de morte por sepse e indica a urgência da resposta conforme a Tabela 1.

O qSOFA é uma versão modificada do *Sequential Organ Failure Assessment* (SOFA)

TABELA 1 Escore do NEWS2

| | |
|---|---|
| 0 a 4 pontos | Baixo risco (pontuação de 3 em qualquer parâmetro individual é baixo-médio) |
| 5 a 6 pontos | Médio risco |
| 7 ou mais | Alto risco |

e uma pontuação ≥ 2 está associada a desfechos desfavoráveis devido à sepse.

Em comparação ao NEWS, o qSOFA é fácil de calcular e não demanda o uso de dispositivos eletrônicos, pois possui apenas três componentes, e cada um dos quais é facilmente identificável à beira do leito e recebe um ponto:

- Frequência respiratória > 22 rpm.
- Alteração do nível de consciência (Glasgow < 15).
- PAS ≤ 100 mmHg.

Cabe destacar que o escore qSOFA foi originalmente validado em 2016 como mais útil em pacientes com suspeita de sepse fora da unidade de terapia intensiva (UTI); entretanto, ainda apresenta dados conflitantes sobre sua capacidade de diagnosticar ou prever com precisão o risco de morte nessas populações e do seu desempenho comparativo com outros escores como o NEWS.

Em um contexto superatual destaca-se que a inteligência artificial (IA) e os sistemas de alerta, como exemplo, o *Targeted Real-time Early Warning System* (TREWS), têm o potencial de detectar sintomas de sepse horas antes dos métodos tradicionais; entretanto, ainda com baixa utilização descrita e aplicabilidade no APH.

Além da utilização dos escores já mencionados, os achados clínicos mais frequentes no APH, que demandam a suspeita de sepse, são:

- Alteração da temperatura, febre (principalmente se a temperatura axilar ≥ 38,3°C) ou hipotermia (< 36°C).
- Elevação de frequência cardíaca (FC > 90 bpm ou sabidamente elevada do basal).
- Taquipneia (> 22 incursões respiratórias por minuto – irpm)
- Hipotensão (PAS < 90 mmHg ou PAM < 65 mmHg).
- Alteração do nível de consciência.
- Hipoperfusão periférica com extremidades frias, cianose ou manchas, enchimento capilar lento, pulsos periféricos fracos e/ou moteamento. Apesar disso, pode haver pele avermelhada e quente nas fases iniciais do quadro, devido à vasoplegia.
- Oligúria ou anúria (relato de redução na diurese).
- Constipação, diminuição de ruídos abdominais.

## ABORDAGEM TERAPÊUTICA

Como em qualquer atendimento ao paciente em emergência, é indispensável que a abordagem seja realizada de maneira sistematizada e progressiva visando identificar e tratar imediatamente as condições ameaçadoras à vida. Estabelecer a patência da via aérea, identificar a disfunção ventilatória ou a necessidade de oxigenoterapia suplementar, avaliar os *status* circulatório e neurológico e abordá-los, e controlar os fatores ambientais são aspectos obviamente necessários em todo o atendimento.

A reposição volêmica com cristaloides isotônicos balanceados constitui a intervenção inicial prioritária em pacientes com sepse e hipotensão. Recomenda-se administração em alíquotas de 500-1.000 mL, com reavaliação clínica seriada. A meta é restaurar a perfusão tecidual e manter a pressão arterial média (PAM) ≥ 65 mmHg, em consonância com as diretrizes internacionais.

A obtenção de acessos venosos de qualidade para tal medida é de extrema importância e pode auxiliar inclusive no acompanhamento intra-hospitalar do caso.

Não há dados suficientes para recomendar o uso rotineiro de vasopressores no APH, assim como não houve benefício no uso de soluções coloides, como albumina, e foram identificados danos potenciais do uso de hidroxietilamido.

A *Early Goal Directed Therapy for Sepsis* elenca uma série de medidas, como a administração de expansão volêmica com cristaloides balanceados iniciada na primeira hora e finalizada em até 3 horas, na meta de 30 mL/kg de peso real e buscando a melhora na PAM (com foco em PAM ≥ 65 mmHg) e do débito urinário (≥ 0,5 mL/kg/h). Essas medidas e metas podem ser adaptadas para o contexto do APH e as ações tomadas devem ser passadas à equipe que receberá o paciente.

A administração de antibióticos antes da chegada ao hospital permanece controversa. Embora estudos observacionais em ambientes rurais sugiram que essa administração direcionada, após identificação do foco infeccioso, seja factível e possa antecipar o início do tratamento em mais de 1 hora, ainda não há evidências robustas de benefício clínico em termos de mortalidade ou morbidade, especialmente em áreas urbanas.

As diretrizes de consenso internacionais não recomendam, até o momento, o uso rotineiro de antibióticos no APH devido à dificuldade de identificação precisa dos pacientes que mais se beneficiariam e ao risco de uso inadequado de antimicrobianos.

A coleta de hemoculturas durante o processo de APH poderia agregar celeridade considerável ao processo após a chegada ao hospital, porém apresenta graves entraves logísticos, desde a conservação da amostra, validação para o uso nas instituições, garantia de não contaminação e correta coleta, entre outros, tornando este processo ainda não aplicável ao cenário nacional.

Se disponível, a gasometria *point-of-care* pode ser utilizada no APH como método auxiliar e de registro dos parâmetros iniciais do quadro e sua resposta ao manejo instituído até a chegada no centro hospitalar. Não há benefício relatado da administração de bicarbonato de sódio endovenoso para o manejo de acidose identificada na gasometria no APH, devendo-se adotar as medidas já citadas de expansão volêmica e reavaliar a resposta clínica e a depuração do lactato sérico.

Em pacientes com sinais evidentes de choque séptico, como hipotensão refratária à reposição volêmica inicial, extremidades frias, rebaixamento do nível de consciência ou tempo de enchimento capilar prolongado, sem resposta ao manejo com fluidoterapia ou com necessidade de procedimentos avançados, como o estabelecimento de uma via aérea definitiva, o uso precoce de vasopressores pode ser considerado, associado às demais medidas e ao uso de outras drogas minimamente cardiodepressoras, sendo a noradrenalina a droga de escolha.

Embora a infusão contínua nem sempre seja viável no APH, a administração de adrenalina em *bolus* intermitentes (*push-dose*) pode representar uma estratégia eficaz e viável.

No Brasil, a adrenalina é a droga disponível e mais amplamente utilizada para esse fim no APH. Deve-se diluir 1 mL de adrenalina a 1 mg/mL (ampola padrão) em 100 mL de soro fisiológico (SF) 0,9% ou glicosado 5%. A solução resultante terá concentração de 10 mcg/mL. Administrar 0,5-2 mL da solução (5-20 mcg) por via endovenosa lenta, podendo repetir a dose a cada 2-5 minutos, conforme a resposta clínica e os parâmetros hemodinâmicos.

A administração de vasopressores por *bolus* intermitentes no APH visa restaurar a perfusão em curto prazo enquanto se mantém o transporte para unidade com suporte intensivo e possibilidade de infusão contínua. É fundamental atentar-se ao preparo correto da solução de adrenalina para administração em *push-dose*. Utilizar diluições inadequadas pode levar a doses excessivas e efeitos adversos graves, como arritmias, hipertensão severa e isquemia miocárdica.

Diluições empiricamente mais concentradas, como 1 mL de adrenalina a 1 mg/mL em 9 mL de SF, resultam em concentrações 10 vezes mais altas do que o recomendado (100 mcg/mL) e não devem ser utilizadas como *push-dose*, pois não têm respaldo nas diretrizes internacionais e representam risco de iatrogenia grave.

## CONSIDERAÇÕES FINAIS

O manejo pré-hospitalar da sepse exige raciocínio clínico rápido, ação imediata e integração efetiva com o ambiente hospitalar. A detecção precoce, o uso de escores objetivos e a expansão volêmica inicial são pilares já consolidados. Entretanto, o uso de antibióticos no APH e a aplicação de ferramentas de IA representam fronteiras em desenvolvimento, que poderão redefinir a abordagem nas próximas décadas.

A suspeita e a comunicação pré-hospitalar de sepse têm impacto positivo indireto, pois reduzem o tempo até a administração de antibióticos no departamento de emergência, reforçando a importância do reconhecimento precoce e da passagem de informações detalhadas à equipe hospitalar.

## REFERÊNCIAS

1. Adams R, Henry KE, Sridharan A, Soleimani H, Zhan A, Rawat N, et al. Prospective, multi-site study of patient outcomes after implementation of the TREWS machine learning-based early warning system for sepsis. Nat Med. 2022;28(7):1455-60.
2. Alam N, Oskam E, Stassen PM, van Exter P, van de Ven PM, Haak HR, et al. Prehospital antibiotics in the ambulance for sepsis: a multicentre, open label, randomised trial. Lancet Respir Med. 2018;6(1):40-50.
3. Andersson LJ, Simonsen GS, Solligård E, Fredriksen K. Timely empirical antibiotic therapy against sepsis in a rural Norwegian ambulance service: a prospective cohort study. BMC Health Serv Res. 2024;24(1):1320.
4. Annane D, Bellissant E, Cavaillon JM. Septic shock. Lancet. 2005; 365(9453):63-78.
5. Bollinger M, Frère N, Shapeton AD, Schary W, Kohl M, Kill C, et al. Does prehospital suspicion of sepsis shorten time to administration of antibiotics in the emergency department? A retrospective study in one university hospital. J Clin Med. 2023;12(17):5639.
6. Bonnet R, Abbas M, Fischer A, Pugin J, Suppan L, Harbarth S. Performance of prehospital antibiotic administration and blood culture collection in a physician-staffed mobile unit: a retrospective cohort study. Prehosp Emerg Care. 2025;1-8.
7. Brasil. Ministério da Saúde. Protocolo clínico de sepse: diretrizes para profissionais da saúde. Brasília, DF: Ministério da Saúde; 2023.
8. Covino M, Sandroni C, Della Polla D, De Matteis G, Piccioni A, De Vita A, et al. Predicting ICU admission and death in the Emergency Department: a comparison of six early warning scores. Resuscitation. 2023;190:109876.
9. Cruz JP, et al. Sepse no atendimento pré-hospitalar: um olhar emergencial sobre a identificação e manejo precoce. Rev Bras Emerg. 2020.
10. Evans L, Rhodes A, Alhazzani W, Antonelli M, Coopersmith CM, French C, et al. Surviving sepsis campaign: international guidelines for

management of sepsis and septic shock 2021. Intensive Care Med. 2021;47(11):1181-247.

11. Freund Y, Lemachatti N, Krastinova E, Van Laer M, Claessens Y-E, Avondo A, et al. Prognostic accuracy of sepsis-3 criteria for in-hospital mortality among patients with suspected infection presenting to the Emergency Department. JAMA. 2017;317(3):301-8.
12. Goodacre S, Sutton L, Ennis K, Thomas B, Hawksworth O, Iftikhar K, et al. Prehospital early warning scores for adults with suspected sepsis: the PHEWS observational cohort and decision-analytic modelling study. Health Technol Assess. 2024;28(16):1-93.
13. Haydar S, Spanier M, Weems P, Wood S, Strout T. Comparison of QSOFA score and SIRS criteria as screening mechanisms for emergency department sepsis. Am J Emerg Med. 2017;35(11):1730-3.
14. Henry KE, Adams R, Parent C, Soleimani H, Sridharan A, Johnson L, et al. Factors driving provider adoption of the TREWS machine learning-based early warning system and its effects on sepsis treatment timing. Nat Med. 2022;28(7):1447-54.
15. Hwang SY, Jo IJ, Lee SU, Lee TR, Yoon H, Cha WC, et al. Low accuracy of positive qSOFA criteria for predicting 28-day mortality in critically ill septic patients during the early period after emergency department presentation. Ann Emerg Med. 2018;71(1):1-9.e2.
16. Jones J, Allen S, Davies J, Driswcoll T, Ellis G, Fegan G, et al. Randomised feasibility study of prehospital recognition and antibiotics for emergency patients with sepsis (PhRASe). Sci Rep. 2021;11(1):18586.
17. Lane D, Ichelson RI, Drennan IR, Scales DC. Prehospital management and identification of sepsis by emergency medical services: a systematic review. Emerg Med J. 2016;33(6):408-13.
18. Mikkelsen VS, Gregers MCT, Justesen US, Schierbeck J, Mikkelsen S. Pre-hospital antibiotic therapy preceded by blood cultures in a physician-manned mobile emergency care unit. Acta Anaesthesiol Scand. 2021;65(4):540-8.
19. Scales DC, Rogowsky A, Burry L, Christenson J, Daneman N, Drennan IR, et al. Prehospital antibiotics and intravenous fluids for patients with sepsis: protocol for a 2×2 factorial randomised controlled trial. BMJ Open. 2025;15(5):e104257.
20. Schinkel M, Paranjape K, Kundert J, Panday RSN, Alam N, Nanayakkara PWB. Towards understanding the effective use of antibiotics for sepsis. Chest. 2021;160(4):1211-21.
21. Seetharaman S, Wilson C, Landrum M, et al. O uso de alertas eletrônicos para a Síndrome da Resposta Inflamatória Sistêmica (SIRS) para identificar pacientes com sepse melhora a mortalidade? Am J Med 2019;132:862.
22. Singer M, Deutschman CS, Seymour CW, Shankar-Hari M, Annane D, Bauer M, et al. The Third International Consensus Definitions for Sepsis and Septic Shock (Sepsis-3). JAMA. 2016;315(8):801-10.
23. Weingart SD, Trueger NS. Push-dose pressors: use of vasopressors in critically ill patients by bolus administration. Ann Emerg Med. 2015.
24. Yealy DM, Mohr NM, Shapiro NI, Venkatesh A, Jones AE, Self WH. Early care of adults with suspected sepsis in the emergency department and out-of-hospital environment: a consensus-based task force report. Ann Emerg Med. 2021;78(1):1-19.

16

# Anafilaxia

Ana Lucia Abujamra
Caio Gonçalves Nogueira
Felipe Ferreira Gonçalves
Thais Raimondi Sudbrack
Yasmine Badwan Mustafá

### Pontos-Chave

- Manejo integrado entre regulação e intervenção tem prognóstico direto em anafilaxia no pré-hospitalar.
- O tempo médio de deslocamento até o hospital geralmente é maior do que o tempo médio de mortalidade na anafilaxia.
- É possível diagnosticar e tratar o paciente no local em que ele se encontra.
- No pré-hospitalar, o atendimento começa na regulação da chamada de emergência.
- Identificar sinais de alarme e empenhar o tipo adequado de ambulância salva vidas.
- Via aérea e adrenalina são os pontos definidores de sobrevivência.
- É necessário reconhecer a ineficácia da adrenalina intramuscular e dominar o manejo endovenoso contínuo.
- Uma reação alérgica que envolve mais um sistema orgânico é a anafilaxia, até que se prove o contrário.
- Anafilaxia é uma reação alérgica seguida de comprometimento sistêmico (ABCDE).
- Os critérios ajudam nos casos em que há dúvida e o paciente se encontra estável.

## INTRODUÇÃO

A anafilaxia representa uma emergência médica, de início abrupto e altamente fatal. Segundo a *World Allergy Organization* (WAO), trata-se de uma reação alérgica sistêmica, geralmente iniciada poucos minutos após a exposição a um alérgeno. O termo "anafilaxia" foi cunhado em 1902 após experimentos para tentar criar uma vacina para cães contra toxinas de medusa (anêmona-do-mar), e, em vez da vacina, ocorreu uma reação inflamatória exacerbada e fatal. O que se esperava ser proteção gerou morte – daí o nome derivado do grego: *ana* (contra) + *phylaxis* (proteção).

Seu mecanismo pode ser imunológico (com ou sem mediação por IgE) ou não imunológico. Independentemente do caminho, o desfecho pode ser o mesmo: falência multissistêmica em questão de minutos. A fisiopatologia é marcada pela liberação súbita e massiva de mediadores inflamatórios, especialmente por mastócitos e basófilos. Os principais agentes desencadeantes incluem alimentos, fármacos e venenos de insetos, embora qualquer substância com potencial de desgranulação mastocitária possa deflagrar a reação.

A anafilaxia tem mecanismo fisiopatológico análogo ao da sepse, resposta inflamatória exacerbada causando disfunções orgânicas múltiplas. A anafilaxia deve ser vista com a mesma visão da elevada mortalidade da sepse. Na emergência, seja no pré- ou no intra-hospitalar, toda reação alérgica deve ser avaliada como potencial anafilaxia.

Clinicamente, o quadro compromete de modo simultâneo as vias aéreas, ventilação e perfusão. Podem-se observar urticária, angioedema, desconforto abdominal, vômitos, além de sinais de colapso respiratório e cardiovascular nos casos mais severos.

Considerando o cenário pré-hospitalar, em que o atendimento começa pelo pedido de ajuda telefônico e o ato de regulação médica, diante de sintomas compatíveis com reação alérgica, o profissional regulador deve identificar ativamente sinais de comprometimento respiratório e cardiovascular.

## DIAGNÓSTICO E MANIFESTAÇÃO CLÍNICA

O diagnóstico de anafilaxia é clínico e deve ser intuitivo ao profissional de emergência. A instalação do quadro acontece de forma aguda/súbita, dentro de segundos/minutos até horas após a exposição ao agente causal. Inclusive, quanto mais rápido tiver sido instalada a anafilaxia, mais grave será o quadro (relação direta de prognóstico). Seguem os tempos médios de instalação com comprometimento de órgãos-alvo (3):

- 5 minutos em casos de medicações injetáveis.
- 15 minutos em casos de venenos de insetos.
- 30 minutos em casos de ingestão de alimentos.

> Reação alérgica com comprometimento de mais um sistema tem altíssima probabilidade de ser anafilaxia. Exemplo: eritema e urticária (1. pele) com dispneia e broncoespasmo (2. respiração) – manifestação multissistêmica.

Dentre as principais manifestações clínicas, destacam-se:

- Cutâneas: angioedema, eritema, prurido, urticária.
- Respiratória: broncoespasmo, coriza, dispneia, edema laríngeo, espirro, prurido nasal, tosse.
- Cardiovasculares: arritmias (bradicardia), precordialgia, choque, hipotensão, síncope, tontura.
- Gastrintestinais: diarreia, cólica abdominal, disgeusia metálica, náuseas, vômitos.
- Outras: cefaleia, convulsões.

A WAO atualizou em 2020 os critérios diagnósticos para facilitar a identificação precoce da anafilaxia, especialmente em contextos de urgência.

TABELA 1 Critérios diagnósticos para a identificação da anafilaxia

| Critério | Descrição |
|---|---|
| 1 | Início súbito com manifestações cutâneas/mucosas + pelo menos um dos seguintes: comprometimento respiratório, comprometimento circulatório e sintomas gastrintestinais graves |
| 2 | Hipotensão, broncoespasmo ou envolvimento laríngeo após exposição a alérgeno conhecido, mesmo sem sinais cutâneos |

Definições complementares:

- Manifestações cutâneas/mucosas: urticária, prurido ou rubor, edema dos lábios, língua e úvula.
- Hipotensão: pressão arterial sistólica < 90 mmHg ou queda > 30% da linha de base em adultos e crianças > 10 anos.
- Broncoespasmo: exclui sintomas leves após exposição inalatória isolada.
- Envolvimento laríngeo: estridor, disfonia, odinofagia.
- Alteração do sensório, como letargia e prostração: podem ser sintomas de baixo débito.

> **Atenção**
> Como em qualquer choque, hipotensão é sinal tardio – surge quando os mecanismos compensatórios estão se esgotando. Ressaltamos que, na anafilaxia, nem sempre haverá hipotensão, portanto não espere esse sinal para diagnosticar e tratar esta condição.

# ETAPAS DO MANEJO DA ANAFILAXIA NO ATENDIMENTO PRÉ-HOSPITALAR

## Abordagem inicial

Reconhecer a anafilaxia no atendimento pré-hospitalar (APH) é determinante. O tempo entre a exposição e a intervenção define desfechos, e aqui cada segundo é crucial, uma vez que a parada cardíaca e a morte podem acontecer em minutos.

No APH, o atendimento começa pela chamada telefônica. O regulador deve, além de reconhecer uma possível anafilaxia, enviar o tipo adequado de ambulância. Nesse atendimento telefônico, o regulador deve buscar na história indícios de comprometimento de mais de um sistema orgânico sempre que o solicitante informar um quadro de reação alérgica. Se possível, procure conversar com o paciente, pois, pelo padrão e a entonação da voz, é possível reconhecer comprometimento respiratório e do nível de consciência desse paciente. Procure também questionar sobre histórico de reações alérgicas do indivíduo.

> No Brasil, os serviços de APH funcionam com ambulâncias dos tipos B (suporte básico) e C (suporte avançado/UTI móvel). Na maioria dos serviços, as ambulâncias de suporte básico não dispõem de adrenalina – medicamento pilar no tratamento da anafilaxia –, por isso o empenho da ambulância adequada é de suma importância.

Na cena, sugerimos as seguintes prioridades de avaliação, em ordem de importância:

- Não responsividade: paciente irresponsivo, realizar CAB (checar pulso, abrir via aérea e ventilações).
- Paciente responsivo: realizar abordagem ABCDE, identificando condições imediatamente fatais.
- Solicitar/realizar MOVED: monitorização, oximetria, acesso venoso e glicemia capilar.
- Identificar e interromper, se possível: o contato com o agente causador.

Chamar pelo paciente obtendo uma resposta julgamos ser a forma mais rápida de fazer uma avaliação inicial dele. Um paciente que responde tem via aérea pérvia, pois houve entrada e saída de ar, respira e tem circulação suficiente para fazer oxigenação cerebral e, assim, entender e produzir resposta. Na resposta desse paciente, é possível ainda haver sinais de obstrução de via aérea, como rouquidão e estridor da via aérea superior. O paciente irresponsivo está em parada cardiorrespiratória (PCR) até que se prove o contrário; nesse caso, realize a abordagem CAB – checar pulso e avaliar respiração. Na ausência de pulso, inicia-se o suporte avançado de vida.

No paciente responsivo, fazer a avaliação primária em busca de instabilidade em qualquer sistema. Sugerimos a abordagem ABCDE (perviedade da via aérea, padrão respiratório, perfusão tissular, nível de consciência e exposição). Vale ressaltar que um paciente pode ser considerado instável não apenas do ponto de vista hemodinâmico; insuficiência respiratória e rebaixamento do sensório também são critérios de instabilidade.

Como todo paciente potencialmente grave, é preciso aplicar o mnemônico MOVED: monitor, oxigênio, obter acesso venoso e glicemia capilar. Na anafilaxia, o acesso venoso periférico pode ser difícil*, seja pela vasoconstrição do paciente, seja pela hipotensão acentuada. É importante conhecer e treinar diferentes técnicas para a obtenção de acesso venoso –punção periférica guiada por ultrassom portátil, acesso venoso intraósseo ou, em último caso, acesso central ainda no pré-hospitalar.

A obtenção do acesso venoso periférico não deve retardar a administração da adrenalina caso seja diagnosticada anafilaxia. Porém, por se tratar de um quadro de elevada gravidade, é necessário acesso venoso assim que possível para medidas adicionais.

## Abordagem da via aérea na anafilaxia

A avaliação e a abordagem adequadas da via aérea na anafilaxia são determinantes de prognóstico. Na abordagem ABCDE, a perviedade da via aérea e o padrão respiratório são avaliados juntos. Dentre as anormalidades respiratórias possíveis, estão:

### Obstrução respiratória alta

Decorrente de edema de orofaringe, língua e glote. Nessa situação, é necessário avaliar o tom de voz do paciente, atentando-se quanto a rouquidão e disfonia, avaliar a orofaringe em busca de edema de lábios e língua e avaliar a deglutição do paciente. É importante também avaliar sinais de edema no pescoço da vítima.

Há somente duas classificações para a via aérea de um paciente: comprometida ou não comprometida. Uma via aérea comprometida é uma emergência extrema de risco imediato à vida. A menos que o paciente esteja em iminente parada respiratória ou cardiorrespiratória, recomendamos administrar adrenalina intramuscular (IM) antes de proceder com via aérea definitiva, pois é rápido e pode evitar o procedimento.

Em casos refratários à adrenalina ou o paciente é atendido tardiamente já com indicação inevitável de via aérea definitiva, deve-se estar preparado e capacitado para realizar uma via aérea cirúrgica, cricotireoidostomia no caso de adultos e crianças acima de 12 anos. Devido ao edema acentuado que cursa com distorção da anatomia da via aérea, é esperado que máscara laríngea também não seja efetiva para ventilar e oxigenar o paciente.

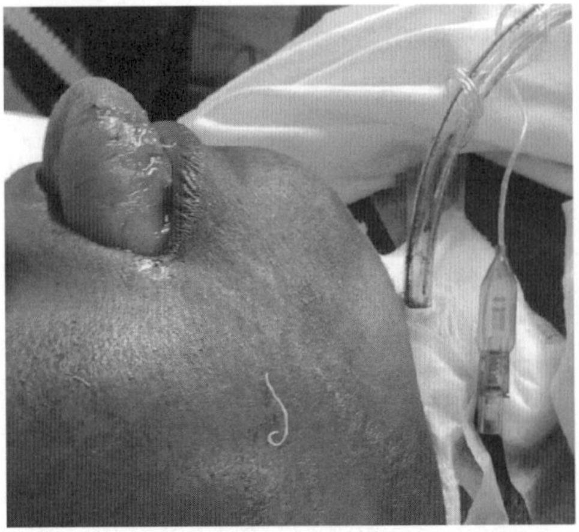

FIGURA 1 Cricotireoidostomia realizada devido a via aérea completamente obstruída em um paciente com anafilaxia.

Fonte: arquivo pessoal do autor. Veja imagem colorida no encarte.

## Diagnóstico diferencial: angioedema bradicinina-mediado

A anafilaxia que cursa com edema e comprometimento de via aérea superior também pode ser denominada de angioedema. Nesse caso, histamina-mediado (alérgico) tem boa resposta com a administração de adrenalina. Essa situação se caracteriza por acometimento difuso no rosto com edema de pálpebras e face.

Há também o angioedema do tipo bradicinina-mediado (não alérgico), de tratamento completamente diferente ao uso de adrenalina. Ao contrário do angioedema histamínico (anafilaxia), tem por característica ser mais localizado à orofaringe. Em caso de dúvida no diagnóstico e diante de um paciente com risco imediato à vida, julgamos aceitável fazer tratamento teste com adrenalina IM, sempre com seu material de via aérea preparado e pronto para uso.

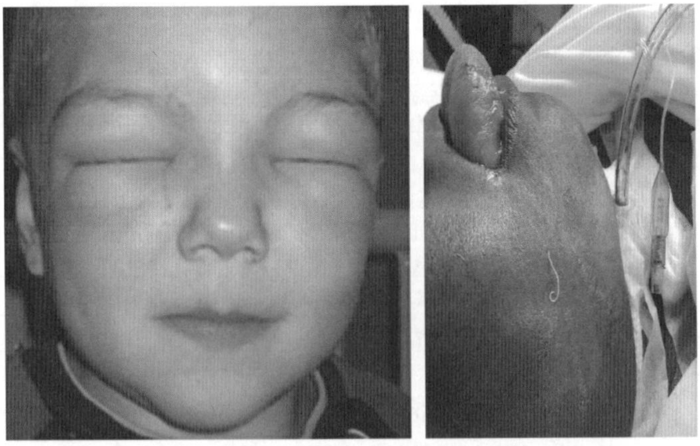

FIGURA 2 À esquerda, angioedema histamina-mediado (anafilaxia) e, à direita, angioedema bradicinina-mediado.

Veja imagem colorida no encarte.

### Distúrbios da via aérea inferior

Comumente, pacientes com anafilaxia desenvolvem distúrbio respiratório devido principalmente ao broncoespasmo, que pode variar de leve e fácil controle até quadro ameaçador à vida. Em algumas situações extremas, o paciente apresenta intenso, superficial e inefetivo trabalho respiratório sem, no entanto, apresentar sibilos à ausculta. Trata-se do chamado "tórax silencioso", em que o grau de broncoespasmo é tão intenso que a passagem de ar é mínima, não gerando sibilos à ausculta. Concomitante à terapia de primeira linha da anafilaxia que é a adrenalina, em casos de insuficiência respiratória extrema, julgamos procedente fazer medidas auxiliares para tratamento de broncoespasmo, como broncodilatadores de curta duração (salbutamol e brometo de ipratrópio) e sulfato de magnésio. Nesses casos extremos, a ventilação mecânica é complexa e desafiadora, e, por se tratar de um mecanismo reversível, é preciso tentar evitar a intubação orotraqueal ao máximo.

## Abordagem circulatória na anafilaxia

Após a avaliação primária, diagnóstico da anafilaxia e abordagem da via aérea, é o momento de descrever o tratamento definitivo, a adrenalina. A terapia de primeira linha é a epinefrina IM. Nenhum outro medicamento ou terapia substitui a adrenalina na anafilaxia – de fato, é a medida salvadora à vida. A adrenalina estimula receptores beta-2, estabilizando mastócitos e resultando em broncodilatação. Sua ação alfa-1 ocasiona vasodilatação e reduz edema de mucosas. No entanto, devem-se conhecer as particularidades do seu uso e possíveis efeitos adversos de cada forma de aplicação.

A primeira aplicação deve ser preferencialmente IM, na região anterolateral da coxa. A dose recomendada é de 0,01 mg/kg por via IM, com dose máxima de 0,5 mg (equivalente a 0,5 mL). Pode ser repetida a cada 5 a 15 minutos, em caso de refratariedade dos sintomas. A adrenalina pela via intravenosa é indicada em casos de persistência dos sintomas após três injeções IM de adrenalina e sinais de instabilidade clínica, com instabilidade hemodinâmica persistente ou parada cardíaca iminente.

No caso de falha da adrenalina IM, o paciente com anafilaxia se encontra altamente vasodilatado e mal perfundido, com circulação periférica reduzida, o que prejudica a absorção de medicamentos IM. Quando se administra adrenalina IM e o paciente não tem sequer taquicardia, esse é um sinal de falha dessa via de administração.

### Adrenalina – administração intramuscular

- Indicação: tratamento imediato da anafilaxia.
- Concentração: 1 mg/mL (1:1.000).
- Dose: 0,01 mg/kg IM, com dose máxima de 0,5 mg (equivalente a 0,5 mL).
- Local de aplicação: região anterolateral da coxa. Pode ser repetida a cada 5 a 15 minutos, conforme necessidade clínica.
- Vantagem: fácil e rápida administração.
- Risco: sobreposição de dosagem.

A recomendação da literatura de repetir a dose IM a cada 5 a 15 minutos tem risco elevado de sobreposição de concentração sérica, pois a absorção IM é errática; é altamente provável que a segunda dose esteja sendo feita antes mesmo do efeito da primeira dose. Concentração elevada de forma rápida de adrenalina tem alto potencial de

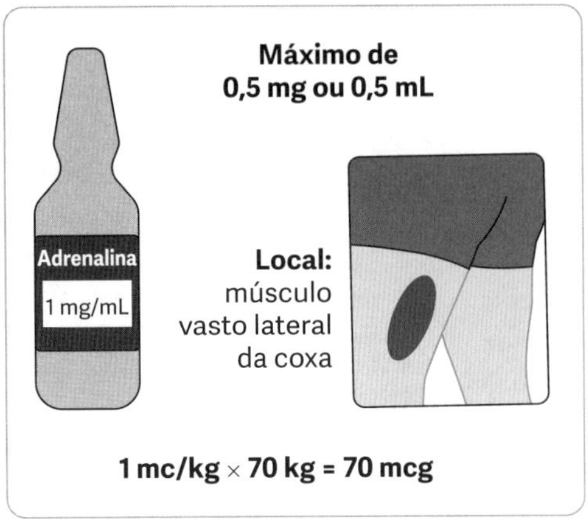


FIGURA 3 Preparo para adrenalina intramuscular.

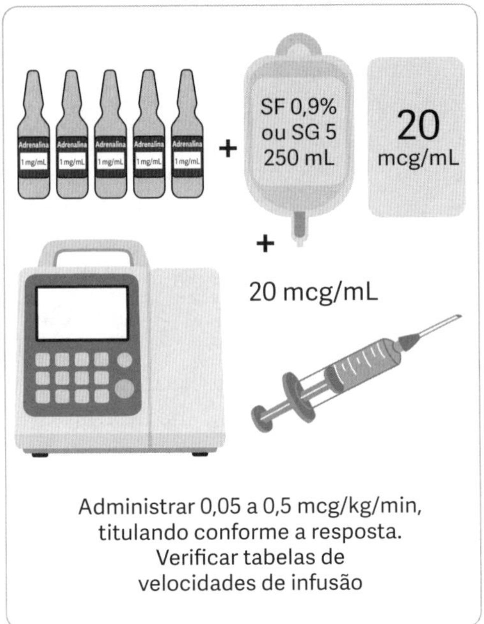


FIGURA 4 Preparo para adrenalina em infusão.

causar arritmia cardíaca e efeito inotrópico negativo, especialmente em cardiopatas, assim como angina em coronariopatas.

Sugerimos considerar precocemente o uso da adrenalina intravenosa contínua assim que for obtido acesso venoso e não houver resposta satisfatória à primeira dose de adrenalina. A adrenalina endovenosa (EV), conforme será discutido, tem efeito progressivo conforme a infusão e pode ser interrompido ao menor sinal de efeito adverso.

## Adrenalina – infusão endovenosa contínua

A infusão contínua de adrenalina deve ser precocemente considerada na falha da adrenalina IM, em especial nos pacientes críticos já com bradicardia, hipotensão profunda ou parada cardíaca iminente.

Vantagens:

- Início de ação mais rápido e efeitos praticamente imediatos.
- Possibilidade de tatear dose-efeito e início gradual para alcançar o efeito desejado e reduzir em caso de efeitos colaterais (ao contrário do uso IM).
- Ao mesmo tempo que sua infusão está estabilizando mastócitos, exerce efeito vasoconstritor com melhora da hemodinâmica do doente.

Recomendações:

- Indicação: anafilaxia com instabilidade hemodinâmica refratária às doses IM.
- Dose preconizada: 0,05 a 0,5 mcg/kg/min; titular conforme resposta.
- Concentração sugerida:
  - Opção A: 1 mg (1 ampola de 1 mL) diluída em 100 mL de soro fisiológico ou glicosado (10 mcg/mL).
  - Opção B: 5 ampolas (5 mg) em 250 mL de SF → concentração de 20 mcg/mL.

TABELA 2 Velocidade de infusão (adrenalina 10 mcg/mL) – 1 mg (1 ampola de 1 mL) diluído em 100 mL de soro fisiológico ou glicosado (10 mcg/mL)

| Peso (kg) | Dose (mcg/kg/min) | mcg/min | mL/h |
|---|---|---|---|
| 20 | 0,05 | 1,0 | 6,0 |
| 20 | 0,10 | 2,0 | 12,0 |
| 20 | 0,30 | 6,0 | 36,0 |
| 20 | 0,50 | 10,0 | 60,0 |
| 40 | 0,05 | 2,0 | 12,0 |
| 40 | 0,10 | 4,0 | 24,0 |
| 40 | 0,30 | 12,0 | 72,0 |
| 40 | 0,50 | 20,0 | 120,0 |
| 60 | 0,05 | 3,0 | 18,0 |
| 60 | 0,10 | 6,0 | 36,0 |
| 60 | 0,30 | 18,0 | 108,0 |
| 60 | 0,50 | 30,0 | 180,0 |
| 70 | 0,05 | 3,5 | 21,0 |
| 70 | 0,10 | 7,0 | 42,0 |
| 70 | 0,30 | 21,0 | 126,0 |
| 70 | 0,50 | 35,0 | 210,0 |

TABELA 3 Velocidade de infusão (adrenalina 20 mcg/mL) – 5 ampolas (5 mg) em 250 mL de SF – concentração de 20 mcg/mL

| Peso (kg) | Dose (mcg/kg/min) | mcg/min | mL/h |
|---|---|---|---|
| 20 | 0,05 | 1,0 | 3,0 |
| 20 | 0,10 | 2,0 | 6,0 |
| 20 | 0,30 | 6,0 | 18,0 |
| 20 | 0,50 | 10,0 | 30,0 |
| 40 | 0,05 | 2,0 | 6,0 |
| 40 | 0,10 | 4,0 | 12,0 |
| 40 | 0,30 | 12,0 | 36,0 |
| 40 | 0,50 | 20,0 | 60,0 |
| 60 | 0,05 | 3,0 | 9,0 |
| 60 | 0,10 | 6,0 | 18,0 |
| 60 | 0,30 | 18,0 | 54,0 |
| 60 | 0,50 | 30,0 | 90,0 |
| 70 | 0,05 | 3,5 | 10,5 |
| 70 | 0,10 | 7,0 | 21,0 |
| 70 | 0,30 | 21,0 | 63,0 |
| 70 | 0,50 | 35,0 | 105,0 |

## Paciente *in extremis*: adrenalina *push*-dose

Em casos de paciente em iminente PCR, com má perfusão extrema, é muito pouco provável que a administração de adrenalina IM tenha efeito satisfatório e rápido; julgamos razoável o uso da adrenalina no formato *push*-dose.

Vasopressores em *push*-dose são uma técnica desenvolvida pela anestesia para situações extremas, a fim de evitar uma parada cardíaca. Trata-se do uso de dose elevada de vasopressor a fim de obter vasoconstrição de forma rápida, porém é carregada de efeitos adversos. A menos que o paciente esteja em condição de iminente PCR, não recomendamos o uso da adrenalina em *push*-dose.

- Indicação: iminente parada cardiorrespiratória.
- Preparação: diluir 1 mL de adrenalina 1 mg/mL em 100 mL de soro fisiológico ou glicosado (resultando em 10 mcg/mL).

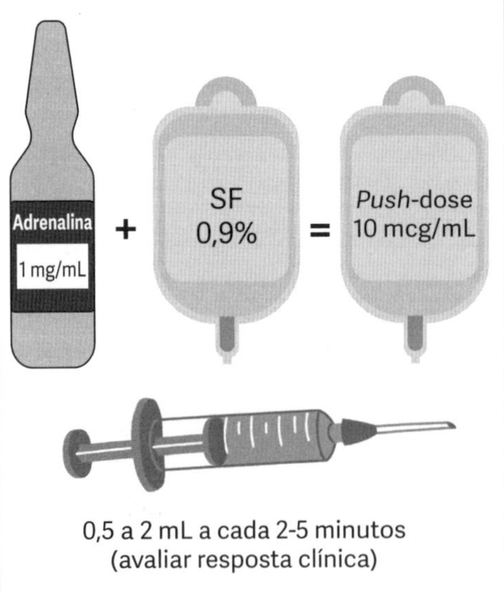


FIGURA 5 Preparo para adrenalina *push*-dose.

- Dose: 0,5 a 2 mL por via IV lenta (5 a 20 mcg por dose). Pode ser repetida a cada 2 a 5 minutos, enquanto se aguarda a resposta clínica ou se prepara infusão contínua.

## Uso de cristaloides

Em pacientes profundamente mal perfundidos, enquanto é administrada adrenalina, IM ou EV contínua, é recomendado o uso de cristaloides isotônicos devido à elevada quantidade de líquidos perdidos para o terceiro espaço na anafilaxia. Nesses casos extremos, é comum a necessidade de grandes volumes de cristaloides, especialmente nos pacientes em que foram necessárias altas doses de adrenalina.

## Mnemônico AMAX-4

Em casos de rápida progressão de PCR ou inconsciência, foi elaborado o mnemônico AMAX-4, após o caso marcante de Max McKenzie, jovem que evoluiu a óbito por lesão cerebral isquêmica, após um quadro de anafilaxia. Esse protocolo orienta uma intervenção rápida e efetiva ante um paciente com uma reação anafilática grave e visa à obtenção de uma via aérea definitiva

TABELA 4 Mnemônico AMAX-4

| Letra | Significado e ação |
|---|---|
| A | Adrenalina em push-dose (1 mcg/kg) |
| M | Relaxantes Musculares de resgate, se indicados |
| A | Vias Aéreas: considerar via aérea difícil ou cricotireoidostomia precoce |
| X | "EXtremo": ventilação, broncodilatadores, vasopressores, avaliar pneumotórax |
| 4 | 4 minutos até lesão cerebral hipóxica |

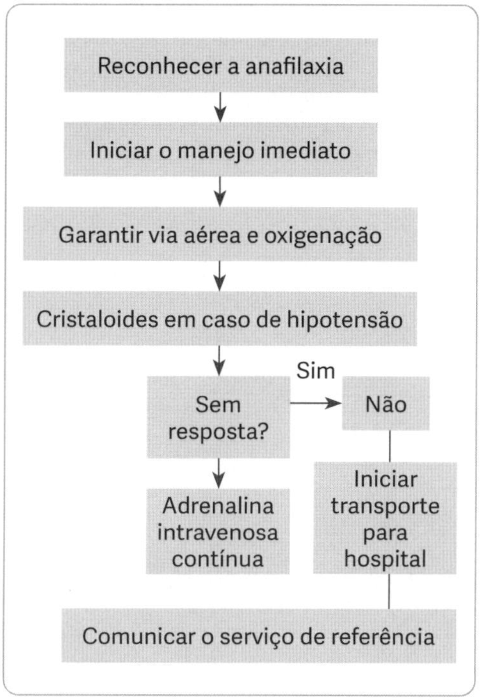


FIGURA 6 Manejo da anafilaxia no atendimento pré-hospitalar.

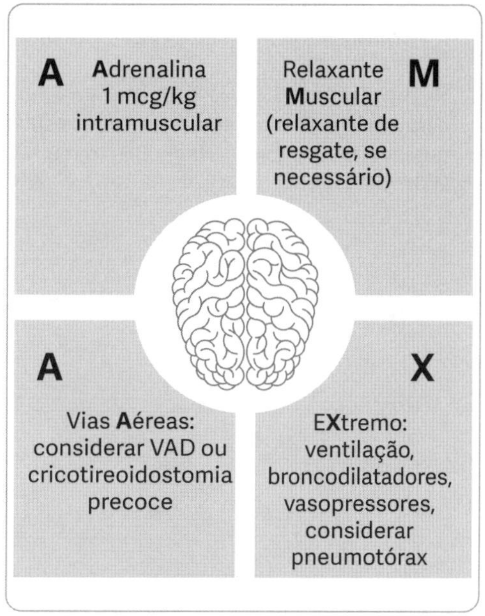


FIGURA 7 Quatro minutos até a lesão cerebral hipóxica.

com tempo máximo de 4 minutos, a fim de que não ocorra lesão cerebral isquêmica.

## CONSIDERAÇÕES FINAIS

Não esquecer:

- Anafilaxia mata em minutos.
- Reação alérgica com comprometimento de dois sistemas é anafilaxia.
- Adrenalina é a primeira e a mais importante droga — IM/EV contínua/*push*-dose.
- Broncoespasmo e hipotensão são marcadores de gravidade.
- Não espere lesão cerebral hipóxica: antecipe-se.
- Oriente o paciente e previna recorrências.

## REFERÊNCIAS

1. Associação Brasileira de Alergia e Imunologia. Anafilaxia: diretrizes para diagnóstico e tratamento. São Paulo: ASBAI; 2021.
2. Cardona V, Ansotegui IJ, Ebisawa M, El-Gamal Y, Rivas MF, Fineman S, et al. World allergy organization anaphylaxis guidance 2020. World Allergy Organ J. 2020;13(10):100472.
3. Krishnaswamy G. Critical care management of the patient with anaphylaxis: a concise definitive review. Crit Care Med. 2021;49(5):838-57.
4. McKenzie B, et al. AMAX-4: A framework for emergency management of anaphylaxis. Emerg Med Australasia. 2022.
5. Pumphrey RS. Lessons for management of anaphylaxis from a study of fatal reactions. Clin Exp Allergy. 2000;30(8):1144-50.
6. Sadana A, O'Donnell C, Hunt M, Gavalas M. Managing acute anaphylaxis. Intravenous adrenaline should be considered because of the urgency of the condition. BMJ. 2000;320(7239):937-8.
7. Shaker MS, Wallace DV, Golden DBK, Oppenheimer J, Bernstein JA, Campbell RL, et al. Anaphylaxis-a 2020 practice parameter update, systematic review, and Grading of Recommen-

dations, Assessment, Development and Evaluation (GRADE) analysis. J Allergy Clin Immunol. 2020;145(4):1082-93.

8. Simons F, Gu X, Simons K. Epinephrine absorption in adults: intramuscular versus subcutaneous injection. J Allergy Clin Immunol. 2001;108(5):871-3.
9. Simons FER, et al. World Allergy Organization anaphylaxis guidelines: 2020 update of the evidence base. World Allergy Organ J. 2020;13(10):100472.
10. Weingart SD, Trueger NS. Push-dose pressors for immediate blood pressure control. Ann Emerg Med. 2015;65(4):389-91.

17

# Manejo da crise asmática

Renato Araújo de Melo
Mateus Garcia Zilio
Lucas Certain
Christian Desconzi Moraes
Osmar Colleoni

**Pontos-Chave**

- A asma é uma das principais causas de broncoespasmo no ambiente pré-hospitalar (APH).
- O uso da ultrassonografia *point-of-care ultrasound* (POCUS) pode contribuir na diferenciação diagnóstica de pacientes com dispneia aguda na ambulância.
- O tratamento da asma consiste no uso de broncodilatadores e corticoterapia.
- Em casos graves, a intubação orotraqueal pode ser necessária. O benefício do uso de ventilação não invasiva (VNI) é controverso nesses casos.
- Decisões, na regulação e na cena, devem ser tomadas para os adequados manejo, transporte e encaminhamento do paciente.

## INTRODUÇÃO

A asma representa um importante problema de saúde pública global, responsável por aproximadamente 1.000 óbitos diários. Afeta todas as faixas etárias, com prevalência crescente em diversos países, especialmente entre crianças, configurando um desafio significativo para os sistemas de saúde. Ao redor do mundo, aproximadamente 300 milhões de pessoas vivem com asma, tratadas ou não, controladas ou não, e seguem seu dia a dia; o profissional de saúde que atua no APH deve estar apto a identificar e tratar uma exacerbação quando acionado, minimizando assim os desfechos negativos sociais, econômicos e em saúde causados pelas crises mal controladas.

Exacerbação da asma é caracterizada por episódio de aumento nos sintomas como tosse, chiado, dor ou opressão no peito e sensação de falta de ar, acompanhados de piora na função pulmonar, representando uma alteração no padrão basal do paciente e podem ocorrer em pacientes com diagnóstico prévio conhecido ou como primeira apresentação. As causas das exacerbações são atribuíveis a diversos fatores.

No contexto pré-hospitalar, a crise asmática requer abordagem rápida, estruturada e sistematizada, com o objetivo de reduzir a morbimortalidade. A ausência do ambiente controlado hospitalar demanda raciocínio clínico ágil, tomada de decisão precisa e adaptação a condições frequentemente adversas.

## AVALIAÇÃO CLÍNICA INICIAL E ESTRATIFICAÇÃO DE RISCO NO APH

A intervenção médica eficaz inicia-se com uma avaliação rápida e estruturada, implementada imediatamente após a garantia da segurança da cena.

### Impressão geral rápida

Nos primeiros segundos de contato, a observação direcionada fornece dados valiosos sobre a gravidade do quadro. Aspectos como a postura do paciente (ex.: adoção da posição de tripé), sua capacidade de verbalização (ex.: frases completas, curtas, monossílabos ou afonia), o estado mental (alerta, agitado, confuso, sonolento) e a coloração da pele (presença de palidez ou cianose central) compõem um panorama inicial essencial. O esforço respiratório visível, manifestado pelo uso de musculatura acessória (esternocleidomastóideo, escalenos, intercostais), retrações (fúrcula esternal, supraclavicular, intercostal, subdiafragmática) e batimento de asas nasais (particularmente em crianças) deve ser ativamente procurado.

### Abordagem sistemática ABCDE adaptada ao APH

A sequência clássica do ABCDE constitui o pilar da avaliação e deve ser aplicada de forma adaptada e contínua:

#### A (*airway* – vias aéreas)

Avaliar e garantir a perviedade das vias aéreas. Observar a qualidade da voz ou do choro. A presença de estridor, rouquidão ou sons anormais pode indicar obstrução alta associada (ex.: edema de laringe em anafilaxia) ou dificuldade extrema na mobilização de ar. É crucial estar preparado para a aspiração de secreções, se necessário. Em casos de sibilância com suspeita de asma no APH, a anafilaxia deve ser precocemente descartada, uma vez que, nessa condição, a prioridade é a garantia imediata da via aérea. Contrariamente, na asma, a manutenção da via aérea pérvia é importante, mas o pilar do tratamento é a broncodilatação (foco no item "B" da avaliação sistematizada).

#### B (*breathing* – respiração)

Esta etapa representa a avaliação central na crise asmática.

- Frequência e padrão respiratório: a taquipneia é o padrão comum; contudo, uma frequência respiratória decrescente associada a rebaixamento do nível de consciência ou fadiga visível indica exaustão e risco iminente de parada respiratória (sinal pré-terminal). Avaliar a profundidade e a simetria da expansão torácica.
- Esforço respiratório: quantificar o uso de musculatura acessória, conforme já observado na impressão inicial. A pre-

sença de respiração paradoxal (retração do abdome durante a inspiração) sinaliza fadiga diafragmática e extrema gravidade.

- Ausculta pulmonar: pesquisar sibilos, classicamente expiratórios, mas que podem ser inspiratórios e expiratórios em crises mais graves. É importante ressaltar que a intensidade dos sibilos não se correlaciona diretamente com a gravidade. Um tórax silencioso, na presença de esforço respiratório significativo e redução do murmúrio vesicular, é um sinal ominoso de obstrução crítica ao fluxo aéreo e deve ser interpretado como extrema gravidade. A ausculta pode ser dificultada pelo ruído ambiente; preferencialmente, deve ser realizada na viatura/ambulância, com reavaliações seriadas.
- Oximetria de pulso ($SpO_2$): ferramenta vital para monitorar a oxigenação. Valores abaixo de 92-94% em ar ambiente ou apesar da oxigenoterapia inicial indicam hipoxemia significativa. Interpretar com cautela, considerando possíveis limitações (má perfusão periférica, hipotermia, movimento, esmalte escuro). A observação da curva pletismográfica pode fornecer informações adicionais sobre a perfusão.
- Pico de fluxo expiratório (PFE): embora seja útil para quantificar a obstrução no ambiente hospitalar, sua aferição no APH é frequentemente impraticável devido à condição do paciente, falta de equipamento ou tempo. Não deve atrasar o início do tratamento.
- Capnografia ($EtCO_2$): se disponível (em suporte avançado de vida), fornece dados sobre ventilação e perfusão. Um valor de $EtCO_2$ inicialmente baixo ou normal pode se elevar com a fadiga muscular ou piora da obstrução. A análise da forma da onda pode sugerir broncoespasmo (aspecto "de barbatana de tubarão").

### C (*circulation* – circulação)

Avaliar a frequência cardíaca (taquicardia é comum, por estresse, hipoxemia ou efeito de SABA), pressão arterial (geralmente normal ou elevada; hipotensão é um sinal tardio e grave), tempo de enchimento capilar e qualidade dos pulsos periféricos. O *pulsus paradoxus* (queda da pressão arterial sistólica > 10-12 mmHg durante a inspiração) é um indicador de gravidade, mas sua aferição fidedigna no APH é de alta dificuldade. Pacientes em crise aguda de asma grave podem necessitar de fluidos devido às perdas insensíveis.

### D (*disability* – nível de consciência)

Avaliar utilizando a escala AVDI (Alerta, responde a Voz, responde a Dor, Irresponsivo) ou a escala de coma de Glasgow. Agitação e ansiedade podem progredir para confusão, sonolência ou coma, refletindo hipoxemia e/ou hipercapnia graves e, consequentemente, a necessidade de intervenção imediata.

### E (*exposure/environment* – exposição/ambiente)

Expor o paciente minimamente a uma avaliação completa do tórax e à pesquisa de sinais associados (urticária e angioedema em anafilaxia, sinais de trauma torácico). Identificar e, se possível, remover gatilhos ambientais. Coletar rapidamente a história sobre asma prévia, medicações em uso, internações ou intubações orotraqueais anteriores por asma e o início/duração dos sintomas atuais.

## Estratificação da gravidade

Pacientes com risco elevado de mortalidade por asma incluem aqueles que já necessitaram de ventilação mecânica anteriormente ou relatam quase morte devido à doença. Também se enquadram nesse grupo pacientes com histórico de hospitalização ou atendimento em emergência por exacerbações no último ano, uso corrente ou recente de corticoide oral, ausência de uso de corticoide inalatório ou uso excessivo de broncodilatadores de curta duração (mais de um frasco por mês), baixa adesão ao tratamento proposto, histórico de patologia psiquiátrica ou problemas psicossociais, alergia alimentar e a coexistência de outras comorbidades.

É importante ressaltar que a utilização do medidor de pico de fluxo expiratório (PFE) no cenário agudo é um indicador mais fidedigno da gravidade do quadro do que os sintomas apresentados, embora não deva atrasar o início do tratamento. Este valor é obtido com um aparelho portátil, porém ainda pouco disponível nas unidades de atendimento pré-hospitalar no Brasil.

Com base nos achados do ABCDE, o médico deve estratificar rapidamente a crise em categorias práticas para guiar o manejo (ver Tabela 1).

## O PAPEL DA ULTRASSONOGRAFIA À BEIRA DO LEITO NO ATENDIMENTO PRÉ-HOSPITALAR

A incorporação do POCUS na prática médica pré-hospitalar avançada representa um avanço significativo, particularmente na avaliação do paciente com dispneia aguda. Embora não visualize diretamente o broncoespasmo, o POCUS permite ao médico investigar, de forma rápida e não invasiva, diagnósticos diferenciais críticos e complicações. A utilização de dispositivos portáteis, incluindo modelos ultracompactos (*handheld*), facilita sua aplicação nesse ambiente desafiador.

Achados-chave incluem a presença ou ausência de deslizamento pleural (*lung sliding*) para excluir pneumotórax com alta sensibilidade, a pesquisa de linhas B difusas e bilaterais que sugerem edema pulmonar cardiogênico e a identificação de consolidações ou derrames pleurais significativos. Serviços médicos avançados, especialmente os aeromédicos, têm integrado o POCUS em seus protocolos; estudos demonstram seu impacto na alteração do diagnóstico suspeito, do plano terapêutico e da decisão sobre o destino do paciente.

Contudo, é fundamental que o médico esteja ciente das limitações: a qualidade da

TABELA 1 Gravidade da exacerbação

| Leve/moderada | Grave | Risco de morte |
|---|---|---|
| Verbaliza frases, prefere posição sentada, sem agitação.<br>FR aumentada sem uso de musculatura acessória.<br>FP máxima 100-120 bpm.<br>$SpO_2$ em ar ambiente 92-94%.<br>PFE > 50%. | Fala entrecortada ou em palavras, posição ancorada e agitado.<br>FR > 30 rpm.<br>Uso de musculaturas acessórias.<br>FP > 120 bpm.<br>$SpO_2$ < 92% em ar ambiente.<br>PFE ≤ 50%. | Sonolento, confuso.<br>Tórax silente.<br>Cianose.<br>Sinais de exaustão.<br>Bradicardia. |

imagem e a interpretação são dependentes do operador e do equipamento; fatores ambientais (luz, ruído, vibração), o biotipo do paciente e a necessidade de acesso ao tórax podem dificultar o exame. A integração dos achados do POCUS deve sempre ocorrer no contexto clínico global, servindo de ferramenta para aumentar a acurácia diagnóstica e a segurança do paciente, e não de substituto do exame clínico. No contexto da exacerbação aguda de asma, o POCUS pode auxiliar em diagnósticos diferenciais, pois, na grande maioria das vezes, apresentará um padrão A (artefatos que sugerem parênquima pulmonar com aeração normal), sem outros achados.

## MANEJO TERAPÊUTICO PRÉ-HOSPITALAR

O tratamento da asma visa, primordialmente, à reversão do broncoespasmo, à redução da inflamação e à correção expedita da hipoxemia. Contudo, a abordagem do paciente com broncoespasmo no APH frequentemente exige uma tomada de decisão mais abrangente. Essa complexidade decorre de múltiplos fatores que influenciam as condutas a serem adotadas na cena, como:

- Distância da unidade de referência: a proximidade ou afastamento de hospitais impacta diretamente o tempo de transporte e a disponibilidade de recursos avançados.
- Gravidade da apresentação inicial: a avaliação da condição do paciente à chegada da equipe é crucial para determinar a urgência e a intensidade das intervenções.
- Tempo-resposta do deslocamento: o tempo despendido no trajeto até a ocorrência e durante o transporte afeta a janela de oportunidade para o tratamento.
- Material disponível: a limitação de equipamentos e medicamentos no APH exige otimização dos recursos existentes.

Adicionalmente, a definição da complexidade da referência para a qual o paciente será encaminhado constitui uma decisão fundamental, muitas vezes compartilhada ou exclusiva do médico regulador, com base nas informações fornecidas pela equipe em campo. É imperativo, ainda, considerar as medidas a serem evitadas ou até contraindicadas no contexto limitado do APH. Em virtude do tempo necessário para a estabilização do paciente asmático e da natureza intrinsecamente breve da intervenção pré-hospitalar, o manejo efetivo da crise asmática nesse ambiente é, por sua vez, bastante restrito.

### Oxigenoterapia

A administração de oxigênio suplementar é crucial para pacientes hipoxêmicos ($SpO_2 < 94\%$). O objetivo é manter a saturação de oxigênio entre 94 e 98%. Em casos de maior gravidade, a oxigenoterapia deve ser iniciada com máscara não reinalante em alto fluxo (10-15 L/min).

### Broncodilatadores

#### Beta-2 agonistas de curta ação (SABA)

O salbutamol é o broncodilatador de primeira linha. A via preferencial de administração em crises leves a moderadas é o inalador dosimetrado (ID) acoplado a um espaçador (4-8 jatos de 100 mcg). Essa abordagem oferece rapidez, praticidade e eficácia comprovada, podendo ser repetida a cada 20 minutos na primeira hora. A nebulização é uma alternativa, embora esteja menos disponível no APH, utilizando salbutamol (2,5-5 mg) diluído em solução salina com fluxo de oxigênio (6-8 L/min). É particularmente útil em crises graves, pacientes não colaborativos ou quando há disponibilidade de nebulização contínua.

### Anticolinérgicos de curta ação (SAMA)

O brometo de ipratrópio (0,5mg nebulizado ou 2 jatos via ID/espaçador) deve ser associado ao SABA nas primeiras 1-3 doses em crises moderadas a graves. Essa combinação promove uma broncodilatação adicional e sinérgica.

### Corticosteroides sistêmicos

A administração precoce de corticosteroides sistêmicos é fundamental para modular a resposta inflamatória, reduzir a reatividade brônquica e minimizar o risco de exacerbações futuras. Idealmente, devem ser administrados no APH, especialmente em crises moderadas/graves ou durante transportes prolongados. É importante ressaltar que os corticosteroides não têm efeito broncodilatador imediato e seu início de ação é mais demorado. Dessa forma, sua administração precoce visa melhorar o desfecho clínico em longo prazo, em vez de promover o abortamento agudo do broncoespasmo.

- Via oral: prednisona ou prednisolona (adultos: 40-50 mg; crianças: 1-2 mg/kg, máximo 40-50 mg) podem ser utilizadas se o paciente estiver cooperativo para deglutição e sem êmese.
- Via parenteral (IV ou IM): hidrocortisona (adultos: 100-200 mg; crianças: 4-5 mg/kg) ou metilprednisolona (adultos: 40-60 mg; crianças: 1-2 mg/kg) são indicadas quando a via oral não é viável ou em casos de crises graves.

## TERAPIAS ADJUNTAS (DECISÃO MÉDICA)

A inclusão das seguintes terapias depende da avaliação médica e da gravidade do quadro.

### Sulfato de magnésio intravenoso

Deve ser considerado em crises graves refratárias à terapia inicial otimizada.

- Adultos: 2 g IV, administrados em 20 a 30 minutos.
- Crianças: 25-75 mg/kg (máximo 2 g), administrados em 20 a 30 minutos. A logística para a administração segura no APH deve ser rigorosamente avaliada.

### Adrenalina (IM/IV)

A adrenalina é reservada para situações específicas de anafilaxia associada, parada respiratória iminente ou broncoespasmo refratário extremo que não responde a outras intervenções.

- Adultos: 0,3-0,5 mg via intramuscular (IM).
- Crianças: 0,01 mg/kg (máximo 0,3-0,5 mg) via IM. O uso parenteral para desconforto respiratório grave pediátrico pode seguir protocolos locais específicos[20]. A administração de adrenalina IV requer extrema cautela e experiência devido aos seus potenciais efeitos adversos.

Para casos graves, a adrenalina também pode ser administrada via IV em doses de 5 mcg. A preparação envolve a diluição de

1 ampola de adrenalina 1:1.000 em 100 mL de soro fisiológico 0,9%. Utiliza-se 0,5 mL/dose a cada 2-3 minutos (conhecida como dose de *push*).

Em casos refratários extremos, que exigem broncodilatação contínua, a adrenalina em infusão contínua pode ser empregada. A dose inicial é de 5 mcg/min, titulada para 5-15 mcg/min a cada 2-3 minutos, correspondendo a um intervalo de dose de 0,05 a 0,5 mcg/kg/min.

### Terbutalina subcutânea (SC)

A terbutalina SC é uma alternativa razoável como broncodilatador sistêmico, que ganhou popularidade, especialmente durante a pandemia de covid-19, por não gerar aerossóis. A dose recomendada é de 0,25 mg SC a cada 6 horas. Não é considerada primeira linha no tratamento da crise aguda de broncoespasmo, mas pode ser usada como adjuvante em casos graves e refratários. Contudo, está associada a elevados efeitos sistêmicos, com maior incidência de efeitos colaterais indesejados, como taquiarritmias.

## DECISÕES OPERACIONAIS CRÍTICAS DO MÉDICO NO ATENDIMENTO PRÉ-HOSPITALAR

O médico no APH desempenha um papel central na coordenação do cuidado, com decisões que impactam diretamente o prognóstico do paciente.

### Nível de intervenção e necessidade de presença médica

Crises asmáticas leves a moderadas podem, em determinados sistemas, ser manejadas por equipes de suporte básico, desde que respaldadas por protocolos bem estabelecidos e com supervisão médica (regulação) adequada. Por outro lado, crises graves ou potencialmente fatais demandam, sempre que possível, a intervenção direta do médico na cena.

Durante o processo de regulação médica, torna-se essencial a coleta de informações detalhadas sobre a gravidade da crise – incluindo frequência respiratória, nível de consciência e ausculta respiratória –, bem como um histórico sucinto de internações prévias e da severidade de crises anteriores. Esses elementos subsidiam o médico regulador na tomada de decisão quanto ao envio do recurso mais apropriado, conforme a complexidade do quadro apresentado.

## MANEJO AVANÇADO DE VIA AÉREA: VENTILAÇÃO NÃO INVASIVA E INTUBAÇÃO OROTRAQUEAL

### Ventilação não invasiva

A VNI pode ser considerada em pacientes selecionados que apresentem insuficiência respiratória (hipoxêmica ou hipercápnica), desde que estejam colaborativos, conscientes, mantendo o *drive* respiratório e sem vômitos ou secreções excessivas. O objetivo é reduzir o trabalho respiratório e, potencialmente, evitar a necessidade de intubação orotraqueal (IOT). A aplicação da VNI requer equipamento adequado, equipe treinada e monitorização contínua. O benefício da VNI nesse cenário ainda é controverso na literatura.

### Intubação orotraqueal

A decisão de realizar a IOT em pacientes asmáticos é de altíssimo risco e deve ser reservada para casos de parada cardiorrespiratória, coma ou falência respiratória iminente com exaustão e refratariedade à terapia máxima, incluindo VNI se esta tiver sido tentada. O procedimento exige um profissional experiente, planejamento meticuloso (incluindo pré-oxigenação e sequência rápida ou atrasada com drogas apropriadas, como a cetamina e o rocurônio) e antecipação de dificuldades, como hipotensão pós-intubação, dificuldade de ventilação devido ao broncoespasmo severo e auto-PEEP.

É fundamental que, caso a equipe opte pela IOT, o tubo orotraqueal (TOT) tenha o maior diâmetro interno possível, a fim de mitigar o aumento da resistência causado pelo circuito ventilatório. A estratégia ventilatória pós-IOT deve ser protetora, com baixo volume corrente, baixa frequência respiratória e tempo expiratório prolongado. Uma particularidade a ser considerada é que a intubação não reverte ou trata especificamente o broncoespasmo; o manejo específico (com broncodilatadores, por exemplo) é necessário após a IOT para garantir uma ventilação adequada. Devemos duplicar ou triplicar a dose dos broncodilatadores quando administrados pelo circuito do ventilador.

## ESTRATÉGIA TEMPORAL: ESTABILIZAR *VERSUS* TRANSPORTAR

O princípio geral no APH é iniciar o tratamento essencial (oxigenoterapia, SABA/SAMA) sem atrasar o transporte. Contudo, em crises ameaçadoras à vida, o tempo investido na cena para assegurar um acesso venoso seguro, administrar corticosteroides e medicações de resgate, ou realizar um manejo avançado de via aérea, pode ser crucial para a sobrevivência e um transporte mais seguro.

Por outro lado, se a unidade de referência for próxima e os recursos necessários para um melhor desfecho do paciente estiverem indisponíveis na unidade móvel, retardar a remoção para fazer intervenções extensivas na cena pode ser prejudicial. Pacientes podem ter um desfecho mais favorável com a aplicação de medidas não invasivas em ambientes controlados, muitas vezes sem a necessidade de suporte avançado (como intubação, que pode acarretar a demanda por drogas vasoativas, acessos venosos centrais e leitos de unidade de terapia intensiva – UTI). Nesse cenário, um suporte de menor complexidade após a estabilização da crise pode culminar em melhor prognóstico. Porém, um paciente em estado crítico pode deteriorar rapidamente se as medidas avançadas não forem efetuadas ainda na cena. A decisão final depende da gravidade do indivíduo, da resposta inicial ao tratamento, do tempo estimado de transporte e dos recursos disponíveis.

## ESCOLHA ESTRATÉGICA DO DESTINO E COMUNICAÇÃO

A avaliação da gravidade do paciente e da provável necessidade de cuidados intensivos (VNI, IOT, UTI) deve direcionar a escolha do hospital receptor. Crises graves exigem transporte para um centro de alta complexidade, com capacidade imediata de manejo avançado, mesmo que isso implique o *bypass* de hospitais mais próximos. A comunicação clara e objetiva com a central de regulação e a pré-notificação detalhada ao hospital de destino (informando a condição do paciente, gravidade, intervenções realizadas, resposta ao tratamento e tempo estimado de chegada) são fundamentais para a continuidade e otimização do cuidado.

## PARTICULARIDADES PEDIÁTRICAS

Crianças apresentam risco elevado de fadiga muscular respiratória e obstrução de vias aéreas de menor calibre. A avaliação do esforço respiratório é, portanto, crucial, observando-se tiragens e batimentos de asa nasal. Em lactentes e pré-escolares, o uso de espaçadores com máscara facial é a via preferencial para a administração de medicamentos.

É fundamental considerar o diagnóstico diferencial com bronquiolite viral e aspiração de corpo estranho, especialmente em crianças menores de 2 anos. Essas condições modificam drasticamente a abordagem da equipe no local, pois, nessa população, os broncodilatadores e corticoides não têm evidências de suporte clínico. Além disso, o retardo na desobstrução de vias aéreas em casos de corpo estranho pode agravar o desfecho.

## CONSIDERAÇÕES FINAIS

O manejo eficaz da crise asmática no APH é uma tarefa complexa que exige do médico emergencista não apenas um profundo conhecimento da fisiopatologia e farmacologia, mas também habilidades clínicas refinadas. A capacidade de interpretação crítica de ferramentas como o POCUS, dentro de suas limitações, e um julgamento clínico aguçado para tomar decisões terapêuticas e operacionais sob pressão são igualmente essenciais. A integração desses elementos, aliada a uma comunicação eficaz e à escolha estratégica do destino, é determinante para otimizar o desfecho do paciente antes mesmo de sua chegada ao departamento de emergência.

## REFERÊNCIAS

1. Akenroye AT, Ajala A, Azimi-Nekoo E, De Vos GS. Prevalence of anaphylaxis among adults admitted to critical care for severe asthma exacerbation. Emerg Med J. 2018;35(10):623-5.
2. Bond KR, Horsley CA, Williams AB. Non-invasive ventilation use in status asthmaticus: 16 years of experience in a tertiary intensive care. Emerg Med Australas. 2018;30(2):187-92.
3. Cates CJ, Welsh EJ, Rowe BH. Holding chambers (spacers) versus nebulisers for beta-agonist treatment of acute asthma. Cochrane Database Syst Rev. 2013;2013(9):CD000052.
4. Denmark TK, Crane HA, Brown L. Ketamine to avoid mechanical ventilation in severe pediatric asthma. J Emerg Med. 2006;30(2):163-6.
5. Emerman CL, Cydulka RK. A randomized comparison of 100-mg vs 500-mg dose of methylprednisolone in the treatment of acute asthma. Chest. 1995;107(6):1559-63.
6. Esmailian M, Koushkian Esfahani M, Heydari F. The effect of low-dose ketamine in treating acute asthma attack: a randomized clinical trial. Emerg (Tehran). 2018;6(1):e21.
7. Farkas J. Critical asthma exacerbation. EMCrit Project. 2023. Internet Book of Critical Care. [acesso em Agosto de 2025]. Disponível em: https://emcrit.org/ibcc/asthma/
8. Global Initiative for Asthma. Global strategy for asthma management and prevention, 2024 Report. [S. l.]: GINA; 2024.
9. Goodacre S, Cohen J, Bradburn M, Stevens J, Gray A, Benger J, et al. The 3Mg trial: a randomised controlled trial of intravenous or nebulised magnesium sulphate versus placebo in adults with acute severe asthma. Health Technol Assess. 2014;18(22):1-168.
10. Griffiths B, Ducharme FM. Combined inhaled anticholinergics and short-acting beta2-agonists for initial treatment of acute asthma in children. Cochrane Database Syst Rev. 2013;2013(8):CD000060.
11. Helman A, Sommer L, Mal S. The crashing asthmatic – recognition and management of life-threatening asthma. Emergency Medicine Cases. 2024. [acesso em setembro de 2025]. Disponível em: https://emergencymedicinecases.com/crashing-asthmatic-life-threatening-asthma

12. Hemming A, Mackenzie I, Finfer S. Response to ketamine in status asthmaticus resistant to maximal medical treatment. Thorax. 1994;49(1):90-1.
13. Hilbert-Carius P, Struck MF, Rudolph M, Knapp J, Rognas L, Adler J, et al. Point-of-care ultrasound (POCUS) practices in the helicopter emergency medical services in Europe: results of an online survey. Scand J Trauma Resusc Emerg Med. 2021;29(1):124.
14. Ienghong K, Cheung LW, Tiamkao S, Bhudhisawasdi V, Apiratwarakul K. The utilization of handheld ultrasound devices in a prehospital setting. Prehosp Disaster Med. 2022;37(3):355-9.
15. Kew KM, Kirtchuk L, Michell C. Intravenous magnesium sulfate for treating adults with acute asthma in the emergency department. Cochrane Database Syst Rev. 2014;2014(5):CD010909.
16. La Via L, Sanfilippo F, Cuttone G, Dezio V, Falcone M, Brancati S, et al. Use of ketamine in patients with refractory severe asthma exacerbations: systematic review of prospective studies. Eur J Clin Pharmacol. 2022;78(10):1613-22.
17. Longrois D, Conti G, Mantz J, Faltlhauser A, Aantaa R, Tonner P. Sedation in non-invasive ventilation: do we know what to do (and why)?. Multidiscip Respir Med. 2014;9(1):56.
18. Mallary M, Trefsgar J, Parker M, Hobbs I, Love A, Makin I. Prehospital use of ultrasound by paramedics: a literature review. Cureus. 2025;17(1):e77388.
19. Matsumoto T, Tomii K, Tachikawa R, Otsuka K, Nagata K, Otsuka K, et al. Role of sedation for agitated patients undergoing noninvasive ventilation: clinical practice in a tertiary referral hospital. BMC Pulm Med. 2015;15:71.
20. Craig S, Delardes B, Nehme Z, Wilson C, Dalziel S, Nixon GM, et al.; PREDICT Network. Acute paediatric asthma treatment in the prehospital setting: a retrospective observational study. BMJ Open. 2023;13(6):e073029.
21. Peberdy MA, Callaway CW, Neumar RW, Geocadin RG, Zimmerman JL, Donnino M, et al. Part 9: post–cardiac arrest care: 2010 American Heart Association guidelines for cardiopulmonary resuscitation and emergency cardiovascular care. Circulation. 2010;122(18 Suppl 3):S768-86.
22. Pollock M, Sinha IP, Hartling L, Rowe BH, Schreiber S, Fernandes RM. Bronchodilators for emergency childhood asthma: an overview of Cochrane and non-Cochrane systematic reviews. Allergy. 2017;72(2):183-200.
23. Ramgopal S, Naik VV, Komukai S, Owusu-Ansah S, Crowe RP, Okubo M, e al. The association of prehospital systemic corticosteroids with emergency department outcomes in children with asthma. Acad Emerg Med. 2024;31(7):675-87.
24. Reddel HK, Bacharier LB, Bateman ED, Brightling CE, Brusselle GG, Buhl R, et al. Global Initiative for Asthma Strategy 2021: executive summary and rationale for key changes. J Allergy Clin Immunol Pract. 2022;10(1S):S1-S18.
25. Resuscitation Council UK. Emergency treatment of anaphylactic reactions: guidelines for healthcare providers. 2021. [acesso em setembro de 2025]. Disponível em: https://www.resus.org.uk/library/additional-guidance/guidance-anaphylaxis/emergency-treatment
26. Rock MJ, Reyes De La Rocha S, L'Hommedieu CS, Truemper E. Use of ketamine in asthmatic children to treat respiratory failure refractory to conventional therapy. Crit Care Med. 1986;14(5):514-6.
27. Sedlakova A, Olszynski P, Davis P, Froh J. Prehospital ultrasound use among Canadian aeromedical service providers - A cross-sectional survey. CJEM. 2020;22(3):338-41.
28. Shaker MS, Oppenheimer J, Grayson M, Stukus D, Hartog N, Hsieh EWY, et al. Reply to "Subcutaneous terbutaline as an alternative to aerosolized albuterol". J Allergy Clin Immunol Pract. 2020;8(7):2450-2.
29. Stojak BJ, Halajian E, Guthmann RA, Nashelsky J. Intravenous magnesium sulfate for acute asthma exacerbations. Am Fam Physician. 2019;99(2):127-8.
30. Strube PJ, Hallam PL. Ketamine by continuous infusion in status asthmaticus. Anaesthesia. 1986;41(10):1017-9.
31. Talbot T, Roe T, Dushianthan A. Management of acute life-threatening asthma exacerbations in the intensive care unit. Appl Sci. 2024;14(2):693.
32. Trottier ED, Chan K, Allain D, Chauvin-Kimoff L. Managing an acute asthma exacerbation in children. Paediatr Child Health. 2021;26(7):438-9.
33. Vianen NJ, Van Lieshout EMM, Vlasveld KHA, Maissan IM, Gerritsen PC, Hartog DD, et al. Impact of point-of-care ultrasound on prehospital decision making by HEMS physicians in critically ill and injured patients: a prospective cohort study. Prehosp Disaster Med. 2023;38(4):444-9.

18

# Manejo da exacerbação aguda da doença pulmonar obstrutiva crônica

Renato Araújo de Melo
Gabriel Gonzaga dos Santos
Lucas Certain

### Pontos-Chave

- A doença pulmonar obstrutiva crônica (DPOC) é uma das principais causas de broncoespasmo no ambiente pré-hospitalar (APH).
- O uso da ultrassonografia *point-of-care* (POCUS) pode contribuir na diferenciação diagnóstica de pacientes com dispneia aguda na ambulância.
- O tratamento da DPOC consiste no uso de broncodilatadores e corticoterapia.
- A administração de oxigênio deve ser controlada. O uso da ventilação não invasiva (VNI) pode produzir melhora significativa das funções vitais, redução de taxas de intubação e mortalidade. Em casos graves, a intubação orotraqueal (IOT) pode ser necessária.
- Decisões, na regulação e na cena, devem ser tomadas para os adequados manejo, transporte e encaminhamento do paciente.

## INTRODUÇÃO

O manejo da dispneia no atendimento pré-hospitalar (APH) impõe desafios significativos ao sistema de saúde e aos profissionais de emergência. No Brasil, essas queixas representam uma demanda elevada de atendimentos e exigem uma abordagem de alta complexidade por parte da equipe de APH, que necessita, em um curto intervalo de tempo, elucidar diagnósticos diferenciais e tomar decisões críticas no local do atendimento, visando ao melhor desfecho para o paciente. Este capítulo aborda o manejo da exacerbação aguda da doença pulmonar obstrutiva crônica (EADPOC) no APH, com foco na sistematização do diagnóstico, da terapêutica e das decisões críticas.

A DPOC configura-se no Brasil como a quinta principal causa de morte em todas as faixas etárias, com prevalência nacional estimada em 17% quando diagnosticada por espirometria. O tabagismo e as doenças ocupacionais são as principais etiologias dessa patologia no país. Conforme dados nacionais, a cada ano, a DPOC acarreta custos ao sistema de saúde estimados em R$ 100 milhões. Portanto, é fundamental que o manejo adequado seja iniciado já no APH e prossiga em ambiente hospitalar controlado.

## AVALIAÇÃO CLÍNICA PRÉ-HOSPITALAR E DIAGNÓSTICO DIFERENCIAL

Uma avaliação rápida, sistemática e direcionada é crucial para estratificar a gravidade, orientar a terapêutica inicial e considerar diagnósticos diferenciais. A seguir, serão abordados de maneira prática os pontos a serem avaliados no momento inicial do atendimento à EADPOC.

### Anamnese direcionada e impressão geral

A coleta da história pregressa deve confirmar o diagnóstico de DPOC, o grau de limitação funcional do paciente (por exemplo, utilizando escalas como MRC ou a classificação GOLD), a possível dependência de oxigenoterapia domiciliar, o histórico de internações graves prévias, as medicações de uso contínuo e a adesão terapêutica, além de comorbidades relevantes e tabagismo ativo. A investigação da história atual foca no início e na progressão da dispneia, em alterações no volume, coloração ou purulência do escarro, e na presença de tosse, febre, dor torácica ou outros sintomas associados. A impressão inicial do profissional envolve a observação atenta do nível de consciência, padrão de fala, postura adotada pelo paciente, coloração da pele e padrão respiratório.

### Abordagem sistemática ABCDE adaptada ao atendimento pré-hospitalar na EADPOC

#### A (*airway* – vias aéreas)

Avalia-se a perviedade das vias aéreas. Embora geralmente estejam pérvias na EADPOC, o acúmulo de secreções espessas ou o rebaixamento do nível de consciência podem comprometer a capacidade de proteção da via aérea, demandando aspiração e, por vezes, manobras manuais de posicionamento para garantir sua manutenção.

#### B (*breathing* – respiração)

Este é o componente central na avaliação da EADPOC, com ênfase primordial na frequência e no padrão respiratório. A taquipneia (frequência respiratória [FR] > 20 incursões por minuto [irpm]) é um achado comum. O prolongamento do tempo expiratório é frequentemente observado em pacientes com DPOC. A presença de respiração superficial, irregular ou bradipneia (FR < 12 irpm) constitui sinais de fadiga muscular iminente e de extrema gravidade, devendo ser interpretados como alertas críticos no local do atendimento.

A ausculta pulmonar tipicamente revela murmúrio vesicular globalmente diminuído. Sibilos expiratórios são comuns; contudo, sua intensidade não se correlaciona diretamente com a gravidade do quadro. O tórax silencioso, caracterizado pela ausência de murmúrios vesiculares à ausculta, pode indicar obstrução brônquica grave em quadros de exacerbação. A presença de roncos e estertores crepitantes também pode ser identificada.

A oximetria de pulso ($SpO_2$) deve ser utilizada rotineiramente em todos os pacientes com queixas respiratórias. O alvo terapêutico da $SpO_2$ para pacientes com EADPOC é de 88-92%. Valores inferiores a esse intervalo indicam hipoxemia que requer correção com oxigenoterapia suplementar. Contudo, a administração de oxigênio visando $SpO_2$ acima de 92-94% pode induzir perda do *drive* ventilatório e/ou alteração na relação ventilação/perfusão (efeito Haldane), resultando em hipercapnia iatrogênica em pacientes suscetíveis.

A capnografia (mensuração do $EtCO_2$) inicial no local do atendimento, quando disponível, é uma ferramenta útil para a monitorização não invasiva da ventilação. Uma morfologia de onda com fase expiratória ascendente lenta (aspecto "de barbatana de tubarão") pode ser observada, assim como valores de $EtCO_2$ elevados (> 45 mmHg) ou em ascensão, os quais sugerem hipoventilação alveolar ou fadiga respiratória. Apesar de sua utilidade prática, a disponibilidade da capnografia no APH ainda é limitada na maior parte do território brasileiro.

### C (*circulation* – circulação)

A taquicardia é uma resposta frequente à hipoxemia, ao estresse fisiológico e ao tratamento com beta-agonistas. A avaliação da pressão arterial, do tempo de enchimento capilar, dos pulsos periféricos e dos sinais de *cor pulmonale* (como estase jugular e edema de membros inferiores) pode revelar indícios de instabilidade hemodinâmica ou choque e contribuir para a avaliação da gravidade. Contudo, essa avaliação não deve retardar a tomada de decisões terapêuticas essenciais, e investigações mais aprofundadas devem ser postergadas para o ambiente intra-hospitalar.

### D (*disability* – nível de consciência)

A avaliação neurológica é um componente fundamental para estimar indiretamente a adequação da ventilação e da oxigenação cerebral. Confusão mental, agitação psicomotora, letargia ou coma são sinais de alerta para falência respiratória iminente e indicam a provável necessidade de suporte ventilatório avançado.

### E (*exposure/environment* – exposição e ambiente)

Recomenda-se expor o tórax do paciente para uma avaliação completa da mecânica respiratória e para a pesquisa de sinais associados que possam auxiliar no diagnóstico diferencial ou na identificação de complicações, como enfisema subcutâneo, assimetrias torácicas ou abaulamentos.

## DIAGNÓSTICO DIFERENCIAL

Pacientes com DPOC frequentemente apresentam múltiplas comorbidades, como coronariopatias, doenças vasculares periféricas, disfunção ventricular e hipertensão pulmonar. Diante disso, a sobreposição de sintomas respiratórios e sistêmicos requer uma abordagem diagnóstica ampliada, considerando ativamente outras condições clínicas no diagnóstico diferencial.

Entre as principais hipóteses diagnósticas que devem ser avaliadas no contexto da EADPOC, destacam-se:

- Insuficiência cardíaca aguda descompensada (ICAD).
- Pneumonia adquirida na comunidade.
- Pneumotórax espontâneo (primário ou secundário).
- Exacerbação asmática ou síndrome de sobreposição asma-DPOC.

- Tromboembolismo pulmonar.
- Obstrução de vias aéreas superiores.

Além da anamnese detalhada e do exame físico sistemático, a ultrassonografia à beira do leito (POCUS – *point-of-care ultrasound*) tem se consolidado como uma ferramenta complementar essencial na elucidação diagnóstica, sobretudo no APH.

## O PAPEL DO POCUS NA EADPOC NO ATENDIMENTO PRÉ-HOSPITALAR

O POCUS tem se estabelecido como uma valiosa extensão do exame físico no APH, especialmente na abordagem do paciente com dispneia. Sua aplicação é viável por médicos e outros profissionais treinados, permitindo a obtenção de imagens rápidas, não invasivas e isentas de radiação, que contribuem significativamente para a tomada de decisão em contextos críticos[1,6]. Entretanto, apesar de suas vantagens, o método apresenta limitações que devem ser reconhecidas:

- A interpretação dos achados depende da habilidade do operador, exigindo treinamento contínuo e manutenção de competências técnicas.
- As condições ambientais do pré-hospitalar – como ruído, vibração, iluminação inadequada e espaço físico restrito – podem interferir na execução do exame.
- Características do paciente, como obesidade ou enfisema subcutâneo extenso, podem comprometer a janela acústica e limitar a acurácia dos achados.
- O POCUS não quantifica o grau de obstrução brônquica tampouco substitui a avaliação clínica global. Seus achados devem ser sempre integrados ao contexto clínico.

É fundamental destacar que a utilização do POCUS ou de qualquer outro método diagnóstico complementar jamais deve atrasar o início do tratamento e a estabilização do paciente. Assim, recomenda-se que o exame seja realizado preferencialmente pelo profissional mais experiente da equipe e no menor tempo possível, respeitando o princípio da não maleficência. A seguir, são elencadas as principais aplicações do POCUS no manejo da EADPOC no APH, com ênfase em seus achados mais relevantes:

- Exclusão de pneumotórax: a presença do deslizamento pleural (*lung sliding*) ou do "sinal da praia" no modo M (Figura 1) praticamente exclui a presença de pneumotórax naquela janela, com alta sensibilidade.
- Confirmação de pneumotórax: a ausência de deslizamento pleural, associada ao "sinal da estratosfera" ou "sinal do código de barras" (Figura 2) e/ou à visualização do "ponto pulmonar" (*lung point*), sugere a presença de pneumotórax. O achado do *lung point* é considerado patognomônico, embora sua identificação exija maior *expertise* do examinador.

### Diferenciação entre EADPOC e insuficiência cardíaca aguda descompensada

A ultrassonografia pulmonar pode ser uma ferramenta extremamente útil na distinção entre a exacerbação aguda da DPOC e a ICAD.

Na EADPOC, observa-se comumente um padrão predominante de linhas A – artefatos horizontais de reverberação originados da pleura – associados à presença de deslizamento pleural, indicando um parênquima pulmonar sem sinais de

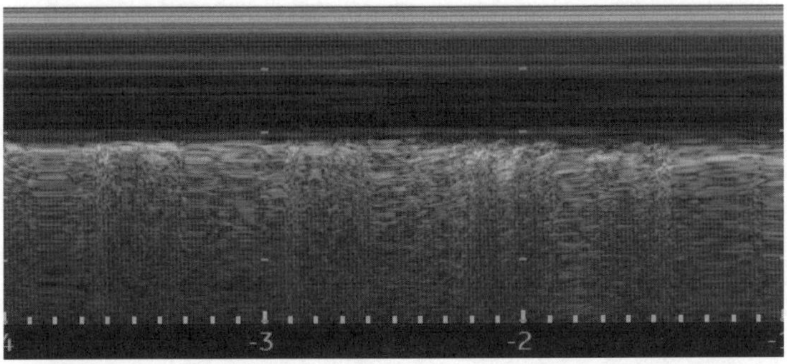


FIGURA 1 "Sinal da praia" no modo M.
Fonte: arquivo do autor.

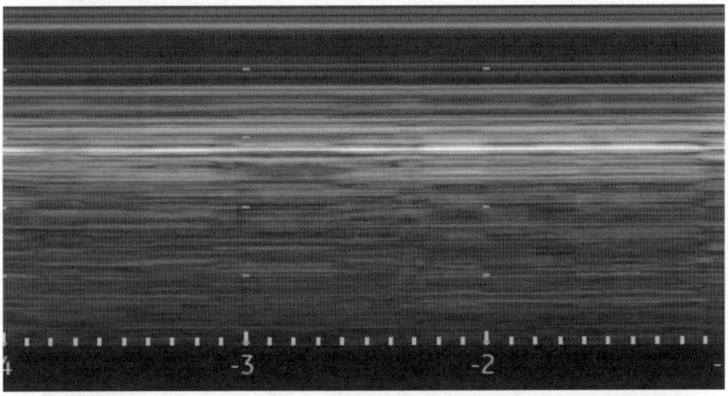


FIGURA 2 "Sinal do código de barras" ou "sinal da estratosfera" no modo M.
Fonte: arquivo do autor.

congestão, ou seja, um "pulmão seco". Esse padrão também pode ser encontrado em pacientes com asma exacerbada.

Em contrapartida, a visualização de linhas B difusas e bilateralmente distribuídas sugere fortemente a presença de edema pulmonar intersticial ou alveolar, achado típico da ICAD (Figura 3). Esse padrão ecográfico reflete a presença de líquido extravascular nos septos interlobulares e alvéolos, conferindo maior sensibilidade à ultrassonografia na detecção precoce de congestão pulmonar quando comparada ao raio-X de tórax.

## Identificação de consolidações pulmonares

A ultrassonografia pulmonar permite a detecção de consolidações por meio da observação de áreas de hepatização pulmonar, caracterizadas por ecotextura semelhante à do fígado. Nessas regiões consolidadas, podem-se visualizar broncogramas aéreos, os quais podem ser estáticos ou dinâmicos, sugerindo diagnóstico de atelectasia ou pneumonia (Figura 4). Esse achado é altamente sensível na diferenciação entre

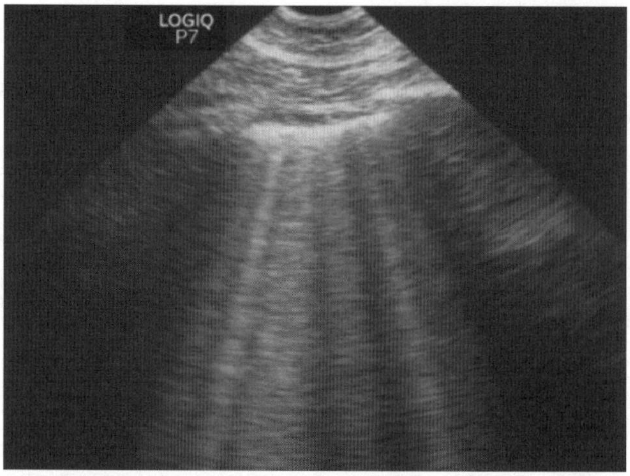


FIGURA 3 Presença de linhas B, demonstrando alteração do interstício pulmonar. Artefatos verticais tipo "cauda de cometa" originados na pleura, ≥ 3 por espaço intercostal em múltiplas zonas.

Fonte: arquivo do autor.

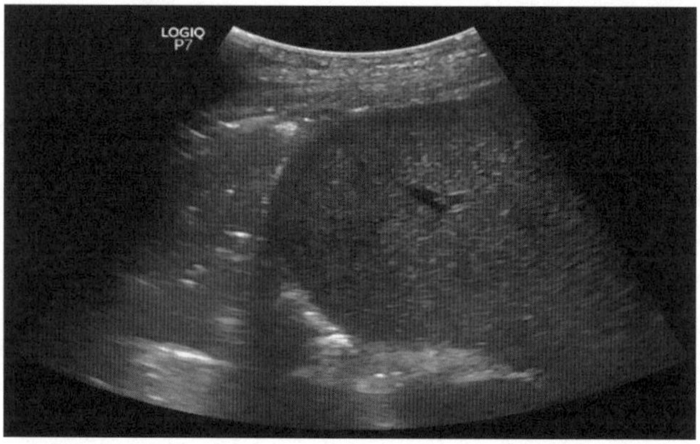


FIGURA 4 Área de hepatização pulmonar em ponto PLAPS à direita, demonstrando consolidação pulmonar com ecotextura similar ao fígado.

Fonte: arquivo do autor.

causas infecciosas e obstrutivas de consolidação, oferecendo vantagem diagnóstica em relação à ausculta.

## Avaliação cardíaca básica

A inclusão da avaliação cardíaca por ultrassonografia no protocolo pré-hospitalar pode oferecer informações valiosas para a condução clínica do paciente. As janelas subxifoide e paraesternais permitem uma análise inicial da função ventricular esquerda e direita, além da detecção de derrame pericárdico.

A presença de dilatação e hipocinesia do ventrículo direito (VD) pode levantar a suspeita de *cor pulmonale* crônico, frequentemente presente em pacientes com DPOC avançado, ou ainda de *cor pulmonale* agudo, secundário a tromboembolismo pulmonar (TEP). No entanto, essa sobreposição de achados pode representar uma armadilha diagnóstica importante, especialmente no APH, onde há limitações técnicas e terapêuticas para a distinção precisa entre essas condições.

Nesses casos, a interpretação isolada do achado ultrassonográfico pode induzir condutas inadequadas, reforçando a necessidade de integrar os dados do exame ao contexto clínico completo. A definição diagnóstica e o tratamento definitivo, muitas vezes, exigirão confirmação e complementação em ambiente hospitalar.

Adicionalmente, em pacientes com DPOC, a hiperinsuflação torácica característica pode dificultar a obtenção de imagens transtorácicas, devido ao aumento da distância entre a parede torácica e o coração, interposto pelo parênquima pulmonar expandido. Nesses casos, a janela subxifoide frequentemente representa a única via de acesso viável para avaliação ecocardiográfica rápida.

É fundamental ressaltar que a tentativa de aquisição de imagens ecocardiográficas não deve retardar medidas terapêuticas essenciais. A realização do exame deve ser feita de forma direcionada e ágil, priorizando sempre a estabilização clínica do paciente.

## MANEJO TERAPÊUTICO PRÉ-HOSPITALAR DA EADPOC

De forma objetiva, o tratamento da EADPOC no APH tem, como principais objetivos, aliviar a dispneia, melhorar a troca gasosa, reverter a broncoconstrição e reduzir a inflamação das vias aéreas de maneira rápida e eficaz, garantindo a remoção segura do paciente até a unidade de referência para continuidade do tratamento definitivo.

Entretanto, a abordagem do paciente com EADPOC no cenário do APH frequentemente demanda uma tomada de decisão complexa e multifatorial. Diversos elementos contextuais influenciam as condutas clínicas adotadas no local da ocorrência, entre os quais se destacam:

- Distância até a unidade de referência: a proximidade (ou não) de hospitais com capacidade para atendimento especializado impacta diretamente o tempo de transporte e o acesso a recursos diagnósticos e terapêuticos avançados.
- Gravidade da apresentação inicial: a avaliação clínica precoce à chegada da equipe é determinante para definir a urgência e a intensidade das intervenções, incluindo a necessidade de suporte ventilatório e farmacológico.
- Tempo-resposta e tempo total de deslocamento: o intervalo entre a solicitação de atendimento e a chegada da equipe, assim como o tempo de transporte até o hospital, influencia a janela terapêutica efetiva no manejo da crise.
- Recursos disponíveis: a limitação de equipamentos, dispositivos e medicamentos no APH impõe a necessidade de racionalização e otimização dos recursos existentes, priorizando intervenções com maior impacto clínico.

Adicionalmente, a definição do grau de complexidade da unidade de destino constitui uma decisão estratégica no manejo do caso, frequentemente compartilhada ou assumida pelo médico regulador, com base nas informações precisas fornecidas pela equipe de campo.

É fundamental, ainda, reconhecer que determinadas condutas podem ser inadequadas ou até contraindicadas no contexto específico do APH. Devido ao tempo limitado para estabilização e à natureza intrinsecamente breve e transitória da intervenção pré-hospitalar, o manejo efetivo da EADPOC nesse cenário é necessariamente restrito, exigindo foco em medidas de suporte ventilatório e farmacológico que tragam benefício imediato e favoreçam a transição segura para o atendimento hospitalar.

## Oxigenoterapia controlada

Uma particularidade fundamental no manejo pré-hospitalar da EADPOC, que a distingue de outras emergências respiratórias, é a necessidade de oxigenoterapia controlada, a fim de corrigir a hipoxemia sem induzir ou agravar a hipercapnia. Pacientes com DPOC crônica em geral convivem com níveis persistentemente elevados de dióxido de carbono (hipercapnia) e baixos de oxigênio (hipoxemia). A administração excessiva de oxigênio suplementar nesses casos pode resultar em retenção de $CO_2$, acidose respiratória e pior desfecho clínico.

## Metas e estratégias de administração

- Meta terapêutica: saturação periférica de oxigênio ($SpO_2$) entre 88% e 92%.
- Método inicial: cânula nasal (1 a 2 L/min) ou máscara de Venturi ($FiO_2$ de 24% ou 28%).
- Ajustes: fluxo de oxigênio deve ser titulado com base na $SpO_2$ em tempo real.
- Precauções: evitar concentrações elevadas de oxigênio ($FiO_2$ > 30%) desnecessariamente. O uso de máscaras não reinalantes deve ser reservado a casos de hipoxemia grave refratária, sendo empregadas com extrema cautela e sempre como ponte para ventilação não invasiva (VNI) ou intubação orotraqueal (IOT), com monitoramento rigoroso do nível de consciência e sinais clínicos de hipercapnia.

## Ventilação não invasiva

A VNI é considerada a primeira linha de tratamento para pacientes com EADPOC que apresentam insuficiência respiratória aguda hipercápnica, definida clinicamente por:

- Dispneia moderada a grave associada ao uso de musculatura acessória e/ou respiração paradoxal.
- Alterações do nível de consciência (confusão mental, sonolência), sugerindo elevação de $PaCO_2$.
- Hipoxemia persistente e refratária à oxigenoterapia controlada.

Benefícios comprovados:

- Redução do trabalho respiratório.
- Melhora na troca gasosa.
- Diminuição da necessidade de IOT, da mortalidade e do tempo de internação hospitalar.

Contraindicações absolutas:

- Parada respiratória ou cardíaca.
- Coma ou incapacidade de proteção das vias aéreas.
- Instabilidade hemodinâmica grave (choque).
- Vômitos persistentes.
- Trauma ou queimadura facial extensa.
- Agitação psicomotora grave que impeça a fixação adequada da máscara.

## Implementação no atendimento pré-hospitalar

Estudos evidenciam benefícios da VNI no APH às emergências respiratórias, de origem cardiogênica ou não, com melhora significativa das funções vitais, redução de taxas de intubação e mortalidade, sem correlação com o tempo de duração do suporte ventilatório não invasivo, sendo reconhecida como medida de intervenção primária pelos efeitos terapêuticos observados. A *National Association of EMS Physicians* (NAEMSP) recomenda o uso da VNI no tratamento pré-hospitalar da insuficiência respiratória, especialmente em pacientes com DPOC e edema pulmonar.

A disponibilidade e a certa simplicidade de administração da VNI, que pode ser realizada de maneira segura inclusive por técnicos de emergência médica, contribui para a sua adequação ao APH. No entanto, sua indicação e uso devem ser rigorosamente avaliados para evitar atrasos na IOT, quando indicada.

## Broncodilatadores

Os broncodilatadores constituem o tratamento de base e resgate na EADPOC, atuando diretamente na fisiopatologia da crise. Seu uso está associado à redução da morbimortalidade e da necessidade de intervenções invasivas nas vias aéreas. A combinação de um beta-agonista de curta duração (SABA) com um antimuscarínico de curta duração (SAMA) é a terapia de escolha. Opções de administração:

- Nebulização:
  - Salbutamol: 2,5 a 5 mg.
  - Brometo de ipratrópio: 0,5 mg.
  - Pode ser repetido a cada 20 a 30 minutos na primeira hora e, posteriormente, a cada 1 a 4 horas para o salbutamol e 6 horas para o ipratrópio, conforme a necessidade clínica.
- Inalador dosimétrico (DID) com espaçador:
  - Alternativa eficaz, especialmente quando a nebulização não está disponível.
  - Administrar de 4 a 8 jatos de salbutamol e 2 jatos de ipratrópio, utilizando técnica adequada.
  - Pode ser repetido com o mesmo intervalo da nebulização.

### Observações importantes

A técnica de aplicação deve ser cuidadosamente observada, uma vez que erros comuns levam à perda de mais de 50% da medicação, que se dispersa no ar ou se deposita na orofaringe.

A resposta clínica deve ser monitorada continuamente, avaliando:

- Melhora da dispneia.
- Alterações na ausculta pulmonar.
- Presença de efeitos colaterais, como taquicardia, tremores e arritmias.

Esses parâmetros orientarão a necessidade de escalonamento para medidas mais agressivas, como o uso de via aérea definitiva, ou, ao contrário, indicarão melhora clínica e possibilidade de manter condutas conservadoras.

## Terbutalina subcutânea

A terbutalina subcutânea (SC) é uma alternativa razoável como broncodilatador sistêmico, que ganhou popularidade, especialmente durante a pandemia de covid-19, por não gerar aerossóis. A dose recomendada é de 0,25 mg SC a cada 6 horas. Não é considerada primeira linha no tratamento da crise aguda de broncoespasmo, mas pode ser usada como adjuvante em casos graves e refratários. Contudo, seu uso está associado a elevados efeitos sistêmicos, com maior incidência de efeitos colaterais indesejados, como taquiarritmias.

### Sulfato de magnésio intravenoso

Deve ser considerado em crises graves refratárias à terapia inicial otimizada.

- Adultos: 2 g IV, administrados em 20-30 minutos.

### Corticosteroides sistêmicos

Os corticosteroides sistêmicos estão indicados em todos os casos de EADPOC de moderada a grave, ou seja, em pacientes que requerem avaliação médica de emergência. Devem ser administrados o mais precocemente possível, idealmente ainda no APH. A via oral é preferencial quando o paciente está consciente e apresenta boa capacidade de deglutição, sendo recomendada a administração de prednisona 40 mg (ou equivalente). Quando a via oral não for viável, como nos casos de vômitos, rebaixamento do nível de consciência ou gravidade clínica extrema, deve-se optar pela via parenteral. Nesses casos, são alternativas a metilprednisolona 40 a 60 mg ou a hidrocortisona 100 a 200 mg, por via intravenosa ou intramuscular.

### Antibióticos

A administração de antibióticos não é rotineiramente realizada no APH. A decisão sobre o início da antibioticoterapia é, em geral, tomada no ambiente hospitalar, com base em critérios clínicos e de gravidade. Entre os critérios mais utilizados estão os critérios de Anthonisen, que indicam infecção bacteriana quando há presença de três fatores: piora da dispneia, aumento do volume do escarro e aumento da sua purulência – ou dois desses critérios, desde que um deles seja a purulência aumentada ou quando da necessidade de ventilação mecânica invasiva ou não invasiva.

### Intubação orotraqueal e ventilação mecânica invasiva

A IOT e o início da ventilação mecânica invasiva estão indicados nas seguintes situações: falha da VNI (ausência de melhora ou deterioração clínica após 1 a 2 horas), contraindicações absolutas ao uso da VNI, parada cardiorrespiratória, coma, instabilidade hemodinâmica refratária, e quadros de hipoxemia ou hipercapnia/acidose respiratória severas e refratárias às abordagens iniciais.

No cenário pré-hospitalar, trata-se de um procedimento de alto risco, que exige experiência da equipe, pré-oxigenação otimizada e realização de sequência rápida de intubação, com drogas apropriadas. A cetamina é frequentemente preferida por sua ação broncodilatadora e por promover maior estabilidade hemodinâmica.

Complicações como hipotensão pós-intubação, barotrauma, volutrauma e complacência dinâmica decorrente de auto-PEEP devem ser antecipadas e prontamente manejadas. A ventilação do paciente intubado, nesse contexto, deve seguir uma estratégia protetiva inicial, com baixo volume corrente (6 mL/kg de peso ideal), FR reduzida (entre 8 e 12 irpm), visando permitir tempo expiratório prolongado e evitar aprisionamento aéreo. A relação inspiração:expiração (I:E) deve ser ajustada para pelo menos 1:3 ou 1:4, e a PEEP deve ser mantida em níveis baixos (tipicamente 5 $cmH_2O$), ou ajustada com o objetivo de neutralizar a auto-PEEP intrínseca, caso seja possível monitorá-la.

Mesmo com baixa disponibilidade de gasometria arterial no APH, e considerando o curto tempo de permanência entre a abordagem inicial e a transferência para unidade de referência, essa estratégia permite a adoção da chamada hipercapnia permissiva, com manutenção de pH em valores geralmente próximos a 7,15 a 7,20, o que contribui para uma menor incidência de complicações como complacência dinâmica acentuada e choque obstrutivo.

## DECISÕES OPERACIONAIS E ESTRATÉGIA DE TRANSPORTE

### Nível de intervenção e necessidade de presença médica

EADPOC classificadas como leves a moderadas podem, em diversos sistemas de APH, ser gerenciadas com segurança por equipes de suporte básico, desde que sigam protocolos estabelecidos e atuem com critérios bem definidos de triagem e encaminhamento.

Entretanto, em quadros graves ou potencialmente ameaçadores à vida, é necessária e imperativa a presença de um médico no local da ocorrência. A abordagem avançada com atuação médica direta é fundamental para garantir intervenções eficazes, como suporte ventilatório adequado, administração de medicamentos de resgate, realização de procedimentos críticos, e para a tomada de decisões rápidas frente à deterioração clínica.

Durante o processo de regulação e mobilização de recursos, é essencial obter e relatar informações clínicas detalhadas, como FR, nível de consciência, sinais de esforço respiratório, além de histórico prévio de internações e gravidade de exacerbações anteriores. Esses dados orientam o encaminhamento da unidade de atendimento mais apropriada ao quadro apresentado.

### Equilíbrio entre tempo na cena e transporte

No manejo inicial, devem ser iniciadas prontamente oxigenoterapia controlada, broncodilatadores de resgate e corticosteroides sistêmicos por via venosa. Essas intervenções, no entanto, não devem atrasar o transporte em pacientes estáveis. Por outro lado, a decisão de iniciar VNI pode justificar um tempo adicional na cena, especialmente quando há expectativa de evitar a necessidade de IOT e seus potenciais desfechos adversos. Pacientes que requerem intubação, por sua vez, devem ser estabilizados hemodinâmica e ventilatoriamente antes do início do transporte, a fim de garantir sua segurança durante o deslocamento.

Em contraponto, quando a unidade de referência está próxima e os recursos necessários ao manejo definitivo não estão disponíveis na unidade móvel, prolongar o tempo de permanência na cena para fazer intervenções avançadas pode ser prejudicial. Em muitas situações, o paciente pode ter melhor evolução clínica ao receber medidas não invasivas em um ambiente hospitalar controlado, evitando-se procedimentos mais agressivos, como a IOT, que por sua vez podem demandar uso de drogas vasoativas, acessos venosos centrais e leitos de terapia intensiva. No entanto, em casos críticos, a omissão ou o atraso na realização dessas intervenções ainda na cena pode resultar em deterioração clínica rápida e maior risco de mortalidade.

A decisão ideal deve considerar, de forma ponderada, a gravidade clínica do paciente, a resposta inicial às medidas terapêuticas, o tempo estimado de transporte até o hospital de referência e os recursos efetivamente disponíveis na unidade de atendimento.

Um ponto de atenção adicional diz respeito à administração excessiva de oxigênio suplementar por máscara não reinalante. Embora seja útil como medida temporária em situações de curta duração e em trajetos breves até o hospital, o uso prolongado pode precipitar ou agravar a carbonarcose. Nesse contexto, devem-se preferir dispositivos que permitam controle mais preciso da fração inspirada de oxigênio ($FiO_2$), como cateter nasal de baixo fluxo ou máscaras de Venturi com $FiO_2$ estimada < 50%.

### Escolha do hospital de destino

A definição do hospital de destino deve ser orientada pela gravidade da exacerbação e necessidade previsível de suporte ventilatório avançado. Pacientes com EADPOC grave, em uso de VNI ou com alto risco de requerer intubação e cuidados intensivos, devem ser encaminhados diretamente para unidades hospitalares com leitos de terapia intensiva e *expertise* no manejo de ventilação não invasiva e invasiva, ainda que isso implique o *bypass* de unidades mais próximas que não disponham de tais recursos.

### Comunicação assistencial

É essencial manter uma comunicação clara, objetiva e contínua com a Central de Regulação Médica, bem como realizar uma pré-notificação qualificada à equipe do hospital receptor. Devem ser incluídas informações clínicas relevantes, como histórico recente, achados ao exame físico, gravidade estimada, intervenções já realizadas (com respectivas doses, horários e resposta clínica), além do *status* ventilatório atual (especialmente se o paciente estiver em VNI ou IOT, com descrição objetiva dos parâmetros ventilatórios utilizados) e o tempo estimado de chegada à unidade.

## CONSIDERAÇÕES FINAIS

O manejo pré-hospitalar eficaz da exacerbação aguda da DPOC vai além da mera aplicação de protocolos; requer, por parte do médico emergencista, uma compreensão aprofundada da fisiopatologia, uma avaliação clínica criteriosa e dinâmica, além da capacidade de integrar intervenções específicas de forma segura, precisa e oportuna.

A administração controlada e racional da oxigenoterapia, o início precoce de broncodilatadores combinados e corticosteroides, a identificação adequada das indicações e contraindicações da VNI – com sua implementação quando indicada –, o uso complementar do POCUS, interpretado dentro de suas limitações operacionais, bem como decisões estratégicas como a definição do hospital de destino, constituem pilares interdependentes na qualidade da assistência prestada.

A *expertise* do médico em articular essas ações de forma coordenada e resolutiva, mesmo em um ambiente desafiador como o APH, é determinante para a redução da morbimortalidade associada a essa condição prevalente e potencialmente grave.

## REFERÊNCIAS

1. Donovan JK, Burton SO, Jones SL, Phillips LM, Anderson D, Meadley BN. Use of point-of-care ultrasound by intensive care paramedics to assess respiratory distress in the out-of-hospital environment: a pilot study. Prehosp Emerg Care. 2023;27(6):800-6.
2. Galerneau L-M, Bailly S, Terzi N, Ruckly S, Garrouste-Orgeas M, Cohen Y, et al. Management of acute exacerbations of chronic obstructive pulmonary disease in the ICU: an observational study from the OUTCOMEREA database, 1997–2018. Crit Care Med. 2023;51(6):753-64.
3. Gartlehner G, Wagner G, Affengruber L, Chapman A, Dobrescu A, Klerings I, et al. Point-of-care ultrasonography in patients with acute dyspnea: an evidence report for a clinical practice guideline by the American College of Physicians. Ann Intern Med. 2021;174(7):967-76.
4. Hess DR. Respiratory care management of COPD exacerbations. Respir Care. 2023;68(6):821-37.
5. Kopsaftis Z, Carson-Chahhoud KV, Austin MA, Wood-Baker R. Oxygen therapy in the pre-hospital setting for acute exacerbations of chronic obstructive pulmonary disease. Cochrane Database Syst Rev. 2020;1(1):CD005534.
6. Nadim G, Laursen CB, Pietersen PI, Wittrock D, Sørensen MK, Nielsen LB, et al. Prehospital emergency medical technicians can perform ultrasonography and blood analysis in prehospital evaluation of patients with chronic obstructive pulmonary disease: a feasibility study. BMC Health Serv Res. 2021;21(1):290.
7. Rempell JS, Noble VE. Using lung ultrasound to differentiate patients in acute dyspnea in the prehospital emergency setting. Crit Care. 2011;15(3):161.
8. Stevermer JJ, Fisher L, Lin KW, Liu R, Goodenberger D, Schellhase K, et al. Pharmacologic management of COPD exacerbations: a clinical practice guideline from the AAFP. Am Fam Physician. 2021;104(1):Online.
9. Wedzicha JA, Miravitlles M, Hurst JR, Calverley PMA, Albert RK, Anzueto A, et al. Management of COPD exacerbations: a European Respiratory Society/American Thoracic Society guideline. Eur Respir J. 2017;49(3):1600791.

19

# Manejo do edema agudo cardiogênico

Renato Araújo de Melo
Fernando Perdoná Sant'Anna

**Pontos-Chave**

- Estratégias para SCAPE e FOSPE.
- Uso da ventilação não invasiva no atendimento pré-hospitalar.
- Importância do uso da nitroglicerina.
- Nem todos os pacientes se beneficiam do uso de furosemida.
- Importância do POCUS para diagnóstico diferencial.

## INTRODUÇÃO

O edema agudo pulmonar cardiogênico (EAPC) configura-se como uma das emergências clínicas mais dramáticas e potencialmente fatais no contexto do atendimento pré-hospitalar (APH). Caracteriza-se pelo acúmulo rápido de líquido no interstício e nos alvéolos pulmonares, decorrente da elevação aguda das pressões de enchimento cardíacas, especialmente do ventrículo esquerdo (VE), manifestando-se clinicamente como uma insuficiência respiratória aguda grave.

Para o médico emergencista atuante fora do ambiente hospitalar, o manejo eficaz dessa condição demanda não apenas o reconhecimento imediato do quadro clínico, mas também a habilidade de identificar seus diferentes fenótipos, implementar intervenções terapêuticas específicas sob condições de estresse e recursos limitados e tomar decisões críticas quanto ao suporte ventilatório e à logística de transporte do paciente.

Do ponto de vista fisiopatológico, o EAPC resulta de um desequilíbrio agudo entre as forças hidrostáticas e oncóticas nos capilares pulmonares, o que leva ao extravasamento de plasma para o espaço extravascular. Tal desequilíbrio pode ser desencadeado por distintos mecanismos, os quais delineiam diferentes espectros clínicos: desde formas de descompensação mais lentas, associadas à sobrecarga volêmica crônica – definidas pelo conceito de *fluid overload subacute pulmonary edema* (FOSPE), relacionado à congestão progressiva – até formas hiperagudas, geralmente hipertensivas, conhecidas como *sympathetic crashing acute pulmonary edema* (SCAPE), nas quais uma elevação súbita da pós-carga e/ou redistribuição de volume mediada por hiperatividade simpática desempenham papéis centrais.

O reconhecimento acurado desses diferentes padrões clínicos é fundamental, pois implica condutas terapêuticas específicas que devem ser iniciadas ainda no ambiente pré-hospitalar.

Este capítulo tem por objetivo oferecer uma abordagem aprofundada e fundamentada em evidências para o diagnóstico e manejo do EAPC no APH. O foco recai sobre a identificação dos fenótipos clínicos, a otimização da farmacoterapia e do suporte ventilatório – em especial, da ventilação não invasiva (VNI) –, o uso criterioso do ultrassom à beira-leito (POCUS) e a superação dos desafios inerentes ao cenário pré-hospitalar, como limitações de equipe, tempo e recursos disponíveis.

## AVALIAÇÃO CLÍNICA PRÉ-HOSPITALAR E RECONHECIMENTO DOS FENÓTIPOS

A avaliação inicial do paciente com EAPC no ambiente pré-hospitalar deve ser rápida, focada e sistemática, com o objetivo de confirmar a suspeita diagnóstica, estratificar a gravidade clínica e identificar o fenótipo predominante, a fim de orientar as condutas terapêuticas apropriadas.

### Impressão geral e anamnese direcionada

- Impressão inicial: o paciente em geral se apresenta em estado de extrema ansiedade, em posição sentada (ortopneia), com taquipneia acentuada, uso visível da musculatura acessória, sudorese profusa, palidez ou cianose, além de dificuldade para completar frases. A presença de expectoração rósea e espumosa é um achado clássico, porém nem sempre observado.
- Anamnese breve (se viável): deve-se investigar história prévia de insuficiência cardíaca (IC), fração de ejeção conhecida, internações anteriores por EAPC, possíveis fatores precipitantes (como isquemia miocárdica aguda, crise hipertensiva, arritmias, infecções ou falha na adesão ao tratamento medicamentoso e dietético), medicamentos em uso (diuréticos, inibidores da enzima conversora da angiotensina [IECA] ou bloqueadores do receptor da angiotensina [BRA], betabloqueadores, nitratos) e presença de comorbidades relevantes (como doença renal crônica [DRC] e doença pulmonar obstrutiva crônica [DPOC]).

### Abordagem sistemática ABCDE no edema agudo pulmonar cardiogênico

#### A – *Airway* (vias aéreas)

As vias aéreas em geral estão pérvias, mas o risco de aspiração por secreções abundantes ou vômitos deve ser considerado. É fundamental avaliar a capacidade de proteção das vias aéreas, especialmente em pacientes com rebaixamento do nível de consciência. Equipamentos para aspiração devem estar imediatamente disponíveis.

#### B – *Breathing* (respiração)

Esse é o eixo central da avaliação inicial.

- Padrão respiratório: taquipneia intensa (frequência respiratória > 25 a 30 irpm), respiração superficial e ortopneia. Observa-se o uso evidente da musculatura acessória (tiragens intercostais, supraesternal e batimento de asas nasais).

- Ausculta pulmonar: o achado clássico são estertores crepitantes finos bibasais, que podem ascender em direção ao ápice pulmonar ("em maré montante"). Sibilância pode estar presente ("asma cardíaca"), resultante do edema peribrônquico. Murmúrio vesicular pode estar diminuído nas bases.
- Oximetria de pulso ($SpO_2$): tipicamente reduzida (< 90%), mesmo diante de intenso esforço respiratório, indicando a presença de *shunt* intrapulmonar significativo. O objetivo inicial é manter a $SpO_2$ acima de 90-92% por meio de oxigenoterapia adequada.

### C – *Circulation* (circulação)

A avaliação hemodinâmica é essencial para a fenotipagem e orientação terapêutica.

- Pressão arterial (PA): constitui o principal elemento de distinção inicial entre os fenótipos.
  - Hipertensão (PAS > 140-160 mmHg): sugere EAPC com pós-carga elevada ou o fenótipo SCAPE.
  - Normotensão (PAS 90-140 mmHg): pode indicar descompensação de IC crônica (FOSPE) ou um EAPC normotenso com tendência à hipotensão iminente.
  - Hipotensão (PAS < 90 mmHg ou sinais de choque): sugere choque cardiogênico, cenário de pior prognóstico, demandando suporte inotrópico e/ou vasopressor imediato.
- Frequência cardíaca (FC): frequentemente há taquicardia sinusal. Arritmias como fibrilação atrial de alta resposta ventricular ou taquicardia ventricular podem representar tanto fator precipitante quanto consequência. Bradicardia é rara, mas de mau prognóstico.
- Perfusão periférica: avaliar o tempo de enchimento capilar, temperatura e coloração da pele. A presença de sinais de má perfusão – como pele fria, pegajosa e presença de livedo reticular – sugere baixo débito cardíaco e possível choque. O tempo de enchimento capilar é considerado anormal quando ultrapassa 3 segundos após compressão da polpa digital distal por cerca de 10 segundos.
- Turgência jugular patológica (TJP): deve ser avaliada com o paciente em decúbito a 45°. A TJP elevada indica aumento das pressões de enchimento das câmaras direitas, geralmente acompanhando o aumento das pressões esquerdas no EAPC.
- Edema periférico: pode estar presente em pacientes com IC crônica e sobrecarga volêmica, porém tende a estar ausente no fenótipo SCAPE, no qual predomina a redistribuição aguda de volume.

### D – *Disability* (nível de consciência)

A agitação e a ansiedade são manifestações frequentes da hipoxemia. Alterações mais graves, como confusão, letargia ou coma, indicam hipóxia cerebral e/ou hipercapnia importantes, com necessidade urgente de suporte ventilatório avançado.

### E – *Exposure/environment* (exposição)

É fundamental fazer a exposição adequada do tórax para inspeção, mensuração de temperatura corporal e busca ativa de sinais de trombose venosa profunda (TVP) ou outros potenciais fatores desencadeantes do quadro.

## FENOTIPAGEM CLÍNICA NO ATENDIMENTO PRÉ-HOSPITALAR

Com base na avaliação sistemática, é possível classificar os diferentes fenótipos do EAPC, o que permite orientar de forma mais assertiva as intervenções terapêuticas já no ambiente pré-hospitalar:

- EAPC hipertensivo (incluindo SCAPE): apresentação abrupta (em geral, < 6 horas), marcada por dispneia intensa, hipertensão arterial significativa (PA sistólica [PAS] > 160 mmHg), taquicardia, sudorese profusa e ausência ou mínima presença de edema periférico. A fisiopatologia envolve uma descarga adrenérgica maciça, com vasoconstrição periférica grave (pós-carga elevada) e redistribuição rápida de volume do compartimento periférico para o leito pulmonar.
- EAPC normotensivo: manifesta-se com dispneia aguda e estertores pulmonares, porém com PA dentro dos limites normais. Pode corresponder a uma descompensação de IC crônica com sobrecarga volêmica (fenótipo FOSPE) ou representar uma forma incipiente ou atenuada de SCAPE, na qual a PA já se encontra em declínio.
- EAPC hipotensivo (choque cardiogênico): quadro clínico de dispneia associado a sinais de hipoperfusão tecidual, como hipotensão, rebaixamento do nível de consciência e extremidades frias. Requer abordagem imediata com suporte vasopressor e/ou inotrópico.
- EAPC com sinais predominantes de sobrecarga volêmica: evolução mais subaguda (horas a dias), com história de ganho ponderal recente, edema periférico significativo, ortopneia e dispneia paroxística noturna antecedendo a crise aguda. A PA pode variar, sendo normo ou hipertensiva.

### Principais diagnósticos diferenciais

É fundamental considerar diagnósticos alternativos em pacientes com dispneia aguda, especialmente em contextos ambíguos ou sem histórico claro de cardiopatia estrutural. Os principais diagnósticos diferenciais incluem:

- Pneumonia grave.
- Síndrome do desconforto respiratório agudo (SDRA).
- Embolia pulmonar maciça.
- Crise asmática grave.
- Anafilaxia.
- Pneumotórax hipertensivo.
- Edema pulmonar por hipervolemia em pacientes com insuficiência renal.

## O PAPEL DO ULTRASSOM À BEIRA-LEITO (POCUS) NO ATENDIMENTO PRÉ-HOSPITALAR

O ultrassom *point-of-care* (POCUS) tem se consolidado como ferramenta diagnóstica valiosa no ambiente pré-hospitalar, sobretudo na avaliação de pacientes com dispneia. Sua aplicação permite uma complementação rápida da avaliação clínica, mesmo em cenários com recursos limitados. Além disso, contribui significativamente para a exclusão de diagnósticos diferenciais críticos, como pneumotórax hipertensivo, tamponamento cardíaco, embolia pulmonar e outras causas não cardiogênicas de edema pulmonar.

## Aplicações e principais achados no EAPC

### Ultrassom pulmonar (*lung ultrasound* – LUS)

É o componente mais sensível para a detecção de congestão pulmonar. A presença de linhas B difusas (mais de três por espaço intercostal), bilaterais, distribuídas de forma homogênea, com maior concentração nas bases pulmonares, é altamente sugestiva de edema intersticial/alveolar de origem hidrostática (EAPC). A ausência desse padrão reduz a probabilidade de EAPC. O LUS também pode detectar derrame pleural, contribuindo para a inferência de hipervolemia associada.

### Ultrassom cardíaco focado

Utilizando as janelas ecocardiográficas básicas (apical quatro câmaras, subcostal, paraesternal eixo longo e eixo curto), é possível fazer uma avaliação qualitativa da função sistólica do VE (hiperdinâmica, normal, moderada ou severamente deprimida). Deve-se também avaliar o ventrículo direito (VD): sua dilatação pode indicar sobrecarga crônica ou aguda à direita, útil na diferenciação com embolia pulmonar. A presença de derrame pericárdico significativo também pode ser detectada, ajudando a descartar tamponamento cardíaco como causa de insuficiência respiratória e choque.

### Avaliação da veia cava inferior (VCI)

A análise do diâmetro da VCI e sua variação com a respiração permite estimar a pressão atrial direita e inferir o *status* volêmico[10]. Uma VCI dilatada (> 2,1 cm) com colapsabilidade inspiratória reduzida (< 50%) sugere pressões de enchimento elevadas, o que é compatível com EAPC, especialmente nas formas com componente volêmico.

Advertências: a interpretação da VCI pode ser comprometida em pacientes em VNI ou invasiva (IOT), na presença de disfunção valvar tricúspide grave ou em casos de *cor pulmonale* crônico.

### Integração dos achados

A interpretação combinada dos achados ecográficos permite diferenciar fenótipos clínicos, avaliar o estado volêmico e direcionar o manejo: priorização do uso de vasodilatadores, decisão sobre suporte ventilatório positivo e racionalização do uso de diuréticos –nem sempre prioritários em casos de redistribuição aguda sem aumento absoluto da volemia. Além disso, a ausência de achados típicos de EAPC, somada à presença de sinais ecográficos de outras condições (como pneumotórax, tamponamento ou tromboembolismo pulmonar), reforça o papel do POCUS como ferramenta também excludente de diagnósticos alternativos em quadros de dispneia aguda.

## Limitações e desafios do POCUS no ambiente pré-hospitalar

Apesar de sua utilidade crescente, o POCUS no APH enfrenta diversos desafios operacionais e clínicos:

- Dependência do operador: requer treinamento adequado e experiência prática para a obtenção e interpretação das imagens.
- Tempo disponível: em pacientes críticos, a realização de um protocolo completo pode ser inviável; estratégias rápidas e direcionadas, como o uso isolado do LUS, tendem a ser mais práticas.

- Condições ambientais: fatores como ruído, vibração, iluminação inadequada e espaço físico restrito dificultam a realização do exame.
- Condições do paciente: agitação psicomotora, obesidade e posicionamento subótimo podem comprometer a aquisição das imagens.
- Equipes reduzidas: a execução do POCUS, simultaneamente a outras manobras críticas (instalação de acesso venoso, preparação de VNI, administração de fármacos), pode representar um desafio logístico relevante, sobretudo em equipes compactas, como é comum no APH.
- Interpretação clínica: os achados ecográficos devem ser sempre interpretados em conjunto com o quadro clínico. Linhas B, por exemplo, podem ser observadas em condições como SDRA ou fibrose pulmonar, embora o padrão bilateral difuso seja mais característico do EAPC.

## MANEJO TERAPÊUTICO PRÉ-HOSPITALAR ESTRATIFICADO POR FENÓTIPO

O tratamento do EAPC no ambiente pré-hospitalar tem como principais objetivos a redução rápida das pressões de enchimento cardíacas, a melhora da oxigenação e da ventilação e a diminuição do trabalho respiratório. A abordagem inicial deve ser estratificada conforme o fenótipo hemodinâmico apresentado pelo paciente, uma vez que as condutas terapêuticas variam significativamente entre os diferentes perfis clínicos.

Independentemente do fenótipo, com exceção dos casos de choque cardiogênico, algumas medidas gerais devem ser implementadas de imediato. O paciente deve ser mantido em posição sentada, preferencialmente com os membros inferiores pendentes, a fim de reduzir o retorno venoso e aliviar a congestão pulmonar. A oxigenoterapia de alto fluxo deve ser iniciada prontamente, utilizando máscara com reservatório não reinalante a 10-15 L/min ou mais, com o objetivo de manter a saturação periférica de oxigênio ($SpO_2$) ≥ 92-94%. Ressalta-se que a administração de oxigênio não deve atrasar a introdução precoce da VNI, quando indicada. Além disso, deve-se fazer monitorização contínua dos sinais vitais, incluindo oximetria de pulso, eletrocardiograma contínuo e aferição seriada da PA. O estabelecimento rápido de acesso venoso calibroso é imprescindível para garantir a administração eficaz da terapia farmacológica.

### Terapia farmacológica de acordo com o fenótipo

No fenótipo hipertensivo, especialmente nas apresentações compatíveis com SCAPE, a vasodilatação agressiva e precoce constitui o pilar central da abordagem. A nitroglicerina (NTG) intravenosa é o agente de escolha, frequentemente necessária em doses elevadas e consideradas seguras nesse contexto. Pode-se iniciar uma infusão contínua com doses entre 50 e 100 mcg/min, titulando rapidamente com incrementos de 20 mcg/min a cada 3 a 5 minutos, de acordo com a resposta pressórica, até atingir 200 a 400 mcg/min ou mais, conforme a tolerância. Alternativamente, é possível administrar *bolus* intravenosos intermitentes de 400 a 800 mcg a cada 1 a 2 minutos, com o objetivo de obter uma redução rápida da PAS para valores em torno de 140 mmHg ou uma diminuição de 20-30% em relação aos níveis iniciais. A monitorização rigorosa da PA é obrigatória durante essa titulação.

A apresentação da NTG em geral segue a diluição padrão de 1 ampola (10 mL = 50 mg) em 240 mL de solução glicosada a 5%, resultando em uma concentração de 200 mcg/mL. Em bomba de infusão, a velocidade pode variar entre 25 e 120 mL/h, conforme o efeito desejado. Para *bolus*, administram-se de 2 a 4 mL, conforme a indicação clínica. É importante observar contraindicações específicas à NTG, como o uso recente (nas últimas 24 a 48 horas) de inibidores da fosfodiesterase tipo 5 (ex.: sildenafila, tadalafila), estenose aórtica grave conhecida e hipotensão prévia.

Os diuréticos, sobretudo a furosemida, devem ser evitados ou, ao menos, postergados na fase hiperaguda do SCAPE, pois esses pacientes comumente se apresentam com volemia normal ou até mesmo relativa depleção, decorrente de uma redistribuição abrupta de volume. O uso precoce e indiscriminado de diuréticos nesses casos pode induzir hipotensão e comprometer ainda mais a perfusão renal. A sua introdução deve ser considerada somente após estabilização hemodinâmica e em casos com suspeita razoável de sobrecarga volêmica associada.

O uso de morfina permanece controverso. Apesar de seu potencial efeito ansiolítico e de redução do retorno venoso, a morfina se associa a efeitos adversos importantes, como depressão respiratória, náuseas, vômitos e hipotensão. Seu uso deve ser reservado para situações de ansiedade extrema refratária, devendo ser administrada com cautela e em doses mínimas. Na maioria dos casos, o manejo eficaz da hipóxia é suficiente para atenuar a agitação, motivo pelo qual muitos protocolos modernos desaconselham seu uso rotineiro.

Nos casos de EAPC normotensivo, a NTG intravenosa continua sendo benéfica, especialmente para redução da pré- e pós-carga. No entanto, recomenda-se iniciar com doses mais baixas (10 a 20 mcg/min), titulando gradualmente, conforme a resposta hemodinâmica e sintomática. A furosemida intravenosa é geralmente indicada, dado que a sobrecarga volêmica constitui o principal mecanismo fisiopatológico nesse grupo. A dose habitual varia entre 40 e 80 mg IV, podendo ser maior em pacientes em uso crônico de diuréticos ou com disfunção renal. Idealmente, deve-se administrar a furosemida após o início da NTG e da VNI, respeitando a lógica de priorização terapêutica.

Em pacientes com EAPC hipotensivo (choque cardiogênico), a prioridade absoluta é a restauração da perfusão tecidual por meio do suporte hemodinâmico. A noradrenalina é, em geral, o agente vasopressor de primeira escolha, a fim de manter a PAS acima de 90 mmHg e a PA média (PAM) superior a 65 mmHg. Associadamente, ou de forma isolada em casos de hipotensão limítrofe, a dobutamina pode ser usada para prover suporte inotrópico. No entanto, seu uso requer uma pressão mínima para garantir segurança, devendo-se evitar sua administração isolada em pacientes com hipotensão franca. Nitratos e diuréticos estão contraindicados na fase inicial desses casos, pelo risco de agravar ainda mais a hipotensão e o colapso circulatório.

Em apresentações com predomínio de sobrecarga volêmica, o uso da furosemida intravenosa ocupa posição central. As doses necessárias costumam ser mais elevadas, podendo variar entre 1,5 e 2 vezes a dose usual diária do paciente ou entre 1 e 2 mg/kg, especialmente em indivíduos com resistência diurética. A NTG pode ser empregada como adjuvante no controle pressórico, quando houver hipertensão concomitante, bem como na redução da pré-carga. A titulação deve respeitar os parâmetros pressóricos e a tolerância clínica do paciente.

## SUPORTE VENTILATÓRIO NÃO INVASIVO (VNI) E INVASIVO (IOT) NO ATENDIMENTO PRÉ-HOSPITALAR

O suporte ventilatório precoce é um dos pilares no manejo do EAPC, essencial para reduzir o trabalho respiratório, melhorar a oxigenação e mitigar a cascata fisiopatológica da IC aguda descompensada.

A VNI, nas modalidades CPAP (pressão positiva contínua nas vias aéreas) ou BiPAP (pressão positiva em dois níveis), é considerada a estratégia inicial de escolha na maioria dos pacientes com EAPC, sobretudo quando há desconforto respiratório moderado a grave. A aplicação de pressão positiva promove o recrutamento alveolar, melhora a capacidade residual funcional (CRF) e aumenta a oxigenação. Simultaneamente, a elevação da pressão intratorácica contribui para a redução da pré-carga, ao limitar o retorno venoso, e da pós-carga, ao reduzir a pressão transmural sobre o VE. Esses efeitos hemodinâmicos resultam em menor esforço respiratório, atenuação da fadiga muscular e supressão da resposta adrenérgica exacerbada.

As principais indicações da VNI no ambiente pré-hospitalar incluem frequência respiratória superior a 25 irpm, uso evidente da musculatura acessória e dessaturação significativa ($SpO_2$ < 90-92%), apesar de oxigenoterapia suplementar. Sua introdução deve ocorrer o mais precocemente possível, idealmente de modo concomitante ao início das intervenções farmacológicas, para evitar o agravamento da insuficiência respiratória. Entretanto, a VNI é contraindicada em diversas situações clínicas. Pacientes em parada cardiorrespiratória, comatosos ou incapazes de proteger adequadamente a via aérea, com vômitos incoercíveis, instabilidade hemodinâmica grave (como hipotensão severa), trauma facial extenso ou suspeita de obstrução de via aérea superior não devem ser submetidos a essa modalidade ventilatória.

Apesar de amplamente recomendada pelas diretrizes internacionais e consistentemente associada à redução da necessidade de intubação orotraqueal (IOT) e à menor mortalidade hospitalar, a aplicação da VNI no cenário pré-hospitalar brasileiro ainda enfrenta importantes limitações práticas. A maioria das unidades móveis de suporte avançado (USA) não dispõe de ventiladores capazes de ofertar suporte ventilatório com pressão positiva nas modalidades de VNI, além da frequente escassez de dispositivos apropriados – como máscaras faciais com vedação adequada – e de dificuldades relacionadas à autonomia e pressurização dos cilindros de oxigênio e ar comprimido nas unidades móveis. Esses fatores tornam a execução da VNI muitas vezes inviável em campo.

A escolha entre CPAP e BiPAP, quando ambos estão disponíveis, não parece influenciar significativamente os desfechos clínicos, conforme evidências atuais. O CPAP é tecnicamente mais simples, exigindo apenas o ajuste de uma única pressão (geralmente iniciando entre 5 e 10 $cmH_2O$), sendo amplamente utilizado na prática. Por outro lado, o BiPAP, que fornece pressões distintas para a inspiração (IPAP) e expiração (EPAP), pode oferecer maior alívio do esforço respiratório e é particularmente útil em pacientes com hipercapnia associada.

A decisão entre as modalidades de VNI depende, sobretudo, da disponibilidade do equipamento e da familiaridade da equipe com seu uso. Encontrar uma máscara adequada e obter a colaboração de pacientes ansiosos, agitados ou severamente dispneicos pode ser desafiador. Em alguns casos, a sedação leve pode ser considerada para facilitar a adaptação ao suporte ventilatório, embora essa conduta requeira cautela rigorosa, dado o risco de depressão do *drive* respiratório e piora do nível de consciência.

Independentemente da modalidade escolhida, é fundamental que a aplicação da VNI seja acompanhada de monitorização contínua da resposta clínica, com avaliação frequente da frequência respiratória, da oximetria de pulso e do estado mental. A identificação precoce de falência da VNI é essencial para que a escalada terapêutica ocorra de forma segura e oportuna, com eventual indicação de IOT.

## INTUBAÇÃO OROTRAQUEAL E VENTILAÇÃO MECÂNICA INVASIVA NO CONTEXTO DO EAPC

A IOT e a ventilação mecânica invasiva representam intervenções críticas no manejo do EAPC, devendo ser reservadas para casos específicos em que a VNI falha ou é contraindicada. As principais indicações para IOT incluem falência da VNI, ou pela piora progressiva do quadro respiratório. Outras indicações absolutas são a contraindicação formal à VNI (como coma, rebaixamento do nível de consciência ou risco de aspiração), parada respiratória, hipoxemia refratária, acidose respiratória grave e instabilidade hemodinâmica persistente, especialmente quando associada a deterioração ventilatória iminente.

É fundamental reconhecer que a IOT em pacientes com EAPC constitui um procedimento de alto risco fisiológico, frequentemente realizado em indivíduos com hipoxemia severa, grande labilidade hemodinâmica e reserva cardiovascular reduzida. A indução anestésica pode precipitar colapso hemodinâmico súbito, motivo pelo qual cada etapa deve ser cuidadosamente planejada.

A pré-oxigenação adequada é mandatória, idealmente com VNI ou com máscara facial de alto fluxo por pelo menos 3 minutos, sempre que o tempo clínico permitir. Essa medida visa aumentar a reserva de oxigênio durante a sequência de apneia e minimizar o risco de dessaturação crítica durante a laringoscopia.

A sequência rápida de intubação (SRI) é o método de escolha, devendo-se optar por agentes indutores com o menor impacto hemodinâmico possível. O etomidato é amplamente recomendado por seu perfil neutro sobre a PA e sua estabilidade cardiovascular, configurando-se como excelente alternativa na maioria dos cenários. A cetamina pode ser considerada em casos com PA preservada, oferecendo benefício adicional de manutenção do *drive* respiratório até a sedação profunda; no entanto, em contextos de SCAPE com hipertensão severa e pós-carga elevada, sua ação simpaticomimética pode ser deletéria, devendo-se evitar seu uso nesses casos.

O propofol, por sua vez, é conhecido por seu efeito vasodilatador e inotrópico negativo, sendo tradicionalmente evitado em pacientes instáveis. Contudo, em situações de SCAPE sem disfunção sistólica evidente, seu uso em doses controladas pode ser aceitável, especialmente quando há necessidade de rápida indução com controle adrenérgico. É importante salientar que, no ambiente pré-hospitalar brasileiro, a utilização do propofol é muitas vezes inviabilizada por questões logísticas, como a exigência de refrigeração contínua para a sua conservação, o que limita sua disponibilidade em grande parte dos serviços.

O bloqueio neuromuscular deve ser realizado com agentes de ação rápida e duração previsível, como succinilcolina ou rocurônio, conforme disponibilidade e contraindicações. Sempre que possível, recomenda-se a otimização hemodinâmica pré-intubação, especialmente em pacientes hipotensos. Isso pode incluir a administração antecipada de vasopressores para restaurar um nível mínimo de perfusão antes da indução anestésica. As drogas vasoativas devem estar preparadas à beira do leito, prontas para uso imediato.

Após a IOT, deve-se instituir uma estratégia de ventilação mecânica protetora, com volume corrente ajustado a 6 mL/kg de peso corporal predito, pressão positiva expiratória final (PEEP) em níveis fisiológicos ou levemente superiores (geralmente entre 5 e 10 $cmH_2O$) e fração inspirada de oxigênio ($FiO_2$) titulada para manter $SpO_2$ > 92%. A aplicação de PEEP contribui para a reexpansão alveolar e melhora da oxigenação, mas deve ser ajustada com cautela, considerando o risco potencial de aumento da pós-carga ventricular direita em pacientes com disfunção ventricular concomitante.

A condução adequada da IOT no EAPC exige, portanto, não apenas domínio técnico, mas compreensão profunda da fisiologia cardiovascular comprometida. O planejamento antecipado, a otimização hemodinâmica, a escolha criteriosa dos fármacos e a monitorização rigorosa são determinantes para a segurança do procedimento e para o desfecho clínico favorável.

## DECISÕES OPERACIONAIS E DESAFIOS NO ATENDIMENTO PRÉ-HOSPITALAR

No contexto do EAPC, especialmente nas apresentações hiperagudas como o SCAPE, decisões operacionais rápidas e bem fundamentadas impactam diretamente os desfechos clínicos. O equilíbrio entre intervenções imediatas no local da ocorrência e a decisão de iniciar transporte precoce deve ser cuidadosamente ponderado conforme o fenótipo clínico identificado.

Em quadros de SCAPE, intervenções na cena, como a administração de oxigênio de alto fluxo, posicionamento adequado do paciente, obtenção de acesso venoso periférico, administração precoce de NTG (sublingual ou intravenosa) e, principalmente, o início oportuno da VNI, frequentemente proporcionam melhora clínica significativa antes ou durante o transporte. Nesses casos, o tempo dedicado à estabilização inicial na cena, especialmente para iniciar VNI eficaz, costuma ser um investimento valioso, refletido em menor necessidade de IOT e melhores condições hemodinâmicas na admissão hospitalar.

Por outro lado, em pacientes com choque cardiogênico, a prioridade muitas vezes recai sobre a transferência rápida a um centro de referência com recursos para suporte circulatório avançado. Nesses casos, após a identificação do quadro clínico e a introdução inicial de vasopressores, o foco deve ser o transporte ágil e seguro. Caso a IOT seja necessária, o paciente deve ser estabilizado hemodinâmica e ventilatoriamente antes da transferência, respeitando os critérios mínimos de segurança durante o deslocamento.

A escolha do hospital de destino também deve ser criteriosa. Todos os pacientes com EAPC requerem instituições com capacidade de monitorização contínua e suporte ventilatório avançado, idealmente com disponibilidade de unidade de terapia intensiva (UTI). Quando houver suspeita de síndrome coronariana aguda (SCA) como gatilho da descompensação – identificada por dor torácica típica ou alterações isquêmicas no eletrocardiograma –, o paciente deve ser direcionado, sempre que possível, a um centro com disponibilidade de intervenção coronariana percutânea (ICP).

Nos casos de choque cardiogênico refratário, o encaminhamento deve ser feito a hospitais com capacidade de suporte circulatório mecânico avançado, como balão intra-aórtico, dispositivos de assistência ventricular e, quando indicado, oxigenação por membrana extracorpórea (ECMO).

A comunicação precoce e clara com a central de regulação e com o hospital receptor é essencial para garantir a continuidade do cuidado. As informações transmitidas devem incluir a suspeita diagnóstica (preferencialmente com fenotipagem clínica), gravidade do caso, parâmetros hemodinâmicos e ventilatórios, além de todas as intervenções realizadas – como medicamentos administrados, doses, horários, resposta clínica observada, parâmetros de VNI ou ventilação invasiva – e o tempo estimado de chegada à unidade hospitalar. Em casos com suspeita de SCA, a ativação precoce da equipe de hemodinâmica pode otimizar o tempo porta-balão e salvar miocárdio viável.

Do ponto de vista operacional, o APH enfrenta desafios logísticos relevantes, que exigem preparação, coordenação e priorização constantes. A equipe reduzida, frequentemente composta por dois profissionais, constitui uma das principais limitações. O manejo simultâneo de monitorização, obtenção de acesso venoso, administração de fármacos, aplicação de VNI, execução de POCUS e eventual necessidade de IOT exige alto nível de integração e habilidade técnica da equipe, além da clara definição de papéis e prioridades durante o atendimento.

A disponibilidade de recursos materiais e tecnológicos também é variável. Nem todas as unidades móveis contam com equipamentos de VNI, sondas ultrassonográficas adequadas para realização de POCUS, ou mesmo o arsenal completo de fármacos vasoativos e sedativos necessários para estabilização avançada. Além disso, o ambiente físico das ambulâncias impõe barreiras adicionais à execução de procedimentos críticos. O espaço confinado, o movimento contínuo do veículo, o ruído ambiente e a iluminação variável dificultam a realização de manobras técnicas, monitorização contínua e avaliações clínicas detalhadas.

Diante desses fatores, a atuação no APH requer não só conhecimento técnico, mas também julgamento clínico apurado, capacidade de adaptação a contextos adversos e tomada de decisão dinâmica, sempre com foco na segurança do paciente e na viabilidade da intervenção ante a realidade operacional disponível.

## CONSIDERAÇÕES FINAIS

O manejo pré-hospitalar do EAPC impõe ao médico emergencista a necessidade de uma abordagem rápida, precisa e estrategicamente adaptada às condições adversas do ambiente extra-hospitalar. A correta identificação dos fenótipos clínicos – com especial atenção às distinções entre as apresentações hipertensiva/SCAPE, normotensiva e hipotensiva/choque cardiogênico – é fundamental para a escolha inicial das intervenções terapêuticas, seja com vasodilatadores, diuréticos ou agentes inotrópicos/vasopressores, conforme o perfil hemodinâmico identificado.

A aplicação precoce da VNI permanece uma das intervenções mais efetivas na estabilização respiratória desses pacientes, promovendo melhora da oxigenação e redução do trabalho respiratório, além de diminuir a necessidade de IOT. No entanto, suas limitações práticas no cenário pré-hospitalar brasileiro, como a indisponibilidade de ventiladores compatíveis, máscaras apropriadas ou sistemas de pressurização eficientes, frequentemente inviabilizam sua aplicação de forma sistemática.

Diante dessa realidade, torna-se ainda mais evidente o papel central de uma estratégia farmacológica bem fundamentada, racional e adaptada à fenotipagem clínica precoce. O raciocínio clínico ágil, voltado à identificação das intervenções medicamentosas mais eficazes para cada fenótipo – como a titulação rápida de nitratos no SCAPE ou a introdução precoce de vasopressores no choque cardiogênico –, pode ser decisivo para a estabilização do paciente no curto prazo. Nessas circunstâncias, uma abordagem terapêutica precisa, mesmo na ausência da VNI, pode representar a melhor conduta disponível para garantir tempo e segurança até a chegada a um centro de maior complexidade.

A utilização criteriosa do ultrassom *point-of-care* (POCUS) também se consolida como ferramenta complementar relevante, contribuindo para a diferenciação de diagnósticos e avaliação hemodinâmica à beira do leito, desde que integrada à clínica e considerada dentro das limitações operacionais do atendimento móvel. Superar os desafios característicos do ambiente pré-hospitalar – como equipes reduzidas, recursos limitados, condições ambientais desfavoráveis e necessidade de decisões imediatas – exige treinamento técnico contínuo, protocolos assistenciais claros e comunicação efetiva entre os níveis do sistema de emergência. A atuação assertiva desde os primeiros minutos de atendimento pode ser determinante na trajetória clínica desses pacientes, representando a diferença entre o agravamento progressivo e a estabilização eficaz.

## REFERÊNCIAS


1. Agrawal N, Kumar A, Aggarwal P, Jamshed N. Sympathetic crashing acute pulmonary edema. Indian J Crit Care Med. 2016;20(12):719-23.
2. Alviar CL, Miller PE, McAreavey D, Katz JN, Lee B, Moriyama B, et al. Positive pressure ventilation in the cardiac intensive care unit. J Am Coll Cardiol. 2018;72(13):1532-53.
3. Bittencourt HS, Reis HFC, Lima MS, Gomes Neto M. Non-invasive ventilation in patients with heart failure: a systematic review and meta-analysis. Arq Bras Cardiol. 2017;109(4):367-75.
4. Boorsma EM, Ter Maaten JM, Damman K, Dinh W, Gustafsson F, Goldsmith S, et al. Congestion in heart failure: a contemporary look at physiology, diagnosis and treatment. Nat Rev Cardiol. 2020;17(10):641-55.
5. Cekmen B, Bildik B, Bozan O, Atis SE, Dogan S, Kocak AO. Utility of non-invasive synchronized intermittent mandatory ventilation in acute cardiogenic pulmonary edema. Am J Emerg Med. 2022:56:71-76.
6. Dobbe L, Rahman R, Elmassry M, Paz P, Nugent K. Cardiogenic pulmonary edema. Am J Med Sci. 2019;358(6):389-97.
7. Fallick C, Sobotka PA, Dunlap ME. Sympathetically mediated changes in capacitance: redistribution of the venous reservoir as a cause of decompensation. Circ Heart Fail. 2011;4(5):669-75.
8. Hieda M. Noninvasive positive pressure ventilation for acute decompensated heart failure. Heart Failure Clin. 2020;16(3):359-68.
9. Houseman BS, Martinelli AN, Oliver WD, Devabhakthuni S, Mattu A. High-dose nitroglycerin infusion: description of safety and efficacy in sympathetic crashing acute pulmonary edema

– the Hi-dose SCAPE study. Am J Emerg Med. 2023;67:83-8.
10. Kearney D, Reisinger N, Lohani S. Integrative volume status assessment. POCUS Journal. 2022;7(2):54-63.
11. Long B, Brady WJ, Gottlieb M. Emergency medicine updates: sympathetic crashing acute pulmonary edema. Am J Emerg Med. 2025:90:35-40.
12. Maw AM, Hassanin A, Ho PM, McInnes MDF, Moss A, Juarez-Colunga E, et al. Diagnostic accuracy of point-of-care lung ultrasonography and chest radiography in adults with symptoms suggestive of acute decompensated heart failure: a systematic review and meta-analysis. JAMA Netw Open. 2019;2(3):e190703.
13. Mathew R, Kumar A, Sahu A, Wali S, Aggarwal P. High-dose nitroglycerin bolus for sympathetic crashing acute pulmonary edema: a prospective observational pilot study. J Emerg Med. 2021;61(3):271-7.
14. Moritz F, Brousse B, Gellée B, Chajara A, L'Her E, Hellot M-F, et al. Continuous positive airway pressure versus bilevel noninvasive ventilation in acute cardiogenic pulmonary edema: a randomized multicenter trial. Ann Emerg Med. 2007;50(6):666-75, 675.e1.
15. Niu J, He Z, Zha S, Huang Q, Fu W, Fen S, et al. Efficacy of positive airway pressure therapy and high flow nasal cannula oxygen in acute cardiogenic pulmonary oedema: a protocol for systematic review and network meta-analysis. Front Med (Lausanne). 2022;9:992491.
16. Park M, Lorenzi-Filho G. Noninvasive mechanical ventilation in the treatment of acute cardiogenic pulmonary edema. Clinics. 2019;74:e691s.
17. Zile MR, Bennett TD, Sutton MSJ, Cho YK, Adamson PB, Aaron MF, et al. Transition from chronic compensated to acute decompensated heart failure: pathophysiological insights obtained from continuous monitoring of intracardiac pressures. Circulation. 2008;118(14):1433-41.
18. Lichtenstein DA, Mezière GA. Relevance of lung ultrasound in the diagnosis of acute respiratory failure: the BLUE protocol. Chest. 2008;134(1):117-25.

Seção III

# Trauma

# 20

# Abordagem inicial do paciente traumatizado

Caroline Anne Lucas Leite Resener

## Pontos-Chave

- O politraumatizado é o paciente com múltiplas lesões graves que ameaçam a vida e exigem abordagem integrada, rápida e sistematizada. No atendimento pré-hospitalar (APH), a sequência XABCDE organiza o raciocínio clínico para tratar as causas imediatas de morte – hemorragia, obstrução de via aérea, ventilação inadequada e choque.
- O foco atual não está apenas na rapidez, mas na qualidade e precisão da intervenção precoce, com medidas comprovadamente eficazes, como torniquete, ácido tranexâmico (TXA) e manejo avançado da via aérea.
- Durante a avaliação primária, o controle de hemorragias é prioridade absoluta, seguido pela manutenção da via aérea com proteção cervical, ventilação adequada e reposição volêmica racional. O manejo deve evitar excessos de cristaloides e adotar metas pressóricas guiadas pela fisiologia, prevenindo a tríade letal do trauma (hipotermia, acidose e coagulopatia).
- A avaliação neurológica e o controle térmico complementam a estabilização inicial, garantindo suporte das funções vitais até a chegada ao hospital.
- A avaliação secundária e a comunicação estruturada com o hospital são etapas decisivas para a continuidade do cuidado.
- No APH, tempo e decisão são fatores críticos: intervir rápido, padronizar condutas e transportar o paciente estabilizado são ações que reduzem a mortalidade e melhoram os desfechos no atendimento ao trauma grave.

## INTRODUÇÃO

O politraumatizado é o paciente com duas ou mais lesões em regiões corporais distintas, com pelo menos uma potencialmente letal ou capaz de comprometer as funções vitais, demandando manejo integrado e hierarquizado. No atendimento pré-hospitalar (APH), a redução de mortalidade evitável depende de uma abordagem rápida, sistematizada e orientada por prioridades. A sequência XABCDE organiza o raciocínio para identificar e tratar, de forma precoce, as principais causas de morte imediata: hemorragia exsanguinante, obstrução de via aérea, ventilação inadequada e choque. Mais do que a "*Golden Hour*", o paradigma atual privilegia a qualidade da intervenção precoce ("*Golden Care*"), isto é, realizar a conduta certa, no momento certo, antes e durante o transporte. Medidas como controle imediato de sangramento (torniquetes e agentes hemostáticos), estabilização pélvica, uso oportuno de ácido tranexâmico (TXA, do inglês *tranexamic acid*) e manejo avançado da via aérea apresentam impacto comprovado na mortalidade. Este capítulo fornece um roteiro prático e sequencial, sustentado pelas melhores evidências disponíveis, voltado ao reconhecimento de lesões ameaçadoras à vida, ao uso racional de recursos e à padronização de condutas no APH.

## AVALIAÇÃO PRIMÁRIA: ABORDAGEM XABCDE NO ATENDIMENTO PRÉ-HOSPITALAR

### X: hemorragia exsanguinante

A hemorragia exsanguinante/maciça/catastrófica é tempo-dependente e constitui a principal causa evitável de óbito em trauma, além de representar a segunda causa de morte precoce no politrauma, atrás apenas das lesões encefálicas graves. No APH, o reconhecimento imediato e a intervenção escalonada são mandatórios para evitar a deterioração hemodinâmica e a parada cardiorrespiratória (PCR).

- Pressão direta: iniciar prontamente uma pressão vigorosa e contínua sobre o ponto de sangramento. Se necessário, associar um curativo compressivo e manter a compressão por ≥ 10 minutos.
- Agentes hemostáticos: em feridas penetrantes profundas (≥ 3 cm), lesões por projéteis e áreas de difícil compressão (cervical, axilar, inguinal), utilizar gaze impregnada com quitosana/caulim ou polímeros expansíveis, preenchendo totalmente a ferida e comprimindo por ≥ 3 minutos.
- Torniquete: indicado em hemorragia arterial franca ou amputações traumáticas. Posicionar 5-7 cm proximal à lesão (não posicionar em articulações), apertar até cessar o sangramento, registrar o horário de aplicação e, preferencialmente, não remover no APH sem controle cirúrgico disponível. Se necessário, aplicar um segundo torniquete mais proximal.
- Técnicas adjuvantes: considerar tamponamento com balonete (sonda Foley) para feridas profundas não compressíveis (p. ex., região cervical), quando outras manobras falharem ou forem inviáveis.

A execução deve ser precisa e orientada por julgamento clínico, visando contenção efetiva da hemorragia e estabilização hemodinâmica até o hospital de referência.

## A: via aérea com estabilização da coluna cervical

É prioridade garantir patência e proteção da via aérea. A estratégia deve ser individualizada conforme a condição clínica, o treinamento da equipe e a disponibilidade de equipamentos, pois não há técnica universalmente superior no APH. Intervenções de baixo risco e alta efetividade incluem manobras de abertura (elevação do mento, anteriorização da mandíbula), aspiração de secreções e uso de dispositivos básicos (cânula orofaríngea e nasofaríngea). Quando insuficientes, considerar dispositivos supraglóticos (DSG), intubação orotraqueal (IOT) e, até mesmo, via aérea cirúrgica (cricotireoidostomia), conforme perfil do paciente e *expertise* disponível.

A estabilização da coluna cervical migrou de imobilização universal para restrição de movimento da coluna (RMC), com base em evidências. A imobilização indiscriminada com colar rígido e prancha eleva riscos (aumento da pressão intracraniana – PIC, aspiração, úlceras de pressão, atrasos). Aplicar RMC quando houver:

- Alteração do nível de consciência (ECG < 15 ou intoxicação).
- Mecanismo de alta energia.
- Lesões distrativas.
- Déficit neurológico focal (parestesias, fraqueza).
- Dor/sensibilidade na linha média.
- Deformidade vertebral ou idade > 65 anos.

Em trauma penetrante, a imobilização rotineira é desaconselhada.

## B: ventilação

O objetivo é assegurar oxigenação e ventilação adequadas, prevenindo lesão secundária. Em casos de apneia, deve-se iniciar ventilação com pressão positiva por meio de bolsa-válvula-máscara (BVM). Na presença de ventilação espontânea, deve-se avaliar o padrão respiratório: bradipneia (< 10 incursões respiratórias por minuto – irpm) requer ventilação assistida ou controlada; frequência normal (10-20 irpm) e taquipneia leve (20-30 irpm) devem ser monitoradas, com alvo de saturação periférica de oxigênio ($SpO_2$) ≥ 94%; taquipneia severa (> 30 irpm) também indica necessidade de assistência ou controle ventilatório. A oxigenoterapia pode ser ofertada com máscara de reservatório (10-12 L/min), conforme a necessidade.

Avaliar qualidade ventilatória por inspeção, palpação e ausculta: procurar assimetrias de expansão, feridas penetrantes (pneumotórax aberto), enfisema subcutâneo (sugestivo de pneumotórax hipertensivo/lesão traqueobrônquica) e hipoventilação unilateral. A ultrassonografia à beira do leito (POCUS, do inglês *point-of-care ultrasound*), quando disponível, auxilia na detecção rápida de algumas disfunções ventilatórias. É fundamental tratar pneumotórax hipertensivo de imediato com toracostomia digital ou toracocentese descompressiva e pneumotórax aberto com curativo valvulado, selo torácico ou curativo de três pontos.

## C: circulação e controle de hemorragias

O "C" contempla o reconhecimento e manejo da hipoperfusão, usualmente decorrente de perda sanguínea visível ou oculta. Em ambiente pré-hospitalar, a prioridade é interromper a hemorragia, restaurar a perfusão e prevenir a tétrade letal (hipotermia, acidose, coagulopatia e hipocalcemia).

As hemorragias internas não compressíveis são uma causa frequente de instabilidade silenciosa. Devem ser suspeitadas pelo mecanismo e por sinais indiretos (hipotensão inexplicada, taquicardia, índice de choque > 0,9, extremidades frias, rebaixamento do nível de consciência). As principais fontes são o tórax, o abdome e a pelve. Essas situações demandam controle mecânico temporário (p. ex., cinta pélvica), mínima mobilização e transporte célere para centro cirúrgico.

Metas pressóricas guiadas pela fisiologia: sem traumatismo cranioencefálico (TCE), adotar ressuscitação permissiva (pressão arterial sistólica – PAS – alvo 80-90 mmHg) para preservar coágulos. Com TCE, manter PAS > 110 mmHg para garantir perfusão cerebral. A reposição volêmica deve ser criteriosa: evitar grandes volumes de cristaloides, especialmente soro fisiológico (SF) 0,9%, devido à acidose hiperclorêmica, à hemodiluição e à piora da coagulopatia. Preferir soluções balanceadas (p. ex., Ringer lactato) e, no APH, limitar o cristaloide a ≤ 1.000 mL endovenoso. Em hemorragia grave ou instabilidade refratária, considerar transfusão pré-hospitalar, conforme disponibilidade (concentrado de hemácias ou sangue total), lembrando que após quatro unidades de hemoderivados, a administração de cloreto de cálcio mitiga a hipocalcemia por citrato. O TXA é uma intervenção de baixo custo e alto impacto: administrar o mais precocemente possível, de forma ideal na primeira hora e até 3 horas do trauma, com redução comprovada de mortalidade sem incremento significativo de eventos tromboembólicos. A ressuscitação deve ser individualizada e baseada em metas, evitando tanto a sub-reposição quanto os excessos, que agravem a coagulopatia.

## D: déficit neurológico

A avaliação neurológica monitora a função cerebral, indiretamente a oxigenação/perfusão cerebral. A escala de coma de Glasgow (ECG) é simples, reprodutível e seriável, variando de 3-15 pontos e avaliando as seguintes respostas: ocular (4), verbal (5) e motora (6), registrando-se a melhor resposta. Estímulos aceitáveis para obter respostas incluem pressão no leito ungueal, pinçamento do trapézio ou pressão na incisura supraorbitária. Quando a avaliação é inviável, utilizar "NT" (não testável).

No TCE, a ECG orienta condutas: leve (13-15), moderado (9-12) e grave (3-8) e a avaliação pupilar (tamanho, simetria, fotorreatividade) integra o exame. A prevenção de lesão secundária requer manter perfusão (evitar hipotensão/hipóxia), prevenir hipercapnia e reconhecer hipertensão intracraniana. Sempre que possível, manter a cabeceira a 30° favorece o retorno venoso cerebral.

## E: exposição com controle térmico

A exposição deve ser completa e sistemática para identificar lesões ocultas, porém breve e associada à proteção térmica. A hipotermia, muitas vezes negligenciada no APH, reduz a atividade enzimática, compromete a função plaquetária e a cascata da coagulação, e induz a vasoconstrição periférica, agravando o choque. Medidas precoces incluem o uso de mantas/cobertores térmicos, aquecimento ambiental quando possível e infusão de fluidos aquecidos.

## AVALIAÇÃO SECUNDÁRIA NO ATENDIMENTO PRÉ-HOSPITALAR

A avaliação secundária é um exame detalhado e sistemático, da cabeça aos pés, voltado à identificação de lesões não imediatamente letais. Só deve ser iniciada após a conclusão da primária e a estabilização das ameaças à vida. Em trauma grave, frequentemente será postergada para o ambiente intra-hospitalar. Registrar sinais objetivos (frequência cardíaca – FC, pressão arterial – PA, $SpO_2$, temperatura) e conduzir anamnese estruturada por meio do mnemônico AMPLE auxiliam no registro das informações.

TABELA 1 Mnemônico AMPLE

| | |
|---|---|
| A | Alergias |
| M | Medicações em uso |
| P | Passado médico = antecedentes relevantes |
| L | Líquidos e alimentos ingeridos |
| E | Eventos/cinemática do trauma (p. ex., uso de cinto/capacete, acionamento de *airbag*, altura da queda etc.) |

## FLUXO DE ENCAMINHAMENTO E COMUNICAÇÃO COM O HOSPITAL

A comunicação prévia com o hospital de destino permite a preparação de ambiente, equipe e materiais, reduzindo atrasos e melhorando os desfechos. A passagem deve ser objetiva e estruturada conforme XABCDE. O mnemônico MIST organiza a informação: "Mecanismo do trauma", "Injúrias identificadas", "Sinais" em cada etapa da avaliação primária" e "Tratamentos" instituídos no APH[1]. O mesmo formato pode orientar o preenchimento da ficha de ocorrência (prontuário pré-hospitalar), assegurando o registro essencial e a continuidade do cuidado.

TABELA 2 Mnemônico MIST

| | |
|---|---|
| M | Mecanismo do trauma |
| I | Injúrias identificadas |
| S | Sinais observados em cada etapa da avaliação primária |
| T | Tratamentos instituídos no APH |

## CONSIDERAÇÕES FINAIS

No atendimento inicial ao politraumatizado, o tempo é crítico e cada decisão deve equilibrar a necessidade de estabilização imediata e a celeridade no transporte. A permanência excessiva em cena compromete a sobrevida; por outro lado, transportar sem estabilização mínima expõe a deterioração durante o trajeto. Intervenções com potencial de salvar vidas – controle de hemorragias, manejo de via aérea, descompressão torácica, metas hemodinâmicas e administração precoce de TXA/hemocomponentes – devem ser priorizadas dentro de uma abordagem padronizada e guiada por evidências. Os capítulos subsequentes aprofundam cada intervenção para aplicação segura e efetiva.

## REFERÊNCIAS

1. American College of Surgeons (ACS). Advanced Trauma Life Support (ATLS): student course manual, 10.ed. Chicago: ACS; 2018.
2. Berkeveld M, Popal Z, Schober P, Zuidema WP, Bloemers FW, Giannakopoulos GF. Prehospital time and mortality in polytrauma patients: a retrospective analysis. BMC Emerg Med. 2021;21(1):78.
3. Bossers SM, et al. Prehospital transfusion of blood products in patients with traumatic hemorrhagic shock: a systematic review. BMJ Open. 2021;11(3):e043631.

4. Brasil. Ministério da Saúde. Protocolo Brasileiro de Restrição do Movimento da Coluna (RMC). Brasília, DF: Ministério da Saúde; 2019.
5. Brito AMP, Schreiber M. Prehospital resuscitation. Trauma Surg Acute Care Open. 2021;6(1):e000729.
6. Chen H-Y, Wu L-G, Fan C-C, Yuan W, Xu W-T. Effectiveness and safety of prehospital tranexamic acid in patients with trauma: an updated systematic review and meta-analysis with trial sequential. BMC Emerg Med. 2024;24(1):202.
7. Clinical Standard Operating Procedure – CSOP-022: External haemorrhage control. Version 4.2. London: London Ambulance Service NHS Trust; 2024.
8. European Journal of Trauma and Emergency Surgery. Guidelines for Prehospital Pelvic Injury Control; 2025.
9. Institute of Neurological Sciences NHS Greater Glasgow and Clyde. Escala de coma de Glasgow: avalie da seguinte forma. Disponível em: https://www.glasgowcomascale.org/downloads/GCS-Assessment-Aid-Portuguese.pdf.
10. Li Y, Tian M, Zhong W, Zou J, Duan X, Si H. Prehospital tranexamic acid decreases early mortality in trauma patients: a systematic review and meta-analysis. Front Med (Lausanne). 2025;12:1552271.
11. Lustenberger T, et al. European guideline on prehospital traumatic haemorrhage control – 2025 update. Eur J Trauma Emerg Surg. 2025.
12. National Association of Emergency Medical Technicians (NAEMT). PHTLS: Prehospital Trauma Life Support. 10ed. Massachusetts: Jones & Bartlett Learning; 2023.
13. NSW Ambulance. Clinical Practice Standard: Aeromedical Operations – AO.CLI.07 – Pelvic trauma (aeromedical protocol). New South Wales: NSW Ambulance; 2023.
14. NSW Ambulance. Clinical Practice Standard: Aeromedical Operations – AO.CLI.19 – Traumatic haemorrhage control. Version 6.0. New South Wales: NSW Ambulance; 2024.
15. Pryce R, Williams J, Rees N, et al. Prehospital spinal immobilisation: an initial consensus-based clinical practice guideline. Scand J Trauma Resusc Emerg Med. 2020;28(1):77.
16. Rasmussen TE, Baer DG. Golden hour of trauma: dogma or medical myth? J Trauma Acute Care Surg. 2020;89(6):e164-e171.
17. Spahn DR, Bouillon B, Cerny V, Duranteau J, Filipescu D, Hunt BJ, et al. The European guideline on management of major bleeding and coagulopathy following trauma: fifth edition. Crit Care. 2019;23(1):98.
18. The Air Ambulance Service (UK). CSOP-034 – Prehospital Blood Administration. Version 1.2; 2024.
19. Weigeldt M, Schulz-Drost S, Stengel D, Lefering R, Treskatsch S, Berger C, et al. In-hospital mortality after prehospital endotracheal intubation versus alternative methods of airway management in trauma patients. A cohort study from the TraumaRegister DGU®. Eur J Trauma Emerg Surg. 2024;50(4):1637-47.
20. Weinstock P, et al. Pelvic binders and their role in trauma management: a review. J Trauma Acute Care Surg. 2020;88(1):185-92.

21

# Parada cardiorrespiratória traumática

Guilherme Sendtko Resener
Lucas Certain

**Pontos-Chave**

- Trauma como principal causa de mortalidade na faixa etária do 1 aos 44 anos no Brasil.
- Hipóxia, hemorragia, pneumotórax hipertensivo e tamponamento cardíaco como principais causas de parada cardiorrespiratória (PCR) traumática.
- Necessidade de abordagem sistematizada com abordagem à via aérea, ventilação, oxigenoterapia e alívio torácico bilateral.
- Controle de sangramentos e ressuscitação volêmica, preferencialmente com hemocomponentes e hemoderivados no atendimento pré-hospitalar (APH).
- Decisão pela toracotomia de reanimação, em cena, pelo médico emergencista.
- Compressões torácicas externas e adrenalina endovenosa pouco eficazes em PCR verdadeiramente traumática.

## INTRODUÇÃO

Por muito tempo entendeu-se a parada cardiorrespiratória (PCR) traumática como sinônimo de morte e suas tentativas de reversão como esforços fúteis, porém grandes mudanças de paradigma e na abordagem desses pacientes ocorreram nos últimos anos. Ainda assim, cerca de dois de cada três óbitos por trauma ocorrem antes da chegada ao hospital, demonstrando a grande importância de intervenções no ambiente pré-hospitalar, bem como o potencial impacto de um bom atendimento para esses pacientes nesse cenário.

Uma grande preocupação no atendimento dessa população é que, em sua maioria, são homens adultos jovens, o que traz um grande impacto econômico para a sociedade, mas especialmente para a família, na qual aquela pessoa muitas vezes é o principal responsável pela renda familiar. Porém, mesmo em casos nos quais o paciente não tem recuperação neurológica, a reversão de uma PCR traumática pode ser importante, pensando no potencial doador de órgãos.

## ETIOLOGIA

A PCR traumática é diferente da PCR clínica, mas isso não significa que o ACLS deva ser jogado pela janela – sim, a abordagem vai ser diferente, mas vai seguir o princípio dos "Hs e Ts". Devemos focar na identificação e no tratamento das causas reversíveis de PCR; considerando o contexto do paciente traumatizado, as compressões torácicas durante a PCR servem apenas para substituir a bomba – o coração –, com o intuito de fazer o sangue circular, carregando oxigênio e glicose para os órgãos nobres, tentando garantir uma perfusão suficiente para que os órgãos se mantenham viáveis, até que a causa da PCR seja identificada e tratada.

Ao pensar no contexto do paciente vítima de trauma em PCR, temos quatro principais causas potencialmente reversíveis: hipovolemia, pneumotórax hipertensivo, tamponamento cardíaco e hipóxia. Nesses casos, as compressões torácicas serão inúteis na melhor das hipóteses e deletérias na pior. Em um paciente hipovolêmico, o coração não é o problema, inclusive pode se mostrar como um coração hiperdinâmico, "batendo em seco" ao POCUS, e fazer compressões externas pode causar lesão miocárdica. Já no tamponamento cardíaco e pneumotórax hipertensivo, o coração está parado por uma causa extrínseca, uma pressão externa, causando um mecanismo obstrutivo. Na hipóxia, o cardiomiócito parou de contrair por falta de oxigênio, as reservas foram depletadas, e fazer esse sangue circular com compressões externas perfunde os órgãos, mas não entrega oxigênio e não resolve o que causou a PCR. Como dizia John Hinds, nesses casos devemos "fazer intervenções significativas", procurando e tratando a causa do problema. Isso não significa que as compressões torácicas sejam demonizadas; precisamos entender o contexto e considerar outras causas de parada, em especial eventos cardiovasculares, principalmente quando a cinemática do trauma não for sugestiva de lesões ameaçadoras à vida.

## ACOMPANHAMENTO

Por mais que a hipovolemia por hemorragia seja a principal causa de PCR no trauma, ela não é a mais simples de ser corrigida. Por esse motivo, a abordagem do pneumotórax hipertensivo como prioridade é uma recomendação. Havendo cinemática compatível com trauma torácico e pneumotórax, em vez de tentar realizar o diagnóstico, que pode ser bastante difícil e despender tempo significativo, especialmente com ausculta, mas também com a utilização de POCUS, o tratamento é simples, rápido e eficiente: a toracostomia digital bilateral. Utilizar o bisturi e o dedo para fazer uma abertura na região do 4º ou 5º espaço intercostal (EIC) na linha axilar anterior dá a certeza de que se está na cavidade torácica e que há uma via de calibre suficiente para que o ar sob pressão saia e não se acumule novamente.

Obviamente, com essa manobra você poderá causar um pneumotórax aberto bilateral e, se o paciente voltar à vida e tentar ventilar espontaneamente, sua mecânica ventilatória estará comprometida, daí ser necessário garantir a ventilação por pressão positiva. A ventilação com bolsa-valva-máscara (BVM) ou a utilização de dispositivo extraglótico

(DEG) podem ser maneiras de garantir essa ventilação até uma abordagem definitiva. Se houver mecanismo que leve a crer que a via aérea pode estar obstruída e que esses dispositivos não serão suficientes, a intubação orotraqueal (IOT) ou a cricotireoidostomia podem ser priorizadas nesse momento. A presença de sangue e secreções na cavidade oral é bastante frequente no trauma, sendo necessário realizar a descontaminação dessa via aérea, preferencialmente com aspiração com ponteira rígida calibrosa, antes da abordagem, seja com BVM ou estratégias mais invasivas. A queda da língua é um mecanismo de obstrução de via aérea muitas vezes relegado a um segundo plano, mas que deve ser corrigida se a estratégia de ventilação for a utilização de BVM, preferencialmente usando cânulas oro ou nasofaríngeas ou realizando um *jaw thrust* quando for feita a ventilação a quatro mãos.

Com essa abordagem inicial, duas das possíveis causas da PCR são rapidamente corrigidas, permitindo seguir para outras que demandam mais tempo para o diagnóstico e tratamento. Assim, a seguir, com o POCUS devem-se procurar sinais de tamponamento cardíaco. Estatísticas da *London's Air Ambulance* (LAA) demonstram que a abordagem precoce do tamponamento cardíaco no ambiente pré-hospitalar tem resultados extremamente positivos em populações selecionadas. Para pacientes com tamponamento cardíaco que tiveram PCR assistida pela equipe da LAA e receberam toracotomia de reanimação imediata, a taxa de alta hospitalar com bom desfecho neurológico foi de 50%. Não existe outra intervenção tão efetiva quanto essa para PCR; porém, conforme o tempo passa, ela se torna menos efetiva. Em verdade, pacientes que apresentavam assistolia ou ritmo agônico (bradicardia e QRS largo) à monitorização cardíaca, mesmo quando o mecanismo da PCR foi tamponamento, a taxa de reversão da PCR foi próxima de 0. Esses ritmos estavam associados a tempos superiores a 15 minutos de PCR, então se pode extrapolar que, em PCR traumática com mais de 15 minutos ou com presença de assistolia ao monitor, a toracotomia de reanimação é uma intervenção provavelmente fútil.

Para emergencistas, trabalhos com cadáveres demonstraram que a abordagem "em *clamshell*" foi mais eficiente do que a toracotomia esquerda para identificar e tratar as lesões cardíacas. Assim, fica a recomendação de utilizar as incisões já realizadas para descompressão torácica e "ligar os pontos", fazendo uma incisão na pele e no tecido subcutâneo com bisturi e cortando a musculatura com tesoura - podendo ser a ponta romba. Eventualmente pode ser necessário algum tipo de serra para o esterno, mas, com a incisão na altura do processo xifoide, a própria tesoura tende a ser o suficiente para fazer a toracotomia. Todavia, é preciso um afastador como o Finocchietto para garantir acesso adequado ao tórax. Uma vez identificado o pericárdio, deve-se fazer uma incisão pequena com o bisturi, para então realizar o corte em "T invertido", liberando o coração, retirando os coágulos e procurando a lesão.

Ao encontrar a lesão, a pressão digital leve pode ser usada como primeira linha de tratamento, podendo-se então realizar sutura, utilizar grampeadores cirúrgicos ou, como última opção, inserir uma sonda de Foley, insuflar o balonete e realizar tração leve. A desvantagem dessa técnica é que o balonete ocupa espaço dentro da câmara cardíaca e tem efeitos negativos no débito cardíaco. A utilização de um pedaço de plástico sobre a lesão e fazer a sutura desse plástico no lugar pode ser uma medida temporizadora eficaz, pois a sutura primária em uma lesão complexa, com o coração batendo, por mãos inexperientes na técnica, é bastante desafiadora.

Ainda sobre o tamponamento, a pericardiocentese não é uma medida amplamente recomendada, uma vez que o sangue exposto ao pericárdio tende a formar coágulos rapidamente, e estes não são evacuados pela pericardiocentese. Além disso, não se está tratando a causa do problema e não se está realizando o controle da fonte do sangramento que está causando o tamponamento. Então, mesmo que a evacuação com a pericardiocentese tenha sucesso, em pouco tempo a pressão intrapericárdica vai aumentar novamente e causar o choque obstrutivo, sendo necessária uma nova retirada de sangue do pericárdio.

Pensando na hipovolemia, causa mais comum de PCR traumática, didaticamente pensamos em cinco sítios de sangramento que podem levar à morte por perda de volume: tórax, abdome, pelve, ossos e sangramento externo. O sangramento externo, ou exsanguinação, ganhou notoriedade nos últimos anos, com protocolos internacionais trazendo seu controle como prioridade no trauma. A aplicação de torniquetes ou o preenchimento de feridas sangrantes em áreas juncionais pode ser priorizada e feita concomitantemente à abordagem das outras causas rapidamente tratáveis da PCR traumática. Porém, é importante lembrar que, apesar de fundamental, o controle de sangramento em si não será suficiente para a reversão de uma PCR traumática. Para pacientes com lesões de extremidades exclusivamente, a aplicação de torniquetes e reposição de hemocomponentes pode ser suficiente para estabilizar o paciente.

Durante a pesquisa de um possível tamponamento cardíaco, ao realizar o POCUS, pode-se deparar com um coração hiperdinâmico, sugestivo de hipovolemia. A estatística da LAA demonstrou que nesses casos a toracotomia de reanimação para fazer o clampeamento da aorta foi muito pouco eficaz; tem-se mudado a abordagem, para reanimação agressiva com hemocomponentes e condução rápida para um centro de trauma capaz de realizar cirurgia de controle de danos e resolver a causa do sangramento. Outras formas de controle de sangramento, como o uso de REBOA (*resuscitative endovascular balloon occlusion of the aorta* – oclusão da aorta por balão endovascular) ainda não tem eficácia demonstrada, podendo gerar tempos prolongados no atendimento extra-hospitalar e atrasos no controle do sangramento, especialmente intra-abdominal.

Para fraturas de pelve, a utilização de cintas pélvicas ou lençóis para a estabilização é recomendada, apesar de haver pouca evidência de real benefício. Para fraturas de extremidades, a redução e estabilização dos membros pode reduzir o sangramento e ser benéfica. Eventualmente, torniquetes para controle de sangramento em membros com fraturas importantes ou múltiplas fraturas também podem ser aplicados.

Por outro lado, a utilização de cristaloides nesses casos tem sido cada vez menos indicada, pois prejudica a coagulação por hemodiluição e, apesar de aumentar o débito cardíaco, possivelmente não aumenta a $DO_2$ por diminuir a capacidade de carreamento de oxigênio; assim, hemocomponentes devem ser priorizados. Como analogia, pode-se imaginar um carro que fica sem combustível: se alguém enche o tanque com água, o motor vai parar, apesar do tanque cheio. De maneira oposta, drogas vasoativas, em especial a noradrenalina, que já foram proscritas no trauma, têm ganhado espaço em sinergia aos hemocomponentes. Sua utilização na PCR traumática não é estudada, mas, em casos de atividade contrátil ao ultrassom sem pulso, ou pseudo-AESP, pode ter um papel, visto que as catecolaminas endógenas podem estar depletadas.

## CONSIDERAÇÕES FINAIS

A abordagem da PCR traumática difere da abordagem da PCR clínica, porém se baseia nos mesmos princípios de pesquisa e tratamento das causas reversíveis, notadamente o pneumotórax hipertensivo, a hipóxia, o tamponamento cardíaco e a hipovolemia.

Sempre que se discute trauma há uma grande ênfase na cinemática, e aqui não é diferente. Por mais que seja sugerida essa abordagem sequencial, ela deve considerar a história e individualizar a abordagem. Não faz sentido iniciar a abordagem com toracostomia bilateral de um paciente que teve um acidente com serra e uma lesão cortante isolada em membro, por exemplo.

Essa abordagem pragmática e sistemática procurando e tratando as causas da PCR no trauma ainda é pouco difundida e pode gerar desconforto com a equipe se não tiver sido conversado anteriormente, daí serem fundamentais tanto o treinamento quando o *debriefing* de ocorrências, quando as condutas fogem ao "padrão".

## REFERÊNCIAS

1. Schober P, Giannakopoulos GF, Bulte CSE, Schwarte LA. traumatic cardiac arrest: a narrative review. J Clin Med. 2024;13(2):302.
2. The Royal College of Emergency Medicine. Best practice guideline: traumatic cardiac arrest in adults. 2019. [acesso em agosto de 2025]. Disponível em: https://rcem.ac.uk/wp-content/uploads/2021/10/RCEM_Traumatic_Cardiac_Arrest_Sept2019_FINAL.pdf
3. Perkins ZB, Greenhalgh R, Avest ET, Aziz S, Whitehouse A, Read S. Prehospital resuscitative thoracotomy for traumatic cardiac arrest. JAMA Surg. 2025;160(4):432-40.
4. Carenzo L, Calgaro G, Rehn M, Perkins Z, Qasim ZA, Gamberini L. Contemporary management of traumatic cardiac arrest and peri-arrest states: a narrative review. J Anesth Analg Crit Care. 2024;4(1):66.
5. Weegenaar C, Perkins Z, Lockey D. Pre-hospital management of traumatic cardiac arrest 2024 position statement: Faculty of Prehospital Care, Royal College of Surgeons of Edinburgh. Scand J Trauma Resusc Emerg Med. 2024;32(1):139.
6. Australian Resuscitation Council. ANZCOR Guidelines. Guideline 11.10.1 Management of cardiac arrest due to trauma. [acesso em agosto de 2025]. Disponível em: https://www.anzcor.org/home/adult-advanced-life-support/guideline-11-10-1-management-of-cardiac-arrest-due-to-trauma
7. Breyre AM, George N, Nelson AR, Ingram CJ, Lardaro T, Vanderkolk W, et al. Prehospital management of adults with traumatic out-of-hospital circulatory arrest: a joint position statement. Ann Emerg Med. 2025;85(3):e25-e39.
8. Lott C, Truhlář A, Alfonzo A, Barelli A, González-Salvado V, Hinkelbein J, et al. European Resuscitation Council Guidelines 2021: Cardiac arrest in special circumstances. Resuscitation. 2021:161:152-219.

22

# Controle de sangramentos

Caio Gonçalves Nogueira

## Pontos-Chave

- O controle de sangramentos é uma das habilidades mais cruciais no atendimento pré-hospitalar, pois a hemorragia maciça é a principal causa evitável de morte em vítimas de trauma. A prioridade absoluta é interromper o sangramento o mais rápido possível, reconhecendo as lesões de alto risco e aplicando técnicas adequadas conforme a gravidade.
- A demora no controle leva à instalação do chamado "diamante letal do trauma" (hipotermia, acidose, hipocalcemia e coagulopatia), uma sequência fisiopatológica que rapidamente torna o quadro irreversível.
- Medidas básicas, como compressão local eficaz, preenchimento de feridas e uso de torniquetes, devem ser aplicadas de forma escalonada e técnica, priorizando sempre o controle rápido e seguro. A aplicação incorreta de curativos ou a negligência de áreas de sangramento ocultas (como pelve e ossos longos) pode levar à perda significativa de sangue e pior prognóstico.
- Entre os recursos complementares, destacam-se a imobilização pélvica adequada, o uso criterioso do ácido tranexâmico e a restrição do uso excessivo de cristaloides, que podem agravar o choque hemorrágico.
- O emprego racional de torniquetes e a rejeição de equipamentos falsificados ou improvisados são medidas essenciais para preservar vidas. O domínio técnico, aliado ao treinamento contínuo e à tomada de decisão rápida, é determinante para aumentar a sobrevida e reduzir mortes evitáveis no cenário do trauma.

## INTRODUÇÃO

Dominar as técnicas e as habilidades de controle de sangramentos é fundamental no atendimento pré-hospitalar (APH) para melhorar a sobrevida dos pacientes vítimas de trauma. Em sua maioria são habilidades básicas, rápidas e de fácil execução, porém demandam treinamento.

Qualquer sangramento é considerado grave no APH, cada hemácia faz diferença em um paciente com trauma multissistêmico, trata-se de uma condição iminentemente cirúrgica; portanto, seu tratamento definitivo é em nível hospitalar. Entretanto, o manejo do trauma começa, impreterivelmente, pela interrupção do sangramento, que, em boa parte dos casos, pode ser realizada na fase pré-hospitalar. Nas situações em que o sangramento não pode ser controlado no APH, reconhecer tal situação e priorizar o transporte imediato ao centro de trauma já é parte crucial do tratamento.

Por que o X antes do ABCDE?

Estatisticamente, o sangramento maciço é a principal causa de morte em vítimas de trauma (36%), seguido por lesões diretas a órgãos vitais, como o encéfalo (30%), e, em terceiro lugar, por obstrução de via aérea e falência respiratória (25%). Apesar de uma via aérea completamente obstruída poder levar à morte em segundos, essa situação ocorre em uma minoria dos casos, e, geralmente, a vítima já é encontrada em óbito no atendimento inicial. O mais comum é um sangramento maciço não controlado, culminando em choque circulatório irreversível como principal causa de morte nas vítimas de trauma.

Atualmente, os principais comitês internacionais de trauma, emergência e APH são unânimes em recomendar o controle de sangramentos como prioridade em seus protocolos.

Atender uma vítima com ferimento exsanguinante é muito desafiador e afeta diretamente o estado emocional do socorrista, o que propicia decisões equivocadas que podem comprometer diretamente a sobrevivência do paciente. Abordar um ferimento sangrando continuamente requer medidas proporcionalmente agressivas, caso contrário o sangue continuará a ser perdido juntamente com a probabilidade de sobrevivência.

## MECANISMO DE MORTE DO SANGRAMENTO MACIÇO: FISIOPATOLOGIA APLICADA

Estudos demonstram que vítimas de trauma com perda sanguínea significativa desenvolvem distúrbio de coagulação, o qual se inicia pela resposta metabólica ao trauma, podendo se intensificar pela hipotermia, acidose e hipocalcemia, uma espiral de condições desfavoráveis ao processo de coagulação conhecido como diamante letal do trauma (Figura 1). Quanto mais demorar o controle de um sangramento importante, mais difícil será este controle e mais repercussões sistêmicas ocorrerão.

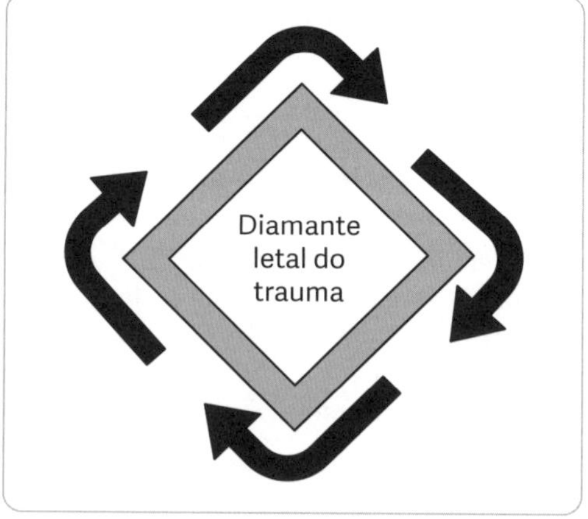


FIGURA 1 Diamante letal do trauma.

Um paciente com sangramento não reconhecido, subestimado ou mal contido evolui para um quadro de má perfusão tecidual e respiração anaeróbica, que gera ácido láctico (acidose). Ocorre concomitantemente vasoconstrição sistêmica compensatória, que leva à hipotermia. A cascata de coagulação, em tentativa de conter o sangramento intraluminal, consome fatores de coagulação e cálcio (hipocalcemia). Assim, em meio à acidose, hipotermia e hipocalcemia, a coagulação torna-se cada vez mais ineficiente, até que, após certo ponto, não importa mais se o sangramento foi contido cirurgicamente ou não: a morte por hemorragia torna-se inevitável.

Essa cascata trágica de eventos deve ser interrompida juntamente com a perda sanguínea o mais rápido possível.

### Física da hemostasia

Basicamente, controlar um sangramento é aplicar uma pressão externa ao vaso maior do que a pressão interna, reduzindo o fluxo e permitindo a formação de coágulo.

É um racional descrito pelo princípio de Bernoulli: vazão (sangramento) = pressão intraluminal x diâmetro do vaso. Entender que tudo se trata de uma questão de diferenças de pressões é a chave para o controle de qualquer sangramento. Quanto mais calibroso for o vaso, maior pressão interna haverá e maior ainda deverá ser a pressão externa para interromper esse fluxo.

Nosso organismo responde a um sangramento pelo processo conhecido como hemostasia. Inicialmente ocorre espasmo do vaso para reduzir seu calibre, a pressão interna e também para que as estruturas próximas realizem um mecanismo constritor, mecanismo que ocorre principalmente em artérias completamente divulsionadas. Por esta razão, amputações completas de membros sangram menos que os esmagamentos e amputações incompletas. Na amputação completa ocorre retração da artéria lesada, que associada à vasoconstrição ocorre um mecanismo de "torniquete fisiológico". Portanto, é importante reforçar atenção especial aos esmagamentos e amputações incompletas, pois são lesões de alto potencial de exsanguinação.

## IDENTIFICANDO LESÕES DE ALTO RISCO: DECISÃO DE INTERVIR OU DESLOCAR

Diante de um sangramento no APH, o socorrista deve reconhecer uma lesão passível de controle no local ou de controle exclusivamente cirúrgico, caso em que deve priorizar o deslocamento rápido ao centro de trauma.

O primeiro passo é reconhecer quais lesões e tipos de trauma têm alto risco de exsanguinação e quais têm potencial de serem controlados na cena. Identificar o sangramento é o início do seu tratamento.

Seamon et al. mostraram que o número de procedimentos realizados em cena tem direta correlação com a mortalidade no caso de traumas penetrantes. Quanto mais procedimentos, maior a mortalidade. Entretanto, o controle eficaz de sangramentos potencialmente fatais é um dos poucos procedimentos que, realizado precocemente, melhora a sobrevida ao interromper o diamante letal do trauma.

Discutiremos neste tópico quais lesões têm potencial de serem controladas na cena com recursos básicos e rápidos e em quais lesões ou mecanismo de trauma o deslocamento rápido deve ser priorizado.

É necessário salientar a importância do estudo da cinemática do trauma, o socorrista que melhor analisa a cena, reconhece melhor possíveis lesões em suas vítimas.

Basicamente são cinco os locais de sangramento maciço:

- Sangramentos externos.
- Tórax.
- Abdome.
- Pelve.
- Ossos longos.

## Sangramentos passíveis de controle na cena

Muitos dos sangramentos com potencial de controle são subestimados, não reconhecidos ou manejados incorretamente, contribuindo para o aumento do número de mortes evitáveis no trauma.

Os ferimentos do couro cabeludo, por exemplo, são lesões de alto potencial de sangramento, é uma região altamente vascularizada e que, em boa parte das vezes, é enfaixada sem comprimir o vaso sangrante e o curativo acaba absorvendo e escondendo um significativo sangramento.

Um problema semelhante acontece com fraturas de ossos longos, que são enfaixados sem ter sido realizada a compressão e o alinhamento, e o curativo pode mascarar um sangramento ativo (Figura 2).

Os sangramentos de membros são os de maior potencial de controle efetivo em cena, seja no trauma contuso ou penetrante. Esforços para controle valem, portanto, o tempo de cena.

O potencial de sangramento é comumente subestimado em fraturas fechadas de ossos longos. Neste caso, a prioridade não é a correção da fratura, e sim o controle do sangramento. Cada coxa pode acumular, por exemplo, até 1.600 mL de sangue. É importante palpar os ossos longos em toda sua extensão e comparar simetrias de circunferência e comprimento, que são os principais indicativos de fraturas.

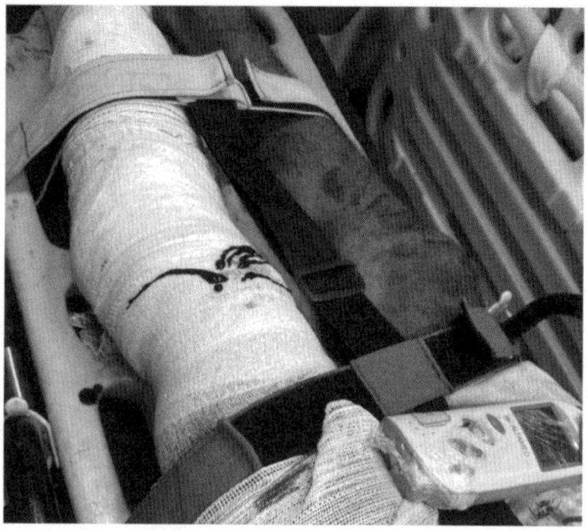

FIGURA 2 Membro fraturado e enfaixado, mascarando sangramento ativo sem, no entanto, curativo compressivo ou torniquete aplicado.

Fonte: arquivo pessoal do autor. Veja imagem colorida no encarte.

Fraturas de ossos longos devem ser alinhadas e imobilizadas com o intuito de aproximar os vasos o mais próximo de sua posição anatômica e assim reduzir o sangramento.

Fraturas de pelve: são lesões com alto potencial de exsanguinação, comumente subestimadas, mas passíveis de condutas simples em cena com alta efetividade para controlar ou reduzir sangramentos.

A palpação tem papel de destaque, iniciando pelo exame da sínfise púbica: se afastada mais de 0,5 cm, a imobilização pélvica já está indicada. Caso esteja fechada, o examinador deve realizar um movimento de fechamento das cristas ilíacas; se estável, pode-se prosseguir com um movimento de abertura. Em caso de dor ou qualquer instabilidade, o mais adequado é imobilizar até a propedêutica hospitalar.

## Sangramentos com baixa probabilidade de controle na cena

Deve ser dada atenção especial para ferimentos em áreas juncionais (virilha e axila) e pescoço, pois são áreas de grandes vasos com potencial de exsanguinação e de difícil controle na cena. São ferimentos em que o deslocamento rápido deve ser priorizado concomitantemente à tentativa de controle do sangramento e serão abordados no tópico de tratamento.

Os sangramentos cervicais e faciais, além de serem difíceis de controlar no APH, envolvem comprometimento de via aérea, devendo, portanto, ser o foco neste tipo de sangramento.

Qualquer lesão torácica, penetrante ou contusa, é considerada de alto risco potencial para sangramentos que ameaçam a vida. Merecem atenção especial as lesões que atingem uma zona anatômica virtual chamada quadrilátero de Ziedler, localizada no tórax anterior e delimitada pela linha paraesternal direita, linha axilar média esquerda, fúrcula esternal e contorno da décima costela esquerda. Traumas nessa região estão associados a hemotórax maciço, tamponamento cardíaco, lesões aórticas e ruptura diafragmática, configurando lesões ameaçadoras à vida e que exigem manejo cirúrgico com prioridade no deslocamento rápido.

Vale lembrar a importância da exposição do tórax e do exame do dorso, região comumente negligenciada e que faz parte do tórax.

Pacientes com trauma abdominal que apresentam precocemente sinais de irritação peritoneal, evisceração ou sinais de choque têm elevada probabilidade cirúrgica de emergência; portanto, o tratamento a ser feito no APH é reconhecê-los e priorizar o deslocamento ao centro de trauma.

Entretanto, o exame físico abdominal pode ser completamente normal e o paciente ter uma lesão potencialmente fatal. Na fase inicial de um sangramento abdominal, o sangue cai no peritônio com mesmo pH, temperatura e eletrólitos e sem causar dor ou irritação peritoneal. Caso a cinemática sugira trauma abdominal importante, o socorrista deve se certificar que o abdome não é fonte de sangramento, um recurso muito útil é o uso da ultrassonografia ainda no APH. Caso não esteja disponível, o mais seguro é presumir que o abdome é fonte de sangramento e priorizar o transporte rápido ao centro de trauma.

## SINAIS E SINTOMAS DE PERDA SANGUÍNEA AMEAÇADORA À VIDA

É importante reconhecer os sinais clínicos de perda sanguínea ameaçadora à vida. Presumir que um paciente não tem sangramento ameaçador pelo fato dele aparentar estar bem é um erro frequentemente comum.

A cascata de respostas hemodinâmicas compensatórias é universal, porém cada indivíduo tem sua própria tolerância aos insultos provocados pela perda sanguínea. Fatores pessoais como condicionamento físico, doenças preexistentes, gestação e uso de medicamentos que atuam no sistema cardiovascular alteram diretamente como cada indivíduo responderá clinicamente frente a um sangramento.

A classificação do choque proposta pelo *Advanced Trauma Life Support* (ATLS), a qual se baseia na quantidade de sangue perdida com sinais clínicos, tem baixa sensibilidade em identificar sangramentos maciços/gravidade conforme mostrado no trabalho de M. Mutschler, que classificou

36.504 pacientes nas classes propostas com base em dados clínicos, e apenas 9,3% teve boa correlação; o que comprova que, com a mesma quantidade de sangue perdida, diferentes indivíduos terão diferentes respostas compensatórias.

O mais seguro para o APH é presumir que qualquer perda sanguínea é grave em um paciente com mecanismos de lesão de alto risco, conforme descrito no tópico "Identificando lesões de alto risco: decisão de intervir ou deslocar" deste capítulo.

Alguns sinais clínicos, no entanto, denotam gravidade quando surgem precocemente, antes da hipotensão e do rebaixamento do sensório, e estão basicamente relacionados ao sistema adrenérgico. Sintomas como agitação, sudorese, taquicardia, hipertensão e taquipneia podem sugerir sangramento ameaçador à vida (Figura 3).

## TRATAMENTO

As medidas de controle de sangramento devem ser escalonadas, sempre iniciando com medidas simples e rápidas antes de prosseguir para técnicas mais complexas. Dependendo da gravidade da situação, as medidas simples podem e devem ser realizadas concomitantemente com medidas agressivas para potencializar a assertividade no controle do sangramento; por exemplo, em um membro com grave esmagamento, apresentando sangramento arterial, é pouco provável que apenas compressão local seja efetiva no controle (Figura 4). Muito provavelmente será necessário aplicação de torniquete; porém, por ser mais rápido, algum membro da equipe pode, concomitantemente à aplicação do torniquete, iniciar compressão local, desde que não retarde o torniquete.

A organização do tratamento é sugerida conforme as medidas a seguir:

Dica prática: 5 E's – Expor, Encontrar, Estancar, Escalonar, Encaminhar.

Fontes de sangramentos podem passar despercebidas em vítimas de trauma, especialmente em pacientes que aparentam estar bem e não são examinados corretamente. É importante não subestimar vítimas de trauma de alta energia, seja contuso ou pe-

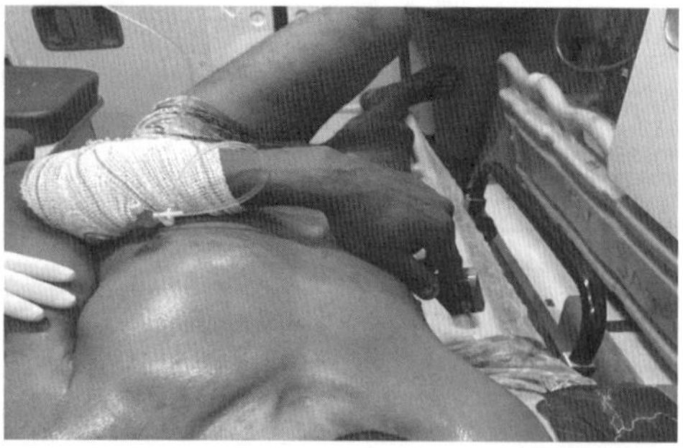

FIGURA 3 Vítima de lesão por arma branca na femoral direita apresentando sudorese, taquicardia, agitação e taquipneia.

Fonte: arquivo pessoal do autor. Veja imagem colorida no encarte.

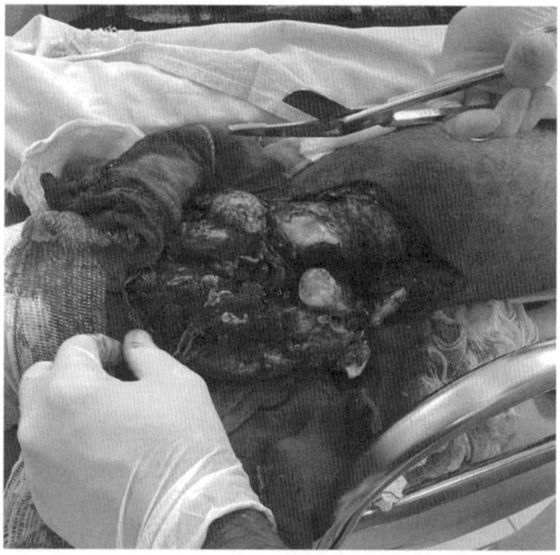

FIGURA 4 Ferimento grave de membro que estava enfaixado sem, no entanto, realizar compressão local e assim ocultando sangramento ativo.

Fonte: arquivo pessoal do autor. Veja imagem colorida no encarte.

netrante; expor o paciente é fundamental no APH. Um sangramento arterial ignorado é letal. Um motociclista com jaquetas ou calças grossas e botas robustas podem esconder sangramentos importantes e qualquer atraso no seu controle tem impacto direto no prognóstico.

Pacientes com sangramentos de natureza não traumática também podem apresentar lesões exsanguinantes e não devem ser subestimados. Os dois principais exemplos são os sangramentos decorrentes de lesões em fístulas arteriovenosas de hemodiálise e de varizes de membros inferiores. Ambas as lesões dificilmente são autolimitadas, exigindo medidas apropriadas para controle e apresentando potencial de grandes perdas sanguíneas.

Pacientes que já receberam APH inicial devem ser cautelosamente reavaliados. Curativos não compressivos podem mascarar grande quantidade de sangue absorvido por compressas antes de se perceber a inefetividade da medida.

Deve ser dada atenção especial em curativos de ferimentos em couro cabeludo e esmagamentos de membros.

## Encontrar/identificar a gravidade do sangramento

Examinar ativamente o paciente para encontrar indícios de lesões ou ferimentos com potencial sangramento e identificar se é possível o controle no local ou apenas em nível hospitalar/cirúrgico.

Nesta etapa é importante lembrar das cinco áreas passíveis de hemorragia descritas anteriormente. Sempre que possível realizar o rolamento do paciente para exame do dorso, assim como palpar e examinar a pelve e os ossos longos.

> **Recomendação:** o exame físico abdominal pode estar completamente normal e indolor em um paciente com sangramento peritoneal ativo. O sangue que cai no peritônio tem a mesma temperatura, pH e eletrólitos, é pouco irritativo e, portanto, pouco doloroso.
> É imprescindível o uso da ultrassonografia focada para descartar que o tórax e o abdome não são fontes de sangramento no paciente vítima de trauma instável.

Sangramentos visíveis podem ser de três tipos basicamente: arterial, venoso ou capilar (Figura 5). Reconhecer o tipo do sangramento ajuda a planejar precocemente o escalonamento das medidas de controle a serem realizadas.

Também é importante avaliar a cena e a quantidade de sangue perdida, o que pode ajudar a prever a evolução clínica do paciente e medidas terapêuticas hospitalares.

## Estancar e escalonar: técnicas de controle de hemorragias

A compressão local com compressa ou gaze é a forma mais rápida de controle de sangramentos, e, como medida inicial, pode ser realizada em qualquer parte do corpo.

A eficácia da compressão local depende diretamente da força externa aplicada e mantida contra o vaso lesado, conforme descrito no tópico "Física da hemostasia".

É de suma importância entender que gazes ou compressas nos ferimentos sem aplicar força de compressão resultarão apenas em absorção do sangue e não serão efetivos em parar o sangramento.

Ferimentos lineares, mais superficiais em extremidades e couro cabeludo, têm maior probabilidade de eficácia em hemostasia como medida única, especialmente os

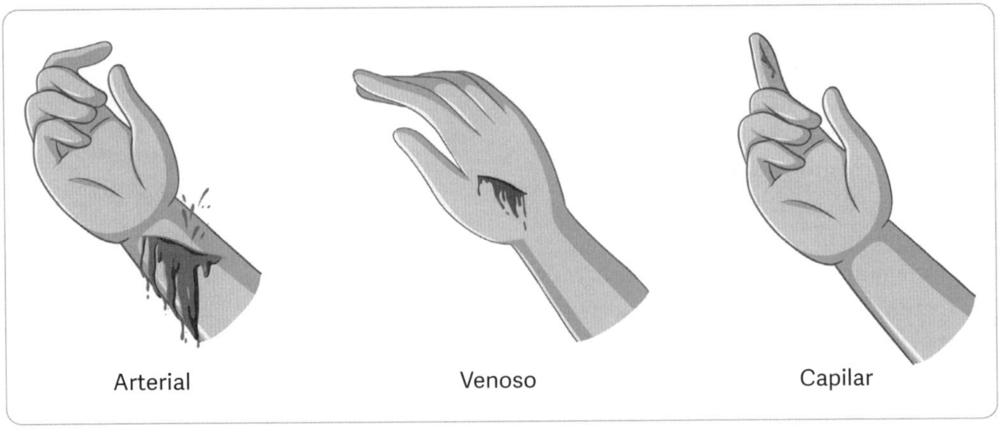


FIGURA 5 Tipos de sangramentos.

sangramentos com características venosas ou capilares.

A compressão local (Figura 6), não sendo suficiente, é uma medida que pode reduzir o sangramento até que outras medidas estejam disponíveis.

Nos ferimentos em que a compressão direta demonstra sinais que está sendo efetiva, após aproximadamente 5-8 minutos de compressão manual, pode ser aplicado o equipamento conhecido como bandagem hemostática ou bandagem israelense.

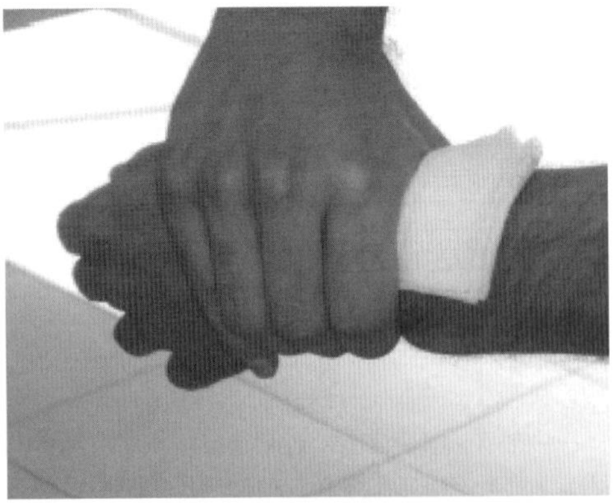

FIGURA 6 Compressão local.
Fonte: arquivo pessoal do autor.

Indicação da bandagem hemostática: ferimentos de baixa magnitude, não arteriais, em que a compressão local teve alta eficácia no controle do sangramento, porém ainda é necessário manter compressão.

Vantagem: substitui a compressão manual, permitindo ao socorrista abordar outras lesões ou procedimentos no paciente.

Risco do equipamento: atraso no reconhecimento de um ressangramento do ferimento.

### Falha da compressão local: preenchimento ou torniquete

Reconhecer a falha no controle de sangramento de qualquer técnica é fundamental para o prognóstico e a sobrevida de um paciente, especialmente se tratando de técnicas básicas como a compressão local. É importante ressaltar que nunca se deve realizar qualquer tipo de curativo ou enfaixamento de uma ferida, na qual não há certeza do controle efetivo do sangramento.

Considere o preenchimento da ferida ou torniquete como próxima medida. A decisão entre os dois métodos dependerá do tipo de ferimento e dos materiais disponíveis.

- Ferimentos puntiformes (Figura 7A): alta probabilidade de hemostasia com preenchimento local.
  - Exemplo: ferimento por arma de fogo e ferimentos por arma branca puntiformes e profundos em membros, nádegas ou virilha.
- Ferimentos abertos e exsanguinantes (Figura 7B): maior probabilidade de controle com torniquete.
  - Ex.: esmagamento de membros, amputações incompletas ou completas.

## Técnica de preenchimento de feridas

Preencher um ferimento sem técnica resultará apenas em absorção do sangue pelo material inserido sem, no entanto, ter efetividade no controle da hemorragia.

O objetivo do preenchimento é realizar compressão direta e mantida no vaso sanguíneo lesado. O preenchimento de feridas tem alto potencial de controle de sangramentos sem, no entanto, causar isquemia no membro, como no caso do torniquete. Essa técnica deve ser exaustivamente treinada para maior efetividade possível, consistindo nos seguintes passos:

Material necessário: gaze aberta ou gaze com agente hemostático.

- Exposição do ferimento e identificação de sangramento ativo.
- Introduzir a ponta da gaze no ferimento e aplicar compressão interna no sentido cranial.
- Com a outra mão, introduzir mais gaze revezando o local em que está sendo aplicada pressão interna no ferimento.
- Repetir o processo de introdução da gaze, revezamento e preenchimento do ferimento.
- Após completar o preenchimento do ferimento, aplicar pressão com uma compressa usando a palma da mão.

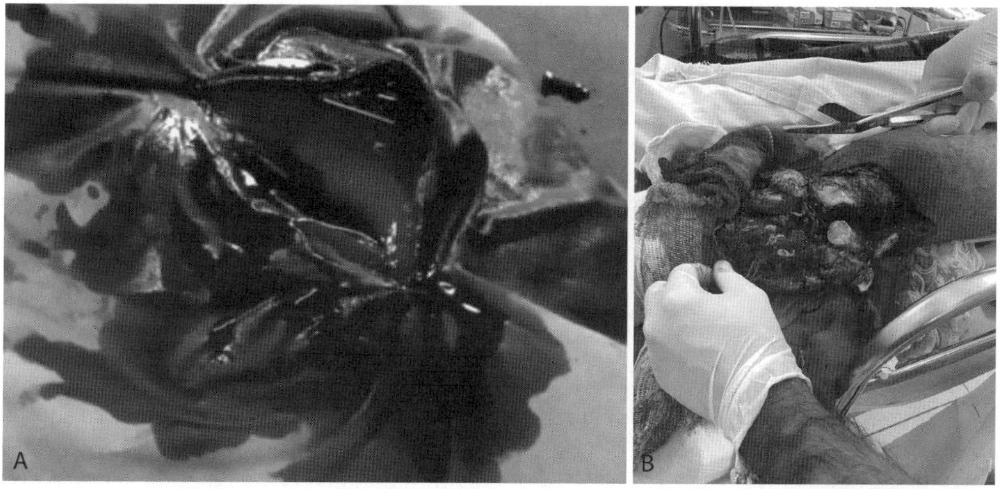


FIGURA 7 A: Ferimento puntiforme em membro com sangramento ativo com possibilidade de controle com preenchimento local. B: Esmagamento de membro com ferimento aberto e controle do sangramento realizado com torniquete.

Fonte: arquivo pessoal do autor. Veja imagem colorida no encarte.

## Torniquetes

Equipamento desenvolvido para guerras militares, cenário de lesões traumáticas graves com alta distorção da anatomia e, portanto, graves sangramentos. Feito para ser de fácil aplicação e alta efetividade em interromper o fluxo sanguíneo de membros.

O torniquete passou por três fases distintas no meio civil e, devido a sua fácil aplicação e ao excelente controle de sangramentos, foi inicialmente bastante utilizado, mas em seguida foi rejeitado devido à preocupação com lesões isquêmicas de membros com sua possível perda. Estamos vivenciando a terceira fase do uso do torniquete: a fase da evidência científica e, ao mesmo tempo, da banalização do seu uso. Houve, portanto, um grande número de estudos que evidenciou a segurança do seu uso como dispositivo provisório em determinados períodos, não estando associado a maior risco de perda do membro ou de lesão nervosa. Acontece que diante de tais evidências, o uso do torniquete no meio civil cresceu de forma exponencial nos últimos anos e o seu uso indiscriminado nem sempre tem indicação técnica. Os treinamentos e as capacitações não acompanharam o crescimento do uso do equipamento e, assim, muitas vezes, vítimas de sangramento não exsanguinantes ou ameaçadores à vida recebem a aplicação de um torniquete expondo o membro a uma isquemia desnecessária. Detalharemos neste tópico as especificações técnicas e as indicações precisas do seu uso.

### *Funcionamento do torniquete: pressão sobre a área*

O torniquete aplica uma pressão circunferencial de forma homogênea em uma área determinada e preestabelecida. A sua bandagem tem uma largura específica para não causar lesões locais nos plexos nervosos e vasculares ao mesmo tempo em que é aplicada alta pressão local para interromper o fluxo sanguíneo arterial.

Existem basicamente dois mecanismos de torniquetes: fita dupla com barra de torção e torniquete de catraca. Dentre estes dois mecanismos, cada marca tem suas especificações.

### *Cores dos torniquetes: ambiente civil e militar*

Os torniquetes disponíveis no mercado apresentam diversas cores, entenda o porquê: como mencionado, é um equipamento que foi criado no meio militar para ser usado em guerras e, se tratando de cenário de guerra, uma cor chamativa passa a ser um alvo para o inimigo. Desta forma, os torniquetes de combate têm, preferencialmente, a cor preta ou no mesmo tom do uniforme do combatente. Para o meio civil, é de suma importância que o torniquete não passe despercebido ao ser aplicado no paciente, especialmente se o paciente estiver desacordado, o que pode resultar em isquemia crítica do membro após algumas horas. Sendo assim, no meio civil é preferível que o torniquete tenha cores chamativas para ser facilmente visualizado no paciente.

### *Indicação do torniquete: sangramento ameaçador à vida*

É comprovadamente seguro o uso do torniquete por até 120 minutos sem sequela isquêmica ou nervosa de um membro; mas ao indicar um torniquete, deve-se ter em mente que foi priorizado para salvar a vida do paciente em detrimento do membro. Considerando que nem sempre será possível uma avaliação especializada em um centro de trauma dentro deste período de segurança, sua indicação deve ser precisa para não colocar um membro em um risco desnecessário.

O torniquete somente deve ser aplicado em sangramentos ativos de alto fluxo e, portanto, ameaçadores à vida. Em ferimentos com sangramentos de menor gravidade, a compressão local é a conduta de escolha.

As condutas no APH devem, sempre que possível, ser gradativas, iniciando do básico e rápido até o avançado e agressivo; porém, como cada situação é única, o torniquete não deve, necessariamente, ser aplicado apenas após a falha das medidas básicas. Caso o socorrista identifique uma lesão de membro com sangramento maciço e de alto fluxo, e o torniquete estiver facilmente acessível, ele pode e deve ser a primeira opção.

> Nem sempre lesões graves de membros apresentam sangramentos com risco de vida, como, por exemplo, nas amputações traumáticas.
> Na amputação completa de um membro, após o sangramento inicial, ocorre encurtamento da artéria e da veia, além de vasoconstrição, o que, na maior parte das vezes, interrompe o sangramento.
> Esmagamentos e amputações incompletas de membros, por outro lado, geralmente apresentam sangramentos com risco de vida.
> Em ambos os casos, recomenda-se expor o ferimento e posicionar o torniquete; caso apresente sangramento ativo, basta tracionar o equipamento para controle.

### *Local de aplicação do torniquete: menor porção possível de isquemia*

Há muita dúvida acerca do local de aplicação do torniquete: alto e apertado ou proximal ao ferimento? Esta dúvida é originária do ambiente em que o torniquete foi criado: guerras.

Ao prestar atendimento em um ambiente de guerra, tratando-se de zona quente de troca de tiro, é inviável expor todo o membro para identificar o local do sangramento e assim aplicar o torniquete imediatamente acima; portanto, no ambiente em que foi criado, de guerra, a recomendação é aplicá-lo alto e apertado, ou seja, o mais proximal possível no membro para garantir que o sangramento será interrompido.

Não se tratando de uma zona quente de guerra, ou seja, no meio civil, o correto e ideal é aplicar isquemia sobre a menor porção possível do membro. Então, para o meio civil, recomendamos expor todo o membro para identificar o local do sangramento e aplicar o torniquete 4 cm acima ou imediatamente acima de articulações.

### *Torniquetes improvisados ou falsificados: diga não*

Improvisar um torniquete é colocar o membro e a vida do paciente em risco. Como mencionado, o torniquete foi projetado para aplicar uma determinada pressão (que é o suficiente para interromper o sangramento arterial) sobre uma determinada área.

Ao usar qualquer tipo de fita ou atadura, o resultado será um mecanismo de garrote no membro com sério risco de lesão nervosa e vascular no local da compressão e sem, no entanto, interromper o fluxo arterial, podendo inclusive piorar o sangramento.

O uso de cinto de calça como torniquete improvisado, além do risco de lesão nervosa e vascular local, tem pouca efetividade, pois não é possível realizar tração suficiente para interromper o fluxo sanguíneo arterial.

Em um cenário sem um torniquete, o equipamento médico com maior probabilidade de funcionar como um torniquete improvisado é o esfigmomanômetro; porém, na maioria das vezes, ele não suporta manter a pressão necessária elevada por tempo prolongado, vazando ar, perdendo pressão e resultando em retomada do sangramento.

Em um cenário de escassez de recurso e se tratando de um paciente com sangramento ameaçador à vida, todo esforço é válido para interromper um sangramento o melhor possível; porém, mesmo nesta situação, as principais referências advogam a não tentar improvisar um torniquete e focar nas medidas básicas de controle de sangramento como a compressão local e o preenchimento de feridas. O esforço empregado no desenvolvimento de um torniquete improvisado pode resultar em demora em controlar o sangramento, em não efetividade ou apenas criar mecanismo de garrote.

Vale mencionar ainda sobre os torniquetes falsificados (Figura 8). Com a popularização do equipamento, surgiram diversos modelos sem marca e, portanto, sem homologação, sendo vendidos a preços muito abaixo dos modelos de marca. Estes dispositivos são uma real ameaça à vida; pelo fato de não terem sido submetidos a testes de qualidade, ao serem tracionados numa situação real, acabam quebrando ou não aplicando a pressão necessária para interromper o fluxo sanguíneo arterial, resultando em grave hemorragia. É inaceitável um profissional de saúde trabalhar com um equipamento de suporte à vida falsificado.

- Pior do que não ter um torniquete, é achar que tem um torniquete.
- Recuse imitações, valorize a vida do seu paciente.

### *Imobilização pélvica: faça corretamente*

As fraturas pélvicas traumáticas apresentam alto potencial de ocasionar choque hemorrágico. Reconhecer a instabilidade do anel pélvico e restringir seu diâmetro é fundamental para a sobrevida do paciente.

Antes de realizar qualquer manobra de tração pélvica, sugerimos palpar a sínfise púbica em busca de afastamento maior do que 2 cm, o que já indica imobilização pélvica, assim como dor pélvica referida pelo paciente. Em caso de sínfise púbica íntegra e paciente sem dor pélvica, recomendamos realizar uma manobra de tração interna da pelve em nível de cristas ilíacas e, se negativa, uma manobra de abertura. Em caso de dor ou crepitação, imobilizar.

O objetivo da imobilização da pelve é realizar um mecanismo de constrição do espaço pélvico e assim reduzir sangramentos por ação mecânica.

Apesar de ser comumente chamada de imobilização pélvica, a imobilização deve ser

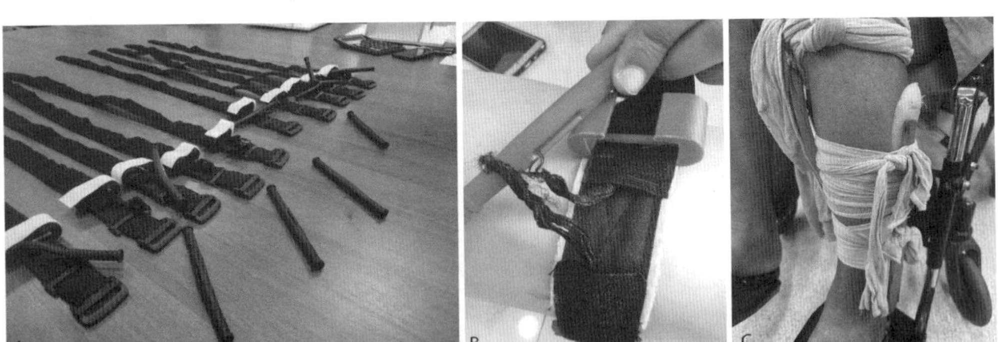


FIGURA 8 A e B: Torniquetes falsificados quebrados após mínima tração. C: Torniquete improvisado sem indicação e sem efetividade.

Fonte: arquivo pessoal do autor. Veja imagem colorida no encarte.

realizada em nível de trocanteres maiores e não da crista ilíaca. Caso a linha de pressão esteja sob as cristas ilíacas, o efeito será, na verdade, de abertura do anel pélvico piorando o sangramento.

A imobilização pélvica pode ser realizada com qualquer material que promova restrição, como lençol ou tala de imobilização, porém existem diversos equipamentos próprios para este fim, de fácil aplicação e efetividade (Figura 9).

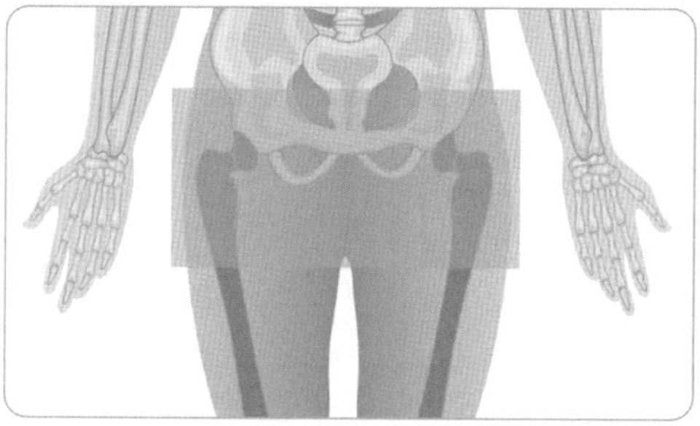

FIGURA 9 Local correto de aplicação da imobilização pélvica.

### *Medidas auxiliares de controle de sangramento*

- Sonda vesical de demora: há diversos relatos de casos publicados sobre o controle de hemorragias em ferimentos puntiformes e profundos em áreas juncionais (axila e virilha) e também cervical com o emprego de sonda vesical de demora (Figura 10).

Nas descrições deste procedimento, a porção vesical da sonda é inserida no ferimento e o balonete insuflado com soro fisiológico, aplicando assim pressão direta no vaso com sangramento ativo. Apesar dos diversos relatos de casos de sucesso, faltam estudos sobre a segurança e a aplicabilidade exata da técnica.

Há também diversos relatos de casos do uso de sonda vesical de demora para controle de epistaxe anterior maciça. Neste caso, o balonete da sonda também deve ser insuflado com conteúdo líquido para exercer pressão direta sobre o vaso sangrante.

- Ferimento em fístula arteriovenosa de hemodiálise: técnica da tampa de garrafa: fístulas arteriovenosas de hemodiálise têm alto fluxo sanguíneo e, portanto, ferimentos podem ser ameaçadores à

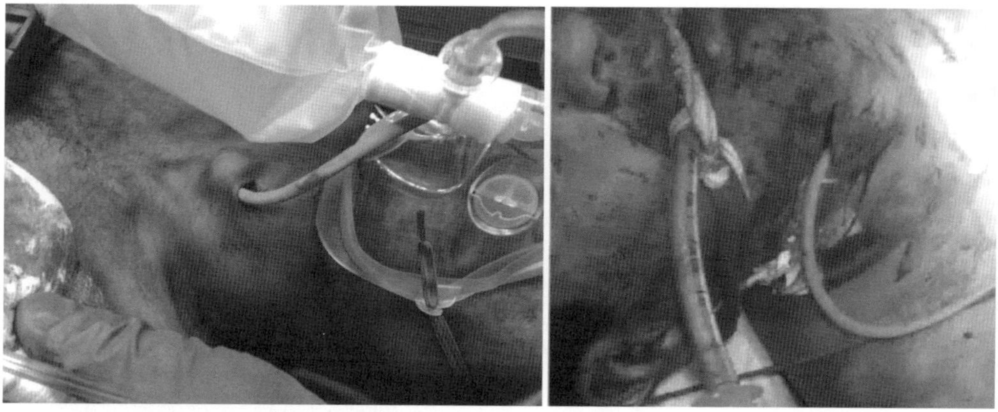

FIGURA 10 A-B: Sonda vesical de demora sendo usada para controle de sangramento cervical e epistaxe.

Fonte: arquivo pessoal do autor. Veja imagem colorida no encarte.

vida. Nessa situação, permanece a recomendação de aplicar pressão local direta. Contudo, há vários relatos positivos de controle desse sangramento com uma medida simples e bastante eficaz: aplicar pressão com uma tampinha de garrafa PET. Essa técnica baseia-se não apenas na pressão local, mas também no fato de que a tampinha promove um acúmulo de fatores de coagulação, facilitando a formação do coágulo e a interrupção do sangramento, sem a necessidade do torniquete e sem o risco de comprometer a fístula do paciente.

- Ácido tranexâmico e uso racional de cristaloides: o ácido tranexâmico, ou Transamin®, tem relevância no controle de sangramentos, especialmente naqueles compartimentais que não podem ser controlados no APH. É um medicamento antifibrinolítico, análogo da lisina que bloqueia a dissolução do plasminogênio e mantém a rede de fibrina. Grandes ensaios vêm discutindo seu uso no APH, como o CRASH 2 e 3, e apesar de alguns vieses metodológicos e resultados conflitantes sobre mortalidade em 28 dias, foi comprovado seu benefício em reduzir sangramentos e menor necessidade de transfusões de componentes sanguíneos.

Com relação ao uso de cristaloides (soro fisiológico ou Ringer lactato), é de suma importância entender que melhorar níveis pressóricos não necessariamente é igual a melhorar a perfusão orgânica, especialmente em vítimas de choque hemorrágico. Os cristaloides são soluções que, além de não ter hemácias e fatores de coagulação, não são nem de longe "fisiológicas". O seu uso em pacientes com choque hemorrágico pode piorar o sangramento ao diluir fatores de coagulação, causar acidose (hiperclorêmica) e hipotermia, componentes essenciais da hemostasia.

Infundir soro em um paciente com choque hemorrágico num primeiro e curto momento aumentará sua pressão arterial; porém, pelo mecanismo citado, rapidamente irá piorar a hipotensão ao aumentar a perda sanguínea. Quanto mais grave for o choque hemorrágico, pior será o resultado da infusão de soro.

Tem sido estudado e defendido cada vez mais o uso precoce de sangue total e componentes sanguíneos ainda no APH no choque hemorrágico, porém é uma logística difícil seu armazenamento e sua disponibilidade.

Sugerimos restringir ao máximo o uso de cristaloides no choque hemorrágico. Caso seja extremamente necessário, as sociedades recomendam não exceder 1 L em adultos e considerar a hemotransfusão o mais precoce possível, assim como o controle do sangramento.

## Pontos principais: controle de sangramentos

- Todo sangramento é considerado grave no APH, sendo fundamental reconhecer as perdas sanguíneas e dominar as técnicas de controle de sangramentos.
- Os pacientes com perda sanguínea considerável desenvolvem precocemente distúrbio de coagulação pela resposta metabólica ao trauma. Esforços devem ser empregados para não perpetuar o espiral do diamante letal do trauma.
- É importante conhecer a física da hemostasia, ou seja, um sangramento é interrompido somente se a força externa aplicada for maior que a força do seu fluxo.

- Reconhecer lesões de alto risco já é parte do tratamento e implica na decisão de intervir ou deslocar.
- Locais de sangramento maciço: externamente, tórax, abdome, pelve, ossos longos.
- O exame físico abdominal é pobre no choque hemorrágico. Aprenda a usar a ultrassonografia.
- Os 5 E's: expor, encontrar, estancar, escalonar e encaminhar.
- A compressão local é a medida mais rápida para o controle de sangramentos e pode ser aplicada em qualquer região do corpo.
- Preencher um ferimento precisa de pressão local e feito corretamente tem alta eficácia.
- O torniquete tem indicações específicas. Não submeta um membro a uma isquemia desnecessariamente. Se bem-indicado, ele salva vidas.
- Cristaloides não melhoram a perfusão e podem piorar a coagulação e o sangramento. Restrinja seu uso sempre que possível.

## REFERÊNCIAS


1. Cirocchi R, Prigorschi D, Properzi L, Matteucci M, Duro F, Tebala GD, et al. Is the use of tourniquets more advantageous than other bleeding control techniques in patients with limb hemorrhage? A systematic review and meta-analysis. Medicina (Kaunas). 2025;61(1):93.
2. CRASH-2 Collaborators, Intracranial Bleeding Study. Effect of tranexamic acid in traumatic brain injury: a nested randomised, placebo controlled trial (CRASH-2 Intracranial Bleeding Study). BMJ. 2011;343:d3795.
3. Larraga-García B, Quintana-Díaz M, Gutiérrez Á. The need for trauma management training and evaluation on a prehospital setting. Int J Environ Res Public Health. 2022;19(20):13188.
4. Lechner R, Oberst A, Beres Y, Mayer B, Kulla M, Hossfeld B, et al. COMBAT-C: COntrol of Major Bleeding by Application of Tourniquets over Clothing. BMC Emerg Med. 2024;24(1):90.
5. Masri BA, Eisen A, Duncan CP, McEwen JA. Tourniquet-induced nerve compression injuries are caused by high pressure levels and gradients - a review of the evidence to guide safe surgical, pre-hospital and blood flow restriction usage. BMC Biomed Eng. 2020;2:7.
6. McCarty JC, Hashmi ZG, Herrera-Escobar JP, Jager E, Chaudhary MA, Lipsitz SR, et al. Effectiveness of the American College of Surgeons bleeding control basic training among laypeople applying different tourniquet types: a randomized clinical trial. JAMA Surg. 2019;154(10):923-9.
7. Meléndez-Lugo JJ, Caicedo Y, Guzmán-Rodríguez M, Serna JJ, Ordoñez J, Angamarca E, et al. Prehospital damage control: the management of volume, temperature... and bleeding! Colomb Med (Cali). 2020;51(4):e4024486.
8. National Association of Emergency Medical Technicians (NAEMT). PHTLS: atendimento pré-hospitalar ao traumatizado. 9ed. Porto Alegre: Artmed; 2020.
9. Peng HT. Hemostatic agents for prehospital hemorrhage control: a narrative review. Mil Med Res. 2020;7(1):13.
10. Spahn DR, Bouillon B, Cerny V, Duranteau J, Filipescu D, Hunt BJ, et al. The European guideline on management of major bleeding and coagulopathy following trauma: fifth edition. Crit Care. 2019;23(1):98.
11. Trentzsch H, Goossen K, Prediger B, Schweigkofler U, Hilbert-Carius P, Hanken H, et al. "Stop the bleed" – Prehospital bleeding control in patients with multiple and/or severe injuries – a systematic review and clinical practice guideline. Eur J Trauma Emerg Surg. 2025;51(1):92.
12. Van Ditshuizen JC, Rojer LA, Van Lieshout EMM, Bramer WM, Verhofstad MHJ, Sewalt CA, et al. Evaluating associations between level of trauma care and outcomes of patients with specific severe injuries: a systematic review and meta-analysis. J Trauma Acute Care Surg. 2023;94(6):877-92.
13. Vrancken SM, Agelink N, van Waes OJF, van der Burg BLSB, van Dongen TTCF, Verhofstad MHJ, et al. The effectiveness of Foley catheter balloon tamponade versus expanding sponges and hemostatic granules for catastrophic penetrating groin hemorrhage with small skin defect: a comparative study in a live tissue porcine model

with evaluation of a concise training program. J Trauma Acute Care Surg. 2023;94(4):599-607.
14. Seamon MJ, Fisher CA, Gaughan J, Lloyd M, Bradley KM, Santora TA, et al. Prehospital procedures before emergency department thoracotomy: "scoop and run" saves lives. J Trauma. 2007;63(1):113-20.
15. Mutschler M, Paffrath T, Wölfl C, Probst C, Nienaber U, Schipper IB, et al. The ATLS(®) classification of hypovolaemic shock: a well established teaching tool on the edge? Injury. 2014;45(Suppl3):S35-8.

23

# Hipovolemia e hemorragia

Lucas Certain

**Pontos-Chave**

- Choque hemorrágico é a principal causa de morte prevenível precoce no trauma.
- Controlar o sangramento exsanguinante precocemente.
- Reconhecer, diferenciar e iniciar o tratamento do choque hemorrágico.
- Adotar a hipotensão permissiva, se possível.
- Evitar a reposição agressiva com cristaloides.
- Dar preferência para bolsas de sangue, desde o início, no atendimento pré-hospitalar (APH) e intra-hospitalar.
- Monitorar sinais de perfusão tecidual.
- Administrar o ácido tranexâmico em pacientes em risco de choque ou quando ele já estiver instalado, em até 3 horas do trauma.

## INTRODUÇÃO

A doença trauma é a principal causa de óbito na faixa etária de 1-44 anos no Brasil e na América Latina. A hemorragia representa a principal etiologia de morte prevenível, justificando 60% delas, seguida de pneumotórax hipertensivo (33%), tamponamento cardíaco (10%) e obstrução de via aérea (7%). Recentemente, esse conhecimento redefiniu o atendimento ao trauma, priorizando o controle dos sangramentos, em especial o exsanguinante.

A volemia estimada de um adulto de 70 kg é de cerca de 5 L. Devemos entender a perda sanguínea como um processo acumulativo, resultante de traumas penetrantes ou contusos de alta energia. Esta perda progressiva de sangue leva à hipovolemia, à diminuição da pré-carga e do volume diastólico final do ventrículo esquerdo (VE), resultando em redução do débito cardíaco e da pressão arterial. Dessa forma, a perfusão tecidual do organismo fica comprometida, desenvolvendo-se anaerobiose e acidose, o que explica a gênese do choque. O sistema nervoso autonômico simpático tenta compensar esses mecanismos promovendo vasoconstrição venosa e arterial, aumento da pré e pós-carga do VE, além de maior cronotropismo, inotropismo e dromotropismo miocárdico, a fim de otimizar o débito do coração. No entanto, é bem conhecido que a fisiopatologia da perda aguda de sangue consiste em duas fases: uma simpatoexcitatória e, posteriormente, uma fase vasodilatadora e simpatoinibitória, que pode causar redução adicional do tônus vascular. Portanto, em graus extremos, a hipovolemia e a hipoperfusão podem levar a um estado irreversível, culminando com a morte do paciente.

Além disso, foi demonstrado que a hemorragia maciça, além de acidose, provoca hipotermia e distúrbios de coagulação, fatores que também contribuem para a morbimortalidade da vítima. Estes fatores, classicamente, ficaram conhecidos como a tríade letal do trauma. Mais recentemente, a hipocalcemia foi agregada, atualizando-se para o diamante letal do trauma. O baixo nível sérico de cálcio é um marcador de doença grave e atua diretamente na maquinaria da contração do músculo liso do vaso sanguíneo e do estriado involuntário cardíaco, bem como na cascata da coagulação.

## FONTES DE SANGRAMENTO

No trauma, pode haver perda intensa de sangue para o meio externo (exsanguinação), como ocorre em fraturas expostas, lesões de partes moles e lesões vasculares. Não se deve subestimar o sangramento do couro cabeludo em idosos e crianças. Da mesma maneira, hemorragias internas graves podem resultar de lesões em cavidades torácica e abdominal (intra e retroperitoneais), bem como de fraturas de ossos fechados, principalmente na ruptura do anel pélvico.

No tórax, lesão dos grandes vasos (aorta, artéria e veias pulmonares e seus ramos), de vasos intercostais e lacerações pulmonares podem gerar grandes hemorragias. No abdome e na pelve, traumas esplênicos, hepáticos, renais, de mesentério, de alças intestinais e vasculares podem levar o paciente a choque. Fraturas também são causa de sangramento, através da lesão do periósteo e de vasos intramedulares, de extravasamento plasmático para compartimentos musculares e hemorragia associada desses músculos. Do mesmo modo, fraturas de bacia podem produzir lesão conjunta principalmente do plexo venoso pélvico, gerando sangramento maciço retroperitoneal (Tabela 1).

TABELA 1 Estimativa da perda sanguínea de acordo com a fratura

| Fratura | Volume |
|---|---|
| Anel pélvico | Até 4.000 mL |
| 1 fêmur | 1.000-1.500 mL |
| 1 tíbia/fíbula | 500-1.000 mL |
| 1 úmero | 500-1.000 mL |
| 1 rádio/ulna | 250-500 mL |

Epistaxe, hemoptise, hemorragia digestiva alta e baixa, sangramento obstétrico e varicorragia também são importantes fontes graves de hemorragia, porém de causa não traumática.

## RECONHECENDO O CHOQUE HEMORRÁGICO

O socorrista, independentemente de sua graduação, deve ser capaz e habilitado em identificar e suspender imediatamente a hemorragia exsanguinante e reconhecer sinais precoces e tardios de choque hipovolêmico/hemorrágico, a saber:

- Palidez mucocutânea.
- Extremidades frias e pegajosas.
- Cianose de extremidades.
- Pulsos periféricos ausentes.
- Tempo de enchimento capilar (TEC) prolongado, acima de 2-3 segundos.
- Livedo, *mottling*, pele mosqueada.
- Estado mental alterado.
- Sede.
- Redução da diurese.
- Taquicardia regular.
- Pressão de pulso diminuída.
- Hipotensão arterial sistêmica. A hipotensão arterial é um sinal tardio, pode confundir e atrasar o profissional; dessa forma, a sua ausência não descarta a presença de choque.

Além disso, o socorrista que atua no APH deve distinguir pela história, cinemática e outros achados, a existência de outro tipo de choque que não o hipovolêmico/hemorrágico, como o obstrutivo por pneumotórax hipertensivo ou tamponamento cardíaco, ou o distributivo/neurogênico por trauma craniano e raquimedular.

Sinais de:

- Pneumotórax hipertensivo:
  - Desvio contralateral de traqueia.
  - Alteração da expansibilidade pulmonar à inspeção dinâmica ou à palpação torácica.
  - Hipersonoridade em um dos hemitórax.
  - Murmúrio vesicular diminuído ou abolido em um dos hemitórax.
  - Estase jugular bilateral.
- Tamponamento cardíaco:
  - Abafamento de bulhas cardíacas à ausculta.
  - Estase jugular bilateral.
- Choque neurogênico:
  - Extremidades quentes e bem perfundidas.
  - Bradicardia regular.
  - Déficits sensitivos e motores.
  - Dor, sensibilidade ou deformidade à palpação da coluna.
  - Hipotonicidade do esfíncter anal.

## AUXILIANDO O DIAGNÓSTICO E ESTIMANDO A GRAVIDADE

Em serviços que dispõem de coleta de exames na cena, como hemoglobina, marcadores da coagulação e gasometria arterial, esses podem auxiliar no diagnóstico e na terapêutica. Existem serviços brasileiros e internacionais que contam com exames *point-of-care* em ambulâncias e helicópteros. No mundo, helicópteros de resgate aeromédicos (HEMS, do inglês *helicopter emergency medical service*) australianos e ingleses já possuem inclusive o tromboelastograma para uso imediato no local do evento do trauma.

Adicionalmente, o uso da ultrassonografia no APH pode ser empregado como forma de diagnosticar e diferenciar o tipo de choque, o sítio de sangramento, estimando-se a perda volêmica. O protocolo adequado chama-se *extended focused assessment with sonography in trauma* (E-FAST), é um exame de ultrassonografia à beira do leito, que deve ser feito rapidamente, não atrasando o transporte da vítima. Como limitação, é essencial dizer que o E-FAST não descarta a hemorragia retroperitoneal, advindo, por exemplo, de uma fratura pélvica, trauma renal ou vascular deste compartimento.

Finalmente existem escores validados como o *ABC score* e o *Shock Index* que auxiliam a identificar o choque hemorrágico grave, indicando a necessidade de transfusão maciça da vítima (Tabela 2).

## TRATAMENTO

Nos últimos anos, o tratamento do choque hemorrágico vem sendo modificado, pautando-se em controle de hemorragias, hipotensão permissiva, quando possível, controle de danos, uso parcimonioso de cristaloides, limitado a 1-1,5 L, prescrição de ácido tranexâmico e cálcio, e indicação precoce de hemocomponentes e hemoderivados, sendo preferencialmente administrados após aquecimento.

### Controle de hemorragias

A suspensão da hemorragia exsanguinante é fundamental. Existe, inclusive, um programa internacional de treinamento chamado *Stop the Bleed* que capacita o controle precoce de sangramentos por leigos e profissionais.

Para o manejo da hemorragia interna e externa no APH, pode-se usar:

- Compressão direta e curativos.
- Elevação e imobilização dos membros.
- Pontos de sutura.
- Preenchimento da lesão.
- Substâncias hemostáticas.
- Torniquetes de extremidades e juncionais.
- Cintas pélvicas.
- Cateter de Foley.
- Cateter REBOA.
- Toracotomia.

### Abordagem à via aérea avançada

A administração de drogas sedativas e hipnóticas para a execução da intubação

TABELA 2 Gravidade da hemorragia

| Parâmetro | Leve | | Moderada | Grave |
|---|---|---|---|---|
| FC (bpm) | Inalterada | Inalterada à aumentada | Aumentada (> 100) | Marcadamente aumentada (> 120) |
| PAS (mmHg) | Inalterada | Inalterada | Inalterada à reduzida | Marcadamente reduzida (< 90) |
| Pressão de pulso | Inalterada | Reduzida | Reduzida | Reduzida |
| Frequência respiratória | Inalterada | Inalterada à aumentada | Aumentada | Aumentada |
| Nível de consciência | Inalterado | Inalterado | Reduzido | Marcadamente reduzido |
| Déficit de base (mEq/L) | 0 a -2 | -2 a -6 | -6 a -10 | -10 ou menos |
| Necessidade de hemocomponentes | Improvável | Possivelmente necessária | Provavelmente necessária | Protocolo de transfusão maciça |
| Resposta à ressuscitação | Rápida e sustentada | Razoavelmente rápida e sustentada | Transitória | Mínima à nenhuma |
| Controle operatório da hemorragia | Improvável | Possível | Provavelmente necessário | Extremamente provável |

FC: frequência cardíaca; PAS: pressão arterial sistólica.

orotraqueal (IOT) somada à ventilação com pressão positiva podem agravar o choque hemodinâmico no contexto do trauma, podendo gerar inclusive parada cardiorrespiratória (PCR).

A maioria dos serviços, atualmente, utiliza o mnemônico XABCDE (**X** [hemorragia **e**xsanguinante], **A** [via Aérea], **B***reathing* [respiração/ventilação], **C**irculação com controle de hemorragias, **D***isability* [avaliação neurológica], **E**xposição e controle do ambiente) para a avaliação primária e manejo da vítima; entretanto, apesar da principal indicação de via aérea avançada ocorrer na letra A, apenas identificaremos e trataremos o pneumotórax na letra B e o choque na letra C. Dessa forma, na prática, pelo risco de piora do quadro, desfecho grave e até morte, preconiza-se diagnosticar e tratar primeiramente o pneumotórax ou o choque antes de proceder a IOT. Neste caso, apenas faríamos a avaliação e a indicação no A, sem o seu tratamento definitivo, sendo que o fluxograma ficaria XABC - ABCDE. Depois de intubada com segurança, a vítima seria reavaliada do ponto de vista respiratório e hemodinâmico e após, retomado seu manejo primário até a letra E.

Sendo assim, pelo risco de má evolução e PCR, nem sempre um paciente com indicação de via aérea avançada deverá ser intubado no APH. O risco *versus* benefício, a patência e a proteção da via aérea, a ventilação e a oxigenação, a distância e o tempo até o hospital devem ser considerados nessa decisão. Quando optado pela IOT, a melhor técnica possível deverá ser empregada para minimizar riscos.

## Hipotensão permissiva

É a estratégia de manter a pressão arterial intencionalmente mais baixa em um paciente com hemorragia ativa e sem traumatismo cranioencefálico (TCE) importante até o controle cirúrgico e definitivo da lesão, sem piorar a hemorragia e mantendo-se a perfusão mínima dos órgãos vitais. O aumento da pressão arterial, por exemplo, pela reposição volêmica, poderia destamponar um vaso sanguíneo, contribuindo para a hemorragia. Essa técnica demonstrou reduzir a morbimortalidade no choque hipovolêmico/hemorrágico.

- Alvos:
  - Pressão arterial sistólica (PAS): 80-90 mmHg.
  - Pressão arterial média (PAM): 50-60 mmHg.

Se TCE: PAM de pelo menos 80 mmHg para manter a pressão de perfusão cerebral.

Na prática, manter o paciente acordado ou facilmente desperto.

Atenção: baixa acurácia entre a presença de pulso radial palpável e a PAS acima de 90 mmHg.

## Reposição volêmica

Evite a reposição volêmica agressiva com cristaloides pelo risco de aumento no número de mortes, com piora da hemodiluição e do diamante letal do trauma. Os cristaloides – Ringer lactato e o soro fisiológico 0,9% – são uma mistura de água destilada e eletrólitos, não possuindo hemácias, que transportam o oxigênio, fatores de coagulação e plaquetas, que produzem a formação do coágulo e a suspensão no sangramento. Dessa forma, essas soluções apenas repõem o volume perdido, sendo que em poucos minutos a horas apenas 25% da quantidade administrada permanece no intravascular, grande parte vai para o interstício. "Quem sangra, precisa de sangue" e "água e sal de cozinha, como os cristaloides, são bons apenas para cozinhar macarrão" são frases que resumem atualmente o cenário restritivo do uso dos cristaloides. Não há espaço, segundo a literatura, para o uso de coloides.

Certamente, a preferência é pelo uso de hemocomponentes desde o início do atendimento. A *National Association of EMS Physicians* (NAEMSP), importante instituição de APH norte-americana, em artigo de abril de 2025, recomenda: "o uso de hemocomponentes em vez de cristaloides para o tratamento de primeira linha de pacientes com sangramento traumático com risco de vida na fase pré-hospitalar de ressuscitação". O Colégio Americano de Cirurgiões, em publicação de 2023, já tinha orientado os diretores técnicos dos serviços de resgate a administrarem bolsas de sangue em ambiente de APH, com benefícios em redução de mortes, custos e quantidade total de hemocomponentes.

Atualmente, existe inclusive a recomendação de se utilizar o sangue total para a vítima de trauma e não mais o sangue de forma fracionada e balanceada 1:1:1 ou 1:1:2. Ao invés de se indicar hemácias, plasma e plaquetas de forma separada, deveríamos valer-se do sangue total do doador. Nele existe uma maior quantidade de glóbulos vermelhos, fatores de coagulação ativos e plaquetas por mL.

O Capitão Norman Miles Guiou, médico do Corpo Médico do Exército Canadense, foi pioneiro em transfusão de sangue durante a Primeira Guerra Mundial, tendo ocorrida a primeira hemotransfusão no campo de batalha em 1918. Ele desenvolveu técnicas para transferir sangue total diretamente de doadores para soldados feridos usando seringas e cânulas, permitindo transfusões rápidas e seguras em postos de primeiros socorros avançados perto das linhas de frente. Suas inovações foram cruciais para salvar vidas e prevenir choques e mortes.

A transfusão de sangue e hemocomponentes é usada para corrigir deficiências no transporte de oxigênio e hemostasia a partir de perdas agudas ou crônicas de sangue e/ou alterações na produção de hemácias, plaquetas ou proteínas da coagulação sanguínea.

Na perspectiva do uso racional do sangue, em linha com os preceitos do *Patient Blood Management* e diante das evidências recentes sobre os benefícios da administração precoce e agressiva de hemocomponentes no trauma civil e militar em relação aos melhores desfechos como sobrevida e menor necessidade de novas transfusões, diversos países, há alguns anos, passaram a dispor de componentes sanguíneos em suas ambulâncias e helicópteros, como Estados Unidos, Canadá, Inglaterra, Irlanda, Noruega, Dinamarca, França, Alemanha, Israel, Austrália e Nova Zelândia. Desde setembro de 2020, o SAMU 192 CGR Bragança se tornou pioneiro no Brasil e na América Latina ao oferecer a estratégia de hemotransfusão na sua ambulância de suporte avançado, Alfa 01. Por meio dessa modalidade, é possível o transporte e armazenamento de bolsas de sangue 24 horas por dia, bem como a transfusão imediata de sangue no local do evento do choque hemorrágico. Atualmente, três cidades brasileiras contam com hemotransfusão no APH, os SAMU de Bragança Paulista (terrestre), de Maringá e de Florianópolis (aéreos).

Trata-se de uma estratégia segura, que pode beneficiar vítimas politraumatizadas, pacientes com hemorragia digestiva ou sangramento obstétrico, principalmente em contextos de longas distâncias e tempos de atendimento demorados, casos de APH rurais ou situações de encarceramentos. Sua indicação deve ser feita a partir da avaliação clínica do paciente, buscando a identificação de sinais e sintomas que apontem para repercussões clínicas da deficiência que se deseja corrigir, e, não apenas, o tratamento de alterações laboratoriais. A decisão deve ser, portanto, tomada de acordo com a necessidade individual de cada paciente. É importante lembrar que toda transfusão de sangue traz em si riscos imediatos ou tardios, devendo ser criteriosamente indicada.

São utilizadas preferencialmente unidades de concentrados de hemácias ou de sangue total tipagem ABO "O", RhD negativo, que é o doador universal. O sangue total O positivo de baixo título (LTOWB, do inglês *low title O whole blood*) apresenta um nível "baixo" de anticorpos ABO (anti-A e anti-B); sendo assim, torna o sangue adequado para transfusão em pacientes de qualquer tipo sanguíneo, mesmo aqueles com tipo A ou B ou mulheres, podendo ser empregado na falta do sangue tipo O negativo. Estima-se que apenas 1-2% da população brasileira tenha sangue tipo O negativo. Além disso, no APH, pode-se utilizar o plasma fresco congelado, o concentrado de fibrinogênio ou crioprecipitado e o concentrado de complexo protrombínico ativado. Internacionalmente, o plasma fresco quando descongelado tem sido utilizado por até 5 dias (*thawed plasma*), como forma de se evitar perdas; porém, pela legislação nacional, ele deveria ser desprezado 24 horas após o descongelamento, quando da sua não utilização. Apenas as plaquetas, que por necessitarem de agitação constante em temperatura ambiente, não conseguem ser empregadas isoladamente nas viaturas.

No APH, o sangue é armazenado em bolsas térmicas especiais que permitem a conservação da temperatura interna entre +2°C e +6°C por horas a dias fora da energia elétrica. Para a administração, o hemocomponente deve ser aquecido. Toda a rastreabilidade do sangue é assegurada. Existe a possibilidade de reintegração dos componentes não utilizados, não gerando desperdício para o Sistema Único de Saúde (SUS). É importante se dizer que o transporte ou o aquecimento dos hemocomponentes em ambulâncias, helicópteros ou aviões não induz hemólise ou perda da sua qualidade original.

Atualmente, a indicação e o uso dos hemocomponentes são exclusivos das ambulâncias de suporte avançado e dos HEMS, uma vez que existem enfermeiros e médicos treinados e capacitados, que assistem o paciente de forma contínua e integral. A indicação e a prescrição de componentes e derivados do sangue são exclusivas do profissional médico, sendo que a transfusão só pode ser realizada em local em que haja pelo menos um médico apto e disponível para manusear possíveis intercorrências.

No ambiente extra-hospitalar, apenas vítimas em choque hemorrágico terão indicação de transfusão, logo a sua modalidade será a de emergência, quando o retardo da transfusão pode acarretar risco para a vida do paciente.

## Indicações

- Pelo menos dois de quatro critérios do *ABC score* do trauma: PAS < 90 mmHg, frequência cardíaca > 120 bpm, ferimento penetrante, E-FAST positivo; ou
- Instabilidade hemodinâmica: sinais de má perfusão periférica, ausência de pulsos periféricos, hipotensão arterial sistêmica (PAS < 90 mmHg); ou
- *Shock index* > 1; ou
- Pressão de pulso < 45.

Em pacientes com PCR traumática, o suporte avançado de vida em cardiologia (ACLS, do inglês *Advanced Cardiovascular Life Support*) deve ser iniciado se o trauma contuso ocorreu há até 10 minutos ou se o trauma penetrante ocorreu há até 15 minutos. Caso contrário, deve-se constatar o óbito e encaminhar a vítima ao Instituto Médico Legal (IML).

## Medicações auxiliares

### Ácido tranexâmico (TXA)

Agente antifibrinolítico derivado da lisina. Nos ensaios clínicos *World Maternal Antifibrinolytic Trial (WOMAN)* e *Clinical Randomisation of an Antifibrinolytic in Significant Haemorrhage 2 (CRASH-2)*, o ácido tranexâmico reduziu em cerca de um terço as mortes resultantes de hemorragia pós-parto e sangramento após lesão grave, respectivamente. Medicamento barato, custo-eficaz no SUS.

- Candidatos ao uso no trauma: até 3 horas do evento, maior benefício na primeira hora, devendo ser administrado o mais precocemente possível para:
  - Pacientes adultos, idade acima de 16 anos.
  - Pacientes vítimas de trauma contuso ou penetrante.
  - Pacientes traumatizados com ou em risco de sangramento significativo (PAS < 90 mmHg e/ou FC > 110 bpm).
- Dose no trauma: 1 g, EV, em 10 minutos, seguida de infusão contínua de 1 g, EV, em 8 horas (intra-hospitalar) ou 2 g, EV, em 10 minutos. Risco de hipotensão, se *bolus*, EV rápido.
- Indicações também em:
  - TCE leve com sinais de sangramento na tomografia computadorizada (TC) ou TCE moderado.
  - Epistaxe.
  - Hemoptise.
  - Pós-amidalectomia.
  - Sangramento puerperal.
- Sem indicações em:
  - Hemorragia digestiva alta ou baixa.
  - TCE grave.
  - Acidente vascular cerebral hemorrágico ou hemorragia subaracnoide.
- Contraindicações absolutas:
  - Alergia a componentes da medicação.
  - Coagulação intravascular ativa.
  - Vasculopatia oclusiva aguda.
  - Doença renal crônica avançada.
- Contraindicações relativas:
  - Histórico de evento vascular oclusivo.
  - Hipercoagulabilidade.
  - Uso de contraceptivo.

### Cálcio

Hipocalcemia pode ocorrer em indivíduos politraumatizados graves, principalmente naqueles submetidos à hemotransfusão (presença do citrato).

- Dose: 10 mL de cloreto de cálcio 10% ou 30 mL de gluconato de cálcio 10%, em infusão EV, 10 minutos.

### Vitamina K

Pacientes com choque hemorrágico, em uso de medicações antagonistas da vitamina K (como varfarina), devem receber 10 mg de vitamina K, EV, administrada lentamente (30 minutos) para reversão do seu efeito.

### Drogas vasoativas

É fundamental monitorar sinais de perfusão tecidual durante todo o atendimento. Se uma estratégia de reposição volêmica restrita não atingir a pressão arterial-alvo e houver hipotensão grave induzida por hemorragia, recomenda-se a administração transitória de noradrenalina para manter a pressão arterial-alvo.

Da mesma forma, recomenda-se a infusão transitória de dobutamina ou adrenalina na presença de disfunção miocárdica, seja após contusão cardíaca, derrame pericárdico ou secundária à lesão cerebral com hipertensão intracraniana.

## CONSIDERAÇÕES FINAIS

Pacientes em choque hipovolêmico/hemorrágico apresentam alta morbimortalidade e, portanto, devem ser prontamente atendidos e diagnosticados. O controle do sangramento externo é obrigatório. A estratégia de hipotensão permissiva, quando possível, associada à reposição restritiva de cristaloides pode beneficiar esses pacientes. A hemotransfusão agressiva e precoce (pré e intra-hospitalar) também pode melhorar o desfecho dessas vítimas, bem como o uso de medicações auxiliares. O sangue total é a primeira escolha no trauma; na sua impossibilidade, deve-se utilizar a estratégia balanceada 1:1:1. Soluções e hemocomponentes devem ser, preferencialmente, administrados aquecidos.

Indivíduos politraumatizados devem ser rapidamente encaminhados para hospitais com suporte adequado: departamento de emergência com equipe de emergencistas, cirurgiões e ortopedistas treinados, equipe multidisciplinar (enfermeiros, farmacêuticos, fisioterapeutas), tromboelastograma, banco de sangue, protocolo de transfusão maciça e autotransfusão, exames bioquímicos e radiológicos, centro cirúrgico para a realização de *damage control* e unidade de terapia intensiva (UTI).

Os hemocomponentes devem estar presentes no APH, bem como disponíveis na sala de emergência antes mesmo do paciente adentrar ao pronto-socorro; para isso, a comunicação e a integração de cuidados do pré ao intra-hospitalar são fundamentais.

## REFERÊNCIAS


1. American College of Surgeons. Advanced Trauma Life Support (ATLS) student course manual, 11ed. Chicago: American College of Surgeons; 2025.
2. Berry C, Gallagher JM, Goodloe JM, Dorlac WC, Dodd J, Fischer PE. Prehospital hemorrhage control and treatment by clinicians: a joint position statement. Prehosp Emerg Care. 2023;27(5):544-51.
3. Brasil. Ministério da Saúde. Agência Nacional de Vigilância Sanitária. Resolução da Diretoria Colegiada – RDC n. 34, de 11 de junho de 2014. Dispõe sobre as Boas Práticas no Ciclo do Sangue. Brasília: Ministério da Saúde; 2014.
4. Brasil. Ministério da Saúde. Gabinete do Ministro. Portaria de Consolidação n. 5, de 28 de setembro de 2017. Consolidação das normas sobre as ações e os serviços de saúde do Sistema Único de Saúde. Brasília: Ministério da Saúde; 2017.
5. Brown JB, Yazer MH, Kelly J, Spinella PC, DeMaio V, Fisher AD, et al. Prehospital trauma compendium: transfusion of blood products in trauma - a position statement and resource document of NAEMSP. Prehosp Emerg Care. 2025:1-10.
6. Certain L, Rostirola JVC, Pereira JS, Rostirola GC, Estevam BC, Vieira CCA, et al. First immediate transfusion at a prehospital environment in Latin America: a case report. Hematol Transfus Cell Ther. 2023;45(Suppl 2):S153-56.
7. Certain L, Rostirola JVC, Rostirola GC, Pereira JS, Gonçalves I, Gabrigna KR, et al. Prehospital blood transfusion in Brazil: results of the first year of implementation in an emergency medical service. Hematol Transfus Cell Ther. 2024;46(Suppl 5):S8-S12.
8. Certain L, Silva I, Silva JAR, Schevenin JC, Oliveira,ABR, Franceli AB, et al. Implementation of

a pre-hospital transfusion service in Latin America: the pioneering experience of a Brazilian centre. Int Soc Blood Transf. 2021;16(4):315-20.
9. National Association of Emergency Medical Technicians (NAEMT). PHTLS: Prehospital Trauma Life Support, 10ed. Massachusetts: Jones & Bartlett Learning; 2023.
10. Rossaint R, Afshari A, Bouillon B, Cerny V, Cimpoesu D, Curry N, et al. The European guideline on management of major bleeding and coagulopathy following trauma, 6th.ed. Crit Care. 2023;27(1):80.
11. Yazer MH, Spinella PC, Bank EA, Cannon JW, Dunbar NM, Holcomb JB, et al. THOR-AABB working party recommendations for a prehospital blood product transfusion program. Prehosp Emerg Care. 2022;26(6):863-75.

24

# Obstrução das vias aéreas por corpo estranho

Jéssica Barbosa Machado
Daniella Pessoa Moreira
Vittoria Crepaldi Fares

## Pontos-Chave

- É uma emergência respiratória comum por obstrução total ou parcial da via aérea que exige intervenção imediata, especialmente no ambiente pré-hospitalar.
- Mais comum em crianças (principalmente < 2 anos), mas também ocorre em idosos e adultos com distúrbios neurológicos ou sob efeito de substâncias.
- Crianças têm vias aéreas menores, mais colapsáveis e maior risco de obstrução. O brônquio principal direito é o local mais frequente de impactação em todas as idades.
- As obstruções podem ser parciais, permitindo alguma passagem de ar (estridor, tosse), ou totais, levando à hipoxemia, à perda de consciência e a risco de parada cardiorrespiratória (PCR).
- O diagnóstico é clínico e deve ser imediato, principalmente no ambiente pré-hospitalar. Achados como o sinal universal do engasgo ou história de engasgo súbito permitem o diagnóstico precoce. A broncoscopia é o padrão-ouro, mas exames como radiografias e tomografias computadorizadas (TC) podem ajudar a identificar o grau de obstrução.
- A prioridade é identificar o grau de obstrução e agir rapidamente. Se o paciente estiver tossindo de forma eficaz, deve-se estimular a tosse e observar. Em casos de tosse ineficaz ou obstrução total com consciência preservada, golpes interescapulares intercalados com compressões abdominais (manobra de Heimlich) podem ser utilizados. Pacientes inconscientes devem receber ressuscitação cardiopulmonar (RCP) imediata. Se o corpo estranho for visível na orofaringe, pode ser retirado com pinça de Magill.

- A tentativa de remoção às cegas é contraindicada devido ao risco de impactação mais profunda.
- Manobras abdominais são contraindicadas em menores de 1 ano, grávidas e obesos, onde se opta por compressões torácicas.
- Dispositivos de sucção não são recomendados por falta de evidência e riscos de lesões.
- Educação em primeiros socorros é fundamental para prevenção.

## INTRODUÇÃO

A obstrução das vias aéreas por corpo estranho (OVACE) é uma emergência médica grave que exige diagnóstico e intervenção imediata, especialmente no atendimento pré-hospitalar (APH), onde ações rápidas podem mudar o desfecho do paciente. Embora mais comum em crianças, pode afetar todas as idades, com sintomas que variam de tosse e chiado a sinais graves como estridor, cianose e tosse ineficaz. A OVACE impede a passagem de ar, provocando hipoxemia, danos neurológicos e risco de morte. O reconhecimento rápido da obstrução (parcial ou completa) e a aplicação correta de manobras de desobstrução aumentam as chances de sobrevida. A prevenção baseia-se em educação da população, conscientização sobre riscos, estratégias específicas para diferentes faixas etárias, sistemas de vigilância e orientação a cuidadores, visando reduzir a incidência e mortalidade por asfixia.

## DADOS EPIDEMIOLÓGICOS

A aspiração de corpo estranho é uma das emergências pediátricas de maior relevância no Brasil, com objetos de plástico e metal sendo frequentemente envolvidos. Um estudo realizado em Londrina, Paraná, analisou acidentes com corpos estranhos em crianças menores de 15 anos e encontrou uma taxa de hospitalização de 3,7% e uma taxa de mortalidade de 0,7%. A maioria dos casos ocorreu em crianças de 1-3 anos de idade, com uma incidência de 7,2 por 1.000 crianças. Além disso, a aspiração de corpo estranho é mais comum em crianças menores de 2 anos, representando mais de 75% dos casos.

A aspiração de corpo estranho pode resultar em complicações sérias, com taxas variando de 10-20% em países de alta e média-baixa renda. A mortalidade associada a esses eventos é significativa, variando entre 5-7% dos casos.

Nos adultos, a incidência de OVACE é consideravelmente menor do que em crianças, mas apresenta maior frequência entre grupos específicos. Dentre esses, destacam-se os idosos, especialmente aqueles com mais de 74 anos, sendo os alimentos a principal etiologia. Fatores como a redução do tônus muscular relacionada à senescência, a presença de doenças neurodegenerativas e a ocorrência de disfagia secundária a eventos neurológicos – como o acidente vascular cerebral (AVC) – contribuem significativamente para o risco aumentado neste grupo.

Em adultos mais jovens, embora a OVACE seja menos prevalente, observa-se uma maior incidência entre indivíduos com condições que comprometem o estado de alerta ou a coordenação neuromuscular da deglutição. Nesse contexto, destacam-se pacientes com distúrbios psiquiátricos graves, bem como aqueles sob efeito de álcool ou outras substâncias que afetam o sistema nervoso central (SNC). Esses fatores interferem na percepção do engasgo e na resposta reflexa de proteção das vias aéreas, aumentando o risco de aspiração.

## ETIOLOGIA E FISIOPATOLOGIA

A anatomia dos pacientes pediátricos e adultos tem diferenças significativas que impactam em tratamento e apresentação clínica; contudo, em ambos os grupos, o brônquio principal direito é o principal ponto de obstrução, devido a sua anatomia mais curta, com maior diâmetro e com angulação menor, favorecendo a entrada de corpos estranhos nesse local.

A via aérea pediátrica é menor (4 mm em recém-nascidos e 7-8 mm em crianças), curta e mais propensa à obstrução devido à maior resistência ao fluxo de ar. Crianças têm língua proporcionalmente maior, epiglote longa e estreita em formato de "U" ou "ômega", laringe em C3-C4 com formato cônico e ponto de estreitamento na cartilagem cricoide. A traqueia é mais flexível e colapsável pela menor quantidade de cartilagem.

Em adultos, a via aérea é mais larga (homens: 15-25 mm; mulheres: 10-21 mm) e longa, favorecendo o fluxo de ar. A língua é proporcionalmente menor, a epiglote é mais curta e rígida, e a laringe está localizada em C5-C6 com formato cilíndrico, sendo o estreitamento mais comum nas pregas vocais. A traqueia é mais rígida e resistente ao colapso por ter mais cartilagem.

Todos os pontos apresentados favorecem uma maior possibilidade de obstrução em pacientes pediátricos. A Tabela 1 demonstra essas diferenças anatômicas entre as duas populações.

A fisiopatologia da OVACE ocorre quando um corpo estranho se impacta na via aérea, podendo estar na região supraglótica, glótica ou infraglótica. A obstrução pode ser parcial, permitindo alguma passagem de ar e oxigenação com dispositivos não invasivos, ou total, quando o objeto bloqueia completamente o fluxo de ar. A obstrução total causa hipoxemia e hipercapnia, podendo levar rapidamente à PCR e à morte se não houver intervenção imediata.

## QUADRO CLÍNICO

Os sintomas da OVACE surgem de forma abrupta e podem ter consequências tardias, principalmente relacionadas ao tipo de corpo estranho e à localização da obstrução. Inicialmente, o paciente percebe a obstrução e faz o sinal universal do engasgo que é colocar as mãos ao redor do pescoço

TABELA 1 Comparação anatômica da via aérea pediátrica e adulta

| Anatomia da via aérea | Pediátrico | Adulto |
|---|---|---|
| Tamanho e proporção | Recém-nascido: 4 mm<br>Crianças: 7-8 mm | Homens: 15-25 mm/mulheres: 10-21 mm |
| Língua | Dimensões aumentadas | Dimensões reduzidas |
| Epiglote | Longa, estreita, anteriorizada e em formato de "U" ou "ômega" | Curta, rígida e posição mais inferior |
| Laringe | Nível de C3-C4, formato cônico (funil) e ponto de estreitamento na cartilagem cricoide | Nível C5-C6, formato cilíndrico e ponto de estreitamento nas pregas vocais |
| Traqueia | Flexível e colapsável | Rígida e resistente |

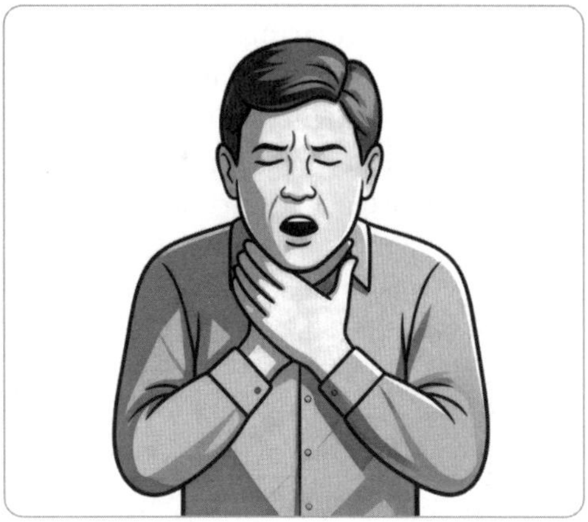

FIGURA 1 Sinal universal do engasgo.
Fonte: gerada com apoio de inteligência artificial.

(Figura 1), o que facilita a identificação e o manejo.

Em caso de obstruções parciais, os pacientes inicialmente apresentam a tosse como um reflexo de eliminação do corpo estranho das vias aéreas, além de dispneia, voz rouca e abafada, ansiedade, agitação psicomotora e sudorese. Podem apresentar queda discreta nos níveis de oxigenação sanguínea, além de estridor laríngeo, principalmente em obstruções altas. Isso ocorre devido ao pequeno espaço para a passagem de ar no local da obstrução, provocando o estridor. Ainda nas obstruções parciais, localizadas na parte inferior do trato respiratório, a ausculta pulmonar pode apresentar-se com diminuição dos murmúrios vesiculares e com sibilos.

Já nas situações de obstrução total da via aérea, devido à impossibilidade de passagem do ar pelas vias respiratórias, a tosse não estará presente e nem o estridor. O paciente será incapaz de se comunicar, evoluindo rapidamente para um quadro hipoxêmico associado à cianose central, à diminuição do nível de consciência, ao sofrimento neurológico e até a uma PCR.

Os sinais tardios podem surgir como hemoptise, pneumonia broncoaspirativa (principalmente em casos de obstrução por alimentos), febre, encefalopatia hipóxico-isquêmica (EHI), sequelas neurológicas e até perfurações do trato respiratório.

## DIAGNÓSTICO E EXAMES COMPLEMENTARES

A investigação de casos agudos e graves é realizada por meio da anamnese com o próprio paciente ou com familiares presentes no momento da obstrução. A história de engasgo apresenta alta sensibilidade para o diagnóstico de OVACE, sendo de extrema importância para a condução do caso.

No ambiente pré-hospitalar, o diagnóstico de OVACE é predominantemente clínico. A identificação rápida e a intervenção imediata são vitais. Os sinais e sintomas variam conforme o grau de obstrução. A observação de gestos característicos, como a vítima levando as mãos ao pescoço, pode indicar asfixia iminente. A avaliação segue o protocolo mnemônico XABCDE (**X** [hemorragia **e**xsanguinante], **A** [via aérea] **b***reathing* [respiração/ventilação], **c**irculação com controle de hemorragias, **d***isability* [avaliação neurológica], **e**xposição e controle do ambiente, priorizando a permeabilidade das vias aéreas.

No ambiente hospitalar, a avaliação clínica é essencial, mas a aspiração de corpo estranho pode se manifestar com sintomas inespecíficos, como tosse crônica, sibilância ou infecções respiratórias recorrentes, especialmente se o evento não for presenciado. O diagnóstico de OVACE exige uma abordagem sistemática, unindo avaliação clínica e exames complementares. A broncoscopia é o principal método diagnóstico e terapêutico, indicada mesmo sem evidências radiográficas, e sua utilização depende da disponibilidade, condição do paciente e experiência da equipe médica (Tabela 2).

## TRATAMENTO

A identificação precoce e a remoção do corpo estranho são essenciais para melhorar os desfechos neurológicos e reduzir a mortalidade, especialmente em crianças.

Intervenções imediatas como laringoscopia, broncoscopia ou cricotireoidostomia podem ser necessárias, dependendo da gravidade e da estabilidade do paciente. Em casos de obstrução grave, a broncoscopia é uma ferramenta que pode ser útil para o diagnóstico e o tratamento, permitindo a remoção do corpo estranho e a estabilização da via aérea. A remoção do corpo estranho só deve ser tentada se ele for visível na orofaringe, sendo contraindicada a remoção às cegas devido ao risco de piora da obstrução.

### Pacientes com tosse efetiva

Os pacientes com OVACE parcial e tosse efetiva devem, inicialmente, ser estimulados a continuar tossindo, na tentativa de gerar pressão intratorácica capaz de expelir o corpo estranho. Realizar tal medida até que a obstrução melhore. Se necessário, pode-se oferecer oxigênio suplementar durante a remoção do paciente.

### Pacientes com tosse ineficaz e conscientes

Os pacientes que apresentarem OVACE sem tosse eficaz podem estar com obstrução parcial grave ou total, e a etapa de estimular a tosse deve ser abolida nesse momento. Inicialmente, realizam-se cinco golpes interescapulares (Figura 2), alternando com cinco compressões torácicas ou abdominais. As compressões torácicas devem ser feitas na mesma região anatômica da RCP (centro do tórax). As medidas devem ser realizadas até a melhora da OVACE.

### Manobra de Heimlich

A manobra de Heimlich é uma técnica de compressões abdominais usada para de-

TABELA 2 Exames complementares para obstrução das vias aéreas por corpo estranho

| Exame | Vantagens | Limitações |
|---|---|---|
| Radiografia de tórax | Rápido, ampla disponibilidade. Pode revelar sinais indiretos, como hiperinsuflação, atelectasia ou desvio de mediastino | Baixa sensibilidade (68-76%) e especificidade (45-67%) para corpos estranhos não radiopacos. Em até 30% pode ser normal |
| Broncoscopia | Padrão-ouro para diagnóstico e tratamento. Permite visualização direta e remoção do corpo estranho simultaneamente | Invasiva, requer sedação e equipe capacitada |
| Tomografia computadorizada | Alta acurácia (sensibilidade: 100% e especificidade: 67-100%). Permite a visualização de corpos estranhos não radiopacos e avaliação detalhada das vias aéreas, assim como complicações associadas | Exposição à radiação, custo elevado |
| Ultrassonografia | Não invasivo, portátil, sem irradiação. Pode auxiliar na detecção de complicações como pneumotórax | Operador-dependente, limitada em algumas situações |

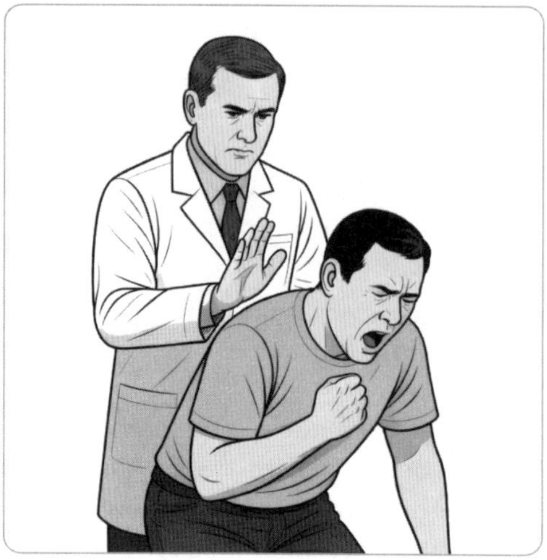

FIGURA 2 Golpes interescapulares.
Fonte: gerada com apoio de inteligência artificial.

sobstruir a via aérea em casos de OVACE, indicada em pacientes conscientes. Apesar de haver relatos de possíveis lesões, como danos à aorta, é considerada uma medida eficaz de salvamento. É contraindicada em crianças menores de 1 ano. A manobra é feita com o socorrista posicionado atrás da vítima, aplicando compressões rápidas e rítmicas para dentro e para cima, com as mãos posicionadas entre a cicatriz umbilical e o esterno. As compressões devem ser mantidas por cinco vezes e intercaladas com os golpes interescapulares, até que se tenha a expulsão do corpo estranho ou se a vítima perder a consciência – nesse caso, inicia-se a RCP imediatamente.

## Pacientes inconscientes

Nesses casos, deve-se iniciar imediatamente a RCP, suspendendo golpes interescapulares e compressões torácicas. A abordagem da via aérea dependerá da localização da obstrução – se for baixa (vias aéreas inferiores), pode-se realizar intubação orotraqueal (IOT) ou usar dispositivos extraglóticos; se for alta (vias aéreas superiores), esses procedimentos devem ser evitados inicialmente. A laringoscopia deve ser realizada, e se o corpo estranho for visível, deve-se removê-lo com a pinça de Magill, garantindo em seguida a via aérea. Em caso de corpo estranho não visualizado, pode-se realizar a tentativa de IOT para ventilação. Tendo em vista a escassez de recursos do APH e a não disposição de aspiradores com força o suficiente, pode-se tentar a realização de introdução do corpo estranho para o brônquio direito e a intubação seletiva (manobra "para baixo e para cima"). O médico deve ter em mente que qualquer abordagem, tratando-se de corpo estranho, pode resultar em obstruções mais graves e, se não for possível visualizar ou ventilar, pode ser necessária uma cricotireoidostomia (Figura 3).

## Situações especiais

A manobra de Heimlich não é indicada para gestantes e pacientes com grande circunferência abdominal, pois as compressões não geram pressão suficiente. Nesses casos, recomendam-se compressões torácicas e golpes interescapulares. Pacientes sozinhos podem usar um apoio rígido, como o encosto de uma cadeira, para aplicar compressões abdominais e tentar desobstruir a via aérea (Figura 4).

## Desobstrução da via aérea em lactentes (menores de 1 ano)

É comum a ocorrência de OVACE em lactentes, e a realização das manobras de desobstrução de forma adequada apresenta sucesso na sobrevida desses pacientes. Ao identificar-se que o lactente não apresenta movimentos respiratórios e cianose central, principalmente após a alimentação, o socor-

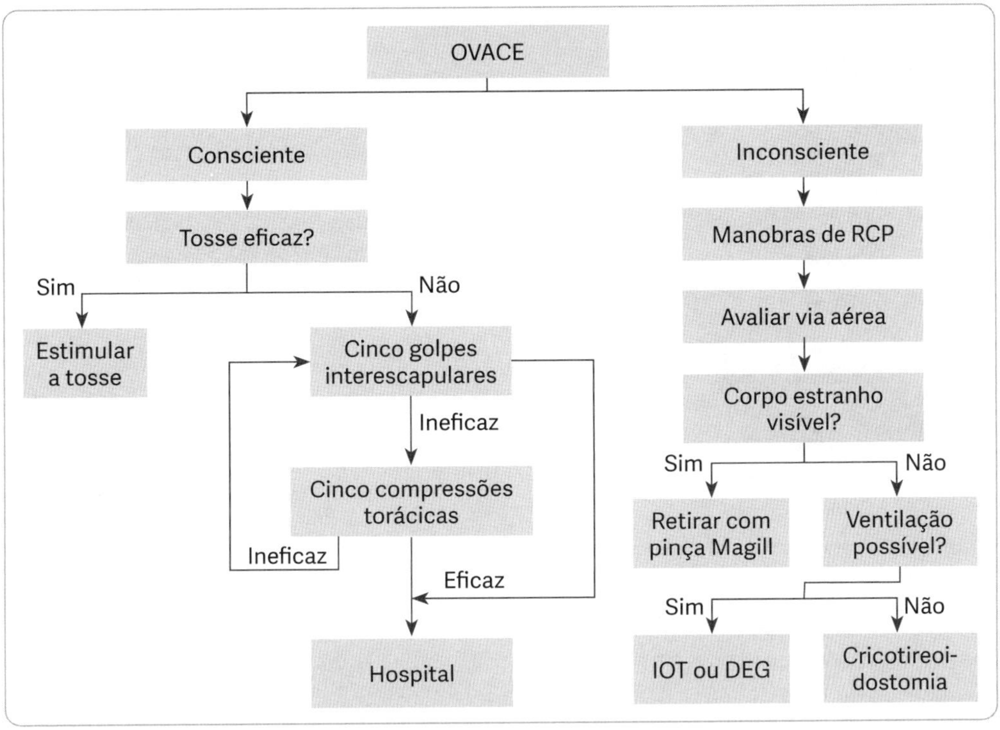


FIGURA 3 Manejo da obstrução das vias aéreas por corpo estranho.
DEG: dispositivo extraglótico; IOT: intubação orotraqueal; OVACE: obstrução das vias aéreas por corpo estranho; RCP: ressuscitação cardiopulmonar.

rista deve posicionar a criança de bruços no antebraço, deixando a cabeça mais baixa que o restante do corpo. Nesse momento, deve-se aplicar cinco golpes interescapulares na criança. Em caso de não reversão do quadro, o socorrista vira a vítima e aplica cinco compressões torácicas com dois dedos. As manobras devem ser alternadas até que a obstrução seja resolvida.

## Atualização no manejo da OVACE

Em 2025, a *American Heart Association* (AHA) introduziu mudanças importantes no manejo da OVACE em adultos e crianças maiores de 1 ano. Antes dessa atualização, a conduta mais difundida para esses grupos consistia na realização contínua da manobra de Heimlich até a expulsão do corpo estranho ou até que o paciente perdesse a consciência. Com as novas diretrizes, visando aumentar as chances de desobstrução e padronizar o atendimento em todas as faixas etárias, recomenda-se que pacientes conscientes com obstrução grave (sem tosse eficaz), adultos e crianças acima de 1 ano, sejam tratados com ciclos alternados de 5 golpes interescapulares seguidos de 5 compressões abdominais (manobra de Heimlich). Os ciclos devem ser repetidos até a remoção do corpo estranho ou até a perda de consciência da vítima.

Para lactentes, a conduta permanece inalterada, mantendo-se o protocolo de 5 golpes nas costas alternados com 5 compressões torácicas.

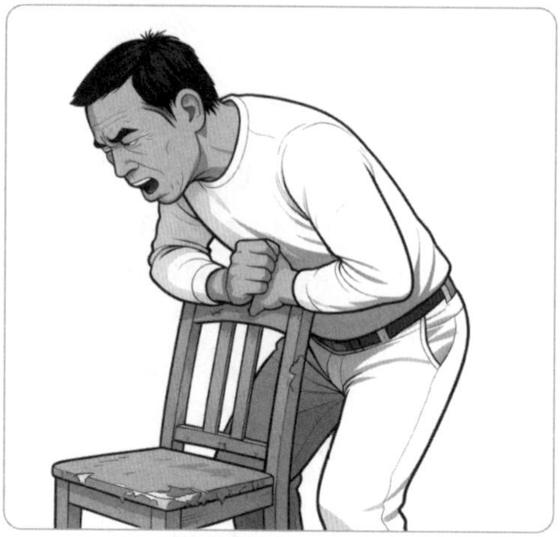

FIGURA 4 Compressões abdominais com apoio de uma cadeira.

Fonte: gerada com apoio de inteligência artificial.

## Dispositivos antiasfixia por sucção

Atualmente, existem dispositivos de sucção comercializados para desobstrução da via aérea, que funcionam criando pressão negativa para expulsar o corpo estranho. Embora mostrem eficácia em manequins, há poucos dados sobre sua efetividade em pacientes reais. Estudos em cadáveres revelaram lesões como abrasões, hematomas, edemas e perfurações, o que leva as recomendações atuais a não indicarem o uso desses dispositivos.

## REFERÊNCIAS


1. ANZCOR. Guideline 4 – Airway. Australian Resuscitation Council; 2025.
2. Brown III CA. Sakles JC, Mick NW, Mosier JM, Braude DA, Brito AR, et al. (Org.). Manual de Walls para o manejo da via aérea na emergência, 6.ed. Porto Alegre: Artmed; 2024.
3. Couper K, Hassan AA, Ohri V, Patterson E, Tang HT, Bingham R, et al. Removal of foreign body airway obstruction: a systematic review of interventions. Resuscitation. 2020;156:174-81.
4. Foltran F, Ballali S, Rodriguez H, Sebastian van As AB, Passali D, Gulati A, et al. Inhaled foreign bodies in children: a global perspective on their epidemiological, clinical, and preventive aspects. Pediatr Pulmonol. 2013;48(4):344-51.
5. Igarashi Y, Yokobori S, Yoshino Y, Masuno T, Miyauchi M, Yokota H. Prehospital removal improves neurological outcomes in elderly patient with foreign body airway obstruction. Am J Emerg Med. 2017;35(10):1396-9.
6. Maia IWA, Benincá VM, Schubert DUC, Cunha VP, Lunardi MC, Guimarães HP. (Ed.). Tratado de medicina de emergência ABRAMEDE. Barueri: Manole; 2021.
7. Norii T, Igarashi Y, Sung-Ho K, Nagata S, Tagami T, Yoshino Y, et al. Protocol for a nationwide prospective, observational cohort study of foreign-body airway obstruction in Japan: the MOCHI registry. BMJ Open. 2020;10(7):e039689.
8. Paludi MA, Palermo N, Limonti F, Semeraro A, Ermanno D, Ganzino S, et al. A systematic review on suction-based airway clearance devices for foreign body airway obstruction. Int Emerg Nurs. 2025;79:101575.
9. Pavitt MJ, Swanton LL, Hind M, Apps M, Polkey MI, Green M, et al. Choking on a foreign body: a physiological study of the effectiveness of abdominal thrust manoeuvres to increase thoracic pressure. Thorax. 2017;72(6):576-8.
10. Ramos MB, Botana-Rial M, García-Fontán E, Fernández-Villar A, Torreira MG. Update in the extraction of airway foreign bodies in adults. J Thorac Dis. 2016;8(11):3452-6.
11. Soroudi A, Shipp HE, Stepanski BM, Ray LU, Murrin PA, Chan TC, et al. Adult foreign body airway obstruction in the prehospital setting. Prehosp Emerg Care. 2007;11(1):25-9.
12. White JJ, Cambron JD, Gottlieb M, Long B. Evaluation and management of airway foreign bodies in the emergency department setting. J Emerg Med. 2023;64(2):145-55.
13. Zhan J, Du Y, Wu J, Lai F, Song R, Wang Y, et al. The global, regional, and national burden of foreign bodies from 1990 to 2019: a systematic analysis of the global burden of disease study 2019. BMC Public Health. 2024;24(337):2-15.
14. American Heart Association. Diretrizes para RCP e ACE de 2025. 2025. Disponível em: https://cpr.heart.org/-/media/CPR-Files/2025-documents-for-cpr-heart-edits-posting/Resuscitation-Science/JN1580_PTBR_Hghlghts_2025ECCGuidelines_Final_251021.pdf?sc_lang=en. Acesso em: 1 out. 2025.

25

# Afogamento

Alan Mercadante Isoldi
Bruna Botão Lacerda

## Pontos-Chave

- O afogamento é definido pela Organização Mundial da Saúde como o comprometimento respiratório resultante de submersão ou imersão em líquido, sendo a terceira principal causa de morte acidental no mundo, especialmente entre crianças e jovens.
- A fisiopatologia do afogamento envolve aspiração de líquido, perda de surfactante e edema pulmonar, levando à hipoxemia e parada cardiorrespiratória. O tipo de água (doce ou salgada) tem menor impacto que o volume aspirado, e o tratamento deve priorizar ventilação e oxigenação precoce.
- O atendimento inicial requer posicionar a vítima adequadamente, oferecer oxigênio conforme a gravidade (graus 1 a 6) e iniciar reanimação com foco em ventilações antes das compressões. A imobilização cervical só é indicada se houver suspeita de trauma, e o uso de antibióticos é reservado a casos de afogamento em águas contaminadas.
- O manejo da via aérea e a prevenção são pilares do cuidado. A intubação orotraqueal deve ser realizada apenas quando estritamente necessária, podendo ser substituída por dispositivos supraglóticos em situações adversas.
- A prevenção é responsável por evitar até 90% dos casos, e o papel educativo dos profissionais de saúde é indispensável. O conhecimento técnico, o preparo físico e a atuação integrada entre resgatistas e socorristas são determinantes para reduzir mortes e sequelas por afogamento.

## INTRODUÇÃO

A Organização Mundial da Saúde (OMS) definiu o afogamento, no Congresso Mundial de Afogamento de 2022, como o comprometimento respiratório decorrente de submersão ou imersão em líquido. Essa definição objetiva e unificada elimina ambiguidades de termos obsoletos, como "afogamento secundário", "quase afogamento" e "síndrome de submersão", promovendo consistência na compreensão e no manejo clínico, temas abordados neste capítulo.

O afogamento é a terceira principal causa de morte acidental no mundo, afetando especialmente crianças e jovens. No atendimento pré-hospitalar, a rapidez e a precisão são cruciais para interromper a progressão da hipóxia e melhorar os prognósticos. Este capítulo detalha os princípios do manejo pré-hospitalar, com foco na segurança, avaliação inicial e estabilização, além de abordar cuidados hospitalares para garantir uma transição eficaz.

## EPIDEMIOLOGIA

O afogamento é um problema de saúde pública, com cerca de 236 mil mortes anuais em 2019, segundo a OMS, representando 7% dos óbitos acidentais. No Brasil, dados da Sociedade Brasileira de Salvamento Aquático (SOBRASA, 2022) destacam:

- Primeira causa de morte em crianças de 1 a 4 anos, segunda em 5 a 9 anos, terceira em 10 a 14 anos e quarta em 15 a 24 anos.
- 16 óbitos diários, sendo 70% em rios e represas. No entanto, isso é um reflexo da grande extensão de área não litorânea do país. Algumas regiões litorâneas, onde as praias são mais recortadas, apresentam maior prevalência de incidentes.
- 4 crianças morrem afogadas por dia, com maior incidência em piscinas e residências para menores de 9 anos.
- 45% dos casos ocorrem no verão.
- Homens têm 6,7 vezes mais risco de morte do que mulheres.

Vários fatores elevam o risco de afogamento, incluindo supervisão inadequada, consumo de álcool, traumas e convulsões. Contudo, é fundamental destacar a falta de habilidade para nadar e a falsa sensação de segurança em ambientes aquáticos instáveis, como mares, rios com correntes traiçoeiras e represas. Além disso, práticas esportivas inadequadas têm contribuído para comportamentos de risco, como a hiperventilação antes de mergulhos e o uso de técnicas de mergulho livre em apneia sem treinamento apropriado.

## FISIOPATOLOGIA

O afogamento desencadeia uma cascata de eventos que resulta em hipóxia grave. Inicialmente, a vítima tenta conter a respiração, mas o acúmulo de $CO_2$ provoca inspirações involuntárias e vigorosas, levando à aspiração de líquido e, em alguns casos, ao laringoespasmo. A tosse reflexa é desencadeada, mas a aspiração contínua causa lesões pulmonares características, responsáveis pelo comprometimento respiratório.

- Lesão pulmonar: a aspiração de 1 a 3 mL/kg de líquido (doce ou salgado) remove o surfactante, danifica a membrana alveolocapilar e eleva a permeabilidade, causando edema pulmonar não

cardiogênico e redução da complacência pulmonar (10 a 40%).
- Hipoxemia: compromete trocas gasosas, levando à perda de consciência e apneia em segundos a minutos.
- Parada cardiorrespiratória (PCR): evolui de bradicardia para atividade elétrica sem pulso (AESP) e assistolia. Ritmos chocáveis (fibrilação ventricular e taquicardia ventricular) são raros, em geral associados a causas predisponentes.
- Hipovolemia: induz vasoconstrição periférica, redirecionando sangue para órgãos centrais, inibindo hormônios antidiuréticos e causando diurese fria (*cold diuresis*).

A quantidade de líquido aspirado é mais crítica do que a sua composição, mas águas geladas podem aumentar o risco de arritmias, e águas contaminadas elevam a chance de infecções. A maioria dos afogamentos ocorre em águas com baixo risco de pneumonia, não justificando a antibioticoprofilaxia. Antibióticos são recomendados apenas em casos de afogamento em águas altamente poluídas, como esgotos ou enchentes.

## PREVENÇÃO

Até 90% dos afogamentos podem ser prevenidos. A SOBRASA é referência nacional e internacional, produzindo conhecimento técnico-científico de alto nível e liderando iniciativas para a prevenção e segurança aquática. Na prevenção, as medidas se dividem em:

- Ativas: restringir acesso à água, sinalização, presença de salva-vidas e dispositivos antissucção em piscinas.
- Reativas: educar comunidades, alertar sobre riscos e realocar pessoas de áreas de alto risco.

Profissionais de atendimento pré-hospitalar devem integrar a prevenção às suas funções clínicas, estratégia mais custo-efetiva para reduzir os afogamentos. É comum, por exemplo, equipes do Serviço de Atendimento Móvel de Urgência (SAMU) realizarem ações de conscientização nas comunidades onde atuam, já que a sensibilização para a prevenção fortalece o trabalho desses profissionais.

## CLASSIFICAÇÃO

O afogamento é classificado por gravidade na avaliação inicial em terra firme, e essa classificação permanece inalterada, independentemente da evolução clínica. Assim, mesmo que o paciente melhore ou piore até o atendimento intra-hospitalar, a classificação inicial em área seca prevalece. Por isso, é crucial que profissionais de atendimento pré-hospitalar dominem essas classificações. A Tabela 1 resume as principais características clínicas associadas a cada grau de afogamento, de acordo com a classificação em graus de gravidade proposta por Szpilman, a mais utilizada na prática clínica do Brasil.

A classificação de afogamento é útil, mas apresenta desafios em alguns cenários, como na diferenciação entre os graus 2 e 3. A subjetividade na avaliação de sinais como "pouca espuma" ou "muita espuma" pode dificultar a decisão clínica. Para superar essa limitação, recomenda-se o uso de monitorização objetiva com oximetria quando disponível, visando manter a saturação de oxigênio acima de 94% por meio da titulação adequada do

TABELA 1 Classificação do afogamento e características clínicas

| Grau de afogamento | Características clínicas |
|---|---|
| Resgate | Sem tosse, sem espuma nem alterações pulmonares. Vítima resgatada, assintomática. |
| Grau 1 | Pequenos sintomas, sem espuma na boca: tosse leve, náusea, desconforto, mas sem sinais objetivos de comprometimento respiratório. |
| Grau 2 | Pouca espuma na boca/nariz, com estertores basais. Tosse persistente, desconforto respiratório leve, taquipneia leve, sem sinais graves de insuficiência respiratória. |
| Grau 3 | Sintomas moderados com moderada a grande quantidade de espuma na boca: taquipneia marcada, crepitações pulmonares, com sinais de início de insuficiência respiratória. Pulso periférico radial presente. |
| Grau 4 | Sintomas graves: dispneia intensa, cianose, espuma abundante nas vias aéreas, hipotensão, alteração do nível de consciência, sinais de insuficiência respiratória grave. Pulso radial não palpável; pulso central presente. |
| Grau 5 | Parada respiratória. Paciente inconsciente e sem movimentos respiratórios, mas com pulso central presente. |
| Grau 6 | Parada cardiorrespiratória diagnosticada por irresponsividade, ausência de movimentos respiratórios e ausência de pulso central. |
| Óbito | Morte confirmada: submersão > 1 hora, sinais de decomposição, rigidez cadavérica ou critérios legais para óbito estabelecido. |

fluxo de oxigênio. Em situações de incerteza quanto ao grau do afogamento, é prudente classificar o paciente como grau 3 e iniciar a administração de oxigênio por máscara não reinalante com fluxo elevado. Essa abordagem conservadora evita a suboxigenação, permitindo a reavaliação e redução gradual do suporte de oxigênio, conforme a estabilização do paciente.

Outro aspecto crítico é a classificação de grau 5 por leigos, que frequentemente enfrentam dificuldades na identificação de pulso central, um passo essencial para diferenciar o grau 5 do grau 6. Diretrizes atuais de suporte básico de vida, como a da *American Heart Association* (AHA), desencorajam a checagem de pulso por leigos, recomendando o início imediato das manobras de reanimação para otimizar o tempo de resposta. Profissionais treinados, por sua vez, podem dedicar até 10 segundos à verificação de pulso central. Por outro lado, as diretrizes de ressuscitação cardiopulmonar em afogados como da própria AHA, da *International Liaison Committee on Resuscitation* (ILCOR) e da *European Resuscitation Council* (ECR) sugerem que, independentemente do grau de afogamento, a reanimação deve priorizar ventilações iniciais, mesmo em casos de PCR. Se o pulso central for detectado, deve-se prosseguir com ventilações de resgate até a recuperação da consciência ou estabilização clínica. Caso ocorra deterioração de um Grau 5 com perda do pulso, as compressões torácicas devem ser iniciadas imediatamente. Descreveremos mais detalhadamente essas condutas no próximo tópico.

## MANEJO PRÉ-HOSPITALAR

O principal objetivo do atendimento é restabelecer rapidamente a oxigenação sistêmica e a circulação efetiva do paciente. Contudo, a urgência do resgate não deve comprometer a segurança do resgatista.

## Resgate seguro

- Priorizar a segurança: evite entrar na água sem dispositivos de flutuação ou apoio. Utilize cordas, boias ou outros objetos flutuantes para alcançar e auxiliar a vítima a se manter na superfície. Pessoas não treinadas não devem tentar resgatar a vítima entrando na água, limitando-se a fornecer objetos flutuantes. Profissionais mesmo capacitados para o resgate aquático devem evitar superestimar suas habilidades de natação e sempre utilizar dispositivos de flutuação que garantam a segurança tanto da vítima quanto do próprio resgatista.
- Evitar ressuscitação na água: um estudo brasileiro de 2005, conduzido por Szpilman e colaboradores, fez uma análise retrospectiva de 86 pacientes resgatados, inconscientes e sem respiração, na costa do Rio de Janeiro, entre os anos de 1995 e 2000. Esse estudo é o único encontrado na literatura com essa comparação e sugere melhor desfecho neurológico e de alta hospitalar naqueles que receberam ressuscitação ainda dentro da água. Essa evidência, logo, é limitada e insuficiente para recomendar tal prática, considerando os riscos potenciais ao resgatista. Assim, a ventilação na água deve ser feita apenas se exclusivamente por resgatistas treinados, e apenas quando os benefícios superarem os riscos. Já as compressões torácicas são ineficazes na água e devem ser feitas só em terra firme.

## Avaliação inicial

### Posicionamento

Colocar o paciente em decúbito supino, com a cabeça alinhada ao nível do corpo, para reduzir o risco de vômito e aspiração. O afogamento desencadeia uma resposta adrenérgica que pode intensificar o reflexo de vômito, tornando essencial evitar posições que podem aumentar o risco de broncoaspiração. Contrariando práticas antigas ou leigas, não se deve posicionar a cabeça abaixo do nível do corpo, sob a suposição equivocada de que isso facilitaria a drenagem de líquido pulmonar. Em superfícies inclinadas, priorize manter a cabeça ligeiramente elevada em relação ao corpo.

Nos afogamentos de grau 3 ou 4, pode-se recomendar o posicionamento em decúbito lateral direito. Isso se baseia em princípios de proteção das vias aéreas e redução do risco de aspiração, considerando as características fisiológicas e anatômicas do corpo humano. Comparado ao decúbito supino, o lateral evita que fluidos se acumulem na orofaringe, o que poderia obstruir as vias aéreas ou ser aspirado durante inspirações. Além disso, pode-se considerar a relação do posicionamento do esôfago com o estômago e a anatomia do pulmão direito. O estômago está localizado predominantemente no lado esquerdo do corpo, com a junção gastroesofágica posicionada de forma que, em decúbito lateral direito, o conteúdo gástrico tem menor probabilidade de refluir para o esôfago. Isso é particularmente importante em pacientes com risco de vômito, comum em afogamentos devido à ingestão de água ou estímulos vagais. O decúbito lateral direito posiciona o estômago abaixo do nível do esôfago, usando a gravidade para minimizar o refluxo gastroesofágico – ao contrário do decúbito lateral esquerdo, no qual o estômago fica mais elevado, aumentando o risco de refluxo. Já o pulmão direito é maior e tem uma configuração anatômica que facilita a drenagem nessa posição devido à inclinação do brônquio principal, o que pode se beneficiar desse posicionamento em casos de edema pulmonar ou secreções abundantes.

A literatura específica sobre o decúbito lateral direito em afogamentos é limitada e se baseia em estudos de anestesia e de cuidados intensivos, mas a recomendação é extrapolada de diretrizes sobre o manejo de vias aéreas em emergências, como as da ILCOR e a da AHA. Essas diretrizes enfatizam a posição lateral de recuperação para pacientes inconscientes com vias aéreas desprotegidas, especialmente quando há risco de aspiração. Na prática, é recomendado apenas quando o paciente está estabilizado o suficiente para não requerer intervenções imediatas, como reanimação cardiopulmonar (RCP), que exige decúbito supino. Em cenários pré-hospitalares, a superfície (ex.: areia, rochas) ou outros traumas (como fratura de membros) pode limitar a implementação ideal dessa posição, mas a inclinação lateral ainda deve ser priorizada quando possível. Em pacientes com suspeita de lesão cervical (ex.: afogamento associado a trauma), o decúbito lateral deve ser adaptado com imobilização adequada para evitar danos à coluna.

### Avaliar consciência e sinais vitais

Avalie a responsividade, a respiração e o pulso (central ou radial) do paciente. Dedique no máximo 10 segundos à verificação do pulso para evitar atrasos no início das intervenções. Conforme já discutido, diante de dificuldades na classificação do grau de afogamento, opte por categorizar o paciente no grau de maior gravidade, garantindo uma abordagem conservadora e segura.

### Precauções com coluna cervical

A imobilização de rotina é desnecessária (prevalência de lesões raquimedulares: 0,009-0,5%). Fazer apenas se houver suspeita de trauma (ex.: acidentes de mergulho).

## Manejo por grau de afogamento

### Resgate e grau 1

Apenas orientações e monitoramento de sintomas, principalmente vômitos e hipotermia. Se disponíveis, sintomáticos podem ser administrados no local. Para evitar a hipotermia, é fundamental trocar as roupas molhadas por secas, pois a umidade favorece a perda de calor. Após estabilização, o paciente pode ser liberado mediante orientações claras sobre a necessidade de procurar atendimento médico caso haja persistência ou piora dos sintomas.

### Grau 2

A partir desse grau, o paciente deve ser encaminhado para avaliação médica intra-hospitalar, a fim de descartar lesões pulmonares ou outras complicações. Recomenda-se a administração de oxigênio por cateter nasal a 5 L/min, ideal para corrigir quadros de hipoxemia leve. Esses pacientes podem ser direcionados a serviços de menor complexidade, como unidades de pronto atendimento, desde que estejam estáveis.

### Grau 3

Na presença de dúvida entre espuma abundante ou discreta na cavidade oral, o paciente deve ser classificado como grau 3. Nesse caso, administra-se oxigênio em alto fluxo (15 L/min) por máscara não reinalante. Imediatamente após a retirada da água, é recomendado posicionar o paciente em decúbito lateral direito, protegendo as vias aéreas e minimizando o risco de aspiração. Esse posicionamento deve ser mantido até a avaliação definitiva.

### Grau 4

É essencial administrar oxigênio em alto fluxo (15 L/min) imediatamente. No grau 3, o paciente deve ser posicionado em decúbito lateral direito e transportado urgentemente para uma unidade com suporte avançado de vida. A hipotensão é tratada com cristaloides intravenosos iniciais. Apesar do edema pulmonar, a hipotermia e a descarga adrenérgica causam vasoconstrição sistêmica e aumentam a diurese ("diurese fria"), predispondo à hipovolemia, mesmo com excesso de líquido nos alvéolos.

### Grau 5

As diretrizes atuais de suporte básico de vida desaconselham que leigos percam tempo avaliando o pulso central para identificar PCR. Assim, toda vítima inconsciente com parada respiratória deve ser tratada inicialmente como PCR na ausência de um profissional treinado. Quando há um avaliador capacitado, a verificação do pulso central pode ser feita em até 10 segundos. Independentemente de ser grau 5 ou 6, a abordagem deve começar com ventilações antes das compressões torácicas. Se o pulso central estiver presente (grau 5), devem-se manter as ventilações até a retomada da respiração; se ausente ou perdido, iniciar compressões imediatamente.

### Grau 6

As manobras de RCP devem ser iniciadas imediatamente. Prioriza-se a sequência A-B-C (vias aéreas, respiração, circulação), devido à etiologia hipóxica da PCR, em vez do C-A-B, usado para causas cardíacas. Existem algumas divergências na literatura quanto ao início com ventilação com pressão positiva (por exemplo, bolsa-válvula-máscara ou máscara de bolso), pois não há estudos que compararam a efetividade da RCP entre A-B-C e C-A-B. No entanto, a maioria das recomendações sugere que a oferta de oxigênio efetiva deve, sempre que possível, preceder as compressões torácicas. Segundo o ILCOR e os *guidelines* europeus e australianos, são recomendadas 5 ventilações iniciais antes das compressões; já as diretrizes americanas sugerem 2 ventilações, sempre priorizando a efetividade da ventilação diante do contexto de hipóxia primária

A hipotermia é uma das principais causas de manutenção da PCR em pacientes vítimas de afogamento, devendo sempre ser reconhecida e tratada adequadamente durante o atendimento. As medidas de RCP só devem ser encerradas caso a PCR se mantenha refratária mesmo corrigida a hipotermia. O chamado *mammalian diving reflex* (ou "reflexo de imersão"), mais evidente em crianças, provoca bradicardia e vasoconstrição periférica, direcionando o fluxo sanguíneo preferencialmente para órgãos vitais como o cérebro e o coração. Esse mecanismo parece atuar como fator protetor para um melhor prognóstico neurológico nesses casos. Um dos relatos mais conhecidos na literatura é o de Anna Bågenholm, que sobreviveu após 80 minutos submersa em água gelada com recuperação neurológica completa. Contudo, as evidências sugerem que esse efeito neuroprotetor está associado principalmente a situações em que a temperatura da água é inferior a 6°C.

### Óbito

Confirmados sinais de morte com submersão > 1 hora e rigidez cadavérica,

TABELA 2 Recomendações de ressuscitação cardiopulmonar no afogamento, segundo os diferentes *guidelines* internacionais

| *Guideline* | Inicialização da RCP | Detalhes |
|---|---|---|
| Europeu (ERC) | 5 ventilações antes das compressões | Recomenda-se iniciar a RCP com 5 ventilações, seguidas por compressões. A ênfase está em restaurar a oxigenação rapidamente antes das compressões. |
| Americano (AHA) | 2 ventilações antes das compressões | Se não for possível, iniciar compressões imediatamente. Destaca a importância da respiração nos casos de afogamento, mas mantém o protocolo de não atrasar compressões se ventilações não puderem ser dadas imediatamente. |
| Australiano (Australian Resuscitation Council – ARC) | 5 ventilações antes das compressões | Destaca a atenção à ventilação inicial, especialmente em vítimas de afogamento. |
| ILCOR | 5 ventilações antes das compressões | Recomenda preferencialmente 5 ventilações para adultos e crianças afogados. Se só 2 forem possíveis, melhor que nenhuma, antes de iniciar compressões. |

não há necessidade de iniciar medidas de ressuscitação. Na dúvida sobre o tempo de submersão, iniciar as medidas conforme o grau 5 e interromper posteriormente quando obtiver mais informações.

## MANEJO DA VIA AÉREA

O manejo da via aérea deve ser prioridade absoluta nos primeiros minutos de atendimento ao paciente afogado, visto que a hipóxia é a principal causa de morbimortalidade nesse contexto. Inicialmente, é fundamental garantir a abertura da via aérea, empregando manobras como elevação do mento ou tração da mandíbula. A presença de grandes volumes de água, vômito ou secreções pode dificultar sobremaneira a ventilação, daí a aspiração rápida das vias aéreas superiores ser indispensável para remover fluidos e detritos.

Sempre que possível e seguro, recomenda-se posicionar o paciente em decúbito lateral direito. Essa medida auxilia na drenagem de secreções e reduz o risco de obstrução das vias aéreas por conteúdo aspirado, proporcionando maior proteção até que a estabilização definitiva seja alcançada.

Após as medidas iniciais, a oferta imediata de oxigênio suplementar é essencial. Para vítimas inconscientes, deve-se instituir prontamente a ventilação com pressão positiva, utilizando bolsa-válvula-máscara ou outros dispositivos disponíveis, como máscaras de bolso. Na ausência desses recursos, a ventilação boca a boca pode ser considerada, mas sempre é preferível lançar mão de dispositivos de barreira para evitar o contato direto com secreções, priorizando a segurança do socorrista. Se não houver meios de proteger o profissional e houver risco de exposição a fluidos, a ventilação boca a boca pode ser preterida.

A eficácia da ventilação deve ser avaliada pela presença de respiração espontânea adequada ou expansão torácica durante as insuflações. Em muitos casos de afogamento, sobretudo em crianças, essas intervenções iniciais podem ser suficientes para garantir uma oxigenação satisfatória, sem necessidade de intubação orotraqueal (IOT) imediata. Contudo, se não for possível assegurar ventilação eficaz, ou se houver rebaixamento do nível de consciência ou persistência de hipoxemia grave, a IOT passa a ser indicada para a proteção e manutenção definitiva das vias aéreas.

A IOT, nessas situações, destaca-se como a forma mais efetiva de assegurar via aérea segura e eficiente. Todavia, impõe desafios adicionais, como secreções em excesso, vômitos, edema das vias aéreas, além de forte pressão psicológica sobre a equipe, que frequentemente atua diante de familiares e transeuntes. Por isso, a via aérea do paciente afogado pode ser considerada fisiológica, anatômica e psicologicamente difícil.

Dentro desse cenário complexo, os dispositivos supraglóticos surgem como alternativa válida, sobretudo no ambiente pré-hospitalar, onde condições adversas e limitação de recursos são frequentes. Apesar de o risco de broncoaspiração e a necessidade de pressões ventilatórias elevadas frequentemente favorecerem a necessidade de IOT, nem sempre essa técnica é imediatamente possível. Um estudo japonês de 2024 demonstrou que, embora a IOT aumente as taxas de retorno da circulação espontânea, não há evidência de benefício significativo na sobrevida ou nos desfechos neurológicos em longo prazo. Portanto, a escolha entre o uso da IOT ou de dispositivos supraglóticos deve ser sempre individualizada, considerando a experiência da equipe, as condições clínicas do paciente e a complexidade do cenário. Em situações extremas, optar inicialmente por um dispositivo supraglótico pode ser uma alternativa segura e temporária até que a IOT possa ser realizada de forma mais controlada e eficaz

## CONSIDERAÇÕES FINAIS

O atendimento ao afogamento abrange diversos aspectos técnicos e científicos, muitas vezes interligados de forma complexa. Este capítulo visa estimular reflexões sobre a fisiopatologia única do paciente submerso — que pode apresentar líquido nas vias aéreas e sinais de hipovolemia simultaneamente — e destacar a relevância de compreender as particularidades do atendimento pré-hospitalar. A abordagem ao afogamento não deve se limitar a protocolos, mas fundamentar-se em um conhecimento profundo da ciência e nas melhores evidências que guiam cada etapa do cuidado.

O afogamento pode parecer um evento simples de manejar, mas essa percepção é enganosa, mesmo para profissionais experientes. A ampla variabilidade de apresentações clínicas exige rapidez na identificação do tipo de paciente e agilidade na tomada de decisão, considerando que cada minuto é crucial para os desfechos de morbidade e mortalidade.

É fundamental abordar o afogamento em todos os seus aspectos: desde a prevenção, por meio de educação e conscientização da população, até o atendimento inicial por leigos e socorristas, culminando no suporte avançado prestado pela equipe médica. Investir na capacitação contínua dos profissionais e promover a integração entre os elos da cadeia de sobrevivência são ações indispensáveis para salvar vidas.

Espera-se que este capítulo sirva como um estímulo ao raciocínio clínico crítico, promovendo uma atuação baseada em evidências e ampliando a compreensão dos múltiplos desafios do atendimento ao afogado. Mais do que isso, que reforce a importância fundamental da prevenção, da educação e do preparo de toda a sociedade para responder de forma rápida e eficaz diante desse evento, reconhecendo que cada atuação faz a diferença no desfecho final do paciente.

## REFERÊNCIAS


1. Australian Resuscitation Council. ANZCOR Guideline 9.3.2 - Resuscitation in Drowning. 2021.
2. Bierens J, Bray J, Abelairas-Gomez C, Barcala-Furelos R, Beerman S, Claesson A, et al. A systematic review of interventions for resuscitation following drowning. Resusc Plus. 2023;14:100406.
3. DeNicola LK, Falk JL, Swanson ME, Gayle MO, Kissoon N. Submersion injuries in children and adults. Crit Care Clin. 1997;13(3):477-502.
4. Dyson K, Morgans A, Bray J, Matthews B, Smith K. Drowning-related out-of-hospital cardiac arrests: characteristics and outcomes. Resuscitation. 2013;84(8):1114-8.
5. Franklin RC. Treatment of the lung injury of drowning: a systematic review. Crit Care. 2021;25(1):253.
6. Gilbert M, Tipton M, James C, Gray C, Miles A. Delayed resuscitation after accidental hypothermia: a case report. Resuscitation. 2004;62(3):351-3.
7. International Liaison Committee on Resuscitation. Advanced Life Support Task Force. Drowning: Consensus on Science with Treatment Recommendations. Bruxelas: ILCOR; 2020.
8. Isoldi AM, Lacerda BB. Afogamento. In: Guimarães HP, Borges LAA, organizadores. Associação Brasileira de Medicina de Emergência. PROMEDE Programa de Atualização em Medicina de Emergência: Ciclo 7. Porto Alegre: Artmed Panamericana; 2024. p. 9-58. (Sistema de Educação Continuada a Distância, v. 3).
9. Panchal AR, Bartos JA, Cabañas JG, Donnino MW, Drennan IR, Hirsch KG, et al. Part 3: Adult Basic and Advanced Life Support: 2020 American Heart Association Guidelines for Cardiopulmonary Resuscitation and Emergency Cardiovascular Care. Circulation. 2020;142(16suppl2):S366-S468.
10. Salomez F, Vincent JL. Drowning: a review of epidemiology, pathophysiology, treatment and prevention. Resuscitation. 2004;63(3):261-8.
11. Soar J, Böttiger BW, Carli P, et al. European Resuscitation Council Guidelines 2021: Executive Summary. Resuscitation. 2021;162:1-80
12. Szpilman D. Near-drowning and drowning classification: a proposal to stratify mortality based on the analysis of 1,831 cases. Chest. 1997;112:660-5.
13. Szpilman D, Handley A. Positioning of the drowning victim. In: Bierens J, editor. Drowning. Berlim: Springer; 2014. p. 629-33.
14. Szpilman D, Soares M. In-water resuscitation–is it worthwhile? Resuscitation. 2004;63(1):25-31.
15. Thom O, Roberts K, Devine S, Leggat PA, Franklin RC. Treatment of the lung injury of drowning: a systematic review. Crit Care. 2021;25(1):253.
16. Wernicki P, Szpilman D. Immobilization and extraction of spinal injuries. In: Bierens J, editor. Drowning. Berlim: Springer; 2014. p. 621-28.
17. World Health Organization. Definition of drowning. Genebra: WHO; 2024. [acesso em setembro de 2025]. Disponível em: https://www.who.int/news-room/fact-sheets/detail/drowning
18. Yoshimura S, Kiguchi T, Nishioka N, Ikeda N, Takegawa M, Miyamae N, et al. Association of pre-hospital tracheal intubation with outcomes after out-of-hospital cardiac arrest by drowning comparing to supraglottic airway device: a nationwide propensity score-matched cohort study. Resuscitation. 2024;197:110129.
19. Youn CS, Choi SP, Yim HW, Park KN. Out-of-hospital cardiac arrest due to drowning: an Utstein Style report of 10 years of experience from St. Mary's Hospital. Resuscitation. 2009;80(7):778-83.

26

# Queimaduras

Rafael Garcia de Maria

## Pontos-Chave

- Os cuidados com a queimadura iniciam na cena e terminam no fim das complicações instituídas pelas lesões e perdas teciduais ou em sua completa recuperação.
- A segurança de cena deve ser sempre instituída em qualquer queimadura, independentemente do agente causador, o risco de choque elétrico, a contaminação química e a lesão térmica devem ser afastados para o atendimento inicial da vítima de forma segura.
- As queimaduras não se restringem à pele, elas são sistêmicas e podem causar disfunções multiorgânicas.
- A estratificação e a classificação da lesão são partes indispensáveis para a instituição da terapêutica de hidratação, ainda em cena ou durante o transporte para o centro de queimados.
- Apesar da gravidade das queimaduras serem dificilmente fatais a curto prazo, elas trazem grandes complicações, sequelas funcionais e longos períodos de recuperação.

## INTRODUÇÃO

As queimaduras são caracterizadas pela destruição dos tecidos subcutâneos ou de outros tecidos, resultante da transferência de energia de um local para outro, seja por contato direto ou indireto, causando uma resposta imune e fisiopatológica relacionada ao agente causador do dano. Entre os principais causadores de lesão estão o calor, o frio, a eletricidade, os produtos químicos, a radiação e a fricção por contato direto. O resultado dessa reação de defesa do organismo são lesões diretas ao tecido, assim como comprometimento e perda dele, podendo apresentar lesões de continuidade nas proximidades da área afetada. No atendimento pré-hospitalar as prioridades são:

- Interromper o processo de queimadura.
- Manejo precoce das vias aéreas (se indicado).

- Prevenir a hipotermia.
- Avaliar e tratar lesões associadas, principalmente traumas;
- Analgesia precoce.
- Reposição volêmica inicial guiada por protocolos.
- Classificar a gravidade e definir destino adequado.

## DEFINIÇÕES

Queimadura é toda lesão causada por agentes externos sobre o revestimento do corpo, podendo resultar desde danos teciduais superficiais até a perda de tecidos mais profundos, como órgãos e ossos. Quando se tratam de queimaduras térmicas, classicam-se as lesões:

- Zona de coagulação: área central, onde há necrose irreversível que determina a profundidade final da queimadura.
- Zona de estase: área adjacente com perfusão prejudicada vulnerável à progressão da lesão nas primeiras 24 a 48 horas.
- Zona de hiperemia: periferia, com vasodilatação e preservação tecidual onde em geral ocorre recuperação espontânea.

## DADOS EPIDEMIOLÓGICOS

No Brasil ocorrem aproximadamente um milhão de queimaduras por ano, segundo o Ministério da Saúde[1]. Elas provocaram quase 20 mil mortes entre 2015-2020 no país, mais da metade (53,3%) por queimaduras térmicas e 46,1% por queimaduras elétricas. Estima-se que as mortes no mundo anualmente se aproximam de 300 mil casos. Já no Brasil, cerca de 2.500 pessoas ao ano perdem a vida por queimaduras, sendo esse fator de óbito um importante marcador de custos devido ao tempo de hospitalização para o tratamento e longa fase de reabilitação. No primeiro trimestre de 2021, mais de 6 mil crianças e adolescentes foram internados no Sistema Único de Saúde (SUS) em razão de queimaduras, estando esta no quarto lugar de causa de óbito entre crianças no Brasil, de acordo com o Ministério da Saúde.

A fim de se aumentar a conscientização e as medidas de cuidados de prevenção, visto que 70% dos casos de queimaduras ocorrem em domicílio, instituiu-se a Lei n. 12.026/2009 (Dia Nacional de Luta Contra Queimaduras) com o objetivo de divulgar as medidas preventivas necessárias à redução da incidência de acidentes envolvendo queimados, data essa lembrada no dia 6 de junho.

## ETIOLOGIA

### Elétricas

A passagem de corrente elétrica pelos tecidos causa destruição de todo o trajeto de lesão por onde a corrente elétrica passou. As lesões de entrada e de saída somente representam uma pequena porção do tamanho da lesão da queimadura, podendo até mesmo essa permanecer íntegra enquanto órgãos e tecidos mais profundos sofrem veementemente com lesão térmica e destruição. Devido à dificuldade em estimar o tamanho da lesão em órgãos e tecidos internos, classifica-se sempre a queimadura elétrica como de alta gravidade, visto que o cuidado com a hidratação se dá pelo cálculo sobre a área queimada. Sendo assim, costuma-se ser mais agressivo na hidratação dos pacientes com queimaduras elétricas a fim de se evitar a complicação de injúria renal causada pela rabdomiólise. Em decorrência do risco de arritmias, o paciente deve permanecer monitorizado durante todo o transporte.

### Térmicas

O calor é a queimadura mais frequente, podendo ocorrer por contato direto de uma superfície ou por líquidos e vapores. A gravidade da lesão dependerá da superfície de tecido queimado e da profundidade atingida pela queimadura. Por exemplo, uma chama direta sobre o tecido provoca lesões mais profundas que as escaldaduras que costumam ser mais superficiais. O frio apresenta como mecanismo da lesão a cristalização da água direto na célula ou por mecanismo indireto de vasoconstrição e isquemia à lesão de perfusão tecidual.

### Químicas

São classificadas em agentes ácidos, básico e compostos orgânicos. O diferencial dessa classe é a progressão da lesão, uma vez que esses compostos apresentam absorção pelo tecido, e o processo de continuidade da lesão de queimadura se dá por um tempo de exposição maior. Os ácidos causam lesão necrótica de coagulação com preservação da estrutura arquitetônica do tecido. Em contrapartida, os álcalis provocam necrose por liquefação, perdendo a estrutura tecidual e formando uma massa liquefeita. Ainda, dependendo da composição, pode ter associação e reações específicas entre o tecido e o composto, podendo estar contraindicada até mesmo a lavagem local da lesão por causa do risco de piora da lesão por reações exotérmicas como em lesões por metais alcalinos (sódio, potássio, lítio, magnésio etc). Ácidos e bases comuns (ácido sulfúrico, nítrico e clorídrico, bem como soda cáustica) devem ser lavados imediatamente. Reações de controle de lesão química por conta de antídotos podem provocar mais lesão local por serem exotérmicas ou ainda apresentarem como composto final algum produto que se adere à lesão de queimadura local, impossibilitando a limpeza direta por adesão ao tecido lesionado.

### Radiação

A irradiação dos tecidos subcutâneos e profundos podem ser provenientes de fontes artificiais ou naturais. A radiação solar ou compostos radioativos podem provocar os mais diversos níveis de queimaduras com diversas aplicabilidades, desde causadora da lesão, terapêutica, estética e até mesmo como efeito colateral de tratamentos oncológicos.

## CLASSIFICAÇÕES (TABELA 1)

As lesões devem ser classificadas quanto à profundidade e quanto à área de superfície queimada a fim de se planejar o tratamento clínico, cirúrgico e estratificar o risco de óbito.

### Profundidade

#### Primeiro grau

Compromete a epiderme (camada superficial da pele).

Apresentação clínica: vermelhidão, ausência de bolhas, discreto inchaço local e presença de dor local.

#### Segundo grau

Abrange a epiderme e parte da derme (segunda camada da pele).

Apresentação clínica: presença de bolhas, presença de dor de alta intensidade.

#### Terceiro grau

Compromete todas as camadas da pele e os músculos, ocorrendo necrose da pele (morte do tecido).

TABELA 1 Classificação das queimaduras

| Profundidade | Camadas envolvidas | Aparência | Sintomas |
|---|---|---|---|
| Superficial (primeiro grau) | Epiderme | Hiperemia, seca | Dor |
| Superficial profunda (segundo grau) | Epiderme + derme (pilosa) | Bolhas íntegras ou rompidas, cor irregular, hiperemia, úmida | Dor ao contato e ao vento |
| Espessura completa (terceiro grau) | Epiderme + derme + subcutâneo | Seca, carbonizada, negra, cinza ou esbranquiçada, endurecida | Insensível |
| Superficial (quarto grau) | Epiderme + derme + subcutâneo + osso | Negra, carbonizada com exposição de tecidos profundos | Insensível |

Apresentação clínica: a pele fica enegrecida ou esbranquiçada, ausência de dor local no tecido queimado por destruição das terminações nervosas do tecido.

### Quarto grau

Compromete todas as camadas, incluindo os ossos.

## Extensão

A área a ser calculada deve levar em consideração somente as áreas de queimaduras de segundo e terceiro graus. A "regra dos dez" para o atendimento pré-hospitalar (APH) é a forma mais prática para se estimar a quantidade queimada apesar de ser imprecisa. Outros métodos mais exatos como o gráfico de Lund Browder e aplicativos de celulares com foto têm se mostrado como novas tendências para o futuro.

### Regra dos dez

Com o objetivo de facilitar a reposição volêmica no APH, arredonda-se o percentual queimado para a dezena mais próxima (p. ex., 37 para 40; 52 para 50) e então se multiplica por 10 para ter o volume em mL de cristaloide a ser infundido na primeira hora. A regra é usada para adultos entre 40-70 kg. Acima desse peso, para cada 10 kg adicionais, acrescenta-se 100 mL/h de volume infundido. Ao se transferir o cuidado do paciente para áreas hospitalares, outras regras podem ser continuadas assim como a estratégia de monitoramento de débito renal é usada para guiar a reposição volêmica necessária.

### "Regra dos nove"

Para cada segmento é atribuído o valor nove ou múltiplo dele (Figura 1).

### Regra da palma da mão

Estima-se que a palma da mão do indivíduo representa 1% de sua superfície corporal; fazendo assim, a quantidade de número de palmas de mão para estratificar a superfície corporal queimada (SCQ) (Figura 2).

### Estratificação do tamanho da queimadura

- Queimaduras leves: comprometem menos de 10% da superfície corporal total.
- Queimaduras moderadas: comprometem entre 10-20% da superfície corporal total.

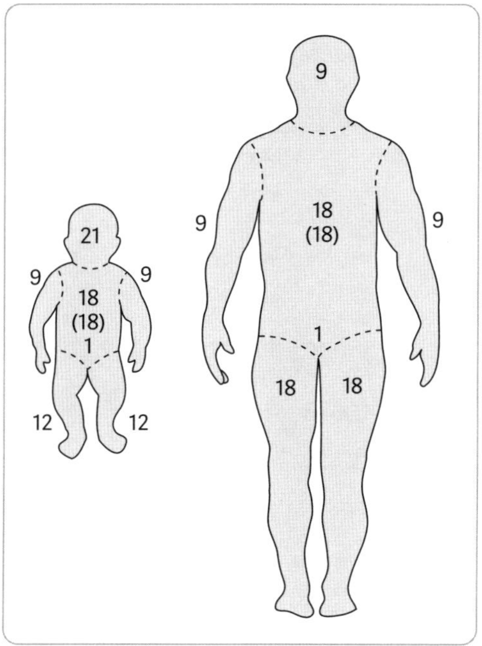


FIGURA 1 Regra dos nove em crianças e adultos.

Fonte: adaptada de Gomes et al., 1997[2].

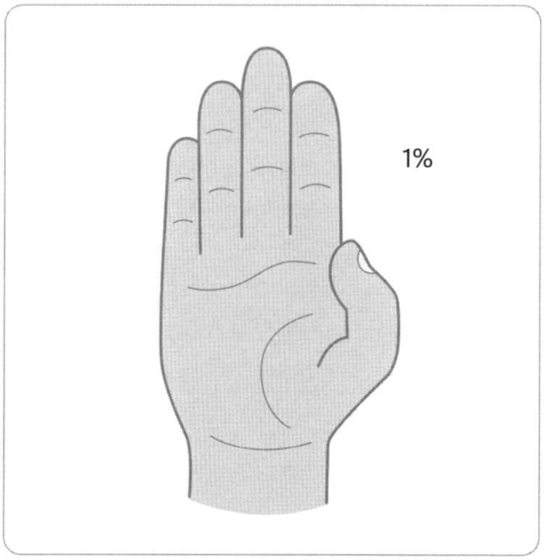


FIGURA 2 Regra da palma da mão.

Fonte: adaptada de American Burn Association, 2018[3].

- Queimaduras graves: comprometem mais de 20% da superfície corporal total. Além disso, queimaduras que atinjam as mãos, os pés, a face, os olhos, o pescoço ou o períneo, independentemente da profundidade ou da extensão, também são consideradas graves. Queimaduras elétricas são sempre classificadas como graves.

## Classificação do grande queimado

A American Burn Association define que o grande queimado apresenta pelo menos um dos itens a seguir:

- Mais do que 25% da SCQ entre 10-40 anos.
- Mais do que 20% da SCQ em < 10 anos ou > 40 anos.
- Mais do que 10% da SCQ de terceiro grau.
- Qualquer queimadura envolvendo olhos, ouvidos, face, mãos, pés ou períneo que resulte em comprometimento funcional.
- Queimaduras elétricas de alta voltagem.
- Queimaduras químicas.
- Toda queimadura complicada por trauma grave ou lesão por inalação.
- Todo queimado com comorbidade grave.

A *American Burn Association* também define os critérios para encaminhamento a um centro especializado em queimados que são:

- SCQ > 10% em crianças e > 20% em adultos.
- Queimaduras de 3º grau > 5%.
- Envolvimento de face, mãos, pés, períneo, genitália, articulações maiores.
- Lesões elétricas, químicas ou por radiação.

- Qualquer suspeita de lesão inalatória.
- Paciente com comorbidades relevantes.
- Paciente politraumatizado.

## TRATAMENTO E PROGNÓSTICO

Nas últimas décadas, a mortalidade dos grandes queimados tem diminuído devido à melhora no atendimento a esses pacientes, com manejo clínico e cirúrgico apropriados. Alguns fatores não modificáveis, como idade e comorbidades, ainda colocam esses pacientes como candidatos a mau prognóstico. A escala Índice Abreviado de Gravidade de Queimaduras (ABSI, do inglês *Abbreviated Burn Severity Index*) (Tabela 2) apresenta-se como um bom preditor de probabilidade de sobrevivência, levando-se em conta: sexo, idade, lesão inalatória, espessura da queimadura e porcentagem de SCQ, estimando a chance à vida.

Os cuidados com a queimadura se dividem em etapas e níveis de cuidados, desde o início do APH até a total recuperação.

TABELA 2 Índice Abreviado de Gravidade de Queimaduras (ABSI, do inglês *Abbreviated Burn Severity Index*)

| Parâmetros | Achados | Pontuação |
|---|---|---|
| Gênero | Masculino | 1 |
| | Feminino | 0 |
| Idade (anos) | 0-20 | 1 |
| | 21-40 | 2 |
| | 41-60 | 3 |
| | 61-80 | 4 |
| | 81-100 | 5 |
| Lesão inalatória | Presente | 1 |
| | Ausente | 0 |
| Lesão de espessura total | Presente | 1 |
| | Ausente | 0 |
| Superfície corporal acometida (%) | 1-10 | 1 |
| | 11-20 | 2 |
| | 21-30 | 3 |
| | 31-40 | 4 |
| | 41-50 | 5 |
| | 51-60 | 6 |
| | 61-70 | 7 |
| | 71-80 | 8 |
| | 81-90 | 9 |
| | 91-100 | 10 |
| **Interpretação** | | |
| **Pontuação da escala ABSI** | **Probabilidade de sobrevivência (%)** | |
| 2-3 | Acima de 99% | |
| 4-5 | 98% | |
| 6-7 | 80-90% | |
| 8-9 | 50-70% | |
| 10-11 | 20-40% | |
| 12 ou mais | Menos de 10% | |

### Retirada do agente causador da queimadura

É fundamental realizar a retirada do agente causador da queimadura para interromper o processo lesivo. Agentes de contato direto devem ser removidos, exceto em casos de exposição a certos produtos químicos ou quando estiverem aderidos ao tecido, impossibilitando sua remoção. A estratégia de resfriamento das lesões térmicas com o uso de água corrente e soro fisiológico (SF) gelado ajuda a interromper o processo de queimadura e a reduzir a dor do paciente. É importante relembrar que o resfriamento deve ser controlado, a fim de evitar um dos componentes da tríade (ou diamante) da morte: a hipotermia.

- As bolhas formadas nas queimaduras de segundo grau não devem ser rompidas, sendo preservadas até a sua ruptura.

## Manejo da via aérea no queimado

As queimaduras de via aérea representam por si só um preditor de aumento de mortalidade. A chance de óbito aumenta de 10-20% nos casos de queimaduras respiratórias.

A suspeita deve ser iniciada quando o paciente apresentar fuligem na região da narina ou da boca, assim como pele e fâneros queimados.

Pacientes que apresentam trauma associado podem dificultar a movimentação ou o distanciamento da fonte causadora da queimadura e devem ter alta suspeita de inalação de fumaça assim como lesão de via aérea.

O risco de comprometimento de via respiratória está associado ao edema de glote. Sinais como alteração no timbre da voz, rouquidão, sensação de edema em região cervical, estridor laríngeo, confusão mental, escarro com fuligem, tosse persistente e fuligem na região da boca são indicativos de alto risco de piora respiratória, exigindo atenção redobrada e planejamento para a intervenção. A via aérea indicada deve ser a definitiva, uma vez que, diante do risco de edema de glote, as vias supraglóticas tornam-se ineficazes para a manutenção da permeabilidade.

A oferta de oxigênio suplementar deve ser realizada mesmo na presença de oximetria normal quando houver suspeita de intoxicação por monóxido de carbono ou por cianeto (neste último caso, o paciente pode apresentar odor de amêndoas na cavidade oral), até que a via aérea seja devidamente assegurada. A hipóxia documentada deve ser sempre tratada imediatamente, visando saturação periférica de oxigênio ($SpO_2$) superior a 94% e pressão parcial de oxigênio ($PaO_2$) adequada na gasometria arterial.

Os pacientes que apresentarem suspeita de lesões supraglóticas devem ter a via aérea definida por intubação orotraqueal (IOT) o mais precocemente possível, visto que postergar o procedimento implica na impossibilidade da intubação, tornando necessária uma via aérea cirúrgica, como a cricotireoidostomia (por punção ou aberta, conforme a idade e as contraindicações). É importante lembrar que o risco de edema de glote por lesão direta ou por hiper-hidratação encontra-se dentro das primeiras 36 horas da queimadura, sendo o monitoramento do quadro clínico fundamental para um desfecho favorável.

A estratégia da intubação deve priorizar o pilar da hemodinâmica, mas podendo ser uma estratégia avançada no controle da dor. A preparação de "sequência rápida ou assistida por drogas como nova definição" deve ser sequenciada com segurança e planejamento. A escolha das drogas deve prevenir hipotensão e causar analgesia adequada. Sugere-se cetamina (1,5 mg/kg), propofol (1,5 mg/kg) devido aos efeitos broncodilatadores. Doses mais baixas de cetamina (0,3-0,5 mg/kg) podem ser usadas com efeito analgésico ou até para estratégia de intubação acordado. Bloqueadores neuromusculares despolarizantes podem ser usados no atendimento inicial do queimado, restringindo-se até o terceiro ao quinto dia do início do quadro por risco de hipercalemia grave. Eles facilitam o processo de intubação em uso na dose de 1,5 mg/kg.

## Reposição hídrica

Está indicada para crianças com queimaduras acima de 10% da SCQ e para adultos com mais de 20% da SCQ.

Soluções salinas apresentam a mesma evidência para a reposição, tanto o SF ou

Ringer lactato podem ser usados sem diferenças de evidências.

É fundamental lembrar que todo queimado perde a cobertura dos tecidos, elevando ainda mais o risco de hipotermia; sendo assim, a infusão de soluções, quando indicada em seu volume adequado, deve ser aquecida a 39°C para se evitar hipotermia.

As fórmulas de reposição mais utilizadas atualmente são: Parkeland e Brooke modificado.

- Parkeland: 4 mL × % SCQ × peso (kg).
- Brooke modificado: 2 mL × % SCQ × peso (kg).

O volume total infundido deve ser dividido pela metade, sendo a primeira metade infundida nas primeiras 8 horas e o restante nas próximas 16 horas.

Atenção para a hiper-hidratação *fluid creep*, processo esse que se dá por excesso de hidratação mesmo sob o uso das fórmulas indicadas, onde o paciente pode apresentar edema de tecidos, síndromes compartimentais ou aprofundamento das queimaduras. É de suma importância no APH a informação da hidratação realizada ao se transferir o queimado, a fim de evitar uma das principais causas de aumento de mortalidade que é a ressuscitação volêmica inadequada.

## Analgesia

Deve fazer parte obrigatoriamente dos cuidados, podendo ser baseada na Escala Visual Analógica (EVA) de Dor.

Os opioides são as drogas de escolha para as dores intensas, devendo ser atualizadas de forma endovenosa em poucas diluições a fim de serem eficazes e de imediata ação fisiológica.

Os anti-inflamatórios não esteroides (AINES) devem ser individualizados sob o risco de lesão renal, assim como o aparecimento de úlceras de estresse.

Os benzodiazepínicos podem ser usados a fim de controle ansiolítico do queimado, mas sem efeito analgésico presente.

## Outras considerações relevantes

Não há indicação sobre o uso de antibióticos profiláticos em pacientes queimados, visto não haver evidências da não infecção após a quebra da barreira imunológica pela perda tecidual de proteção. O uso deve-se ater a sinais clínicos infeciosos e ser guiado por culturas.

Os antibióticos tópicos estão indicados em pacientes grandes queimados, sendo a sufadiazina de prata 1% o agente mais utilizado. É importante ressaltar suas

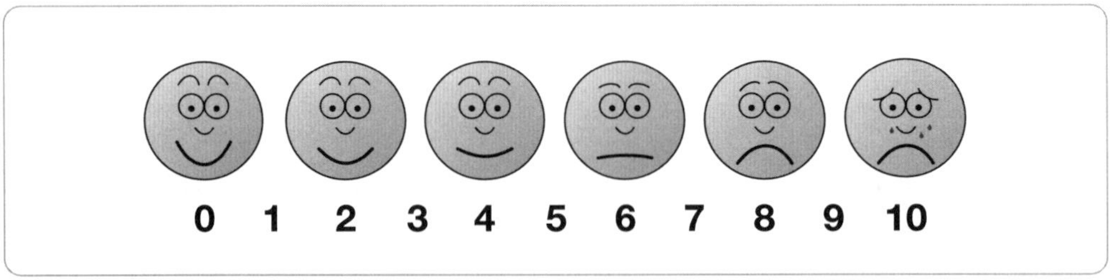


FIGURA 3 Escala visual analógica (EVA).

contraindicações em gestantes, lactantes e menores de 2 meses. Seu uso deve ser iniciado no ambiente hospitalar, visto que esses pacientes frequentemente necessitam de desbridamento de resíduos aderidos à pele ou de tecidos desvitalizados. No APH, sua utilização deve ser avaliada caso a caso. A tradicional compressa estéril, utilizada para cobertura de tecidos desvitalizados, desempenha papel fundamental no cuidado pré-hospitalar.

Apesar do monitoramento do débito renal ser uma estratégia para o acompanhamento do cuidado do queimado, a sondagem de demora no APH deve ser muito individualizada, visto as prioridades do atendimento e distância entre os cuidados hospitalares. É fundamental lembrarmos que os riscos infecciosos de contaminação em procedimentos invasivos dentro de viaturas de resgaste são aumentados em comparação a ambientes controlados; logo, deve-se individualizar as indicações e seguir os preceitos das prioridades do atendimento objetivado.

Em situação de queimaduras circunferenciais, dificuldades ventilatórias podem surgir devido à retração da pele sobre a caixa torácica impedindo a mecânica ventilatória por restrição; logo, pode ser necessária a realização de escarotomia em região torácica a fim de liberar a restrição do movimento para melhora da expansibilidade da caixa torácica (Figura 4).

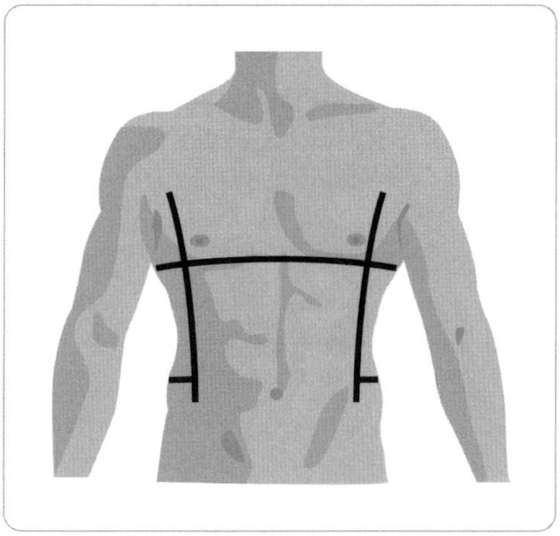

FIGURA 4 Locais incisionais de escarotomia torácica.

Fonte: adaptada de Lima Jr et al., 2008[4]

## REFERÊNCIAS

1. Brasil. Ministério da Saúde. Secretaria de Atenção à Saúde. Departamento de Atenção Especializada. Cartilha para tratamento de emergência das queimaduras. Série F. Comunicação e Educação em Saúde. Brasília: Ministério da Saúde; 2012.
2. Gomes DR, Serra MC, Pellon MA. Tratado de queimaduras: um guia prático. São José: Revinter; 1997.
3. American Burn Association. Care Research Prevention Rehabilitation Teaching. Advanced Burn Life Support Course. Provider Manual 2018 Update. Chicago, IL: American Burn Association; 2018.
4. Lima Jr EM, Novaes FN, Piccolo NS, Serra MCVF. Tratado de queimaduras no paciente agudo, 2.ed. Rio de Janeiro: Atheneu; 2008.
5. Favarato MHS, Saad R, Ivanovic LF, Jorge MCP, Oliveira JC, Santos VG, et al. Manual do residente de clínica médica, 3ed. Barueri: Manole; 2023.
6. Maia IWA, Amoroso D, Brandão Neto RA, Alencar JCG (eds.). Manual de via aérea na emergência. Barueri: Manole; 2023.
7. Maia IWA, Benincá VM, Schubert DUC, Cunha VP, Lunardi MC, Guimarães HP (eds.). Tratado de medicina de emergência ABRAMEDE. Barueri: Manole; 2024.
8. National Association of Emergency Medical Technicians (NAEMT). PHTLS: Prehospital Trauma Life Support, 10ed. Massachusetts: Jones & Bartlett Learning; 2023.

27

# Hipotermia e hipertermia

Tibor Ferenc Raminelli Nagy

> **Pontos-Chave**
>
> - A manutenção da temperatura corporal adequada é crucial para a sobrevivência em emergências pré-hospitalares.
> - Ganho e perda de calor ocorrem por condução, convecção, radiação e evaporação.
> - Hipotermia é definida por temperatura corporal < 35°C.
> - Hipertermia é definida por temperatura corporal anormalmente elevada que excede a capacidade de dissipação de calor.
> - Importância de educação contínua com treinamento em reconhecimento precoce e comunicação eficaz na equipe pré-hospitalar.

## INTRODUÇÃO

A regulação da temperatura corporal é um pilar fundamental da Medicina com um papel crítico na sobrevivência. A capacidade de manter ou restaurar a termorregulação adequada do paciente pode significar a diferença entre vida e morte. A termorregulação é um processo fisiológico responsável por manter a temperatura corporal dentro de limites que permitem o funcionamento metabólico. O corpo humano utiliza diversos mecanismos para regular sua temperatura, incluindo a produção de calor através do metabolismo e a dissipação de calor por meio da pele e respiração. Entretanto, situações comuns no ambiente pré-hospitalar, como exposição ambiental, trauma, doenças agudas, imersão e esforço físico intenso podem comprometer rapidamente esse equilíbrio e precipitar distúrbios térmicos graves. Em condições de hipotermia ou hipertermia, esses mecanismos podem falhar ou se tornar insuficientes. O dever da medicina pré-hospitalar inclui o rápido reconhecimento de problemas com a termorregulação e usar intervenções para poder ajudar o paciente.

O ganho e a perda de calor no corpo humano podem ocorrer através de quatro processos principais: condução, convecção, radiação e evaporação. Cada um desses processos pode ser influenciado por fatores ambientais e pela condição clínica do paciente. Isso requer uma vigilância constante e intervenções adaptativas no ambiente pré-hospitalar.

Os desafios de manter a termorregulação em ambientes pré-hospitalares são amplificados por vários fatores. A exposição a condições ambientais extremas, como calor intenso ou frio congelante, pode alterar rapidamente a temperatura corporal. Além disso, atrasos no transporte para cuidados definitivos podem prolongar a exposição a essas condições adversas. Os recursos limitados em termos de equipamentos e pessoal também podem dificultar a implementação de medidas eficazes de regulação térmica.

Esta seção introduzirá conceitos sobre a regulação térmica e abordará as estratégias essenciais para enfrentar os desafios associados à termorregulação na medicina pré-hospitalar.

## HIPOTERMIA

A hipotermia é uma condição caracterizada pela queda da temperatura corporal central para < 35°C e pode ser classificada como:

- Primária (acidental): causada por exposição ambiental.
- Secundária: associada a trauma, sepse, hipoglicemia, intoxicações, endocrinopatias, afogamento, queimaduras, ou uso de álcool e drogas.

Também pode ser classificada por sua gravidade, conforme descrito na Tabela 1.

Hipotermia com severidade leve é definida com a temperatura entre 32°C e 35°C, em que o indivíduo pode apresentar tremores, palidez e fadiga, porém mantendo a capacidade de geração autônoma de calor. Hipotermia moderada é definida com a temperatura entre 28°C e 32°C, podendo se apresentar com tremores, com possíveis alteração mental e risco de arritmias cardíacas. Hipotermia severa é definida com a temperatura corporal inferior a 28°C, o que leva a uma alta probabilidade de parada cardíaca, rigidez muscular e inconsciência.

Além disso, a hipotermia é diferenciada pela sua etiologia em hipotermia acidental ou induzida. Hipotermia acidental é resultado de exposição ao frio sem proteção suficiente, como em casos de desastres naturais ou acidentes. O termo "hipotermia induzida" é utilizado em ambientes médicos para procedimentos cirúrgicos que requerem proteção cerebral ou de outros órgãos.

TABELA 1 Classificação da hipotermia

| | |
|---|---|
| Grau 1 (leve) | Consciência normal e com tremores (35-32°C) |
| Grau 2 (moderada) | Consciência alterada e sem tremores (32-28°C) |
| Grau 3 (grave) | Inconsciente (28-24°C) |
| Grau 4 (profunda) | Morte aparente (24-13,7°C) |
| Grau 5 (profunda) | Morte devido a hipotermia reversível (< 13,7°C) |

### Fisiopatologia

A hipotermia resulta predominantemente de mecanismos de perda de calor.

Esta perda de calor pode ocorrer pelos seguintes mecanismos:

- Condução: contato com superfícies frias (asfalto molhado, metal, lama, p. ex.).
- Convecção: vento forte, remoção de roupas molhadas, helicópteros com portas abertas.

- Radiação: perda contínua para o ambiente mais frio.
- Evaporação: por meio do suor e contato com roupas úmidas.

Diversas alterações fisiológicas e metabólicas podem ocorrer causadas pela hipotermia, entre elas:

- Fenômeno de *afterdrop*: piora da hipotermia central após início do reaquecimento, causada pelo retorno de sangue periférico frio.
- Diurese fria: aumenta risco de desidratação.
- Coagulopatia induzida pelo frio: parte da "tríade da morte" no trauma (acidose-coagulopatia-hipotermia).
- Alterações no metabolismo de fármacos: redução do metabolismo hepático e da ação de drogas.
- Instabilidade elétrica: aumento exponencial do risco de FV/TV à medida que a temperatura cai.

## Reconhecimento e avaliação pré-hospitalar

No campo pré-hospitalar, o reconhecimento da hipotermia envolve a observação de sinais clínicos. Tremores, alteração do nível de consciência, sinais visíveis no eletrocardiograma como ondas de Osborne (onda J), lentificação pupilar, e bradicardia são alguns. É muito importante levar em consideração o método de avaliação da temperatura corporal: idealmente, por medição retal, que seria a mais correta. Termômetros timpânicos podem ser ineficazes em temperaturas muito baixas, e as temperaturas oral ou axilar também podem ser usadas, embora sejam menos eficazes.

## Manejo no campo

O manejo pré-hospitalar da hipotermia deve focar inicialmente em interromper a perda de calor removendo roupas molhadas e minimizando a exposição do paciente, também objetivando o reaquecimento mais rápido o possível. Em casos graves, deve-se minimizar a movimentação do paciente pelo risco de arritmias.

A escolha da estratégia de reaquecimento deve levar em conta o grau de hipotermia do paciente:

- Leve: reaquecimento passivo com cobertores e aquecimento do ambiente.
- Moderada e severa: estratégias de reaquecimento ativo associados a critaloides endovenosos aquecidos entre 38 e 42°C.

O reaquecimento passivo começa com isolamento com cobertores térmicos para estimular a produção de calor pelo próprio corpo do paciente. O reaquecimento ativo emprega dispositivos como o Bair Hugger ou a administração de líquidos intravenosos aquecidos. Em casos de hipotermia severa, pode-se considerar o uso de oxigenação por membrana extracorpórea (ECMO) como suporte avançado, ainda que a intervenção tenha acesso limitado no ambiente pré-hospitalar, com poucos hospitais com a capacidade de ECMO. A decisão entre iniciar reaquecimento no local e transportar imediatamente para uma instalação adequada depende da gravidade e dos recursos disponíveis da equipe pré-hospitalar.

A parada cardíaca induzida por hipotermia é uma condição rara e crítica, que requer um protocolo de ressuscitação específico. Pacientes com achados de pupilas fixas e dilatadas, rigor mortis aparente ou livedo reticularis não contraindicam a ressuscitação. Em ambientes pré-hospitalares, o foco deve estar na reanimação prolongada e na proteção do cérebro, evitando intervenções agressivas de reaquecimento até que o paciente possa ser tratado em um centro especializado. Deve-se considerar a reanimação prolongada até temperaturas > 32°C, haja vista que a desfibrilação pode ser ineficaz em pacientes com temperatura < 30°C. Com relação às drogas utilizadas durante a reanimação, deve-se considerar utilizar tempos dobrados para administração delas, por exemplo. O manejo da via aérea e a ventilação devem ser ajustados para refletir a reduzida necessidade metabólica, e medicamentos intravenosos devem ser administrados com precaução, pois a circulação periférica diminuída pode retardar a absorção.

## HIPERTERMIA

A hipertermia ocorre quando a temperatura corporal de um paciente excede a capacidade do corpo de promover a perda de calor. Isso resulta em uma temperatura corporal anormalmente alta. A condição pode ser classificada em várias formas, incluindo câimbras por calor, exaustão pelo calor e insolação. Câimbras por calor se definem como espasmos musculares dolorosos que ocorrem durante ou após exercícios intensos em ambientes quentes. Já a exaustão pelo calor resulta da desidratação e distúrbio hidroeletrolítico devido ao suor excessivo, podendo levar ao colapso térmico do paciente. A forma mais grave de hipertermia, chamada insolação ou *heat stroke*, acontece quando o corpo perde a capacidade de regular sua temperatura, resultando em uma emergência médica caracterizada em geral pela temperatura corporal > 40°C associada à disfunção neurológica.

A insolação pode ser subdividida em insolação clássica ou por esforço. A insolação clássica é comumente associada a ondas de calor e a ambientes extremamente quentes e úmidos, afetando principalmente idosos e crianças. A insolação por esforço afeta atletas e trabalhadores manuais devido à atividade física intensa, a qual provoca o aumento da temperatura corporal e ocorre em evolução rápida.

### Fisiopatologia

Os mecanismos de resfriamento do corpo incluem evaporação do suor, condução, convecção e radiação, definidos na sessão de fisiopatologia da hipotermia. No entanto, falhas nesses sistemas podem ocorrer por condições ambientais extremas ou esforço físico excessivo.

As principais complicações graves da hipertermia são:

- Desidratação.
- Choque por vasodilatação periférica intensa e hipovolemia.
- Rabdomiólise.
- CIVD.
- Lesão hepática e renal.
- Disfunção neurológica.
- PCR e morte.

A falência múltipla de órgãos pode acontecer se o tratamento não for administrado prontamente a pacientes hipertérmicos.

### Reconhecimento e avaliação pré-hospitalar

O reconhecimento precoce da hipertermia é importante para a implementação de intervenções terapêuticas eficazes no ambiente pré-hospitalar. Os profissionais de saúde devem estar atentos aos principais sinais clínicos que indicam uma possível insolação ou outras formas de distúrbios relacionados ao calor.

O profissional de saúde no ambiente pré-hospitalar deve usar todas as ferramentas disponíveis para fazer uma avaliação imediata, que inclui a medição da temperatura central, quando possível, e a observação cuidadosa dos sinais vitais e sintomas. Essa avaliação cuidadosa permitirá não apenas a identificação precisa da condição térmica do paciente, mas também a implementação de estratégias de resfriamento direcionadas e a administração adequada de fluidos e suporte vital.

### Manejo no campo

O manejo da hipertermia no pré-hospitalar deve ser focado em prevenir a progressão para estados mais graves, e iniciar o resfriamento tão logo quanto possível, atingindo uma temperatura corporal < 39°C em até 30 minutos, evitando resfriamento excessivo com temperaturas < 38°C em decorrência do risco de tremores e piora do quadro de hipertermia. A aplicação de pacotes de gelo nas axilas, na região inguinal e ao redor do pescoço pode ajudar a reduzir rapidamente a temperatura corporal. O resfriamento evaporativo pode ser feito borrifando água sobre o corpo e usando ventilação para aumentar a evaporação. Essa é uma técnica eficiente, especialmente quando a imersão em água fria não é viável (método mais eficaz quando disponível).

É importante destacar que o uso de antitérmicos, como paracetamol ou ibuprofeno, é ineficaz no tratamento da hipertermia causada por exposição ao calor ou esforço físico, pois esses medicamentos não agem sobre os mecanismos fisiológicos alterados nessas condições. A reposição volêmica adequada é essencial, e deve ser agressiva nos casos de sinais sugestivos de choque, mas a sobrecarga de fluidos pode levar a complicações, como edema pulmonar em pacientes com função cardíaca comprometida se não feita com cuidado. Por isso, recomenda-se a reposição oral se o paciente não estiver alterado.

Outro aspecto crítico no manejo pré-hospitalar é a avaliação da necessidade de intubação orotraqueal (IOT). Essa intervenção pode ser necessária em casos de disfunção significativa do SNC, que compromete a via aérea do paciente, ou quando o estado de consciência é gravemente alterado. A decisão de intubar deve ser tomada com base na capacidade do paciente de manter as vias aéreas seguras e na possibilidade de deterioração durante o transporte.

Por fim, as considerações para o transporte devem incluir a manutenção da temperatura corporal dentro de um intervalo seguro para evitar reaquecimento, que pode ocorrer rápida e inadvertidamente. O ambiente no veículo de transporte deve ser controlado para suportar as medidas de resfriamento iniciadas, com o objetivo de alcançar e manter uma temperatura-alvo definida por protocolo pré-hospitalar até a chegada ao hospital.

## POPULAÇÕES ESPECIAIS

O manejo da hipertermia ou hipotermia em pacientes pediátricos e geriátricos, assim como em contextos táticos ou de áreas remotas, requer considerações adicionais devido às vulnerabilidades e condições específicas de cada grupo. A Tabela 2 mostra um resumo das duas populações mais vulneráveis por faixa etária.

Em pacientes pediátricos, o sistema de termorregulação ainda está em desenvolvimento, o que os torna particularmente suscetíveis às variações extremas de temperatura. Além disso, crianças têm maior superfície corporal em relação ao peso corporal, o que pode aumentar a perda de calor em ambientes frios e o ganho de calor em ambientes quentes. Os profissionais de saúde devem ser extremamente cautelosos com a velocidade e o método de resfriamento ou aquecimento.

Pacientes geriátricos, por outro lado, muitas vezes apresentam diminuição na capacidade de perceber temperaturas extremas e podem ter respostas fisiológicas atenuadas ao calor e ao frio devido a comorbidades e ao uso de medicamentos múltiplos. O reconhecimento precoce de sinais de hipertermia ou hipotermia pode ser mais desafiador nesse grupo, exigindo uma vigilância rigorosa e um manejo cuidadoso para evitar complicações.

TABELA 2 Vulnerabilidades térmicas por faixa etária

| População | Características de risco térmico |
|---|---|
| Pediátrica | Alta área de superfície corporal, termorregulação imatura |
| Geriátrica | Resposta fisiológica atenuada, percepção reduzida do calor/frio |

Operações táticas e militares, assim como a Medicina em áreas remotas, enfrentam desafios únicos no manejo da hipertermia devido à falta de recursos imediatos e às condições ambientais extremas. Em tais cenários, a prevenção é crucial, incluindo a adequação do vestuário, a aclimatação ao ambiente e a monitorização rigorosa das condições de saúde dos membros da equipe. Quando ocorre hipertermia, o resfriamento deve ser iniciado rapidamente, empregando recursos disponíveis, como água de rios ou mares para resfriamento evaporativo, e o transporte para um centro médico deve ser organizado o mais rapidamente possível. A mesma coisa deve ocorrer se a hipotermia é identificada em tais ambientes, com foco no rápido aquecimento com intervenções disponíveis.

## CONSIDERAÇÕES FINAIS

O manejo eficaz das condições térmicas, tanto hipotermia quanto hipertermia, no ambiente pré-hospitalar é crucial para o prognóstico do paciente. As intervenções necessárias para lidar com essas emergências mostra a importância de uma resposta rápida e fundamentada em evidências da literatura médica e pré-hospitalar. Uma síntese das principais características da hipotermia e da hipertermia está demonstrada na Tabela 3.

TABELA 3 Comparativo de hipotermia *versus* hipertermia no pré-hospitalar

| Aspecto | Hipotermia | Hipertermia |
|---|---|---|
| Temperatura | < 35°C | > 40°C (grave) |
| Sinais comuns | Tremores, bradicardia | Pele seca/quente, confusão mental |
| Tratamento chave | Reaquecimento passivo ou ativo | Resfriamento evaporativo e volêmico |
| Erro comum | Reaquecimento rápido demais | Uso de antitérmicos ineficaz |

Para hipotermia, as intervenções incluem o isolamento térmico do paciente para minimizar a perda de calor, o aquecimento passivo e, em casos graves, o aquecimento ativo. É fundamental proteger o paciente do frio externo, utilizando cobertores, roupas secas e, se disponível, técnicas de aquecimento especializadas como ar aquecido forçado. Um dos erros comuns no manejo da hipotermia é o reaquecimento muito rápido, que pode levar a complicações como arritmias cardíacas. Outro erro é não avaliar adequadamente a gravidade da hipotermia, especialmente em ambientes caóticos.

Em casos de hipertermia, a prioridade é a redução rápida da temperatura corporal. Estratégias eficazes incluem o resfriamento evaporativo, a aplicação de pacotes de gelo em locais estratégicos como axilas e virilhas e, quando viável, a imersão em água fria. A monitorização contínua dos sinais vitais e das funções orgânicas é essencial para guiar o tratamento e prevenir complicações. O uso inapropriado de antipiréticos como paracetamol ou ibuprofeno é um equívoco frequente porque esses medicamentos não são eficazes contra a hipertermia induzida pelo calor e podem desviar a atenção de intervenções mais eficazes.

As lições práticas incluem a importância de uma avaliação cautelosa do ambiente e da condição do paciente para escolher a intervenção mais adequada. A educação contínua e o treinamento em reconhecimento rápido são fundamentais para todos os profissionais de saúde envolvidos no atendimento pré-hospitalar. Além disso, a colaboração e a comunicação eficazes dentro da equipe de emergência são essenciais para garantir que as intervenções sejam aplicadas de forma eficiente e segura.

## REFERÊNCIAS


1. Epstein Y, Yanovich R. Heatstroke. N Engl J Med. 2019;380(25):2449-59.
2. Freeman S, Deakin CD, Nelson MJ, Bootland D. Managing accidental hypothermia: a UK-wide survey of prehospital and search and rescue providers. Emerg Med J. 2018;35(11):652-6.
3. Golin V, Sprovieri SRS, Bedrikow R, Pereira AC, Melhado VER, Salles MJC, et al. Hipotermia acidental em um país tropical. Rev Assoc Med Bras. 2003;49(3):286-92.
4. Haverkamp FJC, Giesbrecht GG, Tan ECTH. The prehospital management of hypothermia – an up-to-date overview. Injury. 2018;49(2):149-64.
5. Kravchenko J, Abernethy AP, Fawzy M, Lyerly HK. Minimization of heatwave morbidity and mortality. Am J Prev Med. 2013;44(3):274-82.
6. Leon LR, Bouchama A. Heat stroke. Compr Physiol. 2015;5(2):611-47.
7. Póvoa R, Arroyo JB, Ferreira C, Kasinski N, Póvoa EF, Orlando JMC, et al. Alterações eletrocardiográficas na hipotermia acidental. Arq Bras Cardiol. 1992; 58(1):11-4.
8. Rathjen NA, Shahbodaghi SD, Brown JA. Hypothermia and cold weather injuries. Am Fam Physician. 2019;100(11):680-6.
9. Sorensen C, Hess J. Treatment and prevention of heat-related illness. N Engl J Med. 2022;387(15):1404-13.
10. Souza MV, Damião EBC, Buchhorn SMM, Rossato LM. Non-pharmacological fever and hyperthermia management in children: an integrative review. Acta Paul Enferm. 2021;34:eAPE00743.
11. Viveiros JP, Meyer F, Kruel LFM. Imersão em água fria para o manejo da hipertermia severa. Rev Bras Med Esporte. 2009;15(4):306-10.
12. Benincá V. Schubert D, Gaspar PL, Cunha KA, Roepke RML, et al. Posicionamento da Associação Brasileira de Medicina de Emergência (ABRAMEDE) e da Associação de Medicina Intensiva Brasileira (AMIB) sobre hipotermia acidental; 2024.

28

# Busca e resgate em estruturas colapsadas

Guilherme Sendtko Resener

## Pontos-Chave

- O atendimento em estruturas colapsadas exige preparo técnico, físico e psicológico das equipes de resgate e saúde. Esses cenários impõem condições extremas, com risco elevado para vítimas e socorristas, tornando o treinamento integrado entre profissionais de saúde e equipes de resgate essencial. A coordenação eficaz e o uso de linguagem técnica comum aumentam a segurança e a eficiência das operações.
- Durante o resgate e atendimento inicial, o protocolo XABCDE deve ser adaptado às limitações do ambiente.
- O controle de sangramento, a manutenção da via aérea e o manejo respiratório e circulatório precisam ser realizados com recursos limitados e em espaços confinados.
- Decisões sobre o uso de oxigênio, drogas e dispositivos de ventilação devem equilibrar riscos e benefícios, considerando restrições de energia, suprimentos e segurança.
- Situações críticas como síndrome compartimental e amputações de emergência exigem decisões rápidas e coordenadas. A retirada de cargas sobre vítimas deve ser acompanhada por reposição volêmica adequada e monitorização contínua, para evitar complicações graves como hipercalemia e choque.
- O sucesso das operações depende da cooperação entre equipes, planejamento prévio e da priorização da vida, mesmo diante de cenários caóticos e de recursos escassos.

## INTRODUÇÃO

Segurança de cena e atendimento integrado com outras unidades são rotinas dos serviços de atendimento pré-hospitalar, mas nos cenários de estruturas colapsadas esses princípios são levados ao limite.

Antes de começarmos a discussão técnica sobre o atendimento nesse tipo de cenário, vale lembrar a máxima popular "muito ajuda quem não atrapalha". Cenários de estruturas colapsadas são extremamente exigentes em questão técnica, física e mental e trazem uma série de riscos inerentes ao tipo de operação, por isso uma equipe despreparada pode trazer mais riscos do que benefícios para os pacientes, além do risco para a própria equipe, por isso queremos enfatizar a necessidade de treinamentos e formação prévia da equipe de saúde com a equipe de resgate técnico, para que ambas saibam as capacidades e limitações dos seus pares; e que consigam falar a mesma língua durante o atendimento, aumentando a segurança.

Estruturas colapsadas podem acontecer basicamente em dois tipos de cenários: uma estrutura isolada, que cedeu por algum motivo, como já visto diversas vezes em nosso país, ou em cenários de desastres, como em terremotos e deslizamentos. Uma grande diferença nesses cenários é a logística do sistema de resposta e de saúde, além dos serviços básicos, como água e luz, que podem estar comprometidos. A equipe de saúde deve levar em consideração a disponibilidade de recursos, como reposição de drogas, gases medicinais, insumos e até mesmo a possibilidade de recarga de equipamentos operados com bateria, durante o atendimento aos pacientes.

Após o colapso de uma estrutura, antes do atendimento às vítimas, é preciso encontrá-las. A equipe de saúde pode ser útil nesse momento também, mas deve saber como se comportar nos escombros, em especial como fazer a sinalização de possíveis vítimas e quando ficar em silêncio durante as buscas.

Uma vez que uma vítima viva ou potencialmente viva tenha sido encontrada, é iniciado o processo de resgate. Ao se garantir o acesso à vítima, pode haver dois cenários: no primeiro, a vítima é facilmente retirada dos escombros, inclusive podendo sair sozinha, e o atendimento médico se dá em uma área com maior segurança. No segundo cenário, a vítima pode ainda estar presa pelos escombros, sendo necessários mais passos para seu resgate, mas o acesso já está estabelecido e o atendimento médico se inicia no local, paralelamente aos esforços para a liberação da vítima – e o foco é nesse cenário.

## ATENDIMENTO INICIAL

O atendimento do paciente traumatizado segue os mesmos princípios, independentemente do local onde o paciente se encontra, utilizando o mnemônico XABCDE. Porém, no cenário de estruturas colapsadas, temos desafios e particularidades que exigem adaptações na abordagem.

### X – Exsanguinação

Caso seja identificada uma lesão com sangramento intenso, a sua contenção deve ser feita. Torniquetes podem ser aplicados, porém não há recomendação para a aplicação profilática, caso não seja visto o sangramento. Se por um lado em outros cenários de atendimento pré-hospitalar tendemos a ser mais liberais na utilização de torniquetes, aqui temos de ser mais judiciosos, visto que o atendimento pode levar horas a dias até que a vítima seja retirada dos escombros, e a aplicação indevida do torniquete pode parar o fluxo arterial que garantia uma perfusão mínima do membro, piorando a isquemia e síndrome compartimental.

Aqui, também é importante salientar que o controle de sangramento deve ser realizado em todos os sangramentos ativos, pois um sangramento pequeno durante um tempo longo pode levar a perdas consideráveis de volume. Outro desafio aqui é o acesso, sendo possível ver o sangramento e não ter espaço para fazer a sua contenção.

## A – Via aérea

Geralmente, a abordagem da via aérea segue os mesmos princípios dos demais cenários, sendo fundamental a manutenção da patência desta. Porém, a sua abordagem, em especial com vias aéreas avançadas, traz uma série de fatores a serem pensados.

Durante o resgate, é gerada grande quantidade de poeira, e uma maneira simples de auxiliar a proteção da via aérea do paciente é a utilização de máscaras, preferencialmente tipo N95/FFP2.

O espaço confinado é um grande fator limitante. A utilização de dispositivos extraglóticos pode ser uma opção, mas, em ambos os casos, caso se opte pelo uso, a sua fixação é de suma importância, pela grande chance de deslocamento durante o resgate da vítima.

Ainda sobre a abordagem da via aérea, há mais um desafio importante, que é a utilização de drogas. Para a administração destas, é necessário ter um acesso venoso estabelecido, o que pode ser impossibilitado pelo local onde a vítima está. Uma vez abordada a via aérea, deve-se manter a sedoanalgesia dos pacientes, e novamente temos de pensar no contexto no qual estamos, uma vez que a utilização de bombas de infusão e ventiladores mecânicos em geral depende de fornecimento de energia ou é limitada pela duração da bateria.

O terceiro desafio, aqui, é a utilização de oxigênio, tanto pelo consumo e disponibilidade de cilindros, como também pelo risco. Ambientes ricos em oxigênio têm maior risco de combustão, e as manobras de resgates, com equipamentos mecânicos ou com a utilização de formão e martelo, podem gerar fagulhas. A utilização de oxigênio em um espaço confinado é uma decisão que deve ser compartilhada pela equipe médica e equipe de resgate, pesando os riscos e benefícios.

## B – Ventilação

A avaliação respiratória pode estar comprometida, e novamente o espaço e acesso ao paciente podem impossibilitar a ausculta ou ultrassonografia. Ferimentos soprantes podem receber selos de tórax ou curativos de 3 pontas, porém a abordagem do pneumotórax fechado, simples ou hipertensivo, é mais complexa. A descompressão por agulha é uma medida temporizadora, mas o tratamento definitivo, a drenagem torácica, é um procedimento muito mais invasivo, que, além de exigir mais espaço, demanda um ambiente mais limpo. Novamente a tomada de decisão de maneira conjunta com a equipe de resgate é fundamental, levando em conta o tipo de acesso que vai ser criado, o percurso para a extração da vítima e o tempo necessário.

## C – Circulação

A avaliação circulatória, novamente, pode estar comprometida. Além da posição do paciente, ambientes de espaços confinados tendem a ser escuros, e pode-se depender da utilização de fontes de luz como lanternas. A monitorização hemodinâmica, eletrônica ou manual, vai trazer vários dos desafios já comentados, como necessidade de acesso ao paciente e de funcionamento com bateria.

A reposição de volume é fundamental, em especial em situações de resgate prolongado, e pode ser feita pela via oral, conforme a tolerância do paciente. Alguns protocolos recomendam uma etapa inicial, por via endovenosa ou intraóssea, de 20 mL/kg ou 1 L, com manutenção entre 1 e 1,5 L por hora nas primeiras 2 horas, ou até que se possa avaliar adequadamente o *status* volêmico do paciente. Há recomendação de utilização da solução de NaCl 0,9% por não haver potássio em sua composição. A utilização de *bolus* de volume antes da retirada do paciente será abordada mais à frente.

Uma maneira razoável para avaliar a volemia e a necessidade de reposição é a produção de urina. Pode-se solicitar ao paciente que avise sempre que urinar, e pode-se tentar estimar o volume ou coloração da urina e usar como parâmetro para guiar a quantidade de volume ofertado.

### D – Disfunção neurológica e drogas

A avaliação de lesões medulares pode ser difícil. Sintomas neurológicos podem ser causados pela síndrome do esmagamento, que é mais comum que a lesão medular, e, se não for possível ter a certeza do diagnóstico, a abordagem da síndrome do esmagamento será recomendada como primeira opção.

Em relação às drogas, como já mencionado, deve-se levar em conta o acesso ao paciente e suas partes do corpo, que podem impedir um acesso intravenoso, por exemplo. Porém, a equipe médica deve se esforçar para fazer o controle da dor nesses pacientes, inclusive a cetamina é uma excelente opção, podendo ser utilizada em dose analgésica ou eventualmente até em dose dissociativa. Devido à contaminação das lesões nesses ambientes, especialmente em resgates de longa duração, a utilização de antibióticos de largo espectro é recomendada, evitando aqueles com potencial nefrotóxico.

### E – Exposição

Aqui, é importante lembrar a proteção do paciente e da equipe à temperatura, que pode atingir extremos, tanto de calor quanto de frio. O barulho é outro fator ambiental que pode ser mitigado, haja vista ser mais um fator estressor para o paciente e que pode prejudicar a comunicação com a equipe. Não se esquecer da utilização de máscaras para a proteção em relação à poeira. Eventualmente, podem ser oferecidos ao paciente outros equipamentos de proteção individual, como óculos e capacete.

## SÍNDROME COMPARTIMENTAL E RETIRADA DE CARGA

A síndrome compartimental é causada pela lesão muscular direta e edema subsequente e depende da quantidade de músculo lesada e do tempo de lesão, ou seja, pode ser causada por uma lesão de pouco músculo, mas, por muito tempo, como uma vítima que ficou presa por uma perna, mas por dias; ou muito músculo em pouco tempo, como alguém submetido a uma grande carga, mesmo que retirado rapidamente dos escombros. E, obviamente, muito músculo por muito tempo traz desfechos mais desfavoráveis.

Quando a carga que mantinha a vítima presa é retirada, ocorre uma reperfusão dos membros, e pode haver influxo de potássio para a circulação e chegar a níveis prejudiciais. Também há um sequestro de volume para as áreas esmagadas, daí a recomendação de utilização de *bolus* de fluidos logo antes da retirada da carga. Não há um consenso em qual volume deve ser realizado, mas podem-se levar em consideração fatores como há quanto tempo o paciente está preso e quanto de volume foi reposto desde o início do tratamento. Pode-se considerar a utilização de 1 L ou de 20 mL/kg em infusão rápida, imediatamente antes da retirada da carga do paciente. O uso de bicarbonato de sódio, na dose de 1 mEq/kg, nesse contexto também pode ser considerada, mas não há boas evidências que o corroborem, sendo recomendada em extricações prolongadas.

A monitorização do paciente com cardioscopia contínua é importante, especialmente no momento crítico da retirada da carga, quando alterações eletrocardiográficas podem sugerir a hipercalemia aguda. O tratamento segue os princípios de outros cenários, com estabilização da membrana cardíaca com cálcio, *shift* com solução de glicoinsulina e beta-2-agonistas e posterior retirada do potássio com sais trocadores ou hemodiálise.

Há um racional para a utilização profilática de torniquetes no momento da retirada da carga. Como foi dito, sua utilização profilática para controle de sangramento não é recomendada e pode piorar o quadro. Porém, há relato de caso de um paciente que tinha torniquetes aplicados e, quando estes foram retirados, ele teve uma parada cardiorrespiratória (PCR), sendo os torniquetes reaplicados, a PCR revertida e só retirados em ambiente hospitalar após expansão volêmica e outras medidas adjuvantes. Em resgates prolongados e quando há dificuldade de uma monitorização adequada ou o atendimento será comprometido em caso de descompensação clínica, e, principalmente, quando não é possível uma expansão volêmica rápida, a utilização profilática e temporária de torniquetes logo antes da retirada da carga deve ser considerada.

## AMPUTAÇÃO

Amputações no ambiente pré-hospitalar são eventos raros e impactantes. A tomada de decisão envolve muitas variáveis e, como já dito diversas vezes neste capítulo, envolve a conversa das equipes de saúde e resgate. Em geral, são contraindicadas as amputações nos casos de pacientes confinados, porém podem ser necessárias em alguns casos específicos.

A viabilidade do membro não é um critério adequado para a tomada de decisão, visto que em diversos casos, nos quais as equipes do pré-hospitalar consideravam perdido o membro, houve possibilidade de tratamento e manutenção, com funcionalidade dele.

As indicações envolvem pacientes instáveis, que necessitam de intervenções imediatas, que não podem ser feitas no ambiente onde o paciente está e o resgate será demorado, considerando a perda do membro como única maneira de evitar a perda da vida. Outra possível indicação é um ambiente de risco, que não pode ser mitigado, e a retirada imediata do paciente pode evitar a morte em decorrência de fatores ambientais. Ou, ainda, o resgate é considerado impossível sem a perda do membro.

É importante considerar a sedação e analgesia do paciente, o uso de antibioticoprofilaxia e antissepsia, a aplicação de torniquete e amputação o mais distal possível. Não há uma técnica específica; um estudo experimental mostrou que meios de fortuna, com equipamento disponível no cenário de resgate, como serras manuais, elétricas, ou ferramentas hidráulicas de resgate, podem ser aplicados para esse tipo de procedimento. Todavia, o mais usual é a utilização de bisturi para o corte da pele, subcutâneo e musculatura, seguido pela serra de Gigli para o corte do osso. É importante o preparo da equipe, inclusive em razão das consequências emocionais que esse tipo de procedimento pode causar.

## CONSIDERAÇÕES FINAIS

Situações de busca e resgate em estruturas colapsadas trazem uma série de desafios, a começar pela coordenação do trabalho em conjunto de instituições diferentes, sendo fundamental o treinamento prévio para um aumento da eficiência e segurança em situações reais. Apesar de o atendimento do trauma seguir os mesmos princípios, nas situações de espaços confinados e de desastres, desafios próprios, como o acesso ao paciente e a disponibilidade de recursos, terão grande peso na tomada de decisões – decisões que são tomadas em conjunto pelas equipes de resgate e médicas, em prol do melhor e mais seguro atendimento ao paciente.

## REFERÊNCIAS

1. American College of Emergency Physicians. Crush injury and crush syndrome. [acesso em outubro de 2025]. Disponível em: https://www.acep.org/imports/clinical-and-practice-management/resources/ems-and-disaster-preparedness/disaster-preparedness-grant-projects/cdc---blast-injury/cdc-blast-injury-fact-sheets/crush-injury-and-crush-syndrome
2. INSARAG. Medical guidance note. Amputations and dismemberment in the USAR environment. 2023. [acesso em outubro de 2025]. Disponível em: https://insarag.org/wp-content/uploads/2023/05/Attachment-D2-MWG-Amputations_and_Dismemberment-March-23.pdf
3. INSARAG. Medical Guidance Note. Provision of medical care in an austere
4. Environment, specifically in a confined space. 2011. [acesso em outubro de 2025]. Disponível em: https://insarag.org/wp-content/uploads/2016/04/Provision_of_Medical_Care_in_an_Austere_Environment_Specifically_in_a_Confined_Space.pdf?_gl=1*mxstm7*_ga*MTMyMzUxMDEwMC4xNzU4ODI3NzQ5*_ga_E60ZNX2F68*czE3NTg4Mjc3NDgkbzEkZzEkdDE3NTg4MjkOODIkajYwJGwwJGgw
5. INSARAG. Medical Guidance Note. The medical management of the entrapped patient with Crush syndrome. 2023. [acesso em outubro de 2025]. Disponível em: https://insarag.org/wp-content/uploads/2023/05/Attachment-C-2-MWG-The-Medical-Management-of-the-Entrapped-Patient-with-Crush-Syndrome-March-2023.pdf
6. Leech C, Porter K. Man or machine? An experimental study of prehospital emergency amputation. Emerg Med J. 2016;33(9):641-4.
7. The Royal College of Surgeons of Edinburgh. Consensus statement on the early management of crush injury and prevention of crush syndrome. [acesso em outubro de 2025]. Disponível em: https://fphc.rcsed.ac.uk/media/1755/management-of-crush-injury.pdf

29

# Resgate veicular e extricação prolongada

Ademir Aparecido de Campos Junior
Raphael Caggiano

## Pontos-Chave

- O resgate veicular evoluiu de métodos rudimentares do século XIX para operações altamente especializadas, com ferramentas hidráulicas modernas que proporcionam eficiência e segurança no atendimento.
- A introdução das ferramentas hidráulicas nos anos de 1950 representou uma revolução significativa, permitindo operações mais rápidas e seguras.
- Veículos modernos demandam atualizações contínuas das técnicas de resgate devido à presença de *airbags*, estruturas reforçadas e veículos elétricos.
- O papel do operador de atendimento pré-hospitalar (APH) é crucial para definir a melhor estratégia de extração, considerando o risco de vida, ergonomia e minimização de movimentos axiais da vítima.
- O treinamento contínuo e o emprego de novas tecnologias são essenciais para manter as equipes preparadas para lidar com cenários de resgate cada vez mais complexos.

## INTRODUÇÃO

O primeiro resgate veicular documentado remonta aos primeiros acidentes envolvendo veículos motorizados no final do século XIX, com o desenvolvimento dos primeiros automóveis. O processo de resgate evoluiu ao longo do tempo, principalmente com o advento de ferramentas especializadas e técnicas desenvolvidas para situações de resgate em acidentes.

Os primeiros acidentes de trânsito envolvendo veículos motorizados começaram a ocorrer na década de 1890, logo após a invenção dos automóveis. O primeiro acidente registrado envolvendo um automóvel ocorreu em 1891, nos Estados Unidos, quando James William Lambert perdeu o controle de seu veículo motorizado. No entanto, as operações de resgate nessa época eram rudimentares, com o uso de métodos tradicionais de primeiros socorros, como o transporte manual de vítimas.

Durante as décadas de 1930 e 1940, à medida que os veículos começaram a se tornar mais complexos, o número de acidentes também aumentou. Com isso, o resgate de vítimas passou a ser mais exigente. No entanto, as equipes de resgate ainda utilizavam ferramentas simples, como alavancas e serras manuais. O treinamento de bombeiros e de equipes de emergência começou a incluir técnicas mais sistemáticas para resgatar vítimas, mas a infraestrutura e os equipamentos eram limitados.

A verdadeira revolução no resgate veicular ocorreu com a introdução das ferramentas hidráulicas, como as tesouras hidráulicas e macas, na década de 1950. Essas ferramentas permitiram que as equipes de resgate cortassem e retirassem partes do veículo de maneira mais eficiente e rápida, o que ajudava a reduzir o tempo de resgate e aumentar a segurança das vítimas.

À medida que os veículos modernos foram incorporando mais tecnologia, como *airbags* e estruturas mais reforçadas, os métodos de resgate precisaram evoluir. Na década de 1970, com o aumento dos acidentes de trânsito e a complexidade dos veículos, foram desenvolvidos cursos e treinamentos especializados para as equipes de resgate.

No século XXI, a evolução das ferramentas de resgate veicular continua com o uso de equipamentos cada vez mais sofisticados, como drones para avaliação de acidentes e sistemas avançados de informação para otimizar o tempo de resposta. Equipamentos como cortadores hidráulicos de última geração e sistemas de extricação assistida por tecnologia são cada vez mais comuns. O treinamento contínuo e as inovações tecnológicas ajudam a melhorar ainda mais a segurança e a eficiência do resgate veicular.

Em 1999 foi criada a *World Rescue Organisation* (WRO), formada em Melbourne, Austrália, com a participação de representantes de importantes organizações de resgate, com o objetivo de dedicar-se no aprimoramento de técnicas de resgate e médicas para lidar com colisões de trânsito e melhorar o APH de trauma, visando salvar vidas e melhorar os resultados para as vítimas globalmente.

Com a criação do primeiro comitê executivo, ficou decidido que o primeiro *World Rescue Challenge* (WRC) seria na Escócia, com o objetivo de fortalecer as práticas de resgate e trauma, promover o conceito de desafio de resgate e criar um sistema para compartilhar conhecimento e experiência entre equipes de resgate e médicas. Em 2016, o Brasil sediou o primeiro evento realizado na América do Sul.

No contexto do salvamento veicular existem diversas metodologias de trabalho para missões de atendimento. Recentemente, a WRO estabeleceu que, independentemente da metodologia adotada, três etapas fundamentais devem ser observadas: "aproximação", "planos" e "extração" (Figura 1). No Brasil, o Corpo de Bombeiros do Estado de São Paulo adota a metodologia SADE, em que cada letra representa uma fase específica do atendimento: "segurança", "acesso", "desencarceramento" e "extração" (Figura 2).

Paralelamente, outros serviços empregam o método abordagem sistemática para o resgate de vítimas aprisionadas (SAVER, do inglês *Systematic Approach to Victim Entrapment Rescue*). Esse método é direcio-

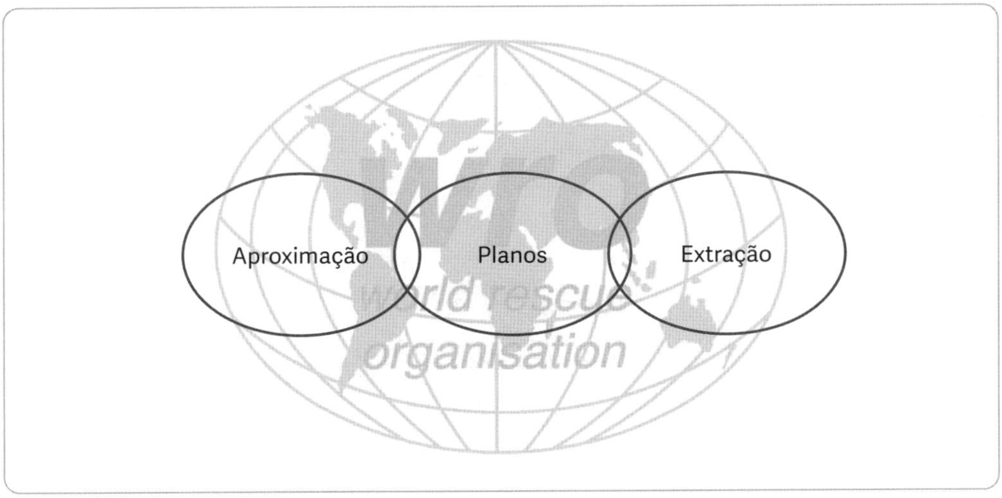


FIGURA 1 Etapas fundamentais a serem observadas no salvamento veicular.

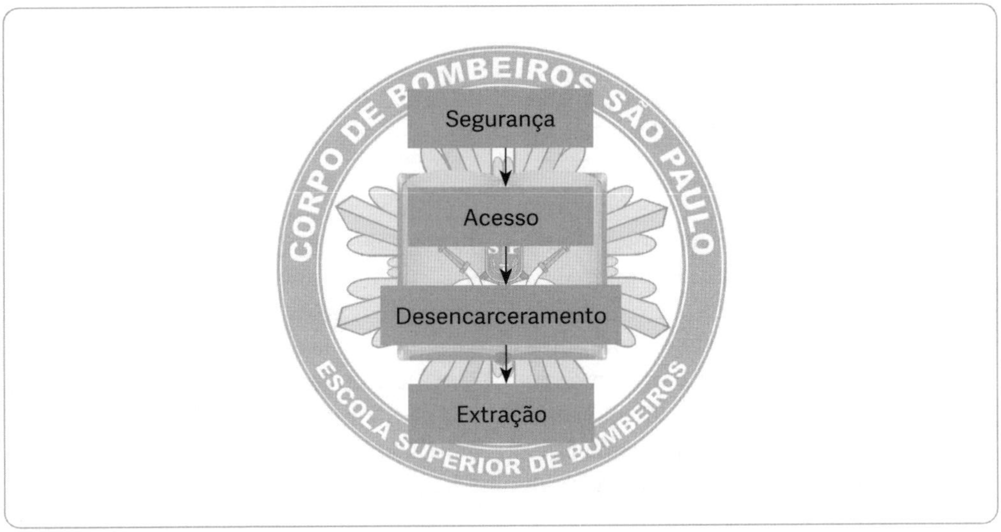


FIGURA 2 Metodologia SADE.

nado para otimizar o resgate de vítimas em acidentes veiculares, garantindo eficiência e segurança. Desenvolvido com o intuito de fornecer uma estrutura organizada, o método SAVER divide o processo de resgate em fases que devem ser rigorosamente seguidas. Cada uma dessas fases desempenha um papel crucial, não apenas para o sucesso da operação, mas também para assegurar a segurança da vítima e a integridade dos profissionais envolvidos no resgate (Figura 3).

Assim como em um procedimento cirúrgico para a retirada de um apêndice inflamado existem diferentes vias de extração e variadas técnicas para pacientes em situações distintas de gravidade, da

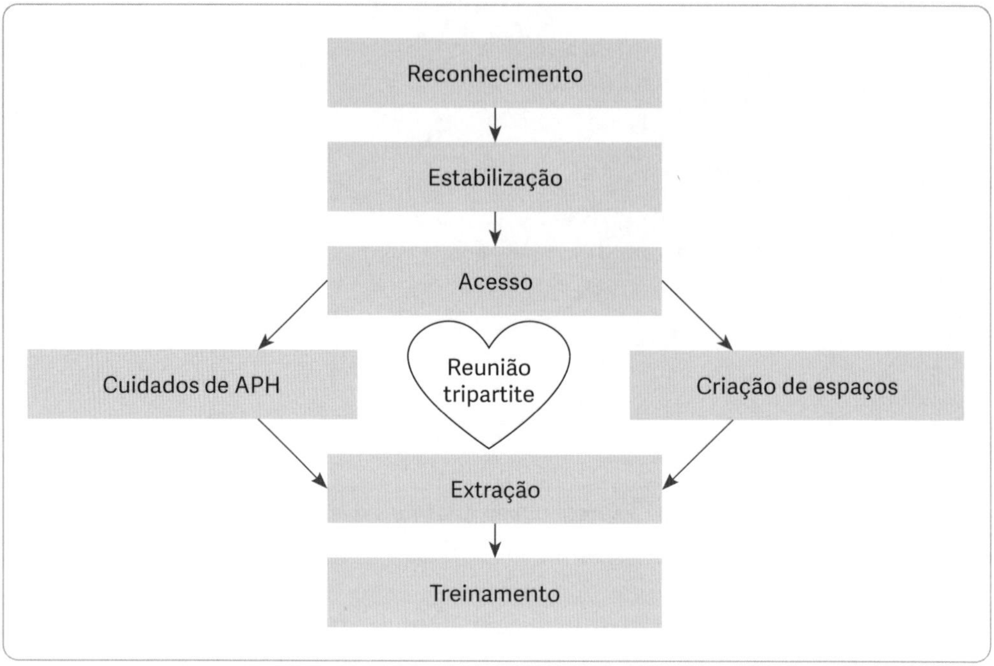


FIGURA 3 Método SAVER.
APH: atendimento pré-hospitalar.

mesma forma ocorre no salvamento veicular. Quando um médico está presente na ocorrência, ele deverá auxiliar na escolha da melhor via para remoção, considerando se o paciente corre risco de vida ou se, mesmo estável, apresenta lesões que exijam ganho de espaço para tratamento e ergonomia adequada durante o resgate, evitando, sempre que possível, rotações no esqueleto axial. Para que tudo isso ocorra adequadamente, o médico precisa estar familiarizado não apenas com as técnicas de atendimento à vítima, mas também com toda a estratégia envolvida na operação, bem como compreender exatamente seu papel dentro da equipe. Além disso, deve conhecer todas as etapas do processo e estar apto a realizá-las, caso necessário.

## FASE DE RECONHECIMENTO

### Conceito geral

A fase de reconhecimento é a etapa inicial do método SAVER, a qual corresponde à "avaliação da cena", ou seja, a garantia da segurança e o entendimento da situação, onde a equipe de resgate realiza uma avaliação abrangente do cenário. O objetivo central desta fase é identificar e avaliar todos os riscos potenciais, para que possam ser eliminados ou mitigados de forma eficiente. A segurança de toda a operação depende diretamente de uma análise detalhada e da preparação correta. Um dos procedimentos críticos dessa fase é a realização de uma inspeção visual completa, por meio de uma ronda de 360° ao redor do veículo. A equipe deve ser dividida em três grupos: comando, APH e a equipe técnica de desencarceramento, com o intuito de identificar ativamente os riscos, localizar as vítimas e determinar os pontos de acesso.

## Principais riscos

Durante o reconhecimento, a equipe poderá encontrar diversos riscos, que precisam ser tratados imediatamente para garantir a segurança tanto dos socorristas quanto da vítima. Os riscos mais comuns incluem (Figura 4):

- Motor ligado: a operação do motor pode causar a movimentação do veículo e aumentar o risco de incêndio. O desligamento do motor deve ocorrer assim que possível, e um extintor de incêndio deve ser posicionado próximo ao veículo.
- Óleo e combustíveis no solo: derramamentos de óleo ou combustível aumentam o risco de escorregões e incêndios. A aplicação de pó de serra ou outro material absorvente é essencial para evitar acidentes.
- Energia elétrica no veículo: enquanto houver energia no sistema, há o risco de acionamento inesperado de *airbags* ou faíscas que podem gerar incêndios. O corte do polo negativo da bateria deve ser uma prioridade.
- Vidros quebrados: estilhaços de vidro espalhados pelo chão ou dentro do veículo representam um risco para os socorristas e a vítima. Essas áreas devem ser monitoradas de perto.
- *Airbags* não deflagrados: *airbags* que não foram acionados representam um perigo para os socorristas, pois podem ser ativados durante o resgate, causando ferimentos.
- Carros elétricos: é essencial monitorar atentamente a temperatura da bateria, pois o superaquecimento pode resultar no início de um incêndio dentro do veículo. Essa informação deve ser levada em consideração durante o planejamento da extração. Além disso, é crucial evitar qualquer contato com os cabos de cor laranja, uma vez que eles podem estar conduzindo energia elétrica de alta tensão. Quando disponível, deve-se conectar o *Emergency Plug* ao ponto de carregamento do veículo, o que ativará o modo de abastecimento e impedirá qualquer movimento do carro. Para aumentar a segurança no ambiente de resgate, também é fundamental localizar e desligar a chave de energia do veículo.
- Instabilidade veicular: a estabilização dos veículos é essencial para que movimentos inesperados não ocorram, aumentando a segurança tanto para os socorristas quanto para o paciente.

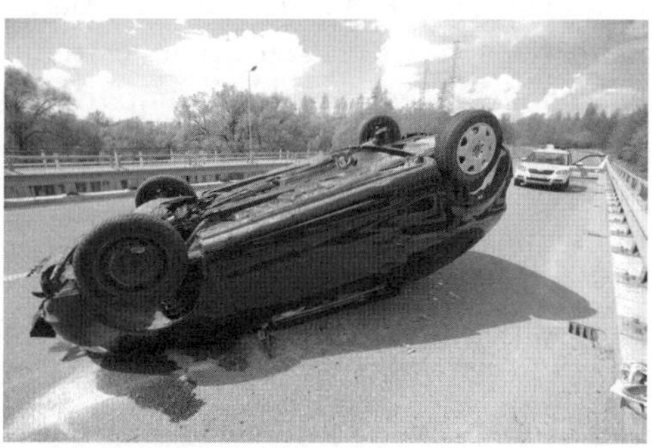

FIGURA 4 Principais riscos na fase de reconhecimento.

## Procedimentos

- Posicionar o extintor de incêndio ao lado do veículo.

- Desligar a ignição e acionar o freio de mão para garantir a imobilização do veículo.
- Identificar o tipo de combustível presente no veículo.
- Aplicar pó de serra ou material adequado sobre áreas com vazamentos de óleo ou combustível.
- Cortar o polo negativo da bateria para evitar riscos elétricos.
- Verificar a presença de *airbags* não deflagrados e tomar medidas preventivas para neutralizá-los.
- Considerar procedimentos necessários aos carros com novas tecnologias, como veículos elétricos.

### Busca ativa das vítimas

Durante a ronda de 360°, a equipe de resgate deve estar atenta à localização das vítimas, que podem estar no interior do veículo (habitáculo), ejetadas para fora do veículo, sob o veículo (no caso de atropelamento), ou até mesmo no porta-malas (especialmente em situações envolvendo crimes, como roubo ou sequestro). Assim que uma vítima é identificada, as informações devem ser imediatamente transmitidas à equipe de APH, que fará o primeiro contato à distância. Utilizando o mnemônico CCR (Circulação, Consciência e Respiração), os socorristas dialogam com a vítima para avaliar seu estado, detectar a presença de dor, e determinar se alguma parte do corpo está presa ao veículo. Além disso, questionam se há mais vítimas no local e coletam informações sobre o grau de gravidade de cada uma delas. Todas as informações serão confirmadas pelos resgatistas assim que o acesso ao habitáculo for estabelecido, após a estabilização primária do veículo.

O contato com os pacientes deve sempre ser feito de frente com o paciente, para minimizar o risco de movimentos bruscos na coluna cervical. Uma vez estabelecido o vínculo inicial, todas as ações subsequentes devem ser claramente comunicadas à vítima.

### Localização dos possíveis acessos

Durante o reconhecimento, os pontos de acesso ao habitáculo devem ser identificados e avaliados. Após a autorização do comando, o acesso será construído e todos os cantos vivos do veículo devem ser protegidos para evitar ferimentos durante a operação. Assim que o acesso for liberado, um operador de APH poderá entrar no habitáculo para iniciar os procedimentos de resgate da vítima.

## FASE DE ESTABILIZAÇÃO

### Conceito geral

A estabilização do veículo é uma etapa fundamental no processo de resgate veicular. Seu objetivo principal é garantir que o veículo permaneça imóvel e seguro ao longo de toda a operação, evitando qualquer movimento que possa colocar em risco tanto as vítimas quanto os socorristas. Essa fase é dividida em duas etapas distintas: estabilização primária e estabilização secundária. Ambas devem ser realizadas com extremo cuidado e preceder qualquer tentativa de acesso ou de desencarceramento, garantindo que o ambiente esteja seguro para o trabalho da equipe de resgate.

### Estabilização primária

A estabilização primária consiste em executar as ações mínimas necessárias para que os socorristas tenham acesso rápido e seguro ao habitáculo. Essa etapa é crítica para impedir qualquer movimentação inesperada do veículo durante o atendimento inicial, envolvendo procedimentos simples, mas eficazes, que asseguram a estabilidade temporária do automóvel enquanto os socorristas começam o atendimento à vítima.

## Estabilização secundária

A estabilização secundária é uma fase mais robusta e elaborada, que ocorre logo após a estabilização primária. Seu objetivo é assegurar que o veículo permaneça absolutamente imóvel durante a fase de desencarceramento e criação de espaços. A estabilização secundária é feita com o uso de equipamentos adicionais, proporcionando um suporte mais firme. Além disso, é essencial que esta estabilização seja revisada periodicamente, em especial se houver alterações no peso do veículo, como a remoção de portas ou a entrada de um socorrista dentro do carro. Esse monitoramento contínuo evita que a estabilidade do veículo seja comprometida durante as diferentes fases do resgate.

## Procedimentos comuns de estabilização

Os métodos de estabilização do veículo variam de acordo com sua posição no momento do acidente. Cada situação demanda uma abordagem específica para garantir que o veículo permaneça fixo e seguro durante todo o processo de resgate:

- Veículo sobre quatro rodas: nesta posição, deve-se usar calços em três ou quatro pontos estratégicos para estabilizar tanto os movimentos horizontais quanto os de suspensão do veículo. Caso haja necessidade de trabalhar sobre o porta-malas, um quinto ponto de calço deve ser adicionado sob essa área para assegurar a imobilização completa (Figura 5).

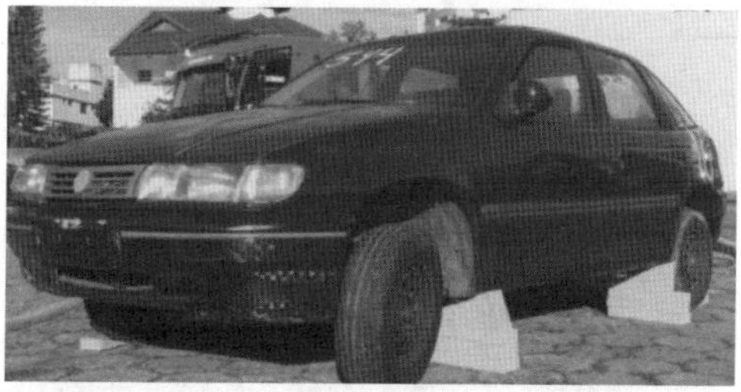

FIGURA 5 Estabilização de veículo sobre quatro rodas.

Fonte: Corpo de Bombeiros Militar de Santa Catarina, 2019[1].

- Veículo tombado: para veículos tombados, é necessária uma estabilização adicional com o uso de cunhas, barras de estabilização lateral e outros dispositivos especializados que previnem o tombamento completo sobre os socorristas durante o resgate (Figura 6).
- Veículo capotado: neste caso, a estabilização deve ser executada com o uso de calços e cunhas que impeçam qualquer movimento oscilante, mantendo o veículo firmemente no lugar durante toda a operação de resgate.
- Veículo sobreposto a outro: quando um veículo está sobreposto a outro, utiliza-se a técnica de "união solidária", na qual ambos os veículos são fixados com fitas catracas. Esse método evita que o veículo superior deslize ou se desloque, garantindo a segurança da equipe de resgate.

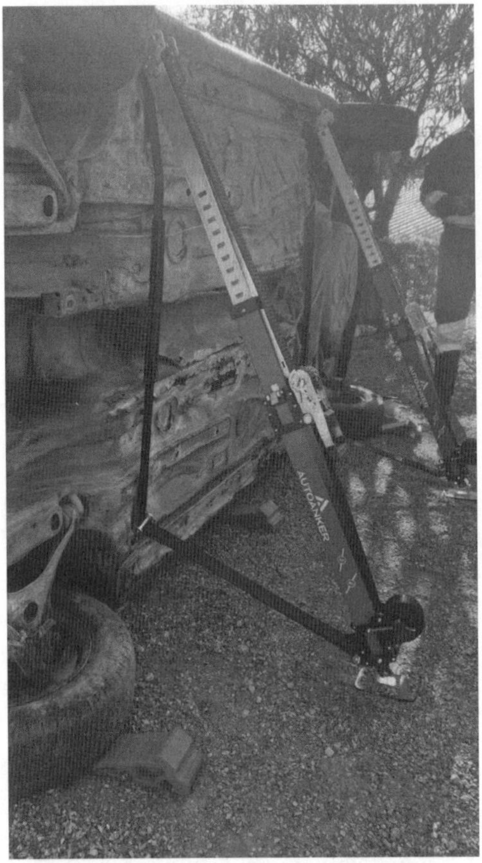


FIGURA 6 Estabilização de veículo tombado.
Fonte: retirada do treinamento CCR rodovias.

# FASE DE ACESSO

## Conceito geral

A fase de acesso tem como principal objetivo garantir uma rota de entrada rápida e segura para os socorristas ao habitáculo do veículo, onde a vítima se encontra. Nesta etapa, a prioridade é criar o espaço necessário para que os operadores de APH possam iniciar os cuidados médicos à vítima e preparar adequadamente o ambiente para a extração segura. O processo de acesso deve ser conduzido de forma eficiente, minimizando os riscos tanto para a vítima quanto para a equipe de resgate.

## Procedimentos de acesso

Os procedimentos para criar o acesso ao habitáculo podem variar conforme a situação encontrada no local do acidente. Existem dois métodos principais:

- Entradas naturais: quando possível, a equipe deve utilizar vias de acesso já existentes, como portas, janelas ou outras aberturas disponíveis. Nesse caso, não é necessário o uso de ferramentas de força destrutiva, preservando a estrutura do veículo e garantindo um acesso rápido e seguro.
- Destruição de entradas: se as entradas naturais estiverem bloqueadas ou inutilizáveis devido ao impacto do acidente, a equipe deverá recorrer a ferramentas especializadas de desencarceramento para criar um novo acesso. Esses procedimentos incluem a quebra de vidros com dispositivos próprios para punção ou a utilização de desencarceradores para abrir as portas ou criar espaço suficiente para a equipe de resgate adentrar o veículo.

## Medidas de segurança

A segurança tanto da equipe de resgate quanto da vítima é primordial durante a fase de acesso. Para garantir que o procedimento ocorra de maneira segura, devem ser tomadas as seguintes medidas:

- Desligar a ignição do veículo: isso previne o risco de o veículo voltar a se movimentar e reduz a possibilidade de incêndios.

- Acionar o freio de mão: o freio de mão deve ser acionado para assegurar a imobilidade do veículo, especialmente se ele estiver em uma posição instável.
- Neutralizar *airbags* não deflagrados: qualquer *airbag* que não tenha sido acionado durante o acidente representa um risco significativo para a equipe e para a vítima. Portanto, é necessário neutralizá-los antes de prosseguir com o acesso.
- Avaliação rápida da vítima: após o acesso, uma breve avaliação das condições da vítima deve ser realizada. Essas informações devem ser imediatamente compartilhadas com o restante da equipe para garantir a continuidade dos cuidados de APH e a elaboração de um plano de extração adequado.

A avaliação da vítima é a etapa que falta para que todos possam determinar o melhor plano de trabalho. Dessa forma, todas as ações devem estar centradas nas necessidades específicas da vítima. Pacientes graves devem ser extraídos por meio de um plano rápido, permitindo que a extricação seja realizada com um tempo máximo de até 10 minutos. Já as vítimas estáveis devem ter um planejamento que contemple espaço suficiente para o tratamento das principais lesões ainda dentro do veículo, minimizando rotações ou qualquer movimento do esqueleto axial, buscando, sempre que possível, uma extração com ângulo próximo a zero grau. A meta de tempo para a extração de vítimas estáveis é de 20 minutos (Figura 7).

Ao término da avaliação clínica, o líder da equipe de APH solicita ao comando que seja iniciada a "reunião tripartite" (Figura 8), ou seja, o encontro entre as "três partes": comando, técnicos de desencarceramento e APH. Inicialmente, o comando escuta o líder do APH, que deverá informar os seguintes pontos:

- Estabilidade clínica do paciente, obtida após a avaliação primária.

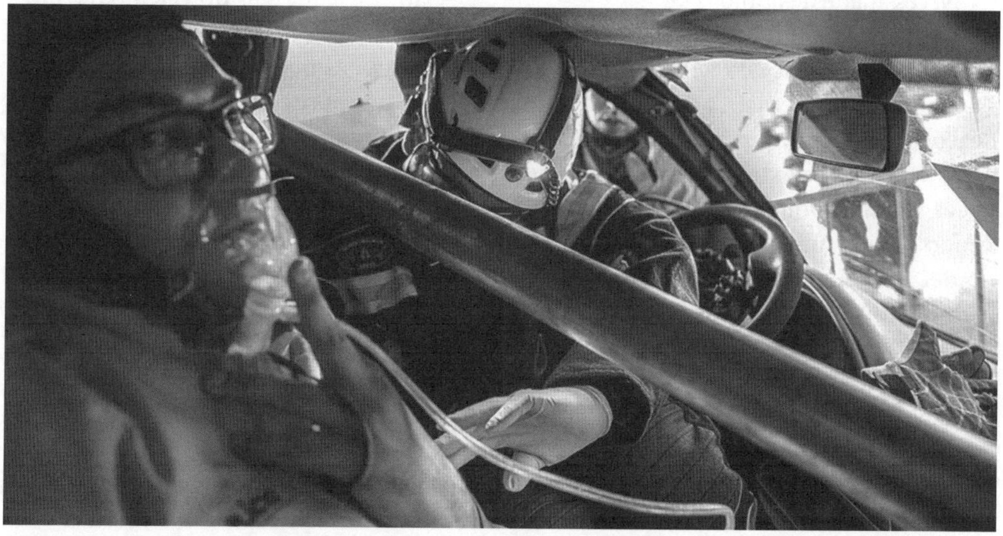

FIGURA 7 Avaliação da vítima para sua extração do veículo.
Fonte: World Rescue Challenge: etapa nacional. Brasília, 2019.

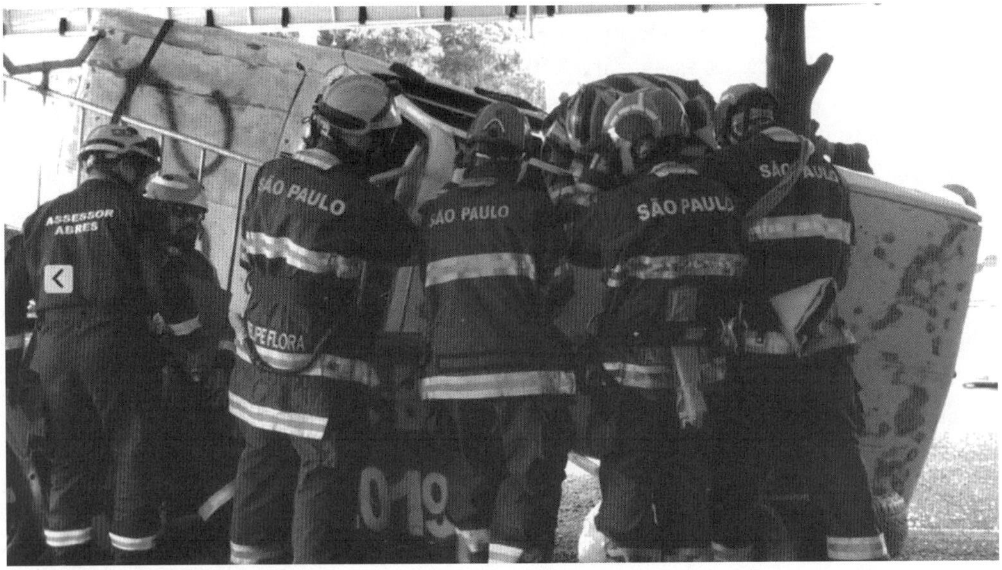


FIGURA 8 **Reunião tripartite.**
Fonte: World Rescue Challenge: etapa nacional. Brasília, 2019.

- Tipo de encarceramento.
- Posição corporal da vítima.
- Melhor ângulo de extração.
- Condições internas de ergonomia.
- Peso estimado do paciente.
- Necessidade de apoio.

Após ouvir o líder do APH, o comando escutará as considerações dos técnicos de desencarceramento, que informarão se é possível realizar a extração sugerida ou, se necessário, propor um plano alternativo. Tendo ouvido ambas as partes, o comando decidirá o plano a ser executado, ou melhor, dois planos, uma vez que sempre será necessário estabelecer um plano rápido denominado "plano emergencial" e, em seguida, desenvolver o "plano principal". A equipe inicia sempre pela construção do plano emergencial. Entretanto, em vítimas em estado crítico, este será o único plano colocado em prática (Figura 9).

Quanto ao tipo de encarceramento, temos três possibilidades:

- Encarceramento mecânico: quando a pessoa não apresenta ferimentos, mas não consegue sair do veículo devido à deformação deste.
- Encarceramento físico tipo 1: quando a vítima apresenta lesões que impedem sua saída, embora não esteja presa diretamente às partes do carro.
- Encarceramento físico tipo 2: quando a vítima não consegue sair por estar presa às ferragens do automóvel.

Quanto às indicações para o uso do plano emergencial, podemos encontrar três possibilidades:

- Paciente clinicamente instável.
- Paciente estável, mas obstruindo a retirada rápida de outro paciente instável.
- Cena instável.

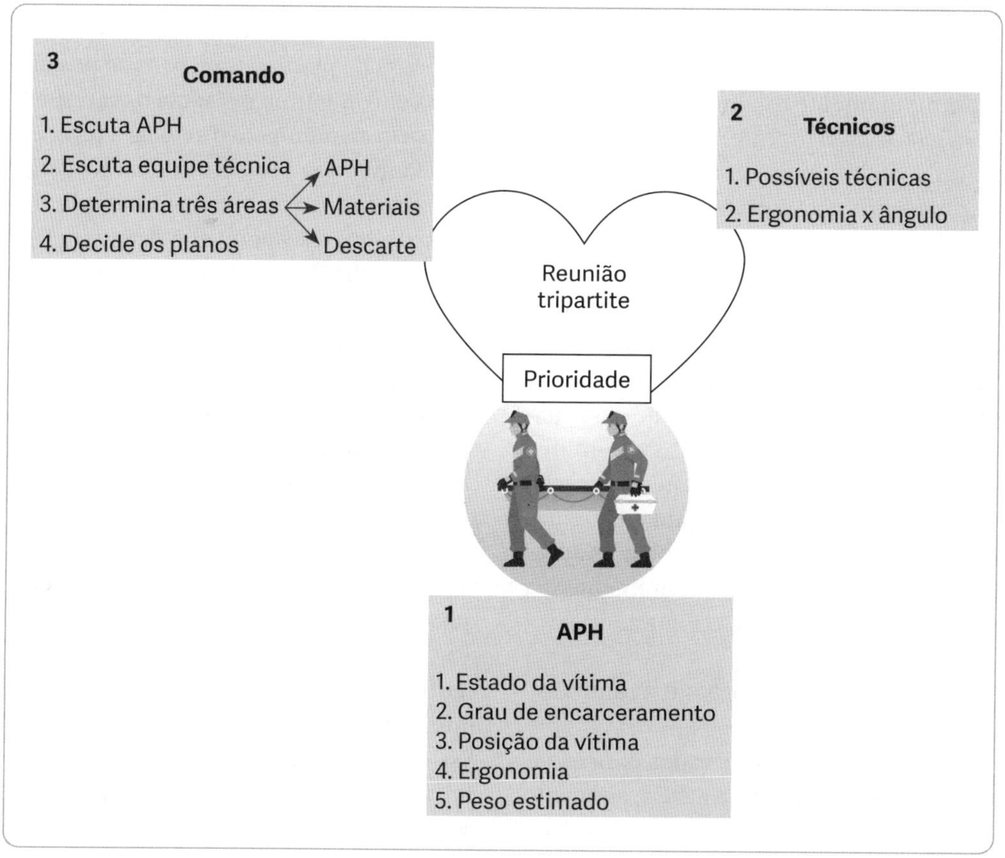


FIGURA 9 Plano emergencial.
APH: atendimento pré-hospitalar.

## FASE DE CUIDADOS DE ATENDIMENTO PRÉ-HOSPITALAR

### Conceito geral

A fase de cuidados de APH é essencial para garantir a sobrevivência e a segurança da vítima. Nesta etapa, a equipe de APH inicia os procedimentos médicos diretamente no local do acidente, reavaliando a avaliação primária da vítima com o objetivo de identificar e tratar lesões que colocam a vida em risco. Além disso, essa fase envolve a estabilização do paciente para garantir um transporte seguro até uma unidade hospitalar. Vale ressaltar que os cuidados de APH ocorrem simultaneamente à criação de espaço pela equipe de desencarceramento, de modo que o atendimento à vítima e as manobras de resgate possam ser realizados de forma coordenada e eficiente.

### Etapas dos cuidados

#### Avaliação primária

A avaliação primária é conduzida dentro do habitáculo do veículo e foca na identificação de condições que possam ameaçar a vida da vítima, como problemas nas vias aéreas, dificuldades respiratórias, hemorragias graves ou traumas significativos. Essa avaliação imediata permite que o médico trate rapidamente qualquer situação que exija intervenção urgente. O objetivo é estabilizar a vítima o mais rápido possível antes de prosseguir para a extração definitiva.

## Reunião tripartite

Após a realização da avaliação primária, o APH organiza uma reunião com a equipe de resgate para discutir o estado clínico da vítima, o nível de encarceramento e o plano de extração mais adequado. Essa comunicação entre os membros da equipe é crucial para garantir que todos estejam cientes das condições da vítima e para alinhar as ações necessárias para o desencarceramento e a retirada segura da vítima (Figura 9).

## Aferição dos sinais vitais e avaliação secundária

Essas etapas são reservadas para as vítimas que se encontram estáveis, enquanto os planos emergencial e principal são elaborados. No entanto, para pacientes em estado crítico, após a realização da avaliação primária, a vítima deve ser extraída imediatamente, utilizando a rota previamente estabelecida pelo plano emergencial.

## Proteção do paciente

Durante as operações de resgate, pode ser necessário realizar cortes e divulsões nas estruturas do veículo, o que gera muito ruído e fragmentos perigosos. Para evitar lesões decorrentes das técnicas de desencarceramento, como as causadas por faíscas, cantos pontiagudos ou estilhaços de vidro, é imprescindível garantir a proteção adequada do paciente. Para isso, são empregados dois tipos de proteção: a proteção maleável e a rígida. Todas as ações devem ser previamente informadas ao paciente.

A proteção maleável consiste em uma cobertura de plástico transparente posicionada sobre a vítima e o socorrista responsável pelo atendimento direto. Já a proteção rígida envolve o uso de um escudo, geralmente de acrílico ou outro material plástico transparente resistente, que deve ser posicionado estrategicamente entre o paciente e as ferramentas utilizadas na operação de desencarceramento. Esse escudo serve como uma barreira física efetiva contra os perigos resultantes do procedimento.

Além disso, sempre que uma estrutura do veículo for cortada, é fundamental que sejam colocados protetores específicos nesses locais para impedir acidentes e minimizar o risco de cortes tanto para o paciente quanto para os membros da equipe.

Quanto ao ruído gerado durante o procedimento, é essencial manter o paciente informado sobre cada etapa da operação. Essa comunicação prévia contribui para evitar sustos e ajuda a reduzir a ansiedade do paciente em um ambiente naturalmente hostil, com sons altos e inesperados. Os técnicos responsáveis pelo desencarceramento devem sempre anunciar seus movimentos antecipadamente ao socorrista que realiza o APH. Por sua vez, o socorrista deve informar o paciente, estabelecendo assim uma comunicação clara e em alça fechada, garantindo maior segurança e conforto emocional durante todo o atendimento.

## Planejamento da extração

Com base nas informações coletadas durante a avaliação e a reunião, a equipe define a melhor rota para realizar a extração da vítima, priorizando o chamado "ângulo zero" (zero graus), que visa manter a coluna vertebral da vítima em alinhamento neutro durante a remoção. Sempre que possível, a extração deve ser planejada de modo a minimizar a movimentação e os riscos de agravamento das lesões, especialmente em casos de trauma na coluna ou nas extremidades (Figura 10).

### Reavaliação

Após a extração, o paciente deve ser levado à área de concentração de vítimas para ser reavaliado. Nesse momento, são realizados a avaliação primária e o embarque. Para pacientes críticos, é essencial indicar o transporte imediato para um centro de trauma. As demais etapas, como aferição dos sinais vitais, avaliação secundária e coleta da história SAMPLA (**S**inais e **S**intomas, **A**lergias, **M**edicações, **P**assado médico/**P**regresso, Última refeição – ***L**ast meal*, **A**mbiente/Evento associado), devem ser feitas, preferencialmente, durante o deslocamento da ambulância. No caso de pacientes estáveis, todas essas fases devem ser realizadas com a ambulância parada e, somente depois, deve-se iniciar o transporte para o centro de trauma, seguindo as orientações da regulação médica.

## FASE DE CRIAÇÃO DE ESPAÇO

### Conceito geral

A fase de criação de espaço é crucial para permitir o acesso seguro e eficiente à vítima presa no habitáculo do veículo. Durante esta fase, a equipe de resgate utiliza técnicas específicas para expandir o espaço dentro e ao redor do veículo, removendo partes estruturais conforme necessário, sem comprometer a integridade da vítima. A criação de espaço não só facilita o trabalho da equipe de APH, permitindo que iniciem o atendimento, mas também garante que a extração seja feita de forma controlada e segura.

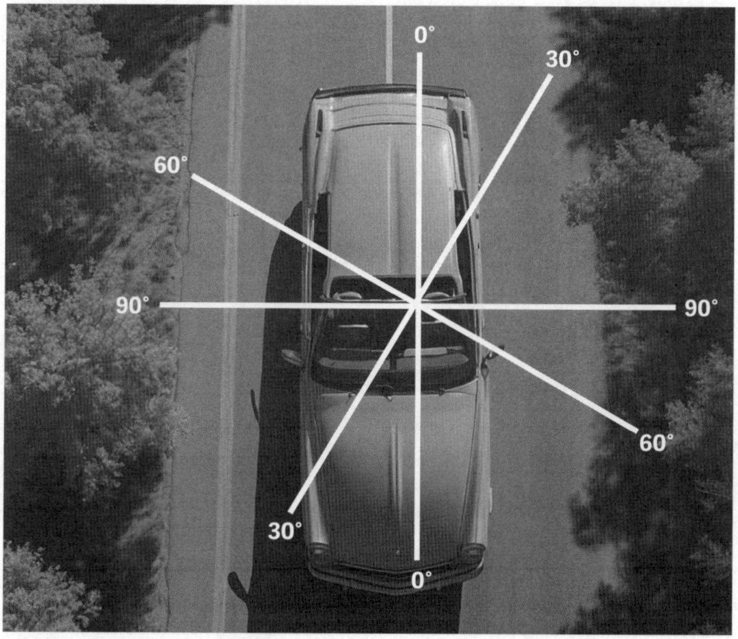


FIGURA 10 Planejamento da extração.

## Técnicas de criação de espaço

Diversas técnicas podem ser aplicadas dependendo da situação e das condições estruturais do veículo. A seguir estão descritas as técnicas comuns:

- Abertura da terceira porta: em veículos que possuem apenas duas portas, pode-se realizar uma abertura destrutiva na lateral do automóvel, criando um acesso semelhante a uma terceira porta (Figura 11).
- Rebatimento do teto: o teto pode ser rebatido para frente, para trás ou lateralmente. Para aplicar essa técnica, é necessário cortar as colunas do lado contralateral ao desejado e, em seguida, rebater o teto na direção escolhida (Figura 12).
- Rebatimento do painel: em casos de aprisionamento das pernas ou parte inferior do corpo, é necessário o rebatimento do painel. Isso envolve a remoção da porta e a realização de cortes de alívio na estrutura para expandir o painel do veículo, liberando espaço suficiente para a extração segura da vítima (Figura 13).

## Procedimentos

Para garantir que a criação de espaço ocorra de forma segura e eficaz, devem ser seguidos os seguintes procedimentos:

- Verificação de ergonomia: antes de iniciar a remoção de partes estruturais, é essencial verificar se o espaço disponível proporciona ergonomia adequada para que os socorristas realizem suas manobras de maneira segura, minimizando o risco de lesões tanto para a equipe quanto para a vítima.
- Assistência à equipe de APH: a equipe de desencarceramento deve trabalhar em estreita colaboração com os profissionais de APH, garantindo que as manobras de criação de espaço não provoquem agravamento das lesões da vítima. Durante todo o processo, a estabilidade da vítima deve ser mantida e os socor-

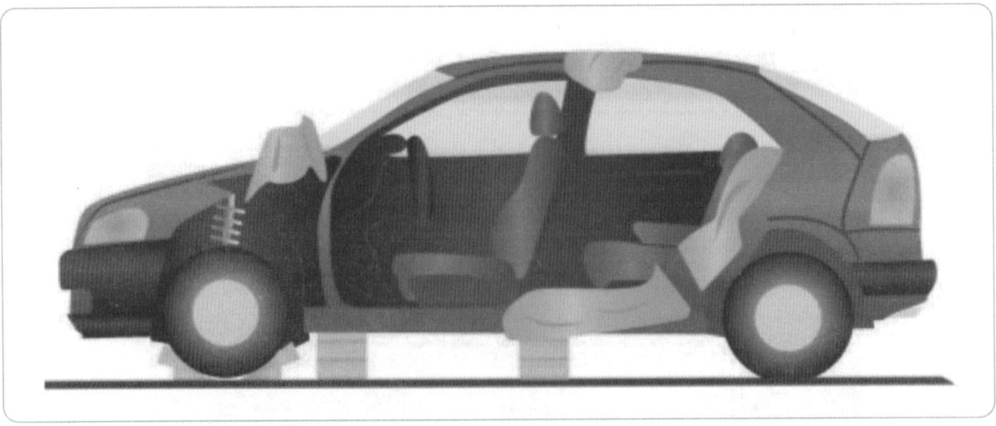

FIGURA 11 Abertura da terceira porta para criar um acesso.
Fonte: Corpo de Bombeiros Militar de Santa Catarina, 2019[1].

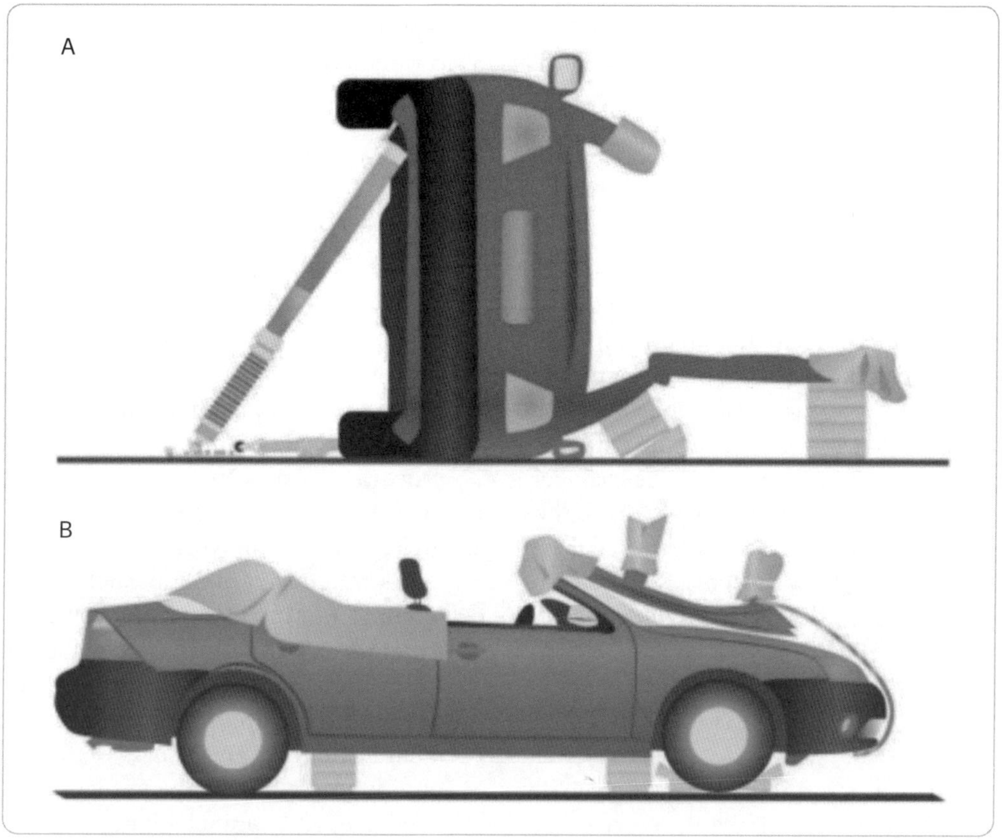

FIGURA 12 A e B: Rebatimento do teto para criar um acesso.
Fonte: Corpo de Bombeiros Militar de Santa Catarina, 2019[1].

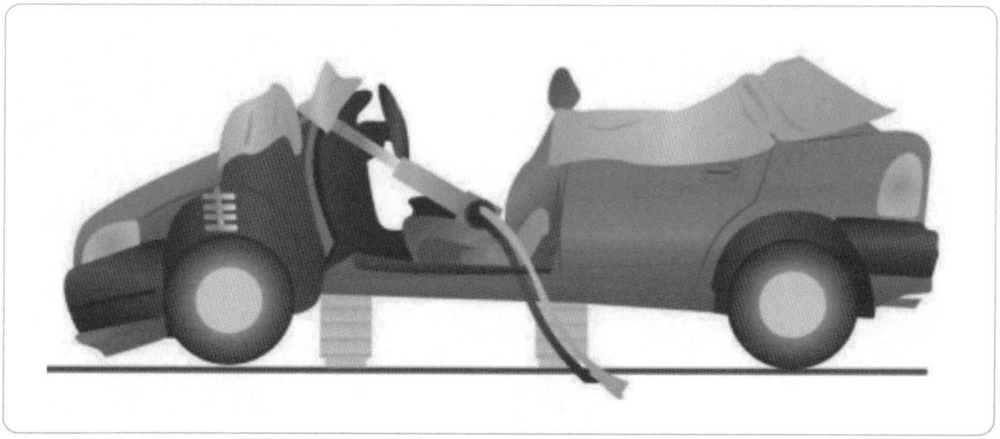

FIGURA 13 Rebatimento do painel para extração segura da vítima.
Fonte: Corpo de Bombeiros Militar de Santa Catarina, 2019[1].

ristas devem ajustar suas ações conforme necessário para garantir a segurança.

## FASE DE EXTRAÇÃO

### Conceito geral

A fase de extração é o ponto crucial em que o paciente é cuidadosamente retirado do veículo e transportado para a área de concentração de vítimas ou diretamente para a ambulância. Esta fase requer extrema atenção e precisão, especialmente em casos de vítimas com lesões graves, onde qualquer movimentação inadequada pode piorar o estado clínico. A extração deve ser feita de maneira controlada, com ênfase na proteção da integridade física da vítima durante todo o processo (Figura 14).

### Procedimentos de extração

Para garantir que a extração ocorra de forma segura e minimizando o risco de agravar as lesões da vítima, os seguintes procedimentos devem ser rigorosamente seguidos:

- Posicionamento da prancha longa: a prancha longa deve ser posicionada de modo a assegurar o alinhamento correto da coluna vertebral da vítima. Esse alinhamento é vital para evitar danos adicionais, especialmente em casos de suspeita de lesões na coluna. O posicionamento correto da prancha garante a estabilidade da vítima durante todo o processo de extração.
- Prancha curta: os novos conceitos sobre restrição do movimento da coluna vertebral consideram a prancha curta como um dispositivo intermediário entre a posição inicial do paciente e a prancha longa. Esse equipamento permite restringir o movimento da coluna em diferentes situações, facilitando tanto a transferência segura do paciente para a prancha longa quanto

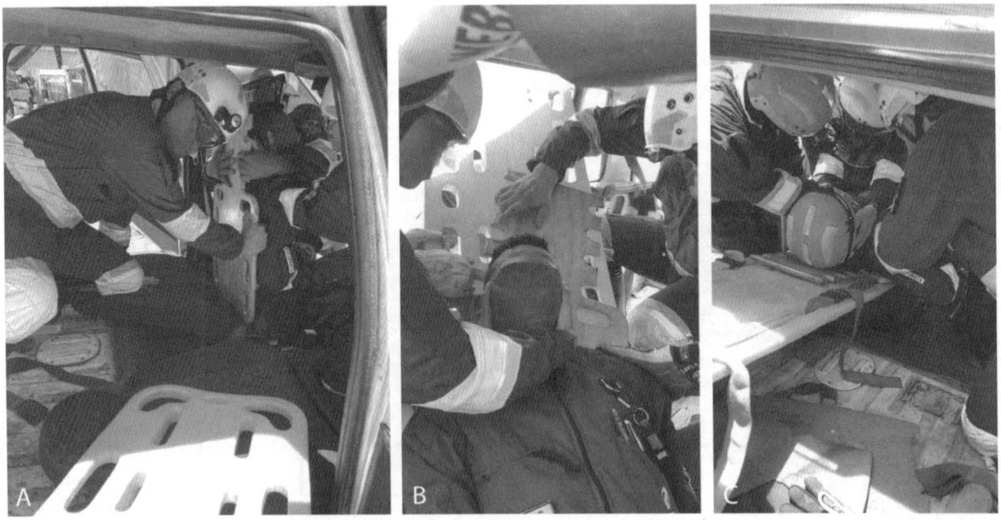

FIGURA 14 A-C: Extração da vítima.
Fonte: treinamento CCR rodovias.

o ajuste adequado do ângulo de posicionamento.

- Movimentação em bloco: durante a extração, a cabeça, tronco e pelve da vítima devem ser movidos como uma unidade, ou seja, de maneira sincronizada, para evitar qualquer tipo de torção ou movimento brusco que possa comprometer a integridade da coluna vertebral ou agravar lesões preexistentes.
- Reunião de extração: antes de realizar a extração, é essencial que a equipe de resgate realize uma segunda reunião para alinhar todos os detalhes do plano de extração. Nessa reunião é discutido como o paciente será retirado do habitáculo até a área de APH, garantindo que todos os membros da equipe estejam cientes de suas funções e da coordenação necessária para uma extração segura e eficaz.
- Importância da equipe: para garantir uma extração eficiente e segura, o ideal é que a equipe de resgate seja composta por, no mínimo, seis socorristas. Esse número permite uma divisão adequada das funções, assegurando que cada etapa da extração seja executada com precisão e sem sobrecarregar os membros da equipe.

Em situações em que a equipe é reduzida, pode ser necessário que os socorristas assumam múltiplas funções, o que pode tornar o processo mais complexo e demandar um esforço de coordenação ainda maior. Nesses casos, a clareza de comunicação e o alinhamento entre os membros da equipe tornam-se ainda mais críticos para o sucesso da operação.

## FASE DE TREINAMENTO

### Conceito geral

O treinamento contínuo é um elemento fundamental para garantir que a equipe de resgate esteja preparada para lidar com situações de alta complexidade e risco inerentes às operações de salvamento veicular. O método SAVER, embora eficaz em sua teoria, deve ser constantemente reforçado por meio de práticas regulares que simulem o máximo possível as condições reais encontradas em acidentes. Esse treinamento prático é essencial para que a equipe reforce suas habilidades e responda adequadamente em cenários de alta pressão (Figura 15).

### Tipos de treinamento

- Exercícios de tabuleiro: esses exercícios envolvem o planejamento teórico, técnico e tático de operações de salvamento, onde a equipe simula o processo de resgate em um ambiente controlado. Esses exercícios são importantes para reforçar o pensamento crítico, o trabalho em equipe e a organização das fases do método SAVER, sem a necessidade de equipamentos físicos ou cenários reais (Figura 16).
- Simuladores veiculares: o uso de simuladores é uma ferramenta valiosa para treinar a equipe em um ambiente seguro, onde as manobras de desencarceramento e a criação de espaço podem ser praticadas em cenários controlados. Os simuladores permitem que a equipe trabalhe com uma réplica de veículos e pra-

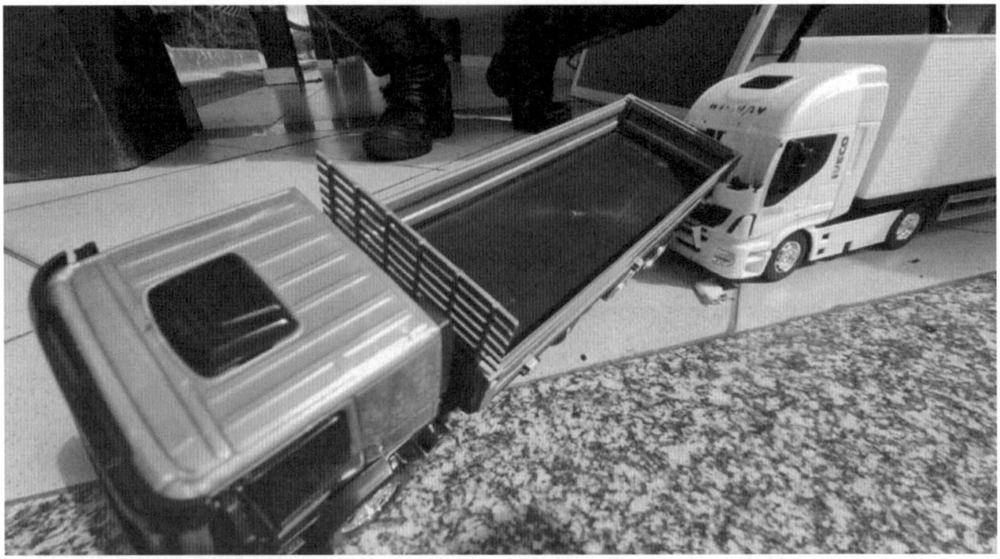

FIGURA 15 Treinamento com cenários de alta pressão.

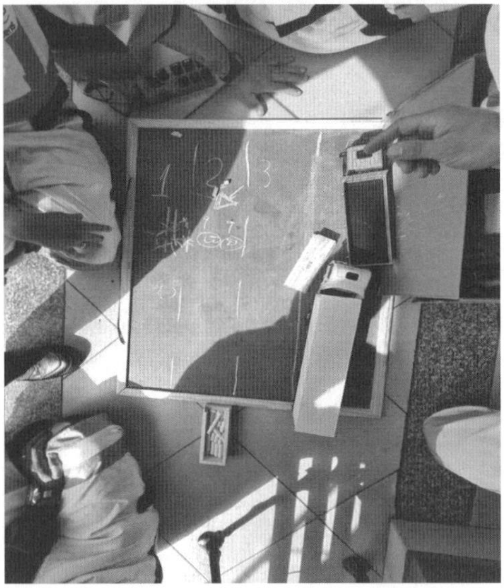

FIGURA 16 Exercícios de tabuleiro.

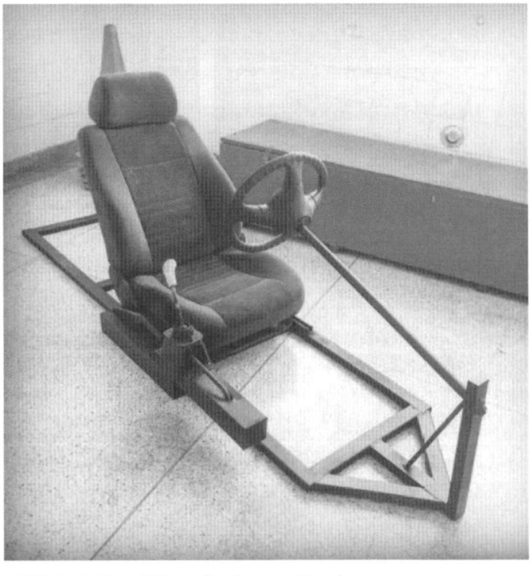

FIGURA 17 Simulador veicular.

tique técnicas em um contexto sem riscos, aprimorando suas habilidades antes de aplicar o conhecimento em situações reais (Figura 17).

- Simulações realísticas: as simulações realísticas são a forma mais prática de treinamento, onde a equipe de resgate realiza operações em cenários que imitam acidentes reais, utilizando veículos danificados e vítimas simuladas. Esse tipo de treinamento é essencial para a equipe se familiarizar com as complexidades do ambiente real, testando sua capacidade de resposta rápida e eficiente em situações que envolvem alto nível de estresse e perigo (Figura 18).

## Objetivo do treinamento

O treinamento visa dois objetivos principais:

- Preparar a equipe para executar todas as fases do método escolhido para o trabalho com eficiência: por meio de um treinamento contínuo, a equipe de resgate se torna capaz de aplicar o método SAVER de forma coordenada e eficiente, garantindo que cada fase, desde o reconhecimento até a extração, seja realizada com precisão. Esse preparo reduz o tempo de resposta e melhora a segurança tanto da vítima quanto dos socorristas.
- Promover a sincronia entre os membros da equipe de resgate: a integração e sincronia entre os membros da equipe são essenciais para o sucesso de qualquer operação de resgate. O treinamento regular facilita a comunicação e a colaboração entre os socorristas, permitindo que eles trabalhem como uma unidade coesa, minimizando erros e maximizando a eficácia durante as operações de salvamento.

## Acúmulo de funções

Os procedimentos descritos são executados com maior eficiência quando a equipe é composta por pelo menos seis integrantes, especialmente em operações envolvendo veículos leves. Contudo, a metodologia apresentada não determina um número exato de profissionais; ela propõe uma divisão das atividades em etapas, visando garantir eficiência, controle adequado das fases e priorizando a segurança, tanto das vítimas quanto dos socorristas.

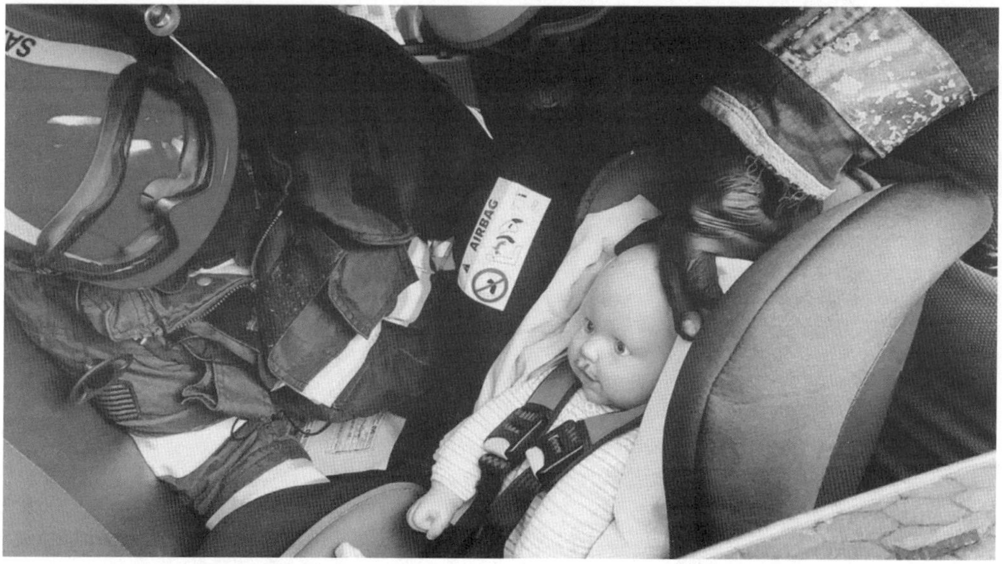


FIGURA 18 Simulação realística.

Caso a primeira equipe a chegar ao local conte com apenas dois ou três integrantes, eles precisarão assumir múltiplas funções até a chegada do reforço, acumulando mais de uma atividade simultaneamente (Figura 19). Nessas circunstâncias, as ações que garantam a segurança da cena e as medidas voltadas diretamente ao cuidado do paciente devem ser priorizadas, uma vez que a segurança operacional e a preservação da vida são os principais objetivos de toda intervenção.

Existem diversas configurações possíveis para as equipes de atendimento; entretanto, quando todos os envolvidos têm conhecimento claro das tarefas necessárias, é possível garantir uma interação eficaz entre diferentes agências. Um exemplo disso é quando uma equipe de suporte avançado do Serviço de Atendimento Móvel de Urgência (SAMU), composta por três profissionais, atua em conjunto com uma unidade de salvamento do Corpo de Bombeiros. Dessa forma, obtêm-se equipes com profissionais e recursos suficientes, permitindo que o salvamento veicular seja realizado sem sobrecarga ou necessidade de acumular funções.

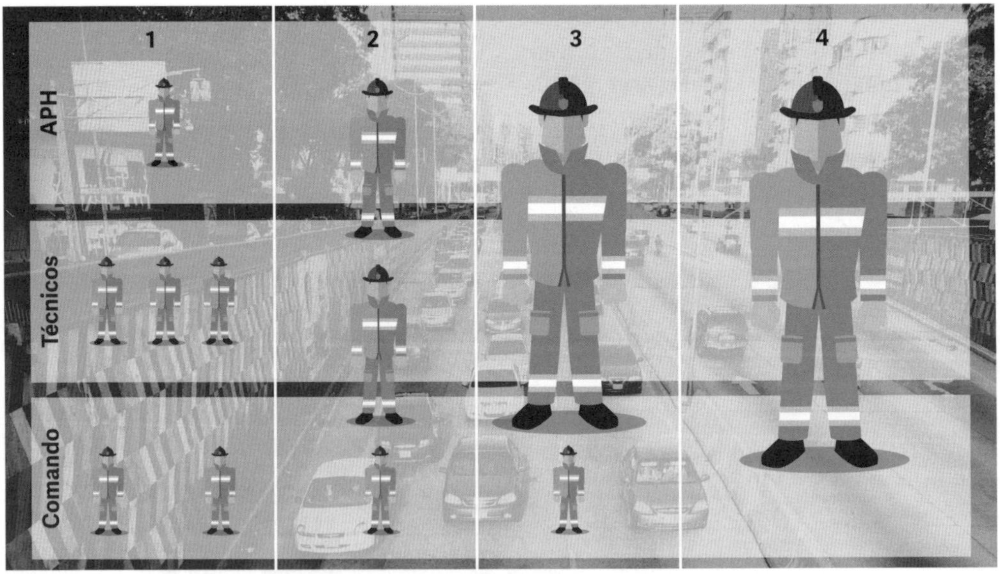


FIGURA 19 Múltiplas funções até a chegada do reforço, com mais de uma atividade simultaneamente.

## REFERÊNCIA

1. Corpo de Bombeiros Militar de Santa Catarina. Manual de capacitação em resgate veicular, 2.ed. Florianópolis: CBMSC; 2019.
2. Comissão Nacional de Salvamento Veicular (CONASV). Procedimento operacional padrão: sinistro de trânsito com vítima presa nas ferragens. Brasília: CONASV; 2025.
3. National Association of Emergency Medical Technicians (NAEMT). PHTLS: atendimento pré-hospitalar ao traumatizado, 9.ed. Porto Alegre: Artmed; 2020.
4. Oliveira EL. Salvamento e desencarceramento, 2.ed. Sintra: Escola Nacional de Bombeiros; 2009.
5. Polícia Militar do Estado de São Paulo. Remoção de portas de veículos acidentados. São Paulo: Polícia Militar do Estado de São Paulo; 2018.
6. World Rescue Organisation (WRO). Extrication guidelines: World Rescue Challenge 2025: Croatia. United Kingdom: WRO; 2025.
7. World Rescue Organisation (WRO). WRO standards: vehicle extrication. United Kingdom: WRO; 2024.

30

# Traumatismo cranioencefálico

Jéssica Barbosa Machado
Guilherme Gozzoli Podolsky-Gondim

**Pontos-Chave**

- A sistematização do atendimento inicial mantendo alto índice de suspeição para existência de traumatismo cranioencefálico (TCE) auxilia no pronto controle de fatores – como hipóxia e hipotensão arterial – que possam acarretar lesão cerebral secundária e sequelas.
- Em caso de suspeita de hipertensão intracraniana (HIC) devem ser instituídas medidas clínicas imediatas de forma a evitar subsequente lesão cerebral secundária.
- Critérios de indicação de tomografia computadorizada (TC) de crânio podem auxiliar na determinação do destino mais apropriado após a avaliação inicial.
- Reavaliações frequentes são fundamentais para o pronto reconhecimento de deterioração neurológica e condutas adicionais para controle da HIC.

## INTRODUÇÃO

O traumatismo cranioencefálico (TCE) é definido como qualquer insulto gerado por forças externas capaz de resultar em lesão anatômica ou comprometimento funcional de estruturas do crânio ou do encéfalo.

Representa importante prevalência global, com estimativas de 60 milhões de vítimas anuais, sendo que países de baixa e média rendas apresentam incidências três vezes maiores do que aqueles de alta renda.

No Brasil, levantámentos prévios sugerem uma incidência de 37 casos por 100 mil habitantes na faixa etária de 14-69 anos, sendo que aproximadamente 125.500 internações hospitalares por ano estavam associadas ao TCE. Estima-se que no Brasil para cada óbito decorrente de TCE, outros três pacientes sobrevivem com incapacidade significativa. Consequentemente, despesas diretas e indiretas decorrentes do TCE implicam em um custo total global de aproximadamente US$ 400 bilhões anuais.

Dada a fragilidade e vulnerabilidade do encéfalo aos diferentes insultos diretos ou indiretos decorrentes do traumatismo, somadas ao alto risco de comprometimento funcional nos sobreviventes, destaca-se a importância do atendimento inicial, que visa mitigar lesões adicionais e otimizar as perspectivas de sobrevida e de um prognóstico neurológico favorável.

## FISIOPATOLOGIA

A lesão cerebral primária ocorre no momento do impacto e subsequente lesão tecidual, podendo resultar em imediato rebaixamento do nível de consciência. A lesão cerebral secundária consiste em lesão adicional que pode ocorrer após o insulto inicial, sendo decorrente de complicações intracranianas e/ou sistêmicas, como hipotensão e hipóxia.

A pressão intracraniana (PIC) é mensurada dentro do crânio e resulta dos conteúdos intracranianos (volume total do parênquima encefálico, líquor e sangue). A doutrina de Monro-Kellie define que considerando o volume do crânio como fixo, qualquer aumento em um de seus componentes deve ser compensado por redução dos demais, para manter a PIC constante. Tal observação explica situações nas quais o paciente apresenta inicialmente preservação do nível de consciência – e, consequentemente, PIC normal – a despeito de lesões intracranianas em evolução, como um hematoma extradural. A partir do momento em que os mecanismos de compensação se esgotam – retorno venoso do sangue intracraniano ou deslocamento do líquor para o espaço subaracnóideo raquimedular – frente ao aumento de lesões com efeito de massa, o paciente apresenta importante elevação na PIC e resultante rebaixamento de nível de consciência.

A HIC sustentada pode acarretar lesões cerebrais secundárias isquêmicas, tendo em vista que a pressão de perfusão cerebral (PPC) resulta na diferença entre a pressão arterial média (PAM) e a PIC. Em condições normais, o fluxo sanguíneo cerebral (FSC) é mantido constante devido à autorregulação cerebral, que controla a resistência vascular cerebral: diminuindo-a em situações de hipotensão arterial e aumentando-a quando há hipertensão arterial. No TCE moderado e grave, este mecanismo de autorregulação pode estar comprometido, deixando o cérebro vulnerável à isquemia, à expansão de hematoma e à elevação da PIC. Episódios de hipotensão arterial, nesse cenário, acarretam redução da PPC, do FSC e, consequentemente, lesão cerebral secundária.

## ATENDIMENTO INICIAL

A sistematização estabelecida nas diretrizes do *Prehospital Trauma Life Support* da NAEMT é a base para o desenvolvimento dos protocolos assistenciais adotados na maioria dos serviços de atendimento pré-hospitalar (APH), de tal forma que foi abordada previamente nesta obra e, portanto, será também considerada a base para a presente discussão.

Durante a fase inicial de avaliação primária (protocolo mnemônico XABCDE – **X** [hemorragia Exsanguinante], **A** [via Aérea], **B***reathing* [respiração/ventilação], **C**irculação com controle de hemorragias, **D***isability* [avaliação neurológica], **E**xposição e controle do ambiente), condições que possam ameaçar a vida ou levar à lesão cerebral secundária, bem como sequelas, são prontamente identificadas e tratadas. Apesar dos princípios e sistematização do atendimento não se alterarem no paciente com suspeita de TCE em relação aos demais, existem particularidades nessa fase do atendimento que devem ser observadas (Tabela 1).

## Hemorragia exsanguinante (X)

Ferimentos cortocontusos no couro cabeludo podem constituir importantes fontes de sangramento e, por isso, devem ser prontamente controlados por meio de compressão. Deve-se manter vigilância em ferimentos previamente ocluídos que ainda possam estar sangrando devido à falha no controle por compressão local, considerando sutura em casos refratários, especialmente quando o atendimento é realizado por equipe de suporte avançado.

## Manejo da via aérea e ventilação (A/B)

O rebaixamento do nível de consciência pode resultar em obstrução da via aérea com subsequente hipóxia, o que justifica intervenções para garantir a permeabilidade da via aérea e a oxigenação suplementar, sendo possível, mas não obrigatória, a intubação

TABELA 1 Particularidades na avaliação primária do paciente com suspeita de traumatismo cranioencefálico

| | | |
|---|---|---|
| X | Controle da hemorragia exsanguinante | Ferimentos no couro cabeludo podem levar à importante perda sanguínea |
| A | Manejo da via aérea e proteção da coluna cervical | Possibilidade de traumatismo raquimedular associado |
| | | Atenção para hipotensão secundária ao emprego de hipnóticos |
| | | Evitar hipóxia e considerar dispositivos supraglóticos e/ou via aérea cirúrgica em caso de via aérea difícil |
| | | Determinação da pontuação na escala de coma de Glasgow, se possível, antes da administração de hipnóticos |
| B | Ventilação | Atentar para PEEP alta com subsequente diminuição de retorno venoso e aumento da PIC |
| | | Evitar hiperventilação inadvertida e hipocapnia resultante |
| | | Capnografia quando possível e objetivar $EtCO_2$ entre 35-40 mmHg |
| C | Circulação | Considerar uso de vasopressores em caso de hipotensão secundária a choque neurogênico ou uso de hipnóticos |
| | | Meta pressórica de PAS > 110 mmHg |
| D | Disfunção neurológica | Evitar manitol em caso de hipotensão e/ou hipovolemia |
| | | Considerar hiperventilação somente se houver disponibilidade de capnografia |
| E | Exposição e controle do ambiente/temperatura | Hipotermia está associada a piores desfechos em pacientes com TCE |

$EtCO_2$: dióxido de carbono expirado final; PAS: pressão arterial sistólica; PEEP: pressão expiratória final positiva; PIC: pressão intracraniana; TCE: traumatismo cranioencefálico. Fonte: elaborada pelos autores.

orotraqueal (IOT) nesse cenário. Estudos recentes avaliaram o papel da IOT no APH e evidenciaram uma importante heterogeneidade nas abordagens adotadas, não sendo possível correlacionar a intervenção isoladamente a maior ou menor morbimortalidade. Assim, as evidências reforçam que o sucesso no manejo da via aérea e suas consequências depende de múltiplos fatores, como a *expertise* da equipe, a oxigenação adequada, a prevenção da hipotensão e da hipo ou hipercapnia, sempre ponderando riscos e benefícios.

**Ponto de atenção:** a intubação farmacologicamente assistida deve incluir estratégias que considerem intercorrências como falha no procedimento, hipotensão arterial secundária aos fármacos administrados, hipocapnia secundária à hiperventilação inadvertida e tempo prolongado em cena. O risco de lesão associada da coluna vertebral, além das condições do trauma, exige treinamento prévio da equipe em situação de manejo de via aérea difícil.

Após intervenções iniciais para permeabilização da via aérea e fornecimento de oxigênio suplementar – principalmente naqueles pacientes com TCE grave –, caso seja realizada IOT com sucesso, recomenda-se monitoramento da capnografia, bem como evitar hipocapnia por hiperventilação inadvertida.

Objetiva-se normocapnia, com $EtCO_2$ na faixa de 35-40 mmHg. A hiperventilação controlada pode ser empregada nas situações de suspeita de herniação em andamento, sendo recomendados, nesse contexto, valores de $EtCO_2$ na faixa de 30-35 mmHg.

A estratégia de intubação farmacologicamente assistida deve constituir o emprego de fármacos que otimizem as chances de sucesso na IOT em sua primeira tentativa, mas que sejam seguros do ponto de vista hemodinâmico, evitando assim hipotensão arterial e subsequente lesão cerebral secundária. A escolha dos fármacos deve considerar fatores como experiência da equipe, estado hemodinâmico do paciente e farmacodinâmica – tempo para início do efeito e sua duração. São cada vez mais empregados nesse contexto o etomidato ou cetamina como hipnóticos e succinilcolina ou rocurônio como bloqueadores neuromusculares de ação rápida, despolarizante e não despolarizante, respectivamente. Todos os fármacos apresentam potenciais efeitos adversos; por isso, não há uma estratégia universalmente aceita para intubação farmacologicamente assistida.

**Ponto de atenção:** devido ao risco adicional de lesão cerebral secundária por hipotensão arterial em pacientes com TCE submetidos à IOT farmacologicamente assistida e subsequente sedação, é válido preparar-se de antemão com o uso de drogas vasoativas: "*push dose*" de adrenalina ou, quando disponível, administração contínua de noradrenalina ou dopamina, dependendo da disponibilidade e protocolos do serviço.

## Circulação e considerações hemodinâmicas (C)

A hipotensão arterial acarreta redução na PPC e consequentemente lesões isquêmicas secundárias em pacientes com TCE moderado e grave. Nessa população devem ser instituídas medidas de ressuscitação volêmica, objetivando a manutenção da perfusão cerebral, com meta de pressão arterial sistólica (PAS) maior ou igual a 100-110 mmHg. É indicado o uso de solução cristaloide isotônica e, quando disponível, administração de hemocomponentes.

Atualmente, não há indicação para a administração do ácido tranexâmico para uso terapêutico devido à elevação da PIC ou TCE isolado, sendo que o seu uso está indicado nas situações de hemorragia massiva, choque hipovolêmico e demais condições hemodinâmicas, conforme protocolos institucionais e literatura pertinente.

## Incapacidade (D)

A avaliação neurológica do paciente durante a avaliação primária deve ser breve e objetiva, de tal forma que nesse momento são avaliados o nível de consciência (mensurado pela pontuação na escala de coma de Glasgow), pupilas (simetria e estado do reflexo fotomotor) e pronta identificação de possíveis assimetrias motoras ou sensitivas, como hemiparesia.

Caso opte-se por IOT durante o início da avaliação primária, deve-se tentar estimar o nível de consciência previamente à administração de hipnóticos, com destaque à resposta motora obtida na avaliação, ao fator prognóstico e ao diagnóstico mais relevante na escala de coma de Glasgow.

Recomenda-se que a avaliação do nível de consciência seja realizada após adequada ressuscitação ventilatória e circulatória, sendo também indicada a reavaliação durante a fase de APH a cada 30 minutos ou conforme alterações no estado mental. Em crianças pré-verbais, a avaliação do nível de consciência deve seguir a Escala de Coma de Glasgow pediátrica (Tabela 2).

TABELA 2 Comparação da Escala de Coma de Glasgow e Escala de Coma de Glasgow Pediátrica

| Escala de Coma de Glasgow | | Escala de Coma de Glasgow Pediátrica | |
|---|---|---|---|
| **Abertura ocular** | | **Abertura ocular** | |
| Espontânea | 4 | Espontânea | 4 |
| Aos chamados | 3 | Aos chamados | 3 |
| Estímulo doloroso | 2 | Estímulo doloroso | 2 |
| Nada | 1 | Nada | 1 |
| **Resposta verbal** | | **Resposta verbal** | |
| Orientado | 5 | Balbucia | 5 |
| Confuso | 4 | Choro irritável | 4 |
| Palavras inapropriadas | 3 | Choro mediante estímulo doloroso | 3 |
| Sons incompreensíveis | 2 | Gemidos mediante estímulo doloroso | 2 |
| Nada | 1 | Nada | 1 |
| **Resposta motora** | | **Resposta motora** | |
| Obedece a comandos | 6 | Movimentos espontâneos normais | 6 |
| Localiza dor | 5 | Retirada ao toque | 5 |
| Retirada inespecífica | 4 | Retirada ao estímulo doloroso | 4 |
| Rigidez de decorticação | 3 | Rigidez de decorticação | 3 |
| Rigidez de descerebração | 2 | Rigidez de descerebração | 2 |
| Nada | 1 | Nada | 1 |

Fonte: Modificada de Lulla et al., 2023[1].

### Exposição e controle ambiental (E)

À semelhança dos pacientes vítimas de traumatismo multissistêmico, aqueles com suspeita de TCE devem ter como alvo a normotermia (36-37,9ºC). Elevações adicionais da temperatura corporal devem ser tratadas de forma agressiva, devido ao risco de lesão cerebral secundária -por exemplo, pela redução do limiar convulsivo e pelo aumento da demanda metabólica encefálica.

## AVALIAÇÃO SECUNDÁRIA E TRANSPORTE

Em pacientes identificados como críticos ou potencialmente críticos, deve-se minimizar o tempo em cena, cabendo a realização da avaliação secundária durante o transporte do paciente. Além disso, o monitoramento e a obtenção de parâmetros fisiológicos quantitativos (p. ex., frequência cardíaca, pressão arterial, cardioscopia, glicosimetria e capnografia) são comumente realizados nesta etapa do atendimento.

Merece consideração o uso da ultrassonografia à beira do leito (POCUS, do inglês *point-of-care ultrasound*) como modalidade em estudo no APH, tendo como exemplos o protocolo de mensuração da bainha do nervo óptico e de pesquisa de tamponamento cardíaco e/ou hemorragias intracavitárias por meio do protocolo *extended focused assessment with sonographic in trauma* (E-FAST).

## MEDIDAS CLÍNICAS PARA CONTROLE DA HIPERTENSÃO INTRACRANIANA

Apesar das limitações de tempo, disponibilidade de recursos e necessidade de atenção às múltiplas prioridades durante o atendimento inicial, é possível iniciar medidas clínicas para controle da HIC ainda durante a fase pré-hospitalar de atendimento ao paciente com TCE.

Conforme as condições permitirem, são discriminados na Tabela 3 diferentes recursos comumente disponíveis na fase de APH em caso de suspeita de HIC, concomitante ou não às ações desempenhadas nas avaliações primária e secundária do atendimento.

TABELA 3 Medidas clínicas para controle da hipertensão intracraniana no atendimento pré-hospitalar

| |
|---|
| IOT e verificar adequação do tubo orotraqueal (excluir obstruções) |
| Otimização da sedoanalgesia com consideração de bloqueio neuromuscular |
| Elevação de cabeceira a 30-45º (com manutenção da neutralidade da coluna cervical)* |
| Verificar adequado retorno venoso (evitar compressão das veias jugulares ou lateralização cefálica). |
| Administração de manitol 20% EV (0,25-1 g/kg)* |
| Administração de solução salina hipertônica EV (avaliar protocolos institucionais) |
| Hiperventilação controlada (objetivando $EtCO_2$ 30-35 mmHg) – quando suspeita de herniação cerebral |

*Contraindicado em caso de hipotensão arterial e/ou hipovolemia. $EtCO_2$: dióxido de carbono expirado final; EV: endovenoso(a); IOT: intubação orotraqueal.
Fonte: elaborada pelos autores.

## MONITORAMENTO E METAS FISIOLÓGICAS

As condições presentes no contexto do APH implicam, frequentemente, em restrições logísticas e de disponibilidade de equipamentos, somadas à variabilidade de cenários e a desafios enfrentados pela equipe durante o atendimento ao paciente com

TCE. Contudo, quando aplicável, deve-se perseguir indicadores e metas fisiológicas que otimizem as chances de sobrevida e o prognóstico neurológico favorável (Tabela 4).

TABELA 4 Metas fisiológicas para o paciente com traumatismo cranioencefálico

| Parâmetro | Valores ideais |
|---|---|
| PAS | ≥ 100 mmHg |
| PAM | > 80 mmHg |
| PPC | 60-70 mmHg |
| Oximetria de pulso | 94% |
| Temperatura corporal | 36-37,9°C |
| Capnografia ($EtCO_2$) | 35-45 mmHg (30-45 mmHg em caso de suspeita de herniação cerebral) |
| Glicemia | 100-180 mg/dL |

$EtCO_2$: dióxido de carbono expirado final; PAM: pressão arterial média; PAS: pressão arterial sistólica; PPC: pressão de perfusão cerebral. Fonte: modificada de American College of Surgeons, 2025[2].

## CRITÉRIOS DE REGULAÇÃO/ INDICAÇÃO DE TOMOGRAFIA COMPUTADORIZADA

Dada a heterogeneidade da realidade dos diferentes serviços de APH distribuídos em nosso país, pode-se recorrer aos critérios bem-estabelecidos pelo American College of Surgeons e publicados nas duas últimas edições do ATLS[2] para identificar os pacientes com indicação de TC de crânio nos casos de TCE, de forma a nortear as decisões de regulação destes pacientes para serviços que possuam TC e, desta forma, os recursos terciários necessários (centro cirúrgico, leito monitorado e retaguarda neurocirúrgica) para acolhimento adequado (Tabela 5).

TABELA 5 Indicações de tomografia computadorizada de crânio no traumatismo cranioencefálico (TCE)

| | |
|---|---|
| TCE grave | |
| TCE moderado | |
| Suspeita de fraturas, incluindo fratura de base do crânio | |
| TCE leve com sinais de alarme | Relato de uso de anticoagulante oral |
| | Idade maior que 65 anos |
| | Perda de consciência maior que 5 min |
| | Déficits neurológicos focais |
| | ECG menor que 15 após 2 h do trauma |
| | Vômitos (mais de dois episódios) |
| | Amnésia anterógrada ao impacto maior que 30 min |
| | Cinemática significativa (atropelamento, ejeção de veículo, queda de mais de cinco lances de escada ou 1 m) |

ECG: eletrocardiograma.
Fonte: adaptada de American College of Surgeons, 2025[2]; Stielli et al., 2001[3].

## CONTROLE DE CRISES CONVULSIVAS

A ocorrência de crise convulsiva durante o APH do paciente com suspeita de TCE demanda intervenções rápidas e objetivas, devido ao risco de lesão cerebral secundária decorrente da elevação da PIC durante o evento, bem como de suas consequências indiretas – como, por exemplo, a hipóxia secundária ao rebaixamento de nível de consciência ou broncoaspiração. A abordagem terapêutica escalonada (Tabela 6) se assemelha aos protocolos para crise convulsiva em outros contextos; contudo,

**TABELA 6 Estratégias no manejo de crise convulsiva no adulto com traumatismo cranioencefálico**

| |
|---|
| Reavaliar e pesquisar causas reversíveis como hipoglicemia e hipóxia |
| Midazolam IM em dose única de 10 mg/kg – em caso de dificuldade de acesso venoso ou intraósseo |
| Diazepam 10 mg EV lento – pode ser repetido por mais duas vezes com intervalos de 5-10 min |
| Fenitoína EV 15-20 mg/kg, diluída em 250-500 mL de solução salina (0,9%) e infusão máxima de 50 mg/min. Em caso de refratariedade, pode ser repetida na dose de 10 mg/kg nas mesmas condições |
| Midazolam EV 0,3 mg/kg a cada 5 min até o término da crise e manutenção com infusão contínua de 0,03-0,2 mg/kg/h |

EV: endovenoso(a); IM: intramuscular. Fonte: modificada de Podolsky-Gondim e Nakano, 2022[4].

atenção adicional é necessária devido aos riscos elevados que a hipotensão arterial representa no contexto de suspeita de HIC.

Pacientes com TCE grave e principalmente aqueles com lesões penetrantes têm indicação de profilaxia de crises convulsivas precoces, por meio de administração profilática de fenitoína endovenosa; contudo, devido ao seu efeito hipotensor, sugere-se aguardar sua administração para a fase de atendimento intra-hospitalar.

## CONTROLE DE AGITAÇÃO PSICOMOTORA

Episódios de agitação psicomotora podem surgir devido a fatores como intoxicação exógena, hipóxia, hipotensão arterial e o próprio TCE. O risco de lesões adicionais limita o emprego exclusivo da contenção mecânica como estratégia de manejo nessas situações. Por outro lado, o emprego de fármacos para controle da agitação psicomotora resulta em desafios adicionais para a equipe assistente. Deve-se pesquisar por possíveis causas tratáveis para a agitação psicomotora e, em caso de risco elevado de lesões adicionais ao paciente ou risco à equipe assistente, fazer uso de estratégias escalonadas de controle farmacológico com fármacos de ação rápida e com o menor potencial para hipotensão. São exemplos, nesse contexto, a administração de haloperidol e midazolam intramuscular (IM) naqueles pacientes estáveis hemodinamicamente e com TCE leve, cujo acesso venoso não foi ainda garantido, e cetamina ou etomidato nos pacientes com potencial indicação de IOT prévia – pacientes com traumatismo craniofacial e oscilações do nível de consciência. Evitar a administração de fármacos como prometazina ou diazepam IM devido à absorção errática.

## REFERÊNCIAS


1. Lulla A, Lumba-Brown A, Totten AM, Maher PJ, Badjatia N, Bell R, et al. Prehospital guidelines for the management of traumatic brain injury - 3rd ed. Prehosp Emerg Care. 2023;27(5):507-38.
2. American College of Surgeons. Advanced Trauma Life Support (ATLS) student course manual, 11.ed. Chicago, IL: American College of Surgeons; 2025.
3. Stiell IG, Wells GA, Vandemheen K, Clement C, Lesiuk H, Laupacis A, et al. The Canadian CT head rule for patients with minor head injury. Lancet. 2001;357(9266):1391-6.
4. Podolsky-Gondim GG, Nakano FN. Crise convulsiva no atendimento pré-hospitalar. In: Associação Brasileira de Medicina de Emergência, Guimarães HP, Borges LAA. (Orgs.). Programa de Atualização em Medicina de Emergência (PROMEDE). Porto Alegre: Artmed Panamericana; 2022. v. 1, pp. 57-78.
5. American College of Surgeons. Best practices guidelines: the management of traumatic brain injury. Chicago, IL: American College of Surgeons; 2024.

6. Amidei CB, Salmaso L, Fedeli U, Saia M. Traumatic brain injury incidence and mortality: a large population-based study. J Neurol. 2024;271(7):4430-40.
7. Anderson J, Ebeid A, Stallwood-Hall C. Pre-hospital tracheal intubation in severe traumatic brain injury: a systematic review and meta-analysis. Br J Anaesth. 2022;129(6):977-84.
8. Bossers SM, Mansvelder F, Loer SA, Boer C, Bloemers FW, Van Lieshout EMM, et al. Association between prehospital end-tidal carbon dioxide levels and mortality in patients with suspected severe traumatic brain injury. Intensive Care Med. 2023;49(5):491-504.
9. Gamberini L, Baldazzi M, Coniglio C, Gordini G, Bardi T. Prehospital airway management in severe traumatic brain injury. Air Med J. 2019;38(5):366-73.
10. Karagianni MD, Brotis AG, Gatos C, Kalamatianos T, Vrettou C, Stranjalis G, et al. Neuromonitoring in severe traumatic brain injury: a bibliometric analysis. Neurocrit Care. 2022;36(3):1044-52.
11. Knapp J, Doppmann P, Huber M, Meuli L, Albrecht R, Sollid S, et al. Pre-hospital endotracheal intubation in severe traumatic brain injury: ventilation targets and mortality-a retrospective analysis of 308 patients. Scand J Trauma Resusc Emerg Med. 2023;31(1):46.
12. Kochanek PM, Tasker RC, Carney N, Totten AM, Adelson PD, Selden NR, et al. Guidelines for the management of pediatric severe traumatic brain injury, Third Edition: update of the brain trauma foundation guidelines, executive summary. Neurosurgery. 2019;84(6):1169-78.
13. Leão BE, Madureira EMP. Perfil epidemiológico de pacientes com traumatismo cranioencefálico no Brasil de 2020 a 2023. Rev Ibero-Am Humanidades, Ciências e Educação. 2023;9(8):2826-35.
14. Magalhães ALG, Barros JLVM, Cardoso MGF, Rocha NP, Faleiro RM, Souza LC, et al. Traumatic brain injury in Brazil: an epidemiological study and systematic review of the literature. Arq Neuropsiquiatr. 2022;80(4):410-23
15. McKinley WI, Rowell SE, Mansour A, et al. Tranexamic acid, mortality, and intracranial hemorrhage type in moderate or severe traumatic brain injury. JAMA Surg. 2023;158(11):1222-4.
16. National Association of Emergency Medical Technicians (NAEMT). PHTLS: Prehospital Trauma Life Support, 10ed. Massachusetts: Jones & Bartlett Learning; 2023.
17. Shafique MA, Haseeb A, Asghar B, Kumar A, Chaudhry ER, Mustafa MS. Assessing the impact of pre-hospital airway management on severe traumatic brain injury: a systematic review and meta-analysis. Am J Emerg Med. 2024;78:188-95.
18. Stocchetti N, Maas AIR. Traumatic intracranial hypertension. N Engl J Med. 2014;370(22):2121-30.
19. Whiting MD, Dengler BA, Rodriguez CL, Blodgett D, Cohen AB, Januszkiewicz AJ, et al. Prehospital detection of life-threatening intracranial pathology: an unmet need for severe TBI in austere, rural, and remote areas. Front Neurol. 2020;11:599268.
20. Zhong H, Feng Y, Shen J, Rao T, Dai H, Zhong W, et al. Global burden of traumatic brain injury in 204 countries and territories from 1990 to 2021. Am J Prev Med. 2025;68(4):754-63.

31

# Traumatismo raquimedular e restrição de movimento da coluna

Jéssica Barbosa Machado
Guilherme Gozzoli Podolsky-Gondim
Lucas Certain

**Pontos-Chave**

- O traumatismo raquimedular (TRM) é comumente encontrado em pacientes envolvidos em traumas de alta energia, configurando uma condição grave.
- Os mecanismos de trauma variam entre compressão mecânica, tração, rotação, estiramento ou laceração da medula espinhal e das fibras nervosas.
- A classificação do tipo de lesão em primária, secundária, completa ou incompleta se faz necessária para guiar o tratamento.
- O choque neurogênico é configurado por um comprometimento hemodinâmico distributivo ocasionado pela perda da regulação simpática do paciente.
- O choque medular é configurado por alterações neurológicas transitórias, trazendo pouca ou nenhuma instabilidade hemodinâmica associada.
- Os protocolos de restrição de movimento da coluna (RMC) têm se intensificado no objetivo de reduzir imobilizações desnecessárias, além de trazer maior conforto ao paciente, evitar lesões de pressão e restrições do sistema respiratório.

## TRAUMATISMO RAQUIMEDULAR

### Introdução e definições

O TRM é uma condição grave, resultante de lesões estruturais provocadas pela transferência de energia durante o trauma, afetando o arcabouço ósseo da coluna, a medula espinhal, os ligamentos e os discos intervertebrais. Essas lesões podem se manifestar com sintomas locais, como dor, ou com comprometimento neurológico de maior extensão, transitório ou permanente, afetando a condução nervosa entre o cérebro e o restante do corpo.

As causas mais comuns de TRM estão associadas a traumas de alta energia, como acidentes automobilísticos, mergulhos em águas rasas, quedas de grandes alturas, ferimentos por arma de fogo ou arma branca e esportes de alto impacto.

A gravidade do TRM está relacionada tanto ao nível da lesão (cervical, torácica ou lombar), quanto à sua extensão, que pode ser classificada como completa ou incompleta. Lesões mais extensas ou localizadas em regiões mais altas da coluna têm maior probabilidade de gerar complicações severas, como compressão medular e choque neurogênico. Os sintomas variam desde parestesias até quadros graves de paraplegia ou tetraplegia.

O tratamento rápido e adequado é fundamental para prevenir a progressão das lesões e melhorar o prognóstico. Medidas como a restrição segura do movimento da coluna, estabilização hemodinâmica e avaliação precoce dos déficits neurológicos são essenciais para o manejo inicial.

O colar cervical e a prancha rígida (com o uso de imobilizadores de cabeça e tirantes) têm sido empregados rotineiramente há mais de 50 anos no mundo, sendo até então considerados o estado da arte do atendimento pré-hospitalar (APH).

Nos últimos anos, novos protocolos de RMC têm sido desenvolvidos com o objetivo de otimizar o atendimento ao paciente traumatizado, reduzindo os efeitos adversos associados aos procedimentos e aos dispositivos de imobilização. Embora ainda existam controvérsias, a aplicação correta das técnicas e o treinamento das equipes dentro de protocolos institucionais, previamente discutidos, têm contribuído para a simplificação das condutas e melhores desfechos clínicos.

## Epidemiologia

O TRM é uma lesão relevante e potencialmente grave, observada em pacientes politraumatizados, sendo mais comum em homens – especialmente adultos jovens e idosos – que representam 78-80% dos casos. Os acidentes automobilísticos são a principal causa dessas lesões, correspondendo a cerca de 39% dos casos, seguidos por quedas (32%), lesões penetrantes (14%), traumas relacionados a atividades esportivas (8%) e outras causas (7%). Na população idosa, no entanto, o padrão etiológico se inverte – as quedas tornam-se a principal causa de TRM, seguidas pelos acidentes automobilísticos.

## Fisiopatologia e mecanismos do trauma

A coluna dorsal é formada por vértebras, medula espinhal, ligamentos e articulações que, em conjunto, têm a função de sustentar o corpo, distribuir a carga de peso e permitir a mobilidade. Além disso, esses elementos desempenham um papel essencial na proteção da medula.

Estruturalmente, a coluna é composta por 37 vértebras, distribuídas em cinco regiões: 7 cervicais, 12 torácicas, 5 lombares, 5 sacrais e 4 coccígeas. As vértebras que não são fundidas entre si são separadas por discos intervertebrais, que funcionam como amortecedores e são interconectadas por articulações e ligamentos adjacentes. Na parte posterior de cada corpo vertebral encontra-se o canal vertebral, ou canal medular, estrutura que abriga e protege a medula espinhal.

O TRM apresenta dois momentos distintos de injúria, classificados como lesões primárias e secundárias.

As lesões primárias ocorrem de forma imediata, sendo causadas pelo impacto direto ou por forças aplicadas à coluna, como compressão mecânica, tração, rotação, estiramento ou laceração da medula espinhal e das fibras nervosas. Esses mecanismos resultam em danos estruturais agudos aos neurônios, axônios e vasos sanguíneos, provocando perda da integridade medular e interrupção da condução nervosa. As consequências podem incluir desde hemorragias locais até lesões irreversíveis das células neuronais e gliais.

As lesões secundárias, por sua vez, correspondem ao processo progressivo de agressão ao tecido medular que se desenvolve de minutos a dias após o trauma inicial. Entre os principais mecanismos envolvidos estão isquemia e hipóxia, edema, inflamação, liberação de radicais livres, excitotoxicidade, apoptose e formação de cicatriz glial. Esses processos contribuem para a perda progressiva da função neurológica, formação de cavidades císticas e necrose do tecido medular.

O TRM pode ser classificado, com base na localização anatômica e no grau de comprometimento neurológico, em lesões completas e incompletas.

A lesão completa é caracterizada pela perda total das funções motoras e sensitivas abaixo do nível da lesão, afetando todos os dermátomos correspondentes. Essa condição apresenta prognóstico mais reservado devido ao comprometimento global da medula.

Nas lesões incompletas há preservação parcial das funções neurológicas, o que permite certo grau de recuperação funcional. Diversas síndromes clínicas estão associadas a esse tipo de lesão:

- Síndrome de Brown-Séquard: ocorre por lesão hemimedular, geralmente causada por trauma penetrante. Apresenta perda motora e propriocepção no lado da lesão (ipsilateral) e perda de sensibilidade à dor e à temperatura no lado oposto (contralateral).
- Síndrome medular anterior: resultante de isquemia da artéria espinhal anterior. Provoca perda da função motora e da sensibilidade à dor e à temperatura, com preservação da propriocepção e da sensibilidade vibratória.
- Síndrome da cauda equina: ocorre por lesão das raízes nervosas lombossacras (abaixo de L1), levando à fraqueza flácida, à hiporreflexia e à disfunção esfincteriana.
- Síndrome do cone medular: lesão em nível de L1-L2 que cursa com fraqueza flácida dos membros inferiores, anestesia em sela e disfunção esfincteriana.

Outras síndromes clássicas não relacionadas diretamente ao trauma não serão abordadas neste capítulo.

A localização da lesão também influencia diretamente as manifestações clínicas:

- Lesões cervicais (C1-C4): risco elevado de tetraplegia e insuficiência respiratória, devido ao comprometimento do nervo frênico.
- Lesões torácicas (T1-T12): causam paraplegia com preservação dos membros superiores e lesões lombossacras, afetam a função motora dos membros inferiores e o controle esfincteriano.

**Ponto de atenção:** pacientes com suspeita de lesão cervical alta podem evoluir rapidamente para insuficiência respiratória aguda, ainda durante a fase de APH. Em caso de sinais de desconforto respiratório e/ou hipoxemia, considerar assistência ventilatória com dispositivo bolsa-válvula-máscara ou intubação orotraqueal (IOT), adicionalmente à oferta precoce de oxigênio suplementar.

O TRM pode evoluir de forma aguda ou subaguda, com consequências graves, sendo importante reconhecer duas condições distintas associadas ao trauma: choque neurogênico e choque medular (Tabela 1).

## Choque neurogênico

É classificado como um tipo de choque distributivo, resultante da perda do controle simpático secundária a uma lesão do sistema nervoso central, geralmente acima de T6. O bloqueio da via simpática leva à predominância parassimpática (mediada pelo nervo vago), resultando em vasodilatação periférica, bradicardia e hipotensão grave.

Essas manifestações diferenciam o choque neurogênico de outros tipos de choque, especialmente pela presença de bradicardia, ao invés da taquicardia usual. O tratamento no ambiente pré-hospitalar visa à estabilização hemodinâmica e transporte seguro do paciente.

As condutas incluem: reposição volêmica criteriosa, para correção da hipotensão, uso precoce de vasopressores (norepinefrina) em casos refratários, e eventualmente atropina, para controle da bradicardia. Além de imobilização da coluna, conforme preconizado nos protocolos de RMC, oxigenação suplementar e suporte ventilatório, especialmente em lesões cervicais altas.

**Ponto de atenção:** considera-se como meta pressórica em pacientes com lesão medular aguda, a faixa de valores para pressão arterial média (PAM) entre 85-90 mmHg, para os primeiros 5-7 dias após o trauma.

## Choque medular

Diferentemente do choque neurogênico, o choque medular não provoca instabilidade hemodinâmica significativa. Trata-se de uma condição neurológica transitória que ocorre após uma lesão aguda da medula espinhal, caracterizada por arreflexia e perda temporária das funções motoras, sensitivas e autonômicas, abaixo do nível da lesão.

Esse estado se deve à interrupção temporária da condução medular e das vias reflexas, com duração variável, que pode se estender por dias ou semanas. A recuperação ocorre de forma progressiva, com retorno dos reflexos espinhais e, eventualmente, das funções neurológicas.

Principais manifestações clínicas: paralisia flácida abaixo da lesão, arreflexia profunda, perda de sensibilidade abaixo

TABELA 1 Diferenças entre choque neurogênico e medular

| Características | Choque neurogênico | Choque medular |
|---|---|---|
| Definição | Choque distributivo | Estado transitório |
| Fisiopatologia | Perda do controle simpático | Interrupção temporária das funções medulares |
| Hipotensão | Presente (vasodilatação) | Pode ocorrer (transitória) |
| Bradicardia | Comum (predomínio parassimpático) | Não é característica primária |
| Duração | Prolongada até intervenção | Dias a semanas |
| Reflexos | Ausência de reflexos abaixo da lesão | Ausência de reflexos abaixo da lesão |

Fonte: elaborada pelos autores.

do nível da lesão, hipotensão transitória e ausência de controle esfincteriano.

As medidas terapêuticas consistem em monitoramento neurológico e exames físicos seriados, imobilização adequada da coluna, otimização da pressão arterial com eventual reposição volêmica e emprego de vasopressores, quando necessários, e início precoce de reabilitação funcional após estabilização clínica e cirúrgica da lesão.

## Manejo no ambiente pré-hospitalar

O APH ao paciente com TRM deve incluir avaliação e a imobilização da coluna, conforme indicação; oferta de oxigênio suplementar e suporte ventilatório, quando indicados; estabilização hemodinâmica com fluidos e vasopressores, se necessários, e uso racional de medicações disponíveis, conforme protocolos clínicos. Não há, atualmente, suporte na literatura para administração de corticoides empíricos mediante diagnóstico de TRM. A conduta precoce e direcionada contribui significativamente para o melhor prognóstico global do paciente e para a redução das complicações decorrentes das alterações neurológicas e hemodinâmicas do TRM.

A avaliação primária deve seguir as diretrizes atualmente vigentes, conforme preconizadas pela National Association of Emergency Medical Technicians (NAEMT),[1] com a sequência mnemônica XABCDE (**X** [hemorragia Exsanguinante], **A**[via Aérea], **B***reathing* [respiração/ventilação], **C**irculação com controle de hemorragias, **D***isability* [avaliação neurológica], **E**xposição e controle do ambiente). Durante essa fase, a avaliação neurológica é centrada predominantemente na avaliação do nível de consciência do paciente, assim como na avaliação pupilar. O exame físico pormenorizado, incluindo a palpação da coluna cervical e a pesquisa de déficits neurológicos focais, deve ser realizado durante a avaliação secundária, sendo que em pacientes críticos essa fase do atendimento inicial é comumente desenvolvida já durante o deslocamento do paciente à unidade de referência, de forma a minimizar atrasos e riscos.

**Ponto de atenção:** pacientes envolvidos em mecanismos de alta energia, como capotamento de veículo, podem apresentar lesão de vasos extracranianos cervicais (como as artérias carótida interna ou vertebrais) concomitante ao traumatismo da coluna cervical, o que pode acarretar dissecção e/ou oclusão arterial aguda, com elevada morbimortalidade. Deve-se manter alto índice de suspeição em pacientes com comprometimento neurológico progressivo durante o atendimento inicial ou naqueles com suspeita de TRM de alta energia e déficits neurológicos focais.

# RESTRIÇÃO DE MOVIMENTO DA COLUNA

Técnicas atuais limitam ou reduzem o movimento da coluna, mas não fornecem 100% de imobilização. Se indicada a restrição de movimento vertebral, esta deve ser aplicada a toda a coluna (lesões não contíguas), utilizando-se o colar cervical associado à estabilização do restante da coluna. O colar cervical de tamanho adequado é um componente crítico da RMC e deve ser usado para limitar o movimento do segmento cervical sempre que a técnica for empregada.

A própria musculatura paravertebral tem a função de restringir a coluna espinhal potencialmente instável do paciente alerta, consciente e orientado. O profissional de saúde apenas auxilia na redução da amplitude de movimento, mantendo a coluna em posição neutra para aquele determinado paciente. Se utilizado colar cervical, nesse exemplo, este possui a função de lembrete para o paciente limitar o movimento do pescoço.

A RMC envolve a manutenção da posição neutra em todos os momentos do atendimento: durante a extricação, o transporte e a transferência do paciente para o leito hospitalar. A técnica requer que a cabeça, o pescoço e o tronco da vítima estejam apropriadamente alinhados. Isto pode ser obtido manualmente ou com o uso de equipamentos comercialmente disponíveis.

Diversos protocolos foram desenvolvidos ao longo dos anos com o objetivo de auxiliar na decisão sobre a necessidade de imobilização cervical e a movimentação em bloco de pacientes vítimas de trauma. Neste capítulo, abordaremos os protocolos mais consolidados relacionados a essas condutas, incluindo as recomendações mais recentes sobre a restrição de movimentação da coluna.

O protocolo *National Emergency X-Radiography Utilization Study* (NEXUS) foi criado para orientar a decisão médica quanto à realização de exames de imagem com o intuito de descartar lesões raquimedulares da coluna cervical[2]. Trata-se de uma ferramenta simples, com alta sensibilidade, que permite a exclusão segura de lesão cervical na presença de critérios clínicos bem-definidos.

Para aplicação do protocolo devem ser avaliados os seguintes critérios: ausência de dor ou sensibilidade à palpação na linha média cervical, ausência de déficit neurológico focal, nível de consciência normal, ausência de intoxicação por álcool ou drogas, e ausência de lesão distrativa dolorosa em outra parte do corpo. Se todos esses critérios estiverem ausentes, a probabilidade de lesão raquimedular é extremamente baixa, permitindo a não utilização ou a retirada do colar cervical, com a dispensa de exames de imagem. Nessas condições, o paciente pode ser liberado com segurança do serviço de emergência (Figura 1).

Posteriormente, o protocolo *Canadian C-Spine Rule* (CCR) foi desenvolvido como uma ferramenta complementar para avaliação de pacientes vítimas de trauma, com o objetivo de determinar a necessidade de realização de exames de imagem da coluna cervical[3].

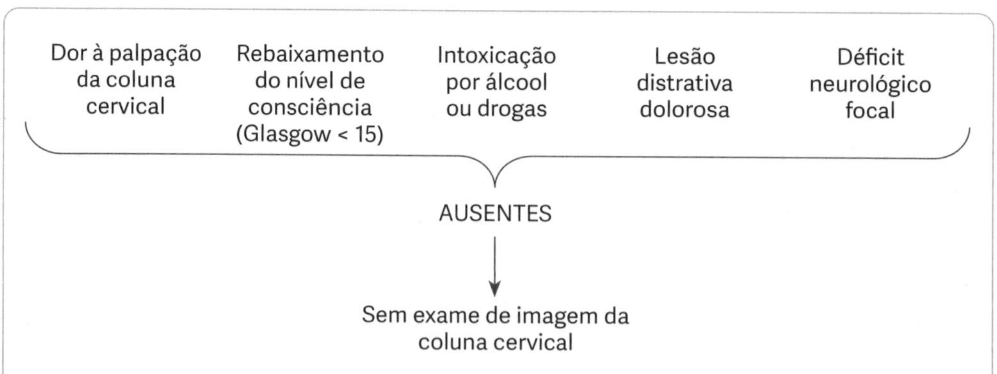


FIGURA 1 Fluxograma do Protocolo NEXUS.
Fonte: elaborada pelos autores.

A aplicação do CCR se inicia com a identificação de fatores de alto risco para lesão cervical: idade igual ou superior a 65 anos, mecanismo de trauma perigoso (conforme descrito na Tabela 2) e presença de parestesias em extremidades. A presença de qualquer um desses critérios indica a necessidade imediata de RMC e exame de imagem.

TABELA 2 Mecanismo perigoso de trauma

| Mecanismo perigoso de trauma |
|---|
| Queda de altura > 1 m ou 5 degraus |
| Acidente automobilístico de alta energia (alta velocidade, ejeção e capotamento do veículo) |
| Colisão com veículos motorizados |
| Impacto direto de alta energia (trauma direto na face ou pescoço) |

Fonte: elaborada pelos autores.

Na ausência de fatores de alto risco, procede-se à avaliação de critérios de baixo risco, incluindo mecanismo de trauma simples, paciente estável e sentado no momento da avaliação, ausência de dor à palpação na linha média cervical, capacidade de deambular no local do acidente e ausência de dor cervical imediata após o trauma. Por fim, avalia-se a capacidade do paciente de realizar a rotação ativa do pescoço em 45° para ambos os lados. Caso os fatores sejam negativos e essa mobilidade esteja preservada, sem dor significativa, não há indicação para RMC e exame de imagem da coluna cervical.

Os protocolos alemão, norueguês e dinamarquês propõem uma abordagem prática e criteriosa para indicar a imobilização total da coluna ou evitar o uso excessivo de colares cervicais e pranchas rígidas – dispositivos que, embora comuns, podem causar efeitos adversos como lesões de pressão, dor e restrições respiratórias. Os protocolos possuem características muito semelhantes e pequenas diferenças entre si (Tabela 3).

A avaliação baseia-se em três critérios principais:

- Mecanismo de alto risco: inclui acidentes de alta energia, trauma direto sobre a coluna vertebral, ejeção do veículo, capotamento e acidentes com veículos motorizados recreativos.
- Avaliação clínica de sintomas e condições associadas: presença de dor ou sensibilidade na coluna vertebral, déficit neurológico, alteração do nível de consciência, sinais de intoxicação por álcool ou drogas, e lesões distrativas significativas.
- Mobilidade ativa da coluna: capacidade do paciente de realizar rotação ativa do pescoço e da coluna, sem dor ou sinais neurológicos associados.

Na ausência de qualquer um desses critérios, a imobilização da coluna pode ser dispensada com segurança, promovendo um cuidado mais individualizado e evitando intervenções desnecessárias.

A NAEMT incorpora a RMC nos mesmos moldes dos protocolos abordados neste capítulo, com o objetivo de garantir a segurança do paciente e evitar imobilizações desnecessárias[1]. A principal diretriz é de que o uso da prancha rígida e da maca Scoop deve ser restrito ao transporte curto pré-hospitalar ou à remoção e à movimentação do paciente na cena do trauma, ou seja, apenas à extricação do paciente. Certamente, a prancha longa rígida não produz verdadeira imobilização da coluna;

TABELA 3 Comparação entre protocolos de restrição de movimento da coluna

| Fator | Alemão | Norueguês | Dinamarquês |
|---|---|---|---|
| Foco principal | Aplicação prática e redução da RMC | Segurança e redução de intervenções | Simplificação e conforto do paciente |
| Critérios de risco | Baseado em aplicabilidade | Baseado em consensos e evidências | Baseado em triagem clínica simples |
| Imobilização desnecessária | Ênfase em evitar | Reduzir sem comprometer a segurança | Reduzir ao máximo |
| Diferencial | Testado por equipes alemãs | Adaptado ao APH norueguês | Manejo simples e prático |

APH: atendimento pré-hospitalar. Fonte: elaborada pelos autores.

do mesmo modo, a maca Scoop se mostrou superior no atendimento à vítima em solo, quando está em decúbito dorsal.

Uma vez que o paciente esteja posicionado na maca da ambulância, a prancha não oferece nenhuma vantagem e pode causar danos; portanto, se utilizada na extricação e deslocamentos longos, ela deve ser removida e o paciente transportado em decúbito dorsal na maca da ambulância ou maca a vácuo. Se utilizada na extricação e deslocamentos curtos, a pranchas pode ser retirada na cena do acidente ou mesmo na chegada ao hospital. O tempo máximo permitido para que o paciente aguarde sobre a prancha rígida é de 30 minutos; porém, sabe-se que ela deve ser removida o mais rápido possível.

Pacientes conscientes, que já se autoextricaram, podem deambular até a maca da ambulância, assumindo o decúbito dorsal, não se recomendando o uso da técnica "pranchamento em pé". Para isso, devem caminhar no plano, não sendo adequado descer degraus ou escadas. Se o paciente estiver com indicação de restrição da coluna, também não deve se elevar sozinho do solo; um dispositivo de extricação é indispensável ao atendimento, transferindo-se o paciente à maca da ambulância.

Para adultos, não se aconselha o uso do dispositivo de extricação de Kendrick (KED, do inglês *Kendrick extrication device*), por ser de difícil aplicabilidade e conferir uma falsa sensação de restrição da coluna.

Além disso, recomenda-se a movimentação em bloco nos casos de suspeita de lesão raquimedular, a fim de minimizar deslocamentos e prevenir complicações adicionais. Fatores confundidores, como comprometimento de nível de consciência com ou sem sinais de intoxicação, lesões distratoras, barreira linguística ou de comunicação, sinais neurológicos focais e dor ou hipersensibilidade na linha média da coluna, são exemplos de indicações de RMC.

## Dispositivos de extricação, se necessário

- Maca Scoop.
- Prancha rígida longa.

## Dispositivos de transporte

- Maca a vácuo.
- Própria maca da ambulância.
- Maca Scoop, apenas se transporte curto até o hospital.

- Prancha rígida longa, apenas se transporte curto até o hospital.

Durante o deslocamento, se o paciente estiver consciente, orientá-lo a manter o pescoço o mais imóvel possível. Se o paciente se apresentar com rebaixamento do sensório ou intoxicado, pode-se utilizar imobilização manual cervical ou *head blocks* afixados na maca da ambulância. O uso de cintos ou tirantes também é recomendado.

## Dispositivos de transferência entre macas

- Passante.
- Lençol.
- Maca Scoop.
- Prancha rígida longa.

## Dispositivo para o paciente permanecer no intra-hospitalar

- Maca do hospital.

## Autoextração

Técnica na qual o paciente se autoextrica do veículo, com o auxílio do profissional de saúde. Estudos conduzidos[4-6] na década de 2010 demonstraram que a técnica de autoextração controlada é a que menos gera movimentos da coluna cervical, quando comparada às técnicas tradicionais de extricação.

As condições para a autoextração são:

- Paciente sentado em veículo de passeio com as quatro rodas no solo, acesso direto à saída do veículo.
- Quando da extração, as plantas dos pés da vítima devem estar firmes no solo.
- Paciente consciente, sem intoxicação exógena.
- Deve compreender orientações e obedecer aos comandos.
- Estabilidade hemodinâmica e respiratória.
- Ausência de fraturas ou contusões importantes em membros inferiores e pelve.

Embora os protocolos hoje disponíveis sejam amplamente reconhecidos e adotados em diversos países, sua eficácia ainda é motivo de debate. Persistem muitas controvérsias, especialmente pela escassez de estudos clínicos robustos em pacientes e pela variabilidade na aplicação entre diferentes equipes de atendimento (Tabela 4).

Além das discussões já mencionadas sobre os protocolos de RMC, é importante destacar que muitos estudos disponíveis são limitados a contextos regionais específicos. Isso dificulta a padronização e a aplicabilidade universal dos protocolos, especialmente em determinados serviços de APH, que podem enfrentar realidades operacionais distintas.

Outro ponto crítico envolve a triagem e o treinamento das equipes. Protocolos mais complexos exigem maior capacitação e conhecimento técnico, o que pode comprometer sua execução em cenários de alta demanda ou com profissionais menos experientes. Em contrapartida, protocolos mais simples tendem a ser mais fáceis de executar, favorecendo a adesão e a padronização do atendimento.

A aplicação de um protocolo de RMC eficaz demanda equilíbrio entre a segurança do paciente, a eficiência operacional, a viabilidade prática e o consenso entre as equipes do APH e do intra-hospitalar. Diante desse cenário, o consenso atual aponta

TABELA 4 Principais controvérsias sobre a restrição de movimento da coluna

| Pontos de controvérsias | Prós | Contras |
|---|---|---|
| Imobilização total | Evitar falha de triagem e lesões ocultas | Complicações podem surgir com o uso excessivo |
| Dispositivos de imobilização | Uso amplo evita agravos de lesões raquimedulares | Uso excessivo causa desconforto, restrição respiratória e lesões de pressão |
| Mobilidade cervical | Segura em pacientes com baixo risco de TRM | Mobilização arriscada por determinados tipos de lesões |

TRM: traumatismo raquimedular.
Fonte: elaborada pelos autores.

que a melhor abordagem é individualizar a decisão, adaptando a aplicação do protocolo às características do paciente, do trauma e dos recursos disponíveis.

## REFERÊNCIAS


1. National Association of Emergency Medical Technicians (NAEMT). PHTLS: Prehospital Trauma Life Support, 10.ed. Massachusetts: Jones & Bartlett Learning; 2023.
2. Hoffman JR, Wolfson AB, Todd K, Mower WR. Selective cervical spine radiography in blunt trauma: methodology of the National Emergency X-Radiography Utilization Study (NEXUS). Ann Emerg Med. 1998;32(4):461-9.
3. Stiell IG, Wells GA, Vandemheen KL, Clement CM, Lesiuk H, De Maio VJ, et al. The Canadian C-spine rule for radiography in alert and stable trauma patients. JAMA. 2001;286(15):1841-8.
4. Shafer JS, Naunheim RS. Cervical spine motion during extrication: a pilot study. Western J Emerg Med. 2009;10(2):74-78.
5. Engsberg JR, Standeven JW, Shurtleff TL, Eggars JL, Shafer JS, Naunheim RS. Cervical spine motion during extrication. J Emerg Med. 2013;44(1):122-127.
6. Dixon M, O'Halloran J, Hannigan A, et al. Confirmation of suboptimal protocols in spinal immobilisation?. Emerg Med J. 2015;32:939-945.
7. Atkinson PP, Atkinson JL. Spinal shock. Mayo Clin Proc. 1996;71(4):384-9.
8. Chen HA, Hsu ST, Shin SD, Jamaluddin SF, Son DN, Hong KJ, et al. A multicenter cohort study on the association between prehospital immobilization and functional outcome of patients following spinal injury in Asia. Sci Rep. 2022;12(1):3492.
9. Eli I, Lerner DP, Ghogawala Z. Acute traumatic spinal cord injury. Neurol Clin. 2021;39(2):471-88.
10. Kornhall DK, Jørgensen JJ, Brommeland T, Hyldmo PK, Asbjørnsen H, Dolven T, et al. The Norwegian guidelines for the prehospital management of adult trauma patients with potential spinal injury. Scand J Trauma Resusc Emerg Med. 2017;25(1):2.
11. Kreinest M, Gliwitzky B, Schüler S, Grützner PA, Münzberg M. Development of a new Emergency Medicine Spinal Immobilization Protocol for trauma patients and a test of applicability by German emergency care providers. Scand J Trauma Resusc Emerg Med. 2016;24:71.
12. Lee Y-S, Kim K-T, Kwon BK. Hemodynamic management of acute spinal cord injury: a literature review. Neurospine. 2021;18(1):7-14.
13. Maschmann C, Jeppesen E, Rubin MA, Barfod C. New clinical guidelines on the spinal stabilisation of adult trauma patients: consensus and evidence based. Scand J Trauma Resusc Emerg Med. 2019;27(1):77.
14. Taylor MP, Wrenn P, O'Donnell AD. Presentation of neurogenic shock within the emergency department. Emerg Med J. 2017;34(3):157-62.
15. Walls R, Hockberger R, Gausche-Hill M, Erickson TB, Wilcox SR (eds.). Rosen's emergency medicine: concepts and clinical practice. Philadelphia: Elsevier; 2022.
16. Yue JK, Winkler EA, Rick JW, Deng H, Partow CP, Upadhyayula OS, et al. Update on critical care for acute spinal cord injury in the setting of polytrauma. Neurosurg Focus. 2017;43(5):E19.

32

# Fraturas, luxações e imobilizações

Tibor Ferenc Raminelli Nagy

**Pontos-Chave**

- Inicie com o protocolo XABCDE para priorizar lesões que ameaçam a vida antes de abordar lesões ortopédicas.
- Identifique se o trauma foi de alta ou baixa energia e se foi contuso ou penetrante.
- A avaliação neurovascular é obrigatória antes e depois de imobilizar uma fratura.
- Técnicas corretas de imobilização reduzem dor, previnem complicações e facilitam o transporte seguro.
- Reconhecimento e estabilização imediata com lençol ou cinta pélvica são cruciais em fraturas instáveis.
- Utilize os critérios NEXUS ou equivalente para imobilização seletiva da coluna cervical quando apropriado.
- Crianças, idosos e pacientes em ambientes remotos apresentam desafios únicos no atendimento e transporte.

## INTRODUÇÃO

As fraturas e as luxações são emergências ortopédicas frequentemente encontradas no atendimento pré-hospitalar e representam desafios tanto para a avaliação inicial quanto para a estabilização do paciente. O manejo adequado dessas lesões pode ter um impacto significativo na prevenção de complicações e no desfecho funcional em longo prazo e também na dor do paciente. O objetivo do atendimento pré-hospitalar em casos de emergências ortopédicas é minimizar danos adicionais, garantir a estabilidade do membro afetado e proporcionar analgesia eficaz, mas priorizando a segurança e o transporte adequado do paciente. Para isso, é fundamental que os profissionais de saúde que atuam nesse ambiente tenham conhecimento sólido sobre os mecanismos de trauma, a identificação de lesões potencialmente graves e as técnicas de imobilização mais apropriadas para cada situação em frente.

A avaliação inicial deve seguir uma abordagem sistemática, começando pelo exame primário para identificar lesões com risco iminente de vida, como hemorragias graves ou fraturas instáveis que podem comprometer a hemodinâmica. O exame secundário permite uma inspeção detalhada dos membros para identificar deformidades, edema, crepitação, déficit neurovascular ou sinais de síndrome compartimental, por exemplo. Além disso, o controle da dor é um aspecto fundamental do atendimento. O alívio adequado pode ser alcançado com medidas não farmacológicas, como imobilização e elevação do membro, além do uso de analgésicos sistêmicos, incluindo anti-inflamatório não esteroide (AINE), opioides e cetamina, por exemplo.

A escolha do dispositivo de imobilização adequado depende do tipo de lesão. Talas rígidas, imobilizadores pneumáticos, cintas pélvicas e talas de tração são algumas das opções disponíveis no cenário pré-hospitalar. No caso de luxações, a redução em campo pode ser considerada em algumas situações específicas, sempre respeitando protocolos de segurança e contraindicações. Por fim, o atendimento pré-hospitalar deve considerar as particularidades de grupos específicos, como idosos e crianças, além das dificuldades enfrentadas em cenários extremos, como resgates em ambientes remotos ou evento de múltiplas vítimas (EMV). Este capítulo abordará a avaliação, o manejo da dor e as técnicas de imobilização mais eficazes para fraturas e luxações no ambiente pré-hospitalar, fornecendo aos profissionais de emergência pré-hospitalar um guia para melhorar o cuidado desses pacientes.

## AVALIAÇÃO DE FRATURAS NO PRÉ-HOSPITALAR

A avaliação de fraturas no ambiente pré-hospitalar é uma etapa importante no manejo inicial de pacientes. Compreender os mecanismos de trauma é essencial para antecipar possíveis lesões e planejar intervenções pré-hospitalares adequadas. As fraturas e luxações podem ser classificadas com base na energia envolvida e na natureza do impacto como alta *versus* baixa energia ou trauma contuso *versus* penetrante.

É fundamental que os profissionais de saúde identifiquem rapidamente o mecanismo de trauma para direcionar a avaliação e o manejo inicial. Por exemplo, a suspeita de fraturas pélvicas deve ser elevada em traumas de alta energia, como acidentes automobilísticos de motos ou quedas de grandes alturas devido ao risco de hemorragias, causando instabilidade hemodinâmica.

Além disso, a diferenciação entre trauma contuso e penetrante auxilia na identificação de lesões ocultas e na priorização do tratamento. Por exemplo, traumas contusos de alta energia que podem causar luxações de joelho e ter menor sensibilidade no exame físico para a detecção de lesões vasculares, exigindo avaliação complementar com exames de imagem.

### Mecanismos de trauma

Fraturas de alta energia em geral resultam de eventos como acidentes automobilísticos em alta velocidade, quedas de grandes alturas ou traumas por esmagamento. Esses incidentes frequentemente causam danos extensos aos músculos, estruturas ósseas e vasculares, aumentando o risco de complicações graves. Por outro lado, fraturas de baixa energia ocorrem em situações como quedas ao nível do solo, sendo mais comuns em populações idosas devido à fragilidade óssea. Para uma visão comparativa dos diferentes tipos de mecanismos de trauma e suas implicações no atendimento pré-hospitalar, consulte a Tabela 1.

O trauma contuso é caracterizado por uma força de impacto que não rompe a pele, mas pode causar lesões internas significativas, como hematomas, contusões ou fraturas. Exemplos comuns incluem colisões veiculares e agressões físicas. Já o trauma penetrante envolve a perfuração da pele e dos tecidos subjacentes por objetos como facas ou projéteis de arma de fogo, podendo resultar em lesões complexas devido à trajetória e à energia do objeto. Essas classificações dos mecanismos de trauma e seus exemplos podem ser visualizadas de forma resumida na Tabela 1.

## Avaliação primária e secundária

No atendimento pré-hospitalar de pacientes com fraturas e luxações, é essencial seguir uma abordagem sistemática para identificar e tratar lesões que ameaçam a vida do paciente primeiro. Essa sequência prioriza a identificação e o manejo imediato de condições potencialmente fatais antes de avançar para lesões menos críticas. O protocolo XABCDE é amplamente utilizado para essa finalidade, onde cada letra representa uma etapa específica, como descrito na Tabela 2.

Após a estabilização inicial, a avaliação secundária foca na identificação de lesões ortopédicas que podem comprometer a função dos membros e aumentar a morbidade do paciente. A identificação dessas condições permite intervenções imediatas que podem preservar a função e a vida do paciente. Fraturas expostas devem ser rapidamente identificadas e manejadas de acordo com protocolos locais. A síndrome compartimental, uma complicação grave de fraturas e lesões de alta energia, deve ser suspeitada em pacientes com dor desproporcional, tensão no membro afetado, diminuição de pulsos e déficit sensitivo-motor progressivo. Além disso, o comprometimento vascular deve ser prontamente avaliado por meio da palpação de pulsos periféricos, tempo de enchimento capilar e, quando disponível, uso de Doppler portátil.

TABELA 1 Classificação dos mecanismos de trauma

| Tipo de trauma | Exemplos | Características | Relevância para o pré-hospitalar |
|---|---|---|---|
| Alta energia | Acidente automobilístico, queda > 2 metros | Lesões múltiplas, risco de fraturas instáveis | Exige avaliação completa e priorização |
| Baixa energia | Queda da altura do solo | Comum em idosos, risco de fraturas osteoporóticas | Avaliar risco de fraturas do fêmur e coluna |
| Contuso | Colisões, agressões | Lesões internas, menos visíveis | Pode mascarar lesões vasculares |
| Penetrante | Facadas, tiros | Lesão direta, risco de sangramento | Avaliar trajeto e estruturas atingidas |

TABELA 2 Etapa do protocolo XABCDE e descrição

| Letra | Etapa do protocolo | Descrição |
|---|---|---|
| X | Controle de hemorragias exsanguinantes | Intervenção imediata para estancar sangramentos graves |
| A | Vias aéreas | Garantir uma via aérea estável |
| B | Respiração e ventilação | Avaliar e apoiar a função respiratória |
| C | Circulação com controle de hemorragias | Verificar pulso, perfusão e controlar sangramentos adicionais |
| D | Avaliação neurológica (*disability*) | Verificar nível de consciência e sinais neurológicos |
| E | Exposição e controle do ambiente | Remover roupas para inspeção e prevenir hipotermia |

## Técnicas de avaliação em campo

A avaliação do pulso, motricidade e sensibilidade (PMS) é um passo essencial na abordagem pré-hospitalar de fraturas e luxações. Deve ser realizada antes e depois de qualquer tentativa de imobilização para garantir que não houve piora no estado neurovascular do membro afetado. A ausência de pulsos pode indicar comprometimento vascular grave, enquanto alterações motoras e sensoriais podem sugerir uma lesão neurológica. A avaliação da presença e qualidade dos pulsos distais deve ser feita comparando o membro afetado com o contralateral. Pulso fraco ou ausente pode indicar comprometimento arterial significativo, exigindo atenção imediata. O teste da capacidade de movimentação, chamado motricidade, testa a resistência contra força aplicada durante a avaliação – isso ajuda a identificar possíveis déficits motores relacionados a lesões nervosas ou deslocamentos articulares. Ao final, a avaliação do tato e resposta à dor ao longo do dermátomo correspondente ao nervo envolvido verifica a integridade neurológica do membro durante o exame de sensibilidade. Para um resumo esquemático dos elementos-chave da avaliação PMS, consulte a Tabela 3. A realização criteriosa da avaliação PMS pode melhorar significativamente o prognóstico de pacientes com fraturas expostas e lesões vasculares associadas.

Sempre que disponível, a avaliação com Doppler portátil no ambiente pré-hospitalar pode ser uma ferramenta útil para identificar lesões vasculares associadas a fraturas, contribuindo para o direcionamento adequado do paciente e a priorização do

TABELA 3 Avaliação neurovascular (PMS) pré- e pós-imobilização

| Avaliação | Como realizar | O que pode indicar |
|---|---|---|
| Pulso | Palpação de artérias distais | Comprometimento vascular, se ausente ou fraco |
| Motricidade | Movimentos ativos contra resistência | Lesão nervosa, se fraqueza ou ausência |
| Sensibilidade | Toque leve e resposta à dor | Comprometimento neurológico, se alterado |

transporte. O protocolo ATLS também recomenda a avaliação precoce do *status* vascular para minimizar isquemia prolongada e melhorar os desfechos pós-operatórios. Em traumas de alta energia, como fraturas femorais ou lesões ao nível do joelho, a oclusão arterial pode não ser imediatamente evidente na palpação de pulsos periféricos.

A síndrome compartimental é uma das complicações mais graves associadas a fraturas e traumas musculoesqueléticos, ocorrendo devido ao aumento da pressão dentro de um compartimento fascial fechado, levando à isquemia tecidual e possível necrose. A avaliação única pode não ser suficiente para detectar sua progressão, tornando os exames seriados essenciais, especialmente em pacientes com fraturas fechadas de tíbia. Os sinais clínicos clássicos incluem dor desproporcional ao estímulo e ao movimento passivo, tensão palpável no membro afetado, déficits sensoriais progressivos e o pulso ainda presente em fases iniciais da condição. É importante lembrar que estudos apontam que a ausência de dor não exclui síndrome compartimental, reforçando a necessidade de avaliações repetidas durante o transporte e na chegada ao hospital. O diagnóstico definitivo pode ser feito com medição da pressão intracompartimental, mas, no ambiente pré-hospitalar, a suspeita clínica deve levar a um transporte rápido para intervenção cirúrgica.

## MANEJO DA DOR

O manejo eficaz da dor no ambiente pré-hospitalar é essencial para melhorar o conforto do paciente, prevenir complicações e facilitar intervenções subsequentes durante o atendimento. As estratégias de analgesia podem ser divididas em opções farmacológicas e estratégias não farmacológicas – cada qual com suas particularidades e indicações específicas.

### Opções farmacológicas

Analgésicos não opioides devem ser amplamente utilizados. O paracetamol é seguro, mas possui início de ação mais lento e é menos eficaz em dores intensas. A dipirona pode ser eficaz, mas carece de estudos robustos que respaldem seu uso em algumas faixas etárias. Opioides ou opioides sintéticos são cerca de 100 vezes mais potentes que a morfina, com início de ação rápido (cerca de 5 minutos) e duração curta. Sua administração intravenosa é comum em ambientes de emergência devido à eficácia analgésica e ao perfil de segurança.

A cetamina é um anestésico dissociativo que, se usado em doses subanestésicas, proporciona analgesia eficaz. Possui início de ação rápido e efeitos mínimos sobre a respiração, mantendo os reflexos das vias aéreas. Além disso, estimula o sistema nervoso simpático, aumentando a pressão arterial e a frequência cardíaca, o que é vantajoso em pacientes com comprometimento hemodinâmico.

É sempre importante considerar a rota que as opções farmacológicas oferecem. O acesso intravenoso é sempre recomendado em emergências ortopédicas, mas se pode considerar a rota oral também em casos de fraturas isoladas em pacientes com hemodinâmica estável. A administração intranasal de analgésicos é uma alternativa viável quando o acesso intravenoso não está disponível ou é difícil de obter. O fentanil intranasal, por exemplo, proporciona analgesia rápida, sendo bem tolerado e eficaz no manejo da dor aguda no ambiente pré-hospitalar. A Tabela 4 mostra uma visão geral das abordagens farmacológicas.

TABELA 4 Estratégias farmacológicas e não farmacológicas para analgesia

| Categoria | Exemplo | Vantagens | Considerações pré-hospitalares |
|---|---|---|---|
| Farmacológica | Cetamina IV ou IN, opioides | Rápido início de ação, potente analgesia | Monitoramento e treinamento necessários |
| Não farmacológica | Imobilização, gelo, elevação | Baixo custo, aplicável em qualquer cenário | Complementar ao tratamento inicial |

## Estratégias não farmacológicas

A imobilização adequada de fraturas e lesões musculoesqueléticas é fundamental para reduzir a dor e prevenir danos adicionais. Técnicas corretas de imobilização estabilizam a área lesionada e minimizam o movimento e o risco de lesões secundárias, contribuindo para o conforto do paciente durante o transporte. A aplicação de gelo na região afetada é uma prática comum no manejo inicial de lesões agudas. O gelo ajuda a reduzir o inchaço e a dor, especialmente nas primeiras 24 horas após a lesão. Deve-se proteger a pele com um pano limpo ou gaze para evitar queimaduras pelo frio, e as compressas frias não devem exceder 20 minutos de aplicação. A elevação do membro lesionado acima do nível do coração também auxilia na diminuição do edema, contribuindo para o alívio da dor e promovendo uma recuperação mais rápida.

A combinação de estratégias farmacológicas e não farmacológicas no manejo da dor pré-hospitalar é essencial para proporcionar alívio eficaz, melhorar o prognóstico e garantir o bem-estar do paciente durante o atendimento. A aplicação adequada dessas técnicas de imobilização no ambiente pré-hospitalar é fundamental para a segurança e recuperação dos pacientes, exigindo treinamento contínuo e atualização dos profissionais de saúde pré-hospitalar. A Tabela 4 mostra uma visão geral das abordagens não farmacológicas mais utilizadas na analgesia pré-hospitalar.

# TÉCNICAS DE IMOBILIZAÇÃO

A seguir, são discutidas as principais técnicas de imobilização para diferentes tipos de lesões. Para uma síntese das técnicas recomendadas conforme o tipo de fratura ou lesão, consulte a Tabela 5.

## Fraturas de ossos longos

As fraturas de fêmur podem resultar em hemorragias significativas e dor intensa. A aplicação de talas de tração é indicada para

TABELA 5 Técnicas de imobilização por tipo de fratura

| Tipo de fratura | Técnica recomendada | Observações específicas |
|---|---|---|
| Fêmur | Tala de tração | Reduz sangramento e dor |
| Fraturas expostas | Tala rígida + curativo estéril | Evitar contaminação |
| Pélvica | Cinta ou lençol pélvico | Evita instabilidade hemodinâmica |
| Coluna | Restrição do movimento da coluna | Aplicar critérios clínicos (ex.: NEXUS) |

alinhar o osso fraturado, reduzir o sangramento e aliviar a dor. A tração deve ser aplicada de forma contínua e suave, utilizando dispositivos específicos para tal finalidade, garantindo a estabilização adequada durante o transporte do paciente.

Em situações nas quais dispositivos comerciais não estão disponíveis, talas improvisadas podem ser confeccionadas utilizando materiais rígidos e estáveis, como pedaços de madeira ou metal, devidamente acolchoados para evitar lesões adicionais. No entanto, sempre que possível, deve-se optar por dispositivos comerciais, projetados para oferecer suporte adequado e segurança ao paciente.

## Luxações articulares

A decisão de realizar a redução de uma luxação no ambiente pré-hospitalar depende de diversos fatores. Esses fatores incluem o tipo de articulação envolvida, a experiência do profissional e o tempo previsto até a chegada ao hospital. Em geral, luxações de ombro e patela podem ser consideradas para redução no campo, desde que não haja contraindicações e o profissional esteja treinado. Já luxações de cotovelo e tornozelo geralmente requerem imobilização e transporte imediato para avaliação especializada. Caso seja optada pela redução, é importante manter a articulação sem carga e levar para avaliação ortopédica adicional.

Contraindicações incluem suspeita de fraturas associadas, comprometimento neurovascular, falta de treinamento adequado do profissional e ausência de condições assépticas. Nesses casos, a prioridade é imobilizar a articulação na posição encontrada e transportar o paciente para uma unidade de saúde.

## Fraturas pélvicas

Fraturas pélvicas podem levar a hemorragias e choque, potencialmente fatais. O reconhecimento e a estabilização rápida são cruciais para reduzir o sangramento interno e melhorar a estabilidade hemodinâmica. Sinais como hipotensão inexplicável, hematomas perineais, instabilidade à palpação da pelve e sangramento uretral ou retal podem indicar fraturas pélvicas instáveis. Métodos como a aplicação de um lençol ou cinta pélvica ao redor dos quadris, na região transtrocanteriana, ajudam a comprimir a pelve e controlar a hemorragia.

## Imobilização da coluna

Diretrizes recentes sugerem que a imobilização completa da coluna deve ser reservada para pacientes com alto risco de lesão vertebral, como aqueles com mecanismos de trauma significativos, alterações neurológicas ou dor vertebral significativa. A aplicação indiscriminada de imobilização pode levar a complicações e desconforto desnecessário.

O uso do colar cervical é indicado a pacientes com suspeita de lesão cervical baseada na avaliação clínica e no mecanismo de trauma. A imobilização seletiva, que envolve a restrição do movimento cervical (RMC) apenas das áreas suspeitas de lesão, é recomendada para reduzir os riscos associados à imobilização completa, como úlceras de pressão e dificuldades respiratórias. Uma das ferramentas validadas para decidir sobre a necessidade de RMC no ambiente pré-hospitalar são os critérios NEXUS (*National Emergency X-Radiography Utilization Study*). De acordo com esses critérios, a RMC pode ser evitada se o paciente atender a todas as condições relacionadas na Tabela 6. Se um ou mais critérios forem achados durante o atendimento, a RMC deverá ser realizada até a avaliação definitiva hospitalar.

TABELA 6 Critérios NEXUS para a exclusão de lesão na coluna cervical

| Critério | Presença do critério? |
|---|---|
| 1. Ausência de dor à palpação da linha média cervical | (sim/não) |
| 2. Nível de consciência normal (sem alteração do estado mental) | (sim/não) |
| 3. Nenhum déficit neurológico focal presente | (sim/não) |
| 4. Ausência de intoxicação (álcool, drogas ou outras substâncias) | (sim/não) |
| 5. Sem evidência de trauma distrativo que possa mascarar dor cervical | (sim/não) |

## SITUAÇÕES ESPECIAIS

O manejo de fraturas e luxações no pré-hospitalar deve levar em conta as particularidades de cada população e ambiente. Crianças, idosos e pacientes em locais remotos demandam adaptações nas técnicas de imobilização, analgesia e transporte para garantir um atendimento eficaz e seguro. Para um resumo das principais considerações e adaptações necessárias em populações especiais, consulte a Tabela 7. O conhecimento dessas nuances permite que os profissionais de saúde pré-hospitalar atuem de forma mais eficiente.

### Pediatria

As fraturas pediátricas requerem atenção especial devido à presença das placas de crescimento (fises), estruturas cartilaginosas localizadas nas extremidades dos ossos longos que ainda estão em desenvolvimento. Fraturas que acometem essa região podem resultar em fechamento prematuro da placa, levando a deformidades e comprometimento do crescimento do membro.

No ambiente pré-hospitalar, é fundamental minimizar manipulações desnecessárias e garantir a imobilização adequada para evitar deslocamento secundário da fratura. Talas rígidas e gessos improvisados devem ser aplicados com acolchoamento extra para evitar compressão excessiva. Além disso, o uso de escalas pediátricas para analgesia deve ser seguido, priorizando opções como cetamina intranasal ou fentanil, que possuem boa aceitação e minimizam a dor sem a necessidade de acesso venoso imediato.

### Geriatria

Pacientes idosos apresentam fragilidade óssea devido a patologias comuns nessa faixa etária, como osteoporose. Isso os torna mais suscetíveis a fraturas de baixa energia,

TABELA 7 Abordagem de populações especiais

| População | Considerações | Técnicas adaptadas |
|---|---|---|
| Pediátrica | Preservar placas de crescimento | Talas acolchoadas, cetamina IN |
| Geriátrica | Fragilidade óssea, dor intensa | Manuseio mínimo, talas pélvicas |
| Ambientes remotos | Recursos limitados, difícil acesso | Talas improvisadas, analgesia não farmacológica |

como as que ocorrem após quedas ao nível do solo. As fraturas de quadril, fêmur e coluna vertebral são as mais comuns nesse grupo e comumente resultam em dor intensa e limitação da mobilidade. No ambiente pré-hospitalar, a estabilização cuidadosa e o manuseio minimamente invasivo são essenciais para evitar piora da dor e novas lesões. Em fraturas de quadril, o uso de talas pélvicas ou a imobilização com lençóis pode ajudar a reduzir o movimento e melhorar o conforto do paciente.

### Ambientes remotos

Em situações em que recursos médicos e dispositivos comerciais são limitados, como resgates em florestas ou áreas de difícil acesso, a improvisação de talas e imobilizações pode ser necessária. Ramos de árvores, pedaços de mochilas e roupas dobradas podem ser empregados como suporte para membros fraturados, desde que garantam estabilidade e conforto ao paciente. Além disso, a priorização da analgesia não farmacológica, como técnicas de distração e posicionamento adequado, pode ajudar a controlar a dor quando medicamentos não estão disponíveis. O transporte deve ser planejado estrategicamente, considerando o menor tempo possível até um centro de atendimento definitivo. A aplicação de técnicas de busca e resgate, como o uso de macas improvisadas e sistemas de cordas, pode ser essencial para evacuar pacientes com segurança.

Em ambientes remotos a utilização de ultrassonografia pode auxiliar na detecção de fraturas e bloqueios anestésicos podem ser úteis em remoções prolongadas.

## CONSIDERAÇÕES FINAIS

O manejo pré-hospitalar de fraturas e luxações exige uma abordagem estruturada que priorize a segurança do paciente, a imobilização eficaz e o controle adequado da dor. A avaliação inicial deve seguir protocolos estabelecidos pela instituição do serviço pré-hospitalar, como o XABCDE do trauma, garantindo que lesões potencialmente fatais sejam tratadas antes da estabilização ortopédica. A identificação do mecanismo de trauma, a avaliação neurovascular criteriosa e a imobilização adequada são os pilares para minimizar complicações durante o atendimento.

No contexto das fraturas, o uso de talas de tração para fraturas de fêmur, cintas pélvicas para fraturas pélvicas instáveis e técnicas de imobilização seletiva para lesões na coluna demonstram eficácia na redução de dor e prevenção de danos adicionais. Da mesma forma, a decisão de realizar reduções no campo, principalmente em luxações articulares, deve ser feita somente com critérios bem definidos e respeitar contraindicações.

Apesar da padronização dos protocolos, alguns erros frequentes podem comprometer a segurança do paciente e piorar o prognóstico. A falta da avaliação neurovascular antes e depois da imobilização pode resultar em lesões secundárias ou atrasos no reconhecimento de complicações sérias de acordo com a fratura ou luxação em questão. A aplicação excessiva de tração em fraturas de ossos longos pode aumentar a dor e o risco de lesões teciduais adicionais. A imobilização inadequada de fraturas expostas aumenta o risco de infecção e complicações locais. O uso indiscriminado de colar cervical e imobilização completa da coluna pode causar mais dano que benefício.

Com os avanços tecnológicos e científicos, o manejo pré-hospitalar de fraturas e luxações está evoluindo para estratégias mais eficazes e menos invasivas. Além disso, novas técnicas de redução no campo, baseadas em estudos recentes e treinamento avançado para profissionais pré-hospitalares, podem aumentar a taxa de sucesso na realocação de luxações sem comprometer a segurança do paciente. O futuro do atendimento ortopédico pré-hospitalar passa pela integração de tecnologia, capacitação contínua e protocolos baseados em evidências, garantindo que os profissionais de saúde ofereçam o melhor cuidado possível, independentemente do ambiente ou dos recursos disponíveis.

## REFERÊNCIAS


1. Alarhayem AQ, Cohn SM, Cantu-Nunez O, Eastridge BJ, Rasmussen TE. Impact of time to repair on outcomes in patients with lower extremity arterial injuries. J Vasc Surg. 2016;64(1):195-200.
2. American College of Surgeons Committee on Trauma. Advanced Trauma Life Support (ATLS): student course manual, 10. ed. Chicago: American College of Surgeons; 2018.
3. Auerbach PS, Constance BB, Freer L. Field guide to wilderness medicine. Elsevier Health Sciences; 2018.
4. Bartlett CS, Helfet DL, Hausman MR, Strauss E. Ballistics and gunshot wounds: effects on musculoskeletal tissues. J Am Acad Orthop Surg. 2000;8(1):21-36.
5. Calland JF, Ingraham AM, Martin N, Marshall GT, Schulman CI, Stapleton T, et al. Evaluation and management of geriatric trauma: an Eastern Association for the Surgery of Trauma practice management guideline. J Trauma Acute Care Surg. 2012;73(5 Suppl 4):S345-50.
6. Coneys U, Morello V, Andereggen E, Valisena S, Ansorge A, Gamulin A. High-energy blunt pelvic ring injuries and pre-hospital pelvic binder applications: a retrospective assessment based on a prospective registry. Injury. 2024;55(12):111958.
7. Ditty J, Chisholm D, Davis SM, Estelle-Schmidt M. Safety and efficacy of attempts to reduce shoulder dislocations by non-medical personnel in the wilderness setting. Wilderness Environ Med. 2010;21(4):357-61.e2.
8. Góes Junior AMO, Parreira JG, Kleinsorge GHD, Dalio MB, Alves PHF, Gomes FJSDV, et al. Brazilian guidelines on diagnosis and management of traumatic vascular injuries. J Vasc Bras. 2023;22:e20230042.
9. Hoffman JR, Mower WR, Wolfson AB, Todd KH, Zucker MI. Validity of a set of clinical criteria to rule out injury to the cervical spine in patients with blunt trauma. N Engl J Med. 2000;343(2):94-9.
10. Le Cornec C, Le Pottier M, Broch H, Marguinaud Tixier A, Rousseau E, Laribi S, et al. Ketamine compared with morphine for out-of-hospital analgesia for patients with traumatic pain: a randomized clinical trial. JAMA Netw Open. 2024;7(1):e2352844.
11. Lee C, Porter KM. Prehospital management of lower limb fractures. Emerg Med J. 2005 Sep;22(9):660-3.
12. Mabee JR. Compartment syndrome: a complication of acute extremity trauma. J Emerg Med. 1994;12(5):651-6.
13. National Association of Emergency Medical Technicians (NAEMT). PHTLS: Prehospital Trauma Life Support. 10th ed. Burlington: Jones & Bartlett Learning; 2022.
14. Novak M, Penhaker M, Raska P, Pleva L, Schmidt M. Extremity compartment syndrome: a review with a focus on non-invasive methods of diagnosis. Front Bioeng Biotechnol. 2022;10:801586.
15. Perkins TJ. Fracture management. Effective prehospital splinting techniques. Emerg Med Serv. 2007;36(4):35-7, 39.
16. Pozzi MI, Reginaldo SS, Vaz de Almeida MB, Fogaça Cristante A, coordenadores. Manual de Trauma Ortopédico. São Paulo: SBOT; 2011.
17. Spaniolas K, Cheng JD, Gestring ML, Sangosanya A, Stassen NA, Bankey PE. Ground level falls are associated with significant mortality in elderly patients. J Trauma. 2010;69(4):821-5.
18. van de Velde S, Wouters R, Tency I, Vandijck D, Calle PA, Van Remoortel H, et al. European Pain Initiative Prehospital (EPI-Prehospital) guidelines: a European Delphi Study for Prehospital Pain Management. Eur J Emerg Med. 2020;27(2):114-20.

Seção IV

# Populações Especiais

33

# Trauma no idoso

Julia Queiroz
Laís Gouvea

## Pontos-Chave

- O trauma em pacientes idosos apresenta desafios clínicos únicos, pois combina a fragilidade fisiológica do envelhecimento com múltiplas comorbidades e uso frequente de medicações que alteram respostas vitais.
- Mesmo traumas de baixa energia – como quedas da própria altura – podem gerar lesões graves, devido à redução das reservas orgânicas e à menor capacidade de compensação hemodinâmica e respiratória.
- O reconhecimento dos sinais de instabilidade pode ser tardio, uma vez que a resposta taquicárdica e o aumento da ventilação são frequentemente atenuados.
- A abordagem inicial no atendimento ao idoso politraumatizado deve priorizar a identificação precoce de complicações potenciais, como hipoxemia, choque e hemorragias ocultas.
- Alterações anatômicas e fisiológicas – como limitação de abertura bucal, redução da complacência torácica e enrijecimento vascular – tornam o manejo da via aérea e a ressuscitação hemodinâmica mais complexos.
- Estratégias como pré-oxigenação prolongada, uso de drogas de indução hemodinamicamente estáveis e atenção redobrada à perfusão periférica são essenciais para evitar deterioração rápida.
- O prognóstico e a reabilitação dos idosos após o trauma dependem fortemente da avaliação funcional prévia e do manejo interdisciplinar. A polifarmácia deve ser cuidadosamente revisada, pois influencia o risco de sangramento, interações medicamentosas e respostas hemodinâmicas.

- A reabilitação precoce e o suporte nutricional são fundamentais para prevenir complicações secundárias, como infecções, tromboembolismo e perda de mobilidade.
- É imprescindível incluir discussões éticas sobre limitação terapêutica e cuidados paliativos, sempre respeitando a autonomia e a qualidade de vida do paciente.

## INTRODUÇÃO

O envelhecimento populacional tornou o trauma no idoso um problema de saúde pública global. Pacientes com 65 anos ou mais representam uma fração crescente das vítimas de trauma, com mortalidade significativamente maior em comparação a adultos jovens, mesmo em lesões de menor gravidade. A complexidade do manejo decorre de alterações fisiológicas próprias da idade, presença de comorbidades, uso de medicações crônicas e atipicidade na apresentação clínica.

## PARTICULARIDADES DO PACIENTE IDOSO

No sistema cardiovascular, observa-se redução progressiva do consumo máximo de oxigênio, acompanhada por aumento da resistência vascular periférica e alterações estruturais, como o enrijecimento do ventrículo esquerdo e a dilatação atrial. Além disso, a resposta cronotrópica e adrenérgica torna-se menos eficiente, o que compromete a capacidade de compensação em situações de estresse hemodinâmico. Em um cenário de hemorragia aguda, por exemplo, o idoso pode não apresentar a taquicardia típica, retardando o reconhecimento do choque hipovolêmico.

As alterações renais incluem esclerose progressiva dos glomérulos, queda da taxa de filtração glomerular e deterioração da função tubular. Tais mudanças reduzem a capacidade de concentração e diluição da urina, aumentando a vulnerabilidade para lesão renal aguda em episódios de hipoperfusão. Além disso, influenciam diretamente a farmacocinética de diversos medicamentos, exigindo cautela na escolha e no ajuste de doses.

Do ponto de vista respiratório, o envelhecimento leva à diminuição da complacência da parede torácica, ao enfraquecimento da musculatura respiratória e à redução da capacidade vital. A resposta ventilatória à hipóxia e à hipercapnia é menos eficiente, o que favorece a fadiga respiratória precoce e aumenta a propensão à broncoaspiração. Assim, lesões torácicas de menor repercussão em adultos jovens podem evoluir rapidamente para insuficiência respiratória em pacientes idosos.

No trato gastrintestinal, destacam-se a redução da capacidade hepática de metabolizar fármacos e a maior suscetibilidade do fígado à hipoperfusão. Associam-se ainda o enfraquecimento da deglutição e a presença frequente de desnutrição crônica, fatores que contribuem para sarcopenia, fragilidade e piora na recuperação pós-trauma.

Por fim, o sistema nervoso também sofre alterações significativas. A atrofia cerebral, traduzida pelo alargamento dos sulcos corticais e redução da espessura do córtex, soma-se à menor densidade neuronal e à diminuição dos neurotransmissores disponíveis. Essas mudanças estruturais aumentam a vulnerabilidade do tecido cerebral e, ao mesmo tempo, podem mascarar sinais clínicos de lesões intracranianas. Um idoso pode manter exame neurológico aparentemente normal, mesmo na presença de hemorragia intracraniana de evolução grave.

Em conjunto, essas alterações fisiológicas explicam por que o trauma no idoso deve ser abordado com elevado grau de suspeição e vigilância. O reconhecimento das limitações de reserva funcional é essencial para evitar a subestimação da gravidade e atrasos em intervenções potencialmente salvadoras.

## MECANISMOS DE TRAUMA NO IDOSO

Entre os idosos, as quedas representam o mecanismo de trauma mais frequente e de maior impacto em termos de morbimortalidade. Esse evento, muitas vezes banalizado no cotidiano, está associado a consequências graves nessa faixa etária. Nas mulheres, as quedas não fatais são mais comuns, refletindo a maior prevalência de osteoporose. Já as fraturas, em especial as de quadril, têm repercussões dramáticas: a maioria dos pacientes que sofrem esse tipo de lesão não consegue recuperar a independência funcional prévia, o que acarreta perda de autonomia, institucionalização e elevada mortalidade no ano subsequente.

Além disso, as quedas são a principal causa de traumatismo cranioencefálico (TCE) em idosos, responsáveis por quase metade das mortes relacionadas a esse tipo de mecanismo, mesmo quando a queda ocorre da própria altura. Diversos fatores contribuem para essa vulnerabilidade aumentada: idade avançada, fragilidade física, déficits neurológicos ou cognitivos e o uso crônico de medicações, principalmente psicotrópicos e anti-hipertensivos, elevam o risco de quedas recorrentes. Alterações visuais, déficit auditivo, instabilidade postural e condições ambientais desfavoráveis, como pisos escorregadios, iluminação inadequada ou uso de calçados inseguros, completam esse cenário multifatorial. Importante destacar que o histórico de queda prévia é considerado o fator preditor mais relevante para novos episódios.

Outro mecanismo frequente de trauma nessa população é o acidente automobilístico. Diferentemente do que se observa entre adultos jovens, os idosos tendem a dirigir em horários mais restritos, como durante o dia e aos finais de semana. No entanto, quando envolvidos em colisões, geralmente participam de acidentes que incluem múltiplos veículos e apresentam mortalidade consideravelmente maior, mesmo em choques de baixa energia. Esse risco se explica pela lentificação dos reflexos motores e neurológicos, pela diminuição da mobilidade cervical, pela perda progressiva da acuidade visual e auditiva, além de maior prevalência de comprometimento cognitivo. Soma-se ainda a possibilidade de eventos agudos durante a direção, como infarto agudo do miocárdio, acidente vascular cerebral ou arritmias que podem precipitar a colisão.

As queimaduras, ainda que menos incidentes em relação às quedas e aos acidentes automobilísticos, também representam importante causa de morbimortalidade no idoso. Mesmo lesões de pequena extensão podem evoluir com desfecho desfavorável em virtude da menor reserva fisiológica, da redução da capacidade cicatricial e da fragilidade cutânea. A perda progressiva dos folículos pilosos diminui a capacidade de reepitelização, resultando em queimaduras mais profundas quando comparadas às de adultos jovens. Além disso, déficits sensoriais, alterações motoras e menor mobilidade dificultam a detecção precoce da lesão térmica e atrasam a fuga de ambientes em chamas. Nesses casos, a ressuscitação volêmica deve ser individualizada, sempre com rigorosa monitorização do débito urinário e vigilância para evitar sobrecarga hídrica, além do suporte nutricional precoce e do controle da dor.

Os traumas penetrantes são menos comuns nos idosos, mas apresentam maior morbidade, prolongando o tempo de internação e aumentando a mortalidade. A menor reserva orgânica, a presença de comorbidades e a redução da capacidade de cicatrização tornam a evolução clínica mais grave, mesmo quando as lesões são anatomicamente semelhantes às de pacientes mais jovens.

Por fim, o trauma contuso em idosos apresenta particularidades que o tornam especialmente desafiador. Entre as lesões de maior impacto, destaca-se o TCE, que cursa com mortalidade elevada ou incapacidade grave. A vulnerabilidade cerebral associada ao envelhecimento, caracterizada por atrofia, maior aderência da dura-máter ao osso e fragilidade vascular, faz com que mesmo traumas leves possam resultar em hemorragias intracranianas extensas. Por essa razão, a tomografia computadorizada de crânio deve ser indicada na maioria dos casos, inclusive naqueles em que o exame neurológico inicial parece normal. Estudos demonstram que idosos vítimas de TCE leve, sem sinais clínicos aparentes, comumente têm achados significativos de sangramento intracraniano. A situação se torna ainda mais crítica quando o paciente faz uso de anticoagulantes ou antiagregantes plaquetários. Nessas circunstâncias, qualquer hemorragia intracraniana exige correção imediata do INR, na tentativa de reduzir a progressão do sangramento. A decisão terapêutica deve ser rápida, pois o risco de deterioração neurológica é maior nessa faixa etária.

# AVALIAÇÃO INICIAL

TABELA 1

**A – Via aérea e colar cervical**

Fatores anatômicos e funcionais:

- Idosos frequentemente apresentam abertura bucal limitada, muitas vezes devido à artrite temporomandibular, o que dificulta procedimentos como a laringoscopia e a intubação orotraqueal.
- Próteses dentárias podem interferir no manejo da via aérea:
  - A remoção pode dificultar a vedação adequada durante ventilação com bolsa válvula-máscara.
  - Manter próteses dentárias intactas pode facilitar a ventilação assistida, quando bem adaptadas.

**B – Respiração**

A reserva respiratória reduzida dos pacientes idosos exige atenção redobrada.
Recomenda-se a administração precoce de oxigênio em alto fluxo, mesmo na ausência de hipóxia evidente, para prevenir descompensações súbitas.
Estudos demonstram que uma frequência respiratória < 10 incursões por minuto em pacientes idosos vítimas de trauma está associada a maior mortalidade, constituindo importante sinal de alerta.
Pacientes idosos comumente têm capacidade pulmonar limitada, o que dificulta a compensação de lesões torácicas.
Lesões relativamente pequenas podem levar rapidamente à insuficiência respiratória.
O manejo precoce da via aérea é frequentemente indicado, antes da exaustão das reservas fisiológicas.
Há aumento significativo na incidência de via aérea difícil nessa população.
O uso de cetamina em dose dissociativa (1 mg/kg) pode auxiliar na redução da agitação e diminuir o consumo de oxigênio.
Otimizar parâmetros circulatórios e respiratórios previamente à intubação é muito importante.
Considerar o uso de drogas vasoativas para estabilização hemodinâmica.
Realizar pré-oxigenação meticulosa, pois idosos dessaturam mais rapidamente.
Utilizar preferencialmente a sequência rápida de intubação (SRI).
O etomidato (0,3 mg/kg) é a droga de escolha para indução. Em situações de choque/hipotensão, sugere-se realizar dois terços (0,2 mg/kg) ou metade da dose habitual (0,15 mg/kg).
Cetamina também é uma opção que pode ser utilizada na SRI. Em idosos instáveis, considerar a dose de 0,5 a 1 mg/kg.
O uso de bloqueio neuromuscular pode ser feito com succinilcolina (1 a 1,5 mg/kg) ou rocurônio (0,6 a 1,2 mg/kg).
Recomenda-se cautela ao utilizar succinilcolina em idosos com lesão neurológica ou distúrbio neuromuscular degenerativo, devido ao risco de hipercalemia grave.

**C – Circulação**

O reconhecimento precoce do choque pode ser mais difícil em pacientes idosos.
A hipertensão arterial basal é comum nessa população, podendo mascarar os sinais iniciais de hipovolemia.
O uso frequente de betabloqueadores e anti-hipertensivos pode suprimir a resposta taquicárdica típica ao estado de choque, dificultando a identificação precoce da instabilidade hemodinâmica.
A avaliação da perfusão periférica e do estado mental torna-se ainda mais importante nesses pacientes.

*(continua)*

TABELA 1 *(continuação)*

| D – Neurológico |
|---|
| Maior risco de hemorragia intracraniana:<br>▪ Com o envelhecimento, a dura-máter torna-se mais aderida ao osso craniano, o que aumenta o risco de hematoma epidural em caso de trauma.<br>▪ O uso frequente de anticoagulantes e antiplaquetários por comorbidades preexistentes eleva ainda mais o risco de sangramentos intracranianos.<br>Aterosclerose e vulnerabilidade cerebral:<br>▪ A doença aterosclerótica, prevalente em idosos, contribui para a lesão cerebral primária e secundária após o trauma.<br>▪ A presença de atrofia cerebral pode mascarar sinais precoces de lesões intracranianas, permitindo que pacientes inicialmente apresentem exame neurológico normal, mesmo com patologias graves em evolução.<br>Coluna vertebral e risco de lesão medular:<br>▪ Alterações degenerativas na coluna vertebral tornam os idosos suscetíveis a fraturas vertebrais e lesões medulares, mesmo após traumas de baixa energia, como quedas da própria altura.<br>Importância da abordagem precoce:<br>▪ A identificação rápida dessas condições, bem como o manejo adequado da anticoagulação, é essencial para melhorar o prognóstico em idosos vítimas de trauma. |
| **E – Exposição** |
| Alterações relacionadas ao envelhecimento:<br>▪ A perda de gordura subcutânea reduz a proteção térmica e mecânica.<br>▪ Deficiências nutricionais e doenças crônicas preexistentes comprometem a resposta fisiológica ao trauma.<br>▪ O uso contínuo de medicações pode agravar a resposta inflamatória e dificultar a recuperação.<br>Riscos associados à imobilização prolongada:<br>▪ Pacientes idosos têm maior suscetibilidade à hipotermia, especialmente durante a imobilização em pranchas rígidas.<br>▪ A imobilidade prolongada favorece o surgimento de úlceras por pressão e delirium, especialmente em indivíduos fragilizados.<br>Recomendações práticas:<br>▪ Realizar avaliação musculoesquelética rápida na admissão do trauma.<br>▪ Promover a retirada precoce da prancha rígida e do colar cervical, sempre que seguro, a fim de minimizar complicações associadas à imobilidade. |

## CONSIDERAÇÕES ESPECIAIS NO TRAUMA GERIÁTRICO

### Avaliação funcional e fragilidade

- A fragilidade é um importante preditor de desfechos desfavoráveis em idosos traumatizados.
- A avaliação da capacidade funcional pré-trauma influencia diretamente as decisões terapêuticas e o planejamento da reabilitação.

### Polifarmácia e impacto no manejo

- O uso de múltiplos medicamentos (anticoagulantes, antiplaquetários, betabloqueadores e psicotrópicos) merecem atenção especial, pois podem mascarar sinais vitais, aumentando o risco de sangramento ou interação medicamentosa.

## Reabilitação precoce

- A mobilização precoce e a reabilitação multidisciplinar são fundamentais para prevenir complicações como *delirium*, pneumonia, tromboembolismo e úlceras por pressão.
- O planejamento da alta hospitalar deve começar desde a admissão, considerando as necessidades específicas do paciente idoso.

## Decisões de fim de vida

- Discussões sobre diretivas antecipadas de vontade e limitação terapêutica devem ser conduzidas com sensibilidade, respeitando os valores e as preferências do paciente e seus familiares.
- A abordagem paliativa pode ser apropriada em determinados casos, focando no controle de sintomas e na qualidade de vida.

## REFERÊNCIAS


1. Adams SD, Holcomb JB. Geriatric trauma. Curr Opin Crit Care. 2015;21(6):520-6.
2. American College of Surgeons Committee on Trauma. Advanced Trauma Life Support (ATLS) Student Course Manual, 10. ed. Chicago: American College of Surgeons; 2018.
3. Bonne S, Schuerer DJE. Trauma in the older adult: epidemiology and evolving geriatric trauma principles. Clin Geriatr Med. 2013;29(1):137-50.
4. Eastern Association for the Surgery of Trauma. Geriatric trauma management guidelines. [acesso em abril de 2025]. Disponível em: https://www.east.org/education/practice-management-guidelines/geriatric-trauma-management
5. Freitas EV, Py L, Neri AL, Cançado FAXC, Gorzoni ML, Doll J, editores. Tratado de geriatria e gerontologia. 4. ed. Rio de Janeiro: Guanabara Koogan; 2021.
6. Hashmi A, Ibrahim-Zada I, Rhee P, Aziz H, Fain MJ, Friese RS, Joseph B. Predictors of mortality in geriatric trauma patients: a systematic review and meta-analysis. J Trauma Acute Care Surg. 2014;76(3):894-901.
7. Kozar RA, Arbabi S, Stein DM, Shackford SR, Barraco RD, Biffl WL, et al. The impact of age on functional outcomes after major trauma: A report from the Eastern Association for the Surgery of Trauma. J Trauma Acute Care Surg. 2015;78(1): 188-93.
8. Murphy MF, Walls RM. Paciente geriátrico. In: Walls RM, Murphy MF, editores. Manual de Walls para o manejo da via aérea na emergência, 6. ed. Porto Alegre: Artmed; 2020. p. 405-15.
9. UpToDate. Geriatric trauma: Initial evaluation and management. [acesso em abril de 2025]. Disponível em: https://www.uptodate.com/contents/geriatric-trauma-initial-evaluation-and-management
10. UpToDate. Overview of burn injury in older patients. [acesso em abril de 2025]. Disponível em: https:// www.uptodate.com/contents/overview-of-burn-injury-in-older-patients

34

# Trauma na pediatria

Julia Queiroz
Laís Gouvea
Arthur de Campos Soares

## Pontos-Chave

- O trauma em crianças e adolescentes é uma das principais causas de morbidade e mortalidade global, exigindo abordagens específicas devido às particularidades anatômicas e fisiológicas dessa faixa etária.
- A avaliação inicial segue o método XABCDE, com adaptações pediátricas. Crianças têm menor reserva fisiológica e maior relação superfície corporal/volume, o que as torna mais suscetíveis à hipotermia, hipóxia e choque. Ferramentas como o *Pediatric Trauma Score* (PTS) e o *Big Score* auxiliam na estratificação da gravidade e na previsão de mortalidade, sendo mais úteis para excluir gravidade (devido a seu alto VPN).
- A via aérea deve ser prioridade, usando tubos adequados ao tamanho da criança, e a circulação requer reposição volêmica precisa (20 mL/kg de cristaloides).
- Entre os principais tipos de trauma, destacam-se o cranioencefálico, torácico, abdominal, musculoesquelético e as queimaduras.
- No trauma torácico, o pneumotórax hipertensivo é o de maior risco e deve ser prontamente tratado. Já as queimaduras pediátricas, devido à pele mais fina e à maior perda de calor e líquidos, exigem reanimação cuidadosa com fluidos, analgesia eficaz e, em casos graves, encaminhamento a centros especializados.

## INTRODUÇÃO

O trauma é uma das principais causas de morbimortalidade em crianças e adolescentes em todo o mundo. A especificidade anatômica e fisiológica da população pediátrica implica abordagens diferenciadas em relação ao adulto. Reconhecer essas particularidades é essencial para um manejo eficaz e seguro.

No trauma pediátrico, devido à diferente cinética do trauma (considerando a diferença de altura, peso e composição corporal), seguimos alguns padrões e tipos de lesões, conforme demonstrado na Tabela 1.

Dada a elevada morbimortalidade associada ao trauma (principalmente de alta energia), é essencial discutir prevenção no contexto do trauma pediátrico. As estratégias de prevenção de lesões podem ser classificadas em três níveis:

- Prevenção primária: visa evitar que o trauma ocorra. Exemplo: construção de estradas com barreiras físicas que separam fluxos de tráfego, prevenindo colisões frontais.
- Prevenção secundária: reduz a gravidade das lesões durante um evento traumático. Exemplo: uso de cintos de segurança e *airbags* em veículos.
- Prevenção terciária: busca minimizar a progressão de complicações e a gravidade após o trauma. Inclui a identificação precoce de crianças gravemente feridas ainda no ambiente pré-hospitalar, assegurando o encaminhamento e manejo adequados no serviço de emergência. **Ferramentas bastante úteis nesse contexto incluem o *Pediatric Trauma Score* (PTS) e o *BIG Score*, descritos a seguir.**

O PTS (Tabela 2) é uma ferramenta clínica utilizada para avaliar rapidamente a gravidade do trauma e orientar as condutas iniciais, desenvolvida especificamente para a triagem de pacientes pediátricos traumatizados. Esse escore considera seis parâmetros: tamanho corporal, vias aéreas, consciência, fraturas, ferimentos cutâneos e circulação. Cada critério recebe uma pontuação que varia de -1 a +2, resultando em uma pontuação total que pode variar de -6 a +12. Valores mais baixos indicam maior gravidade do trauma e maior necessidade de intervenção especializada. Um PTS ≤ 6 está associado a aumento significativo da mortalidade, sendo um indicativo para encaminhamento imediato a centros de trauma pediátrico.

Já o *BIG Score* (Tabela 3) pediátrico pode ser feito rapidamente na admissão hospitalar para avaliar a gravidade da doença e prever a mortalidade em crianças com lesões traumáticas. Um *BIG Score* < 12 pontos sugere mortalidade < 5%, enquanto um ponto de corte > 26 pontos corresponde a uma mortalidade > 50%. A limitação do *BIG Score* é que ele requer valores laboratoriais para seu cálculo, portanto necessita estar no intra-hospitalar.

- Déficit de base (excesso de base ou BE): reflete acidose metabólica, indicativa de hipoperfusão. Para fins de cálculo do *BIG Score*, considera-se o déficit de base como o valor absoluto de BE quando negativo. Por exemplo, um BE de -7 equivale a um déficit de base de 7. Valores positivos de BE não devem ser contabilizados como déficit.
- INR: indica coagulopatia. O aumento está associado a maior risco de sangramento e mortalidade.
- GCS (*Glasgow Coma Scale*): a Escala de Coma de Glasgow varia de 3 a 15.

Segundo um estudo publicado no *Pediatric Emergency Care* em 2024, um PTS de 7 teve sensibilidade de 100% e especificidade de 81,03% para predizer mortalidade, com uma área sob a curva de 0,97 (intervalo de confiança de 95%: 0,9-0,99). Embora o valor preditivo positivo (VPP) tenha sido baixo (33,7%), o valor preditivo negativo (VPN) foi de 100%. Já um *Big Score* de 13,7 foi

TABELA 1 Mecanismos de trauma comuns e padrões de associação de lesão em pacientes pediátricos

| Mecanismo de trauma | Padrões comuns de lesão |
|---|---|
| Atropelamento | Baixa energia: fraturas de membros inferiores. |
| | Alta energia: politrauma, traumatismo cranioencefálico, trauma de região cervical, fraturas de membros inferiores. |
| Passageiro em veículo | Sem dispositivo de segurança (cinto de segurança, cadeira adequada à idade): politrauma, traumatismo cranioencefálico, trauma de região cervical, lacerações de face e de couro cabeludo, ejeção veicular. |
| | Com dispositivo de segurança: traumas contusos, lesões torácicas e abdominais, fraturas lombares. |
| Queda de altura | Baixa (< 1 metro): fraturas de membros superiores e inferiores. |
| | Média (1-3 metro): traumatismo cranioencefálico, trauma de região cervical, fraturas de membros inferiores e superiores. |
| | Alta (> 3 metros): politrauma, traumatismo cranioencefálico, trauma de região cervical, fraturas de membros superiores e inferiores. |
| | Não há consenso a respeito dos valores de altura. A 10ª edição do ATLS usa o critério de queda maior do que 3 vezes a altura da criança como marcador de risco aumentado. |
| Queda de bicicleta | Sem dispositivo de proteção (capacete): traumatismo cranioencefálico, trauma de região cervical, lacerações de face e couro cabeludo, fraturas de membros superiores e inferiores. |
| | Com dispositivo de proteção: fraturas de membros superiores e inferiores. |
| | Lesões relacionadas ao guidão: lesões intra-abdominais. |

TABELA 2 *Pediatric Trauma Score*, ferramenta utilizada no atendimento pré-hospitalar

| Parâmetros | +2 | +1 | -1 |
|---|---|---|---|
| Peso | > 20 kg | 10 a 20 kg | < 10 kg |
| Via aérea | Sem intervenções<br>Normal | Cânula oro ou nasofaríngea<br>Necessidade de oxigênio | IOT<br>Crico ou traqueostomia |
| Pressão arterial sistólica | > 90 mmHg<br>Pulsos e perfusão periférica normais | 50 a 90 mmHg<br>Pulsos carotídeos ou femorais palpáveis | < 50 mmHg<br>Pulsos fracos ou ausentes |
| Nível de consciência | Alerta | Obnubilado<br>Qualquer alteração do nível de consciência | Coma |
| Fratura | Ausentes e sem suspeita | Única e fechada | Exposta ou múltipla |
| Lesões cutâneas | Ausentes | Contusão, abrasão, laceração < 7 cm sem comprometer a fáscia | Perda de tecido ou qualquer orifício relacionado a ferimentos de arma de fogo ou arma branca que ultrapasse a fáscia |

TABELA 3 *BIG Score*, ferramenta usada no intra-hospitalar

| Pontuação *BIG Score* pediátrica = (déficit de base) + (2,5 × INR) + (15 – GCS) |
|---|

identificado como o ponto de corte mais acurado para predizer mortalidade, com sensibilidade de 92,86% e especificidade de 95,52% (área sob a curva: 0,98, intervalo de confiança de 95%: 0,96-0,99). O VPP foi de 66,7%, e o VPN, de 99,3%. Logo, podemos concluir que tanto o PTS quanto o *BIG Score* são ferramentas adequadas para avaliar mortalidade em pacientes pediátricos com politraumatismo, sendo sua utilidade principal a exclusão de pacientes sob risco de maior mortalidade (devido ao alto VPN).

## AVALIAÇÃO PRIMÁRIA DO PACIENTE PEDIÁTRICO

A avaliação inicial da criança vítima de trauma segue princípios universais de atendimento ao paciente politraumatizado, adaptados às especificidades anatômicas, fisiológicas e de resposta clínica da população pediátrica.

Crianças, particularmente lactentes e pré-escolares, apresentam reservas fisiológicas limitadas e deterioração clínica mais rápida diante de insultos como hipovolemia, hipóxia e hipotermia. Devido à menor massa corpórea das crianças, a transferência de energia resultante de impactos gera uma força proporcionalmente maior aplicada por unidade de área corporal. Essa energia mais concentrada é absorvida por um organismo com menor quantidade de tecido adiposo e conjuntivo, bem como pela reduzida distância entre os órgãos internos, fatores que contribuem para a elevada incidência de lesões múltiplas observada na população pediátrica. Adicionalmente, a cabeça de crianças mais novas apresenta proporcionalmente maior tamanho em relação ao restante do corpo, o que justifica a alta prevalência de traumatismos cranioencefálicos contusos nessa faixa etária.

A relação superfície corporal/volume corporal é máxima ao nascimento e diminui progressivamente com o crescimento. Em função dessa característica, a perda de calor corporal configura-se como um estressor fisiológico significativo em crianças, favorecendo o desenvolvimento rápido de hipotermia, condição que pode agravar o manejo clínico, especialmente na presença de hipotensão.

A metodologia XABCDE representa uma sequência sistemática e hierarquizada de ações voltadas para a identificação e o tratamento imediato de condições que ameaçam a vida.

- **X – Hemorragia externa exsanguinante:** na avaliação primária de um paciente com trauma, a hemorragia externa deve ser identificada e controlada. Se houver hemorragia externa exsanguinante grave, esse sangramento deve ser controlado antes mesmo de abordar as vias aéreas. O controle da hemorragia pode ser feito através de pressão direta com gaze estéril e deve ser mantida durante todo o transporte. Caso a hemorragia não seja controlada com pressão direta e ocorra em uma extremidade, podemos usar o torniquete.
- **A – Vias aéreas e colar cervical:** vale lembrar que a causa mais comum de parada cardíaca em crianças é a falha em obter via aérea e/ou mantê-la, associada à falta de oxigenação. Portanto, essa

etapa é muito importante e crucial para um bom desfecho. A obstrução das vias aéreas pode ser causada por trauma facial, corpos estranhos, edema, sangue ou vômitos. O reconhecimento precoce de sons respiratórios anormais (estridor, ronco, ausência de ruídos) e a utilização de dispositivos apropriados ao tamanho da criança são fundamentais para o manejo seguro.

- Escolha do tubo: usaremos a fórmula [idade em anos/4 + 3,5] para tubos com *cuff*. A maioria das diretrizes atuais recomenda o uso de tubo com *cuff* em crianças, inclusive em menores de 8 anos, desde que a pressão do balonete seja monitorada e mantida em níveis seguros (< 20 a 25 $cmH_2O$).
- Fixação da cânula orotraqueal (COT): faremos isso com a seguinte fórmula: [tamanho da COT x 3].
- Posicionamento: a cabeça da criança é proporcionalmente maior em relação ao corpo nos primeiros anos de vida, logo colocaremos o coxim na região interescapular, conforme sugestão da Figura 1.
- SRI com paralisia: recomendada como padrão sempre que possível, salvo contraindicações específicas.
- Medicação para intubação orotraqueal (IOT): a intubação em crianças com trauma deve seguir a sequência rápida de intubação (SRI), com etomidato ou cetamina para indução e succinilcolina ou rocurônio para paralisia, ajustando doses conforme o estado hemodinâmico.
- Doses das medicações:
  - Etomidato 0,3 mg/kg.
  - Cetamina 2 mg/kg IV ou 4 mg/kg IM.
  - Rocurônio 1 mg/kg IV.
  - Succinilcolina 1 mg/kg IV.
- Atropina (0,02 mg/kg IV): pode ser considerada em lactentes menores de 1 ano, pela maior sensibilidade vagal, mas não é recomendada de forma rotineira.
- Midazolam ou propofol: para sedação contínua pós-intubação.
- Em caso de elevação da pressão intracraniana (PIC): recomenda-se manter a pressão arterial média (PAM) entre 100 e 110 mmHg e evitar hipotensão e hipóxia.
- Em crianças: a cricotireoidostomia é indicada apenas como medida extrema quando todas as demais vias aéreas falham, preferindo-se a técnica com agulha em menores de 12 anos.
- Colar cervical: lesões cervicais ósseas, ligamentares ou da medula espinhal são relativamente raras (1-1,5% dos traumas graves em crianças) e envolvem principalmente a coluna cervical superior. O uso de colar cervical deve ser restrito aos pacientes com Glasgow < 14 ou alteração do estado mental, anormalidades na avaliação primária (A, B e C) ou TCE/trauma toracoabdominal significativo, déficits neurológicos focais, ou dor cervical autorreportada. Essa recomendação vai ao encontro das reco-

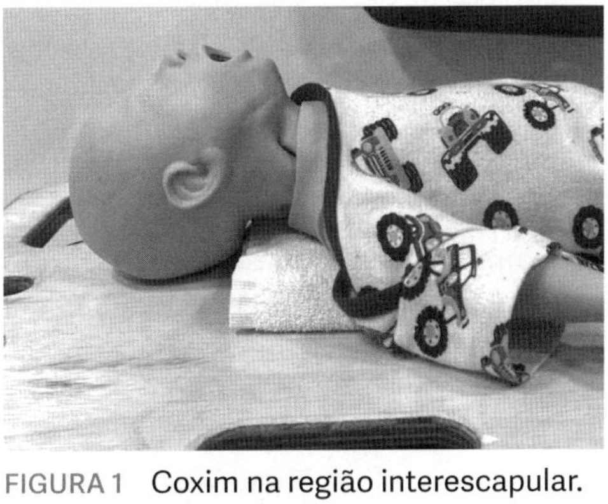

FIGURA 1 Coxim na região interescapular.
Fonte: arquivo do autor.

mendações mais recentes do grupo PECARN, em 2024.

- **B – Respiração**: garantida a via aérea, a avaliação da respiração busca identificar e corrigir condições que possam comprometer a oxigenação e a ventilação. Crianças têm maior consumo metabólico de oxigênio e menor reserva funcional residual, o que as torna particularmente vulneráveis à hipóxia. A inspeção torácica deve incluir a busca por assimetrias, movimentos paradoxais (indicativos de tórax instável), enfisema subcutâneo e sons respiratórios anormais. Pneumotórax hipertensivo, pneumotórax aberto e hemotórax maciço são emergências que devem ser prontamente reconhecidas e tratadas com medidas como descompressão torácica com agulha e drenagem em selo d'água. Convém ressaltar que a complacência torácica aumentada nas crianças pode levar a lesões intratorácicas significativas sem fraturas de arcos costais, mesmo em traumas torácicos graves.
- **C – Circulação**: a determinação do estado circulatório inclui a verificação da frequência cardíaca, da perfusão periférica (tempo de enchimento capilar), da cor da pele e da presença de pulsos centrais e periféricos. Em crianças, sinais de choque circulatório, como taquicardia, extremidades frias e tempo de enchimento capilar prolongado, podem preceder a hipotensão, que representa um achado tardio e alarmante. Aqui, vale lembrar que na Pediatria temos o choque compensado (criança com taquicardia, extremidades frias e tempo de enchimento capilar prolongado, sem hipotensão) e o choque descompensado (criança com taquicardia, extremidades frias e tempo de enchimento capilar prolongado, com hipotensão).

TABELA 4 Hipotensão na pediatria (pressão arterial sistólica – PAS)

| PAS* = 70 + 2x Idade<br>Esse valor representa o limite inferior da normalidade e é útil para identificar precocemente choque e hipoperfusão em crianças no contexto do trauma. |
|---|

* A pressão arterial sistólica média considerada normal em crianças pode ser estimada somando-se 90 mmHg ao dobro da idade, em anos. Já o valor mínimo aceitável para a pressão sistólica é calculado adicionando-se 70 mmHg a duas vezes a idade da criança, também em anos.

- Acesso intraósseo (IO): após duas tentativas de acesso periférico sem sucesso, podemos obter um acesso IO, preferencialmente na tíbia proximal, abaixo da tuberosidade da tíbia. Um local alternativo é o fêmur distal. Deve ser evitado em locais com fratura, infecção, tentativas prévias ou risco de lesão da placa de crescimento (tíbia proximal com angulação superior).
- Reanimação volêmica e de hemocomponentes:
  - 20 mL/kg de cristaloides.
  - 10-20 mL/kg de concentrado de hemácias.
  - 10-20 mL/kg de plasma fresco congelado.
  - Plaquetas, tipicamente como parte do protocolo pediátrico de transfusão maciça , em dose 5-10 mL/kg.
- e-FAST: exame ultrassonográfico rápido de localizações abdominais: quadrante superior direito, quadrante superior esquerdo, região subxifoide, pelve, pulmões e coração. Visa à detecção de fluido intraperitoneal secundário a lesão intra-abdominal, torácica, pneumotórax, hemotórax ou hemopericárdio. A janela mais sensível no FAST pediátrico é a ja-

nela suprapúbica. Entretanto, em geral o FAST é um exame menos sensível na população pediátrica do que no adulto, devido à menor incidência de hemoperitônio mesmo com lesões intra-abdominais significativas.

- Ácido tranexâmico: está indicado a crianças com trauma grave e risco de sangramento importante, preferencialmente nas primeiras 3 horas, na dose de 10 a 30 mg/kg em *bolus*, seguida de infusão contínua de manutenção de 5 a 10 mg/kg/h.
- Resposta a reanimação volêmica: normalização da frequência cardíaca pela idade, melhora do nível de consciência, pulso periférico presente e forte, pele quente e bem perfundida, PAS > (70 + 2x idade), débito urinário para lactentes até 1 ano de idade de 1-2 mL/kg/h; para crianças acima de 1 ano até adolescentes, o valor é de 1-1,5 mL/kg/h e 0,5 mL/kg/h para adolescentes.
- **D – *Disability* (déficit neurológico)**: a avaliação inicial do estado de consciência pode ser feita usando a escala AVPU. Qualquer comprometimento na escala AVPU deve levar a uma avaliação formal da Escala de Coma de Glasgow (ECG):
- AVPU = alerta / responde à voz / responde à dor / sem resposta.
- Realizar glicemia capilar ("dextro"): glicemia < 70 mg/dL indica correção conforme parâmetros:
  - Soro glicosado 10%: 5 a 10 mL/kg.
  - Soro glicosado 25%: 2 a 4 mL/kg.
  - Soro glicosado 50%: 1 mL/kg (realizar apenas em adolescentes).
- **E – Exposição**: exposição completa da criança, permitindo a inspeção minuciosa de toda a superfície corporal em busca de lesões ocultas, como abrasões, ferimentos penetrantes, hematomas e sinais de abuso. Simultaneamente, é crucial adotar medidas para prevenir a hipotermia, utilizando cobertores aquecidos, controle ambiental e aquecimento de fluidos intravenosos. A perda de calor em crianças é exacerbada pela maior relação superfície/volume corporal, o que pode precipitar a tríade letal do trauma (hipotermia, coagulopatia e acidose).
- Analgesia: a analgesia adequada no trauma pediátrico é fundamental para reduzir a resposta ao estresse, evitar complicações fisiológicas secundárias e facilitar a avaliação e o manejo clínico.
  - Dipirona: trauma leve a moderado na dose de 25 mg/kg (máx. de 1.000

TABELA 5 Escala de Glasgow Pediátrica

| | | |
|---|---|---|
| Abertura ocular | 4 | Espontânea |
| | 3 | Ao comando verbal |
| | 2 | Ao estímulo doloroso |
| | 1 | Ausente |
| Resposta verbal | 5 | Balbucia ou vocaliza de forma apropriada / conversa adequada |
| | 4 | Choro consolável / palavras inapropriadas |
| | 3 | Choro inconsolável ou gritos |
| | 2 | Gemidos, sons incompreensíveis |
| | 1 | Ausente |
| Resposta motora | 6 | Movimentos espontâneos ou obedece a comandos |
| | 5 | Localiza estímulos dolorosos |
| | 4 | Retirada ao estímulo doloroso |
| | 3 | Decorticação |
| | 2 | Descerebração |
| | 1 | Ausente |

Indicada intubação orotraqueal (IOT) se Escala de Coma de Glasgow (GCS) menor ou igual a 8 pontos, considerando o cenário de trauma.

mg/dose) EV ou IM. 10-20 mg/kg (dose máxima 75 mg/kg/dia) VO.
  - Paracetamol: trauma leve a moderado na dose de 10 a 15 mg/kg VO ou EV (dose máxima 60 mg/kg).
  - Morfina: trauma grave na dose de 0,05 a 0,2 mg/kg (máx. de 15 mg/dose). Pode ser repetida a cada 10 a 15 minutos, conforme a resposta clínica e o monitoramento.
  - Fentanila: trama grave: 1 a 2 mcg/kg EV. Dose intranasal**:** 1,5 a 2 mcg/kg. Doses adicionais podem ser administradas a cada 30 a 60 minutos, conforme a necessidade.

## PRINCIPAIS TIPOS DE TRAUMA

### Trauma cranioencefálico

O traumatismo cranioencefálico (TCE) é uma das principais causas de morbimortalidade em crianças. Podemos relacionar a gravidade do TCE com o Glasgow:

- Leve: GCS 13 a 15.
- Moderado: GCS de 9 a 12.
- Grave: GCS ≤ 8.

Sinais como hipertensão com bradicardia ou taquicardia, anisocoria, pupilas fixas ou midriáticas, respiração de Cheyne-Stokes, hemiparesia, decorticação, descerebração ou ausência de resposta motora à dor nos fazem pensar em sinais de hipertensão intracraniana. A complacência da calota craniana em crianças pequenas permite acomodação inicial de edema cerebral sem aumento imediato da PIC, o que pode atrasar o aparecimento de sinais clínicos de hipertensão intracraniana. A abordagem inicial de crianças com TCE grave consiste em medidas iniciais de ressuscitação para minimizar a lesão cerebral secundária, como:

- Imobilização da coluna cervical.
- Proteção das vias aéreas se Glasgow ≤ 8.
- Manter a restrição do movimento cervical.
- Usar tubo endotraqueal com *cuff*.
- Evitar hipóxia.
- Realizar sequência rápida de intubação.
- Cuidado com hiperventilação ($PaCO_2$ < 35 mmHg).
- Reconhecer e tratar o choque rapidamente.
- Se sinais de hipertensão intracraniana, podemos realizar manitol (0,5 a 1 g/kg EV, correr em 20 minutos) ou solução salina hipertônica (NaCl a 3% de 2 a 5 mL/kg em *bolus* lento), especialmente útil em casos refratários.

A necessidade de realização de tomografia de crânio (TC) no departamento de emergência se baseia na Rede de Pesquisa Aplicada a Cuidados de Emergência (PECARN), que sugere procedimentos com base na idade.

#### Menores de dois anos

- Glasgow ≤ 14 ou outros sinais de estado neurológico alterado, ou fratura de crânio palpável?
- Se sim → TC de crânio é recomendada.
- Se não → seguir para as próximas perguntas.
- Hematoma no couro cabeludo na região occipital, parietal ou temporal?
- Perda de consciência ≥ 5 segundos?
- Mecanismo de trauma importante (ex.: queda > 90 cm)?
- Está agindo diferente do habitual?
- Se sim → observação *versus* TC com base em outros fatores clínicos, incluindo:

- Experiência clínica.
- Achados múltiplos *versus* isolados.
- Piora dos sinais ou sintomas após observação no departamento de emergência.
- Idade < 3 meses.
- Preferência dos pais.
- Se não → TC não recomendada.

## Maiores de dois anos

- Glasgow ≤ 14 ou outros sinais de estado mental alterado ou sinais de fratura de base de crânio:
- Se sim → TC de crânio é recomendada.
- Se não → Seguir com algoritmo.
- História de perda da consciência?
- Vômitos?
- Mecanismo de trauma importante (ex.: queda > 150 cm)?
- Cefaleia intensa?
- Se sim → Observação *versus* TC com base em outros fatores clínicos, incluindo*:
  - Experiência clínica.
  - Achados múltiplos × isolados.
  - Piora dos sinais ou sintomas após observação no departamento de emergência.
  - Preferência dos pais.
- Se não → TC não recomendada.

## Trauma torácico

Mais de dois terços das crianças com trauma torácico apresentam múltiplas lesões concomitantes, pois elas têm maior complacência no tórax, resultado de menor mineralização óssea e da elevada proporção de tecido cartilaginoso. Mecanismos que podem resultar em lesões graves incluem aceleração e desaceleração de alto impacto e lesões penetrantes. Alterações na frequência respiratória e na frequência cardíaca podem estar ligados a traumas torácicos graves.

A maior mobilidade das estruturas mediastinais em crianças contribui para maior suscetibilidade ao pneumotórax hipertensivo, que representa a lesão torácica de risco iminente de vida mais prevalente na população pediátrica.

- Descompressão por agulha: o local de escolha em crianças é o 2º espaço intercostal anterior, na linha média clavicular. O 4º-5º espaço intercostal na linha axilar média também pode ser utilizado como alternativa, principalmente no lado esquerdo. Podendo ser usado Jelco 14 ou 16 g.
- Toracostomia com dreno: preferir dreno *pigtail* em pneumotórax simples sintomático sem hemotórax associado. Para hemotórax associado, usar dreno tubular. O local de escolha é o 4º ou 5º espaço intercostal na linha axilar média. O diâmetro de drenos tubulares usados em hemotórax maciço é:
  - < 10 kg: 10 a 12 french.
  - 10 a 11 kg: 16 a 20 french.
  - 12 a 18 kg: 20 a 24 french.
  - 19 a 29 kg: 24 a 32 french.
  - ≥ 30 kg: 32 a 38 french.
- Toracotomia de reanimação: as indicações na Pediatria não são bem definidas. Especialistas sugerem as seguintes indicações:
  - Parada cardíaca presenciada após trauma torácico penetrante.
  - Trauma torácico contuso com choque, apesar da ressuscitação volêmica ou parada cardíaca.
- Toracotomia de reanimação – contraindicações:

- O paciente não tem pulso ou pressão arterial na chegada da equipe do pré-hospitalar.
- Assistolia e ausência de tamponamento pericárdico.
- Parada cardíaca prolongada.
- Presença de ferimentos graves e irreversíveis.
- Nenhum cirurgião torácico ou de trauma estará disponível em cerca de 45 minutos.

## Trauma abdominal

Em relação à anatomia abdominal pediátrica, proporcionalmente os órgãos são relativamente maiores e menos protegidos por tecido adiposo e musculatura abdominal. Além disso, o gradil costal é menor, expondo órgãos como fígado e baço; sendo assim são as estruturas mais comumente afetadas em um trauma abdominal.

Crianças com trauma abdominal e instabilidade hemodinâmica devem receber transfusão de sangue o mais rápido possível. Caso o sangue não esteja imediatamente disponível, o fluido cristaloide isotônico é aceitável. Em casos de presença de sangue na cavidade intraperitoneal após realizar e-FAST, ausência de resposta à infusão de cristaloide (40 a 60 mL/kg) ou à infusão de hemoconcentrados (>20 mL/kg), uma laparotomia de emergência é indicada.

Crianças hemodinamicamente estáveis com trauma de abdome podem ter indicação para realizar TC de abdome com contraste. A necessidade de realização de tomografia de abdome (TC) em crianças vítimas de trauma deve ser criteriosamente avaliada, uma vez que o exame está associado a exposição significativa à radiação. Com base em dados da PECARN, a tomografia pode ser evitada com segurança quando nenhum dos critérios a seguir estiver presente:

- Glasgow < 14.
- Evidência de trauma na parede abdominal ou sinal do cinto de segurança.
- Dor abdominal.
- Vômitos.
- Trauma de parede torácica.
- Presença de sons respiratórios abolidos ou diminuídos à ausculta pulmonar.

Se qualquer um desses critérios estiver presente, considerar TC de abdome com base em fatores clínicos adicionais, como:

- Experiência e julgamento clínico.
- Presença de múltiplos achados.
- Piora dos sintomas durante a observação.
- Preferência dos cuidadores.
- Dificuldade de vigilância ou acompanhamento ambulatorial.

Se nenhum dos critérios estiver presente, TC de abdome não é recomendada no departamento de emergência.

## Trauma musculoesquelético

O profissional deve examinar as extremidades e a região pélvica minuciosamente. Devem-se procurar deformidade, sensibilidade e perfusão (presença/ausência de pulsos). Qualquer possível fratura detectada deve ser imobilizada. Equimoses na região da crista ilíaca, púbis, lábios ou escroto são suspeitas de fraturas pélvicas. Em pacientes alertas que sentem dor à palpação na região do anel pélvico, a fratura da pelve deve ser considerada.

## QUEIMADURA

A menor estatura, a maior proporção de superfície corporal em relação ao peso e a curiosidade natural da criança são fatores que aumentam a vulnerabilidade aos acidentes térmicos. As crianças possuem pele mais fina e com menor capacidade de barreira, o que facilita queimaduras mais profundas com menor exposição térmica. A relação área de superfície corporal/peso é maior em lactentes, o que favorece perda excessiva de calor, líquidos e eletrólitos. Além disso, crianças têm reserva volêmica menor, o que predispõe mais rapidamente ao choque hipovolêmico em queimaduras extensas. A avaliação primária e a reanimação são fundamentadas em:

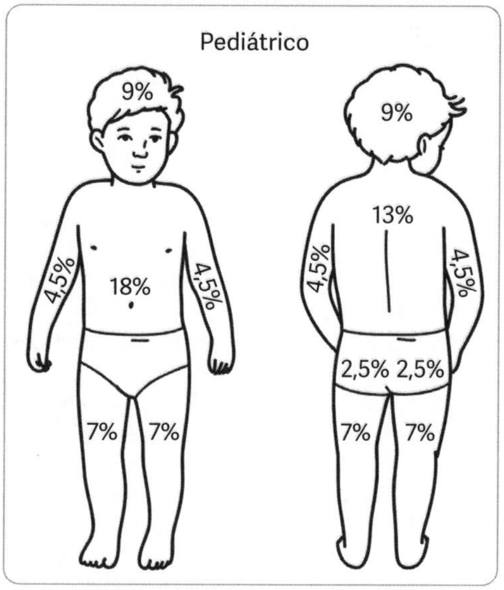


FIGURA 2 Ocorrência das queimaduras por regiões do corpo.
Fonte: ATLS, 2012.

- Interromper o processo de queimadura (retirar toda a roupa do paciente que não esteja aderida a pele).
- Cobrir o paciente com lençol limpo, quente e seco.
- As indicações para intubação precoce são:
  - Sinais de obstrução da via aérea (rouquidão, estridor, uso de musculatura acessória).
  - Área de superfície corporal queimada > 40%.
  - Queimaduras faciais extensas e profundas, queimaduras na cavidade oral.
  - Sialorreia, dificuldade para deglutir.
  - Hipoxemia.
  - Glasgow ≤ 8.
  - Necessidade de transferência inter-hospitalar do grande queimado.
- Ventilação adequada:
  - Se possível, realizar a coleta de carboxi-hemoglobina.
- Reanimação com fluidos isotônicos:
  - 3 a 4 mL × kg × % de superfície corpórea.
  - Avaliar diurese (1 mL/kg/h).
- Analgesia é mandatória nesses pacientes.
- Antibiótico profilático não é recomendado.
- Critérios de transferência para centros especializados:
  - Queimaduras > 10% da superfície corpórea queimada (SCQ).
  - Queimaduras de 2º ou 3º grau em áreas nobres (face, mãos, pés, períneo).
  - Queimaduras elétricas ou químicas.
  - Lesão inalatória suspeita.
  - Queimaduras associadas a politrauma ou comorbidades.
  - Suspeita de maus-tratos.

## REFERÊNCIAS


1. American College of Surgeons. ATLS: Advanced Trauma Life Support for Doctors, 10. ed. Chicago: American College of Surgeons; 2018. Chapter 10, Pediatric trauma.
2. Az A, Dogan Y, Sogut O, Akdemir T. Comparison of the BIG Score and Pediatric Trauma Score for predicting mortality. Pediatr Emerg Care. 2024;40(12):839-43.
3. Blain S, Paterson N. Paediatric massive transfusion. BJA. 2016;16(8):269-275.
4. Ciorba MC, Maegele M. Polytrauma in children: epidemiology, acute diagnostic evaluation, and treatment. Dtsch Arztebl Int. 2024;121(9):291-7.
5. Eisenberg M. Thoracic trauma in children: Initial stabilization and evaluation. Waltham: UpToDate; 2025. [acesso em outubro de 2025]. Disponível em: https://www.uptodate.com/contents/thoracic-trauma-in-children-initial-stabilization-and-evaluation
6. Haddad E, Al Khoury Salem H, Dohin B. Diagnosis and treatment of cervical spine injuries in children. Orthop Traumatol Surg Res. 2024;110(1S):103762.
7. Mandt MJ, Hayes K, Severyn F, Adelgais K. Appropriate needle length for emergent pediatric needle thoracostomy utilizing computed tomography. Prehosp Emerg Care. 2019;23(3):362-7.
8. Slaar A, Fockens MM, Wang J, Maas M, Wilson DJ, Goslings JC, et al. Triage tools for detecting cervical spine injury in pediatric trauma patients. Cochrane Database Syst Rev. 2017;2017(12):CD011686.
9. Utsumi S, Ohki S, Amagasa S, Ohshimo S, Shime N. Tranexamic acid in pediatric traumatic brain injury: a multicenter retrospective observational study. Ann Emerg Med. 2025;85(2):101-8.

35

# Trauma na gestante

Julia Queiroz
Laís Gouvea

## Pontos-Chave

- O trauma em gestantes é a principal causa de morte não obstétrica durante a gravidez e representa um desafio duplo – proteger a vida materna e a fetal. As causas mais frequentes incluem acidentes automobilísticos, quedas e violência interpessoal.
- Embora a maioria dos casos seja leve, o trauma está associado a até 46% das mortes maternas não obstétricas e pode levar a complicações graves, como parto prematuro, descolamento de placenta, ruptura uterina e óbito fetal.
- As alterações fisiológicas da gravidez modificam profundamente a resposta ao trauma e exigem interpretação cuidadosa dos sinais clínicos. O aumento do volume plasmático pode mascarar o choque, enquanto o deslocamento do diafragma e o maior consumo de oxigênio aumentam o risco de hipóxia.
- O esvaziamento gástrico retardado eleva o risco de broncoaspiração, e o estado de hipercoagulabilidade aumenta a chance de trombose. Além disso, o útero torna-se vulnerável a traumas diretos a partir do segundo trimestre, podendo causar hemorragias graves.
- No atendimento inicial, aplicam-se os princípios do ATLS com adaptações: garantir via aérea segura, oxigenação adequada e reposição volêmica precoce. Deve-se sempre evitar compressão da veia cava, realizando deslocamento uterino para a esquerda. A avaliação inclui também o monitoramento fetal e a identificação precoce de complicações obstétricas, como o descolamento prematuro da placenta e a ruptura uterina, que demandam intervenção imediata.
- A prevenção é parte essencial do cuidado, com ênfase no uso correto do cinto de segurança, na redução de riscos domésticos e na identificação de violência contra a mulher.

## INTRODUÇÃO

O trauma representa a principal causa de mortalidade não obstétrica em gestantes, responsável por significativos riscos maternos e fetais. As causas mais comuns incluem acidentes automobilísticos, quedas e violência interpessoal. O atendimento a gestantes vítimas de trauma exige conhecimento aprofundado das alterações fisiológicas da gravidez, da avaliação obstétrica e do manejo simultâneo de duas vidas: a materna e a fetal.

A incidência de trauma durante a gestação varia entre 6 e 7%, e aproximadamente 0,4% requer hospitalização. Embora a maioria dos casos seja de menor gravidade, o trauma responde por cerca de 46% das mortes maternas não relacionadas diretamente à gestação. Além disso, o trauma está associado a desfechos adversos como parto prematuro, descolamento prematuro de placenta, ruptura uterina e óbito fetal.

As alterações fisiológicas da gravidez modificam significativamente a resposta da gestante ao trauma, influenciando tanto a apresentação clínica quanto o manejo terapêutico. O conhecimento dessas alterações é fundamental para a adequada avaliação e tratamento da gestante traumatizada.

## ALTERAÇÕES FISIOLÓGICAS DA GRAVIDEZ E IMPLICAÇÕES NO TRAUMA

A gestação provoca modificações profundas na fisiologia materna, que alteram tanto a apresentação clínica do trauma quanto a resposta às intervenções terapêuticas. Compreender essas mudanças é essencial para interpretar corretamente os sinais vitais e planejar o manejo adequado, já que o atendimento envolve simultaneamente a mãe e o feto.

No sistema cardiovascular, há um expressivo aumento do volume plasmático, que pode chegar a 50%, associado à elevação do débito cardíaco. Esse fenômeno resulta do aumento da pré-carga e da frequência cardíaca, além da redução da resistência vascular periférica. Na prática, tais alterações podem mascarar sinais iniciais de choque, uma vez que a hipotensão só se manifesta quando a perda sanguínea ultrapassa valores significativos, em geral acima de 1.500 mL. Assim, a gestante pode manter parâmetros aparentemente estáveis até o momento em que o comprometimento hemodinâmico já é grave.

Do ponto de vista respiratório, o deslocamento cefálico do diafragma e a elevação do consumo de oxigênio, aproximadamente 20% maior do que em mulheres não grávidas, reduzem a capacidade residual funcional e tornam a paciente mais suscetível à hipóxia. A hiperventilação característica da gestação leva a uma alcalose respiratória crônica, compensada por queda do bicarbonato sérico, o que diminui a capacidade de tamponamento. Importante lembrar que, ao final da gestação, uma $PaCO_2$ de 35 a 40 mmHg já pode indicar insuficiência respiratória relativa. A consequência clínica imediata é a instalação precoce da hipóxia materna, que compromete rapidamente a oxigenação fetal, tornando medida mandatória a suplementação de oxigênio.

O sistema gastrintestinal também sofre alterações relevantes. O esvaziamento gástrico encontra-se retardado em virtude do relaxamento do esfíncter esofágico inferior e do aumento da pressão intra-abdominal. Isso explica o risco elevado de broncoaspiração durante procedimentos como a intubação orotraqueal, exigindo preparo específico para a redução dessa complicação.

No campo hematológico, a gestação é marcada por um estado de hipercoagulabilidade fisiológica. Os níveis de fatores de coagulação aumentam, enquanto anticoagulantes naturais diminuem. Esse contexto, aliado à hemodiluição decorrente do maior volume plasmático, eleva o risco de eventos tromboembólicos, especialmente em cenários de imobilização prolongada após o trauma.

Outro aspecto crucial é a anatomia uterina. A partir do segundo trimestre, o útero assume posição intra-abdominal, tornando-se cada vez mais vulnerável a traumas diretos. No termo, esse órgão altamente vascularizado recebe um fluxo sanguíneo de 600 a 700 mL por minuto, de modo que qualquer lesão pode resultar em hemorragia grave. Além disso, o deslocamento das vísceras modifica a apresentação clínica de lesões abdominais, dificultando o diagnóstico e aumentando o risco de atrasos na identificação de complicações.

Essas alterações tornam claro que a avaliação e o manejo da gestante traumatizada exigem abordagem diferenciada. O profissional deve interpretar os sinais vitais com cautela, reconhecer que o choque pode estar mascarado e compreender que a hipoxemia e a hemorragia evoluem de forma mais acelerada do que em pacientes não grávidas.

## MECANISMOS DE TRAUMA

### Trauma contuso

A parede abdominal materna, o miométrio e o líquido amniótico desempenham papel fundamental na proteção do feto contra lesões diretas decorrentes de traumatismos contusos. No entanto, a identificação de equimoses ou escoriações na superfície abdominal pode ser indicativa de trauma fechado uterino e potencial trauma direto ao feto. O mecanismo de desaceleração súbita, como ocorre em acidentes automobilísticos, pode gerar forças de cisalhamento na interface uteroplacentária, aumentando o risco de descolamento prematuro da placenta, mesmo na ausência de sinais externos de trauma.

### Trauma penetrante

Com o crescimento progressivo do útero durante a gestação, as demais vísceras abdominais tornam-se relativamente protegidas no trauma penetrante, ao passo que aumenta o risco de lesão uterina. No início da gestação, a alta densidade da musculatura uterina permite que ela absorva parte considerável da energia cinética de projéteis; de forma semelhante, o feto e o líquido amniótico também contribuem para essa dissipação de energia. Essa capacidade de absorção energética justifica a menor incidência de lesões viscerais maternas. No entanto, a mesma coisa não se observa em relação ao feto, cujo prognóstico costuma ser reservado diante de lesões uterinas penetrantes.

## AVALIAÇÃO INICIAL

A avaliação inicial da gestante traumatizada segue os princípios do *Advanced Trauma Life Support* (ATLS), com adaptações específicas para as alterações fisiológicas da gravidez. A sequência de atendimento prioriza a permeabilidade da via aérea, a ventilação adequada e o volume circulatório efetivo, seguindo o protocolo ABCDE.

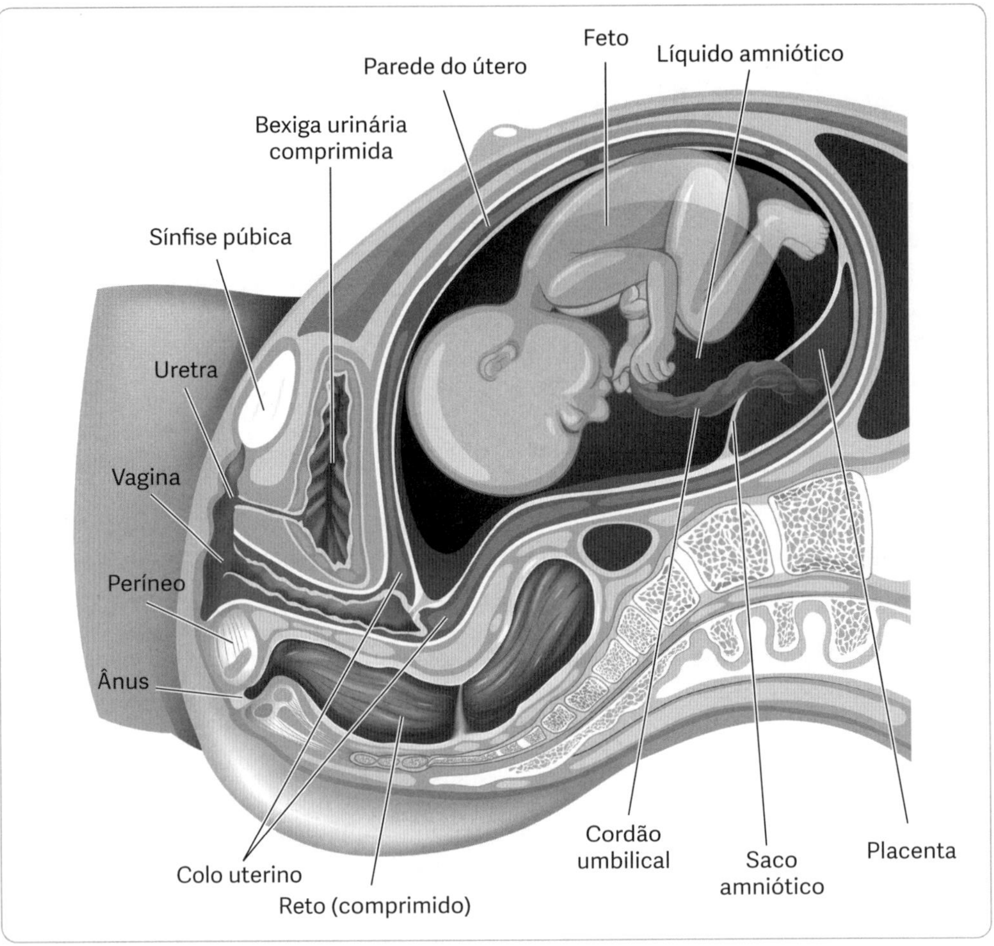


FIGURA 1

Fonte: *American College of Surgeons Committee on Trauma*, 2018.

## A – Via aérea e colar cervical

- Manter a saturação > 95%.
- Considerar intubação orotraqueal precoce.
- Utilizar tubos de menor calibre (6,5 ou 7,0 mm), devido ao edema de vias aéreas superiores característico da gestação.
- Realizar pré-oxigenação por pelo menos 3 minutos, sempre que possível, para prevenir dessaturação rápida.
- Otimização fisiológica.
- Utilizar preferencialmente a sequência rápida de intubação (SRI).
- Sedação:
  - Não há evidência de qual é o melhor agente de indução.
  - Etomidato: 0,3 mg/kg – opção segura com boa estabilidade hemodinâmica.
  - Propofol: 1 a 2 mg/kg – cautela em pacientes hipotensas.
  - Cetamina: 1 a 2 mg/kg – não é primeira linha para pacientes com eclâmpsia.

- Bloqueador neuromuscular:
  - Succinilcolina: 1,5 mg/kg.
  - Rocurônio: 1,2 a 1,5 mg/kg.
- Posicionamento:
  - Cabeceira elevada de 20 a 30° para otimizar a ventilação.
  - Posicionar o coxim em região dos ombros e occipício, formando uma rampa.
- A indicação do uso de colar cervical na gestante é a mesma que em pacientes não gestantes.

## B – Respiração

Em caso de necessidade de drenagem torácica, considerar que o diafragma se encontra elevado durante a gestação, sendo recomendada a colocação do dreno um a dois espaços intercostais acima do habitual.

A suplementação de oxigênio é essencial, mesmo em pacientes com saturação aparentemente adequada.

Evitar hipóxia e hipercapnia, que comprometem o fluxo placentário e a oxigenação fetal.

## C – Circulação

A hipovolemia pode estar mascarada pelos ajustes fisiológicos da gestação; sinais de choque podem surgir tardiamente, quando a perda volêmica já é significativa.

Realizar deslocamento uterino manual para a esquerda para prevenir a síndrome de compressão da veia cava, que pode reduzir o retorno venoso e o débito cardíaco em até 30%:

Se a paciente estiver na prancha rígida, pode-se lateralizar a prancha em 10 a 15° para o lado esquerdo.

Garantir acesso venoso calibroso e iniciar ressuscitação volêmica precoce, de preferência com cristaloides aquecidos.

Avaliar a frequência cardíaca fetal (normal entre 110 e 160 bpm), que pode ser um indicador precoce de comprometimento hemodinâmico materno.

## D – Neurológico

Realizar avaliação pela Escala de Glasgow e conduzir como em pacientes não grávidas.

Avaliar glicemia capilar e corrigir se necessário, considerando que a hipoglicemia pode mimetizar e/ou agravar lesões neurológicas.

Avaliar pupilas quanto a tamanho, simetria e reatividade.

Em caso de convulsões, considerar eclâmpsia como diagnóstico diferencial, especialmente se houver hipertensão associada.

## E – Exposição

A exposição completa da paciente é necessária à identificação de todas as lesões, mantendo-se a temperatura corporal.

A presença de hematomas na região abdominal deve alertar para a possibilidade de trauma contuso uterino e suas complicações, como descolamento prematuro de placenta.

# AVALIAÇÃO E MANEJO DE COMPLICAÇÕES OBSTÉTRICAS

## Descolamento prematuro da placenta (DPP)

É uma das complicações mais graves do trauma na gestação, ocorrendo em cerca de 1-5% dos traumas moderados a graves. Movimentos bruscos de aceleração e desaceleração ou impacto direto sobre o abdome podem provocar distorções no útero, gerando forças de cisalhamento na interface entre o útero e a placenta, o que pode desencadear o descolamento.

### Diagnóstico

- Sangramento vaginal (presente em 80% dos casos).
- Dor abdominal (frequentemente de início súbito e intensidade variável).
- Contrações (muitas vezes de alta frequência e baixa amplitude).
- Rigidez e sensibilidade uterina:
  - Alterações da frequência cardíaca fetal podem preceder outros sinais clínicos.

Pacientes que apresentarem os seguintes critérios devem ser monitoradas por pelo menos 24 horas:

- Hematomas abdominais ou outras lesões abdominais.
- Contrações regulares.
- Sangramento vaginal.
- Anormalidade da frequência cardíaca fetal.
- Dor abdominal.

### Tratamento

- Monitorização hemodinâmica rigorosa (pressão arterial, frequência cardíaca, diurese, saturação de oxigênio).
- Acesso venoso calibroso com reposição volêmica agressiva, se necessário.
- Oxigenoterapia suplementar conforme a necessidade.
- Resolução da gestação (cesárea) de urgência se feto vivo e quadro grave.

## Ruptura uterina ou lesão penetrante

A ruptura uterina é uma complicação rara, porém potencialmente fatal, mais frequente em traumas penetrantes ou contusos de alta energia.

### Sinais e sintomas

- Choque hipovolêmico desproporcional ao trauma aparente.
- Alterações ou ausência de batimentos cardíacos fetais.
- Sensibilidade uterina acentuada.
- Irritação peritoneal.
- Sangramento vaginal.
- Lembrar de descartar fratura da pelve.

### Tratamento

- Manutenção do melhor status hemodinâmico possível e transporte imediato ao centro de referência.
- O tratamento definitivo é a laparotomia de emergência, com possibilidade de histerorrafia (em rupturas limitadas) ou histerectomia (em lesões extensas ou com sangramento incontrolável).

## Sangramento fetomaterno

O sangramento fetomaterno ocorre com maior frequência em gestantes com placenta localizada na parede anterior do útero. Entre as possíveis complicações decorrentes da hemorragia fetomaterna, destacam-se a anemia fetal, a morte intrauterina e a aloimunização materna (gestantes Rh negativo). Em gestantes Rh negativo vítimas de trauma, é necessário administrar imunoglobulina anti-Rh para prevenir a aloimunização, exceto quando a lesão for em local distante do útero (como fraturas de membros isoladas).

## Amniorrexe prematura ou rotura prematura de membranas

A ruptura prematura de membranas é definida como a ruptura das membranas fetais antes do início das contrações uterinas regulares.

### Diagnóstico:

- História clínica (relato de saída de líquido pela vagina).
- Exame físico com visualização da saída de líquido vaginal.

### Tratamento

- O tratamento depende da idade gestacional, presença de infecção e condições maternas e fetais.
- A decisão em relação ao tratamento definitivo deve ser tomada em centro especializado.

## Queimadura

Em gestantes com queimaduras extensas, a conduta obstétrica depende da gravidade das lesões e da idade gestacional.

Recomenda-se considerar cesariana de emergência em gestantes com mais de 50% da superfície corporal queimada que estejam no terceiro trimestre da gestação, devido ao risco elevado de mortalidade materna e consequente comprometimento fetal.

## Histerotomia de ressuscitação ("cesariana *perimortem*")

A literatura apresenta evidências limitadas quanto à eficácia desse procedimento em gestantes vítimas de trauma com parada cardiorrespiratória secundária à hipovolemia. É importante considerar que o sofrimento fetal pode preceder alterações hemodinâmicas maternas evidentes e, com a progressão do quadro, a instabilidade materna compromete ainda mais a viabilidade fetal. Em casos de parada cardíaca materna por hipovolemia, o feto, geralmente, já foi submetido a um período prolongado de hipóxia. Por outro lado, quando a parada ocorre por causas não hemorrágicas (como embolia pulmonar, arritmias cardíacas ou anafilaxia), a cesariana perimortem pode oferecer desfechos favoráveis, desde que realizada dentro da janela ideal de 4 a 5 minutos após o colapso materno. Este assunto será abordado com mais detalhes no capítulo "Parada cardiorrespiratória em gestantes".

# CONSIDERAÇÕES FINAIS

O atendimento à gestante traumatizada representa um desafio que exige conhecimento das alterações fisiológicas da gravidez e suas implicações no trauma, além de habilidade para manejar simultaneamente duas vidas. A prevenção do trauma na gestação deve ser enfatizada durante o acompanhamento pré-natal, com orientações sobre o uso correto do cinto de segurança (porção subabdominal abaixo do útero e porção diagonal entre as mamas), prevenção de quedas e identificação de situações de violência doméstica.

# REFERÊNCIAS


1. ALSO Brasil. Reanimação Materna e Trauma. In: Suporte Avançado de Vida em Obstetrícia (ALSO). Tradução para o Português 2022: Also Brasil; 2022. p. 318-56.
2. American College of Surgeons Committee on Trauma. Trauma in pregnancy and intimate partner violence. In: ATLS: Advanced Trauma Life Support Student Course Manual, 10. ed. Chicago: American College of Surgeons; 2018. p. 227-48.

3. Ananth CV, Oyelese Y. Acute placental abruption: Pathophysiology, clinical features, diagnosis, and consequences. Waltham: UpToDate; 2025. [acesso em outubro de 2025].
4. Caughey AB, Robinson JN, Norwitz ER. Prelabor rupture of membranes at term: Management. Waltham: UpToDate; 2025. [acesso em outubro de 2025].
5. Einav S, Sela HY, Weiniger CF. Management and outcomes of trauma during pregnancy. Anesthesiol Clin. 2013;31(1):141-56.
6. Jain V, Chari R, Maslovitz S, Farine D; Maternal Fetal Medicine Committee. Guidelines for the management of a pregnant trauma patient. J Obstet Gynaecol Can. 2015;37(6):553-74.
7. Kilpatrick SJ, Monga M. Initial evaluation and management of major trauma in pregnancy. Waltham: UpToDate; 2025. [acesso em outubro de 2025].
8. Mendez-Figueroa H, Dahlke JD, Vrees RA, Rouse DJ. Trauma in pregnancy: an updated systematic review. Am J Obstet Gynecol. 2013;209(1):1-10.
9. Rose CH, Faksh A, Traynor KD, Cabrera D, Arendt KW, Brost BC. Challenging the 4- to 5-minute rule: from perimortem cesarean to resuscitative hysterotomy. Am J Obstet Gynecol. 2015;213(1):653-6.

# 36

# Trabalho de parto e complicações imediatas

Guilherme Zimermann Kummer
Guilherme Roberto Zammar
Roberto Georges Zammar Filho
Guilherme Sendtko Resener

## Pontos-Chave

- O ambiente ideal para a realização do parto é o hospital e todo atendimento dessa natureza deve ser focado para que ocorra desta forma.
- O parto extra-hospitalar não planejado é um evento raro, porém de alto impacto clínico e emocional, exigindo preparo técnico e decisão rápida da equipe de APH. A avaliação imediata deve identificar a fase do trabalho de parto e definir se há tempo seguro para transporte ou se o parto deve ser conduzido no local.
- Complicações como hemorragia pós-parto (HPP), distocia de ombros, prolapso de cordão, eclâmpsia e intercorrências neonatais estão entre as principais causas de mortalidade materna e neonatal, reforçando a importância do reconhecimento precoce e da intervenção oportuna.
- O parto é dividido em três estágios: dilatação, expulsão e dequitação. No APH, o segundo estágio é o mais crítico, com maior risco de parto iminente e complicações súbitas.
- Sinais de parto iminente incluem contrações a cada 2-3 minutos, coroamento e vontade intensa de empurrar – situações em que o transporte é contraindicado. O preparo envolve ambiente limpo, uso de EPI e *kit* de parto estéril, garantindo a segurança materno-fetal.
- O manejo do parto normal inclui controle da cabeça fetal, proteção do períneo e clampeamento adequado do cordão após o primeiro minuto. Após o nascimento, o recém-nascido deve ser aquecido, avaliado pelo escore de Apgar e mantido em contato pele a pele.
- Complicações imediatas, como HPP, devem ser tratadas com massagem uterina, ocitocina, misoprostol e ácido tranexâmico, seguidas de transporte rápido ao hospital. O prognóstico materno e neonatal depende diretamente da rapidez, técnica e preparo da equipe.

## INTRODUÇÃO

O trabalho de parto, um processo fisiológico, pode evoluir para uma emergência obstétrica que demanda intervenção imediata e qualificada. Embora a maioria dos nascimentos ocorra em ambiente hospitalar, o parto extra-hospitalar não planejado representa um evento de alto impacto clínico, emocional e logístico para as equipes de atendimento pré-hospitalar (APH). A sua condução segura exige uma avaliação imediata da fase do trabalho de parto, decisão estratégica sobre o transporte ou a condução no local, preparo adequado do material e execução de técnicas baseadas nas melhores evidências, sempre priorizando a segurança materno-neonatal.

A gravidez causa adaptações fisiológicas, como mudanças hemodinâmicas, hematológicas e respiratórias. Essas alterações modificam a apresentação clínica e a resposta a condições como hipovolemia ou hipóxia. Isso exige uma interpretação criteriosa dos sinais vitais e uma abordagem terapêutica adaptada, reconhecendo que a estabilidade materna é pré-requisito para o bem-estar fetal.

As complicações imediatas – como hemorragia pós-parto (HPP), prolapso de cordão, distocia de ombros e inversão uterina – figuram entre as principais causas de morbimortalidade materna e neonatal no contexto pré-hospitalar. O reconhecimento precoce, aliado à intervenção rápida e adequada, mesmo em ambiente com recursos limitados, pode definir o desfecho.

Este capítulo busca oferecer um guia prático e atualizado, integrando diretrizes de medicina de emergência e protocolos obstétricos adaptados à realidade brasileira, fornecendo à equipe um roteiro seguro, ágil e aplicável para o manejo do parto normal e de suas complicações imediatas no APH com foco na realidade brasileira.

## ASSISTÊNCIA AO PARTO NORMAL: PARTICULARIDADES DO ATENDIMENTO PRÉ-HOSPITALAR

O ambiente ideal para a realização do parto é o hospital. Todas as gestantes devem receber orientações sobre a possibilidade de complicações indesejadas de partos domiciliares e todo atendimento dessa natureza deve ser encorajado para que ele ocorra em ambiente hospitalar. Porém, o parto pode ocorrer de forma inesperada e inevitável no cenário pré-hospitalar. A equipe de APH deve estar preparada para assistir esse evento, garantindo a todas as mulheres dignidade e privacidade, focando sempre na segurança da mãe e do recém-nascido (RN). No Brasil, especialmente em grandes centros urbanos com tráfego intenso ou áreas rurais remotas, o parto no APH não é incomum.

O ponto crucial no APH é a tomada de decisão entre o transporte rápido ao hospital ou a realização do parto no local da ocorrência. A escolha da conduta deve ser sempre individualizada para cada atendimento e depende de diversos fatores. Estimar a distância/tempo de deslocamento até o centro de referência *versus* o tempo até a realização do parto pode ajudar na tomada de decisão. O atendimento já começa com a regulação médica e tomada de decisão. Uma ferramenta que pode auxiliar é o escore de Malinas (Tabela 1), que leva em consideração paridade, duração do trabalho de parto, duração e intervalo entre as contrações e perda de líquido. Apesar de algumas críticas, via de regra pontuação abaixo de 5 significa que há tempo para o transporte, inclusive por meios próprios. Por outro lado, pontuação

TABELA 1 Escore de Malinas

| Escore/valor | Número de gestações até o momento | Duração do trabalho de parto (horas) | Duração das contrações (minutos) | Intervalo entre as contrações (minutos) | Bolsa rota (horas) |
|---|---|---|---|---|---|
| 0 | 1 | < 3 | < 1 | > 5 | não |
| 1 | 2 | 3-5 | 1 | 3-5 | < 1 |
| 2 | > 2 | > 6 | > 1 | < 3 | > 1 |

Somar os valores de cada critério para obter o escore total: < 5 pontos: parto em breve; 5-7 pontos: parto em andamento; > 7 pontos: parto iminente.

acima de 7 indica a probabilidade de parto iminente e pode justificar o envio de uma unidade de suporte avançado.

A decisão sobre conduzir o parto no local ou transportar a paciente baseia-se na presença de sinais de parto iminente, como contrações intensas a cada 2-3 minutos, presença de coroamento ou exposição da apresentação fetal e sensação intensa de vontade de empurrar (pressão retal/vaginal). Nessas condições, o transporte pode aumentar o risco materno-fetal e pode ser mais seguro realizar o parto no local. Caso seja optado pelo transporte da gestante, pode-se considerar levá-la "ao contrário" na maca, com os pés voltados para a frente da ambulância. Isso facilita o acesso à região perineal caso seja necessário reavaliar ou intervir durante o deslocamento, podendo facilitar algumas manobras.

## Preparação para o parto no atendimento pré-hospitalar

Uma vez decidido realizar o parto em ambiente pré-hospitalar, deve-se comunicar a central de regulação e considerar a necessidade de suporte de outras viaturas. Também é importante tentar coletar algumas informações importantes a saber antes de iniciar os procedimentos de parto:

- Idade gestacional (IG) estimada: crucial para determinar a viabilidade do recém-nascido (RN).
- Número de gestações (G) e partos (P), incluindo abortos.
- Tipo de partos anteriores (vaginal, cesariana).
- Presença de pré-natal: rotina, exames, intercorrências.
- Doenças preexistentes (diabetes, hipertensão, cardiopatias).
- Tempo e características da ruptura de membranas (secreção de líquido claro, esverdeado ou sanguinolento).
- Sangramento vaginal (volume e aspecto – vermelho-vivo, escuro, coágulos).
- Alergias e medicações em uso.
- Apresentação fetal (cefálica, pélvica ou transversa) e batimentos cardíacos fetais (BCF).

Também é importante ter em mente alguns passos na preparação para o parto:

- Ambiente: escolher o local mais limpo, privativo e seguro disponível (dentro da ambulância ou no domicílio).
- Material: utilizar o "*kit* parto" (Tabela 2), que deve conter: campos estéreis/limpos, luvas estéreis, gazes estéreis, dois *clamps* umbilicais estéreis, tesoura esté-

TABELA 2 *Kit* de parto essencial no atendimento pré-hospitalar

| Material | Quantidade/observação |
|---|---|
| Campos e compressas estéreis | Para criar campo estéril e auxiliar na higiene. |
| Luvas estéreis e de procedimento | Vários pares. |
| *Clamps* e pinças para cordão umbilical | Dois ou três *clamps* descartáveis ou pinças hemostáticas estéreis. |
| Tesoura estéril | Para corte do cordão umbilical. |
| Seringas e agulhas | Diversos tamanhos para medicações. |
| BVM (ambu) neonatal | Com máscaras de diferentes tamanhos (RN e lactente). |
| Aspirador manual neonatal | Pera ou seringa tipo bulbo para aspiração de vias aéreas (se necessário). |
| Ampolas de medicações | Ocitocina, misoprostol, sulfato de magnésio, TXA, anti-hipertensivos (hidralazina, labetalol). |
| Soro fisiológico 0,9% e equipos | Para hidratação e diluição de medicações. |
| Manta térmica, gorro neonatal e cobertores aquecidos | Para prevenir hipotermia no RN e na mãe. |
| Oxímetro de pulso portátil | Para monitoramento materno e neonatal. |
| Material para higiene | Álcool 70%, PVPI degermante, água. |

BVM: bolsa-válvula-máscara; PVPI: polivinilpirrolidona-iodo; RN: recém-nascido; TXA: ácido tranexâmico (do inglês *tranexamic acid*).
Fonte: elaborada pelo autor.

ril (ou lâmina de bisturi), cobertor/manta para o RN, sonda de aspiração, equipamento de proteção individual (EPI) para a equipe.

- Equipe: higienização rigorosa das mãos e paramentação (luvas estéreis, óculos, máscara). Definir funções: um profissional assiste diretamente o parto, o outro prepara o material para o RN e avalia/cuida do bebê, o outro monitora a mãe.
- Parturiente: posicioná-la em decúbito dorsal com joelhos flexionados e afastados, ou em posição semissentada, conforme for mais confortável. Oferecer apoio verbal e tranquilidade. Limpar o períneo com solução antisséptica ou água limpa, se disponível e houver tempo.
- Analgesia: a analgesia farmacológica para o parto é restrita ao ambiente hospitalar.

O objetivo é assistir o parto de forma segura, minimizando traumas para a mãe e o RN e estabilizando ambos para o transporte. Durante a fase expulsiva pode-se seguir os seguintes passos:

- Não permitir que a gestante faça força antes da dilatação completa, se houver tempo.
- Apoio do períneo: realizar proteção perineal, aplicando compressão suave com compressas estéreis mornas sobre o períneo para reduzir o risco de lacerações.
- Controle da cabeça:
  - Quando a cabeça coroar, aplicar pressão suave e uniforme sobre ela para controlar a saída lenta e gradual (manobra de Ritgen modificada), prevenindo lacerações perineais e trauma cefálico. Não realizar episiotomia de rotina.
  - Verificar a presença de circular de cordão no pescoço do RN. Se presente, e frouxa, deslizar suavemente por cima da cabeça. Se apertada, clampear e cortar o cordão.

- Manejo dos ombros:
  - Aguardar a rotação espontânea após a saída da cabeça.
  - Auxiliar a saída do ombro anterior tracionando suavemente a cabeça para baixo.
  - Em seguida, tracionar para cima para a saída do ombro posterior.
- Recepção do recém-nascido
  - Posicionar o RN sobre o abdome materno, realizando o contato pele a pele imediatamente, se as condições maternas e do RN permitirem.
  - Secar o RN vigorosamente com toalhas aquecidas ou campos estéreis para prevenir hipotermia.
  - Aspirar as vias aéreas (boca e nariz) se houver secreções que obstruam a respiração ou mecônio em RN não vigoroso.
  - Clampear o cordão em dois pontos (15-20 cm do abdome do RN e outro a 2-3 cm do primeiro clamp, mais próximo ao RN).
  - Em caso de circular de cordão, deve ser desfeita deslizando por cima da cabeça ou pelo corpo do feto, à medida que é expulso. Caso esteja impedindo a descida do feto ou na impossibilidade da retirada da circular, realizar o clampeamento duplo do cordão e secção antes da liberação dos ombros (procedimento de exceção, avaliar riscos).
  - Cortar o cordão entre as pinças ou *clamps*.
  - Idealmente, aguardar pelo menos 1 minuto para clampear o cordão em RN vigoroso (chorando, respirando bem, tônus adequado), para otimizar a transferência sanguínea placentária.
  - Avaliação Apgar: realizar aos 1-5 minutos de vida (Tabela 3).
  - Manter o RN aquecido (contato pele a pele, cobertores, gorro).
  - Avaliar a necessidade de reanimação neonatal (se RN não chorar, não respirar ou estiver cianótico) conforme protocolo de reanimação neonatal.

Via de regra não se realiza a dequitação placentária no APH, é razoável após o parto e cuidados imediatos, se não houver complicações, realizar o deslocamento para o hospital para a continuidade do tratamento. Porém, devido ao dinamismo do APH, pode-se considerar realizar a dequitação em cena, nesses casos devem ser observados alguns cuidados:

TABELA 3 Escore de Apgar e condutas

| Parâmetro | 0 ponto | 1 ponto | 2 pontos |
|---|---|---|---|
| FC | Ausente | < 100 bpm | ≥ 100 bpm |
| Respiração | Ausente | Irregular/fraca | Choro vigoroso |
| Tônus muscular | Flácido | Flexão de extremidades | Movimentos ativos |
| Irritabilidade reflexa | Ausente | Careta | Choro/espirro |
| Cor da pele | Cianose global/ palidez | Acrocianose (corpo rosa, extremidades azuis) | Totalmente rosado |

FC: frequência cardíaca.
Fonte: elaborada pelo autor.

- Não tracionar o cordão umbilical para acelerar a dequitação. Isso pode causar inversão uterina.
- Observar sinais de dequitação: alongamento do cordão, saída de sangue, mudança na forma do útero.
- Quando a placenta exteriorizar, auxiliar sua saída com manobras suaves de rotação.
- Verificar a integridade da placenta e membranas para assegurar que não há restos na cavidade uterina.
- Massagem uterina: imediatamente após a dequitação da placenta, realizar massagem uterina vigorosa e contínua no fundo uterino para promover a contração do útero e prevenir HPP.
- Administrar ocitocina: 10 UI intramuscular (IM).
- Avaliação perineal: inspecionar o períneo rapidamente para identificar lacerações extensas com sangramento ativo. Realizar compressão local se necessário. Via de regra, suturas são realizadas no hospital.

Transportar a mãe e o RN (idealmente juntos, em contato pele a pele se estáveis e aquecidos) para avaliação em maternidade/hospital. Informar a ocorrência do parto, horário, condições da mãe e do RN, índice de Apgar, intercorrências e procedimentos realizados.A assistência ao parto normal no APH exige calma, preparo técnico, aplicação de princípios de assepsia, cuidados essenciais focados no bem-estar do binômio mãe-bebê (aquecimento, vitalidade do RN, prevenção de HPP na mãe) e transporte seguro para avaliação hospitalar completa. A capacitação em reanimação neonatal é mandatória para toda a equipe de APH.

## SITUAÇÕES ESPECIAIS E COMPLICAÇÕES

### Hemorragia pós-parto

A principal causa de HPP é a atonía uterina. O manejo inicial no APH e a continuação no hospital são cruciais.

A identificação se dá por sangramento vaginal excessivo (> 500 mL), útero amolecido e não contraído, instabilidade hemodinâmica (taquicardia, hipotensão, palidez, alteração de nível de consciência).

Embora a identificação precise da causa seja um objetivo secundário no APH, a mnemônica dos "4 Ts" orienta o raciocínio clínico:

- Tônus: atonia uterina (causa mais comum, ~70%).
- Trauma: lacerações de trajeto de parto, ruptura uterina, inversão uterina (~19%).
- Tecido: retenção de tecido placentário, coágulos, acretismo placentário (~10%).
- Trombina: coagulopatias preexistentes ou adquiridas, uso de anticoagulantes (~1%).

O manejo visa controlar a hemorragia na fonte mais provável (útero) e estabilizar a paciente para o transporte seguro, inicialmente realizando-se a massagem uterina vigorosa e contínua, com compressão bimanual do útero (uma mão em concha externamente sobre o fundo uterino, massageando em movimentos circulares, e outra mão na vagina comprimindo o colo contra o corpo uterino, estabilizando o segmento inferior acima da sínfise púbica) para estimular a contração uterina e expulsar possíveis coágulos retidos. A massagem deve ser mantida durante o transporte (Figura 1).

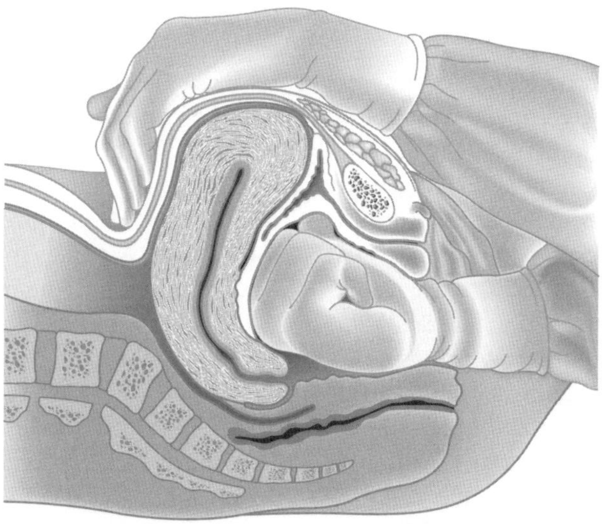

FIGURA 1 Compressão uterina bimanual.

Concomitantemente deve-se iniciar a ressuscitação volêmica, com cristaloides ou hemoderivados se disponíveis, com objetivo de manter uma pressão sistólica próxima a 90 mmHg ou até a melhora dos sinais clínicos de choque, evitando o excesso de volume.

O próximo passo é a utilização de uterotônicos. A droga de primeira linha é a ocitocina, se houver acesso EV disponível, diluir 1 mL de ocitocina em 9 mL de SF 0,9% e administrar em 3 minutos. No transporte prolongado, prosseguir com a infusão de 20 UI em 500 mL de SF 0,9% a 250 mL/h. Na ausência de acesso EV imediato, administrar 10 UI IM. Como opções, pode-se considerar o maleato de metilergometrina na dose de 0,2 mg (1 ampola) via IM, e repetir uma vez após 20 minutos, se necessário, sendo contraindicado para pacientes hipertensas; ou misoprostol, apesar de seu uso restrito ao ambiente hospitalar no Brasil, no APH poderá ser considerado em caso de remoção de paciente que já esteja em um hospital para outro serviço de maior complexidade, sendo útil pela facilidade de administração retal, na dose de 800 mcg, especialmente se o acesso EV for difícil ou a ocitocina estiver indisponível.

Além disso, a utilização de antifibrinolítico, notadamente o ácido tranexâmico (TXA), deve se realizada o mais precocemente possível em casos de HPP confirmada ou suspeita, na dose de 1 g EV (4 ampolas diluídas em 100 mL de SF 0,9%) em 10 minutos. O TXA reduz a mortalidade por sangramento em HPP e deve ser considerado parte essencial do manejo no APH.

A HPP é uma emergência tempo-dependente. O APH deve focar no reconhecimento rápido com base em sinais clínicos, abordagem ABCDE agressiva, controle inicial da hemorragia (massagem uterina, uterotônicos, TXA), ressuscitação volêmica criteriosa, prevenção da hipotermia e transporte imediato para o centro adequado.

## Abortamento

No contexto do APH, o abortamento, definido como a interrupção da gravidez antes de 20-22 semanas de gestação ou com feto pesando menos de 500 g, pode ocorrer de forma espontânea ou induzida. A equipe deve estar preparada para avaliar e manejar os sinais e sintomas associados, como hemorragia, dor e instabilidade hemodinâmica. O objetivo principal é a estabilização da paciente com medidas de suporte clínico, controle do sangramento e transporte rápido para um serviço de emergência hospitalar. A confidencialidade e o respeito à paciente são fundamentais em todos os momentos.

## Distocia de ombro

Após o nascimento da cabeça, o ombro anterior fica impactado sob a sínfise púbica materna, impedindo a progressão do parto.

### Conduta (manobras no APH)

- Manobra de McRoberts: hiperflexão das coxas da mãe em direção ao abdome. Essa manobra retifica a curva sacral e rotaciona a sínfise púbica para fora do ombro.
- Pressão suprapúbica: aplicar pressão firme na região suprapúbica da mãe (nunca no fundo uterino) na direção do dorso do bebê, para desimpactar o ombro anterior (auxiliar pela equipe).
- Não fazer tração forte na cabeça ou no pescoço do bebê devido ao risco de lesão do plexo braquial.
- Transporte imediato para o hospital se as manobras não resolverem.

## Prolapso de cordão umbilical

É diagnosticado quando o cordão umbilical é visível ou palpável através do colo uterino ou vagina antes da apresentação fetal e é considerado uma emergência obstétrica dado o risco de compressão do cordão e asfixia fetal. Algumas medidas podem ser auxiliares neste momento:

- Posicionamento materno: elevação da pelve (posição de Trendelenburg, joelho-tórax ou decúbito lateral esquerdo com elevação de quadril) para aliviar a pressão sobre o cordão.
- Aliviar compressão do cordão: com luva estéril, deve-se introduzir a mão na vagina e elevar a apresentação fetal manualmente para afastar do cordão, mantendo a mão até o transporte para o hospital.
- Transporte imediato para o hospital mais próximo com capacidade de realizar cesariana de emergência.
- Administrar oxigênio suplementar à mãe.
- Não tentar reintroduzir o cordão na cavidade uterina.

## Trabalho de parto prematuro

O trabalho de parto prematuro (TPP) é definido como a presença de contratilidade uterina regular e documentada, associada a modificações cervicais progressivas (dilatação e/ou esvaecimento) ocorrendo entre 20 semanas completas e 36 semanas e 6 dias de gestação. A identificação acurada no APH é fundamental e inicia-se com anamnese direcionada, objetivando a confirmação ou a estimativa da (IG fidedigna, a caracterização precisa da dinâmica uterina e a investigação ativa de sintomatologia associada, como dor lombopélvica rítmica, sensação de pressão pélvica, sangramento vaginal ou perda de líquido amniótico. O exame físico focado inclui a avaliação da dinâmica uterina por palpação abdominal e, se disponível, o monitoramento intermitente dos BCF com sonar Doppler portátil. O toque vaginal, embora informativo sobre a iminência do parto, deve ser realizado com extrema cautela e técnica asséptica por profissional habilitado, sendo formalmente contraindicado na presença de sangramento vaginal de volume significativo (suspeita de PP) ou bolsa rota confirmada/suspeita (risco infeccioso elevado).

O manejo pré-hospitalar do TPP tem como foco principal a estabilização inicial da paciente e seu transporte imediato e regulado para uma unidade hospitalar de referência, que possua capacidade de UTI neonatal adequada para a IG estimada. As intervenções farmacológicas (Tabela 4) são realizadas principalmente em ambiente hospitalar e podem ser consideradas no APH apenas em situações excepcionais, como em casos de transporte prolongado (mais de 2 horas). O transporte rápido e seguro para um centro com recursos de cuidados intensivos neonatais é a prioridade máxima, e nenhuma medida farmacológica deve atrasar esse objetivo.

## Parto pélvico

Via de regra, em casos de apresentação pélvica ou transversa não se deve tentar o

TABELA 4 Condutas farmacológicas potenciais no atendimento pré-hospitalar para trabalho de parto prematuro

| Intervenção | Indicação | Faixa de IG | Opções | Considerações importantes |
|---|---|---|---|---|
| Tocólise | Inibição temporária das contrações uterinas (~48 h) para permitir ação de corticoide e/ou transferência inter-hospitalar. | 24-34 semanas | Nifedipina (de ação rápida): 20 mg VO (ataque), pode repetir 10-20 mg após 30 minutos.<br>Ou<br>Terbutalina: 0,25 mg (½ ampola) SC, pode repetir 0,25 mg SC após 15-30 minutos. | Contraindicações: sofrimento fetal agudo, corioamnionite clínica, DPP, PP sangrante, óbito fetal, malformação letal, PE grave/ eclâmpsia.<br>Monitorar PA e FC materna. |
| Corticoterapia antenatal | Aceleração da maturidade pulmonar fetal; redução de complicações neonatais. | 24-34 semanas e 6 dias. | Betametasona: 12 mg IM (primeira dose).<br>Ou<br>Dexametasona: 6 mg IM (primeira dose). | Considerar primeira dose no APH apenas se tempo de transporte > 2 horas.<br>Principal intervenção para prognóstico neonatal. |

APH: no atendimento pré-hospitalar; DPP: descolamento prematuro de placenta; FC: frequência cardíaca; IG: idade gestacional; IM: intramuscular; PA: pressão arterial; PE: pré-eclâmpsia; PP: placenta prévia; SC: subcutâneo(a); VO: via oral.

TABELA 5 *Checklist* rápido: parto normal em atendimento pré-hospitalar

| | |
|---|---|
| Segurança da cena garantida? | Sim/Não |
| ABCDE da gestante avaliado e estabilizado? | Sim/Não |
| Material de parto preparado e estéril/limpo? | Sim/Não |
| Controle da saída da cabeça realizado? | Sim/Não |
| Verificação de circular de cordão realizada e manejada? | Sim/Não |
| Manejo dos ombros realizado? | Sim/Não |
| RN posicionado pele a pele (se possível)? | Sim/Não |
| RN seco e aquecido? | Sim/Não |
| Cordão umbilical clampeado e cortado corretamente (aguardando 1 minuto se RN vigoroso)? | Sim/Não |
| Avaliação Apgar realizada no primeiro e quinto minuto? | Sim/Não |
| Massagem uterina pós-parto iniciada? | Sim/Não |
| Ocitocina administrada? | Sim/Não |
| Placenta exteriorizada e verificada integridade? | Sim/Não |
| Transporte seguro e monitorado (mãe e RN)? | Sim/Não |

parto vaginal no APH, realizando a estabilização e transporte rápido para hospital, porém em situações em que o parto já está acontecendo, pode ser necessário intervir.

Nestes casos, as posições não litotômicas, como a posição em 4 apoios, apresentam menores tempos de dilatação e expulsão, além de menos complicações. Nesta posição deve-se orientar o abdome fetal para o dorso materno – a mãe olha para o chão e o bebê para o céu – e pode ser necessária a rotação dos ombros (180°-90°) e correção da flexão do polo cefálico fetal. Na posição de litotomia, a utilização de manobras para auxiliar o desprendimento da cabeça geralmente são necessárias, sendo geralmente variações da utilização dos polegares para prender as coxas e/ou pelve fetal enquanto os outros dedos auxiliam na flexão da cabeça e liberação dos ombros, comumente trazendo o dorso do feto no sentido do abdome materno – a mãe olha para o céu e o bebê para o chão – enquanto se evita uma hiperextensão cervical fetal.

## CONSIDERAÇÕES FINAIS

O atendimento de emergências em gestantes e puérperas exige uma abordagem rápida, organizada e com base em evidências, especialmente no ambiente pré-hospitalar.

A equipe de APH deve estar preparada para reconhecer os sinais de gravidade, iniciar as medidas de suporte e de estabilização, e garantir o transporte seguro e oportuno para um centro de referência adequado. A capacitação contínua, a comunicação eficaz e a aplicação de protocolos atualizados são fundamentais para reduzir a morbimortalidade materna e perinatal, e garantir o melhor desfecho possível para a mãe e o bebê.

## REFERÊNCIAS

1. Brasil. Ministério da Saúde. Secretaria de Atenção à Saúde. Departamento de Ações Programáticas Estratégicas. Gestação de alto risco: manual técnico. 5ed. Brasília, DF: Ministério da Saúde; 2012.

2. National Association of Emergency Medical Technicians (NAEMT). PHTLS: atendimento pré-hospitalar ao traumatizado, 9.ed. Porto Alegre: Grupo A; 2020.
3. World Health Organization (WHO). WHO recommendations for prevention and treatment of postpartum haemorrhage. Geneva: WHO; 2012.
4. Declercq ER, et al. Trends and risk factors for unplanned out-of-hospital birth in the United States, 2004-2017. Am J Obst Gynecol. 2018;219(6):592.e1-10.
5. Say L, Chou D, Gemmill A, Tunçalp Ö, Moller A-B, Daniels J, et al. Global causes of maternal death: a WHO systematic analysis. Lancet Global Health.2014;2(6):e323-33.
6. American College of Obstetricians and Gynecologists (ACOG). Obstetric Care Consensus n. 2: levels of maternal care. Washington, DC: ACOG; 2017.
7. Cunningham FG, Leveno KJ, Bloom SL, Dashe JS, Hoffman BL, Casey BM, et al. Williams obstetrics. 25ed. New York: McGraw-Hill Medical; 2018.
8. Brasil. Ministério da Saúde. Secretaria de Atenção à Saúde. Departamento de Ações Programáticas Estratégicas. Manual de gestação de alto risco. Brasília: Ministério da Saúde; 2010.
9. American College of Nurse-Midwives (ACNM). Clinical bulletin: prevention of perineal trauma during vaginal birth. Silver Spring, MD: ACNM; 2014.
10. World Health Organization (WHO). Guidelines for the management of common conditions in the newborn. Geneva: WHO; 2022.
11. Woman Trial Collaborators. Effect of early tranexamic acid administration on mortality, hysterectomy, and other morbidities in women with post-partum haemorrhage (WOMAN): an international, randomised, double-blind, placebo-controlled trial. Lancet. 2017;389(10084):2105-16.
12. Advanced Life Support Group, Wollard M, Hinshaw K, Simpson H, Wieteska S (eds.). Pre-hospital obstetric emergency training: the practical approach. Chichester: Wiley-Blackwell; 2009.
13. Brasil. Ministério da Saúde. Diretriz nacional de assistência ao parto normal: versão preliminar. Brasília (DF): Ministério da Saúde; 2022.
14. Escobar MF, Nassar AH, Theron G, Barnea ER, Nicholson W, Ramasauskaite D, et al. FIGO recommendations on the management of postpartum hemorrhage 2022. Int J Gynecol Obstet. 2022;157(Suppl. 1): 3-50.
15. Federação Brasileira das Associações de Ginecologia e Obstetrícia (FEBRASGO). Hemorragia pós-parto. Protocolo FEBRASGO-Obstetrícia, n. 36/Comissão Nacional Especializada em Urgências Obstétricas. São Paulo: FEBRASGO; 2021.
16. Nutbeam T, Boylan M, Leech C, Bosanko C. ABC of prehospital emergency medicine. 2ed. Chichester: Wiley Blackwell; 2023.
17. Organização Pan-Americana da Saúde (OPAS). Recomendações assistenciais para prevenção, diagnóstico e tratamento da hemorragia obstétrica. Brasília: OPAS; 2018.
18. Zugaib M (ed.). Zugaib obstetrícia, 5.ed. Barueri: Manole; 2023.
19. FEBRASGO POSITION STATEMENT Assistência ao parto pélvico. https://www.febrasgo.org.br/images/pec/FPS20240001_Portugus.pdf

37

# Emergências obstétricas

Guilherme Zimermann Kummer
Guilherme Roberto Zammar
Roberto Georges Zammar Filho
Guilherme Sendtko Resener

**Pontos-Chave**

- O ambiente ideal para a realização do parto é o hospital e todo atendimento dessa natureza deve ser focado para que ocorra desta forma.
- Sinais de choque tendem a ser tardios decorrentes da reserva fisiológica da gestante. Taquicardia acentuada pode ser o sinal mais precoce de choque.
- É contraindicada a realização de toque vaginal em caso de sangramento anteparto, especialmente se suspeita de placenta prévia (PP), pelo risco de desencadear hemorragia maciça.
- O manejo pré-hospitalar da hemorragia pós-parto (HPP) deve concentrar-se principalmente na massagem uterina contínua, administração precoce do ácido tranexâmico (TXA, do inglês *tranexamic acid*) e uso criterioso da ocitocina.
- Não postergar o uso de sulfato de magnésio ($MgSO_4$), se indicado, nos casos de pré-eclâmpsia (PE)/eclâmpsia. Estar atento aos sinais de intoxicação.

## INTRODUÇÃO

A gestação e o puerpério representam períodos de intensas transformações fisiológicas e anatômicas, tornando a mulher mais vulnerável a emergências específicas que podem comprometer a vida materna e fetal. No Brasil, as taxas de morbimortalidade materna e perinatal ainda são elevadas, e as emergências obstétricas contribuem significativamente para este cenário. O atendimento pré-hospitalar (APH) qualificado, realizado por equipes treinadas e integradas a uma rede de atenção materno-infantil funcional, desempenha um papel crucial na "hora de ouro" do atendimento, impactando diretamente o prognóstico.

Abordaremos a avaliação inicial sistematizada, adaptada à gestante, bem como o manejo das hemorragias anteparto e das emergências hipertensivas (PE e eclâmpsia) fora do ambiente hospitalar. O domínio destes temas, aliado à aplicação de protocolos bem definidos e a uma comunicação eficaz com a Central de Regulação Médica e o hospital receptor, é fundamental para que o APH cumpra seu papel vital na cadeia de cuidados.

## HEMORRAGIA ANTEPARTO

Hemorragia anteparto é o sangramento vaginal após a 20ª semana de gravidez, antes do trabalho de parto. É uma emergência grave que ameaça a vida da mãe e do bebê. As principais causas são o descolamento prematuro de placenta (DPP) e a PP. Essas condições representam um desafio para as equipes do APH que possuem recursos diagnósticos e terapêuticos limitados. A diferenciação clínica inicial entre o DPP e a PP é crucial no APH, pois guia o manejo e alerta para riscos específicos. As características clínicas de DPP e PP estão descritas na Tabela 1.

### Manejo específico no atendimento pré-hospitalar

A prioridade é a estabilização hemodinâmica materna e a realização do transporte imediato ao centro de referência local.

- Suspeita de DPP: manejo agressivo do choque hemorrágico e transporte imediato.
- Suspeita de PP: evitar qualquer tipo de manipulação ou toque vaginal. Manejo do choque e transporte imediato.

Se houver sinais de hipovolemia ou choque, iniciar cristaloides aquecidos (Ringer lactato ou soro fisiológico – SF 0,9%) em *bolus* de 500 mL, reavaliando a resposta hemodinâmica da paciente a cada alíquota, não excedendo 1.000 mL. O uso do TXA não é indicado como rotina nos casos de hemorragia anteparto. O uso de hemoderivados deve ser usado de acordo com

TABELA 1 Características clínicas de descolamento prematuro de placenta e placenta prévia

| Característica | DPP | PP |
|---|---|---|
| Clínica | Sangramento vaginal de início súbito, coloração escura (vinhosa), associado à dor abdominal por hipertonia uterina, podendo haver contrações frequentes. É comum sofrimento fetal agudo (bradicardia, desacelerações tardias). | Sangramento vaginal de início súbito, sangue vermelho-vivo, em geral indolor e frequentemente recorrente e progressivo. Útero relaxado e indolor à palpação. Raramente há repercussão fetal, exceto em sangramento maciço. |
| Fatores de risco | Histórico de DPP prévio, hipertensão arterial, trauma abdominal, idade materna avançada, multiparidade, tabagismo, uso de álcool e drogas, ruptura prematura de membranas. | Histórico de cesariana anterior, multiparidade, idade materna avançada, tabagismo, curetagens uterinas prévias, gestação gemelar. |

DPP: descolamento prematuro de placenta; PP: placenta prévia.

protocolos locais, sempre devendo ser considerado nos casos de choque hemorrágico grave, quando disponível.

O POCUS pode ser útil nesses casos ao avaliar a localização da placenta, podendo excluir o diagnóstico de PP. Porém para DPP esse tipo de exame pode não ser tão útil, visto que durante a fase aguda do DPP a hemorragia tende a ser isoecóica ou com ecogenicidade similar à placentária.

O transporte deve ser realizado prontamente de maneira rápida e segura. Manter a gestante em decúbito lateral esquerdo (DLE) e encaminhá-la a um hospital com capacidade cirúrgica obstétrica, unidade de terapia intensiva (UTI) materna, UTI neonatal e banco de sangue. Realizar comunicação prévia detalhada com a regulação médica e o hospital receptor, informando a suspeita diagnóstica, a idade gestacional (IG), o estado hemodinâmico materno, BCF e medidas realizadas.

Na hemorragia anteparto, o APH deve ser focado na rápida avaliação hemodinâmica materna, na diferenciação clínica entre DPP e PP, na instituição de medidas iniciais no tratamento de suporte, na abstenção rigorosa do toque vaginal e no transporte imediato e referenciado para o centro hospitalar adequado.

## NA GESTAÇÃO: PRÉ-ECLÂMPSIA, ECLÂMPSIA E SÍNDROME HELLP

As síndromes hipertensivas da gestação (SHG) complicam uma parcela significativa das gestações e são causas importantes de morbimortalidade materna, fetal e neonatal no Brasil e no mundo. A PE, a eclâmpsia e a síndrome HELLP (hemólise, elevação de enzimas hepáticas e plaquetopenia, do inglês ***h**emolysis, **e**levated **l**iver enzymes, **l**ow **p**latelet count*) representam as formas mais graves. A PE é definida como hipertensão arterial (PA ≥ 140/90 mmHg) de início após 20 semanas de gestação, associada à proteinúria ou, na ausência desta, a sinais de disfunção orgânica materna (trombocitopenia, disfunção hepática, insuficiência renal, edema pulmonar, sintomas neurológicos ou visuais). A eclâmpsia é a ocorrência de convulsões tônico-clônicas generalizadas em uma paciente com PE. A síndrome HELLP pode ocorrer isoladamente ou associada à PE/eclâmpsia. O papel do APH é identificar rapidamente gestantes com sinais de gravidade, prevenir ou tratar convulsões, controlar a hipertensão severa e garantir o transporte seguro para um centro terciário.

### Avaliação inicial

- **A:** manter a via aérea pérvia, especialmente durante ou após uma convulsão. Utilizar cânula orofaríngea se necessário, aspirar secreções. Administrar oxigênio em alto fluxo (10-15 L/min). Posicionar a paciente em DLE para reduzir o risco de aspiração e melhorar o retorno venoso.
- **B:** avaliar a FR, o padrão, o esforço e a ausculta pulmonar (risco de edema agudo de pulmão). Monitorar a oximetria de pulso.
- **C:** aferir a PA frequentemente e identificar hipertensão grave (PAS ≥ 160 mmHg ou pressão arterial diastólica [PAD] ≥110 mmHg) que requer tratamento anti-hipertensivo urgente; administrar cristaloides com cautela, geralmente apenas para manutenção da veia ou administração de medicamentos, devido ao risco de edema pulmonar e cerebral.

- **D:** avaliar o nível de consciência (Glasgow/AVDI). Investigar ativamente sintomas premonitórios de eclâmpsia: cefaleia intensa, alterações visuais, dor epigástrica ou em hipocôndrio direito (distensão da cápsula de Glisson), hiper-reflexia/clônus. Proteger a paciente de lesões durante a convulsão.
- **E:** avaliar edema (facial, membros, sacro), verificar presença de lesões decorrentes de convulsão. Manter o ambiente calmo e com pouca luminosidade, se possível.

## Manejo específico

O manejo visa a estabilização materna, focando em três pilares: prevenção/tratamento das convulsões, controle da PA grave e transporte adequado.

### Controle das convulsões (eclâmpsia)

Sulfato de magnésio ($MgSO_4$) é a droga de escolha para o tratamento e a prevenção de recorrências de convulsões eclâmpticas. Os principais esquemas para uso do $MgSO_4$ são o de Zuspan e o de Pritchard, que po-

TABELA 2 Esquemas de sulfato de magnésio ($MgSO_4$) para pré-eclâmpsia grave/eclâmpsia

| Característica | Esquema de Zuspan (EV) | Esquema de Pritchard (EV + IM) |
|---|---|---|
| Dose de ataque | 4 g EV em 15-20 minutos. | 4 g EV em 15-20 minutos + 10 g IM (5 g em cada nádega). |
| Diluição ataque EV (sugestão prática) | Usando ampolas 50% (1 g/2 mL ou 5 g/10 mL): aspirar 8 mL (4 g) de $MgSO_4$ 50%. Diluir em 92 mL de SF 0,9%. Infundir em 15-20 minutos ou em bomba de infusão a 300 mL/h. Usando ampolas 10% (1 g/10 mL): usar 4 ampolas (40 mL). Diluir em 60 mL de SF 0,9%. Infundir 15-20 minutos ou em bomba de infusão a 300 mL/h. | Para os 4 g EV: igual ao esquema de Zuspan (ver ao lado). Para os 10 g IM: obrigatório usar ampolas 50%: aspirar 10 mL (5 g) de $MgSO_4$ 50% puro para uma seringa. Aspirar 10 mL (5 g) de $MgSO_4$ 50% puro para outra seringa. Administrar uma seringa (5 g) via IM profunda no quadrante superior externo de cada nádega. |
| Dose de manutenção (sugestão prática) | 1 g/h em BIC. Usando ampolas 50%: adicionar 4 ampolas de 10 mL (20 g) de $MgSO_4$ 50% em 460 mL de SF 0,9%. Infundir a 25 mL/ha em BIC. Usando ampolas 10%: adicionar 20 ampolas de 10 mL (20 g) em 300 mL SF 0,9%. Infundir a 25 mL/h em BIC. | 5 g IM profunda a cada 4 h (alternar as nádegas). Usar agulha longa (calibre 21-23 G). Injeção IM profunda no quadrante superior externo da nádega. Alternar os lados a cada 4 h. Sempre usar $MgSO_4$ 50% puro. |
| Antídoto (ter sempre disponível) | Gluconato de cálcio 10%: administrar 1 ampola (10 mL = 1 g) EV lento (3-5 minutos) se houver sinais de toxicidade (perda do reflexo patelar – primeiro sinal, sonolência/letargia, fraqueza muscular, depressão respiratória). | Igual ao esquema de Zuspan (ver ao lado). |

BIC: bomba de infusão contínua; EV: endovenoso(a); IM: intramuscular; SF: soro fisiológico.

dem ser consultados na Tabela 2 com as doses de ataque e manutenção, bem como sugestões práticas de utilização. A decisão sobre qual esquema utilizar dependerá da disponibilidade de recursos (bomba de infusão), acesso venoso e preferência/protocolo institucional. Ambos são eficazes quando corretamente administrados e monitorados. A dose de ataque é fundamental para o rápido controle e a prevenção de convulsões. A dose de manutenção, em geral, é feita no hospital, porém deverá ser iniciada no APH caso o transporte seja prolongado.

Em caso de nova crise convulsiva, o manejo inicial consiste em administrar um *bolus* EV adicional de 2 g de $MgSO_4$ (podendo repetir ainda mais uma vez se necessário), seguido de dose de manutenção de 2 g/hora. Se as convulsões persistirem após a aplicação de dois desses *bolus* extras, a difenil-hidantoína passa a ser a opção terapêutica, devendo ser utilizada conforme seu protocolo padrão para controle de crises.

Na indisponibilidade imediata de $MgSO_4$ ou em caso de convulsão inicial > 5 minutos, benzodiazepínicos (diazepam 5-10 mg EV lento ou midazolam 5-10 mg IM/EV) podem ser usados para cessar a crise aguda, mas não são eficazes na prevenção de recorrência e devem ser seguidos por $MgSO_4$ assim que possível.

### *Profilaxia de convulsões (PE com sinais de gravidade)*

A administração de $MgSO_4$ (dose de ataque IV) deve ser considerada no APH para pacientes com PE e sinais de deterioração clínica – hipertensão grave refratária, sintomas neurológicos, dor epigástrica/hipocôndrio direito (HCD) – mesmo na ausência de convulsões. Utilizar os mesmos esquemas terapêuticos descritos anteriormente (Zuspan ou Pritchard) e monitorar os sinais de toxicidade.

### Controle da hipertensão grave (PA ≥ 160/110 mmHg)

Tem como objetivo reduzir a PA para níveis mais seguros (p. ex., PAS 140-150 mmHg/PAD 90-100 mmHg) de forma controlada, a fim de prevenir complicações como acidente vascular cerebral (AVC) hemorrágico ou o DPP, sem causar hipoperfusão placentária. Evitar quedas abruptas da PA. As drogas e doses podem ser conferidas na Tabela 3.

### Transporte

Proceder com o encaminhamento imediato da paciente preferencialmente para um centro terciário que disponha de capacidade para manejo obstétrico de alto risco, UTI materna e neonatal. Durante todo o transporte, a paciente deve ser mantida em DLE, enquanto se realiza o monitoramento contínuo dos sinais vitais (PA, FC, $SpO_2$, FR) e do nível de consciência. Monitorar os BCF por ausculta intermitente, se houver equipamento disponível. É fundamental estabelecer comunicação clara e efetiva com a equipe receptora, informando o diagnóstico provável, a gravidade do quadro, o *status* clínico atual da paciente e as intervenções já realizadas, incluindo medicamentos administrados.

É fundamental o reconhecimento precoce da PE com sinais de gravidade e da eclâmpsia. O manejo no APH deve priorizar a manutenção das vias aéreas, a prevenção e o tratamento das convulsões com $MgSO_4$, o controle cauteloso da hipertensão arterial grave e o transporte rápido e seguro para o local definitivo de tratamento, que é a interrupção da gestação em tempo oportuno no ambiente hospitalar.

TABELA 3 Medicamentos para controle da hipertensão grave

| Medicamento | Via | Dose inicial | Repetição/ajuste | Diluição/preparo |
|---|---|---|---|---|
| Hidralazina | EV | 5 mg | Repetir 5 mg a cada 20 min, se necessário. Dose máxima: 45 mg. | Diluir 1 ampola de 1 mL (20 mg/mL) em 19 mL de SF 0,9% para obter uma concentração de 1 mg/mL. Administrar 5 mL lentamente em 1-2 min. |
| Nifedipina (liberação rápida) | VO | 10 mg | Repetir a cada 30 min, se necessário. Dose máxima: 30 mg. | Não usar via sublingual devido ao risco de hipotensão abrupta. |
| Nitroprussiato de sódio | EV | Dose-alvo: 0,5-10 mcg/kg/min. Iniciar infusão a 5 mL/h (ver diluição ao lado) e titular conforme a resposta pressórica. | Titular a taxa de infusão cuidadosamente a cada poucos minutos para atingir a PA-alvo, usando a menor dose eficaz. | Diluir 1 ampola (50 mg/2 mL) em 248 mL de SG 5%. Volume final = 250 mL. Concentração final = 200 mcg/mL. |

EV: endovenoso(a); PA: pressão arterial; SF: soro fisiológico; SG: solução de glicose; VO: via oral.

## CONSIDERAÇÕES FINAIS

O atendimento de emergências em gestantes e puérperas exige uma abordagem rápida, organizada e com base em evidências, especialmente no ambiente pré-hospitalar. A equipe de APH deve estar preparada para reconhecer os sinais de gravidade, iniciar as medidas de suporte e de estabilização, e garantir o transporte seguro e oportuno para um centro de referência adequado. A capacitação contínua, a comunicação eficaz e a aplicação de protocolos atualizados são fundamentais para reduzir a morbimortalidade materna e perinatal, e garantir o melhor desfecho possível para a mãe e o bebê.

## REFERÊNCIAS


1. Placental Abruption. Disponível em: www.ncbi.nlm.nih.gov/books/NBK482335/
2. Poon LC, Magee LA, Verlohren S, Shennan A, von Dadelszen P, Sheiner E, et al. A literature review and best practice advice for second and third trimester risk stratification, monitoring, and management of pre-eclampsia. Compiled by the pregnancy ando non-communicable diseases committee of FIGO (the International Federation of Gynecology and Obstetrics). Int J Gynaecol Obstet. 2021;154(Suppl.1):3-31.
3. Zugaib M (ed.). Zugaib obstetrícia, 5.ed. Barueri: Manole; 2023.
4. Say L, Chou D, Gemmill A, Tunçalp Ö, Moller A-B, Daniels J, et al. Global causes of maternal death: a WHO systematic analysis. Lancet Global Health.2014;2(6):e323-33
5. American College of Obstetricians and Gynecologists (ACOG). Obstetric Care Consensus n. 2: levels of maternal care. Washington, DC: ACOG; 2017.
6. Cunningham FG, Leveno KJ, Bloom SL, Dashe JS, Hoffman BL, Casey BM, et al. Williams obstetrics, 25.ed. New York: McGraw-Hill Medical; 2018.
7. ACOG Committee on Obstetric Practice. ACOG Committee Opinion n. 767: Emergent management of severe hypertension in pregnancy. Obst Gynecol. 2019;133(2):e119-25.

# 38

# Parada cardiorrespiratória em gestantes

Guilherme Sendtko Resener

**Pontos-Chave**

- A abordagem inicial segue o protocolo padrão de ressuscitação cardiopulmonar (RCP), com atenção especial ao deslocamento uterino para a esquerda e obtenção de acessos venosos acima do diafragma. Se após 4 minutos de RCP não houver retorno da circulação espontânea e o útero estiver acima da cicatriz umbilical (gestação > 20 semanas), deve-se iniciar a histerotomia de reanimação.
- A histerotomia de reanimação visa reduzir a compressão da veia cava e melhorar a circulação materna, além de permitir a sobrevivência fetal. O procedimento é simples, mas desafiador no ambiente pré-hospitalar, exigindo decisão rápida e coordenação.
- Após o parto, seguem-se manobras de reanimação materna e neonatal simultaneamente. O preparo técnico, o trabalho em equipe e o *debriefing* pós-evento são fundamentais para aprimorar o manejo e minimizar o impacto emocional da ocorrência.

## INTRODUÇÃO

A parada cardiorrespiratória (PCR) em gestantes é considerada rara: estatísticas trazem entre 1:12.000 a 1:36.000. Em 2022, o Brasil teve 2,54 milhões de nascimentos, ou seja, apesar da relativa raridade, pode-se estimar algo entre 70 e 200 PCR maternas por ano no país.

A PCR é a emergência onde as decisões rápidas e condutas acertadas mais têm impacto. E emergências em gestante são as situações de maior estresse, seja pela pouca familiaridade, seja pelo impacto de ter dois pacientes, supostamente hígidos, em uma situação de grave risco, necessitando de intervenção imediata. A união das duas é uma das ocorrências mais dramáticas para quem trabalha com emergência. O pouco que há de evidências sobre o assunto mostra uma taxa de sobrevida materna de cerca de 60%; porém, no ambiente pré-hospitalar, esse número cai para 15% em uma coorte francesa de 55 pacientes. O mesmo estudo traz uma sobrevida de 10% para fetos no segundo trimestre da gestação e 23% no terceiro trimestre.

Na mitologia grega, Asclépio, filho de Apolo, traz a primeira história de uma histerotomia de reanimação. Sua mãe Corônis, uma mortal, morreu, e seu pai, um deus, realizou a cirurgia e o retirou com vida da falecida mãe, entregando-o para ser criado pelo centauro Quíron, que lhe ensinou a arte da cura. Asclépio ficou tão proficiente na medicina que começou a trazer os mortos de volta à vida, literalmente reanimando-os. Com isso, tornou-se o deus da medicina, e a cobra enrolada em seu bastão tornou-se símbolo dessa profissão.

Dito isso, ainda historicamente, a histerotomia de reanimação era chamada de "cesariana *perimortem*", porém esse nome traz estigmas importantes, que motivaram a adoção da nomenclatura mais atual. Cesariana remete à incisão de Pfannenstiel, e *perimortem* traz a sensação de medida extrema, quando as esperanças já se findaram. A mudança de nome enfoca que a abordagem sistematizada e agressiva busca melhorar os desfechos para a gestante e para o feto.

## ABORDAGEM INICIAL DA GESTANTE EM PCR

Inicialmente, a PCR em uma gestante deve ser abordada como qualquer outra PCR e tratada conforme a provável causa adjacente – clínica ou traumática. O que diferencia é a recomendação que, em casos de gestação evidente, com o útero palpável acima da cicatriz umbilical, equivalente a uma idade gestacional maior que 20 semanas – após 4 minutos, ou seja, dois ciclos de RCP –, se não houver retorno da circulação espontânea, deve-se proceder à histerotomia de reanimação.

Um ponto importante nesses primeiros minutos é o deslocamento lateral do útero para a esquerda. O racional é que, se o útero é palpável acima da cicatriz umbilical, ele está comprimindo a veia cava inferior e pode reduzir o retorno venoso, reduzindo a pré-carga. Seguindo a mesma lógica, é a recomendação de obter acessos venosos ou intraósseos acima do diafragma. O útero gravídico também pode reduzir a capacidade residual funcional pulmonar por aumento da pressão intra-abdominal e intratorácica.

É recomendada a abordagem precoce da via aérea com intubação por um médico experiente, haja vista as dificuldades fisiológicas e anatômicas que a paciente gestante apresenta. No contexto do pré-hospitalar, é importante pesar os benefícios dessa recomendação *versus* a necessidade de realizar o suporte básico de vida de qualidade, com compressões e checagem de ritmo, além da pesquisa de causas reversíveis e preparo para a histerotomia de reanimação.

A pesquisa de causas para a PCR durante a gestação pode seguir o mnemônico ABCDEFGH:

A. Complicações anestésicas.
B. Sangramento (*bleeding*).
C. Cardiovascular.
D. Drogas.
E. Embolismo.
F. Febre (sepse).
G. Geral (causas não associadas diretamente à gestação, os Hs e Ts).
H. Hipertensão.

Dada a complexidade desses casos, geralmente se recomenda que sejam ativadas outras equipes de especialistas para o atendimento, notadamente Obstetrícia e Neonatologia, porém no ambiente pré-hospitalar não haverá esse tipo de suporte. Uma opção viável é solicitar o apoio de outras viaturas, podendo ser benéfico ter mais de uma unidade de suporte avançado no local para esse tipo de atendimento.

A histerotomia de reanimação está associada a melhores resultados para o binômio materno-fetal, e o tempo para a realização também está correlacionado ao desfecho. A maioria das recomendações traz que se deve iniciar o suporte à PCR e, caso não haja retorno da circulação espontânea, com 3 minutos de RCP, deve-se iniciar o preparo para o procedimento, para iniciá-lo no 4º minuto e ter realizado o parto até o 5º minuto, portanto sendo uma abordagem bastante agressiva. Também se recomenda que, em casos de PCR mais prolongadas, como quando não foi assistida pela equipe no pré-hospitalar, ou ainda em casos de lesões maternas incompatíveis com a vida, o procedimento deve ser feito imediatamente.

## HISTEROTOMIA DE REANIMAÇÃO

Essa nova denominação, histerotomia de reanimação, traz a ideia de que devemos abrir o útero para que a paciente volte à vida. Mais do que uma medida de salvar o feto, esse procedimento visa evacuar o útero, reduzindo a pressão sobre a veia cava (por isso a recomendação de realizar apenas se o útero estiver acima da cicatriz umbilical) e reduzir o consumo de oxigênio, tanto pelo feto quanto pela placenta, liberando esse sangue para realizar a circulação materna.

Esse procedimento vem com uma série de desafios, em especial no ambiente pré-hospitalar. A começar pela localização da paciente, muitas vezes em casa ou em um local público, o que pode gerar forte comoção social. Também há uma limitação importante da equipe que atende, visto que as ambulâncias de suporte avançado contam com apenas três profissionais, podendo eventualmente contar com o apoio de alguma outra guarnição, mas raramente há mais de um profissional médico na cena.

A tomada de decisão é a chave nesses casos. Ao optar por um procedimento extremamente invasivo, gera-se uma demanda de recursos humanos e materiais ainda maior, pois, a partir da realização da histerotomia de reanimação, há dois pacientes necessitando de cuidados e uma paciente com o abdômen aberto e possivelmente ainda necessitando de reanimação. Idealmente, três equipes atendem a ocorrência: a primeira mantém os procedimentos de reanimação materna; a segunda faz a histerotomia e os cuidados pós-cirúrgicos; a terceira recebe e atende o recém-nascido. Todavia, no contexto pré-hospitalar, é provável que seja necessário optar por atender apenas um dos pacientes – a mãe ou o recém-nascido, e essa é uma escolha multifatorial que não está presente na literatura. Alguns pontos que podem ser levados em consideração incluem a causa provável da PCR materna e sua reversibilidade; tempo de PCR e ritmo inicial; e a idade gestacional e viabilidade fetal.

Uma vez tomada a decisão de fazer a histerotomia de reanimação, o procedimento em si é relativamente simples, sendo necessários apenas um bisturi e uma tesoura, inclusive podendo ser a tesoura ponta-romba.

Idealmente se faz uma rápida antissepsia, higienizando o abdome gravídico com solução antisséptica, então se faz uma incisão xifopúbica sobre a linha média. O útero gravídico fica logo sob o tecido subcutâneo e afasta as vísceras da proximidade da linha média, especialmente quando mais próximo ao final da gestação. A pele já fisiologicamente sob tensão facilita a incisão, realizada preferencialmente com movimento único sobre a linha alba. A diástase do reto abdominal durante a gravidez é mais um fator anatômico que facilita o acesso ao útero. É importante manter a incisão sobre a linha média, onde não há vasos calibrosos que possam ser lesionados acidentalmente, por isso a preferência para uma incisão mediana e não transversal baixa.

Uma vez realizada essa incisão, o útero estará visível, e uma incisão pontual com o bisturi deve ser feito, de tamanho apenas a permitir que a tesoura acesse a parede uterina. Não se deve cortar o útero com o bisturi, sob risco de lesionar o feto. Com a tesoura se expande cefálica e podalicamente a incisão uterina, permitindo o acesso ao feto e sua retirada. Então se fazem o clampeamento e a secção do cordão umbilical, e, caso se opte por continuar reanimando a mãe, retira-se manualmente a placenta e utilizam-se compressas para realizar um preenchimento do útero, de maneira similar a uma cirurgia de controle de danos. Podem-se, então, aproximar as bordas da pele incisada e fazer um fechamento temporário, sendo recomendado um filme plástico enrolado no abdome. Geralmente a sutura é reservada para o ambiente cirúrgico. Esses passos podem não ser necessários se não houver recursos suficientes e caso se opte apenas pelos cuidados do recém-nascido. Se houver retorno da circulação espontânea materna, a utilização de ocitocina, ácido tranexâmico e antibióticos pode ser considerada.

O atendimento do recém-nascido segue os protocolos normais de reanimação neonatal, iniciando compressões torácicas e ventilação com pressão positiva na relação de 3:1, se a frequência cardíaca estiver abaixo de 60. Em especial, no ambiente pré-hospitalar, é importante o cuidado com a temperatura, visto que esses pacientes estão sob grande risco de hipotermia. A Figura 1 descreve o passo a passo para a técnica descrita.

## CONSIDERAÇÕES FINAIS

A PCR na gestante é uma emergência que demanda muito da equipe – técnica e, sobretudo, emocionalmente. Mesmo no caso de sucesso, é uma situação que pode gerar bastante impacto para os envolvidos. Muitas vezes vai ser necessária a conduta imediata à chegada da equipe na cena, o que reforça a necessidade de preparo, com educação continuada e *briefing*, uma vez que vai haver pouco tempo para discussão na cena. Também é fundamental o *debriefing* de todos os envolvidos.

A utilização de oxigenação por membrana extracorpórea durante a PCR tem sido muito difundida e ganhado espaço no ambiente pré-hospitalar, com causas cardíacas e tromboembólicas como grandes indicações, sendo essas causas frequentes nas gestantes. Já há relatos de casos de ressuscitação cardiopulmonar extracorpórea em PCR de gestante; tal modalidade de cuidado pode ser especialmente útil em gestações mais precoces, visto que a prematuridade está associada a desfechos piores para o recém-nascido.

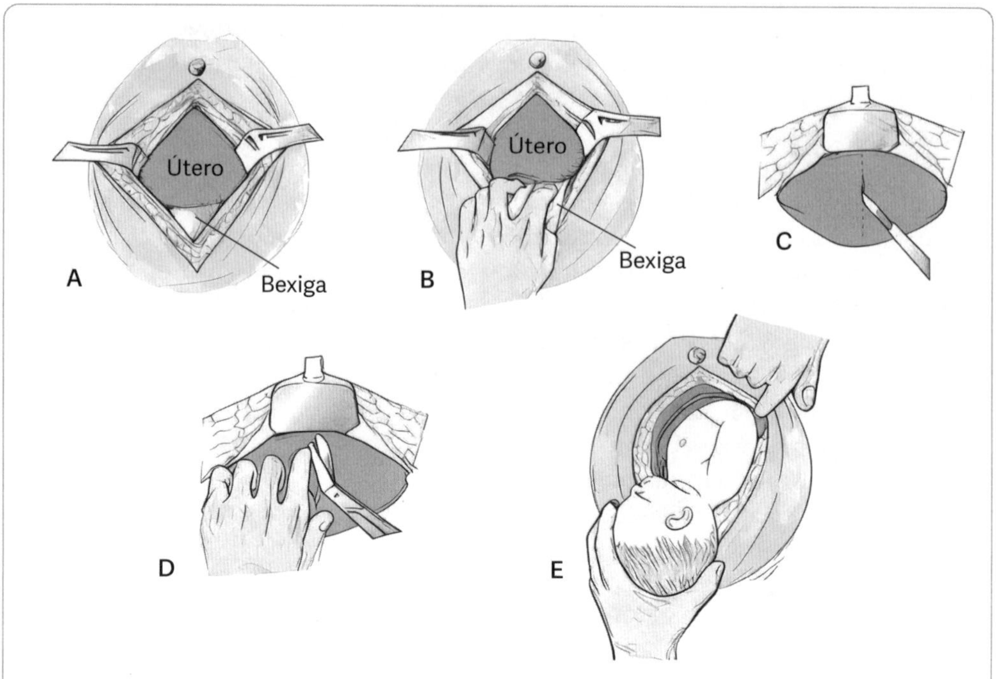


FIGURA 1 Parto cesáreo perimortem. (A) Faça uma incisão vertical na parede abdominal, do nível do fundo uterino até a sínfise púbica. (B) Se disponíveis, use afastadores para expor a superfície anterior do útero e retrair a bexiga inferiormente. (C) Use um bisturi para fazer uma pequena incisão vertical no segmento uterino inferior. (D) Use tesoura cirúrgica para estender a incisão verticalmente até o fundo uterino. (E) Retire o bebê, aspire o nariz e a boca e clampeie e corte o cordão umbilical.

## REFERÊNCIAS

1. Alexander AM, Lobrano S. Perimortem Cesarean Delivery. StatPearls; 2024.
2. ANZCOR Guidelines - Guideline 11.10 Resuscitation in special circumstances. [acesso em outubro de 2025]. Disponível em: https://www.anzcor.org/home/adult-advanced-life-support/guideline-11-10-resuscitation-in-special-circumstances
3. Berteloot K, Sabbe M. Challenges during cardiac arrest in pregnancy. Resusc Plus. 2024;21:100855.
4. Canon V, Recher M, Lafrance M, Wawrzyniak P, Vilhelm C, Agostinucci JM, et al. Out-of-hospital cardiac arrest in pregnant women: A 55-patient French cohort study. Resuscitation. 2022;179:189-96.
5. Lott C, Truhlář A, Alfonzo A, Barelli A, González-Salvado V, Hinkelbein J, et al. European Resuscitation Council Guidelines 2021: Cardiac arrest in special circumstances. Resuscitation. 2021;161:152-219.
6. Madden A-M, Meng M-L. Cardiopulmonary resuscitation in the pregnant patient. BJA Educ. 2020;20(8):252-8.
7. Ressuscitation Council UK. Obstetric Cardiac Arrest. [acesso em outubro de 2025]. Disponível em: https://www.resus.org.uk/sites/default/files/2021-08/Maternal%20Cardiac%20Arrest%20QRH%20OAA%20V1.1.pdf

39

# Atenção e cuidados ao recém-nascido

Ubirajara Amaral Vinholes Filho
Osmar Colleoni
Marcello Souto Maior Colino

## Pontos-Chave

- O cuidado ao recém-nascido (RN) no atendimento pré-hospitalar exige avaliação rápida, técnica e objetiva. Diante de variações ligadas à maturidade e ao estado nutricional, é útil manter à mão materiais de consulta simples para padronizar condutas e evitar erros.
- As faixas de normalidade mudam conforme a idade gestacional. Alterações respiratórias, queda da saturação de oxigênio após o período imediato ao nascimento, batimentos cardíacos muito lentos ou muito acelerados, temperatura abaixo do esperado ou febre, além de glicemia baixa, são sinais de alerta que pedem avaliação e intervenção imediatas.
- O RN tem vias aéreas anatômica e funcionalmente diferentes, tórax "em barril" e maior tendência à fadiga respiratória; no sistema cardiovascular, possui reserva contrátil limitada e pouca tolerância ao estresse.
- A abordagem deve seguir a primeira impressão e o ABCDE: garantir perviedade das vias aéreas (posicionamento, higiene nasal, aspiração suave, oxigênio quando indicado), avaliar ventilação com método sistemático e escores, checar perfusão e iniciar reposição de volume e, se necessário, drogas vasoativas; examinar o estado neurológico e tratar convulsões; e prevenir hipotermia ou lidar com febre.
- Após estabilizar, realiza-se avaliação secundária completa com história dirigida e exame craniocaudal, preparando o transporte seguro.

## INTRODUÇÃO

Os cuidados ao recém-nascido (RN) compreendem o atendimento de uma criança nascida viva até os 28 dias de vida extrauterina. No presente capítulo serão abordados os conceitos básicos com o plano de uma avaliação rápida, técnica e objetiva, priorizando o atendimento pré-hospitalar (APH), voltado aos profissionais médicos não necessariamente neonatologistas.

Para isso, precisamos definir alguns conceitos e definições. Em primeiro lugar, o RN pode ser classificado sumariamente de três formas: de acordo com seu estado gestacional, de acordo com seu peso (Tabela 1) e de acordo com sua idade gestacional (IG) (Tabela 2).

De acordo com o estado gestacional:

- Pequeno para a idade gestacional (PIG): peso abaixo do percentil 10.
- Adequado para a idade gestacional (AIG): peso entre o percentil 10 e 90.
- Grande para a idade gestacional (GIG): peso acima do percentil 90.

O atendimento desses pacientes pode ser desafiador, pois podem apresentar sinais clínicos subjetivos diante de um avaliador que não tenha experiência na abordagem a esse público. Além disso, há as adversidades dimensionais e particularidades inerentes à faixa etária, o que pode se intensificar a depender da IG e estado nutricional do neonato.

Portanto, diante destes desafios, é importante que o examinador tenha em mãos auxílios cognitivos simplificados e de qualidade (tabelas, cartões, aplicativos) para rápida consulta, caso necessário, garantindo, assim, um melhor atendimento e a minimização de erros comuns, como superdosagens de medicação ou tratamentos sem efetividade para esse público.

TABELA 1 Classificação do recém-nascido de acordo com o peso de nascimento

| Peso de nascimento (gramas) | Classificação |
|---|---|
| < 1.000 | RN de extremo baixo peso |
| < 1.500 | RN de muito baixo peso |
| < 2.500 | RN de baixo peso |
| 2.500-3.500 | RN de peso adequado |

**Período neonatal precoce**
↳ Nascimento até o sétimo dia.
**Período neonatal tardio**
↳ sétimo dia até 28 dias.

RN: recém-nascido.

TABELA 2 Classificação do recém-nascido de acordo com a idade gestacional

| IG | Classificação |
|---|---|
| < 28 semanas | RN pré-termo extremo |
| 28-31 semanas e 6 dias | RN muito prematuro |
| 32-33 semanas e 6 dias | RN pré-termo moderado |
| 34-36 semanas e 6 dias | RN pré-termo tardio |
| 37-41 semanas e 6 dias | RN de termo |
| ≥ 42 semanas | RN pós-termo |

IG: idade gestacional; RN: recém-nascido.

## Valores de referência de sinais vitais em neonatologia

Os valores fisiológicos alteram-se de acordo com a idade do RN. Na Tabela 3 estão listados os principais sinais vitais e sua variação de normalidade.

As alterações nos sinais vitais podem sugerir situações clínicas e demandar condutas imediatas do médico que está manejando o neonato. Na Tabela 4 estão listadas algumas situações de alerta, os potenciais significados clínicos da alteração e as condutas imediatas a serem tomadas.

## Principais diferenças anatômicas e fisiológicas do período neonatal

Ao compararmos o período neonatal aos adultos, devemos levar em consideração que eles apresentam particularidades anatômicas e fisiológicas que aumentam o risco de alterações cardiocirculatórias. Uma diferença relevante que podemos citar são as especificidades das vias aéreas, tanto em sua fisiologia quanto em sua mecânica ventilatória.

### Sistema respiratório (vias aéreas)

Algumas alterações anatômicas exteriores causarão alterações na via aérea do RN. Por exemplo, devido à cabeça proporcionalmente maior (um quarto do comprimento total do corpo), região occipital mais proeminente e pescoço mais curto com língua, o alinhamento dos eixos oral, faríngeo e laríngeo pretendido para abertura da via aérea e otimização do posicionamento durante a intubação orotraqueal (IOT) será diferente (Figura 1).

TABELA 3 Sinais vitais e variação da normalidade de acordo com a idade do recém-nascido

| Parâmetro | RN prematuro (IG < 37 semanas) | RN a termo (IG ≥ 37 semanas) |
|---|---|---|
| FR | 40-70 irpm | 30-60 irpm |
| $SpO_2$ | ≥ 85% após 10 minutos | ≥ 90% após 10 minutos |
| FC | 120-170 bpm | 120-160 bpm |
| PAM | ≥ IG em semanas | 45-60 mmHg |
| Temperatura (°C) | 36,5-37,5°C | 36,5-37,5°C |
| HGT | ≥ 30 mg/dL | ≥ 45 mg/dL após 24 horas |
| Diurese esperada | ≥ 1 mL/kg/h | ≥ 1 mL/kg/h |

bpm: batimento por minuto; FC: frequência cardíaca; FR: frequência respiratória; HGT: glicemia capilar; IG: idade gestacional; irpm: incursões respiratórias por minuto; PAM: pressão arterial média; RN: recém-nascido; $SpO_2$: saturação periférica de oxigênio.

TABELA 4 Alteração dos sinais vitais e seu significado clínico

| Alteração | Significado clínico |
|---|---|
| FR < 30 ou > 70 irpm | Sinal de insuficiência respiratória. |
| $SpO_2$ < 85% após 10 minutos | Hipoxemia: investigar causas. |
| FC < 100 bpm | Bradicardia: pode indicar hipóxia. |
| FC > 180-190 bpm | Taquicardia: avaliar SEPSE, febre ou dor. |
| T (°C) < 36 ou > 37,5 | Hipotermia/febre: suspeitar de SEPSE. |
| Glicemia < 40-45 mg/dL | Hipoglicemia: tratar precocemente. |

bpm: batimento por minuto; FC: frequência cardíaca; FR: frequência respiratória; irpm: incursões respiratórias por minuto; $SpO_2$: saturação periférica de oxigênio; T: temperatura.

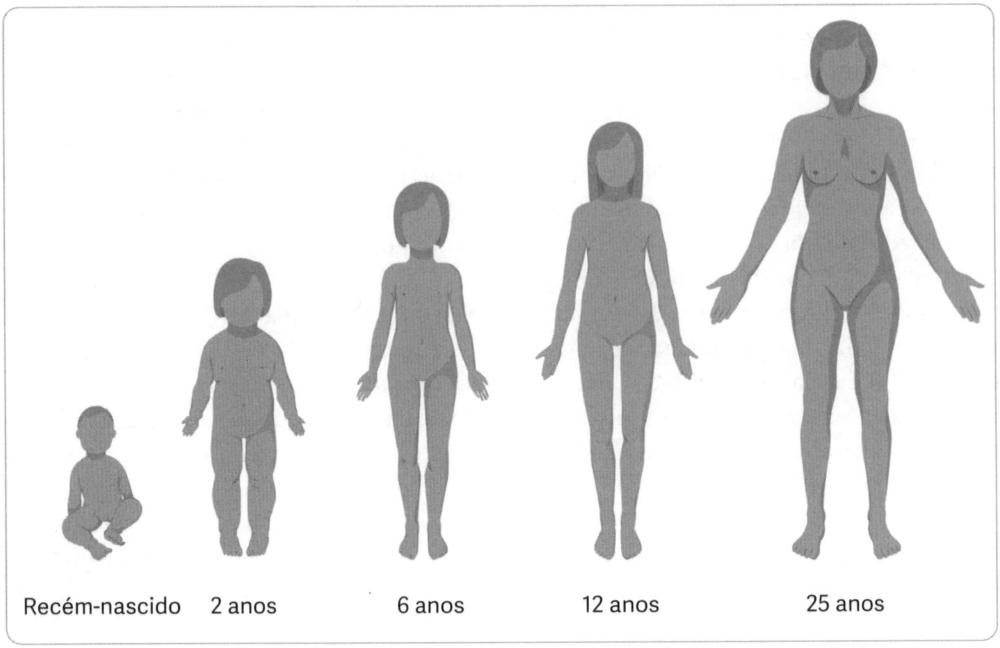


FIGURA 1

Outra particularidade da via aérea do neonato é que a epiglote é mais flácida,em altura (C3-C4), mais anteriorizada, com traqueia estreita e menor comparativamente aos adultos. Ademais, atraqueia é mais curta e a bifurcação traqueal mais alta, em altura de T3, com ângulo de bifurcação brônquica maior do que no adulto (Figura 2).

Diferença entre as estruturas, o posicionamento e a forma das vias aéreas entre as crianças e os adultos

Por fim, o formato da caixa torácica (Figura 3) é cilíndrica ao nascimento, com costelas quase horizontalizadas, proporcionando um diâmetro torácico muito similar ao abdominal. Ademais, as vias aéreas têm menor quantidade de fibras elásticas, o que torna o neonato mais propenso à fadiga e à evolução para insuficiência respiratória aguda (IRA).

Formato da caixa torácica do recém-nascido, com posição horizontalizada das costelas e menor zona de aposição diafragmática.

## Sistema cardiovascular

No período neonatal, o RN apresenta imaturidade funcional do sistema nervoso simpático e das vias de condução e resposta do sistema nervoso central (SNC). Assim, a resposta fisiológica às situações estressoras é menor do que nas crianças, podendo evoluir mais facilmente com piora do estado perfusional devido à bradicardia persistente, ao menor aumento da resistência vascular sistêmica (RVS), à menor contratilidade miocárdica e à maior sensibilidade tecidual à hipotensão.

Em suma, o RN se caracteriza por apresentar débito cardíaco elevado, reserva contrátil do miocárdio limitada e pós-carga

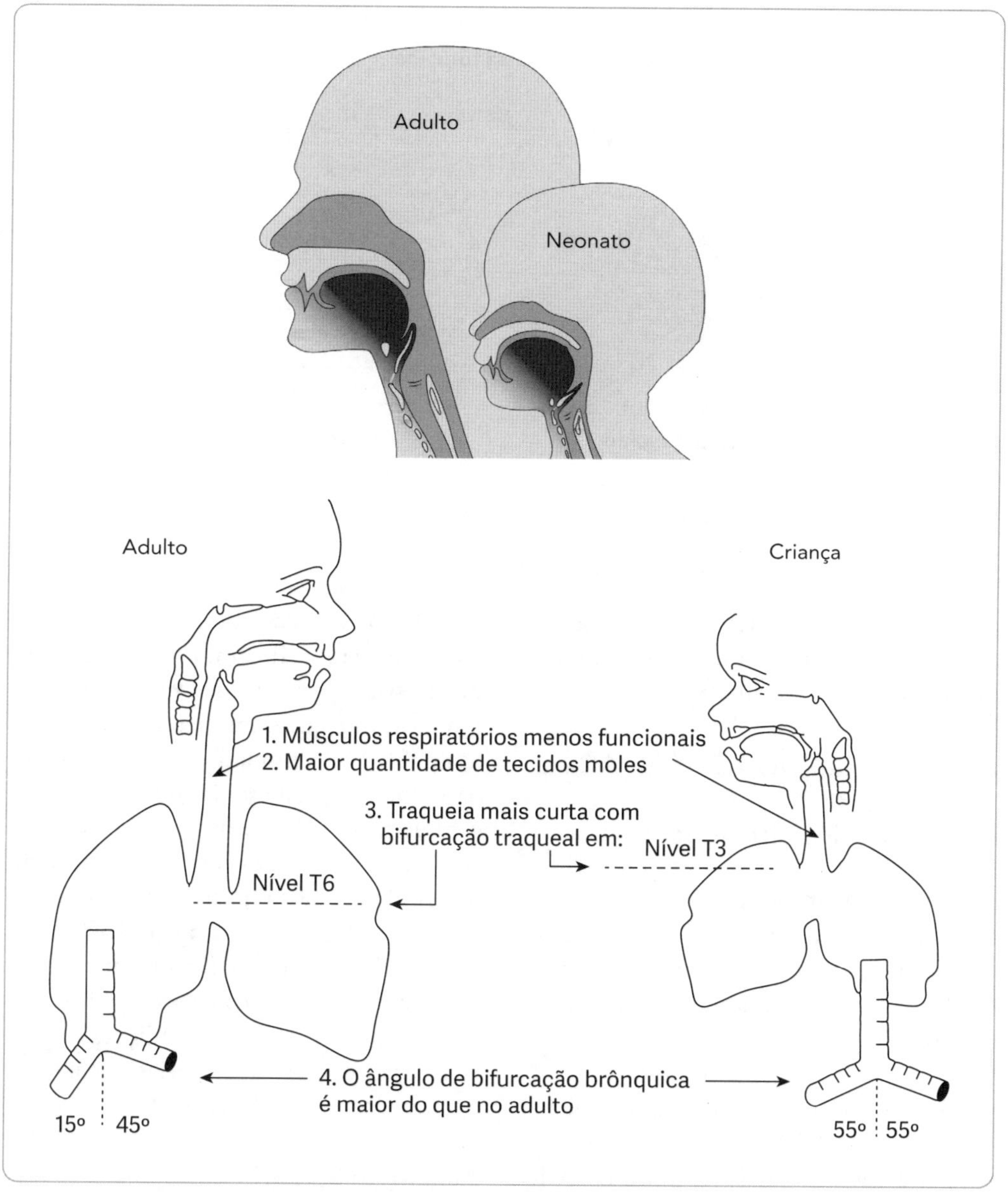


FIGURA 2 Particularidades da via aérea do recém-nascido.

Fonte: adaptada de Higuet et al. 2016.

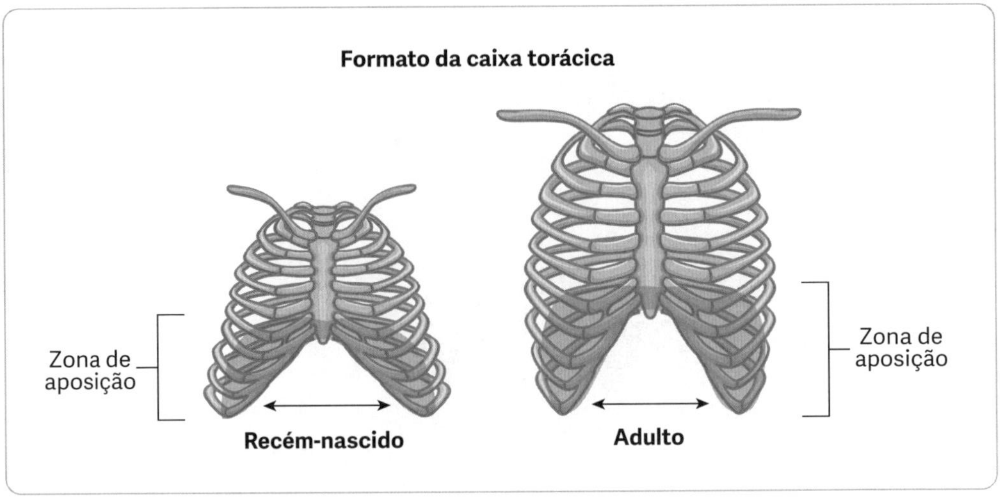


FIGURA 3 Formato da caixa torácica no recém-nascido.

aumentada; portanto, tem baixa tolerância a situações que demandem incrementos maiores do débito cardíaco.

## HISTÓRIA CLÍNICA E AVALIAÇÃO

### História clínica direcionada

O atendimento ao RN se faz pelo binômio mãe e recém-nascido. A investigação de condições materno-fetais é elemento fundamental para o entendimento do caso como:

- Quantidade de gestações, partos e abortos prévios (GPA).
- Condições do parto atual: número de consultas pré-natais, sorologias, cuidados gerais.
- Doenças prévias ou gestacionais: hipertensão e *diabetes mellitus* gestacional (DMG).
- Local de parto e nascimento: domiciliar, hospitalar e suas intercorrências.

A história clínica é de suma importância para o avaliador direcionar suas hipóteses diagnósticas para um melhor tratamento. É importante que durante um atendimento no APH o examinador avalie situações de vulnerabilidade social relevantes para o raciocínio clínico do quadro no RN, como nascimentos domiciliares, ausência de pré-natal e obstétrico, , mães em situação de rua, história de drogadição durante o período gestacional. Da mesma forma, deve-se recolher informações objetivas dos antecedentes obstétricos, condições de gestação e parto, avaliações prévias, vacinações e tratamentos já realizados.

### Avaliação inicial

A história clínica e o exame físico podem detectar situações de gravidade ou potencialmente graves com a sensibilidade de até 90% na população pediátrica e neonatal. Porém, a sutileza de alguns sinais clínicos e as dimensões corporais reduzidas podem trazer dificuldade na avaliação inicial de um RN.

O uso do Triângulo de Avaliação Pediátrica (TAP) (Figura 4) sugerido pela *American Heart Association* no suporte avançado à vida pediátrica (PALS, do inglês *Pediatric Advanced Life Support*) é um recurso adequado a primeira avaliação de um RN no serviço pré-hospitalar, onde condições potencialmente graves podem ser notadas na primeira impressão do paciente.

Complementarmente, a avaliação seguindo epônimos, como o **A**(via **A**érea) ***B****reathing* (ventilação) **C**irculação ***D****isability* (avaliação neurológica) **E**xposição (Figura 5), pode trazer segurança, possibilitando uma avaliação segura e objetiva do paciente. Esse método de avaliação permite sistematizar o atendimento, buscando sinais de gravidade em cada sistema orgânico e propondo um plano de tratamentos e intervenções imediatas ao quadro encontrado. Além disso, propõe que, após cada conduta tomada, o paciente seja reavaliado, configurando a lógica de avaliar, identificar e intervir.

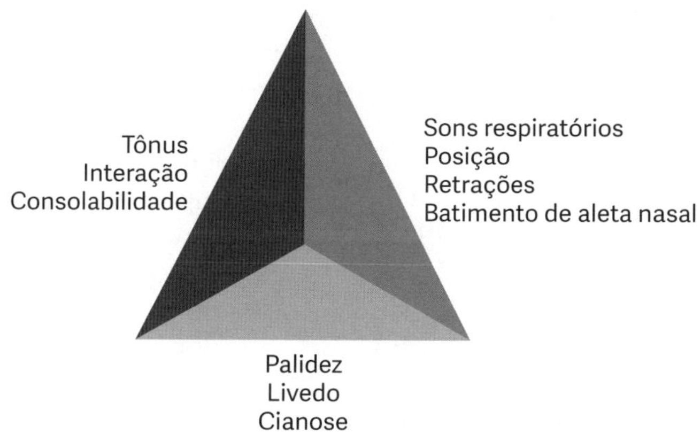


FIGURA 4 Triângulo de avaliação pediátrica (TAP).

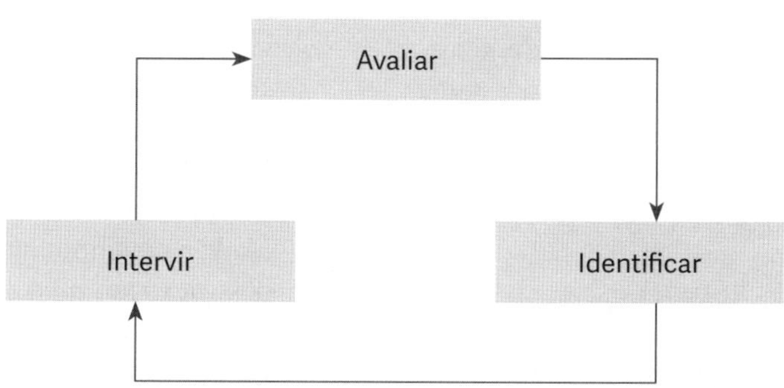


FIGURA 5 Ações do ABCDE.

## ASSISTÊNCIA PRÉ-HOSPITALAR DE UM RECÉM-NASCIDO COM BASE NO ABCDE

O epônimo ABCDE visa identificar condições com risco elevado de deterioração clínica, estabelecendo uma abordagem sistematizada, imediata e simultânea com base nos sistemas orgânicos do paciente. Uma vez que essa sistematização preze pela rápida execução e diagnóstico em situações clínicas graves e com necessidade de rápida intervenção para estabilização do paciente, algumas vezes ela não considerará achados clínicos relevantes, mas que não se enquadrem nos critérios anteriores. Dessa forma, após a realização do ABCDE e estabilização do RN, deve-se realizar uma avaliação detalhada craniocaudal em busca de achados complementares à avaliação inicial.

Se a condição da avaliação inicial for adequada, ou seja, se o paciente não estiver visivelmente instável ou com má aparência, a avaliação desse RN pode ser realizada ao colo da mãe ou responsável. Assim, evitam-se situações estressantes que geram ansiedade e choro, o que muitas vezes dificulta um bom exame clínico ou até mesmo aumenta o grau de instabilidade e esforço do paciente.

A seguir serão abordadas as situações mais corriqueiras e as principais intervenções a serem realizadas diante da identificação de alterações em determinado sistema orgânico em um APH.

### Avaliação inicial

#### A: *airway* (vias aéreas)

Frente à proposição apresentada, na abordagem à via aérea deve-se avaliar e otimizar sua perviedade. Dessa forma, deve-se investigar a possibilidade de obstruções mecânicas ou funcionais e garantir a patência das vias aéreas do paciente.

É importante ressaltar que, em situações de trauma, é neste momento que se avalia o risco de lesão de coluna cervical do RN. Neste contexto, deve-se avaliar a indicação ou não de imobilização cervical para o restante do atendimento e deslocamento.

- Observações em neonatologia: a respiração do RN é predominantemente nasal; logo, obstruções ou secreções podem ter grande impacto na condição respiratória atual. Desproporções anatômicas comuns no RN (desproporção encefálica comparativamente com o corpo) fazem com que obstruções de via aérea causadas pela língua sejam mais corriqueiras.
- Objetivos:
  - Garantir perviedade de vias aéreas.
  - Evitar riscos adicionais à potencial lesão cervical.
- Medidas terapêuticas gerais relacionadas à via aérea:
  - o Posicionamento: o posicionamento adequado é fundamental no manejo da via aérea do RN. Para impedir que haja uma obstrução funcional da via aérea por queda da base de língua contra a faringe posterior, deve-se colocar de um coxim interescapular ou ajustar a maca de atendimento, visando evitar o decúbito em 0° desse paciente, caso não haja contraindicação para tal medida (Figura 6).
  - Lavagem nasal: uma vez que a respiração do bebê até os 6 meses de idade é predominantemente nasal, a obstrução por muco ou por resíduos impacta na mecânica da passagem de ar, amamentação e oxigenação. Caso se identifique a necessidade, a lavagem nasal deve ser feita utili-

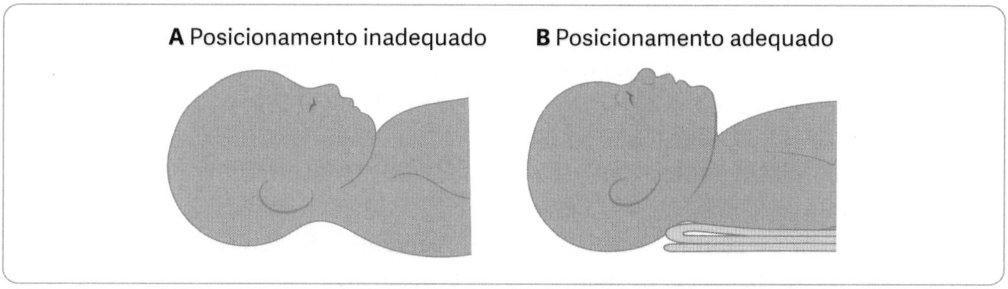


FIGURA 6 Posicionamento adequado do recém-nascido para manter perviedade da via aérea. A: Posicionamento inadequado, causando obstrução da via aérea. B: Posicionamento adequado, utilizando coxins interescapulares, mantendo perviedade da via aérea.

zando até 5 mL de soro fisiológico (SF) 0,9%, de forma suave, com pressões adequadas e suficientes para remoção de secreções. Entretanto, não deve ser realizada em situações nas quais há uma IRA já instalada ou no RN instável.

- Aspiração de vias aéreas: a aspiração de vias aéreas deve ser feita com equipamentos adequados e de forma suave (pressões adequadas), sempre que houver indicação. Ela deve ser superficial, suave e breve.

Os materiais e as pressões estão listados na Tabela 5. O RN deve estar em decúbito dorsal e pode-se lateralizar levemente sua cabeça. Objetiva-se não introduzir a sonda de aspiração mais do que 0,5-1 cm, evitando traumatizar a mucosa nasal, o que pode gerar edema e piorar a mecânica ventilatória do paciente.

## B: *breathing* (respiração)

Na avaliação da respiração, propõe-se o mnemônico IPAP (**I**nspeção, **P**alpação, **A**usculta, **P**ercussão) para sistematizar a avaliação da via aérea inferior e das medidas a serem tomadas dependendo da patologia. A seguir, alguns aspectos da avaliação proposta:

- Inspeção: faz-se a observação do tórax e da respiração, avaliando a simetria e o padrão respiratório apresentado. Espera-se que o tórax de um neonato se apresente em forma de barril, com diâmetro anteroposterior igual ou maior do que o diâmetro laterolateral, sem sinais de retrações ou abaulamentos visíveis e com expansão torácica simétrica.
- Palpação: faz-se a palpação de toda a porção anterior do tórax, buscando a presença de enfisema subcutâneo, crepitações e alterações perceptíveis. Em

TABELA 5 Material e pressão para aspiração de vias aéreas superiores de recém-nascido

| Sonda de aspiração (Fr) | | Pressão do sistema de aspiração (mmHg) |
|---|---|---|
| RN prematuros | 4-5 | 80-100 |
| RN até 12 meses | 6 | |

RN: recém-nascido.

trauma, deve-se palpar as clavículas, pois são os ossos mais fraturados nos neonatos com trauma torácico.

- Ausculta: deve-se realizar a ausculta inicialmente em quatro pontos – ápices e bases bilateralmente, averiguando a presença ou não de murmúrio vesicular.
- Percussão: menos usual em neonatologia devido às dificuldades em sua realização.

Após a avaliação IPAP,o uso de escores clínicos objetivos podem direcionar uma terapêutica adequada e com maior rapidez, como é o caso do boletim de Silverman Andersen (BSA) (Figura 7). Este é um escore utilizado para avaliação e predição do curso clínico do desconforto ventilatório do RN. Valores ≥ 8 caracterizam quadros graves sujeitos à falência respiratória iminente, os quais demandam conduta terapêutica com urgência.

- < 5 pontos: desconforto respiratório LEVE.
- 0 pontos: ausência de desconforto respiratório.
- 1-4 pontos: desconforto respiratório LEVE.
- 5-7 pontos: desconforto respiratório MODERADO.
- ≥ 8 pontos: desconforto respiratório GRAVE (IRA).
- 10 pontos: grau máximo de desconforto respiratório.

A equipe do APH deve estar preparada a intervenções imediatas diante de uma avaliação alterada. Ainda que durante o APH possa não se ter informações complementares, como exames radiológicos ou gasométricos, os quais direcionam uma terapêutica específica, medidas gerais como posicionamento adequado, aspiração de via aérea e oxigenoterapia suplementar podem surtir efeitos tão importantes como saber qual patologia está em vigência naquele momento. Essas condutas podem ser suficientes para a estabilização e o transporte do paciente até o cuidado hospitalar ou pré-hospitalar fixo.

- Objetivo:
  - Identificar patologias potencialmente graves e tratáveis, como broncoespasmo, pneumotórax fechado, pneumotórax aberto, derrame pleural, entre outras.
  - Identificar sinais de evolução para IRA.
- Medidas terapêuticas gerais relacionadas à via aérea:
  - Oxigenoterapia: no contexto do APH, o objetivo da oxigenoterapia é o de estabilização suficiente para o deslocamento até o cuidado hospitalar ou pré-hospitalar fixo e, geralmente, será suficiente para tal. Os dispositivos disponíveis de fornecimento de oxigênio suplementar não invasivo e a concentração de oxigênio que fornecem são:
- Cânula nasal (CN) ou óculos nasais (ON): 1 L/min: 24%; 2 L/min: 28%; 3 L/min: 32%.
- Máscara simples (MS): 5-6 L/min: 40%; 6-7 L/min: 50%; 7-8 L/min: 60%.
- Máscara com reservatório (MR): 6 L/min: 60%; 7 L/min: 70%; 8 L/min: 80%; 9 L/min: 90%; 10-15 L/min: 95-100%.

Em situações em que a estabilização com esses métodos for insuficiente, pode ser necessária a IOT e a ventilação mecânica (VM). Estes temas são abordados em capítulos específicos.

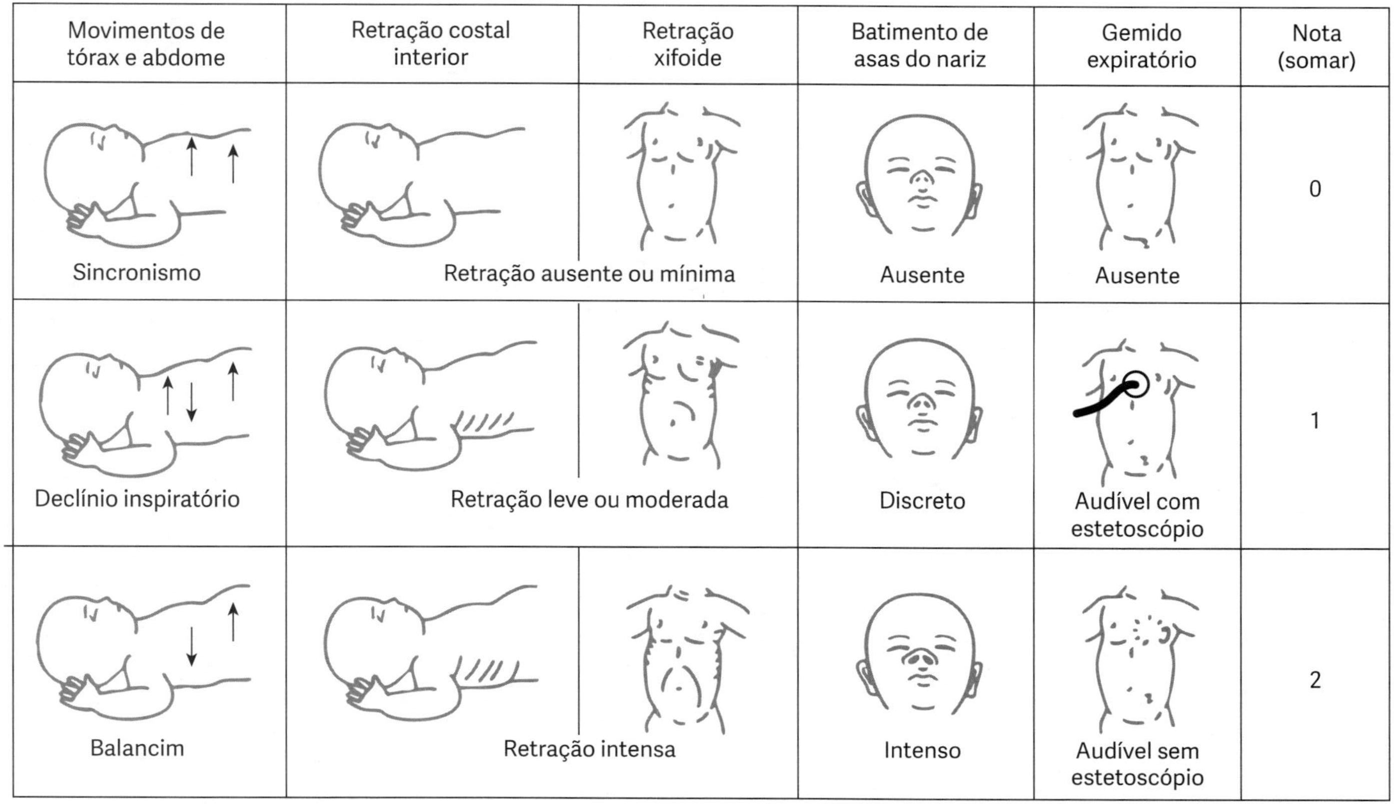


FIGURA 7 Avaliação pelo boletim de Silverman Andersen (BSA).

- Toracostomia por punção (descompressão por agulha): este procedimento deve ser realizado apenas em paciente com pneumotórax hipertensivo (choque hemodinâmico, hipoxemia grave e refratária, cianose grave e refratária). É um procedimento com riscos graves, mas salvador de vida. Deve-se atentar às particularidades anatômicas do neonato mencionadas anteriormente.

Para sua realização, o paciente deve estar posicionado em decúbito dorsal. Em seguida, realiza-se a antissepsia do local de punção. O cateter (Abocath 22 ou 24 G) deve ser introduzido no segundo espaço intercostal (EIC), na linha médio-clavicular, entre duas costelas. Deve-se evitar o bordo inferior da costela superior, onde se localiza o feixe vásculo-nervoso (vasos intercostais e nervo). Geralmente, o cateter estará adequadamente posicionado quando superar a resistência da parede torácica. Pode-se ouvir a saída de ar; alternativamente, a punção pode ser realizada com o Abocath conectado a uma seringa contendo solução salina, confirmando-se o posicionamento quando houver aspiração de ar no líquido.

Após a realização do procedimento e a estabilização do paciente, deve-se prontamente realizar o transporte a um centro de complexidade suficiente para a realização da drenagem torácica definitiva.

### C: *circulation* (circulação)

A avaliação do sistema circulatório se dá a uma avaliação clínica, buscando sinais de má perfusão (extremidades frias, tempo de enchimento capilar [TEC] lentificado, livedo reticular, oligoanúria, hipoatividade e taquicardia). O mnemônico 3PA (**P**ele, **P**ulso, **P**erfusão, **A**usculta) avalia sistematicamente os principais sinais de choque (Tabela 6), direcionando a terapêutica adequada antes mesmo da avaliação objetiva da pressão arterial (PA).

- Pele (P): observar coloração (normal, pálida, moteada, cianótica ou ictérica), temperatura (quente ou fria), aspecto da pele (úmida ou pegajosa) e o grau de desidratação (mucosas).
- Pulso (P): devem ser palpados em todas as extremidades (braquial, carótida, radial, axilar, femoral, poplítea e tibial posterior). A palpação deve ser realizada com o dedo indicador. Da mesma forma, devem ser palpados bilateralmente, avaliando a simetria, a força e o ritmo (regular ou irregular).
- Perfusão (P): pode ser avaliada na ponta dos dedos, palma das mãos e no calcanhar (mais indicado). Realiza-se pressão por cerca de 5 segundos em algum destes locais e observa-se o retorno da circulação (TEC). Valores anormais (TEC > 3 segundos) podem indicar sinais de hipoperfusão tecidual (choque), indicando a realização de medidas para correção. A avaliação é influenciada pela temperatura do paciente e luminosidade local. Atenção: em RN prematuros é considerado alterado quando o TEC está acima de 5 segundos.
- Ausculta (A): avalia o ritmo cardíaco (regular ou irregular), as bulhas cardíacas (normofonéticas, hipofonéticas ou abafadas) e a identificação de sopros.

A condição hemodinâmica de um RN é frequentemente avaliada pela interpretação de parâmetros indiretos de fluxo sistêmico, como frequência cardíaca (FC), TEC (> 3 segundos), débito urinário (< 1 mL/kg/h). A hipotensão em neonatologia é um sinal tardio de choque, com desfechos muitas vezes desfavoráveis; portanto, não se deve aguardar por ela para a tomada de conduta. Para adequada aferição da PA não invasiva, deve-se utilizar manguitos adequados para cada faixa etária, a fim de evitar valores diferentes dos reais (subestimar ou superestimar valores de PA). O braço é o local de preferência, porém a coxa, a panturrilha e o antebraço também podem ser considerados. A orientação básica do uso do manguito é que envolva dois terços do braço. Considera-se hipotensão quando a PA sistólica (PAS) é menor do que 60 mmHg.

TABELA 6 Estágios do choque no recém-nascido

| Estágios do choque | Sinais de choque |
|---|---|
| Fase compensada | Aumento da FC<br>Diminuição do débito urinário<br>Pressão inalterada |
| Fase descompensada | Aumento da FC<br>Aumento do débito urinário<br>Diminuição da PA |
| Fase irreversível | Lesão celular<br>Morte celular |

FC: frequência cardíaca; PA: pressão arterial.

- Objetivo da avaliação:
  - Identificar sinais precoces de choque.
  - Iniciar terapêutica adequada e direcionada evitando desfechos desfavoráveis.
- Medidas terapêuticas gerais relacionadas à circulação:
  - Reposição volêmica: a primeira etapa do suporte cardiovascular ao choque é a reposição fluídica, com o objetivo de manter ou restaurar a perfusão periférica. Preconiza-se a administração de cristaloides (SF 0,9% ou Ringer lactato) em alíquotas supervisionadas de 10 mL/kg, em aproximadamente 20-30 minutos (fase rápida), reavaliando-se ao final de cada fase rápida realizada. Se a resposta hemodinâmica for insatisfatória ao final de aproximadamente 40 mL/kg (total) ou se surgir sinais de hipervolemia, indica-se o uso de drogas vasoativas.
  - Drogas vasoativas: ver Tabela 7.

### D: *disability* (neurológico)

Uma avaliação neurológica objetiva deve ser realizada em qualquer RN. Os aspectos principais a serem pesquisados no APH são o estado de alerta, a avaliação comportamental e o exame pupilar.

Esta avaliação pode tornar-se desafiadora diante de um examinador sem experiência clínica nesta população. Algumas escalas, como a escala de Glasgow adaptada, são de difícil aplicabilidade e interpretação, ainda que possam ser utilizadas. O momento descrito como ideal para a avaliação neurológica é quando o bebê está quieto e acordado, o que normalmente ocorre após a alimentação, mas antes de o bebê voltar a dormir. Os estados de alerta podem ser classificados como:

- Normal: o bebê parece acordado e apresenta excitação normal e respostas a estímulos nocivos.
- Estupor leve (letárgico): o bebê parece sonolento, com excitação ligeiramente diminuída e respostas a estímulos nocivos.
- Estupor moderado: sem resposta com excitação moderadamente diminuída e respostas a estímulos nocivos.
- Estupor profundo: não responde, com uma resposta de excitação ausente e uma reação acentuadamente diminuída a estímulos nocivos.

TABELA 7 Drogas vasoativas em neonatologia

| **Adrenalina (AD) (1 mg/mL)** | |
|---|---|
| Dose | 0,05-0,3 mcg/kg/min |
| Diluição | Peso x 0,14 = mL (AD) + completar para 24 mL SF/SG = 1 mL/h = 0,1 mcg/kg/min |
| Diluição-padrão | 1 mL + 99 mL SF/SG (10 mcg/mL) → Peso x 0,6 = mL/h (0,1 mcg/kg/min) |
| **Noradrenalina (NAD) (1 mg/mL)** | |
| Dose | 0,05-0,3 mcg/kg/min |
| Diluição | Peso x 0,14 = mL (NAD) + completar para 24 mL SF/SG = 1 mL/h = 0,1 mcg/kg/min |
| Diluição-padrão | 4 mL + 246 mL SF/SG (16 mcg/mL) → Peso x 0,3 = mL/h (0,1 mcg/kg/min) |
| **Dobutamina (DOB) (12,5 mg/mL)** | |
| Dose | 5-20 mcg/kg/min |
| Diluição | Peso x 0,6 = mL (DOB) + completar para 24 mL SF/SG = 1 mL/h = 5 mcg/kg/min |
| Diluição-padrão | 10 mL + 90 mL SF/SG (1,25 mg/mL) → Peso x 0,25 = mL/h (5 mcg/kg/min) |
| **Dopamina (DOP) (5 mg/mL)** | |
| Dose | 5-15 mcg/kg/min |
| Diluição | Peso x 1,44 = mL (DOP) + completar para 24 mL SF/SG = 1 mL/h = 5 mcg/kg/min |
| Diluição-padrão | 10 mL + 90 mL SF/SG (0,5 mg/mL) → Peso x 0,6 = mL/h (5 mcg/kg/min) |

Observação: a dopamina é comumente usada como um agente de primeira linha para choque distributivo e cardiogênico, pois seus efeitos são inotrópicos (ou seja, aumenta o débito cardíaco, que é o efeito predominante em doses de 5-10 mcg/kg/min) e vasoconstritores (ou seja, aumenta a RVS, que é o efeito predominante em doses > 10 mcg/kg/min).

SF: soro fisiológico; SG: soro glicosado.

Alguns fatores podem influenciar no exame neurológico do RN. Conhecendo-os, deve-se pesquisá-los e manejá-los, conforme houver indicação. São eles:

- IG: o exame neurológico normal muda com a maturação, em particular o tom passivo e a postura variam com a IG e prematuridade.
- Nível de alerta:
  - Sono tranquilo: equivalente ao sono sem movimento ocular rápido em bebês mais velhos.
  - Sono ativo: equivalente ao sono com movimento rápido dos olhos em bebês mais velhos.
  - Acordado/sonolento: olhos abertos sem movimentos bruscos.
  - Alerta: desperto ao exame e aos estímulos.
  - Choro: ansiedade ou irritabilidade.
- Sedação ou medicamentos em uso.
- Hipoglicemia.
- Hipotermia.

Por fim, deve-se identificar e tratar crises convulsivas, pois na população neonatal é uma emergência médica, uma vez que em sua maioria reflete uma condição neurológica grave. As convulsões no neonato são geralmente acompanhadas por movimentos oculares nistagmoides, movimentos de mastigação estereotipados ou espasmos de um canto da boca que não podem ser suprimidos.

- Objetivo da avaliação:
  - Reconhecer problemas emergentes e tratáveis.
  - Auxiliar na localização do distúrbio e estabelecer um diagnóstico sindrômico.
- Medidas terapêuticas gerais relacionadas ao neurológico: o objetivo global das medidas terapêuticas no momento da avaliação primária é manter um nível de consciência suficiente para a manutenção do *drive* ventilatório e término do exame físico. Em última análise, que seja suficiente para a transferência até o local de atendimento hospitalar.
  - Hipoglicemia: 2 mL/kg de solução glicosada 10% em *bolus* lento.
  - Hipotermia: mencionada a seguir.
  - Crise convulsiva:
    - Primeira escolha: fenobarbital 20 mg/kg endovenoso (EV) em 20-30 minutos.
    - Segunda escolha: fenitoína 15-20 mg/kg.
    - Benzodiazepínico: midazolam 0,06-0,15 mg/kg. Indicado se a convulsão não ceder com fenobarbital ou fenitoína.

## E: *exposure* (exposição e controle de temperatura)

A exposição é importante para inspeção e averiguação de sinais que sugiram ou complementem o raciocínio diagnóstico da equipe do atendimento intra e pré-hospitalar. Da mesma forma, é importante averiguar sinais de trauma e/ou maus-tratos. Após a exposição, deve-se prontamente cobrir o paciente e evitar a hipotermia.

A termorregulação em adultos é alcançada por meio de atividades metabólicas e musculares. Após o nascimento, os RN precisam adaptar-se ao seu ambiente relativamente frio pela produção metabólica de calor, pois não conseguem causar uma resposta de tremor adequada.

Os RN prematuros apresentam exacerbação dos mecanismos de perda de calor combinada com redução da capacidade de produção de calor. Tais problemas especiais na manutenção da temperatura os deixam em desvantagem em comparação com neonatos a termo.

A avaliação se dá por meio do uso de um termômetro, podendo ser medida comumente em região oral, axilar e retal, sendo a mais comum a aferição da temperatura axilar. Considera-se hipotérmico o paciente com temperatura axilar (TAx) < 35,5°C e febril aquele com TAx > 37,5°C.

Vale ressaltar que o paciente pode apresentar sinais como moteamento, alteração de TEC e de nível de consciência, se estiver em ambiente com temperatura baixa e/ou com cobertura inadequada (manta ou roupas). Esses achados clínicos não têm relação direta com seu *status* hemodinâmico ou neurológico.

Todo evento febril em um RN deve ser investigado, mesmo sem foco presumido. Há risco de sepse neonatal, evento com alta mortalidade.

- Objetivo da avaliação:
  - Identificar causas reversíveis e/ou potencialmente graves.
  - Manejar as alterações de temperatura assim que identificadas.
- Medidas terapêuticas gerais relacionadas à exposição e controle de temperatura:
  - Hipotermia: secar o neonato, caso esteja molhado. Em seguida, cobri-

-lo com cobertores e colocá-lo pele a pele ao acompanhante (método canguru), mantendo o ambiente aquecido (22-26°C) até a chegada ao local de atendimento.
- Febre: pode-se adotar medidas não farmacológicas, como descobrir o RN e manter o ambiente arejado, concomitante ao uso de métodos farmacológicos, como o paracetamol 15 mg/kg via oral (VO). Evitar o uso de dipirona, pois não há estudos confirmando sua segurança para esta população.

## Avaliação secundária

Uma vez que a avaliação primária (ABCDE) é prevista para ser realizada rapidamente, visando a estabilização inicial do paciente, ainda que com pouca informação clínica, é na avaliação secundária que aprofundamos a história clínica e o exame físico do RN. Podemos utilizar o método mnemônico de coleta de história AMPLA (**A**lergias, **M**edicações em uso, **P**assado médico/**P**essoal, **L**íquidos/alimentos ingeridos recentemente, **A**mbiente/eventos relacionados ao evento atual), relacionando com os dados clínicos relevantes mencionados no início deste capítulo.

Após a coleta da história detalhada, reiniciaremos a avaliação craniocaudal detalhada do paciente. Realizaremos a palpação do crânio e fontanelas do RN; realizaremos uma ausculta detalhada cardíaca e respiratória em busca de sopros e ruídos adventícios que não eram o foco no exame físico inicial; abordaremos novamente o estado neurológico do paciente, examinando seu tônus e buscando sinais sutis de crise convulsiva (movimento oculares, orais, espasticidade); e examinaremos a superfície corporal ventral e dorsal do paciente.

Por fim, devemos realizar a avaliação de dor e controle sintomático, bem como estabelecer a estabilidade clínica para o transporte até o local de destino do neonato. A seguir encontra-se a escala de dor infantil neonatal e algumas medidas de controle álgico.

- Medidas não medicamentosas:
  - Amamentação.
  - Sucção nutritiva.
  - Contato pele a pele (método canguru).
  - Saturação sensorial (tato, massagem, voz e olfato).
- Medidas medicamentosas:
  - Sacarose ou glicose oral: administra-se por meio de seringa na língua ou usa-se a chupeta mergulhada em solução de sacarose.
    - Dose: 0,5 mL de sacarose 25%.
    - Efeitos adversos são desprezíveis.
  - Morfina:
    - Doses EV: < 32 semanas de gestação: 0,05 mg/kg; ≥ 32 semanas de gestação: 0,1 mg/kg.
    - Efeitos colaterais: depressão respiratória, hipotensão, atraso na alimentação, retenção urinária.
  - Fentanil: preferível em relação à morfina; proporciona analgesia rápida com efeitos hemodinâmicos mínimos.
    - Doses EV: < 28 semanas de gestação: 1-2 mcg/kg/dose; 28-32 semanas de gestação: 2-3 mcg/kg/dose; > 32 semanas de gestação: 3-4 mcg/kg/dose.

TABELA 8 Avaliação da dor no período neonatal conforme a *Neonatal Infant Pain Scale* (NIPS)

| | | | | | |
|---|---|---|---|---|---|
| Expressão facial | Relaxada | 0 | Braços | Relaxados ou imobilizados | 0 |
| | Contraída | 1 | | Fletidos ou estendidos | 1 |
| Choro | Ausente | 0 | Pernas | Relaxadas ou imobilizadas | 0 |
| | Fraco (resmungo) | 1 | | Fletidas ou estendida | 1 |
| | Vigoroso | 3 | | | |
| Respiração | Normal | 0 | Consciência | Dormindo ou acordado calmo | 0 |
| | Alterada ou irregular | 1 | | Desconfortável | 1 |

Considera-se presença de dor quando a pontuação for ≥ 4.

## Resumo da avaliação ABCDE e exame secundário em neonatologia adaptado ao atendimento pré-hospitalar

### Avaliação primária

- A: vias aéreas:
  - Perviedade de vias aéreas superiores, avaliar a possibilidade de obstrução de vias aéreas superiores, buscar sons respiratórios (estridor).
  - Ajuste de posicionamento (*sniff posicion*), uso de coxins interescapulares se necessário.
  - Lavagem nasal com SF 0,9% (5 mL) se necessário.
  - Oxigênio suplementar se necessário.
- **B: respiração:**
  - Avaliação da via aérea inferior, e estado ventilatório, IPAP.
  - Manter ventilação adequada, utilização de escore clínico BSA para avaliação de IRA.
  - IOT se necessário e ajuste adequado da VM invasiva inicial.
- **C: circulação:**
  - Avaliação cardiocirculatória, 3PA, verificação de PA.
  - Avaliação cardiocirculatória rápida e objetiva, buscando sinais clínicos de choque.
  - Intervenção adequada (fases rápidas de volume ou início de droga vasoativa) sempre que necessário.
- **D: neurológico:**
  - Avaliação do estado neurológico.
  - Pode-se usar a escala de coma de Glasgow adaptada à pediatria.
  - Checar nível de alerta.
  - Avaliação comportamental esperada.
  - Monitoramento da glicemia é de caráter obrigatório sempre que houver instabilidades ou letargias no RN.
- **E: exposição e controle de temperatura:**
  - Avaliação de todo o corpo, buscando anormalidades, com controle de temperatura.
  - Controle de temperatura adequada; em caso de estado febril (T > 37,5°), interpretar como possibilidade de SEPSE neonatal, sendo mandatória a investigação hospitalar.
  - Uso de mantas térmicas ou controle do ambiente de atendimento quando hipotermia.

### Avaliação secundária

- História completa (AMPLA).
- Exame físico craniocaudal completo:
  - Cabeça e neurológico: inspeção geral, otoscopia bilateral, oroscopia, palpação de fontanelas e checagem de sinais de meningismo. Avaliação da função motora e sensorial ao exame.
  - Pescoço: presença de turgência jugular, deformidades, abaulamentos.
  - Tórax: inspeção de tórax por sinais de trauma ou deformidades, reavaliação de via aérea inferior e estado ventilatório, bem como hemodinâmico. Busca de ausculta cardíaca e respiratória não aferidas anteriormente.
  - Abdome: inspeção de abdome por sinais de trauma ou deformidades. Realizar exame físico completo (IPAP) – inspeção, ausculta, palpação e percussão.
  - Membros: checar perfusão, temperatura, alterações de coloração e deformidades.

## CONSIDERAÇÕES FINAIS

Uma avaliação precisa e objetiva a um neonato pode ser desafiadora. Isso se deve às dimensões anatômicas particulares dessa população e à subjetividade de vários sinais clínicos que dificilmente são perceptíveis quando comparados a outras populações.

Portanto, é importante que ferramentas básicas de propedêutica e avaliação objetiva adaptadas ao APH, como o ABCDE e exame secundário, sejam aplicadas para a identificação de síndromes clínicas potencialmente fatais ao RN (IRA , choque hemodinâmico, crises convulsivas). Isso faz com que o profissional de saúde responsável pelo primeiro atendimento tenha maior segurança na aplicabilidade de medidas efetivas no tratamento-ponte a esse paciente (oxigenoterapia, IOT, infusão de volume, anticonvulsivantes, entre outros), visando sua estabilização até a chegada em uma unidade referenciada em neonatologia ou com maior suporte de exames complementares.

## REFERÊNCIAS

1. Carvalho WB, DinizEMA, Ceccon MEJR, Krebs VLJ, Vaz FAC. Neonatologia, 2.ed. Barueri: Manole; 2021.
2. Fioretto JR (coord.). UTI pediátrica, 3.ed. Rio de Janeiro: Guanabara Koogan; 2024.
3. Magalhães M, Rodrigues FPM, Gallacci CB, Pachi PR, Chopard MRT. Guia de bolso de neonatologia, 3.ed. Rio de Janeiro: Atheneu; 2021.
4. Higuet A, Hachimi Idrissi S, Watelet JB. At risk populations: from children to the elderly. B-ENT. 2016;(Suppl26):139-154.

40

# Transporte neonatal

Luiza Braun Lírio Nascimento Cadorini
Carolina Campos Ribeiro

## Pontos-Chave

- O transporte neonatal é crítico e desafiador pela vulnerabilidade dos recém-nascidos e pela desigualdade de recursos no Brasil.
- Priorizam-se casos como prematuridade, distúrbios respiratórios, cardiovasculares, infecciosos e necessidade de procedimentos especializados.
- A rede centralizada impõe deslocamentos longos; por isso, protocolos claros e equipes multiprofissionais são essenciais.
- A preparação começa pelo quadro clínico (idade, peso, ventilação, drogas, estabilidade) e pela checagem de materiais e veículo. Equipamentos devem ser portáteis, com bateria com autonomia ≥ 2 vezes o tempo de trajeto, fixação segura e resistência a vibração/temperatura.
- Regulação de vaga, consentimento e capacitação da equipe completam a etapa pré-transporte.
- Durante o trajeto, monitorização contínua, medicações por bomba e manejo rápido de intercorrências (extubação, PCR, pneumotórax) são mandatórios.
- A efetividade depende de protocolos, tecnologia adequada, equipe treinada e comunicação entre unidades para tornar o deslocamento uma extensão segura do cuidado.

## INTRODUÇÃO

O transporte neonatal, entendido como o deslocamento de pacientes com até 28 dias de vida, independentemente da idade gestacional (IG), representa um grande desafio na prática clínica. Isso se deve à complexidade e à vulnerabilidade dos neonatos, associadas à fragilidade da regulação existente no Brasil, onde cerca de 15-20% dos recém-nascidos (RN) nascem em locais sem infraestrutura adequada e necessitam ser transferidos para centros com melhores condições assistenciais.

Dentre estes casos, aproximadamente 99% dos nascimentos no Brasil ocorrem em hospitais distribuídos de forma desigual pelo território nacional, gerando vazios assistenciais nas regiões mais pobres e afastadas dos grandes centros urbanos. Nessas áreas, há limitações no acesso à assistência ao parto e ao nascimento, sobretudo nos casos de alto risco.

Os hospitais-maternidades são instituições com elevada complexidade, cuja densidade tecnológica e perfil assistencial voltados à atenção materna e neonatal devem ser definidos conforme o desenho da rede regional de saúde. Na prática, essa rede se encontra centralizada, o que gera a necessidade de transportar pacientes oriundos de locais distantes e com escassos recursos para centros mais equipados.

Por este modo, a literatura atual destaca a importância da existência de protocolos bem definidos e da atuação de equipes multiprofissionais durante o transporte, a fim de que este não represente riscos adicionais aos RN.

Frequentemente, trata-se de trajetos longos, realizados por equipes reduzidas, em um ambiente não controlado, com espaço limitado e movimento constante, fatores que, isoladamente, já oferecem risco.

Dessa forma, o uso de tecnologias de monitoramento e o transporte adequado de equipamentos médicos tornam-se essenciais para a manutenção da estabilidade clínica do RN durante o deslocamento.

Este capítulo abordará, de forma prática, as diretrizes atuais para o transporte neonatal inter-hospitalar, discutindo as melhores práticas, os desafios enfrentados e o papel das inovações tecnológicas adaptadas à realidade das ambulâncias, com o objetivo de promover maior segurança e eficácia no atendimento prestado durante o transporte.

## QUANDO TRANSPORTAR?

As indicações para o transporte neonatal ocorrem quando existem condições cujo diagnóstico e/ou tratamento não são supridos no local de origem, necessitando de transferência para locais de melhores recursos. Nesse contexto abordaremos o transporte realizado entre hospitais, seguindo as principais indicações para esse tipo de transporte (Tabela 1 e Figura 1).

TABELA 1 Indicações para o transporte neonatal

| Categoria | Indicação clínica | Prioridade de transporte | Risco associado |
|---|---|---|---|
| Prematuridade | RN com IG < 37 semanas, principalmente < 32 semanas. | Alta | Muito alto: risco de complicações respiratórias, térmicas e infecciosas. |
| Distúrbios respiratórios | Síndrome do desconforto respiratório, apneia grave, necessidade de ventilação mecânica. | Alta | Muito alto: insuficiência respiratória imediata. |
| Complicações cardiovasculares | Cardiopatias congênitas, hipotensão grave, choque neonatal. | Alta | Muito alto: risco de instabilidade hemodinâmica e morte súbita. |
| Distúrbios metabólicos | Hipoglicemia grave, acidose metabólica, distúrbios eletrolíticos. | Média/alta | Alto: risco de lesão neurológica e colapso orgânico. |

*(continua)*

TABELA 1 Indicações para o transporte neonatal (*continuação*)

| Categoria | Indicação clínica | Prioridade de transporte | Risco associado |
|---|---|---|---|
| Infecções graves | Sepse neonatal, meningite, pneumonia grave. | Alta | Muito alto: risco de choque séptico e falência múltipla de órgãos. |
| Trauma ou malformações | Malformações congênitas críticas, trauma de parto ou pós-parto. | Alta | Muito alto: risco de complicações graves imediatas. |
| Necessidade de procedimentos especializados | Intervenções que não podem ser realizadas na unidade de origem (p. ex., cirurgia, ECMO). | Média/alta | Variável: risco depende da gravidade do caso e tempo de espera. |
| Monitoramento intensivo | Necessidade de cuidados intensivos contínuos, monitoramento hemodinâmico ou ventilatório. | Média/alta | Alto: risco de instabilidade clínica durante o transporte. |
| Icterícia grave | Icterícia que requer fototerapia intensiva ou exsanguineotransfusão | Média | Moderado: risco de kernicterus se não tratada rapidamente. |

ECMO: oxigenação por membrana extracorpórea; IG: idade gestacional; RN: recém-nascido.
Fonte: elaborada pelas autoras.

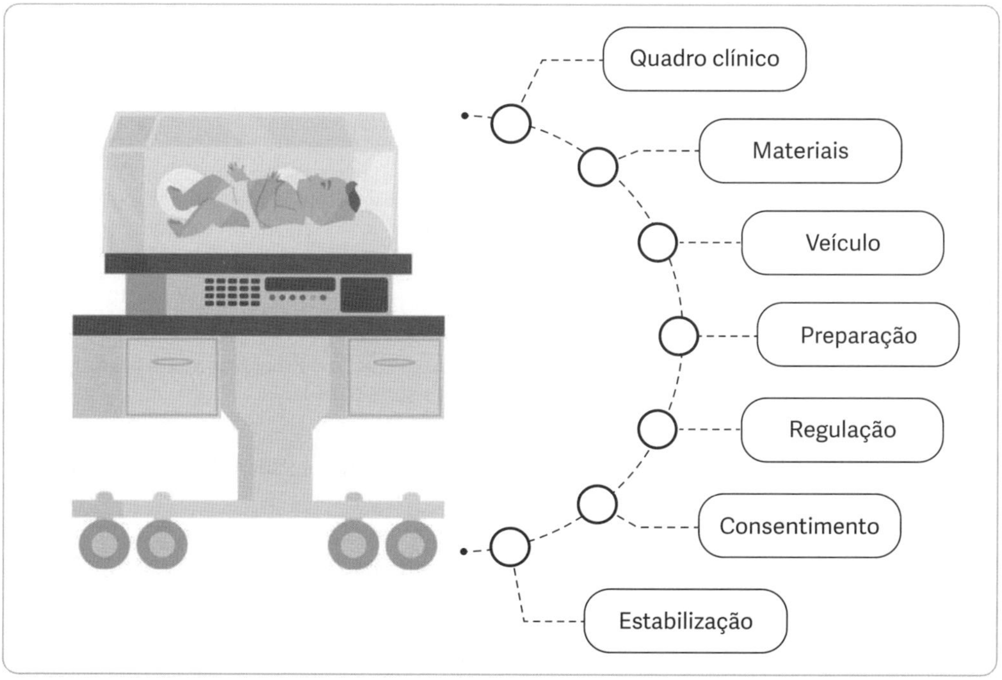


FIGURA 1 Sete passos para o transporte neonatal.
Fonte: elaborada pelas autoras.

## QUADRO CLÍNICO

O primeiro contato com o atendimento em um contexto pré-hospitalar se dá com as informações passadas à equipe no momento em que é acionada. Aqui, é necessário ter em mente alguns pontos fundamentais que podem mudar os desfechos.

Como veremos a seguir, o preparo de equipamentos, materiais e também da equipe está diretamente relacionado às necessidades do paciente durante o transporte.

Seja por informações simples, como idade, peso, estabilidade hemodinâmica, dependência de suporte ventilatório, uso de medicações (antibióticos, analgossedação, entre outros) e fármacos vasoativos, seja pela própria gravidade da doença e evolução que nos ajudam a definir os recursos necessários para melhor transportar este paciente e lidar com possíveis intercorrências ao longo do trajeto de maneira mais segura e eficaz.

## MATERIAIS

A verificação e preparo de materiais necessários para o transporte assim como o veículo adequado são essenciais. Com base neste cenário, os equipamentos para transporte estão descritos na Tabela 2.

TABELA 2 Categoria de materiais e equipamentos

| Categoria | Itens/equipamentos | Especificações/observações |
|---|---|---|
| Manutenção de temperatura | Incubadora de dupla parede | Faixas de segurança para RN, uma faixa no tórax para RN < 1.500 g; uma faixa no tórax e uma faixa em volta das pernas para RN ≥ 1.500 g. |
| | Saco plástico transparente | Polietileno 40 x 60 cm. |
| | Touca | Lã ou malha tubular. |
| | Termômetro clínico digital | |
| Monitoramento | Monitor multiparamétrico neonatal | Sensor de oximetria de pulso, eletrocardiografia de três vias com eletrodos neonatais, pressão arterial não invasiva (manguitos n. 1, 2, 3 e 4). |
| | Estetoscópio neonatal | |
| | Glicosímetro | Sensível a valores baixos. |
| | Oxímetro de pulso portátil | Para substituição do monitor multiparamétrico, com sensor e bateria. |
| Vias aéreas | Compressa branca/fralda | Para coxim. |
| | Travesseiro de gel ou ar (rodilha) | Para posicionamento adequado da cabeça. |
| | Cânulas orofaríngeas | N. 0 e 1. |
| | Máscara laríngea | N. 1 (a partir de 2.000 g). |

*(continua)*

TABELA 2 Categoria de materiais e equipamentos (*continuação*)

| Categoria | Itens/equipamentos | Especificações/observações |
|---|---|---|
| Aspiração | Sondas traqueais | N. 6/8/10, duas unidades. |
| | Sondas gástricas | N. 6/8/10, duas unidades. |
| | Seringa | 20 mL, duas unidades. |
| Oxigenoterapia | Tubos de silicone | Duas unidades com diâmetro de 1 cm para conexão à fonte de gases e ao vácuo. |
| | Cilindros $O_2$ e ar comprimido | 0,5-1 $m^3$ com fluxômetro. |
| | Cateter nasal $O_2$ | Modelo neonatal 04/06/08 French (Fr). |
| Ventilação mecânica/CPAP | Ventilador eletrônico | Fluxo contínuo limitado à pressão, com umidificador aquecido. |
| | Ventilador mecânico | Ventilador mecânico de transporte. Ventilador mecânico manual com peça em T. |
| | Blender | Para mistura $O_2$ e ar comprimido. |
| | Prongas nasais | N. 0, 1, 2, 3 e 4 com circuito para CPAP. |
| | HME neonatal | Filtro trocador de calor e umidade e filtro bacteriano e viral. |
| IOT | Laringoscópio infantil | Lâminas retas ou curvas 00/0/1, com pilhas extras. |
| | Cânulas traqueais | Sem balonete n. 2,5/3,0/3,5/4,0 mm, duas unidades cada. |
| | Fio guia neonatal | |
| | Bougie neonatal | 06 Fr (para tubos n. 3-4,5). |
| | Pinça Magill | |
| | Fita elástica | Fixação de cânula traqueal em H. |
| | Detector $CO_2$ expirado | Neonatal. |
| Reanimação | Balão autoinflável | Volume de 240 mL, reservatório $O_2$ e válvula de segurança para 30-40 $cmH_2O$. |
| | Máscaras faciais | Redondas/anatômicas com coxim, n° 00/0/1. |
| Acesso venoso periférico/ cateterismo umbilical/ intraósseo | Escalpe | N. 25/27. |
| | Cateter EV flexível (Abocath) | N. 22/24/24 neonatal, duas unidades. |
| | Seringas | 3 e 5 mL, duas unidades. |
| | Equipos | Simples, fotossensível e de bomba. |
| | Cateter umbilical | 3,5/5/8 Fr, duas unidades. |
| | Sondas traqueais | N. 4/6/8 para cateterismo umbilical de urgência. |
| | Campo fenestrado e cadarço de algodão ou gaze | Estéreis. |

*(continua)*

TABELA 2 Categoria de materiais e equipamentos (*continuação*)

| Categoria | Itens/equipamentos | Especificações/observações |
|---|---|---|
| Acesso venoso periférico/ cateterismo umbilical/ intraósseo | Material cirúrgico estéril para cateterismo umbilical | Bisturi, tesoura, pinças Kelly, Backhaus, pinças com e sem dente, porta-agulha, fio mononylon 4.0. |
| | Agulhas intraóssea/ espinhal | N. 18 G. |
| | Agulha hipodérmica/ escalpe | N. 18 G. |
| | Conector em T | |
| | Fita adesiva/tala | Fixação de agulha intraóssea/membro. |
| | Bomba de infusão | Bateria com duração mínima de 1h. |
| | Material de anestesia pré-punção | |
| Medicações | Adrenalina | Preparo de *bolus* nos casos de PCR:<br>▪ Diluir uma ampola em 9 mL de SF 0,9% e administrar 0,2 mL/kg (0,02 mg/kg) via EV ou 1 mL/kg (0,1 mg/kg) via traqueal.<br>▪ *Bolus* EV seguido de *flush* de SF 0,9% 3 mL.<br>Se houver necessidade, realizar preparo de solução para infusão contínua. |
| | Atropina | |
| | Dobutamina/dopamina/ milrinona | |
| | Prostaglandina | Solicitar para transporte de RN com suspeita de cardiopatia congênita cianótica. |
| | Surfactante | Se disponibilidade de armazenamento refrigerado. |
| | Furosemida | |
| | Gluconato de cálcio 10%<br>Bicarbonato de sódio 8,4%<br>SF 0,9%<br>Cloreto de sódio 20%<br>Cloreto de potássio 10%<br>Glicose 50% | Aporte hidroeletrolítico<br>Duas ampolas (20 mL) de glicose 50% + 80 mL de SF 0,9% = SG 10%. |
| | Fenobarbital/fenitoína | |
| | Midazolam/fentanil | |
| | Succinilcolina/rocurônio | Rocurônio apenas se disponibilidade de armazenamento refrigerado. |

(*continua*)

TABELA 2 Categoria de materiais e equipamentos (*continuação*)

| Categoria | Itens/equipamentos | Especificações/observações |
|---|---|---|
| Outros materiais/ proteção | Escalpe | N° 23/25, três unidades. |
| | Agulhas | 25/7 e 20/5, três unidades. |
| | Seringas | 1/3/5/10 mL, duas unidades. |
| | Fita adesiva hipoalergênica/ bandagem elástica | |
| | Algodão e gazes estéreis | |
| | Antissépticos | Álcool 70% ou clorexidina. |
| | Tesoura | |
| | Luvas de procedimento e luvas estéreis | |
| | Etiquetas para identificação da medicação | |
| | Caixa de descarte de material perfurocortante | Procedimento e estéreis. |
| | Pulseiras para identificação do RN | |
| | | |
| | Equipamentos para proteção da equipe | Óculos, máscaras, gorros, aventais. |
| | Cardioversor | |
| | Relógio/cronômetro | Ponteiro de segundos ou celular. |
| Drenagem torácica | Escalpe | N. 23 e 25 para toracocentese de alívio. |
| | Abocath | N. 18 e 20 para toracocentese de alívio. |
| | Dreno de tórax | N. 10 e 12. |
| | Material cirúrgico estéril | Descrição feita anteriormente. |

CPAP: pressão positiva contínua em vias aéreas (do inglês *continuous positive airway pressure*); EV: endovenoso(a); HME: trocador de calor e umidade (do inglês *heat and moisture exchanger*); IOT: intubação orotraqueal; PCR: parada cardiorrespiratória; RN: recém-nascido; SF: soro fisiológico; SG: soro glicosado.
Fonte: elaborada pelas autoras.

Os materiais eletrônicos, como incubadora de transporte, monitor multiparamétrico ou oxímetro de pulso, ventilador eletrônico e bomba de infusão, devem ser portáteis, duráveis, leves, de fácil manutenção e estar sempre disponíveis e prontos para uso.

Estes equipamentos devem possuir bateria própria e recarregável, com autonomia de funcionamento de, no mínimo, o dobro do tempo do transporte. Lembrar que a bateria dos equipamentos só deve ser usada durante o deslocamento do RN entre a ambulância e a unidade neonatal. Tanto no hospital de origem quanto no veículo de transporte, os equipamentos devem estar conectados na fonte de energia elétrica respectivamente do hospital e do veículo de transporte.

Além disso, os materiais não podem sofrer interferência eletromagnética e devem possuir um módulo de fixação adequado, suportar a descompressão brusca, as mudanças de temperatura ambiente e a vibração, e passar pelas portas de tamanho padrão dos hospitais.

## TIPO DE VEÍCULO: TRANSPORTE TERRESTRE *VERSUS* TRANSPORTE AÉREO

A escolha do modelo de transporte neonatal depende de variáveis clínicas, logísticas e geográficas (Figura 2). O transporte terrestre é preferencial em deslocamentos inferiores a 160 km, garantindo maior estabilidade hemodinâmica por evitar variações de pressão atmosférica. Contudo, está associado a maior tempo de trajeto, vibrações e instabilidade mecânica que podem interferir na ventilação e no monitoramento.

Segundo a Portaria 2.048 do Ministério da Saúde de 2002, para o transporte neonatal por via terrestre, deve-se ter disponível ambulância de suporte avançado (tipo D). Tal tipo de transporte terrestre possui um custo relativamente baixo, segurança para a equipe e para o RN, além de apresentar pouca vibração, e o nível de ruído pode chegar até 90-100 decibéis (dB). Velocidades excessivas não são necessárias. Uma velocidade de 60 km/h, utilizando a premissa da direção defensiva (sem manobras perigosas) é considerada segura para o RN e para a equipe.

O transporte aéreo, por helicóptero (asa móvel) ou avião (asa fixa), é indicado em percursos superiores a 160 km ou em situações de extrema urgência, reduzindo de forma significativa o tempo de deslocamento.

Todavia, apresenta riscos adicionais, como a expansão gasosa em cavidades (lei de Boyle-Mariotte), como por exemplo, o que ocorre no pneumotórax, além de oscilações na saturação de oxigênio devido à menor pressão parcial de oxigênio ($PaO_2$) em altitude. Para mitigar tais riscos, recomenda-se ajuste prévio da fração inspirada de oxigênio ($FiO_2$), monitoramento contínuo da saturação de oxigênio e drenagem torácica precoce, se indicado.

Em ambos os contextos, a checagem rigorosa dos equipamentos de suporte avan-

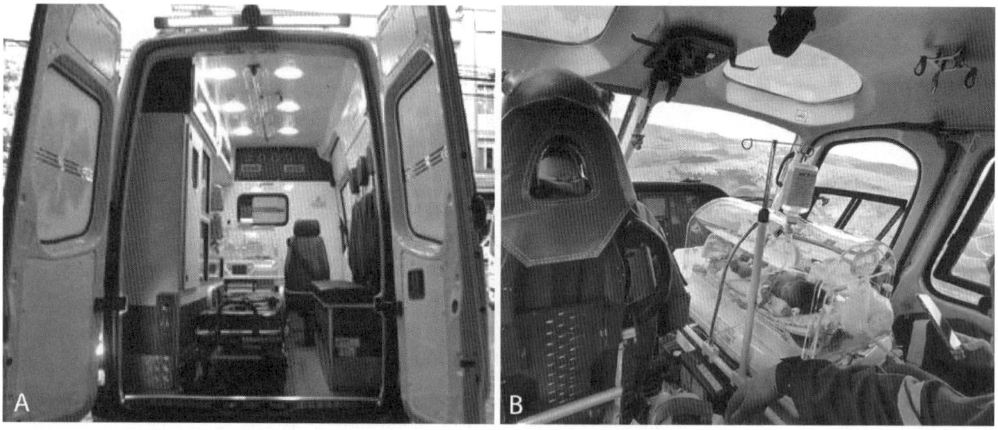

FIGURA 2 Modelo de transporte terrestre (A) e aéreo adaptado (B).
Fonte: arquivo pessoal das autoras. Veja imagem colorida no encarte.

çado é mandatória: incubadora de transporte com controle térmico ativo, ventilador neonatal portátil (com modos invasivo e não invasivo), monitor multiparamétrico (eletrocardiografia, saturação parcial de oxigênio, pressão arterial invasiva/não invasiva), bombas de infusão, aspirador portátil, cilindros de oxigênio e ar comprimido com autonomia suficiente, além de *kit* completo de via aérea avançada e drenagem torácica.

## PREPARAÇÃO DA EQUIPE

Transportar um RN é um desafio por si só, não só para o médico, mas para toda a equipe de atendimento pré-hospitalar (APH). Isso porque situações como prematuridade extrema, baixo peso, uso de tubos sem *cuff* e materiais que não fazem parte da rotina da equipe podem se tornar um grande desafio.

Logo, a capacitação prévia e o preparo técnico e emocional antes do transporte são essenciais para que ocorra de forma segura, tendo em mente que as possíveis intercorrências que poderão vir a ocorrer serão manejadas da melhor maneira possível, como extubação não programada, hipoglicemia, hipotermia, pneumotórax, instabilidade hemodinâmica, entre outras.

## REGULAÇÃO DE VAGA

Essa comunicação deve ser preferencialmente intermediada por uma central de vagas, na qual a equipe de atendimento checa a compatibilidade entre o quadro informado e o quadro atual e, dessa forma, fornece informações necessárias para garantir que o recurso correto seja utilizado para o paciente correto, em tempo hábil e destinado ao local adequado.

## CONSENTIMENTO

Sempre é necessário confirmar a identificação (pulseiras em punho ou tornozelo) do RN, assegurando-se a confirmação do paciente a ser transportado. A autorização para transporte é de ciência do responsável legal, bem como a decisão de acompanhar o RN durante o trajeto.

## ESTABILIZAÇÃO DO PACIENTE

### Cuidados imediatos antes do transporte

É de fundamental importância que alguns procedimentos sejam feitos antes do transporte, seja intubação orotraqueal (IOT), drenagem torácica ou até mesmo cateterismo umbilical, visto que o interior do veículo de transporte é um ambiente com espaço reduzido, equipe reduzida, recursos limitados e muitas vezes não controlado quando exposto a trajetos longos.

Logo, o que puder e o que houver necessidade de ser feito, opte-se sempre por realizar antes do transporte. Estabilizar, para evitar intercorrências no trajeto, é um processo essencial para a redução de morbimortalidade neonatal.

A fase pré-transporte constitui uma etapa decisiva para garantir a segurança do RN e a eficiência do percurso inter-hospitalar. O preparo inicia-se com a checagem minuciosa dos equipamentos, medicações e materiais essenciais, conforme descritos na Tabela 2.

Outro ponto crucial é a comunicação estruturada entre a unidade de origem e o centro receptor, por meio de relatório clínico atualizado contendo parâmetros ventilatórios, hemodinâmicos, intercorrências recentes e terapias instituídas. O consentimento informado dos responsáveis deve ser obtido de maneira clara, com explicitação de riscos e benefícios.

## Cuidados durante o transporte

### Controle da temperatura corporal

A hipotermia é um fator de risco significativo para mortalidade neonatal, especialmente em prematuros e RN de baixo peso. O manejo deve incluir incubadora de transporte de dupla parede, touca dupla para proteção da cabeça, envoltório plástico para RN < 34 semanas e dispositivos para umidificação e aquecimento de gases nos casos de pacientes em ventilação mecânica.

Também é importante ressaltar que a incubadora deve manter-se conectada à rede elétrica até o momento do transporte e utilizá-la apenas com uso exclusivo de sua bateria enquanto ela estiver em movimento.

Recomenda-se manter a temperatura da incubadora de acordo com o peso atual do paciente conforme a Tabela 3.

TABELA 3 Temperatura inicial a ser ajustada na incubadora de transporte segundo o peso do recém-nascido

| Peso (gramas) | Temperatura da incubadora (°C) |
|---|---|
| < 1.001 | 36-36 |
| 1.001-2.000 | 35-36 |
| 2.001-3.000 | 34-35 |
| > 3.000 | 32-34 |

Fonte: Ministério da Saúde 2020[1].

O monitoramento contínuo da temperatura é indispensável, sendo a faixa ideal de manutenção 36,5-37,5°C. O uso de colchões térmicos químicos pode ser indicado em situações de hipotermia extrema (< 25°C); entretanto, há a necessidade de vigilância rigorosa devido à chance de hipertermia (Figura 3).

Nos pacientes prematuros e nos portadores de hidrocefalia é imprescindível cobrir a cabeça com touca dupla: primeiramente com saco plástico após realizar o recorte como na Figura 4 e posteriormente com touca de malha tubular ou lã. O restante do saco plástico, após o recorte, deverá ser colocado no corpo do RN < 34 semanas.

Manutenção da via aérea e suporte ventilatório: a perviedade das vias aéreas deve ser assegurada por posicionamento adequado da cabeça com coxim sob as escápulas (para deixar o pescoço em leve extensão) e traves-

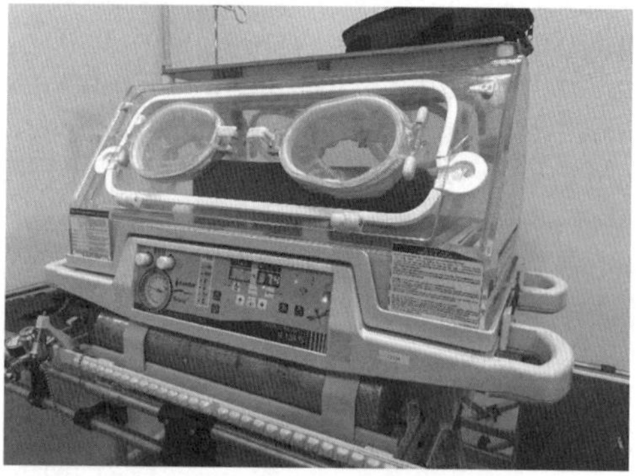

FIGURA 3 Incubadora neonatal.
Fonte: arquivo pessoal das autoras. Veja imagem colorida no encarte.

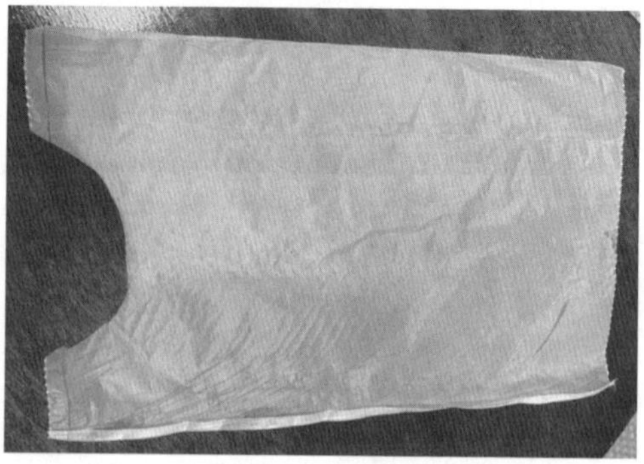

FIGURA 4 Imagem de saco plástico.
Fonte: arquivo pessoal das autoras.

seiro circular de gel ou ar (rodilha) de baixa espessura e flexível com intuito de atenuar o impacto do deslocamento, reduzindo o risco de extubação não programada.

Desse modo, é importante ressaltar que antes e mesmo durante o início do transporte é indicada aspiração de excesso de secreções da boca, narinas e hipofaringe (evitar introdução brusca devido ao risco de estímulo vagal, podendo evoluir com apneia e bradicardia), se necessário. O procedimento deve ser realizado de forma delicada com sonda traqueal n. 6-10.

O paciente pode ser transportado em uso de interface não invasiva (CPAP), ventilação mecânica invasiva (por meio do uso de cânulas traqueais sem *cuff* ou mesmo máscara laríngea para os RN > 2.000 g e IG ≥ 34 semanas) ou até mesmo em oxigenoterapia suplementar através de cateter nasal (variando a oferta de 0,15-3 L/min).

## Pressão positiva contínua em vias aéreas (CPAP, do inglês *continuous positive airway pressure*)

Está indicada nos casos em que o RN apresente desconforto respiratório, respiração espontânea, frequência cardíaca (FC) > 100 bpm e que necessite de recrutamento alveolar para manutenção de oxigenação adequada.

- Indicações: RN com peso ao nascer > 1.000 g; síndrome do desconforto respiratório ou pneumonias (condições que favorecem a formação de atelectasia) que necessitem de pressão expiratória final positiva (PEEP, do inglês *positive end-expiratory pressure*) ao redor de 5-6 $cmH_2O$ e de $FiO_2 \leq 0{,}4$, estáveis em suporte não invasivo há 1 ou 2 horas e que não apresentem risco de fadiga de musculatura respiratória; gasometria arterial com pressão parcial de dióxido de carbono ($PaCO_2$) < 60 mmHg.
- Contraindicações: RN com hipertensão pulmonar; situações em que o recrutamento alveolar não está ocorrendo de forma eficaz e que necessitem de PEEP > 8 $cmH_2O$; apneia recorrente e/ou doenças com risco de distensão gasosa intestinal. Nesses casos, está indicada a obtenção de via aérea avançada.
- Parâmetros ventilatórios: pressão entre 4-6 $cmH_2O$ e $FiO_2$ mínima para manter o alvo de saturação.
- Valores-alvo de saturação de oxigênio: 90-95%.

Durante o uso da CPAP é importante utilizar, caso possível, sonda orogástrica e deixá-la aberta para reduzir a distensão gástrica, facilitar a expansão pulmonar e reduzir o risco de aspiração de conteúdo gástrico.

## Ventilação mecânica invasiva

Caso haja alguma dúvida a respeito da patência das vias aéreas ou contraindicações de CPAP, a via aérea deve ser obtida preferencialmente através de cânula traqueal sem *cuff*.

- Indicações: risco de obstrução de vias aéreas; ritmo respiratório irregular ou múltiplos episódios de apneia há menos de 12 horas; necessidade de $FiO_2$ > 0,4 para manter saturação de oxigênio alvo (90-95%); $PaCO_2$ > 50-55 mmHg em vigência de patologia respiratória e peso < 1.000 g pelo risco de fadiga de musculatura respiratória.

## Escolha dos materiais

Ver Tabela 4.

TABELA 4 Tamanho de cânula traqueal, sonda traqueal e lâmina de laringoscópio segundo a idade gestacional ou peso ao nascer

| IG | Peso estimado (g) | Cânula traqueal | Sonda traqueal | Lâmina reta |
|---|---|---|---|---|
| < 28 | < 1.000 | 2,5 | 6 | 00 |
| 28-34 | 1.000-2.000 | 3,0 | 6 ou 8 | 0 |
| 35-38 | 2.000-3.000 | 3,5 | 8 | 1 |
| > 38 | > 3.000 | 3,5 ou 4,0 | 8 | 1 |

IG: idade gestacional. Fonte: Sociedade Brasileira de Pediatria, 2024[2].

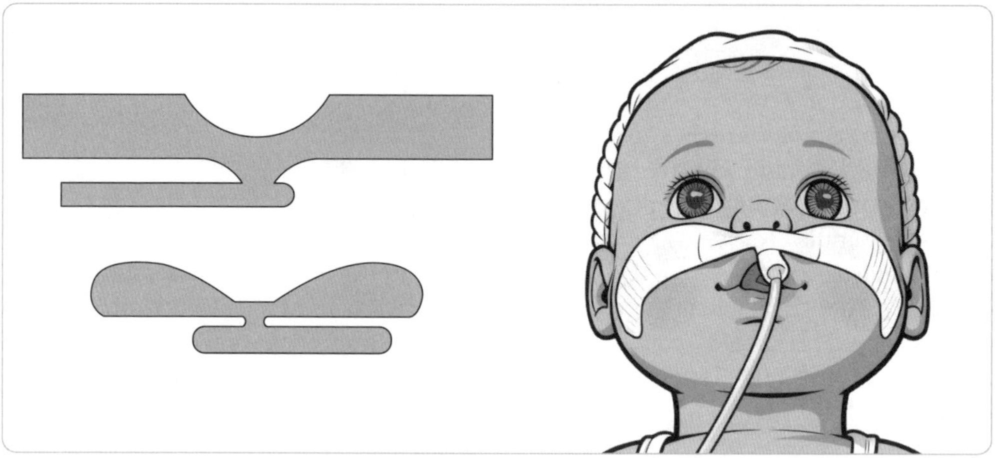

FIGURA 5 Fixador de tubos, sondas e cateteres endotraqueal.
Fonte: Polar Fix.

A fixação da cânula traqueal deve ser realizada utilizando fitas adesivas longas dispostas na face do RN em forma de H, conforme a Figura 5. Antes da fixação, deve-se sempre limpar a pele com água destilada. A profundidade da inserção da cânula baseia-se na IG e peso, podendo ser estimada pela seguinte fórmula: peso + 6 = marca, em centímetros, no lábio superior.

É importante ressaltar que em alguns ventiladores mecânicos o parâmetro denominado como pressão inspiratória já consta a soma da PIP e PEEP.

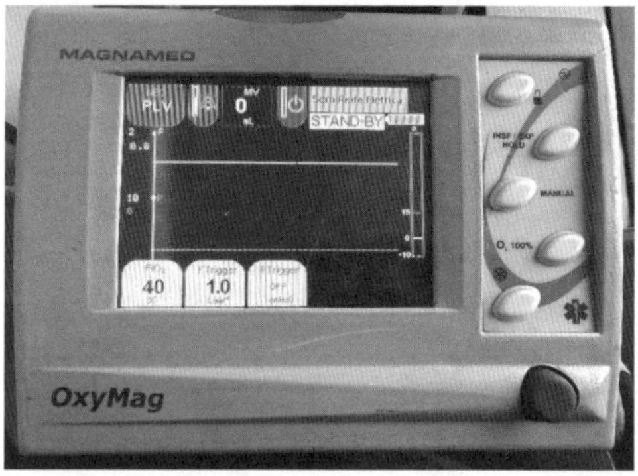


FIGURA 6 Modelo de parâmetros utilizados em um ventilador de transporte da marca Oxymag – $FiO_2$ 40% e sensibilidade a fluxo 1 L/min.
Fonte: arquivo pessoal das autoras. Veja imagem colorida no encarte.

Acesso vascular e estabilização hemodinâmica: o acesso venoso torna-se uma etapa

TABELA 5 Guia de parâmetros básicos de ventilação mecânica neonatal/pediátrica

| Parâmetro | Valor/meta | Observações |
|---|---|---|
| $FiO_2$ | Suficiente para manter saturação de oxigênio alvo | Saturação desejada: 90-95% |
| PIP | 15-20 $cmH_2O$ | Ajustar conforme a expansão torácica e a ausculta pulmonar. Limite máximo: 30 $cmH_2O$ |
| PEEP | 3-5 $cmH_2O$ | Pode ser aumentada até 8 $cmH_2O$ |
| FR | 30-60 irpm | Ajustar conforme a necessidade clínica |
| Relação I:E (inspiração:expiração) | 1:1,3 / 1:1,5 / 1:2 | Definir conforme a resposta ventilatória |
| Tempo inspiratório | 0,3-0,5 segundos | Associado à relação I:E |
| Objetivos ventilatórios | Volume corrente: 4-6 mL/kg | Saturação de oxigênio: 90-95% |
| Observação importante | Em alguns ventiladores, a "pressão inspiratória" já inclui PIP + PEEP | Verificar as especificações do equipamento |

$FiO_2$: fração inspirada de oxigênio; FR: frequência respiratória; irpm: incursões respiratórias por minuto; PEEP: pressão expiratória final positiva (do inglês *positive end-expiratory pressure*); PIP: pressão inspiratória de pico.
Fonte: Carvalho, 2019[3].

primordial para um transporte seguro, pois necessita, muitas vezes, de fluidoterapia de manutenção contendo glicose ou de expansão, analgosedação, fármacos vasoativos, entre outros.

Tipos de acesso vascular:

- Acesso vascular periférico.
- Cateterismo umbilical.
- Na presença de colapso cardiovascular não se recomenda tentar obter acesso venoso periférico.

O cateter umbilical deve ser inserido de emergência, com técnica estéril. Escolher o cateter de lúmen único 3,5 ou 5,0 F e preenchê-lo com SF 0,9%, deixando-o conectado a uma seringa de 10 mL por meio de uma torneira de três vias (mover a torneira para a posição fechada para o cateter, a fim de prevenir a saída de líquido e a entrada de ar).

Entretanto, em um cenário de transporte neonatal, cujo cenário é completamente imprevisível e até mesmo difícil quando o assunto é ambiente completamente estéril, as sondas de aspiração n. 04/06/08 podem ser utilizadas como cateter umbilical improvisado apenas para infundir as medicações necessárias naquele momento e posteriormente, assim que possível, o procedimento estéril com equipamento adequado será providenciado.

O coto umbilical e a região periumbilical devem ser limpos com solução antisséptica. A base do coto deve ser envolvida com cadarço de algodão ou gaze para evitar extravasamento de sangue dos vasos umbilicais; e com o bisturi, cortar em ângulo reto cerca de 1-2 cm acima da base. Introduzir o cateter ou a sonda de aspiração preenchidos por SF e progredir por cerca de 2-4 cm após o ânulo, deixando-o em posição periférica, evitando sua localização em nível hepático.

A introdução do cateter ou sonda deve ser suficiente para observar o refluxo de sangue, quando é feita sua aspiração na

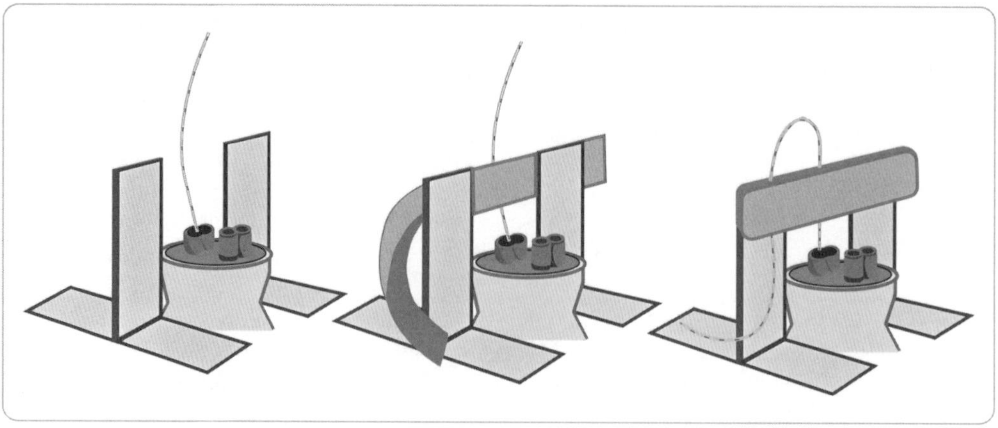

FIGURA 7 Fixação convencional.
Fonte: Vygon.

seringa. Se a opção for por manter o cateter realizado de urgência, esse deve ser fixado com curativo em ponte, conforme as Figuras 7 e 8.

O cateter central de inserção periférica (PICC, do inglês *peripherally inserted central catheter*) é obtido por meio de técnica estéril com inserção de um cateter venoso periférico; porém, objetivando topografia central.

No acesso intraósseo (a tíbia proximal anteromedial é o local de eleição), é preferível o uso de dispositivo intraósseo apropriado, porém o acesso pode ser realizado com agulhas do tipo hipodérmica (40 × 12 mm) ou Abocath tamanho 18 G.

É necessária muita cautela no momento da realização em RN, pois pode ocorrer fraturas ósseas, celulite local, osteomielite, isquemia de membros, extravasamento de fluidos, síndrome compartimental e amputação.

A infusão de volume e de medicações durante o transporte neonatal deve ser realizada preferencialmente por bombas de seringa. É importante conhecer a marca do material, bem como quais tipos e volumes de seringa serão acoplados à bomba. Além

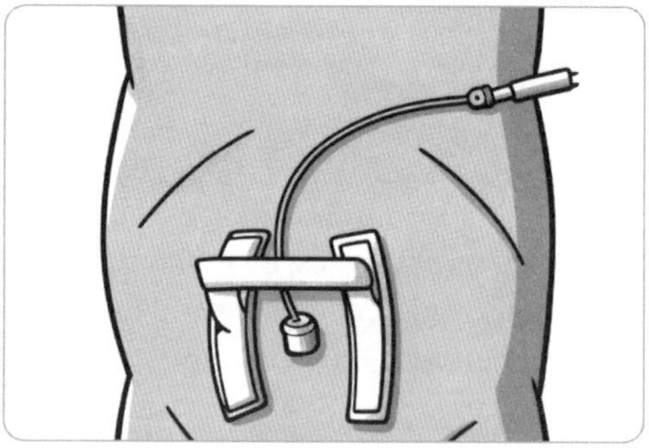

FIGURA 8 Curativo de CVU.
Fonte: Ministério da Saúde, 20201.

disso, é fundamental conhecer o volume que preenche o equipo de cada bomba e descontar esse valor do volume total da medicação, pois corresponde à porção que permanece no equipo e, portanto, não é administrada ao paciente.

### *Estabilização hemodinâmica*

É necessário verificar os sinais vitais, de forma especial os parâmetros que refletem a hemodinâmica do RN, tais como FC, diurese, estado mental, perfusão periférica e pressão arterial (quando aferida de forma não invasiva se atentar para o tamanho adequado do manguito). Recomenda-se manter a pressão arterial média (PAM), no mínimo, com valores aproximados à sua IG em semanas.

Quando há suspeita de cardiopatia dependente de canal arterial, a infusão contínua de prostaglandina E1 deverá ser prontamente iniciada.

Quando o paciente apresenta sinais de choque hipovolêmico, alíquotas de 10 mL/kg de SF 0,9% devem ser administradas em 30 minutos, de forma criteriosa. Para os pacientes não responsivos a volume ou àqueles que apresentam sinais de sobrecarga hídrica, o início de fármacos vasoativos é indicado. Deve ser considerada a fisiopatologia do choque neonatal da transição da circulação placentária para a pós-natal, que envolve disfunção miocárdica (miocárdio imaturo) e baixo fluxo sistêmico, com resistência vascular sistêmica aumentada.

Dobutamina é a opção na situação de baixo débito cardíaco e hipotensão, com pressão arterial normal. Adrenalina em doses baixas é a escolha nos casos de redução de débito cardíaco e hipotensão, com tônus vascular reduzido. Dopamina não é uma boa opção para tratar os casos de hipotensão em RN asfixiados, pois pode piorar a hipertensão pulmonar. Milrinona pode ser uma opção nos casos em que há disfunção miocárdica e hipertensão pulmonar associada.

- Dobutamina: 5-20 mcg/kg/min (doses de 5-10 mcg/kg/min otimizam o volume sistólico e o débito cardíaco). Doses de 10-20 mcg/kg/min aumentam o volume sistêmico).
- Adrenalina: 0,05-0,1 mcg/kg/min (melhora o débito cardíaco e causa vasodilatação periférica).
- Dopamina: 5-20 mcg/kg/min (a maioria dos RN apresenta boa resposta com doses ≤ 10 mcg/kg/min). Seu efeito inotrópico/vasopressor é dose-dependente e muito variável nos prematuros.

## REFERÊNCIA MANUAL DE CUIDADOS PÓS-REANIMAÇÃO 2025

### Analgossedação e monitoramento da dor

A dor no RN deve ser evitada de todas as formas possíveis, pois, quando não tratada, aumenta a morbimortalidade neonatal, levando a prejuízos para o sono (crítico para o desenvolvimento cerebral)[4].

Sabe-se que alguns procedimentos realizados, como obtenção de acesso venoso periférico, IOT, aferição de glicemia capilar, entre outros, são considerados dolorosos e faz parte do atendimento integral avaliar a dor a partir de escalas validadas como a *Neonatal Infant Pain Scale* (NIPS) (Tabela 6) e providenciar intervenções farmacológicas ou não farmacológicas dependendo do grau da dor[4].

O processo da intubação pode causar hipoxemia, bradicardia, l (HIC), hipertensão arterial sistêmica e pulmonar. Esse procedimento só deverá ser realizado sem uso de analgesia e/ou sedação apenas nos casos de ressuscitação em sala de parto ou em situações ameaçadoras à vida associadas à indisponibilidade de acesso venoso.

A sequência rápida de intubação possui indicação em quase todos os cenários de IOT, exceto os que já foram citados anteriormente. Também é importante realizar uma avaliação criteriosa nos casos de vias aéreas sabidamente difíceis, como as que possuem anomalias anatômicas, como a sequência

TABELA 6 *Neonatal Infant Pain Scale* (NIPS)

| Indicador | Pontuação | | |
|---|---|---|---|
| | 0 | 1 | 2 |
| Expressão facial | Músculos relaxados: face descansada, expressão neutra | Careta: músculos faciais contraídos; testa, queixo e maxilar franzidos (expressões faciais: nariz, da boca e da testa) | — |
| Choro | Sem choro: tranquilo, não está chorando | Choro fraco: gemido fraco, intermitente | Choro vigoroso: choro alto, crescente, estridente, contínuo (se RN estiver intubado, mímica facial do choro silencioso é considerado quando evidenciado por movimentos óbvios da boca e da face) |
| Padrão respiratório | Relaxado: padrão usual para este RN | Alteração da respiração: retrações, irregular, mais rápida do que o usual, engasgo, pausa respiratória | — |
| Braços | Relaxados/contidos: sem rigidez muscular, movimentos ocasionais dos braços | Flexionados/estendidos: braços tensos, esticados, rígidos e/ou rápida extensão e flexão | — |
| Pernas | Relaxadas/contidas: sem rigidez muscular, movimentos ocasionais das pernas | Flexionadas/estendidas: pernas tensas, esticadas, rígidas e/ou rápida extensão e flexão | — |
| Estado de consciência | Dormindo/acordado: tranquilo, quieto, dormindo ou alerta e calmo | Agitado: alerta, inquieto e se debatendo | — |

RN: recém-nascido. Fonte: Sociedade Brasileira de Pediatria[4].

de Pierre Robin, por exemplo. O esquema mais recomendado está descrito a seguir:

- Agentes vagolíticos: atropina (0,02 mg/kg) – visando reduzir a bradicardia por estímulo vagal.
- Analgesia: fentanil (1-4 mcg/kg). Infundir lentamente por 3-5 minutos devido ao risco de rigidez torácica (pode ser tratada com infusão de naloxona 0,1 mg/kg ou relaxantes musculares).
- Sedação: midazolam (0,05-0,1 mg/kg). A associação de benzodiazepínicos e opioides pode ajudar a reduzir a dose de opioides ou de relaxantes musculares. Seu uso pode ser considerado, com muita cautela, em RN a termo e seu uso não indicado em RN prematuros. Exis-

tem efeitos deletérios, como hipotensão em prematuros, redução do débito cardíaco e redução do fluxo sanguíneo cerebral.

- Relaxante muscular: preferido: rocurônio (0,6-1,2 mg/kg). Opção: succinilcolina (1-2 mg/kg) – contraindicada nos casos de hipercalemia, histórico familiar de hipertermia maligna, entre outros[5].

Com relação ao uso de analgesia EV contínua (p. ex., nos casos de necessidade de ventilação mecânica invasiva), o fentanil é o fármaco de escolha para uso no período neonatal. Inicia-se com dose de 0,5 mcg/kg/h, otimizando em 0,5-1 mcg/kg/h conforme a necessidade até a dose de 3 mcg/kg/h nos RN pré-termo e 5 mcg/kg/h nos RN a termo[4].

- Correção da glicemia e fluidoterapia: com o acesso vascular obtido, o paciente poderá receber administração de glicose EV objetivando a correção de um possível quadro de hipoglicemia. A glicemia deve ser mantida, durante o transporte, entre 50-100 mg/dL nas primeiras 48 horas de vida e entre 60-100 mg/dL após 48 horas de vida. A correção rápida consta na administração de 2 mL/kg de soro glicosado a 10% em *flush*.

Entretanto, em muitos contextos de APH não se dispõe de soro glicosado nessa concentração e, por isso, uma solução deverá ser preparada na proporção de duas ampolas de glicose 50% em 80 mL de SF 0,9% (é uma das formas de preparo). Após a correção, o paciente deverá receber a velocidade de infusão de glicose (VIG) de acordo com a glicemia capilar, variando entre 4-8 mg/kg/min.

Além disso, pode haver necessidade de acrescentar à fluidoterapia de manutenção com glicose – ajustada de acordo com a taxa hídrica, que depende do peso de nascimento e da idade pós-natal – a oferta de eletrólitos, como sódio e potássio, conforme o quadro clínico.

## INTERCORRÊNCIAS DURANTE O TRANSPORTE

É de suma importância identificar as intercorrências, solicitar a parada da ambulância, caso seja um transporte terrestre, e intervir de forma imediata. As possíveis intercorrências estão listadas nos tópicos a seguir:[2]

- Extubação não programada: obtenção de nova via aérea avançada, preferencialmente por cânula traqueal, porém tendo a máscara laríngea como opção para os RN ≥ 2.000 g.
- PCR: seguir as diretrizes do Programa de Reanimação Neonatal 2022.
- Pneumotórax hipertensivo: realizar toracocentese de alívio no segundo espaço intercostal com escalpe n. 23 ou 25 ou Abocath 18 ou 20.

## CONSIDERAÇÕES OPERACIONAIS

O preparo e a administração de todos os fármacos devem seguir um protocolo rígido:

- Cálculo individualizado por peso (mg/kg ou µg/kg/min).
- Preparo em técnica asséptica, utilizando seringas identificadas com nome da medicação, dose e via.
- Uso preferencial de bombas de infusão para fármacos vasoativos e anticonvulsivantes, garantindo precisão na taxa de administração.

- Monitoramento contínuo de FC, pressão arterial, saturação de oxigênio e glicemia capilar seriada.

## ESCORE DE RISCO DE TRANSPORTE INTER-HOSPITALAR

O índice de risco para estabilidade fisiológica no transporte (TRIPS, do inglês *Transport Risk Index of Physiologic Stability*) é um instrumento validado internacionalmente para a estratificação de risco em RN submetidos ao transporte inter-hospitalar. Baseia-se em parâmetros fisiológicos objetivos, temperatura corporal, estabilidade hemodinâmica, estado neurológico e oxigenação, que refletem diretamente a gravidade clínica e a probabilidade de morbimortalidade durante o deslocamento (Tabela 7).

### Classificação do risco (somatória dos pontos)

- 0-3 pontos (risco baixo): RN clinicamente estável; mortalidade estimada < 5%.
- 4-6 pontos (risco moderado): instabilidade fisiológica leve a moderada; risco de mortalidade entre 10-20%.
- 7-12 pontos (risco alto): instabilidade grave com necessidade de suporte avançado; mortalidade > 30%.

## CONSIDERAÇÕES FINAIS

O transporte neonatal, ao longo deste capítulo, foi apresentado como uma prática indispensável no contexto da atenção perinatal, especialmente em um cenário marcado por desigualdades na oferta e na distribuição de serviços de alta complexidade.

Trata-se de um processo que ultrapassa a mera transferência física de um RN entre instituições: ele envolve um conjunto de estratégias clínicas, logísticas e tecnológicas que, se não forem cuidadosamente planejadas e executadas, podem aumentar de forma significativa o risco de morbimortalidade.

A fragilidade dos neonatos, associada à imaturidade fisiológica e à instabilidade clínica frequente, exige uma abordagem

TABELA 7 Escore *Transport Risk Index of Physiologic Stability* (TRIPS): avaliação de estabilidade fisiológica no transporte neonatal

| Parâmetro clínico | 0 ponto | 1 ponto | 2 pontos | 3 pontos |
|---|---|---|---|---|
| Temperatura corporal (°C) | 36,5-37,5 | 36,0-36,4 ou 37,6-38,0 | 35,0-35,9 ou 38,1-38,5 | < 35,0 ou > 38,5 |
| PAM (mmHg) | ≥ 30 | 25-29 | 20-24 | < 20 |
| Resposta neurológica | Ativo, alerta, movimenta-se espontaneamente | Hipoativo, letárgico | Hipotônico, resposta mínima a estímulos dolorosos | Comatoso, ausência de resposta |
| Oxigenação ($SatO_2$/ necessidade de $FiO_2$) | $SatO_2$ ≥ 95% em ar ambiente | $SatO_2$ 90-94% em ar ambiente ou $FiO_2$ < 40% | $SatO_2$ 85-89% em $FiO_2$ < 60% | $SatO_2$ < 85% ou $FiO_2$ ≥ 60% |

$FiO_2$: fração inspirada de oxigênio; PAM: pressão arterial média; $SatO_2$: saturação de oxigênio. Fonte: Ministério da Saúde, 2020[1].

integral que contemple desde a estabilização prévia do paciente até os cuidados após a chegada ao destino.

A experiência clínica e a literatura demonstram que os principais fatores de risco associados ao transporte estão relacionados à hipotermia, à hipoglicemia, à hipoxemia, à extubação acidental e à instabilidade hemodinâmica, situações que, se não antecipadas e prevenidas, podem comprometer gravemente o prognóstico.

Por isso, torna-se essencial o uso de incubadoras de transporte com controle térmico, monitores multiparamétricos adequados ao perfil neonatal, e ventiladores portáteis com capacidade de fornecer suporte ventilatório invasivo ou não invasivo conforme a necessidade do paciente. Além disso, a preparação criteriosa da equipe e a previsão de possíveis intercorrências constituem elementos-chave para a condução segura do processo.

Outro ponto de destaque refere-se às condições estruturais e organizacionais do sistema de saúde. No Brasil, a concentração de leitos de terapia intensiva neonatal em regiões metropolitanas e mais desenvolvidas impõe a necessidade de transportar RN de áreas periféricas ou interioranas para centros de referência, o que amplia a distância percorrida e o tempo de deslocamento.

Tal realidade reforça a importância da regulação eficiente de leitos e da comunicação entre as unidades de origem e de destino, garantindo que a transferência ocorra de forma oportuna, segura e em conformidade com a gravidade do caso.

Adicionalmente, o consentimento formal dos responsáveis legais e a adequada comunicação com a família configuram não apenas um requisito ético e legal, mas também uma medida de humanização do cuidado, reduzindo a angústia dos familiares diante de uma situação que já é marcada por vulnerabilidade e insegurança.

Esse aspecto evidencia que o transporte neonatal não se restringe ao campo técnico, mas envolve igualmente dimensões sociais, emocionais e éticas, exigindo uma atuação sensível e integrada por parte dos profissionais de saúde.

Por fim, é possível concluir que a efetividade do transporte neonatal está diretamente vinculada à articulação entre protocolos bem-estruturados, disponibilidade de tecnologias adequadas, capacitação contínua das equipes multiprofissionais e fortalecimento da rede de atenção perinatal.

Desta forma, apenas a conjugação desses fatores poderá assegurar que o deslocamento de um RN deixe de ser um momento de risco elevado e se configure como uma extensão segura da assistência hospitalar, contribuindo para a redução das taxas de mortalidade e para a melhoria da qualidade de vida dos pacientes neonatais.

## REFERÊNCIAS

1. Brasil. Ministério da Saúde. Requisitos de boas práticas para transportes sanitários em unidades móveis terrestres nos Estados Partes do MERCOSUL. Brasília: Ministério da Saúde; 2020.
2. Sociedade Brasileira de Pediatria (SBP). Transporte do recém-nascido de alto risco: diretrizes da Sociedade Brasileira de Pediatria/Programa de Reanimação Neonatal da Sociedade Brasileira de Pediatria. 3ed. São Paulo: SBP; 2024.
3. Carvalho WB. Ventilação pulmonar mecânica em neonatologia e pediatria. Vol. 2. São Paulo: Editora dos Editores; 2019.
4. Sociedade Brasileira de Pediatria (SBP). Dores comuns em pediatria: avaliação e abordagem (Diretriz n. 177, 17 de outubro de 2024). São Paulo: SBP; 2024.
5. Taketomo CK. Pediatric & neonatal dosage handbook. 28ed. Hudson, OH: Lexicomp/Wolters Kluwer; 2021.

6. Committee on Perinatal Health. Toward improving the outcome of pregnancy: recommendations for the regional development of maternal and perinatal health services. National Foundation-March of Dimes, 1977.
7. Costa AB, Silva MR, Pereira JL. Protocolos de transporte neonatal: uma revisão crítica. Rev Bras Neonat. 2021;15(2):123-30.
8. Martins FA. Inovações tecnológicas no transporte neonatal: um panorama atual. J Ped Neonat. 2023;10(1):45-50.
9. Oliveira TR. A importância da equipe multidisciplinar no transporte neonatal. Rev Saúde Públ. 2023;57(3):200-10.
10. Silva JP, Almeida RS, Souza LM. Impacto do transporte neonatal na mortalidade e morbidade. Arq Pediat. 2022;29(4):300-10.
11. Sociedade Brasileira de Pediatria (SBP). Departamento Científico de Neonatologia. Nascimento seguro. São Paulo: SBP; 2018.

41

# Abuso e maus-tratos

Guilherme Zimermann Kummer
Gabriel Dias Souza
Osmar Colleoni

## Pontos-Chave

- O abuso e os maus-tratos comprometem a autonomia e segurança física, emocional e econômica das vítimas, afetando principalmente mulheres, crianças e idosos.
- A identificação desses casos é complexa, pois muitas vezes ocorrem em ambientes domésticos, longe do olhar dos serviços de saúde.
- As equipes de atendimento pré-hospitalar (APH) ocupam posição privilegiada para identificar sinais de violência, por estarem presentes em domicílios e situações de emergência.
- Indicadores físicos (hematomas, queimaduras, fraturas, lesões viscerais) e comportamentais (medo, apatia, depressão, evasividade) devem despertar suspeita. Ferramentas como o TEN-4-FACESP auxiliam no reconhecimento de lesões suspeitas em crianças, enquanto instrumentos como EASI (para idosos) e HITS (para violência por parceiro íntimo) ajudam a detectar abusos em diferentes grupos vulneráveis.
- A documentação detalhada e a notificação compulsória são obrigações legais e éticas dos profissionais de saúde. O registro preciso, o encaminhamento adequado e a comunicação com as redes de proteção são fundamentais para interromper o ciclo de violência.
- A capacitação contínua das equipes e a criação de protocolos padronizados são essenciais para fortalecer a resposta do APH, garantindo uma atuação mais eficaz e humanizada frente a esse grave problema de saúde pública.

## INTRODUÇÃO

Abuso e maus-tratos referem-se a condições que comprometem a autonomia e ameaçam a segurança física, psicológica ou econômica de uma vítima. Isso pode incluir violência doméstica e outras formas de violência interpessoal, negligência, exploração e privação de cuidados ou recursos. Sua ocorrência em populações mais vulneráveis (mulheres, crianças e idosos) é altamente prevalente em todo o mundo, com graves consequências para as vítimas e para a sociedade. Estudos epidemiológicos recentes afirmam que 1 em cada 4 crianças sofre alguma forma de abuso; já na população idosa, a taxa chega a cerca de 10% anualmente. Entre as mulheres, dados da Organização Mundial da Saúde (OMS) afirmam que no mundo pelo menos uma em cada três mulheres sofrerá violência por parceiro íntimo em algum momento de sua vida.

Existem múltiplas formas de maus-tratos, que em sua maioria ocorrem no contexto íntimo do ambiente domiciliar, o que dificulta sua detecção pelas redes habituais de saúde e pelos serviços sociais. Por sua forma de atuação, as equipes de atendimento pré-hospitalar (APH) ocupam posição singular para a identificação dessas situações, já que, ao prestar atendimento dentro desses ambientes privados, elas têm, muitas vezes, acesso ao domicílio e, logo, ao contexto familiar da vítima. Esse acesso às residências e o testemunho da dinâmica familiar, particularmente em uma situação de emergência, favorecem a identificação de sinais de abuso e negligência que, normalmente, não são encontrados no ambiente típico de assistência à saúde.

Situações suspeitas de violência, abuso ou maus-tratos são intrinsecamente complexas, afetando não apenas a saúde individual, mas também o bem-estar coletivo e social. A detecção e, sobretudo, a notificação desses casos enfrentam múltiplos desafios, como a escassez de treinamento específico para reconhecimento, a falta de clareza nas orientações sobre o processo de notificação, o receio de litígios e as preocupações relacionadas à dinâmica entre vítima e agressor.

Nos Estados Unidos, apenas 23% dos 50 estados possuem protocolos específicos, conforme dados do Emergency Medical Service (EMS), para a identificação e notificação de casos de abuso, enquanto 31% dos estados não têm sequer qualquer referência oficial sobre esse tipo de ocorrência. No Brasil, o protocolo de abordagem a maus-tratos no Serviço de Atendimento Móvel de Urgência (SAMU) ainda se encontra em fase de elaboração. Esses dados corroboram os achados da literatura, que apontam para a escassez de treinamento e a ausência de padronização nas ações voltadas ao enfrentamento desse agravo.

Ademais, a carga horária destinada tanto à capacitação inicial quanto à educação continuada dos profissionais é extremamente limitada quando existente, comprometendo a eficácia das intervenções e a segurança dos profissionais no cumprimento de suas obrigações legais e éticas de notificação. Soma-se a isso a limitação de tempo e de recursos inerente ao contexto do APH, o que frequentemente impede uma avaliação mais abrangente e detalhada do ambiente familiar e das circunstâncias que poderiam revelar situações de abuso.

## SUSPEITA E IDENTIFICAÇÃO

Os maus-tratos ou abusos podem manifestar-se de diversas formas, incluindo abuso físico, emocional, psicológico, sexual (ou contato sexualmente abusivo), negligência e exploração financeira.

Entre pessoas idosas, fatores de risco como isolamento social, diagnóstico de demência, comprometimentos de saúde e limitações funcionais aumentam a vulnerabilidade, dificultando o reconhecimento e a denúncia de situações de violência ou negligência. Além disso, idosos com déficits cognitivos ou funcionais frequentemente temem represálias por parte de familiares ou cuidadores, o que os leva a permanecer em contextos abusivos. O grau de dependência em relação ao cuidador, por sua vez, constitui elemento determinante na probabilidade de ocorrência de abuso físico ou negligência.

No que se refere aos achados físicos, estudos apontam que aproximadamente dois terços das lesões associadas a abusos estão localizadas nas extremidades superiores e na região maxilofacial, configurando padrões característicos que devem suscitar suspeita clínica de violência.

Conforme dados de 2020 da OMS, quando avaliamos a população infantil, cerca de 300 milhões de crianças de 2 a 4 anos são regularmente vítimas de disciplina violenta por parte de seus cuidadores em todo o mundo. Além disso, a violência emocional afeta uma em cada três crianças.

Alguns dos marcadores de maus-tratos infantis envolvem não apenas sinais físicos (como hematomas e lesões), mas também manifestações emocionais e comportamentais, como sobrecarga emocional, medo, sintomas psicossomáticos, dificuldades de adaptação, depressão e alterações comportamentais.

Com relação à violência física, um mnemônico validado para auxiliar na identificação de padrões de lesões suspeitas é o TEN-4-FACESP. Essa ferramenta foi validada em um estudo prospectivo transversal envolvendo mais de 21 mil crianças e ajuda a memorizar regiões corporais em que lesões devem levantar suspeita de maus-tratos: Torso, *Ears* (orelhas), *Neck* (pescoço), além de 4 meses ou menos de idade (para hematomas em qualquer localização) e outras localizações, definidas por *Frenulum* (frênulo), *Angle of the jaw* (ângulo da mandíbula), *Cheeks* (bochechas), *Eyelids/Subconjunctival* (pálpebras/subconjuntival). Hematomas em crianças com 4 meses ou menos, ou hematomas com formas definidas (por exemplo, do contorno de objetos) devem especialmente acionar o alerta.

Lesões em crânio, face (incluindo regiões orais e periorais), genitais ou perianais devem chamar a atenção para a suspeita de abuso e maus-tratos. Também merecem atenção a presença de múltiplas cicatrizes antigas, hematomas em diferentes estágios de evolução, fraturas de ossos longos em crianças menores de 3 anos e lesões viscerais internas sem histórico compatível de trauma significativo. Lesões com padrões estereotipados, como marcas de mordidas, cordas ou cintos, especialmente em áreas não expostas, reforçam a hipótese de violência.

As queimaduras constituem outro importante marcador de maus-tratos, principalmente quando apresentam padrões sugestivos, como queimaduras circulares compatíveis com pontas de cigarro, marcas de ferro ou de outros objetos quentes, queimaduras por escaldamento com limites bem definidos (como nas extremidades ou nádegas), lesões envolvendo o períneo, ou quando há inconsistências na história relatada pelos responsáveis ou conflitante entre o relato de diferentes familiares.

Uma demora significativa dos pais ou responsáveis em buscar ajuda diante de um trauma, acidente ou emergência clínica deve suscitar suspeita de maus-tratos, especialmente de negligência. Outros sinais de alerta incluem comportamento evasivo ou desinteressado dos responsáveis em relação ao estado da criança, discrepâncias entre as versões fornecidas por diferentes pessoas, ou incongruências entre a história relatada e a gravidade das lesões ou do quadro clínico apresentado. Esses elementos, quando presentes, devem ser cuidadosamente documentados e avaliados no contexto global do atendimento.

Diversas importantes referências bibliográficas em Pediatria trazem que os maus-tratos submetem a criança a um estado de estresse crônico ou tóxico, semelhante ao observado em outras formas de exposição à adversidade na infância. Esse estresse persistente pode comprometer o crescimento e o desenvolvimento infantil, aumentando o risco de doenças neuropsiquiátricas, como transtornos de ansiedade, distúrbios de comportamento, comportamentos de alto risco e dificuldades de inserção social.

Assim como no abuso infantil, mulheres vítimas de violência por parceiro íntimo (VPI) apresentam piora do estado geral de saúde e maior incidência de doenças mentais, mas também maior incidência de abuso de substâncias, como álcool ou drogas. Altas taxas de automutilação e suicídio também são observadas, bem como a presença de comportamentos de risco aumentado e piores resultados perinatais e reprodutivos. Para piorar ainda mais esse quadro, dados também da OMS afirmam que cerca de 38% de todos os feminicídios em todo o mundo são cometidos por um parceiro íntimo, reforçando a importância em saúde pública que esse tipo de violência possui.

A identificação desse tipo de violência pode ser um desafio. Em geral, a paciente pode apresentar-se de forma bastante inespecífica com sintomas médicos crônicos inexplicáveis ou com complicações relacionadas à gravidez. Dados do *National Sexual Violence Resource Center* mostram que a VPI frequentemente ocorre por meio de violência sexual associada a violência física. Tal dado reforça que, ao avaliar a paciente, devemos buscar por sinais sugestivos de ambos os tipos de violência.

O profissional de APH deve estar atento a indicações na cena sugestivas como presença de armas ou indícios de luta corporal, bem como sinais de arranhadura ou lesões inexplicadas em outras pessoas presentes no local. Na vítima, comumente são observados traumas em face, sinais de estrangulamento e lacerações.

## FERRAMENTAS DE TRIAGEM

Apesar de a percepção clínica do profissional de saúde ser o mais importante, uma revisão de 2015 da Cochrane demonstrou que o uso de ferramentas de triagem validadas aumentou o número de notificações de suspeitas de maus-tratos, sendo seu maior impacto no contexto da obrigatoriedade da triagem para todos os pacientes vítimas de trauma. O rastreio deve ser feito idealmente em um ambiente tranquilo, separado do parceiro, com uma abertura sem julgamentos, ambiente em geral indisponível no contexto de APH.

Para o rastreio de abuso em idosos, a American Medical Association recomenda a triagem direcionada tanto ao paciente idoso quanto ao cuidador. Para o paciente, o Índice de Suspeita de Abuso a Pessoas Idosas pode ser utilizado. Trata-se de uma ferramenta que consiste em 6 (seis) perguntas, a última respondida pelo médico. O índice é considerado positivo em caso afirmativo nas perguntas de 2 a 6.

TABELA 1 Índice de Suspeita de Abuso a Pessoas Idosas (adaptação da versão portuguesa da EASI)

| Perguntas do ISAPI (nos últimos 12 meses) – as perguntas de 1 a 5 são feitas ao paciente; a 6 é respondida pelo médico. | | | |
|---|---|---|---|
| 1. Já dependeu de alguém para alguma das seguintes atividades: tomar banho, vestir-se, fazer compras, ir ao banco ou realizar as refeições? | Sim | Não | Não responde |
| 2. Alguém o(a) impediu de obter comida, roupa, medicação, óculos, aparelhos auditivos, cuidados médicos de saúde ou de estar com as pessoas com quem queria estar? | Sim | Não | Não responde |
| 3. Tem andado aborrecido(a) porque alguém falou contigo de uma forma que o(a) fez se sentir envergonhado(a) ou ameaçado(a)? | Sim | Não | Não responde |
| 4. Alguém tentou forçá-lo(a) a assinar papéis ou a usar o seu dinheiro contra a sua vontade? | Sim | Não | Não responde |
| 5. Alguém o(a) fez sentir medo, o(a) tocou de formas que você não queria ou o(a) machucou fisicamente? | Sim | Não | Não responde |
| 6. Para o médico: o abuso de adultos idosos pode estar associado a certas observações, como pouco contato visual, comportamento não comunicativo, subnutrição/desnutrição, falta de higiene, lacerações, equimoses, vestuário inadequado ou problemas de má adesão medicamentosa. É percebível algum desses aspectos hoje ou nos últimos 12 meses? | Sim | Não | Não tenho certeza |

Fonte: Yaffe et al., 2008[10].

Para crianças, dentre um vasto número de ferramentas disponíveis, o instrumento ESCAPE é validado para aplicação no departamento de emergência e pode ser útil para uma avaliação mais objetiva no ambiente pré-hospitalar. O instrumento consiste em 6 perguntas, sendo positivo de acordo com a resposta dada.

Para triagem de VPI em mulheres, o questionário de triagem HITS (*Hurt, Insult, Threaten, Scream*) pode ser utilizado e possui 4 perguntas, sendo positivo em caso afirmativo de pelo menos uma delas.

## DOCUMENTAÇÃO

Uma vez feito o diagnóstico, as prioridades são tratar o paciente, tranquilizá-lo sobre sua segurança e encaminhá-lo adequadamente aos serviços de saúde. É importante documentar cuidadosamente as lesões na ficha de atendimento e fazer uma passagem do caso completa para o receptor no departamento de emergência ao qual o paciente será encaminhado, onde deverá ser acionado o serviço social ou autoridades responsáveis.

Além disso, trata-se de um agravo de notificação compulsória, sendo obrigatória

TABELA 2 Questionário ESCAPE para triagem de abuso infantil (tradução livre dos autores do ESCAPE *Instrument*)

| **Uma ou mais respostas marcadas nas caixas em negrito indicam a possibilidade de um risco aumentado de abuso infantil e medidas adicionais são recomendadas.** | | |
|---|---|---|
| A história é compatível? | Sim | Não |
| Houve demora significativa dos pais para chamar por ajuda? | Sim | Não |
| A presença da lesão é compatível com o desenvolvimento psicomotor da criança? | Sim | Não |
| O comportamento da criança e sua interação com os cuidadores é apropriada? | Sim | Não |
| Os achados da cabeça aos pés são compatíveis com a história? | Sim | Não |
| Existem outros achados ou sinais que fazem você ter dúvida em relação à segurança da criança com os cuidadores? * Se sim, descreva os sinais em "Outros comentários" abaixo. | Sim* | Não |
| Outros comentários | | |

TABELA 3 Ferramenta de triagem verbal HITS

| **O paciente responde "sim" ou "não" a cada pergunta. Um "sim" a uma ou mais perguntas classifica o paciente como uma triagem positiva. Responder "não" a todos os itens resulta em uma triagem negativa.** | | |
|---|---|---|
| Seu parceiro te machuca fisicamente? | Sim | Não |
| Seu parceiro te insulta ou te menospreza com frequência? | Sim | Não |
| Seu parceiro te ameaça com violência? | Sim | Não |
| Seu parceiro grita ou te xinga com frequência? | Sim | Não |

Fonte: tradução dos autores para o Verbal HITS Screening Questions.

ao profissional de saúde a sua realização em casos suspeitos ou confirmados, conforme Artigo 8 da Lei n. 6.259, de 30 de outubro de 1975, via preenchimento da folha de identificação individual do Sistema de Informação de Agravos de Notificação (SINAN).

A atuação diante da violência contra crianças, adolescentes, mulheres, pessoas com deficiência ou idosos pode ser uma tarefa desafiadora da equipe de APH, exigindo conhecimento técnico, sensibilidade, ética e domínio do arcabouço legal que protege as vítimas e orienta a conduta profissional.

Infelizmente, a falha em reconhecer e intervir em situações de violência por parceiro íntimo pode ter consequências graves para o indivíduo e sua família. Tais consequências podem incluir violência contínua, danos à saúde física e comportamental, até mesmo morte.

## CONSIDERAÇÕES FINAIS

A identificação de casos de maus-tratos (sejam eles dirigidos a idosos, crianças, mulheres ou pessoas com deficiência) pelos serviços de pré-hospitalar representa uma oportunidade crucial de intervenção precoce, prevenção de agravos à saúde física e mental e promoção de um ambiente psicossocial mais seguro.

Com o envelhecimento da população, amplia-se o papel do APH na detecção de situações suspeitas de abuso e negligência contra a pessoa idosa, possibilitando o encaminhamento adequado e o acionamento das redes de proteção. No caso das crianças, uma atuação precoce pode interromper o ciclo intergeracional de violência familiar, reduzindo danos e prevenindo a perpetuação de comportamentos abusivos.

Em relação à violência contra a mulher, embora existam avanços legais e estruturais, os índices de agressão e feminicídio permanecem elevados. A triagem obrigatória para VPI configura uma estratégia de eficácia comprovada que pode – e deve – ser incorporada às rotinas do APH.

A implementação de uma diretriz abrangente e padronizada para a identificação, documentação, encaminhamento e acompanhamento de casos de abuso e maus-tratos no âmbito pré-hospitalar é imprescindível. Da mesma forma, a educação continuada dos profissionais constitui pilar essencial para garantir sensibilidade, preparo técnico e atuação efetiva diante desse relevante problema de saúde pública.

## REFERÊNCIAS

1. Attar WM, Attar HM, Alonayni MS, Alotaibi AMA, Alfulayt MSE, Aharbi RA, et al. The role of the paramedic in identifying cases of abuse or neglect in the elderly and children, and developing protocols for reporting them. J Int Clin Res Case Rep. 2021.
2. Australian Institute of Health and Welfare. Australia's welfare 2019: in brief – Chapter 7 summary. Canberra: AIHW; 2019. [acesso em outubro de 2025]. Disponível em: https://www.aihw.gov.au/getmedia/affc65d3-22fd-41a9-9564-6d42e948e195/australias-welfare-chapter-7-summary-18sept2019.pdf.aspx
3. Cannell MB, Jetelina KK, Zavadsky M, Reingle González JM. Towards the development of a screening tool to enhance the detection of elder abuse and neglect by emergency medical technicians (EMTs): a qualitative study. BMC Emerg Med. 2016;16:19.
4. Johnson RS, Williams AB, Davis ML, Thompson KJ. Psychological barriers to abuse reporting among emergency medical services personnel. Trauma Violence Abuse. 2024;25(2):456-70.
5. Louwers ECFM, Korfage IJ, Affourtit MJ, Ruige M, van den Elzen APM, de Koning HJ, et al. Accuracy of a screening instrument to identify potential child abuse in emergency departments. Child Abuse Negl. 2014;38(7):1275-81.
6. O'Doherty L, Hegarty K, Ramsay J, Davidson LL, Feder G, Taft A. Screening women for intimate partner violence in healthcare settings. Cochrane Database Syst Rev. 2015;7:CD007007.
7. Shakil A, Cardwell J, Sherin K, Sinacore JM, Zitter R, Kindratt TB. Development of verbal HITS for intimate partner violence screening in family medicine. Fam Med. 2014;46(3):180-5.
8. Sooryanarayana R, Choo WY, Hairi NN. A review on the prevalence and measurement of elder abuse in the community. Trauma Violence Abuse. 2013;14(4):316-25.
9. Yaffe MJ, Wolfson C, Lithwick M. Elder abuse detection and intervention in geriatric medicine. Clin Geriatr Med. 2012;28(4):835-47.
10. Yaffe MJ, Wolfson C, Lithwick M, Weiss D. Development and validation of a tool to improve physician identification of elder abuse: the Elder Abuse Suspicion Index (EASI). J Elder Abuse Negl. 2008;20(3):276-300.

Seção V

# Miscelânea

42

# Resgate aeromédico brasileiro

Caroline Anne Lucas Leite Resener
Guilherme Sendtko Resener

## Pontos-Chave

- O resgate aeromédico brasileiro nasce no Busca e Salvamento (SAR, do inglês *Search and Rescue*)[1] e se consolida no atendimento pré-hospitalar (APH) civil nos anos 1980 (RJ e SP).
- A operação se apoia em marcos regulatórios distintos (RBAC 135, RBAC 90 e Portaria GM/MS n. 2.048/2002)[2-4], conforme arranjo do serviço.
- Voar muda prioridades: segurança operacional, seleção rigorosa da área de pouso, limites de peso e balanceamento, ergonomia, vibração/ruído, termorregulação e fisiologia do voo.

## CONTEXTO HISTÓRICO BRASILEIRO

O resgate aeromédico no Brasil surge dentro do SAR, coordenado pela Aeronáutica e iniciado em dezembro de 1950[1]. A consolidação civil ocorreu na década de 1980 com o Corpo de Bombeiros Militar do RJ (CBMERJ) por meio do Grupamento de Socorro de Emergência (GSE), já estruturado no APH terrestre e iniciando transporte aeromédico em 1988. Em 1989, São Paulo institui o Projeto Resgate, parceria entre a Secretaria de Estado da Saúde e a Segurança Pública/Polícia Militar, incorporando o helicóptero ao APH.

No Sistema Único de Saúde (SUS), atualmente, destacam-se as Secretarias Estaduais de Saúde do Paraná e de Santa Catarina pelo volume e capilaridade, cada qual com suas particularidades e parcerias. O helicóptero é empregado prioritariamente em ocorrências primárias; os aviões, em transportes inter-hospitalares – modelo que combina acesso rápido à cena (asa rotativa) e transferências entre serviços (asa fixa).

## MARCOS REGULATÓRIOS DO RESGATE/TRANSPORTE AEROMÉDICO NO BRASIL

Há múltiplos arranjos de serviços aeromédicos no Brasil:

- Privados/comerciais: contratados por hospitais, planos de saúde ou gestor público.
- Públicos civis: unidades de aviação de Corpos de Bombeiros e Polícias.
- Militares: notadamente operações SAR da Força Aérea Brasileira (FAB).

Cada arranjo se ancora em um marco aeronáutico distinto da Agência Nacional de Aviação Civil (ANAC) (ou, no meio militar, em normas do Ministério da Defesa) e, quando integra a rede de urgência do SUS, também se submete às normas sanitárias/assistenciais do Ministério da Saúde.

- Serviços privados/comerciais – RBAC 135: o operador deve possuir autorização específica para "operação aeromédica" e "*kit* aeromédico" correspondente[2].
- Unidades de aviação pública – RBAC 90: aeronave registrada como pública, Programa de Treinamento Operacional (PTO) aprovado e treinamentos específicos[3].
- Integração ao SUS – Portaria GM/MS n. 2.048/2002: regula a rede de urgência e o APH móvel (primário e secundário), incluindo o modal aéreo[4]. Determina vinculação à Central de Regulação, equipes capacitadas e regras para transporte inter-hospitalar. O alcance da Portaria se estende ao setor privado que atue em urgência/emergência mediante contratação do gestor, com cumprimento de fluxos e requisitos assistenciais.

É importante salientar que as regulamentações fazem uma importante distinção entre o Operador de Suporte Médico (OSM) e o Profissional de Saúde Embarcado (PSE). A depender do contexto e do tipo de operação, os profissionais de saúde que tripulam aeronaves, notadamente médicos e enfermeiros, podem fazer parte da equipe (OSM) ou serem "passageiros cuidando de passageiros" (PSE). A função de OSM traz responsabilidades junto à operação aérea, além do cuidado direto do paciente e, por isso, demanda conhecimento e treinamento específico para situações rotineiras do voo que são distintas do cuidado em terra. Por sua vez, o PSE tende a ser um profissional com uma habilidade pontual que é necessária naquela operação, mas não faz parte da rotina operacional, por exemplo pode-se pensar em um perfusionista acompanhando um paciente em oxigenação por membrana extracorpórea (ECMO), em que um conhecimento mais específico do equipamento pode ser necessário, mas o PSE não cumprirá função operacional, focando apenas no cuidado do paciente e recebendo uma breve instrução sobre segurança de voo. A necessidade de uma formação específica para o OSM agrega segurança à operação, pela necessidade de entender mais aprofundadamente as capacidades e limitações do modal aéreo, bem como ajudando os pilotos na tomada de decisão em relação ao voo, de acordo com as características do paciente a ser transportado.

## PARTICULARIDADES DO AEROMÉDICO: O QUE MUDA EM RELAÇÃO AO ATENDIMENTO PRÉ-HOSPITALAR TERRESTRE?

### Autoridade e segurança de voo

A segurança de voo é responsabilidade de todos. Esse é um grande mantra dos serviços aeromédicos e se reflete no gerenciamento de risco e tomada conjunta de decisão. Legalmente, a autoridade e a palavra final sobre as decisões referentes à segurança de voo são do comandante da aeronave, mas devido ao perfil das operações existe uma comunicação constante quando se voa próximo a alguns limites.

Em medicina sempre se avaliam os riscos: existe um risco em tomar determinada atitude e existe um risco em não a tomar. É comum a tolerância a limites mais baixos de segurança quando se vai atender o afogamento de uma criança se comparado com uma transferência inter-hospitalar, por exemplo.

Esses fatores externos podem prejudicar a tomada de decisão em abortar uma missão ou gerar maior risco à equipe; por isso, é comum dizer que o limite de segurança é a linha mais alta de quem estiver na equipe. Por mais que a palavra final seja do comandante, é esperado que os OSM e demais integrantes da tripulação participem da tomada de decisão, verbalizando o desconforto em relação à meteorologia, por exemplo, e isso deve ser levado em conta pelo piloto ao tomar a decisão de continuar ou abortar o deslocamento. Boas práticas ditam que quando qualquer membro da tripulação fizer menção de abortar o deslocamento, isso aconteça; em especial, porque as consequências de acidentes aéreos tendem a ser devastadoras.

As técnicas de Gerenciamento de Recursos da Tripulação (CRM, do inglês *Crew Resource Management*) são habilidades não técnicas necessárias para a comunicação efetiva em situações de crise. Essas habilidades, também conhecidas como *soft skills*, são bastante conhecidas da medicina de emergência e tem sua origem na aviação, consequentemente no mundo onde as duas se encontram, essas habilidades se tornam ainda mais necessárias. A utilização de *briefing* pré-voo, papéis definidos, limites explícitos, comunicação em alça fechada e gatilhos de "*STOP*" acionáveis por qualquer membro da tripulação diante de desconforto operacional são maneiras de aumentar a segurança das missões.

Ainda sobre isso, é interessante entender que há uma diferença entre uma "equipe especializada" e uma "equipe de especialistas". Colocar em um mesmo ambiente aqueles que têm excelência nas suas competências técnicas, mas não conseguem uma comunicação efetiva, entrega resultados muito piores do que equipes que são fundamentalmente competentes e conseguem se comunicar de maneira adequada em situações de crise.

### Área de pouso e aproximação

Especialmente ao se falar sobre asas rotativas e atendimento primário, os pousos em locais não preparados, também conhecidos como não homologados, aumentam muito o risco da operação e destacam a importância do OSM como membro ativo da tripulação.

Durante o voo pairado, o helicóptero cria uma grande força de vento para baixo, chamado *downwash*, que pode arremessar ou derrubar materiais e estruturas pouco resistentes, inclusive telhados, gerando risco para a aeronave e para quem está próximo. Em terrenos com areia ou terra, pode ocorrer o *brown-out*, que acontece quando a poeira levantada pelo vento "engloba" a aeronave e restringe a visibilidade, podendo causar perda das referências visuais e levar a acidentes. Outros obstáculos comuns são fios, animais soltos e pessoas no local.

As margens de segurança diferem de instituição para instituição, mas os princípios são os mesmos. A tendência é tentar pousar o mais próximo ao local do atendimento, em uma área que ofereça segurança para o procedimento. Durante o clareamento, quando a aeronave sobrevoa o local em busca de uma área de pouso, é função de toda a tripulação auxiliar no mapeamento de potenciais riscos e auxiliar na tomada de decisão. Não é incomum que o pouso não seja muito próximo ao local do atendimento, e pode ser necessário coordenar com outras viaturas, conseguir carona com carros de populares, ou ir caminhando até o local onde será prestado o atendimento.

Um bom exemplo é o serviço da *London Air Ambulance*, que tem seu foco em atendimentos a trauma e necessidade de trabalho em conjunto com a polícia, associado a características da própria cidade, na qual em sua rotina, os pousos já ocorrem mais distantes do local do atendimento e há apoio de viaturas policiais para o deslocamento final.

O médico regulador tem papel importante em auxiliar na localização do local da ocorrência pela equipe do helicóptero, orientando que os populares no local do incidente acenem com panos brancos, uma vez que os helicópteros geram fascínio na população, e é bastante comum que enquanto a equipe busca pelo local da ocorrência, pessoas acenem, dando "tchauzinho", o que pode gerar confusão e atraso na chegada da equipe.

Outro conceito importante é o de cabine estéril, onde a comunicação entre a tripulação se reduz ao mínimo necessário para garantir a segurança operacional, isso acontece principalmente durante o pouso e decolagem, mas pode também ser necessário em outras fases do voo, sobretudo quando o piloto realiza a coordenação com os controladores de espaço aéreo ou outras aeronaves na região. Especialmente quando se está com pacientes graves e é necessária uma comunicação mais constante entre o médico e o enfermeiro, pode ser necessário realizar o isolamento da cabine, separando a fonia aeronáutica da fonia de cabine.

## Peso e balanceamento

Para decolagens na vertical, ou seja, de espaços restritos, onde o helicóptero não consegue ganhar velocidade e decolar como se fosse um avião, há um aumento significativo na necessidade de potência e consequente redução na capacidade de carga. Locais mais elevados e temperaturas mais altas causam uma redução na pressão do ar, que também reduz a sustentação da aeronave e aumenta a demanda de potência. Grande parte dos serviços brasileiros utiliza a aeronave HB350, conhecida como Esquilo, para operações aeromédicas.

Essa adaptação da plataforma vem com uma série de limitações, especialmente quando se opera com piloto, copiloto, médico, enfermeiro e operador aerotático. Ao colocar o paciente também na cabine, além de todo o material da equipe de saúde, há uma tendência de deslocar o peso e o centro de gravidade da aeronave para a frente, o que pode trazer limitações e risco à operação. É importante o *briefing* entre a equipe de saúde e pilotos para planejamento de missões com segurança. Aqui o médico regulador pode auxiliar na tomada de decisão, solicitando ao serviço de origem o peso do paciente, em casos de transporte secundário, visto que isso pode inviabilizar a missão.

Equipamentos dedicados e especializados para o serviço aeromédico tendem a levar em consideração o peso, além de outras características de resistência aos estressores de voo, por isso não é uma boa prática utilizar em voo o mesmo material que é utilizado pelas unidades terrestres.

## Espaço, ergonomia e acesso ao paciente

Até aqui discutimos particularidades que se aplicam especialmente para as aeronaves de asas rotativas; porém, espaço, ergonomia e acesso ao paciente também são limitações importantes nas aeronaves de asas fixas, apesar de, em geral, serem mais espaçosas do que as de asas rotativas, ainda assim oferecem importantes restrições.

Mesmo em aeronaves que utilizam *kits* aeromédicos para o transporte de pacientes, a realização de procedimentos em voo é bastante complexa e limitada; portanto, é bastante comum equipes de serviços aeromédicos serem mais agressivas na abordagem dos pacientes e fazerem mais procedimentos em cena, antecipando a probabilidade de necessidade em voo. Existem estudos, especialmente em ambiente simulado, que demonstram uma maior taxa de sucesso na intubação orotraqueal (IOT) em voo utilizando dispositivos canaletados, mesmo assim ainda com taxas de sucesso em primeira passagem menores que em solo. Os dispositivos supraglóticos podem ser uma boa opção no caso de necessidade de abordagem da via aérea em voo.

O diagnóstico de pneumotórax em voo é muito dificultado, especialmente nas aeronaves de asas rotativas, onde o barulho impede uma ausculta adequada e a vibração pode gerar artefatos na ultrassonografia, causando confusão e subdiagnóstico.

Até mesmo a aplicação de drogas em voo é limitada, visto a necessidade de acesso às mochilas para o preparo e acesso ao paciente para a aplicação. A antecipação é um pilar do atendimento aeromédico. Deixar bombas de infusão preparadas e medicações já aspiradas pode facilitar e melhorar o atendimento em voo.

Outra grande limitação, quando se utiliza o Esquilo sem o *kit* aeromédico, é a sua largura. O paciente é transportado no banco dos passageiros, atrás, com a equipe ajoelhada à sua frente (Figura 1), mas a largura da cabine é de apenas 1,70 m, fazendo com que durante o transporte de pacientes em maca rígida, uma das portas tenha que ficar aberta, causando a exposição do paciente ao meio, muitas vezes frio.

Sangue ou secreções podem escorrer para fora da aeronave, sendo necessário maior cuidado com o isolamento do paciente. A utilização de macas de lona (Figura 2), como uma forma de estanque, é uma opção viável. A utilização de mantas aluminizadas pode ser considerada, mas por ser frágil, quando exposta à força do vento durante o deslocamento da aeronave é comum rasgar, o que pode inclusive causar danos à aeronave.

## Vibração, ruído e cinetose

A vibração e o ruído aumentam o tônus simpático, podem mobilizar fraturas, deslocar dispositivos e causar dor. Também geram cinetose, podem criar artefatos no monitoramento e quebrar a comunicação, além de fatigar a equipe.

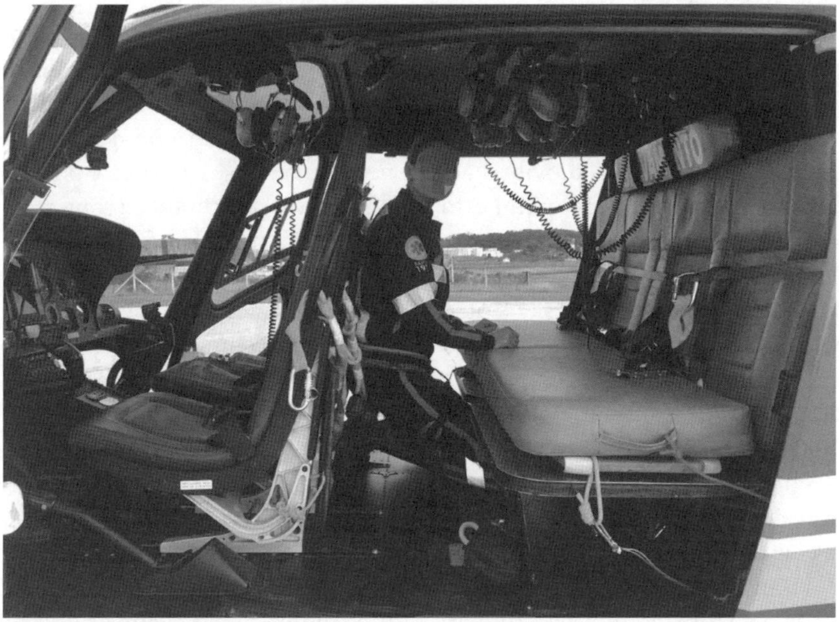

FIGURA 1 Posição que a equipe assume durante o transporte de um paciente.
Veja imagem colorida no encarte.

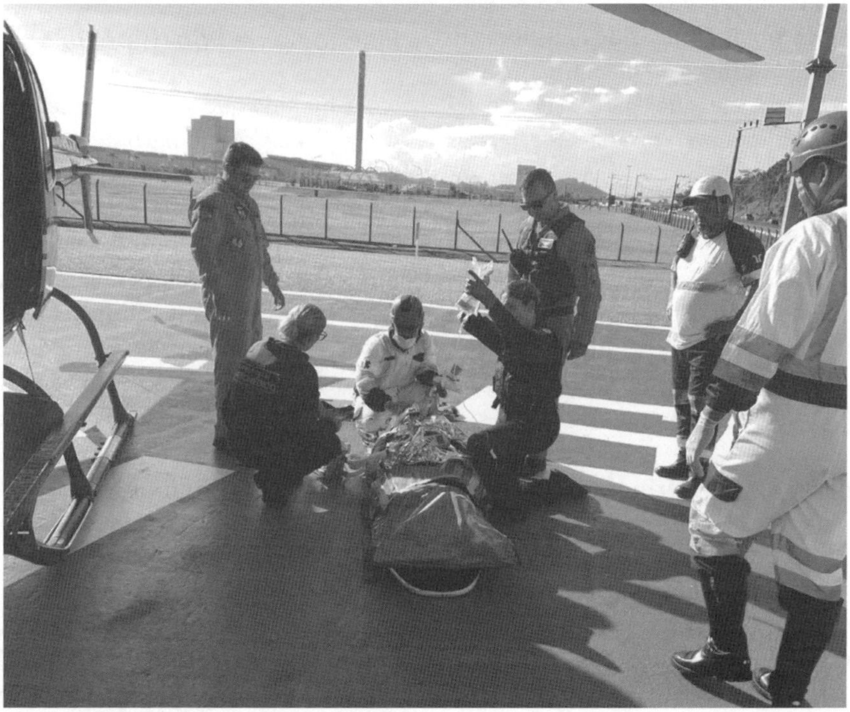

FIGURA 2 Exemplo de maca de lona (laranja).
Veja imagem colorida no encarte.

A utilização de colchões de gel e macas com redução da transmissão da vibração, que tenham algum tipo de isolamento, seja borracha ou pneumático, são formas de mitigar os efeitos deletérios da vibração. Em especial, a população neonatal está vulnerável às consequências da vibração. O transporte neonatal tem muitas particularidades, e novamente se pesa os prós e os contras. Há o risco de uma vibração constante por um período de transporte curto durante o voo contra a vibração da ambulância em estradas muitas vezes em condições precárias por um período maior, além da aceleração da decolagem e pouso contra a constante mudança de velocidade durante o transporte terrestre.

O ruído e a vibração também podem gerar leituras imprecisas dos equipamentos de monitoramento do paciente; por isso, é fundamental ter redundância e, ainda mais, observar os sinais clínicos de deterioração do paciente. A utilização de equipamentos específicos, homologados para o serviço aeromédico, reduz a presença desses artefatos no monitoramento.

O efeito estroboscópico do rotor do helicóptero e o movimento da aeronave podem causar cinetose em pacientes acordados. A utilização de profilaxia com escopolamina é recomendada, não existindo evidências para o uso rotineiro de outras medicações na profilaxia de cinetose.

## Termorregulação (frio na cabine)

Em missões aeromédicas, muitas vezes voa-se com portas abertas, como é o caso de um transporte de politrauma em maca rígida em um helicóptero Esquilo e, somados ao vento relativo e à baixa massa térmica da cabine, o aumento da altitude – com queda aproximada de ~1-1,5°C a cada 1.000 pés (~300 m) – favorece perdas de calor, podendo levar à hipotermia. Esse quadro agrava a coagulopatia, além de descompensar populações suscetíveis como neonatos e idosos. O risco é potencializado por exposição cutânea (roupas cortadas/molhadas), superfície fria da maca e infusão de fluidos não aquecidos.

A mitigação deve começar antes da decolagem, com pré-aquecimento da cabine quando possível, manter o paciente com cobertor térmico/manta aluminizada e administração de fluidos previamente aquecidos e mantidos em bolsas térmicas (ou aquecidos em linha, quando disponível). Em cenários de maior risco, como no caso de transporte neonatal, de idosos ou um trauma grave, planejar altitudes mais baixas, quando operacionalmente viável, é de grande valia.

## Fisiologia do voo (hipóxia e gases)

À medida que a aeronave sobe, pela lei de Boyle, a pressão barométrica cai, reduzindo a pressão alveolar de oxigênio ($PAO_2$) e aumentando o volume dos gases. Em aeronaves não pressurizadas, mesmo subidas modestas (≈ 2-3.000 pés) já diminuem a reserva de $O_2$. Duas implicações clínicas decorrem desse cenário: piora da hipóxia, exigindo maior fração inspirada de $O_2$ e ventilação ajustada, e expansão de gases em cavidades fechadas (risco de agravamento de pneumotórax e distensão gástrica) e em dispositivos com ar, como o balonete do tubo orotraqueal (TOT).

Recomenda-se drenar um pneumotórax conhecido se a altitude prevista for > 3.000 pés ou se o paciente estiver em ventilação mecânica. Descompressão gástrica com sonda nasogástrica (SNG) reduz a distensão e a regurgitação. Balonetes de TOT e dispositivos supraglóticos devem ser monitorados com manômetro e mantidos entre 20-30 $cmH_2O$; se não houver como medir e a altitude for elevada, pode-se considerar líquido estéril no *cuff*.

As metas de saturação e capnometria devem orientar tanto o cálculo do consumo previsto de $O_2$ (fluxo × minutos + reserva) quanto o planejamento de altitude/perfil de voo, em conjunto com o comandante.

### Fixação e homologação de equipamentos

Itens não fixados na cabine transformam-se em projéteis durante manobras ou turbulência, com risco de lesões à tripulação e ao próprio paciente. Por isso, todas as fixações/instalações – maca, suportes, pontos de energia e cilindros de $O_2$ – devem ser garantidas, possuir aprovação técnica aplicável e constar nos manuais do operador.

Já equipamentos não homologados podem causar interferência ou até mesmo bloquear os aviônicos, falhar por vibração/temperatura ou não suportar cargas de impacto, elevando o risco operacional. Além disso, descargas elétricas mal conduzidas podem causar queimaduras, choque em tripulantes ou faísca em ambiente com $O_2$. Assim, se o manual do operador não autoriza descargas em voo ou se o equipamento não é homologado, não cardioverter ou desfibrilar o paciente em voo.

## REFERÊNCIAS


1. Departamento de Controle do Espaço Aéreo (DECEA). Linha do tempo do Serviço de Busca e Salvamento (SAR). Brasília: DECEA; 1950-2024.
2. Agência Nacional de Aviação Civil (ANAC). Instrução Suplementar IS n. 135-005A. Portaria n. 7.630/SPO, de 23 de março de 2022. Autorização para operação aeromédica. Brasília: ANAC; 2022.
3. Agência Nacional de Aviação Civil (ANAC). RBAC 90. Requisitos para Operações Especiais de Aviação Pública. Brasília: ANAC; 2024.
4. Brasil. Ministério da Saúde. Gabinete do Ministro. Comissão Intergestores Tripartite. Portaria GM/MS n. 2.048, de 5 de novembro de 2002. Regulamento Técnico dos Sistemas Estaduais de Urgência e Emergência. Brasília: Ministério da Saúde; 2002.
5. Bailey V, Szyld E, Cagle K, Kurtz D, Chaaban H, Wu D, et al. Modern neonatal transport: sound and vibration levels and their impact on physiological stability. Am J Perinatol. 2019;36(4):352-9.
6. Hafner JW, Perkins BW, Korosac JD, Bucher AK, Aldag JC, Cox KL. Intubation performance of advanced airway devices in a helicopter emergency medical service setting. Air Med J. 2016;35(3):132-7.
7. Spinks A, Wasiak J. Scopolamine (hyoscine) for preventing and treating motion sickness. Cochrane Database Syst Rev. 2011;2011(6):CD002851.
8. Weisberg SN, McCall Jr JC, Tennyson J. Altitude-related change in endotracheal tube cuff pressures in helicopter EMS. West J Emerg Med. 2017;18(4):624-9.

43

# Incidentes com múltiplas vítimas e desastres

Ricardo Galesso Cardoso

## Pontos-Chave

- Os incidentes com múltiplas vítimas (IMV) e desastres desafiam os sistemas de saúde por gerarem grande número de vítimas em curto tempo, ultrapassando a capacidade assistencial local. Nesses contextos, a prioridade passa a ser "fazer o melhor para o maior número de pessoas", o que exige uma lógica coletiva, protocolos padronizados e integração entre instituições.
- O sucesso da resposta depende da coordenação entre órgãos de saúde, defesa civil e forças de segurança.
- O atendimento pré-hospitalar em IMV baseia-se em quatro pilares: comando, busca e resgate, triagem e cuidados médicos/evacuação.
- O Sistema de Comando de Incidentes (SCI) organiza as funções por competência, garantindo comunicação eficiente e flexibilidade.
- A triagem é essencial para priorizar vítimas conforme gravidade, evitando subtriagem e supertriagem. Postos médicos avançados (PMA) e hospitais de campanha permitem intervenções rápidas e reduzem a mortalidade evitável.
- O papel do médico e das equipes é adaptativo e depende da estrutura de comando. A evacuação deve ser coordenada para evitar sobrecarga dos hospitais e duplicação de esforços. As principais lições de eventos reais mostram que falhas logísticas e falta de treinamento prejudicam a resposta.
- O fortalecimento da capacitação contínua, simulações realísticas e integração interinstitucional são pilares indispensáveis para aumentar a eficiência e a resiliência dos sistemas de saúde frente a futuros desastres.

## INTRODUÇÃO

Os incidentes com múltiplas vítimas (IMV) e os desastres naturais ou provocados pelo homem representam grandes desafios para os sistemas de saúde. Esses eventos caracterizam-se pela súbita geração de grande número de vítimas, em proporção capaz de sobrecarregar e desorganizar a capacidade assistencial disponível localmente. A principal característica desses cenários é a discrepância entre a alta demanda por recursos e a baixa disponibilidade imediata de meios de resposta, exigindo uma lógica de priorização coletiva distinta da adotada na prática médica convencional.

Relatórios internacionais, como os do *World Health Organization* (WHO) e da *Pan American Health Organization* (PAHO), reforçam que a preparação para desastres é parte fundamental da resiliência em saúde. No Brasil, a Portaria GM/MS n. 2.048/2002 e os planos estaduais e municipais de defesa civil constituem a base regulatória, mas a experiência prática em eventos como enchentes, incêndios urbanos e deslizamentos tem mostrado que o êxito da resposta depende tanto da padronização de protocolos como da integração interinstitucional.

## DEFINIÇÕES E CENÁRIOS

Um IMV é definido como qualquer evento no qual o número de vítimas supera a capacidade imediata do sistema de saúde local de oferecer atendimento adequado. Já os desastres, além de envolverem múltiplas vítimas, podem gerar impactos prolongados na infraestrutura social, econômica e ambiental.

Os cenários podem ser classificados em naturais (enchentes, terremotos, deslizamentos) ou provocados pelo homem (explosões, acidentes industriais, atentados terroristas). Eventos de grande magnitude, como o Furacão Katrina (Estados Unidos, 2005) e o terremoto do Haiti (2010), evidenciaram a vulnerabilidade dos sistemas de saúde e a importância de sistemas robustos de comando e controle.

## PRINCÍPIOS DO ATENDIMENTO PRÉ-HOSPITALAR EM IMV

O conceito fundamental nesses contextos é que a prioridade deve ser fazer o melhor para o maior número possível de pessoas, e não apenas o melhor para cada paciente individual. Essa mudança de paradigma - do atendimento centrado no indivíduo para a lógica coletiva — é um desafio ético e prático para profissionais de saúde, especialmente em contextos de catástrofe. A literatura em Medicina dos desastres ressalta a importância de quatro pilares operacionais para a resposta:

- Instituição do sistema de comando.
- Busca e resgate.
- Triagem.
- Cuidados médicos e evacuação.

## SISTEMA DE COMANDO DE INCIDENTES

O Sistema de Comando de Incidentes (SCI), ou Sistema de Comando em Operações de Emergência (SICOE), constitui o arcabouço organizacional utilizado em respostas a IMV. Seu princípio é que as funções são atribuídas com base em competências, e não em patentes ou cargos. Isso permite maior flexibilidade, linguagem comum entre agências e capacidade de expansão conforme a magnitude do evento.

Estudos mostram que países que adotaram estruturas de comando padronizadas, como o *Incident Command System* (ICS), apresentaram respostas mais eficazes em desastres naturais e emergências químicas, reduzindo a mortalidade evitável.

## BUSCA E RESGATE

As operações de busca e resgate envolvem forças especializadas, como corpo de bombeiros, forças armadas e brigadas civis, frequentemente apoiadas por equipes médicas. A presença de médicos em equipes de resgate urbano (BREC) tem demonstrado impacto positivo na sobrevida, principalmente em eventos de soterramento ou colapso estrutural. O uso de cães farejadores, *drones* e tecnologias de geolocalização tem progressivamente aumentado a eficiência dessas operações. Contudo, a literatura ressalta que falhas logísticas, más condições climáticas e a falta de integração entre agências permanecem desafios significativos.

## TRIAGEM EM IMV

A triagem é, talvez, o ponto mais crítico do atendimento pré-hospitalar em IMV. Trata-se de um processo dinâmico, realizado no local do evento, que visa classificar as vítimas conforme a prioridade de atendimento.

O método mais difundido é o START (*simple triage and rapid treatment* – triagem simples e tratamento rápido), que utiliza critérios rápidos de avaliação de respiração, perfusão e estado mental. Dados mostram que, em média, 10-25% das vítimas de IMV apresentam lesões graves. No entanto, a triagem está sujeita a erros, como a subtriagem (quando pacientes críticos são classificados como leves, com risco aumentado de mortalidade) e a supertriagem (quando pacientes não críticos são classificados como graves, sobrecarregando o sistema). Estudos apontam taxas médias de subtriagem de 5% e supertriagem entre 30 e 50%.

Modelos mais recentes de triagem, como o SALT *Triage* (*sort, assess, lifesaving interventions, treatment/transport* – separação, avaliação, intervenções salvadoras de vida, tratamento/transporte), têm sido avaliados em estudos multicêntricos como alternativa ao START, com maior adaptabilidade a diferentes cenários de desastre.

## CUIDADOS MÉDICOS

Os cuidados médicos em IMV seguem uma lógica escalonada: atendimento inicial na cena, estabilização em postos médicos avançados (PMA), eventualmente apoiados por hospitais de campanha, até a transferência para unidades hospitalares definitivas. A experiência internacional indica que a implantação de PMA em zonas frias – afastadas da cena imediata, mas de fácil acesso – contribui para reduzir a mortalidade evitável, ao permitir intervenções rápidas de suporte avançado.

## O PAPEL DO MÉDICO

As situações de IMV e de desastres trazem uma série de desafios para o médico. Em geral esses profissionais são acostumados a ter um papel de liderança no atendimento das ocorrências, mas, ao entrar em uma estrutura de resposta organizada, entrarão em algum lugar da hierarquia que pode ser mais baixo, não sendo tanto um tomador de decisões, mas com foco exclusivo no atendimento das vítimas, ou do seu transporte, ou em algum outro papel específico. É importante entender onde se encaixar e o entender o seu papel no sistema, visto que uma engrenagem não funcionante prejudica o sistema como um todo.

Idealmente, deve haver treinamento prévio para melhorar a comunicação e o entendimento do papel de cada instituição e de cada função que pode ser atribuída aos profissionais que estão respondendo a esse tipo de cenário. Infelizmente, essa não é a realidade da maioria dos locais, assim o médico deve procurar a sua função. Caso ainda não esteja estabelecida, é preciso se apresentar para o SCI e oferecer as capacidades e limitações ajuda nesse processo.

Os profissionais médicos, além da assistência, podem ocupar posições de coordenação e tomada de decisão. Nesses casos, é fundamental entender os protocolos locais, com suas capacidades de resposta, para garantir o melhor atendimento ao maior número de vítimas.

## EVACUAÇÃO

A evacuação pode ocorrer por meios terrestres, férreos ou aéreos, dependendo das condições geográficas e da disponibilidade de recursos. A literatura demonstra que a integração precoce de sistemas aeromédicos amplia a capacidade de resposta em desastres de grande extensão territorial. No entanto, a evacuação mal coordenada pode gerar caos, repetição de fluxos e sobrecarga em hospitais de referência. Protocolos de regulação médica, com centralização das informações, são fundamentais para evitar colapso do sistema.

## DESAFIOS E LIÇÕES APRENDIDAS

A resposta a desastres sempre envolve falhas, conforme lembra a célebre lei de Murphy. Estudos de casos reais no Brasil, como as enchentes em Santa Catarina (2008) e Alagoas (2010), mostraram dificuldades na integração interagências, presença de grande número de voluntários sem treinamento e entraves políticos que retardaram a eficiência da resposta. As lições aprendidas desses episódios reforçam que treinamento contínuo e simulados realísticos formam a base da preparação. Revisões sistemáticas recentes apontam que exercícios simulados reduzem em até 30% o tempo médio de resposta em cenários de desastre.

## CONSIDERAÇÕES FINAIS

O atendimento pré-hospitalar em IMV e desastres exige preparo técnico, padronização de protocolos e integração interinstitucional. A lógica da medicina de desastres (voltada a maximizar o benefício coletivo) representa um desafio ético e operacional, mas é essencial para salvar o maior número de vidas em situações de crise. Para sistemas de saúde como o brasileiro, ainda em processo de consolidação de estruturas formais de resposta, o investimento em capacitação profissional, integração de órgãos públicos e privados, e incorporação de tecnologias de triagem e evacuação são passos fundamentais para aumentar a resiliência diante de futuros desastres.

## REFERÊNCIAS

1. Alga A, et al. Disaster preparedness and simulation training: a systematic review. Disaster Med Public Health Prep. 2019;13(5-6):1073-87.
2. Auf der Heide E. The importance of evidence-based disaster planning. Ann Emerg Med. 2006;47(1):34-49.
3. FitzGerald GJ, et al. Mass casualty management. Emerg Med Australas. 2010;22(5):379-95.
4. Hsu EB, Thomas TL, Bass EB, Whyne D, Kelen GD, Green GB. Healthcare worker compe-

tencies for disaster training. BMC Med Educ. 2006;20:6:19.
5. Kahn CA, et al. Does triage accuracy matter? A systematic review. Prehosp Disaster Med. 2017;32(5):482-95.
6. Lee T-H, et al. A sustainable ambulance operation model in a low-resource country. Emerg Med Int. 2018.

44

# Atendimento a produtos perigosos

Marcio Saiga

## Pontos-Chave

- Incidentes com produtos perigosos representam um dos cenários mais complexos do atendimento pré-hospitalar, exigindo resposta rápida, organizada e baseada em protocolos de segurança.
- A falta de informação inicial é frequentemente o maior inimigo do socorrista. A identificação correta da substância envolvida é essencial para direcionar a resposta.
- A segurança da equipe deve ser prioridade absoluta. Nenhuma vítima deve ser atendida sem que as zonas de controle e o uso de equipamentos de proteção individual adequados estejam garantidos.
- O reconhecimento da cena deve sempre ser realizado a distância, considerando a direção do vento e evitando exposição desnecessária.
- O uso das guias de emergência (ERG/Abiquim) é indispensável para definir procedimentos iniciais, distâncias de isolamento e estratégias de ação protetora.
- A correta delimitação das áreas (quente, morna e fria) organiza a cena, previne novas vítimas e permite um fluxo seguro de descontaminação e atendimento.
- O planejamento inicial e a comunicação eficiente com as equipes de apoio (bombeiros, Defesa Civil, polícia, serviços de saúde) são determinantes para o sucesso da operação.

## INTRODUÇÃO

Os incidentes envolvendo produtos perigosos configuram uma das mais complexas emergências enfrentadas pelas equipes de atendimento pré-hospitalar (APH). Além de exigirem resposta rápida e coordenada, demandam conhecimento técnico específico e protocolos de segurança rigorosos.

Nesse sentido, o maior inimigo do combate a acidentes com produtos perigosos é a falta de informação, pois, sem conhecimento atualizado, identificação correta dos riscos e protocolos bem estabelecidos, as equipes de APH, a população local e o meio ambiente ficam expostos a consequências graves. Este capítulo apresenta os conceitos fundamentais que envolvem a temática de produtos perigosos, sua relevância para a prática do APH e as principais definições necessárias para o entendimento e aplicação das medidas adequadas às emergências com produtos perigosos

## ATENDIMENTO INICIAL

O atendimento inicial em incidentes com produtos perigosos exige extrema cautela, sendo fundamental planejar a abordagem com foco na segurança dos profissionais e das pessoas próximas ao local do acidente. É essencial evitar que curiosos ou desatentos se tornem vítimas: interrompa imediatamente o tráfego de veículos e a circulação de pessoas na área afetada.

O uso de equipamentos de proteção individual (EPI) adequados, a definição de zonas de controle, o acionamento de recursos adicionais e o suporte especializado são imprescindíveis para garantir que as equipes de APH atuem de maneira segura e eficaz. Assim, antes mesmo de realizar intervenções, deve-se proceder ao reconhecimento da cena e buscar a identificação das substâncias envolvidas.

O reconhecimento deve ocorrer a distância, sempre com o vento pelas costas, e nunca se deve aproximar da área de um acidente com produto perigoso sem a devida proteção. Sempre que possível – e desde que a direção do vento permita –, deve-se optar por um ponto de observação mais elevado em relação ao local do acidente. Seguindo essas etapas iniciais, minimiza-se o risco de exposição inadvertida das equipes.

Além da tentativa de identificar a substância envolvida, nessa primeira avaliação as equipes devem também procurar sinais de potenciais riscos. Devem ser observados rótulos ou placas de identificação, líquidos derramados, substâncias dispersas, vapores visíveis, fumaça, chamas, integridade dos veículos envolvidos, tipo de transporte (a granel ou embalado), integridade dos invólucros, condições climáticas, riscos ambientais e número de vítimas. Alguns equipamentos podem ser empregados nesse momento inicial:

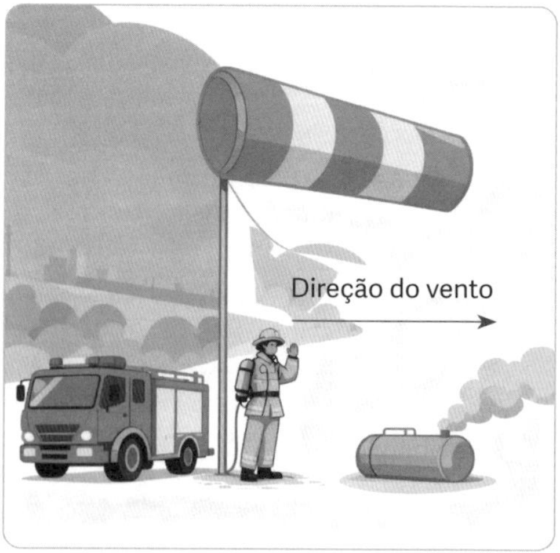


FIGURA 1 Reconhecimento inicial.

- Binóculos de longo alcance: fortemente recomendados, permitem melhor visualização de detalhes e a leitura de marcações em placas a uma distância segura.
- Birutas ou indicadores de direção do vento: ferramentas simples e eficazes que permitem identificar a direção predominante do vento e estimar sua velocidade aproximada, possibilitando delimitar a área de maior risco de dispersão. A instalação de uma biruta em local visível facilita que toda a equipe mantenha consciência situacional.
- Recursos tecnológicos adicionais: drones para observação aérea da cena, sensores (como detectores de gases e câmeras térmicas) e *softwares* de modelagem de dispersão – como o ALOHA –, além de aplicativos de *smartphone* específicos, podem ser úteis a depender do cenário.

## Identificação das substâncias

Para a correta identificação da substância envolvida, podem ser utilizados os painéis de segurança e os rótulos de risco, que devem estar afixados na parte dianteira e traseira do veículo, bem como nos compartimentos de carga. Esses painéis e rótulos seguem as recomendações da Organização das Nações Unidas (ONU) para o transporte de produtos perigosos, conforme descrito a seguir.

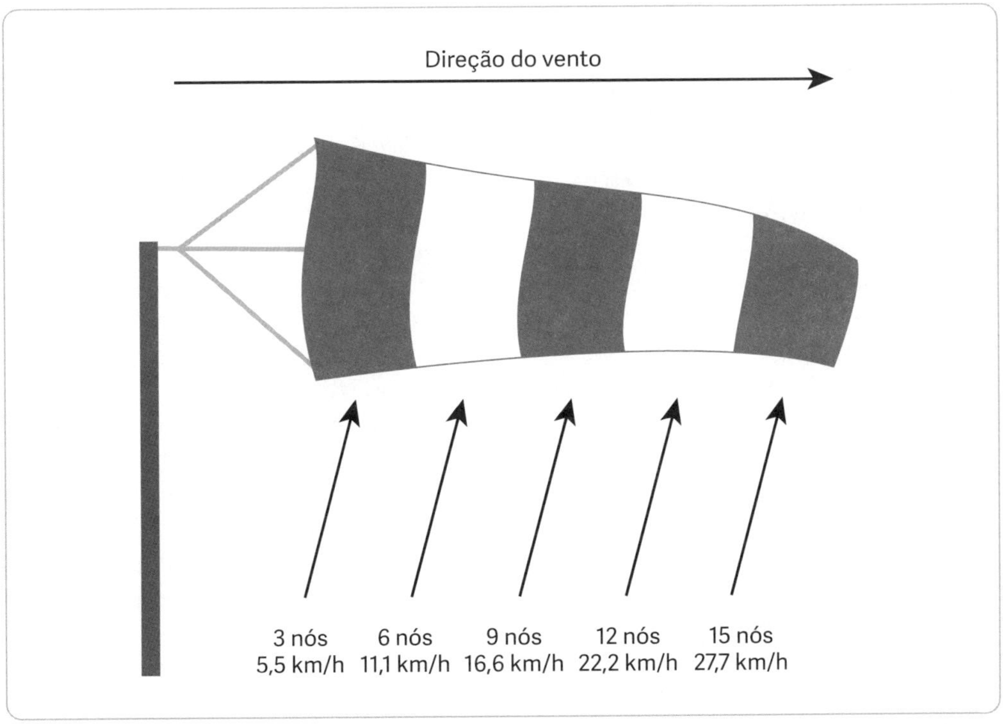


FIGURA 2 Biruta: além de indicar a direção, pode-se estimar a velocidade do vento. Em alguns casos em que há vento em velocidades baixas, podemos utilizar uma fita de tecido leve em uma haste, como a antena de uma viatura, para definir ao menos a direção do vento.

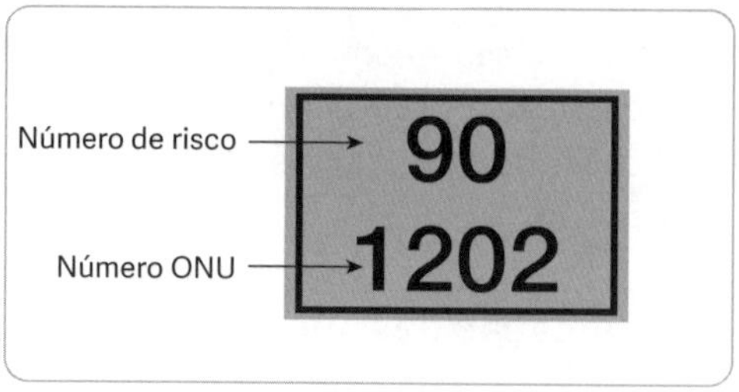


FIGURA 3 Número ONU e risco.

O rótulo de risco consiste em uma placa em formato de losango, contendo símbolos, cores e inscrições que representam a classe ou subclasse do produto perigoso, de acordo com a classificação da ONU. Esses rótulos devem ser fixados nas laterais e na traseira do veículo, nos tanques de armazenamento e nas embalagens dos produtos perigosos.

O painel de segurança é uma placa retangular, de coloração alaranjada, que deve conter dois números em preto. O número disposto na parte superior corresponde ao número de risco, enquanto o número na parte inferior indica o número ONU. Os números de risco (código Kemler) são compostos por dois ou três algarismos e podem ser acompanhados da letra "X", quando necessário. Esses algarismos estão relacionados às propriedades de cada produto.

O primeiro algarismo corresponde sempre ao risco principal, ou seja, à característica mais relevante do produto perigoso. Já o segundo e o terceiro algarismos indicam riscos secundários ou refletem a potencialização do risco inicial. Dessa forma, a leitura completa do número de risco permite ao profissional compreender não só o perigo predominante, mas também os riscos adicionais que podem estar presentes em caso de acidente.

Quando a substância puder ser representada de forma adequada por apenas um código, este será seguido do algarismo zero.

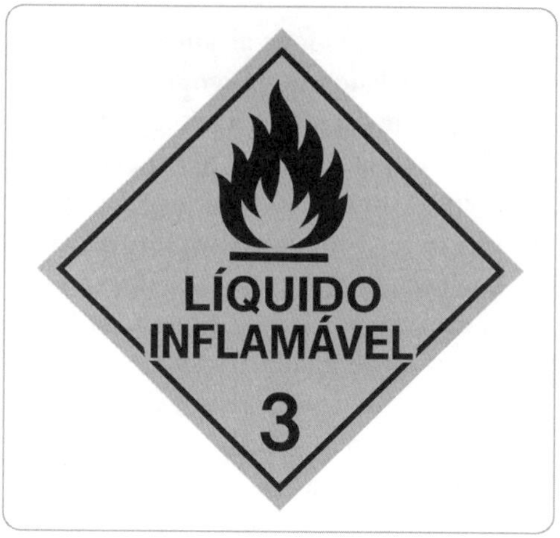


FIGURA 4 Rótulo de segurança.

Esse recurso evita ambiguidades e mantém a padronização da identificação. Além disso, a repetição de algarismos tem um significado especial: representa a intensificação do risco. Por exemplo, o código 3 indica líquido inflamável, enquanto o código 33 indica um líquido altamente inflamável, como a gasolina.

Outro aspecto importante diz respeito ao algarismo 9. Quando ele aparece como primeiro dígito, significa que o produto apresenta um risco não contemplado nos demais códigos (2 a 8). Isso abrange substâncias com características perigosas peculiares ou múltiplas. No entanto, quando o 9 ocupa a posição de risco secundário, seu significado se altera: ele passa a indicar risco de reação violenta, como pode ocorrer em processos de explosão ou decomposição rápida.

Atenção: veículos que apresentem painel de segurança afixado, mas sem a indicação numérica, podem estar transportando diferentes produtos na mesma unidade de carga. Nesses casos, os painéis de segurança com as identificações individuais devem estar afixados nas laterais dos reservatórios correspondentes.

TABELA 1 Classe de risco e definições

| Classe | | Subclasse/descrição |
|---|---|---|
| Classe 1 – Explosivos | 1.1 | Substância e artigos com risco de explosão em massa |
| | 1.2 | Substância e artigos com risco de projeção, mas sem risco de explosão em massa |
| | 1.3 | Substâncias e artigos com risco de fogo e com pequeno risco de explosão ou de projeção, ou ambos, mas sem risco de explosão em massa |
| | 1.4 | Substância e artigos que não apresentam risco significativo |
| | 1.5 | Substâncias muito insensíveis, com risco de explosão em massa |
| | 1.6 | Artigos extremamente insensíveis, sem risco de explosão em massa |
| Classe 2 – Gases | 2.1 | Gases inflamáveis |
| | 2.2 | Gases não inflamáveis, não tóxicos: são gases asfixiantes, oxidantes ou que não se enquadrem em outra subclasse |
| | 2.3 | Gases tóxicos: são gases, reconhecida ou supostamente, tóxicos e corrosivos que constituam risco à saúde das pessoas |
| Classe 3 – Líquidos Inflamáveis | - | Líquidos inflamáveis |
| Classe 4 – Sólidos inflamáveis | 4.1 | Sólidos inflamáveis, substâncias autorreagentes e explosivos sólidos insensibilizados |
| | 4.2 | Substâncias sujeitas à combustão espontânea |
| | 4.3 | Substâncias que, em contato com água, emitem gases inflamáveis |
| Classe 5 – Oxidantes | 5.1 | Substâncias oxidantes |
| | 5.2 | Peróxidos orgânicos |
| Classe 6 – Tóxicos/infectantes | 6.1 | Substâncias tóxicas |
| | 6.2 | Substâncias infectantes |
| Classe 7 – Radioativo | - | Qualquer material ou substância que contenha radionuclídeos |
| Classe 8 – Corrosivos | - | São substâncias que, por ação química, causam severos danos quando em contato com tecidos vivos ou, em caso de vazamento, danificam ou mesmo destroem outras cargas ou o próprio veículo |
| Classe 9 – Diversos | - | São aqueles que apresentam, durante o transporte, um risco não abrangido por nenhuma das outras classes |

TABELA 2 Números de risco

| Código | Propriedade |
|---|---|
| 0 | Ausência de risco subsidiário |
| 2 | Desprendimento de gás devido à pressão ou reação química |
| 3 | Inflamabilidade de líquidos e gases ou líquidos sujeitos a autoaquecimento |
| 4 | Inflamabilidade de sólidos ou sólidos sujeito a autoaquecimento |
| 5 | Efeito oxidante (intensifica o fogo) |
| 6 | Toxicidade ou risco de infecção |
| 7 | Radioatividade |
| 8 | Corrosividade |
| 9 | Outros perigos não abrangidos pelos outros algarismos ou risco de reação violenta |
| X | Substância que reage perigosamente com a água |

Obtido o número ONU ou o nome específico do produto perigoso, devem-se consultar os manuais de atendimento a emergências com produtos perigosos – ERG (em inglês) ou Abiquim (em português). Ambos apresentam catálogos de substâncias em ordem alfabética ou por número ONU. Após localizar a substância desejada no manual de referência, deve-se verificar o número da guia de emergência correspondente, que servirá de base para o atendimento inicial. Essa guia será abordada no próximo tópico.

Além dos manuais, outros documentos podem ser utilizados para a obtenção de informações sobre as substâncias transportadas, como os documentos fiscais do produto e a cópia da guia de emergência específica daquela substância. Muitas vezes esses documentos podem ser fornecidos pelo condutor do veículo. Eles contêm o nome exato da substância transportada e, caso incluam a guia de emergência, trazem ainda as medidas específicas de resposta inicial para aquele acidente.

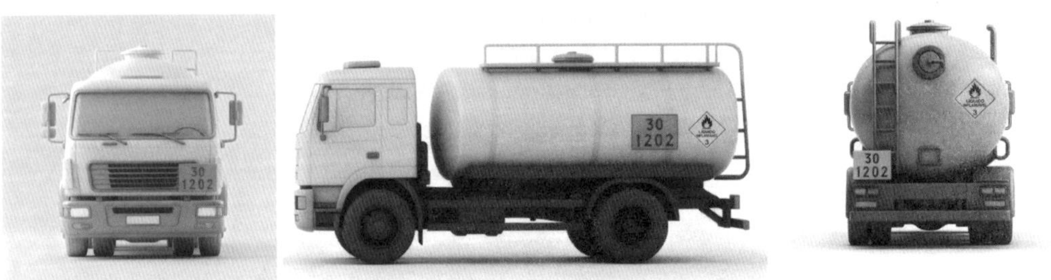


FIGURA 5 Caminhão transporte simples.

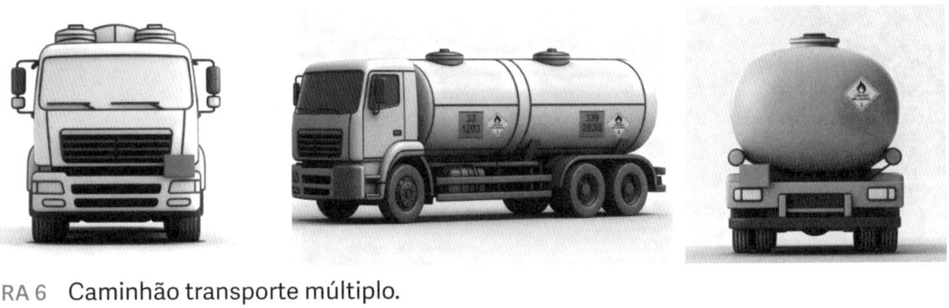

FIGURA 6 Caminhão transporte múltiplo.

## INTERVENÇÃO DIRECIONADA E GUIAS DE EMERGÊNCIA

As guias de emergência foram elaboradas para orientar as intervenções em grupos de substâncias que apresentam características e riscos semelhantes. Essas guias também podem estar entre os documentos que acompanham os produtos perigosos durante o transporte. Elas são padronizadas e apresentam suas orientações dispostas na seguinte estrutura:

- Perigos potenciais: descrevem o material e seus riscos em relação a incêndio/explosão e os efeitos à saúde em caso de exposição. O maior risco é listado primeiro, fornecendo as informações mais relevantes para a tomada de decisão inicial das equipes de atendimento no local.
- Segurança pública: indica as medidas de isolamento imediato da área, orienta sobre o tipo de proteção e o nível de EPI a ser utilizado, além de recomendar as distâncias mínimas para evacuação.
- Atendimento de emergência: apresentado na segunda folha da guia ou na página à direita, inclui instruções específicas para a contenção de incêndios, recomendações em caso de derramamento e orientações de primeiros socorros.

Como exemplo, citamos a Guia 111, que corresponde às medidas a serem adotadas em casos de atendimento a cargas mistas ou não identificadas. Essa guia adota como princípio o nível de segurança mais elevado possível, considerando que o produto não foi identificado de forma adequada e seus riscos são desconhecidos. Durante o atendimento, deve-se sempre buscar a identificação segura da substância envolvida. A Guia 111 deve ser utilizada apenas em último caso.

TABELA 3 Atendimento às emergências com carga mista ou não identificada (Guia 111)

| **Perigos potenciais – fogo ou explosão** |
|---|
| Pode explodir com o calor, choque, atrito ou contaminação. |
| Pode reagir violentamente ou explodir em contato com o ar, água ou espuma. |
| Pode inflamar com o calor, fagulhas ou chamas. |
| Os vapores podem se deslocar até uma fonte de ignição e provocar retrocesso de chamas. |
| Os recipientes podem explodir quando aquecidos. |
| Os cilindros rompidos podem se projetar. |
| **Perigos potenciais – perigos à saúde** |
| A inalação, ingestão ou contato com a substância pode causar lesões graves, infecção, doenças ou morte. |
| A alta concentração do gás pode causar asfixia de forma inesperada. |
| O contato pode causar queimaduras na pele e nos olhos. |
| O fogo ou o contato com água pode produzir gases irritantes, tóxicos e/ou corrosivos. |
| As águas de diluição residuais ou do combate ao fogo podem causar contaminação ambiental |
| **Segurança pública – medida de precaução imediata** |
| Como ação inicial de precaução, isole a área de derramamento ou vazamento em um raio de, no mínimo, 100 metros em todas as direções. |
| Permaneça afastado de áreas baixas, tendo o vento pelas costas. |
| **Segurança pública – vestimentas de proteção** |
| Utilize equipamento autônomo de respiração com pressão positiva. (nível A) |
| Vestimentas usuais de combate ao fogo oferecem apenas proteção térmica; elas podem não ser eficazes em casos de contato com o produto. |

*(continua)*

TABELA 3 Atendimento às emergências com carga mista ou não identificada (Guia 111) (*continuação*)

| **Segurança pública – evacuação** |
|---|
| Se a carga ou tanque estiver envolvido pelo fogo, isole a área em um raio de 800 metros em todas as direções. - Considere a necessidade de evacuação dessa área. |
| **Ação de emergência – fogo** |
| Atenção: o produto pode reagir com agentes extintores. |
| Pequeno incêndio:<br>Utilize pó químico seco, $CO_2$, jato ou neblina de água ou espuma normal. |
| Grande incêndio:<br>▪ Utilize jato, neblina de água ou espuma normal.<br>▪ Afaste os recipientes da área do fogo, se isso puder ser feito sem risco. |
| Incêndio em tanques:<br>▪ Resfrie lateralmente os recipientes expostos às chamas, com bastante água, mesmo após o fogo ter sido extinto.<br>▪ Não direcione água nos recipientes ou contêineres.<br>▪ Retire-se imediatamente caso ouça o som crescente de dispositivos de vazão de segurança ou em caso de descoloração do tanque devido ao fogo.<br>▪ Mantenha-se sempre longe dos tanques envoltos em chamas. |
| **Ação de emergência – vazamento ou derramamento** |
| Não toque nem caminhe sobre o produto derramado. |
| Elimine todas as fontes de ignição. Não fume na área de risco e impeça que ocorram fagulhas e chamas. |
| Todo o equipamento utilizado no manuseio do produto deve estar eletricamente aterrado. |
| Mantenha materiais combustíveis (óleo, papel, madeira etc.) afastados do material derramado. |
| Use neblina de água para reduzir ou desviar a nuvem de vapor. Evite que fluxos de água entrem em contato com o material derramado. |

*(continua)*

TABELA 3 Atendimento às emergências com carga mista ou não identificada (Guia 111) (*continuação*)

| |
|---|
| Previna o escoamento do material em cursos d'água, rede de esgotos ou áreas confinadas. |
| Pequeno derramamento: absorva o produto com areia ou outro material não combustível e guarde em recipientes apropriados para posterior destinação apropriada. |
| Grande derramamento: confine o fluxo de líquido em um dique distante do derramamento, para posterior destinação apropriada. |
| **Ação de emergência – primeiros socorros** |
| Leve a vítima para um local ao ar fresco. |
| Administre oxigênio se a vítima respirar com dificuldade. |
| Se a vítima não estiver respirando, faça respiração artificial. |
| Não faça respiração boca a boca, pois a vítima pode ter inalado ou ingerido o produto. Utilize máscara de ressuscitação ou outro dispositivo adequado para ventilação (bolsa-válvula-máscara). |
| Remova e isole roupas e calçados contaminados. |
| Em caso de contato com a substância, lave a pele e/ou os olhos em água corrente por, pelo menos, 20 minutos. |
| Lave a área afetada com água e sabão. |
| Mantenha a vítima em repouso e aquecida. |
| Os efeitos da exposição podem não ser imediatos. |
| Certifique-se de que a equipe médica conhece os perigos do produto e que tomou as medidas adequadas para a proteção de si mesma. |
| O suporte básico de vida e o suporte avançado de vida devem ser aplicados por profissionais treinados |

## ISOLAMENTO

Antes de prosseguirmos com o isolamento, é necessário levantar algumas informações relevantes durante o reconhecimento inicial:

- Quais são os produtos envolvidos no acidente?
- Trata-se de um pequeno ou de um grande derramamento?
- Qual é a direção do vento?
- Em que período ocorreu a emergência (diurno ou noturno)?

Pequenos derramamentos correspondem a volumes inferiores a 208 litros (geralmente o conteúdo de um a dois barris), enquanto grandes derramamentos se referem a volumes superiores a 208 litros. Além disso, produtos transportados a granel têm maior probabilidade de caracterizar um grande derramamento. Já quando transportados em embalagens individuais, estas podem atuar como dispositivos de contenção, reduzindo a chance de que a ocorrência se torne um grande derramamento.

Com base nessas informações, devem-se consultar as tabelas de isolamento inicial e de ações protetoras constantes nos materiais de referência (ERG/Abiquim). Essas tabelas definem as distâncias de isolamento inicial, que servirão de parâmetro para a delimitação da área quente ou zona de exclusão.

Em seguida, deve-se consultar, na mesma tabela, a distância de ação protetora, levando em consideração o porte do derramamento (pequeno ou grande) e o período da ocorrência (diurno ou noturno).

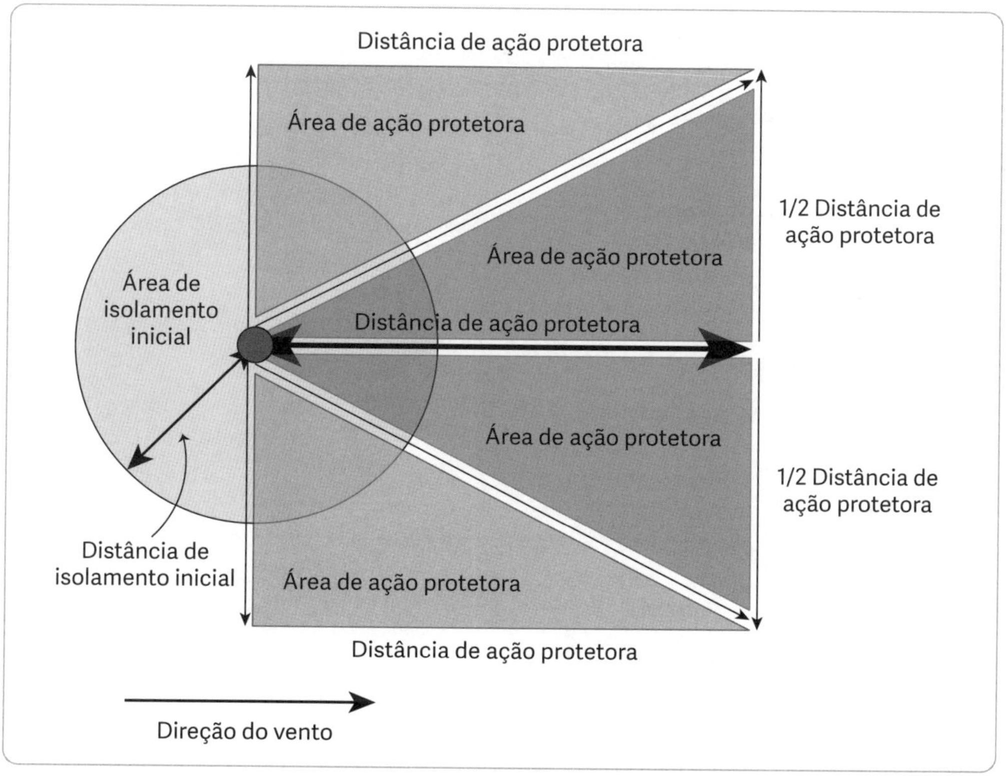


FIGURA 7 Isolamento.

A partir desses dados, traça-se uma linha central que parte do centro da área de isolamento inicial e se estende no sentido do vento até alcançar a distância indicada na tabela. Tomando essa linha como referência, constrói-se um quadrado: a linha central corresponde ao seu eixo, e a área é expandida lateralmente com metade da distância de ação protetora para cada lado.

O resultado é a área de ação protetora, que representa a região onde a população pode estar sob risco significativo e onde medidas adicionais de controle e evacuação devem ser consideradas.

Após a definição das áreas de isolamento e da área de ação protetora, procede-se ao estabelecimento das zonas de controle, conforme os protocolos de resposta a emergências com produtos perigosos:

- Zona quente (ou zona de exclusão): corresponde ao local de maior risco, onde há a liberação ou a presença direta do produto perigoso. Trata-se de uma área restrita, destinada exclusivamente às equipes que atuam no controle imediato da emergência. O uso de EPI adequado é obrigatório, e todas as pessoas não envolvidas no atendimento devem ser imediatamente evacuadas. O tamanho dessa zona é definido segundo as recomendações constantes nos manuais de referência (ERG/Abiquim), levando em consideração as características específicas de cada substância perigosa.
- Zona morna (ou zona de contaminação reduzida): área de transição entre a zona quente e a zona fria, destinada principalmente aos procedimentos de desconta-

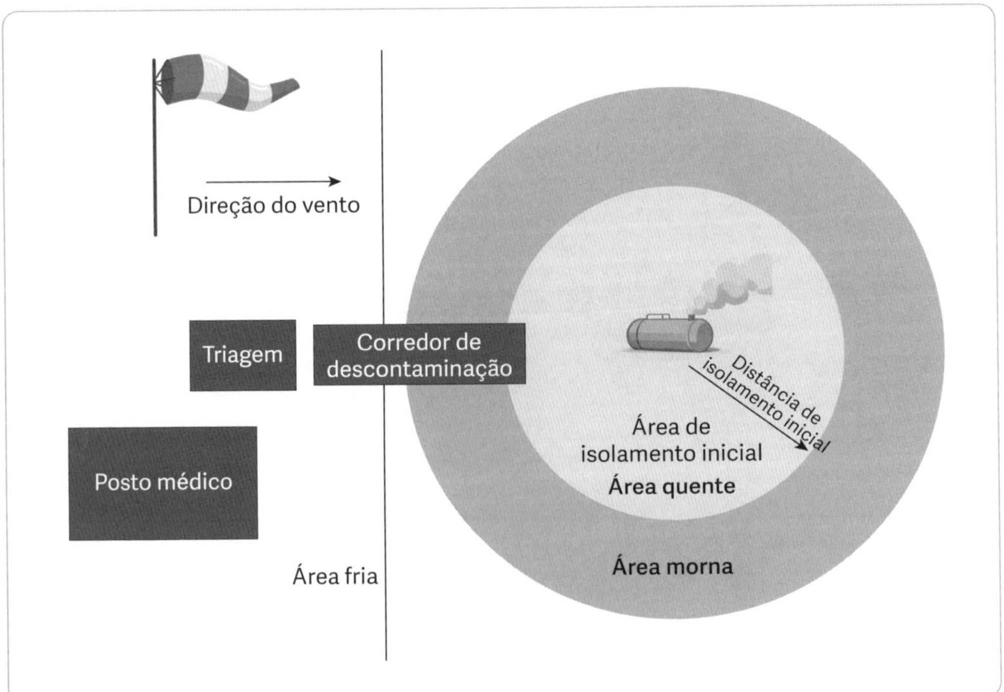


FIGURA 8 Zonas de controle.

minação inicial. O nível de EPI exigido varia conforme os potenciais riscos de contaminação, tanto por contato com equipamentos quanto com vítimas provenientes da zona quente. A zona morna inicia-se na borda externa da zona quente e se estende até o final do corredor de descontaminação.
- Zona fria (ou zona de segurança): corresponde ao espaço seguro, livre de risco de contaminação. Nela devem ser instalados o posto de comando e as áreas de atendimento às vítimas já descontaminadas. A zona fria inicia-se imediatamente após o término do corredor de descontaminação e evacuação.

## EQUIPAMENTOS DE PROTEÇÃO INDIVIDUAL

A seleção adequada dos EPI depende da natureza do agente (químico, físico ou biológico), da concentração ambiental e da rota de exposição predominante. A classificação internacionalmente aceita para incidentes com materiais perigosos estabelece quatro níveis de proteção (A, B, C e D), que orientam a escolha dos trajes e respiradores. A

TABELA 4 Equipamentos de proteção individual

| Nível A |
|---|
| Descrição geral:<br>Proporciona o mais alto grau de proteção respiratória, dérmica e ocular, considerado o padrão máximo de segurança. |
| Componentes:<br>▪ Traje encapsulado, totalmente impermeável, resistente a vapores, gases e líquidos.<br>▪ Aparato de respiração autônoma (SCBA – *Self-Contained Breathing Apparatus*).<br>▪ Luvas internas e externas resistentes a agentes químicos.<br>▪ Botas de proteção química integradas ao traje ou sobrepostas.<br>▪ Sistema de comunicação (ex.: rádio embutido), quando disponível. |
| Indicações:<br>▪ Situações em que a substância é desconhecida ou sabidamente altamente tóxica.<br>▪ Presença de risco de absorção cutânea severa.<br>▪ Ambientes com gases ou vapores letais em concentrações desconhecidas. |
| Limitações:<br>▪ Restrição de mobilidade devido ao volume e peso do conjunto.<br>▪ Estresse térmico elevado, especialmente em cenários de longa duração.<br>▪ Tempo de uso limitado pela autonomia do SCBA.<br>▪ Dificuldade e demora no processo de vestir, descontaminar e retirar o traje. O tempo necessário para a descontaminação e a retirada deve ser contabilizado na autonomia do ar disponível, reduzindo ainda mais o tempo efetivo de atuação do socorrista na cena. |
| **Nível B** |
| Descrição geral:<br>Proporciona o mesmo nível de proteção respiratória do nível A, porém com menor proteção dérmica. É indicado quando a inalação representa o risco predominante, mas a ameaça de contato cutâneo é reduzida. |

(continua)

TABELA 4 Equipamentos de proteção individual (*continuação*)

Componentes:
- Aparato de respiração autônoma (SCBA).
- Traje químico não encapsulado, resistente a respingos e líquidos.
- Luvas e botas químico-resistentes.
- Protetor facial, capuz ou óculos de proteção vedados.

Indicações:
- Presença confirmada de risco crítico de inalação, com risco dérmico limitado.
- Operações de descontaminação e resgate em zonas mornas.

Limitações:
- Restrição de mobilidade devido ao peso e volume do conjunto.
- Estresse térmico considerável em usos prolongados.
- Tempo de uso limitado pela autonomia do SCBA.
- Demora no processo de vestir, descontaminar e retirar o traje, o que deve ser contabilizado no tempo de ar disponível, reduzindo a autonomia do socorrista na cena.

**Nível C**

Descrição geral:
Proporciona proteção baseada em respiradores purificadores de ar combinados com traje químico resistente a respingos. É menos protetivo que os níveis A e B, mas adequado em situações controladas.

Componentes:
- Respirador de purificação de ar (APR) ou máscara com filtro/cartucho específico.
- Traje químico não encapsulado, resistente a líquidos.
- Luvas e botas químico-resistentes.

Indicações:
- Quando a substância perigosa já foi identificada.
- Quando a concentração no ar é conhecida e controlada, com oxigênio ambiental ≥ 19,5%.
- Situações em que o risco dérmico é considerado baixo.

Limitações:
- Ineficaz em ambientes com deficiência de oxigênio.
- Proteção dependente da escolha correta do filtro ou cartucho.
- Não indicado para cenários com risco significativo de contato cutâneo ou presença de gases/vapores em concentrações desconhecidas.

**Nível D**

Descrição geral:
Representa o nível mínimo de proteção, adequado apenas para riscos de natureza mecânica, poeira ou respingos leves. Não oferece proteção contra agentes químicos significativos.

Componentes:
- Uniforme, macacão ou jaleco de trabalho.
- Óculos de proteção simples.
- Luvas e botas básicas (não químico-resistentes).

Indicações:
- Atividades realizadas exclusivamente em zona fria (área segura), sem risco de exposição química significativa.
- Situações de apoio logístico ou administrativo, distantes da fonte de risco.

Limitações:
- Não protege contra vapores, gases ou respingos químicos relevantes.
- Inadequado para operações em zonas quentes ou mornas.
- Efetividade restrita apenas a riscos ocupacionais básicos.

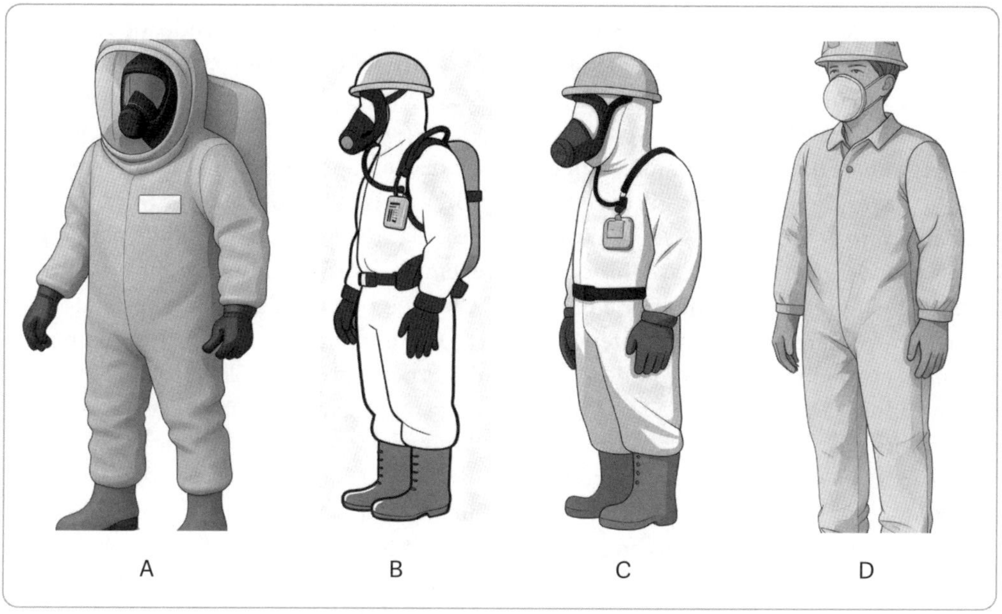


FIGURA 9 Equipamentos de proteção individual níveis A, B, C e D.

definição do nível adequado deve sempre considerar as informações disponíveis e a guia de emergência correspondente ao produto envolvido.

## PRINCÍPIOS DA DESCONTAMINAÇÃO

A descontaminação é uma das etapas mais críticas no atendimento a emergências com produtos perigosos. Trata-se de um processo destinado a remover ou neutralizar substâncias químicas, biológicas ou radiológicas presentes em pessoas, materiais ou equipamentos expostos. Seu objetivo principal é interromper a cadeia de contaminação, evitando que os riscos se propaguem para as vítimas, os profissionais de resposta ou mesmo para o meio ambiente.

Esse procedimento deve ser realizado em uma área intermediária entre a zona quente, onde o risco é imediato, e a zona fria, considerada segura. Essa região intermediária recebe o nome de zona morna e nela se instala o corredor de descontaminação, local estruturado para que todas as vítimas e profissionais que tiveram contato com a substância passem obrigatoriamente antes de serem direcionados a atendimento médico definitivo ou ao reingresso na operação.

O processo de descontaminação é dividido em duas etapas complementares. A primeira consiste na remoção de roupas, calçados e pertences pessoais da vítima. Esse simples ato é capaz de reduzir a carga contaminante presente. Nessa fase, resíduos sólidos visíveis devem ser cuidadosamente escovados e coletados, enquanto líquidos remanescentes podem ser absorvidos com materiais inertes ou aspirados, reduzindo a disseminação do agente.

A segunda etapa envolve a higienização da superfície cutânea com água corrente e detergente neutro, realizada por meio de escovação suave. É importante que essa fricção seja feita de maneira delicada, evitando abrasões que poderiam facilitar a penetração do agente químico e agravar a intoxicação. Quando disponível e indicado, podem ser usados agentes descontaminantes específicos, capazes de neutralizar certas substâncias, como ácidos, bases, pesticidas ou metais pesados. Entretanto, esses produtos devem ser empregados apenas por equipes especializadas, que conheçam as interações químicas envolvidas e os riscos potenciais de cada aplicação.

Embora a descontaminação completa seja a forma ideal de manejo, em determinadas situações críticas, nas quais há risco iminente de morte ou agravamento clínico, pode-se optar por uma descontaminação expedita. Esse procedimento consiste em uma limpeza rápida e parcial das áreas mais afetadas, permitindo que equipes médicas treinadas atuem ainda na zona morna para estabilizar a vítima. A descontaminação definitiva será concluída posteriormente, quando houver tempo e condições para tanto.

É importante salientar que a descontaminação em macas, embora seja necessária para vítimas incapazes de deambular, consome tempo e recursos consideráveis. Sempre que possível, devem-se priorizar métodos mais ágeis para manter a fluidez do atendimento em incidentes com múltiplas vítimas. Além disso, a segurança da equipe é um aspecto central. Os profissionais envolvidos devem estar devidamente protegidos por EPI compatíveis com o risco, em geral, em nível imediatamente inferior ao utilizado pelas equipes que atuam na zona quente.

## CONSIDERAÇÕES FINAIS

Uma vez que a vítima esteja na área descontaminada, é possível prosseguir com o atendimento individualizado, obedecendo às diretrizes de cuidado e administrando as intervenções necessárias. Embora não seja o foco deste capítulo, ressalte-se a importância de a equipe médica buscar informações adicionais sobre o tratamento específico de cada substância, o que pode incluir, por exemplo, o uso de antídotos apropriados ou a adoção precoce de suporte ventilatório.

O atendimento a emergências com produtos perigosos exige planejamento criterioso, uso adequado de EPI e respeito às zonas de controle. A correta identificação da substância, a consulta às guias de emergência e a delimitação das áreas de isolamento e ação protetora constituem medidas fundamentais para garantir a segurança da equipe, das vítimas e da comunidade.

### Resumo/roteiro de atendimento

1. Estacionar os veículos em local seguro, garantindo que o sentido do vento esteja soprando do ponto de estacionamento para o local da ocorrência.
2. Evitar o impulso de correr até as vítimas: observar a cena a distância, utilizando binóculos sempre que possível.
3. Identificar o número ONU em placas, rótulos ou documentos de transporte.
4. Consultar as guias de emergência nos materiais de referência (ERG/Abiquim).
5. Comunicar imediatamente as informações ao comando e solicitar recursos adicionais, incluindo equipes especializadas (bombeiros, Defesa Civil, controle de produtos perigosos).
6. Delimitar as áreas de isolamento inicial e a área de ação protetora, considerando o produto envolvido e as condições ambientais.
7. Definir e implementar os procedimentos de evacuação adequados.

8. Selecionar o nível de proteção individual (EPI) de acordo com o risco identificado.
9. Estabelecer os planos de atuação conforme as informações obtidas e os recursos disponíveis.

## REFERÊNCIAS

1. Associação Brasileira da Indústria Química. Equipe de Assuntos Técnicos. Manual para atendimento a emergências com produtos perigosos. 7. ed. São Paulo: Abiquim; 2015. 344 p.
2. National Association of Emergency Medical Technicians. PHTLS: Prehospital Trauma Life Support, 10. ed. Burlington: Jones & Bartlett Learning; 2023. 784 p.
3. United Nations Economic Commission for Europe. UN Model Regulations Rev. 24. Genebra: UNECE; 2025. [acesso em setembro de 2025]. Disponível em: https://unece.org/transport/dangerous-goods/un-model-regulations-rev-24
4. United States Department of Transportation. Pipeline and Hazardous Materials Safety Administration. Emergency Response Guidebook. Washington, DC: U.S. DOT; 2024. [acesso em março de 2025]. Disponível em: https://www.phmsa.dot.gov/sites/phmsa.dot.gov/files/2024-04/ERG2024-Eng-Web-a.pdf

45

# Ideação e tentativa de suicídio

Ciana Nunes Guerra
Juliana Hegedus Baroni

**Pontos-Chave**

- Segurança da cena: avaliar os riscos para a equipe e o paciente antes da abordagem.
- Avaliação clínica inicial: aplicar protocolo vias Aéreas (*Airway*), respiração/ventilação (*Breathing*), Circulação (*Circulation*), avaliação/sinais neurológicos (*Disability*) e Exposição do paciente (*Exposure*) (ABCDE).
- Abordagem humanizada: utilizar linguagem empática e evitar julgamentos.
- Monitoramento: acompanhar continuamente os sinais vitais e o comportamento durante o transporte.
- Contenção: utilizar apenas se houver agitação psicomotora grave (risco ao próprio paciente ou à equipe).
- Escolha do destino: priorizar unidades com suporte clínico e psiquiátrico.
- Registro em prontuário: incluir achados clínicos, fala do paciente, evolução e condutas.
- Articulação em rede: informar a unidade receptora, acionar apoio familiar e saúde mental.

## INTRODUÇÃO À ABORDAGEM DO PACIENTE COM IDEAÇÃO DE AUTOEXTERMÍNIO

O suicídio representa um dos mais graves desafios de saúde pública global. Estima-se que mais de 700 mil pessoas morram por suicídio a cada ano, sendo essa uma das principais causas de morte entre adolescentes e adultos jovens. Os serviços de emergência ocupam um papel central nesse cenário, já que frequentemente são o primeiro ponto de contato para indivíduos em crise aguda. O atendimento pré-hospitalar (APH) desempenha um papel crítico nesse cenário, pois muitas vezes representa o primeiro contato da pessoa em crise com o sistema de saúde. É nessa interface que se abre uma janela de oportunidade para a prevenção de desfechos fatais, com a atuação técnica, humanizada e segura das equipes de resgate.

A ideação suicida e as tentativas de suicídio representam emergências psiquiátricas complexas e potencialmente fatais. A ideação suicida é definida como a presença de pensamentos recorrentes ou persistentes sobre a morte, o desejo de morrer ou planos de como cometer suicídio. Já a tentativa de suicídio corresponde à execução de um ato autoinfligido com a intenção clara de provocar a própria morte, ainda que sem êxito. Ambas as manifestações requerem abordagem clínica imediata e estruturada. A negligência, a banalização ou o subdimensionamento dessas queixas podem levar a consequências graves e irreversíveis.

Do ponto de vista epidemiológico, os homens morrem mais por suicídio, enquanto as mulheres apresentam mais tentativas. A maioria dos casos está relacionada a transtornos psiquiátricos subjacentes, especialmente transtorno depressivo maior, transtorno bipolar, esquizofrenia, transtornos de personalidade e dependência química. Outras condições clínicas, como dor crônica, doenças terminais e eventos adversos de vida, como isolamento, violência e desemprego, também são fatores de risco significativos.

## PRINCÍPIOS GERAIS DO ATENDIMENTO EM TENTATIVAS DE SUICÍDIO NO ATENDIMENTO PRÉ-HOSPITALAR

O atendimento a uma pessoa em tentativa de suicídio exige uma abordagem sistemática que equilibre dois pilares fundamentais: a segurança da equipe e do paciente, e o acolhimento empático de uma situação de sofrimento psíquico extremo. O profissional de APH é, muitas vezes, o primeiro agente de saúde a estabelecer contato com o paciente, e sua abordagem pode ser determinante tanto para a evolução clínica quanto para a adesão a cuidados subsequentes.

Ao chegar na cena, a primeira etapa é garantir a segurança do ambiente: é fundamental avaliar a presença de armas, objetos perfurocortantes, produtos tóxicos ou qualquer outro fator de risco para nova tentativa ou para a integridade da equipe. Em casos de agitação grave ou risco iminente pode ser necessário apoio policial e contenção física ou química, sempre de forma proporcional, legal e documentada.

## AVALIAÇÃO CLÍNICA INICIAL

A estabilização segue os princípios gerais de atendimento ao paciente crítico. A avaliação inicial deve priorizar as vias aéreas, respiração, circulação, sinais neurológicos e exposição do paciente (ABCDE), identificando situações de risco iminente à vida.

A abordagem segue os princípios do protocolo ABCDE:

- A (*Airway*): verificar vias aéreas permeáveis, principalmente em casos de tentativa por enforcamento ou intoxicação.
- B (*Breathing*): avaliar o padrão respiratório, saturação e sinais de hipóxia.
- C (*Circulation*): controlar hemorragias, avaliar o pulso, a perfusão e realizar acesso venoso se indicado.
- D (*Disability*): aferir o nível de consciência com escala de coma de Glasgow; identificar sinais de intoxicação ou alteração neurológica.
- E (*Exposure*): expor o paciente para avaliação completa e buscar lesões ocultas.

## AVALIAÇÃO DIAGNÓSTICA E DE RISCO

É também essencial levantar informações sobre o método utilizado, o tempo desde a tentativa, a possível ingesta de substâncias e a história pregressa de transtornos psiquiátricos, uso de medicamentos ou tentativas anteriores. Essas informações subsidiarão a equipe hospitalar na estratificação do risco.

A coleta da história deve abordar os fatores desencadeantes, pensamentos suicidas ativos ou passivos, planos estruturados, tentativas anteriores, rede de apoio, presença de transtornos psiquiátricos diagnosticados, uso de substâncias, dificuldades econômicas e sociais, histórico familiar e acesso a meios letais. Perguntas abertas e escuta ativa são fundamentais nesse processo.

## TÉCNICAS DE ANAMNESE

- A anamnese não deve ser iniciada antes que sejam identificadas rotas de fuga, e deve ser feita próxima da saída do local.
- Apesar da necessidade de abordagem humanizada, deve ser mantida uma distância segura do paciente para evitar possíveis riscos físicos à equipe.
- Ao iniciar a abordagem ao paciente, sempre apresentar toda a equipe de forma clara.
- Estabelecer contato visual, sorrir se o contexto permitir.
- Usar termos que o próprio paciente utilizou para descrever a condição em que ele se encontra. Tal abordagem faz o paciente se sentir ouvido e acolhido.
- Iniciar a anamnese com perguntas abertas, pois auxiliam melhor a abordagem e a compreensão do quadro do paciente.
- Transacionar para perguntas fechadas caso o paciente não tenha abertura aos questionamentos mais amplos.
- O último recurso é a abordagem de perguntas diretas com respostas simples e de múltipla escolha como "sim" ou "não".

## FATORES DE RISCO E DE PROTEÇÃO

Os fatores de risco para suicídio são os seguintes:

- Transtornos psiquiátricos (p. ex., depressão maior, transtornos por uso de substâncias ou transtornos psicóticos).
- Autoagressão não suicida, como cortes.
- Tentativa de suicídio anterior.
- Mudanças de comportamento que incluem aumento da impulsividade, agressividade ou conflitos interpessoais ou legais.
- Histórico de abuso físico ou sexual.
- Histórico familiar de comportamento suicida.

Os fatores de proteção são os seguintes:

- Coesão familiar, incluindo envolvimento mútuo e suporte emocional.
- Conexão com outras pessoas e instituições.
- Religiosidade e objeções morais ao suicídio.
- Acesso reduzido a meios letais para suicídio.

Durante a anamnese, a abordagem dos fatores de proteção pode ser utilizada como forma de aproximação e humanização do atendimento. Por exemplo, abordar na anamnese temas como religiosidade do paciente e conexão com familiares queridos pode auxiliar na ligação com a equipe e precipitar sentimentos positivos.

## EXAME FÍSICO

O exame físico deve incluir avaliação neurológica completa, exame da pele (em busca de marcas de automutilação), sinais de trauma e presença de sinais de intoxicação. A avaliação do estado mental deve abordar a aparência, comportamento, linguagem, afeto, pensamento, percepção, *insight*, julgamento e conteúdo ideativo.

É importante ressaltar que o exame físico e a aferição de sinais vitais podem ser dificultados pelo nível de agitação psicomotora do paciente ou baixa cooperação com a equipe. Caso seja esse o caso, deve ser registrado em prontuário tal limitação. Caso seja necessária a contenção química ou física, após sua realização deve ser feito um exame físico completo considerando que pode representar um momento de maior facilidade à abordagem do paciente.

## ABORDAGEM HUMANIZADA

Mesmo durante manobras técnicas e procedimentos clínicos, a comunicação com o paciente deve ser empática, sem julgamentos morais. Frases como "estamos aqui para ajudar" e "você não está sozinho" são valiosas. O uso de linguagem acolhedora pode reduzir o nível de angústia e facilitar a cooperação com o atendimento.

No transporte até o hospital, deve-se manter monitoramento contínuo dos sinais vitais e vigilância quanto a comportamentos autoagressivos. A contenção física só deve ser usada em casos de risco iminente, sempre com justificativa clínica e registro detalhado.

## DIAGNÓSTICO DIFERENCIAL

O paciente com tentativa de autoextermínio pode ter causas subjacentes orgânicas que alterem sua funcionalidade e organização de pensamento. Dessa forma, a equipe não deve rotular o paciente como portador de doença psiquiátrica até que sejam afastadas causas como infecção de sistema nervoso central (SNC), intoxicação exógena, *delirium*, encefalopatia hepática, entre outros.

O reconhecimento de tais condições modifica o tratamento e as medidas iniciais de abordagem ao paciente.

## DIFERENCIAÇÃO ENTRE TENTATIVA DE AUTOEXTERMÍNIO E LESÃO CORPORAL NÃO SUICIDA

É fundamental que a equipe de saúde do APH consiga distinguir o comportamento suicida da autoagressão não suicida. O comportamento suicida envolve autolesões com a intenção de tirar a própria vida. Em contraste, a autoagressão não suicida refere-se à destruição intencional de tecido corporal sem a intenção de morrer, realizada por motivos que não são socialmente aceitos. A autoagressão não suicida é reconhecida como um fator de risco para tentativas de suicídio e suicídio.

Qualquer comportamento autolesivo que envolva intenção de morrer é considerado uma tentativa de suicídio. Essa definição está alinhada com as recomendações dos Centros de Controle e Prevenção de Doenças (CDC, do inglês *Centers for Disease Control and Prevention*) dos Estados Unidos. Essa abordagem prioriza a segurança, classificando comportamentos ambíguos como suicidas para garantir um cuidado mais abrangente.

## PARTICULARIDADES NAS MODALIDADES DE TENTATIVA

Cada tipo de tentativa exige atenção especial:

- Intoxicações: avaliar a necessidade de antídotos, suporte ventilatório e controle hemodinâmico.
- Enforcamento: risco de lesão cervical, edema de vias aéreas e parada cardiorrespiratória (PCR).
- Ferimentos cortantes: controle de hemorragias, necessidade de imobilização e avaliação ortopédica.
- Quedas de altura: investigar politrauma, instabilidade hemodinâmica e necessidade de atendimento hospitalar de alta complexidade.

## MANEJO FARMACOLÓGICO NO ATENDIMENTO PRÉ-HOSPITALAR: AGITAÇÃO PSICOMOTORA E REBAIXAMENTO DO NÍVEL DE CONSCIÊNCIA

Pacientes que apresentam agitação psicomotora intensa ou rebaixamento do nível de consciência representam um desafio importante no contexto pré-hospitalar, exigindo condutas rápidas e seguras para garantir a estabilização e evitar danos ao paciente ou à equipe.

Pode ocorrer agitação psicomotora por intoxicações, transtornos psiquiátricos agudos, abstinência de substâncias ou causas neurológicas. O tratamento inicial deve priorizar o uso de contenção verbal, com ambiente calmo e abordagem empática. Quando a agitação representa risco iminente, tanto ao paciente quanto à equipe, indica-se contenção química, preferencialmente por via intramuscular e contenção física.

### Opções farmacológicas usuais

Ver Tabela 1.

A escolha do fármaco deve considerar o quadro clínico, o tempo de ação e a disponibilidade local. Sempre que possível, deve-se monitorar o paciente após a administração e registrar a resposta terapêutica.

### Rebaixamento do nível de consciência

O rebaixamento do nível de consciência exige investigação imediata de causas reversíveis:

- Hipoglicemia: administrar glicose 50% (25-50 mL endovenosa – EV).
- Intoxicação por opioides: administrar naloxona (0,4-2 mg EV ou IM), podendo repetir a cada 2-3 minutos, até 10 mg total.

TABELA 1 Opções farmacológicas usuais

| Fármaco | Dose inicial | Comentários |
|---|---|---|
| Haloperidol | 5 mg IM | Útil em agitação psicótica, associado ao midazolam |
| Midazolam | 2,5-5 mg IM | Ação rápida, sedação eficaz |
| Cetamina | 3-5 mg/kg IM | Eficaz em agitação grave, início rápido de ação, preserva a patência da via aérea |

IM: intramuscular.

- Intoxicação por benzodiazepínicos: considerar flumazenil apenas com indicação precisa, pelo risco de convulsões.
- Comprometimento respiratório: providenciar suporte ventilatório imediato.

Em todos os casos, manter vigilância clínica, oxigenoterapia suplementar se necessário, e monitoramento contínuo de sinais vitais.

## CRITÉRIOS DE ESCOLHA DO DESTINO E COMUNICAÇÃO COM A REDE

Sempre que possível, deve-se optar por unidades que disponham de estrutura para atendimento psiquiátrico e clínico simultâneo, principalmente em casos graves ou com intoxicação relevante. A comunicação antecipada com a unidade de destino permite melhor preparo da equipe recebedora, garantindo continuidade e segurança assistencial.

O prontuário do APH deve conter:

- Relato do paciente (quando possível).
- Informantes presentes e suas observações.
- Achados clínicos.
- Condutas realizadas.
- Evolução durante o transporte.

A documentação clínica deve ser minuciosa e incluir os achados da avaliação, o julgamento clínico sobre o risco, medidas de contenção, informações colhidas de terceiros (familiares, polícia, Serviço de Atendimento Móvel de Urgência – SAMU), comunicação com equipe multidisciplinar, justificativas para internação ou alta, e plano terapêutico. Deve-se evitar termos como "suicídio bem-sucedido" ou "tentativa fracassada", por sua conotação inadequada. A terminologia deve ser neutra e centrada no cuidado.

A internação psiquiátrica está indicada em casos de risco elevado de suicídio ou automutilação, tentativa recente com alto grau de letalidade, ausência de suporte, recusa de tratamento ou presença de transtorno psiquiátrico grave sem adesão terapêutica. A internação deve ser preferencialmente realizada em unidade psiquiátrica, com recursos adequados para o cuidado multidisciplinar.

## PARTICULARIDADES NO TRANSPORTE DO PACIENTE NA AMBULÂNCIA/AEROMÉDICO

Ao colocar o paciente no meio de transporte que será utilizado até o hospital (p. ex., ambulância/avião/helicóptero), deve-se garantir que o paciente não tenha acesso a possíveis materiais, como agulhas, medicamentos, objetos perfurocortantes, que ameacem a segurança da equipe e dele próprio.

Ainda, deve ser garantido que antes de alocar o paciente no meio de transporte tenha sido avaliado se ele possui armas de fogo, facas ou demais objetos em seu vestuário que possam ameaçar a integridade da equipe.

Um membro da equipe deve ficar em observação constante, garantindo a segurança do paciente. Se desejado, a família também pode estar presente para oferecer apoio.

No transporte aeromédico é contraindicado o transporte de pacientes agitados, e deve-se tomar muito cuidado com pacientes com ideação suicida em decorrência da relativa facilidade de causar um acidente com a aeronave. Caso seja impreterível o transporte via aérea, pode ser necessário sedar o paciente, possivelmente com abordagem agressiva da via aérea para garantir a segurança do paciente e da equipe.

## IMPORTÂNCIA DA ATUAÇÃO MULTIPROFISSIONAL

A abordagem pré-hospitalar à tentativa de suicídio não se encerra no atendimento clínico. É essencial articular-se com os demais níveis da rede de saúde mental, buscando referenciar adequadamente o paciente. O contato com familiares ou cuidadores pode ser oportuno para esclarecimentos, sempre com respeito à privacidade do paciente e à legislação vigente.

## CONSIDERAÇÕES ÉTICAS E LEGAIS

O profissional de APH deve estar atento à legislação local referente à internação involuntária, à obrigatoriedade de notificação e ao registro adequado da conduta. Sempre que possível, as decisões devem ser compartilhadas com a equipe de saúde, evitando condutas isoladas e garantindo respaldo técnico e legal.

## CONSIDERAÇÕES FINAIS

O APH à tentativa de suicídio é um momento crítico, em que o acolhimento, a segurança, a estabilização e o encaminhamento adequado se entrelaçam. Ao agir com empatia, conhecimento técnico e articulação em rede, o profissional do APH pode transformar uma situação de risco em uma oportunidade de cuidado integral e prevenção de novas crises. A atuação do médico emergencista vai além do alívio imediato do sofrimento. Trata-se de uma intervenção potencialmente salvadora.

Profissionais capacitados, fluxos definidos e articulação com a rede de saúde mental são pilares fundamentais para a qualidade e segurança desse cuidado. O emergencista tem papel central na prevenção do suicídio ao realizar uma triagem eficaz, garantir a segurança, estabilizar o quadro e iniciar o processo de cuidado longitudinal.

## REFERÊNCIAS

1. DeCou CR, Huppert T, Kume K, Veras P, Comtois KA, Rea T. Prehospital patient care protocols for suicidality in Washington State. Prehosp Emerg Care. 2021;25(3):432-7.
2. Hammarbäck S, Holmberg M, Gustin LW, Bremer A. Ambulance clinicians' responsibility when encountering patients in a suicidal process. Nurs Ethics. 2023;30(6):857-70.
3. Hirschfeld RM. When to hospitalize patients at risk for suicide. Ann N Y Acad Sci. 2001;932:188-96.
4. Kerr K, Heffernan E, Hawgood J, Edwards B, Meurk C. Optimal care pathways for people in suicidal crisis who interact with first responders: a scoping review. Int J Environ Res Public Health. 2022;19(18):11510.
5. Pary R, Lippmann S. When suicidality is suspected. South Med J. 2025;118(4):242-5.
6. Rudd MD, Bryan CJ, Jobes DA, Feuerstein S, Conley D. A standard protocol for the clinical management of suicidal thoughts and behavior: implications for the suicide prevention narrative. Front Psychiatry. 2022;13:929305.
7. Sall J, Brenner L, Bell AMM, Colston MJ. Assessment and management of patients at risk for suicide: synopsis of the 2019 U.S. Department of Veterans Affairs and U.S. Department of Defense Clinical Practice Guidelines. Ann Intern Med. 2019;171(5):343-53.
8. Shaffer D, Pfeffer CR. Practice parameter for the assessment and treatment of children and adolescents with suicidal behavior. J Am Acad Child Adolesc Psychiatry. 2001;40(7 Suppl):24S-51S.
9. Tintinalli JE, Stapczynski JS, Ma OJ, Yealy DM, Meckler GD, Cline DM. Tintinalli´s emergency medicine: a comprehensive study guide. 8ed. Columbus: McGraw-Hill Education/Medical; 2015.

46

# Agitação psicomotora

Mariana Loyolla Sartori Herber
Yury Tavares de Lima

## Pontos-Chave

- A agitação psicomotora é uma emergência comum, caracterizada por inquietação motora, irritabilidade e tensão mental, que pode evoluir para comportamento agressivo.
- Representa cerca de 1,8% dos atendimentos de emergência no atendimento pré-hospitalar (APH).
- As principais etiologias incluem transtornos psiquiátricos (esquizofrenia, transtorno bipolar), intoxicação por álcool ou drogas e condições médicas subjacentes.
- O manejo envolve segurança do paciente e da equipe, descalonamento verbal, contenção física (quando necessário) e abordagem farmacológica.
- Antipsicóticos de segunda geração são o tratamento de primeira linha em casos não relacionados à intoxicação alcoólica.

## INTRODUÇÃO

A agitação psicomotora pode ser compreendida como uma ruptura temporária na interação usual entre o médico e o paciente, gerando consequências adversas para a equipe de saúde ou outros indivíduos presentes[1]. Essa definição ampla transcende o estereótipo do paciente apenas agressivo ou violento, uma vez que, quando a agitação atinge um nível que leva à violência, as opções de tratamento frequentemente se limitam a medidas como contenção física e administração forçada de medicamentos[2].

No contexto pré-hospitalar, essa condição representa um desafio significativo devido ao ambiente dinâmico, à necessidade de intervenções rápidas e aos riscos à segurança da equipe e do paciente. A abordagem eficaz requer uma avaliação estruturada, com foco na identificação da etiologia subjacente e na aplicação de técnicas de desescalada (ou descalonamento) e, quando necessário, contenção física ou farmacológica adequadas.

Vale ressaltar que a maioria dos pacientes nesta condição não possui capacidade de julgamento e discernimento suficientes, não podendo tomar decisões próprias, como aceitar ou não determinado tratamento. A recusa pode estar relacionada à irritabilidade e, por poder se tratar de um quadro clínico grave que necessita de intervenção imediata, a agressividade deve ser contida para que a equipe possa atuar de maneira adequada e segura.

## EPIDEMIOLOGIA

A agitação psicomotora é uma das principais emergências psiquiátricas no APH[3]. Embora dados epidemiológicos específicos para esse ambiente sejam limitados, algumas inferências podem ser feitas a partir de estudos em ambientes hospitalares. Um estudo retrospectivo em Teresina, Brasil, analisou 38.317 atendimentos do Serviço de Atendimento Móvel de Urgências (SAMU) em 2014 e identificou que 2,8% (1.088 casos) foram de natureza psiquiátrica, sendo 65,7% relacionados à agitação psicomotora, isto é, 1,83% dos atendimentos que foram realizados pelo SAMU[4]. Na Espanha, uma análise de 4,3 milhões de chamados em 2013 revelou que 1,9% dos casos envolveram agitação[5].

## ETIOLOGIA E FISIOPATOLOGIA

As etiologias de agitação psicomotora podem resultar de uma interação complexa de fatores neurológicos, psiquiátricos, metabólicos, infecciosos ou toxicológicos. Didaticamente, são divididas em três grandes causas (Tabela 1):

- Orgânicas, como uso de substâncias, toxíndromes e doença cerebrovascular.
- Psicóticas, como esquizofrenia, e surto psicótico.
- Não orgânicas e não psicóticas, como transtornos de personalidade[6,7].

TABELA 1 Causas de agitação psicomotora

| Categoria | Exemplos |
|---|---|
| Orgânicas | TCE, queimaduras, abstinência, toxíndromes, hipóxia, hipercapnia, choque, encefalopatia hipertensiva, endocrinopatias, distúrbios metabólicos, abuso de substâncias, infecções, doenças neurológicas etc. |
| Psicóticas | Esquizofrenia, mania, delírios em geral |
| Não orgânicas e não psicóticas | Transtornos de personalidade |

TCE: traumatismo cranioencefálico.

## QUADRO CLÍNICO

Os pacientes com agitação psicomotora podem apresentar inquietação motora, discurso acelerado, ansiedade intensa, irritabilidade ou comportamento agressivo. Em casos graves, há risco de violência contra si, contra a equipe ou contra terceiros[1]. A avaliação inicial deve identificar sinais de alarme para causas orgânicas (Tabela 2)[6].

## DIAGNÓSTICO E EXAMES COMPLEMENTARES

O diagnóstico é clínico, com base na observação do comportamento e na história disponível. Além disso, durante o exame físico, o avaliador deve estar atento a alguns

TABELA 2 Sinais de alarme para causas orgânicas

| |
|---|
| Início rápido/súbito |
| Ausência de histórico psiquiátrico prévio (especialmente > 40 anos) |
| Alucinações visuais, olfativas ou táteis |
| Sinais vitais anormais (p. ex., febre, hipotensão e hipóxia) |
| Déficits cognitivos |
| Fala arrastada |
| Uso de substâncias |
| Histórico e evidências físicas de trauma |

sinais de extrema relevância, como sinais de irritação meníngea, marcas de trauma, focos de infecção e evidências de convulsão ou estado pós-ictal. É fundamental que a glicemia seja documentada em todos os pacientes.

A investigação de causas orgânicas subjacentes deve ser iniciada ainda no APH, pois orienta a escolha do centro de referência para onde o paciente será encaminhado, possibilitando a elaboração de um plano estruturado que assegura o diagnóstico preciso e a terapia adequada em tempo hábil no destino final.

Alguns exames complementares iniciais que devem ser pensados e, se possível, realizados são: glicemia capilar, gasometria arterial, dosagem sérica de eletrólitos, como sódio, potássio e magnésio, ureia, TSH e T4 livre, hemograma e exames de imagem, como tomografia computadorizada (TC) de crânio sem contraste.

Durante a abordagem deste paciente, deve-se levantar evidências dos possíveis diagnósticos diferenciais (Tabela 3).

## TRATAMENTO

O objetivo principal do tratamento da agitação psicomotora no APH é garantir a segurança do paciente, da equipe e de terceiros, permitindo a realização de uma avaliação médica completa e o transporte adequado[1]. A estratégia é dividida em seis passos interdependentes, adaptados ao contexto pré-hospitalar.

### 1. Verificar a segurança da cena

Antes de qualquer intervenção, deve-se avaliar o ambiente para identificar os riscos potenciais, como presença de armas de fogo ou objetos que possam ser utilizados como arma branca, multidões ou obstáculos. Pacientes com comportamento violento requerem sua primeira abordagem exclusivamente por equipes de segurança ou policiais. Se tais recursos não estiverem disponíveis, recomenda-se manter uma distância segura e tentar acalmar verbalmente o paciente até a chegada de apoio. Esse planejamento deve ser iniciado antes mesmo do contato direto com o paciente.

### 2. Avaliar o nível de agitação

A avaliação do grau de agitação é crucial para orientar a conduta clínica. Embora a Associação Americana de Emergências Psiquiátricas não eleja nenhuma escala como superior, a Escala de Avaliação da Atividade Comportamental (BARS, do inglês *Behavioural Activity Rating Scale*) (Tabela 4) é uma ferramenta confiável, prática e acessível, podendo ser aplicada inclusive por profissionais sem treinamento.

TABELA 3 Diagnósticos diferenciais de agitação ou alteração aguda do estado

| Causa | Manifestação |
|---|---|
| Álcool | Fase de agitação que pode alternar ou evoluir para letargia e coma |
| Acidose (metabólica ou respiratória) | Agitação, desorientação ou letargia |
| Eletrólitos (Na, K, Ca, Cl, Mg) | Lentificação do pensamento, agitação |
| Epilepsia | Crises convulsivas focais ou generalizadas, mimetizando agitação |
| Endócrinas (p. ex., hipo ou hipertireoidismo) | Quadros de desorientação, agitação, pensamento acelerado e coma |
| Encefalopatias (por infecção, inflamação ou lesões estruturais) | Alterações do estado mental, desde agitação e desorientação até letargia ou coma |
| Erros inatos do metabolismo | Quadros mais arrastados, com duração de dias, semanas ou meses. Mais comum em jovens |
| Acidente vascular cerebral (AVC) (p. ex., AVCi, AVCh, AIT) | Podem iniciar com quadro agudo e súbito, associado ou não a déficit motor dimidiado, alteração de visão ou fala |
| Hipo ou hiperglicemia | Desorientação, sudorese, agitação, tremores, crises convulsivas, desidratação |
| Infecção (p. ex., meningite, encefalite) | Alterações do estado mental, desde agitação e desorientação até letargia ou coma |
| Intoxicações | Sintomas súbitos, que podem ser difíceis de classificar como uma única toxíndrome devido à ação de mais de uma substância |
| Overdose | Desorientação, que pode alternar com sonolência e coma |
| Psicose | Alucinações auditivas ou visuais, delírios, agitação e irritabilidade |
| Uremia | Quadros de evolução progressiva, com desorientação, nistagmos, *flapping* que podem evoluir com sonolência e coma |
| Somática | Quadro de amplo espectro, que alterna com agitação, sonolência, desorientação, sem nexo temporal ou causal claro |
| Trauma | Alteração da consciência súbita (logo após o evento) com agitação ou sonolência. Podem ser quadros de início tardio, após algumas horas do trauma, como na hemorragia subaracnóidea |

AIT: ataque isquêmico transitório; AVCh: acidente vascular cerebral hemorrágico; AVCi: acidente vascular cerebral isquêmico; Ca: cálcio; Cl: cloro; K: potássio; Mg: magnésio; Na: sódio.

A escala BARS avalia o nível de agitação, variando de 1 (sedado) a 7 (violento). Escores 5 e 6 podem ser tratados inicialmente com técnicas de descalonamento verbal, enquanto um paciente com escore 7 necessitará de sedação e/ou contenção física[1].

## 3. Triagem inicial

Até 80% dos pacientes cuja agitação foi causada por uma condição médica orgânica recebem alta após avaliação médica, antes de serem encaminhados para tratamento psi-

TABELA 4 Escala de Avaliação da Atividade Comportamental (BARS)

| Escore | Descrição |
|---|---|
| 1 | Sedado, difícil de acordar |
| 2-3 | Sonolento a normal |
| 4 | Leve inquietação |
| 5 | Moderadamente agitado, verbalmente agressivo |
| 6 | Extremamente agitado, fisicamente agressivo |
| 7 | Violento, risco imediato |

quiátrico. Por isso, a triagem deve priorizar a identificação de causas médicas orgânicas e potencialmente ameaçadoras à vida, como hipóxia, choque, lesões neurológicas e hipoglicemia, por meio de anamnese rápida, aquisição de sinais vitais e exames rápidos (glicemia capilar, oximetria de pulso). A regra mnemônica **G**lucose **O**xigênio **T**rauma/**t**emperatura **I**nfecção **V**ascular ***S**eizure* (convulsão) (GOT IVS) remete às principais causas orgânicas de agitação (Tabela 5)[6].

TABELA 5 Mnemônico GOT IVS: principais causas orgânicas de agitação

| | |
|---|---|
| G | Glucose (glicose): hipoglicemia |
| O | *Oxygen* (oxigênio): hipóxia |
| T | Trauma/temperatura: TCE ou sangramentos intracranianos; hipo ou hipertermia |
| I | *Infection* (infecção): meningite ou sepse |
| V | Vascular: AVC (AVCi, AVCh, hemorragia subaracnóidea) |
| S | *Seizure* (convulsão): *status epilepticus* pós-ictal |

AVC: acidente vascular cerebral; AVCh: acidente vascular cerebral hemorrágico; AVCi: acidente vascular cerebral isquêmico; TCE: traumatismo cranioencefálico.
Fonte: adaptada de Rossi et al., 2010[6].

## 4. Técnicas de desescalonamento verbal

A desescalada, ou desescalonamento verbal, é a primeira linha de intervenção não farmacológica recomendada. Deve-se adotar uma abordagem empática, utilizando tom de voz calmo e evitando confrontos, como descrito na Tabela 6. Se bem-sucedida, a desescalada permite monitoramento contínuo e transporte. Caso contrário, avança-se para intervenções adicionais. A falha na desescalada verbal pode estimular ou piorar a agitação, exigindo medidas mais invasivas.

TABELA 6 Dez domínios da desescalada

| |
|---|
| 1. Respeitar o espaço pessoal |
| 2. Não ser provocativo |
| 3. Estabelecer contato verbal |
| 4. Ser conciso |
| 5. Identificar desejos e sentimentos |
| 6. Ouvir atentamente o que o paciente está dizendo |
| 7. Concordar ou concordar em discordar |
| 8. Estabelecer regras claras e limites definidos |
| 9. Oferecer opções e otimismo |
| 10. Fazer a devolutiva para o paciente e a equipe |

Fonte: adaptada de Roppolo et al., 2020[7].

## 5. Contenção física

O médico deve oferecer o medicamento e procurar envolver o paciente nas decisões sobre seu uso. Se o paciente representar perigo imediato para terceiros, para si mesmo ou para a equipe, a contenção é apropriada.

Como realizar a contenção:

- Mínimo de cinco pessoas treinadas para minimizar os riscos.

- Técnica adequada, evitando pressão no tórax ou no pescoço.
- Posição supina é a posição preferida.
- Posição lateral é útil se o paciente apresentar risco de aspiração.
- Os quatro membros podem ser imobilizados nas principais articulações (joelhos e cotovelos).
- Se apenas dois membros estiverem imobilizados, eles devem ser braços e pernas contralaterais.
- Monitoramento contínuo para prevenir complicações, como asfixia posicional.
- As imobilizações químicas devem substituir as imobilizações físicas quando a segurança permitir.

## 6. Abordagem farmacológica

Medicamentos são necessários sempre que a contenção física do paciente for necessária, para prevenir lesões e complicações associadas à contenção, isto é, a contenção física é somente uma ponte para a abordagem farmacológica. Sedar um paciente que requer contenção física também pode reduzir as consequências negativas deste procedimento.

Medicamentos de escolha (Tabela 7):

- Antipsicóticos de primeira geração: haloperidol (2-5 mg IM) é eficaz para agitação psiquiátrica, com início de ação em 15-30 minutos[1]. Pode causar efeitos extrapiramidais, sendo contraindicado em pacientes com risco de prolongamento do intervalo QT[1].
- Antipsicóticos de segunda geração: olanzapina (5-10 mg IM) ou ziprasidona (10-20 mg IM) são preferidos como primeira linha em casos não relacionados à intoxicação alcoólica, devido ao perfil de segurança superior e menor incidência de efeitos adversos.
- Benzodiazepínicos: midazolam (2-5 mg IM) ou lorazepam (1-2 mg IM) são indicados para agitação associada à intoxicação alcoólica ou a causas médicas, com ação rápida (5-10 minutos). Requerem monitoramento para evitar depressão respiratória[1].
- Antagonista N-metil-D-aspartato (NMDA): cetamina (4 mg/kg IM). A cetamina é um medicamento que age como antagonista nos receptores NMDA. É bastante conhecida por apresentar excelente perfil de sedação, especialmente em pacientes instáveis, devido à sua farmacologia segura, por não causar diretamente apneia ou instabilidade hemodinâmica, além de ter um perfil seguro tanto em crianças quanto em adultos e idosos. Seu rápido início de ação e a possibilidade de administração intramuscular (IM) fazem dela uma ótima opção de primeira linha no tratamento da agitação psicomotora na maioria dos pacientes. Um dos cuidados necessários é o seu efeito/fenômeno de emergência, no qual a dissociação causada pela sua ação no sistema nervoso central (SNC) pode, em alguns casos, piorar a agitação se a dose dissociativa (1,5 mg/kg) não for atingida de forma satisfatória. Caso isso ocorra, o indicado é complementar a dose já administrada até atingir a dose dissociativa de pelo menos 1,5 mg/kg endovenosa (EV) ou 4 mg/kg IM.

# TRANSPORTE

Após estabilização, o paciente deve ser transportado para um hospital, preferen-

TABELA 7 Opções farmacológicas para sedação

| Classe | Medicamento | Dose inicial/via de administração/ dose máxima em 24 h | Início de ação | Meia--vida | Pode repetir em | Indicação principal | Precauções |
|---|---|---|---|---|---|---|---|
| Antipsicótico de primeira geração | Haloperidol | 2-5 mg IM (máx. 30mg) | 20-30 min | 15-37 h | 30 min | Agitação psiquiátrica | Risco de arritmias fatais em pacientes com QT prolongado |
| Antipsicóticos de segunda geração | Olanzapina | 5-10 mg IM | 15-45 min | | | Agitação não toxicológica | Monitorar hipotensão |
| | Ziprasidona | 10-20 mg (máx. 40 mg) | 1 h | 2-5 h | 2-4 h | Agitação não toxicológica | Risco de arritmias |
| Benzodiazepínicos | Midazolam | 2-15 mg IM | 15-20 min | 90-150 min | 30 min | Intoxicação alcoólica/causas secundárias | Depressão respiratória |
| | Lorazepam | 1-4 mg IM | 20-30 min | 13-18 h | 1 h | Intoxicação alcoólica/causas secundárias | Sedação prolongada |
| Antagonista NMDA | Cetamina | 4 mg/kg IM<br>1 mg/kg EV | 1-5 min | 120-150 min | 15 min | Agitação em geral | Cuidado em pacientes esquizofrênicos<br>Possível fenômeno de emergência |

EV: endovenoso(a); IM: intramuscular; NMDA: N-metil-D-aspartato.

cialmente, se possível, sem uso de sirenes para evitar exacerbação da agitação[1]. Em casos de comportamento violento, a escolta policial pode ser necessária[1].

## REFERÊNCIAS


1. Nordstrom K, Zun LS, Wilson MP, Stiebel V, Ng AT, Bregman B, et al: Medical evaluation and triage of the agitated patient: consensus statement of the American Association for Emergency Psychiatry Project BETA Medical Evaluation Workgroup. West J Emerg Med. 2012;13(1):3-10.
2. Tintinalli JE, Ma OJ, Yealy DM, Meckler GD, Stapczynski JS, Cline DM. et al. Tintinalli's emergency medicine: a comprehensive study guide. 9ed. New York: McGraw Hill; 2019.
3. Pajonk FG, Schmitt P, Biedler A, Richter JC, Meyer W, Luiz T, et al. Psychiatric emergencies in prehospital emergency medical systems: a prospective comparison of two urban settings. Gen Hosp Psychiatry. 2008;30(4);360-6.
4. Silva Jr SC, Santos ME, Amorim FC. Perfil epidemiológico dos atendimentos psiquiátricos no SAMU de Teresina em 2014. J Bras Psiquiatr. 2016;65(3):215-20.
5. Miner JR, Klein LR, Cole JB, Driver BE, Moore JC, Ho JD. The characteristics and prevalence of agitation in an urban county emergency department. Ann Emerg Med. 2018;72(4):361-70.
6. Rossi J, Swan MC, Isaacs ED. The violent or agitated patient. Emerg Med Clin North Am. 2010;28(1):235-56.
7. Roppolo LP, Morris DW, Khan F, Downs R, Metzger J, Carder T, et al. Improving the management of acutely agitated patients in the emergency department through implementation of Project BETA (Best Practices in the Evaluation and Treatment of Agitation). J Am Coll Emerg Physicians Open. 2020;1(5):898-907.
8. American College of Emergency Physicians Clinical Policies Subcommittee (Writing Committee) on the Adult Psychiatric Patient, Nazarian DJ, Broder JS, Thiessen MEW, Wilson MP, Zun LS, et al. Clinical policy: critical issues in the diagnosis and management of the adult psychiatric patient in the emergency department. Ann Emerg Med. 2017;69(4):480-98.
9. Garriga M, Pacchiarotti I, Kasper S, Zeller SL, Allen MH, Vásquez G, et al. Assessment and management of agitation in psychiatry: expert consensus. World J Biol Psychiatry. 2016;17(2):86-128.
10. Wong AH, Ray JM, Rosenberg A, Crispino L, Parker J, McVaney C, et al. Experiences of individuals who were physically restrained in the emergency department. JAMA Network Open. 2020;3(1):e1919381.

47

# Manejo de intoxicações e acidentes peçonhentos no atendimento pré-hospitalar móvel

Juliana Sartorelo Almeida
Adebal de Andrade Filho

## Pontos-Chave

- Cerca de 5% das chamadas em serviços de atendimento pré-hospitalar (APH) móvel são por intoxicações exógenas.
- No Brasil, as intoxicações medicamentosas lideram as estatísticas, embora os quadros causados por exposição a produtos químicos e agrotóxicos, raticidas e inseticidas também sejam bastante prevalentes.
- O contato com os Centros de Assistência Toxicológica reduz drasticamente a realização de procedimentos desnecessários, norteia a necessidade de medidas de suporte e de tratamento específico.
- A glicemia capilar imediata é mandatória frente ao paciente com alteração do nível de consciência, pois pode ser a causa ou um fator agravante do quadro.
- Antes da avaliação toxicológica propriamente dita, a vítima deve receber suporte avançado de vida.
- A lavagem gástrica é um procedimento controverso e deve ser realizada apenas em ingestão de substâncias potencialmente tóxicas, com menos de 60 minutos, com proteção de vias aéreas e frente a deslocamento de longa distância.
- Não há evidência de benefício de uso de carvão ativado no APH móvel.
- Manutenção da permeabilidade das vias aéreas, com avaliação cuidadosa e ponderada da necessidade de intubação, visando proteger o paciente de obstruções e complicações, especialmente em casos de alteração do nível de consciência e risco de aspiração.
- A abordagem da parada cardiorrespiratória (PCR) por intoxicação no APH requer reconhecimento de suas particularidades, incluin-

do a importância da identificação precoce da etiologia, uso de tratamentos específicos, e estratégias de ressuscitação prolongada e suporte avançado.

- Em acidentes por animais peçonhentos, o atendimento do APH móvel exige ações de avaliação rápida, estabilização e transporte adequado, além do uso de protocolos padronizados e acesso rápido a antivenenos específicos.

## INTRODUÇÃO

O atendimento pré-hospitalar (APH) móvel teve um crescimento importante nas últimas 3 décadas no Brasil, em muito causado pela constatação de que as intervenções precoces e tecnicamente adequadas nas urgências e emergências médicas têm resultados positivos. Isto ocorreu no âmbito da saúde pública como no setor privado.

O APH está definido pelo Ministério da Saúde, por portarias do Ministério da Saúde e Resoluções do Conselho Federal de Medicina (CFM) que datam de 2002 e 2003, e abrangem toda a prática médica brasileira, no setor público e privado. Em 2018, a Portaria n. 288 definiu a operacionalização de serviços de APH móvel incluindo o atendimento às intoxicações agudas neste cenário. As portarias estão descritas na Tabela 1.

O manejo de intoxicações e acidentes por animais peçonhentos no APH apresenta desafios únicos e complexos, que variam de acordo com a população, região geográfica, situação econômica (disponibilidade e utilização de recursos) e prevalência local de intoxicantes e animais.

A crescente diversidade de substâncias tóxicas disponíveis e o aumento da incidência de intoxicações acidentais e intencionais exigem treinamento específico das equipes de APH, tornando necessária a elaboração de protocolos e estratégias de gestão voltadas para o tema. A ampla gama de

TABELA 1 Atos normativos relacionados ao atendimento pré-hospitalar móvel

| Número da portaria/ resolução | Data | Descrição |
|---|---|---|
| Portaria n. 2.048/ GM/MS | 5 de novembro de 2002 | Define o APH como o atendimento que procura chegar à vítima nos primeiros minutos após o agravo à saúde, visando evitar sequelas ou morte, com a necessidade de transporte a hospital integrado ao SUS. |
| Resolução CFM n. 1.671 | 9 de julho de 2003 | Regulamenta a prática médica no Brasil, abrangendo tanto o setor público quanto o privado, e segue a Portaria n. 2.048. Cria a função do médico regulador, caracterizando a regulação das emergências como um ato médico. |
| Portaria n. 288 | 12 de março de 2018 | Aplica-se a serviços públicos e privados e define a operacionalização de serviços de APH móvel, incluindo o atendimento às intoxicações agudas. |

APH: atendimento pré-hospitalar; CFM: Conselho Federal de Medicina; GM/MS: Gabinete do Ministro/Ministério da Saúde; SUS: Sistema Único de Saúde.

apresentações clínicas e os riscos e benefícios associados às condutas toxicológicas existentes impossibilitam a criação de um protocolo único para todas as intoxicações e impõem a necessidade de uma abordagem sistemática e com base nas melhores evidências disponíveis, que levem em consideração fatores como a via de exposição, o tempo decorrido desde a ingestão ou o contato, e a apresentação clínica do paciente.

As condutas para intoxicações no APH variam significativamente em diferentes regiões do mundo, refletindo as disparidades em recursos, protocolos estabelecidos e prevalência de substâncias tóxicas. Enquanto alguns países, como a Inglaterra, priorizam o transporte hospitalar para a maioria dos casos, com intervenções pré-hospitalares limitadas a situações específicas como o uso de naloxona para reversão de superdosagem de opioides, outros, como a Austrália e a Noruega, demonstram maior ênfase no tratamento *in loco*, especialmente para intoxicações por opioides. A disponibilidade de recursos como antivenenos, antídotos, carvão ativado e equipamentos de suporte avançado de vida também influencia a abordagem. Essa heterogeneidade exige a adaptação dos protocolos de atendimento às realidades locais, considerando os recursos disponíveis, a prevalência de determinadas substâncias, o tempo de deslocamento do local da ocorrência e unidades hospitalares para tratamento definitivo, e a capacidade de resposta dos serviços de saúde em cada região.

## EPIDEMIOLOGIA

Segundo estudos internacionais, cerca de 5% das chamadas atendidas em centrais de regulação de APH são identificadas como demandas relacionadas a "intoxicações" ou "superdosagens". Esse número pode variar de acordo com a região; e, no Brasil, os dados relacionados são escassos. O percentual de pacientes atendidos no APH com suspeita de intoxicação que não são transportados para hospitais, por ausência de indicação ou recusa, varia entre 30-40%. Outras características epidemiológicas estão descritas na Tabela 2.

TABELA 2 Características epidemiológicas dos pacientes intoxicados assistidos no atendimento pré-hospitalar

| **Idade** | | **Entre 15-44 anos** |
|---|---|---|
| Sexo | | Ambos os sexos |
| Prevalência de substâncias | Mundo | Psicotrópicos, paracetamol e opioides. |
| | Países em desenvolvimento | Pesticidas e medicamentos. Incidência baixa de opioides na América Latina. |
| | Brasil | Quadro híbrido: intoxicações medicamentosas à frente, mas com número significativo de quadros causados por exposição a produtos químicos e agrotóxicos, raticidas e inseticidas. |

## PREDITORES DE HOSPITALIZAÇÃO EM PACIENTES INTOXICADOS

Segundo Krayeva et al.[1], o gênero em si não é um preditor independente para hospitalização, mas as chances de hospitalização para mulheres são quatro vezes maiores em comparação aos homens, refletindo sua intenção suicida aumentada e interferindo na prevalência dos agentes tóxicos. Pacientes jovens (16-19 anos) têm um risco maior de serem hospitalizados, enquanto os pacientes entre 50-59 anos são mais frequentemente deixados na cena. De acordo com diversos autores, o preditor mais significativo para a hospitalização é a presença de ideação suicida ou intoxicação em um contexto de autoextermínio. Por essa razão, as diretrizes de manejo, na maioria dos países, incluem esse fator como critério para admissão hospitalar, mesmo em casos de intoxicações de baixo risco. A redução de consciência também se mostrou um preditor independente de internação.

Os preditores para admissão na sala de emergência em casos de intoxicações e envenenamentos por substâncias incluem uma variedade de fatores clínicos e demográficos. De acordo com a literatura médica, os seguintes fatores são frequentemente associados à admissão na emergência (Tabela 3).

TABELA 3 Preditores de hospitalização do paciente intoxicado

| |
|---|
| 1. Tipo de substância: o envolvimento de substâncias como etanol, benzodiazepínicos, cocaína, cannabis, antidepressivos e psicoestimulantes é comum em admissões por intoxicação. A coingestão de etanol e o uso de múltiplas drogas também são fatores que aumentam a probabilidade de admissão. |
| 2. História psiquiátrica e de uso de substâncias: pacientes com histórico de doenças psiquiátricas ou dependência de substâncias, como álcool, têm maior risco de readmissão e de apresentar condições mais graves na emergência. |
| 3. Gravidade clínica: a gravidade dos sintomas na apresentação, como comprometimento da consciência (avaliado pela escala de coma de Glasgow), é um preditor importante para a admissão. A ingestão de doses tóxicas presumidas e o número de comprimidos ingeridos também são fatores de risco. |
| 4. Fatores demográficos: a idade e o gênero podem influenciar a decisão de admissão. Homens e indivíduos em certas faixas etárias, por exemplo, entre 21-40 anos, são mais frequentemente admitidos. |
| 5. Hora da admissão e localização da vítima: a hora do dia e o local onde a vítima foi encontrada podem influenciar a decisão de admissão, embora esses fatores sejam menos frequentemente discutidos na literatura. |

## GESTÃO, FLUXOS E REGULAÇÃO DO PACIENTE INTOXICADO

O APH móvel se destina à assistência direta a pacientes com condições clínicas agudas em vias públicas, domicílios e locais de trabalho, logo após a ocorrência dos eventos. Nessas situações adversas, as intervenções em casos de intoxicação são mais complexas e arriscadas, demandando treinamento especializado dos profissionais envolvidos.

Ao médico do serviço de APH móvel cabe o desafio de tomar a melhor decisão, no menor tempo, considerando todos os públicos envolvidos, com garantia de segurança assistencial. Tudo a partir de uma solicitação telefônica. O exercício da atividade requer um conjunto de competências e habilidades que vão além do conhecimento técnico na área da toxicologia e urgência. Os médicos reguladores deverão ser selecionados entre aqueles com maior treinamento no atendimento em urgência e emergência e que mais conheçam os recursos de cada unidade do sistema de saúde no qual esteja inserido. Nesse contexto, é importante sistematizar o atendimento de acordo com os preceitos a seguir:

- Central de regulação médica:
  - Recepção e triagem dos chamados de socorro.
  - Escuta ativa de auxiliares de regulação e médicos intervencionistas.
  - Definição do meio mais adequado para a intervenção e o acompanhamento do processo.
  - Notificação prévia das unidades de saúde sobre o paciente e suas necessidades.
  - É crucial o acesso a dados sobre o tratamento específico, a disponibilidade de antídotos e os serviços de referência. Contato com Centro de Informação e Assistência Toxicológica (CIATox).
  - Orientações ao solicitante:
- Fornecer orientações sobre medidas de descontaminação, suporte básico de vida e identificação do agente toxicante.
- Indicar possíveis agentes envolvidos e riscos de toxicidade.
- Informar sobre antídotos específicos e locais adequados para receber o paciente.
- Responsabilidades da equipe intervencionista:
  - Tomar decisões rápidas e seguras, considerando todos os envolvidos.
  - Realizar atendimento a partir de solicitações telefônicas e acatar as recomendações do médico regulador que naquele momento possui uma visão mais ampla e crítica da situação.
  - Necessidade de descrição precisa da cena, substâncias envolvidas e sinais/sintomas do paciente.
  - Avaliação rápida e priorização de ações de suporte básico de vida.
  - Encaminhamento aos CIATox quando necessário e orientado pelo regulador.

No Brasil existem 32 CIATox distribuídos na maior parte das unidades federativas que funcionam 24 horas por dia. Os telefones de acesso por Estado podem ser obtidos no *site*: https://abracit.org.br/. O contato com os CIATox reduz drasticamente a realização de procedimentos desnecessários, norteia a necessidade de medidas de suporte e de tratamento específico. Um estudo realizado na Austrália por Joarder et al.[2] identificou que em 44% dos casos o CIATox aconselhou ao serviço de APH a não realização de tratamentos, em 46% medidas de suporte de vida e em apenas 2,3% a necessidade de realização de tratamento específico. O encaminhamento para o hospital foi aconselhado em 54% das chamadas, a maioria delas após tentativas de autoextermínio.

## ABORDAGEM GERAL DO PACIENTE INTOXICADO NO ATENDIMENTO PRÉ-HOSPITALAR MÓVEL

Na abordagem pré-hospitalar do paciente com suspeita de intoxicação, a Central de Regulação do Atendimento Móvel deve se basear nas seguintes características, a fim de determinar a necessidade de deslocamento de unidade avançada à cena:

- Presença de sinais e sintomas ameaçadores à vida.
- Presença de instabilidade psíquica que coloque em risco a integridade do paciente, da equipe assistencial ou de terceiros.
- Intoxicação por substâncias sabidamente de alta toxicidade, com ingestão há menos de 6 horas.

Em pacientes que não manifestem sinais de instabilidade, caso o deslocamento de unidade avançada atrase o atendimento hospitalar, a unidade básica poderá ser empenhada.

A glicemia capilar imediata é mandatória frente ao paciente com alteração do nível de consciência, pois pode ser a causa ou um fator agravante do quadro. Antes da avaliação toxicológica propriamente dita, a vítima deve receber suporte avançado de vida, pois será o responsável pela boa evolução clínica na maioria dos casos.

Na presença de intoxicação cutânea, os procedimentos de descontaminação devem ser realizados na cena, quando houver estrutura no local, utilizando-se água corrente, com atenção à hipotermia e à exposição desnecessária da vítima. O uso de equipamentos de proteção individual (EPI) pelos socorristas é fundamental, pois pode haver contaminação e absorção cutânea da substância tóxica.

Em exposições inalatórias, a segurança da equipe é prioridade, pois o agente tóxico ainda pode estar presente no local e contaminá-la. Caso se desconheça o agente ou no caso de agentes sabidamente tóxicos por inalação (cianeto, ácido sulfídrico, fosfina, organofosforados), o atendimento do paciente só deve ser realizado com o uso de EPI e máscaras adequadas para proteção contra o intoxicante. O uso de oxigênio a 100% é benéfico na maioria dos casos, por isso é indicado nessas situações.

Em casos de suspeita ou caso confirmado de ingestão de substâncias, a equipe deve se atentar às características da cena (presença de cartelas vazias, álcool, vômitos, sinais de trauma) e se possível levar ao hospital a substância supostamente ingerida. Essas informações podem ser fundamentais para a condução posterior do caso.

As intoxicações se apresentam em padrões de sinais e sintomas chamados de toxíndromes. Esses padrões são relativamente consistentes. A determinação da toxíndrome auxilia na avaliação da gravidade e na necessidade de tratamento específico. As principais toxíndromes e particularidades de sua abordagem no APH estão descritas na Tabela 4.

As informações transmitidas pela equipe do APH móvel são muito importantes no momento da admissão hospitalar. Algumas características da cena e do próprio paciente podem ser definidoras do prognóstico e norteadoras de condutas. Na Tabela 5 encontram-se alguns pontos que devem ser considerados pela equipe de cena para transmissão à equipe do intra-hospitalar.

O exame físico do paciente intoxicado tem características específicas, que podem nortear o examinador em relação à síndrome tóxica, à necessidade de condutas específicas e até mesmo sobre o prognóstico do paciente. Algumas correlações entre os sinais e sintomas e as substâncias envolvidas estão descritas na Tabela 6.

TABELA 4 Toxíndromes e particularidades do atendimento pré-hospitalar móvel

| Toxíndrome | Manifestações clínicas | Exemplos de substâncias | Particularidades no APH móvel |
|---|---|---|---|
| Simpatomimética: substâncias que atuam em receptores alfa e beta-adrenérgicos, provocando um estado de hiperestimulação. | Taquicardia, hipertensão, sudorese, agitação psicomotora, midríase, hipertermia, alucinações, arritmias e convulsões. As complicações mais comuns são arritmias ventriculares, IAM, acidente vascular cerebral isquêmico ou hemorrágico e insuficiência renal por rabdomiólise. | Cocaína, anfetaminas, cafeína, LSD, teofilina, salbutamol e descongestionantes nasais contendo nafazolina, efedrina ou similares. | Benzodiazepínicos de ação rápida e curta e com absorção adequada por via IM (midazolam, lorazepam) são a escolha para o tratamento da agitação, convulsões e dor torácica.<br>Contenção mecânica pode ser necessária para o transporte seguro.<br>Evitar o uso de neurolépticos (predisposição a arritmias e convulsões) e cetamina (exacerbação dos sintomas adrenérgicos). |
| Síndrome anticolinérgica: causada por substâncias que atuam como antagonistas dos receptores muscarínicos. | Taquicardia, agitação, midríase, hipertermia, rubor facial, boca seca, retenção urinária, diminuição dos ruídos hidroaéreos, *delirium*, disartria, alucinações, convulsões, encefalopatia e coma. Predisposição a arritmias cardíacas, alargamento de QT e QRS, hipotensão. | Antidepressivos tricíclicos, anti-histamínicos, antiparkinsonianos, antipsicóticos, antiespasmódicos, atropina e relaxantes musculares. | ECG na cena, quando possível, para identificação de alterações de QRS.<br>Alterações cardiovasculares (QRS > 120 ms, arritmias, hipotensão, PCR): bicarbonato de sódio EV 1-2 mEq/kg, principalmente nas intoxicações por antidepressivos tricíclicos.<br>Se convulsões: benzodiazepínicos, evitar hidantoinização (risco de arritmias). |
| Síndrome colinérgica: é causada por substâncias que inibem a enzima acetilcolinesterase, aumentando a concentração de acetilcolina circulante e consequentemente os estímulos em receptores orgânicos nicotínicos e muscarínicos. | Muscarínicas: bradicardia, miose, sialorreia, sudorese, vômitos, dor abdominal, broncorreia (crepitações, dessaturação), incontinência urinária e fecal.<br>Nicotínicas: taquicardia, hipertensão, fasciculações musculares, paralisia diafragmática com consequente IRpA e distúrbios hidroeletrolíticos.<br>SNC: rebaixamento e convulsões. | Organofosforados e carbamatos (chumbinho), princípios ativos de vários pesticidas, herbicidas e em armas químicas. | Atenção às vias aéreas: aspiração de secreção, remoção de vestígios de cavidade oral, fornecer oxigênio.<br>Sintomas muscarínicos: atropina venosa 1-2 mg em bolus a cada 5 minutos até que estes sejam revertidos.<br>Descontaminação mucocutânea na cena (uso de EPI é importante). |

(continua)

TABELA 4 Toxíndromes e particularidades do atendimento pré-hospitalar móvel (*continuação*)

| Toxíndrome | Manifestações clínicas | Exemplos de substâncias | Particularidades no APH móvel |
|---|---|---|---|
| Síndrome sedativo/hipnótica: são substâncias que agem no SNC, principalmente em receptores gabaérgicos. | Rebaixamento do sensório, hipotensão, bradicardia, miose e hipotonia. Em altas doses pode ocorrer bradipneia. | Benzodiazepínicos, etanol e barbitúricos. | Avaliação de glicemia capilar.<br>Avaliar perviedade de vias aéreas e necessidade de intubação.<br>Tratamento suportivo/sintomático.<br>O uso de flumazenil não está indicado rotineiramente. |
| Síndrome narcótica: os opioides atuam no organismo mimetizando peptídios endógenos que atuam em diversos sistemas, além do estímulo a receptores dopaminérgicos. | Diferentes graus de sedação até o coma, hipotensão, bradicardia, miose, hipotonia, bradipneia, apneia. | Morfina e seus derivados, codeína, tramadol, fentanil, loperamida, tintura de ópio. | Avaliar glicemia capilar.<br>Suporte clínico e ventilatório.<br>Naloxona: 0,4-2 mg EV, IM, intranasal ou endotraqueal. Pode ser repetida a cada 2-3 min, porém se o paciente tiver necessidade de muitas doses na primeira hora, provável que seja necessária a IOT.<br>PCR: naloxona 2 mg EV. |

APH: atendimento pré-hospitalar; ECG: eletrocardiograma; EPI: equipamento de proteção individual; EV: endovenoso(a); IAM: infarto agudo do miocárdio; IM: intramuscular; IOT: intubação orotraqueal; IRpA: insuficiência respiratória aguda; LSD: ácido lisérgico dietilamida; PCR: parada cardiorrespiratória; SNC: sistema nervoso central.

TABELA 5 Informações importantes relacionadas à cena e à anamnese toxicológica

| Avaliação da cena | Substância | Cronologia |
|---|---|---|
| Presença de vômitos, secreções. | Quantidades (considerar sempre o pior cenário). | Qual a última vez que o paciente foi visto bem. |
| História de trauma, convulsões. | Medicamentos de uso habitual (receituários antigos podem ser úteis) | Tempo decorrido entre a ingestão e o atendimento. |
| Vestígios de comprimidos, cartelas, frascos. | Uso habitual de medicamentos para comorbidades. | Se usuário crônico do medicamento. |
| Avaliar lixos, pistas, carta ou bilhete. | Sempre levar frascos e cartelas para o atendimento. | Quando apareceram os primeiros sintomas. |

TABELA 6 Manifestações clínicas e suas manifestações tóxicas

| | |
|---|---|
| Bradicardia | Anticolinesterásicos, digital, betabloqueadores. |
| Miose | Anticolinesterásicos, opioides, barbitúricos, fenotiazinas, álcool. |
| Midríase | Simpaticomiméticos, cocaína, anticolinérgicos, vegetais beladonados. |
| Convulsões | Organoclorados, bupropiona, antidepressivos tricíclicos. |
| Nistagmo | Carbamazepina, fenitoína. |
| Hipertermia | Neurolépticos, cocaína, anticolinérgicos, salicilatos. |
| Hipotermia | Etanol, barbitúrico, opioides. |
| Agitação psicomotora, alucinações | Anticolinérgicos, cocaína, LSD, antidepressivos tricíclicos, etanol, carbamazepina. |
| Sinais extrapiramidais | Neurolépticos, antidepressivos tricíclicos. |
| Taquicardia | Antidepressivos tricíclicos, simpaticomiméticos, cocaína, cafeína. |
| Fasciculações musculares | Anticolinesterásicos. |

## TEMAS DE INTERESSE

### Descontaminação gástrica

#### Lavagem gástrica

A utilidade da lavagem gástrica no APH é extensamente debatida sem que haja definições claras e diretrizes internacionais relacionadas ao procedimento. Quando se fala em morbidade, tempo de internação e mortalidade, não há nenhum estudo que mostre benefício na realização do procedimento.

Levando-se em consideração o posicionamento dos Centros de Intoxicações da Europa e Estados Unidos sobre descontaminação gástrica, em consenso publicado em 2004, a lavagem gástrica, quando indicada, deve ser realizada em até 60 minutos, porém estudos mostram que apenas um quinto dos pacientes que recebem lavagem gástrica no APH atendem aos critérios de tempo entre o procedimento e a ingestão.

A lavagem gástrica é um procedimento simples, mas que está relacionada a vários eventos adversos, como: sangramento, perfuração de esôfago, reflexo vasovagal com PCR, aumento do risco de aspiração do conteúdo digestivo, entre outros; portanto, a tomada de decisão para sua realização deve ser realizada de maneira criteriosa.

A realização de lavagem gástrica na cena em casos de intoxicações graves é considerada uma indicação razoável em um número reduzido de situações, quando feita em um curto período de tempo entre a ingestão e o procedimento, especialmente em pacientes com as vias aéreas protegidas e em situações que envolvam longos tempos de deslocamento até os serviços onde serão realizados tratamentos definitivos. Os critérios que devem ser observados para indicação do procedimento no APH móvel estão descritos na Tabela 7.

| TABELA 7 Lavagem gástrica – quando realizar no atendimento pré-hospitalar? |
|---|
| Toxicidade elevada. E |
| Ingestão há menos de 60 minutos. E |
| Proteção de vias aéreas. E |
| Longo deslocamento até o hospital. |

## Carvão ativado

Estudos em voluntários mostram uma redução na absorção gastrintestinal de medicamentos quando, pelo menos, 50 g de carvão ativado são administrados em 30 minutos (redução média de 47,3%) ou 60 minutos (redução média de 40,1%) após a ingestão do medicamento. Apesar disso, estudos anteriores que examinaram seu uso em casos de superdosagem oral não foram capazes de demonstrar uma melhora em parâmetros como duração de internação hospitalar, taxas de complicações associadas à superdosagem ou mortalidade. Quando o carvão é administrado no APH, as taxas de êmese chegam a 23% e a média de atraso no deslocamento até o hospital é em torno de 16 minutos.

Diante das evidências atuais, a maioria dos protocolos internacionais desaconselha o uso do carvão ativado no APH móvel. As principais justificativas são:

- Pequeno número de pacientes com real benefício.
- O custo extra para administrar carvão ativado em muitos casos não é justificável (treinamento e capacitação da equipe).
- Para melhorar os desfechos em um pequeno grupo de pacientes, um número muito maior estaria sujeito ao risco de aspiração de carvão ativado.
- Serviços de ambulância precisariam desenvolver protocolos muito restritivos para a administração de carvão ativado.
- Tempo hábil: recomenda-se administrar carvão ativado dentro de 1 hora após a ingestão.
- Impacto no tempo de deslocamento: atrasos na administração, muitas vezes devido à recusa do paciente.
- O uso de carvão ativado é especialmente desaconselhado em pacientes com diminuição do nível de consciência devido ao alto risco de aspiração.

## Antídotos indicados no atendimento pré-hospitalar móvel

Os antídotos são substâncias que podem direta ou indiretamente reduzir ou neutralizar o efeito de uma substância tóxica. Antes da administração deve ser avaliado o risco-benefício dessa medida.

Tendo em vista a especificidade dos casos de intoxicação, o resultado da diversidade de medicamentos (principal causa de intoxicação no Brasil), as substâncias químicas, venenos e a variabilidade da gravidade, em qualquer caso suspeito ou confirmado, a Organização Mundial da Saúde (OMS) recomenda o contato com o CIATox da região para apoio ao diagnóstico e ao tratamento mais adequado. O diagnóstico racional e de certeza é necessário para seu uso seguro e efetivo.

No entanto, o ser humano pode ser exposto a milhares de substâncias, mas a lista de antídotos eficazes é modesta, especialmente de antídotos que podem ser indicados e acessíveis em APH móvel.

A política de antídotos vem sendo discutida no Brasil há quase 3 décadas, mas ainda carece de formatação e implantação.

Alguns antídotos precisam estar disponíveis prontamente no APH, outros na primeira hora depois da exposição na sala de emergência e alguns não são de uso emergencial, mas devem estar disponíveis em serviços estratégicos alcançados facilmente sempre que necessário. Considerando o escopo proposto para este capítulo, serão apresentados aqueles antídotos que deveriam estar disponíveis em ambulâncias de suporte avançado de serviços de APH (Tabela 8).

Em caso de dúvida sobre o uso de antídoto naquela situação, o tratamento de suporte não deve ser adiado; e, após a esta-

TABELA 8 Agente toxicante e antídoto indicado no atendimento pré-hospitalar móvel

| Agente toxicante | Antídoto | Mecanismo de ação | Dose/via |
|---|---|---|---|
| Agentes que induzam hipoglicemia | Glicose a 50% | Reversão da hipoglicemia. | Bolus de glicose, EV (0,5-1 g/kg) |
| Antidepressivos tricíclicos | Bicarbonato de sódio | Aumenta o pH sanguíneo e o sódio extracelular que reduz a droga livre e ajuda a reverter o bloqueio do canal de sódio cardíaco causado pelo antidepressivo tricíclico. | Bolus, EV (1-2 mEq/kg |
| Carbamatos fosforados | Atropina | Antagonista competitivo em receptores muscarínicos centrais e periféricos. | Dose necessária para reverter sinais muscarínicos.<br>Pode ser administrada por via EV (preferencialmente) e IM.<br>Bolus de 2,0 mg para adultos e 0,02 mg/kg em crianças.<br>Intervalo entre as doses de acordo com o quadro clínico. |
| Bloqueadores de canal de cálcio | Gluconato de cálcio | Aumenta o influxo de cálcio, revertendo o efeito inotrópico negativo. | Dose: 0,6 mL/kg de gluconato de cálcio a 10% por via EV, dose máxima de 60 mL. Pode ser repetido a cada 10-20 minutos por até quatro vezes. |

(continua)

TABELA 8 Agente toxicante e antídoto indicado no atendimento pré-hospitalar móvel (*continuação*)

| Agente toxicante | Antídoto | Mecanismo de ação | Dose/via |
|---|---|---|---|
| Cianeto | Nitrito de sódio | Produz metemoglobina, que possui mais afinidade com o cianeto do que a citocromo-oxidase. | Dose: 0,33 mL/kg, com dose máxima de 300 mg (10 mL a 3%), por via EV. |
| | Hipossulfito de sódio | Aumenta cerca de 30 vezes na conversão enzimática (via rodanase) do cianeto em tiocianato (atóxico). | Dose: 1,65 mL/kg, com dose máxima de 12,5 g (50 mL a 25%), por via EV. |
| | Hidroxicobalamina* | O íon cobalto da hidroxicobalamina combina com o cianeto, formando a cianocobalamina, que é atóxica. | Dose: 70 mg/kg, com dose máxima de 5 g, por via EV, em 15 minutos. |
| Fenotiazinas, metoclopramida, butirofenonas | Biperideno | Reverte as manifestações extrapiramidais. | Dose: 0,04 mg/kg, preferencialmente por via EV. Pode ser repetido com intervalo até de 6/6 h. |
| Isoniazida | Piridoxina | Controle das convulsões. | Dose: 1 g de piridoxina para cada grama de isoniazida até o máximo de 70 mg/kg ou 5 g, por via EV. Velocidade de infusão: 0,5 g/min. |
| Monóxido de carbono | Oxigênio a 100% | Desloca o monóxido de carbono dos seus sítios de ligação pelo efeito de ação de massas. | Oferecer em altas concentrações por máscara ou tubo endotraqueal. |
| Opioides | Naloxona | Antagonista específico dos receptores de opioides. | Dose: 0,1 mg/kg/dose em crianças menores de 5 anos. Para maiores e adultos, iniciar com 0,4 mg e dobrar a dose conforme a resposta até 2,0 mg por via EV. Pode ser repetida em 3-5 min até no máximo 10-20 mg. |

*A hidroxicobalamina é o agente de primeira linha na intoxicação por cianeto, mas nem sempre está disponível em ambulância pela escassez no país e pela necessidade de conservação em geladeira. EV: endovenoso(a).

bilização do paciente, o toxicologista deverá ser consultado para auxiliar sobre possíveis antídotos disponíveis para cada situação.

A equipe intervencionista ou da central de regulação pode obter informações toxicológicas sobre algum composto por meio de contato telefônico com um CIATox (os telefones de acesso podem ser conseguidos no *site*: https://abracit.org.br/).

O estoque de antídoto em cada ambulância deve ser baseado na nosologia prevalente naquela região geográfica com estoque proporcional à sua população de abrangência e série histórica de consumo.

## Intubação

A evolução e o prognóstico do paciente intoxicado dependem da assertividade e tempestividade das decisões tomadas nos primeiros minutos após o contato com substâncias potencialmente tóxicas (esta oportunidade está no APH). Dentre todas as prioridades, a primeira delas é a manutenção da permeabilidade de vias aéreas.

Em pacientes comatosos, a principal causa da obstrução das vias aéreas é o deslocamento posterior da língua e de tecidos moles. Se houver suspeita de trauma associado à intoxicação, esses pacientes deverão permanecer com imobilização da coluna cervical até que a possibilidade seja descartada pelo método de imagem. A fim de promover a desobstrução das vias aéreas, a cavidade oral deve ser inspecionada e os corpos estranhos (restos alimentares ou de comprimidos e secreção gástrica regurgitada) removidos. Os corpos estranhos detectados devem ser removidos manualmente e o deslocamento anterior da mandíbula deverá ser promovido.

Uma das principais complicações e causa de prolongamento de internação é a aspiração de conteúdo gástrico nos pacientes intoxicados que apresentam rebaixamento do nível de consciência. Sendo assim, toda vítima de intoxicação (por toxicante com ação duradoura e com reflexo de tosse abolido) deve ser intubada para proteção de vias aéreas.

Para o êxito deste procedimento, todo o material necessário deverá estar à disposição e a equipe devidamente treinada. A falta de treinamento pode levar a eventos adversos. Um trabalho recente, conduzido por Maia et al.[3] no Brasil, mostra que, a cada 10 intubações em situação de emergência, três pacientes apresentam evento adverso grave. Um artigo publicado por Freund et al.[4], em 2023, sugere que a intubação traqueal em pacientes com diminuição da consciência devido à intoxicação aguda é incerta, apesar de ser uma prática comum. Um ensaio clínico randomizado multicêntrico na França avaliou os resultados clínicos de pacientes intoxicados e uma escala de coma de Glasgow inferior a 9. Os pacientes foram randomizados para uma estratégia conservadora de não intubação *versus* a prática rotineira. O estudo mostrou que a estratégia conservadora foi associada a um maior benefício clínico. Portanto, é fundamental avaliar o cenário e ponderar riscos e benefícios antes de realizar a intubação, seguindo o princípio de *primum non nocere* (primeiro, não causar dano). As principais indicações de intubação no APH incluem:

- Manutenção da permeabilidade das vias aéreas: a prioridade é garantir que as vias aéreas estejam permeáveis, especialmente em pacientes com risco de obstrução.
- Pacientes comatosos: a intubação é indicada para proteger as vias aéreas de pacientes com nível de consciência rebaixado, em que há risco de obstrução

devido ao deslocamento posterior da língua e de outros tecidos moles.

- Aspiração de conteúdo gástrico: pacientes intoxicados que apresentam diminuição da consciência e reflexo de tosse abolido devem ser intubados para evitar aspiração de conteúdo gástrico.
- Intoxicação por substâncias com ação duradoura: a intubação deve ser considerada em casos de intoxicação por agentes que têm efeitos prolongados e potencial para depressão respiratória.

## Paciente pediátrico

Intoxicação por ingestão acidental ou erros de administração perfazem a maioria dos casos notificados em crianças. Cerca de 200 mil casos ocorrem anualmente nos Estados Unidos, e aproximadamente 30% deles envolvem crianças com menos de 6 anos de idade. A maioria das exposições é gerenciada no local, em ambiente extra-hospitalar, e não resulta em agravamento do quadro. Ocorre comprometimento sistêmico grave resultante de erros de medicamento em cerca de 0,7% dos casos.

A maior parte dos casos em crianças de até 12 anos que necessitam de hospitalização se deve a relaxantes musculares, medicamentos cardiovasculares e sedativos/hipnóticos/antipsicóticos.

Quando a intoxicação ocorre em contexto desconhecido, ou identifica-se algum critério de vulnerabilidade da criança ou do adolescente, mesmo que o paciente esteja assintomático ou a substância seja de baixa toxicidade, este deve ser levado para avaliação hospitalar, e o conselho tutelar deve ser acionado durante a avaliação.

## Parada cardiorrespiratória

A abordagem da PCR no APH em casos de intoxicação apresenta particularidades distintas de outras etiologias. Observa-se baixa frequência de PCR testemunhada, menor incidência de ritmos chocáveis (taquicardia ventricular [TV]/fibrilação ventricular [FV]) e a menor probabilidade de ressuscitação cardiopulmonar (RCP) por leigos, o que impacta na sobrevivência.

Embora fatores como idade (maioria jovens) e ausência de comorbidades possam contribuir para melhores resultados em alguns casos de PCR por intoxicação, fatores prognósticos, como o ritmo inicial de ECG e a presença de RCP por leigos, são elementos importantes. Paradas cardíacas causadas por envenenamento têm mais opções de tratamento se a etiologia for corretamente identificada em um estágio inicial.

> **Atenção!** Os principais agentes causadores de insuficiência respiratória são: barbitúricos, carbamazepina, antidepressivos tricíclicos, etanol, opioides, anticolinesterásicos, substâncias cáusticas e toxinas botulínicas, escorpiônicas, elapídicas e crotálicas.

Os benzodiazepínicos em doses pequenas a moderadas não levam à depressão respiratória (quando a via de administração é a oral), mas pode ocorrer se associados a outros depressores do sistema nervoso central (SNC).

As diretrizes do Conselho Europeu de Ressuscitação recomendam ressuscitação prolongada, tratamento específico (descontaminação, antídotos), consulta a centros de intoxicação e consideração de RCP extracorpórea. A variabilidade regional na etiologia das PCR por intoxicação (p. ex., predominância de opioides nos Estados Unidos, antidepressivos tricíclicos na Alemanha e herbicidas na Coreia) destaca a necessidade de abordagens contextualizadas. Estudos observacionais mostram que, mesmo com menor frequência de ritmos chocáveis e RCP por leigos, pacientes com PCR por intoxicação apresentam taxas de sobrevivência a 30 dias superiores em alguns contextos. A identificação precisa da substância tóxica em fase inicial é fundamental para otimizar o tratamento, podendo incluir antídotos, suporte de vida extracorpóreo, hemodiálise e outras intervenções específicas, além da RCP prolongada. A complexidade do quadro exige a integração de conhecimentos sobre toxicologia, cardiologia e ressuscitação para otimizar o APH.

A Tabela 9 destaca algumas particularidades do atendimento à PCR no APH móvel, relacionado a substâncias específicas.

## Paciente com necessidade de avaliação psiquiátrica

A identificação de instabilidade psíquica, automutilação, tentativa de autoextermínio ou ideação suicida durante o atendimento da equipe de pré-hospitalar são um fator independente de indicação de atendimento hospitalar.

Nesses casos, mesmo o paciente assintomático ou que fez ingestão de substâncias de baixa toxicidade (a história pode estar truncada) é considerado uma urgência e deve ser encaminhado imediatamente para APH fixo.

Não raramente a equipe de pré-hospitalar encontra dificuldades na abordagem desses pacientes que podem se mostrar agressivos, violentos, impulsivos e trazer riscos a eles mesmos ou a terceiros. O treinamento da equipe para abordagem desses pacientes inclui conhecimento sobre drogas

**TABELA 9** Particularidades da assistência à PCR do paciente intoxicado no atendimento pré-hospitalar móvel

| Conduta | Descrição |
|---|---|
| Bicarbonato de sódio | Droga de primeira escolha para taquiarritmias de complexo largo e/ou hipotensão em intoxicações por drogas que bloqueiam canais de sódio.<br>Infusão EV de 1-2 mEq/kg em casos de PCR.<br>Beneficia intoxicações por cocaína e antidepressivos tricíclicos segundo as diretrizes do TOX-ACLS. |
| Lidocaína | Antiarrítmico de escolha em intoxicações que atuam em canais de sódio, preferível à amiodarona, que aumenta o risco de arritmias.<br>Indicada principalmente nas intoxicações por cocaína e antidepressivos tricíclicos. |
| Oxigênio | Em intoxicações por gases asfixiantes (CO, cianeto, sulfeto de hidrogênio) e por substâncias colinérgicas (quando há hipoxemia por broncorreia), o aporte de oxigênio a 100% deve ser garantido; caso seja necessária, a intubação deve ser realizada intra-PCR. |
| Gluconato de cálcio | Infusão de gluconato de cálcio a 10% (10-30 mL em bolus) indicada em intoxicações por betabloqueadores e bloqueadores de canais de cálcio.<br>Ação no mesmo sítio das drogas mencionadas, melhorando o inotropismo cardíaco durante a PCR. |

*(continua)*

TABELA 9 Particularidades da assistência à PCR do paciente intoxicado no atendimento pré-hospitalar móvel (*continuação*|)

| Conduta | Descrição |
|---|---|
| Antídotos | Naloxona: benefício em pacientes com apneia ou PCR. Dose inicial de 2 mg mostrou eficácia em estudos recentes. Hidroxicobalamina: utilizada na dose de 5 g durante a PCR para intoxicações por cianeto. |

CO: monóxido de carbono; EV: endovenoso(a); PCR: parada cardiorrespiratória; TOX-ACLS: suporte avançado de vida em cardiologia orientado à toxicologia (do inglês Toxicologic-Oriented Advanced Cardiac Life Support).

para sedação, estratégias de comunicação, capacitação em contenção mecânica e, muitas vezes, acionamento de equipes de apoio policial especializado.

## MANEJO NO ATENDIMENTO PRÉ-HOSPITALAR DO ACIDENTE COM ANIMAIS PEÇONHENTOS

A diversidade de espécies peçonhentas, a disponibilidade de soros e antivenenos, a infraestrutura de saúde e o nível de treinamento das equipes de resgate influenciam diretamente a eficácia do atendimento. Enquanto em algumas áreas predominam acidentes ofídicos com serpentes de alta toxicidade e acesso limitado a cuidados especializados, outras regiões enfrentam prevalência de picadas de escorpiões, aranhas ou insetos, com recursos e protocolos de atendimento distintos. Essa heterogeneidade exige adaptação das estratégias de manejo, destacando a necessidade de protocolos regionais e a importância de um conhecimento abrangente das espécies locais e seus respectivos venenos.

A eficácia do APH nesses casos depende intrinsecamente de um sistema de saúde integrado e bem-preparado. O treinamento adequado das equipes de APH, com foco em avaliação rápida, estabilização do paciente e utilização de técnicas apropriadas para cada tipo de acidente, é fundamental para minimizar sequelas e salvar vidas. A assertividade do médico regulador, capaz de direcionar o atendimento com base na gravidade do quadro clínico e na disponibilidade de recursos, mostra-se crucial para a otimização do fluxo de pacientes. A implementação de protocolos claros, fluxogramas de atendimento bem-definidos e a garantia de acesso a antivenenos específicos, considerando as particularidades regionais, são fatores decisivos para a qualidade e a efetividade do APH em intoxicações e acidentes por animais peçonhentos, contribuindo para a redução da morbimortalidade associada a essas emergências.

## ORIENTAÇÕES GERAIS

Em decorrência da grande variedade de apresentações e desafios de gestão, a assistência especializada deve ser procurada precocemente. As prioridades para equipe intervencionista do APH são:

- Afastar-se do animal e identificá-lo ou fotografar para posterior identificação.
- Elevar o membro, lavar o local da picada com água ou soro e sabão neutro.
- Remover joias e objetos pessoais pelo risco de estrangulamento do local.
- Identificar sinais ameaçadores à vida, como sangramento ativo, rebaixamento do SNC, insuficiência respiratória, choque, entre outros, e priorizar a estabilização do paciente antes do deslocamento.

- Transporte (com equipe treinada) a uma unidade de saúde apta para o tratamento. O ideal é que a central de regulação do atendimento móvel tenha mapeados os locais onde há disponibilidade do antiveneno, seja levando as ampolas até a unidade onde o paciente se encontra ou levando o paciente ao hospital onde há soro disponível.
- Outras intervenções pré-hospitalares, como o uso de torniquetes, incisão, sucção, calor, frio, eletricidade e tratamentos populares, retardam o acesso ao tratamento definitivo e podem resultar em trauma adicional, sem nenhum benefício.

A Tabela 10 destaca algumas particularidades relacionadas a acidentes específicos com animais peçonhentos.

**TABELA 10** Particularidades do atendimento a animais peçonhentos no atendimento pré-hospitalar móvel

| Agente | Conduta recomendada |
|---|---|
| Abelhas | Tratamento imediato de sinais de anafilaxia com epinefrina IM. A remoção dos ferrões é recomendada após tratamento dos sinais ameaçadores à vida se o acidente foi há menos de 20 minutos pois ainda pode ser benéfico na redução de absorção do veneno. |
| Escorpiões | O ideal é que o transporte de pacientes com maior risco (extremos etários e cardiopatas) seja realizado prioritariamente para o local mais próximo que possua soro antiveneno; e se necessidade de deslocamento para local com mais recursos, que este ocorra após ou concomitante à administração do antiveneno. Evitar administração de cristaloides pelo risco de congestão pulmonar e disfunção cardíaca. |
| Serpentes | Remover torniquete, joias e objetos pessoais pelo risco de estrangulamento do local. Evitar administração de anti-histamínicos e benzodiazepínicos. |

## TRANSPORTE AEROMÉDICO

Os serviços aeromédicos são usados rotineiramente na transferência pré-hospitalar e inter-hospitalar de pacientes com trauma, neurocirurgia, condições cardíacas e outras que exigem cuidados especializados. O uso do transporte aeromédico em pacientes com emergências toxicológicas agudas não é bem-descrito.

Um estudo realizado nos Estados Unidos em 2007 concluiu que, embora tenha compreendido um pequeno número de transportes gerais (135/16.812 ou 0,8%), eles faziam parte de um subconjunto de alta acuidade; 5% do total de pacientes transportados estava pós-parada cardíaca. Uma porcentagem significativa estava gravemente doente, como evidenciado pela alta taxa de pacientes intubados (52%).

Já um estudo Holandês publicado em 2024 destacou que o transporte aeromédico pode ser um complemento valioso ao APH convencional em casos de intoxicação grave. Dos 259 casos de intoxicação analisados, a maioria envolveu homens (64,5%) e intoxicação por drogas recreacionais (61,4%), sendo que um número significativo (28,2%) correspondeu a tentativas de suicídio. A necessidade de intubação endotraqueal pré-hospitalar foi alta (61,4%), principalmente realizada pelo médico do serviço de emergência médica em helicóptero, e o uso de antídotos específicos também foi relevante (21,6%).

Conclui-se que a equipe do serviço aeromédico consegue levar habilidades avançadas (p. ex., manejo de vias aéreas e administração de antídotos específicos) diretamente para o local, potencialmente otimizando o atendimento a pacientes com intoxicações graves. Ressalta-se aqui a importância da utilização do transporte aeromédico como um recurso para complementar os serviços de ambulância convencionais, particularmente em situações de intoxicação grave, transportes de longas distâncias, acesso dificultado por via terrestre e necessidade de otimização de tempo.

## CONSIDERAÇÕES FINAIS

A equipe de APH móvel é frequentemente o primeiro ponto de contato para aqueles que se autoenvenenam, e esse contato oferece uma oportunidade preciosa de intervenção.

A criação de diretrizes, padronização de fluxos e implantação de um sistema interligado de informação entre o APH e os hospitais é crucial para melhorar a qualidade do atendimento. A comunicação eficiente e em tempo real entre APH, CIATox e hospitais permite a transferência rápida para a instituição que tenha os recursos necessários e suficientes para o tratamento, evitando atrasos e procedimentos desnecessários.

Pensando nisso, as ações voltadas para os pacientes intoxicados ou picados por animais peçonhentos no APH perpassam por recomendações para melhorar a qualidade do atendimento, como:

- Treinamento da equipe para atendimento a pacientes com tentativa de autoextermínio e distúrbios psiquiátricos.
- Conhecimento dos processos locais de distribuição de antídotos e soros antivenenos.
- Disponibilidade de serviços médicos pré-hospitalares.
- Conhecimento dos fluxos e encaminhamentos de avaliação de saúde mental.
- Políticas de distribuição, alocação e estoque de antídotos.

Todas essas ações exigem recursos específicos que precisam ser alocados pelos órgãos responsáveis e precisam de força de vontade política e social para serem realizadas.

## REFERÊNCIAS


1. Krayeva YV, Brusin KM, Bushuev AV, Kondrashov DL, Sentsov VG, Hovda KE. Pre-hospital management and outcome of acute poisonings by ambulances in Yekaterinburg, Russia. Clin Toxicol (Phila). 2013;51(8):752-60.
2. Joarder M, Dean D, Harris K, Isoardi KZ. Ambulance referrals to an Australian Poisons Information Centre: a retrospective series. Clin Toxicol (Phila). 2022;60(12):1345-9.
3. Maia IWA, Besen BAMP, Silva LOJE, von Hellmann R, Hajjar LA, Sandefur BJ, et al. Peri-intubation adverse events and clinical outcomes in emergency department patients: the BARCO study. Crit Care. 2025;29(1):155.
4. Freund Y, Viglino D, Cachanado M, Cassard C, Montassier E, Douay B, et al. Effect of noninvasive airway management of comatose patients with acute poisoning: a randomized clinical trial. JAMA. 2023;330(23):2267-74.
5. Andrade Filho A, Lacerda JS. Intoxicações agudas. In: Nunes TA, Melo MCB, Souza C. Urgência e emergência pré-hospitalar. Belo Horizonte: Folium; 2010. pp. 313-9.
6. Andrade Filho A, Moura AD. Abordagem inicial do paciente intoxicado. In: Andrade Filho A, Campolina D, Dias MB. Toxicologia na prática clínica. Belo Horizonte: Folium; 2013. pp. 1-21.

7. Bailey B. To decontaminate or not to decontaminate? The balance between potential risks and foreseeable benefits. Clin Ped Emerg Med. 2008:9(1):17-23.
8. Bond GR. The role of activated charcoal and gastric emptying in gastrointestinal decontamination: a state-of-the-art review. Ann Emerg Med. 2002;39(3):273-86.
9. Gontijo APS, Almeida JSCB. Abordagem ao paciente com intoxicação aguda. In: Maia IWA, Benincá VM, Schubert DUC, Cunha VP, Lunardi MC, Guimarães HP. Tratado de medicina de emergência ABRAMEDE. Barueri: Manole; 2024. pp. 1402-16.
10. Gummin DD, Mowry JB, Beuhler MC, Spyker DA, Rivers LJ, Feldman R, et al. 2023 Annual Report of the National Poison Data System® (NPDS) from America's Poison Centers®: 41st Annual Report. Clin Toxicol (Phila). 2024;62(12):793-1027.
11. Holzer BM, Minder CE, Schätti G, Rosset N, Battegay E, Müller S, et al. Ten-year trends in intoxications and requests for emergency ambulance service. Prehosp Emerg Care. 2012;16(4):497-504.
12. Isbister GK, Dawson AH, Whyte IM. Feasibility of prehospital treatment with activated charcoal: who could we treat, who should we treat? Emerg Med J. 2003;20(4):375-8.
13. John A, Okolie C, Porter A, Moore C, Thomas G, Whitfield R, et al. Non-accidental non-fatal poisonings attended by emergency ambulance crews: an observational study of data sources and epidemiology. BMJ Open. 2016;6(8):e011049.
14. Liisanantti J, Kaukoranta P, Martikainen M, Ala-Kokko T. Aspiration pneumonia following severe self-poisoning. Resuscitation. 2003;56(1):49-53.
15. Maloney Jr GE, Pakiela JA. Characteristics of patients transported by an aeromedical service for acute toxicologic emergencies: a 5-year experience. Air Med J. 2008;27(1):48-50.
16. Park JH, Shin SD, Song KJ, Park CB, Ro YS, Kwak YH. Epidemiology and outcomes of poisoning-induced out-of-hospital cardiac arrest. Resuscitation. 2012;83(1):51-7.
17. Royal College of Emergency Medicine; National Poisons Information Service. Guideline on Antidote Availability for Emergency Departments. Version 6, September 2023. Appendix 1: stocking guidance. London: Royal College of Emergency Medicine; 2023.

48

# Cuidados paliativos

Anna Luiza Dutra Poloni
Milena Ramos
Glauce Correa

## Pontos-Chave

- Os serviços de emergência podem ser o primeiro ponto de contato de pacientes elegíveis a cuidados paliativos.
- O Serviço de Atendimento Móvel de Urgência (SAMU) desempenha um papel central no atendimento pré-hospitalar (APH) e pode também ser protagonista na triagem de pacientes elegíveis a cuidados paliativos.
- Planejamento antecipado de cuidados (PAC) e diretivas antecipadas de vontade (DAV) devem ser valorizadas desde o atendimento inicial, quando disponíveis.
- A comunicação eficaz é um dos pilares dos cuidados paliativos, mesmo no ambiente dinâmico e desafiador do APH.
- O controle sintomático precoce é essencial para o conforto e a dignidade do paciente em fase terminal.
- A ausência de legislação específica sobre cuidados paliativos exige decisões éticas com base na autonomia e na proporcionalidade.
- A avaliação prognóstica e a identificação de sinais de fim de vida devem orientar a conduta e evitar distanásia.
- Profissionais do APH necessitam de suporte emocional e capacitação contínua para oferecer cuidados paliativos de qualidade.
- Documentação clara e ética garante continuidade do cuidado e respaldo às decisões clínicas.

## INTRODUÇÃO

Segundo a Organização Mundial da Saúde (OMS), cuidados paliativos são oferecidos por equipe multidisciplinar com foco na qualidade de vida de pacientes e familiares diante de doenças ameaçadoras à vida. O objetivo é prevenir e aliviar o sofrimento por meio da identificação precoce e do tratamento de sintomas físicos, psicológicos, sociais e espirituais.

O Ministério da Saúde, por meio da Resolução n. 41/2018, estabeleceu a oferta de cuidados paliativos como parte dos cuidados continuados no Sistema Único de Saúde (SUS), inclusive nas emergências.

## DEFINIÇÕES IMPORTANTES

O PAC e as DAV são conceitos inter-relacionados, porém distintos, no contexto dos cuidados de saúde.

- PAC: trata-se de um processo contínuo e dinâmico de comunicação entre os profissionais de saúde e os pacientes, com ou sem a participação de familiares, visando compreender e registrar os valores, desejos e preferências do paciente em relação aos cuidados de saúde atuais e futuros. O PAC é fundamental para alinhar as decisões médicas com os objetivos e valores do paciente, garantindo que ele receba cuidados consistentes com suas preferências, especialmente em situações em que não possa expressar sua vontade.
- DAV: são documentos legais nos quais o paciente registra formalmente suas decisões sobre tratamentos e cuidados que deseja ou não receber no futuro, caso esteja incapacitado de comunicar suas preferências. As DAV podem incluir a nomeação de um procurador de cuidados de saúde, que será responsável por tomar decisões em nome do paciente, e instruções específicas sobre intervenções médicas.

Em resumo, o PAC é um processo abrangente de planejamento e comunicação sobre cuidados futuros, enquanto as DAV são componentes formais desse processo, materializadas em documentos legais que especificam as preferências do paciente.

## CONTEXTO BRASILEIRO ATUAL

A medicina paliativa tem crescido no Brasil com 234 serviços registrados em 2022, um aumento de 22,5% desde 2019, concentrados principalmente no Sudeste e Nordeste. Em 2024, foi lançada a Política Nacional de Cuidados Paliativos (PNCP), direcionada a cerca de 625 mil pessoas, com foco em humanização e qualidade de vida.

Apesar dos avanços, ainda há desafios estruturais, como a necessidade de reconhecimento da especialidade, capacitação profissional, acesso a medicamentos essenciais e fortalecimento de políticas públicas. Investimentos em infraestrutura e formação são essenciais para atender à demanda crescente e manter o cuidado centrado no paciente.

## CUIDADOS PALIATIVOS NA EMERGÊNCIA

A emergência, embora não ideal para discussões complexas sobre prognóstico, muitas vezes, é o ponto de entrada no sistema de saúde para pacientes com doenças graves. A abordagem precoce traz benefícios, como o alívio de sintomas, a definição de planos de cuidado e o suporte emocional.

Os pilares do cuidado paliativo na emergência são: controle de sintomas, comunicação eficaz e triagem prognóstica.

A equipe deve ter habilidade para escuta ativa e comunicação clara, respeitando os valores do paciente e promovendo decisões compartilhadas e adaptáveis à evolução clínica.

Se os profissionais da linha de frente – especialmente da atenção primária e emergência – não forem capacitados para identificar pacientes paliativos, controlar sintomas e comunicar-se bem, não haverá continuidade adequada do cuidado.

## Importância no atendimento pré-hospitalar

O SAMU é atualmente o principal serviço móvel dentro da Rede de Atenção à Saúde (RAS) do Brasil, atuando de forma integrada ao SUS e abrangendo aproximadamente 75% da população por meio das suas ambulâncias. Esse serviço desempenha um papel fundamental no APH, oferecendo suporte imediato em diversas situações de urgência e emergência.

O SAMU, bem como todos os outros serviços de APH, tem a capacidade de servir como um elo entre os pacientes que podem se beneficiar de cuidados paliativos e os serviços especializados, ajudando a melhorar a qualidade de vida dos pacientes, reduzir internações hospitalares desnecessárias e diminuir os custos com saúde. Além disso, os profissionais do APH desempenham um papel importante na comunicação de más notícias, proporcionando também suporte emocional a familiares e cuidadores.

Apesar de seu potencial, os serviços pré-hospitalares enfrentam vários desafios, de acordo com os próprios profissionais que atuam na área. Entre os principais obstáculos estão a percepção da morte como um tabu, a formação profissional ainda em desenvolvimento, a falta de conhecimento da família sobre a condição de saúde do paciente, a dificuldade de acesso ao histórico médico, a ausência de DAV, a insistência em terapias fúteis e a pressão para hospitalização, mesmo quando se sabe que a distanásia é uma possibilidade.

De forma semelhante, os serviços de emergência hospitalar também enfrentam dificuldades, sendo a superlotação um dos maiores desafios à prestação de um atendimento eficiente. A resolução dessas questões, tanto nos serviços pré-hospitalares quanto hospitalares, exige uma abordagem abrangente e o esforço conjunto de diversas frentes de atuação no sistema de saúde.

## Resumo da Portaria n. 2048/2002 (Ministério da Saúde)

Organização e funcionamento do sistema de APH no Brasil, principalmente o móvel (p. ex., SAMU).

### O que essa Portaria faz?

Ela cria regras e orientações para organizar como deve funcionar o atendimento de urgência e emergência fora dos hospitais, com foco no APH móvel (ambulâncias, motolâncias, aeronaves etc.), padronizando o atendimento de urgência em todo o país, garantindo mais segurança, agilidade e qualidade no socorro às pessoas, além de ajudar na organização e na regulação dos serviços de saúde.

### Pontos principais

#### *Organização do atendimento*

O APH deve ser feito em rede, com coordenação entre os serviços móveis e fixos (como unidade de pronto atendimento [UPA], hospitais etc.).

Criação dos Centros de Regulação Médica de Urgência, onde médicos reguladores avaliam os chamados e definem a resposta mais adequada (p. ex., tipo de ambulância).

*Tipos de unidades móveis*

- Unidade de Suporte Básico (USB): tripulação mínima com técnico de enfermagem e condutor.
- Unidade de Suporte Avançado (USA): com médico, enfermeiro e equipamentos para intervenções complexas.

Pode haver também motolâncias, embarcações e helicópteros, dependendo da realidade local.

*Profissionais e responsabilidades*

Ver Tabela 1.

*Integração com hospitais*

O APH deve estar ligado a uma rede de referência hospitalar, garantindo continuidade do cuidado.

## COMUNICAÇÃO NO ATENDIMENTO PRÉ-HOSPITALAR

### Importância da comunicação efetiva

Pacientes portadores de doenças crônicas avançadas, condições graves ou com risco iminente de morte que podem se beneficiar de intervenções paliativas são atendidos diariamente nos departamentos de emergência. Nessas situações, é recomendável que os profissionais de saúde promovam, sempre que possível, a abordagem precocemente, com os pacientes e seus familiares, a fim de discutir opções de

TABELA 1 Profissionais e responsabilidades

| Profissional | Local de atuação | Principais funções | Exige formação específica? |
|---|---|---|---|
| Médico regulador | Central de Regulação | Receber chamadas, classificar a gravidade, orientar por telefone, acionar equipes, acompanhar o caso remotamente. | Sim, médico com experiência em urgência/emergência. |
| Médico intervencionista | USA | Atendimento direto no local, procedimentos invasivos, comunicação com o médico regulador. | Sim, médico com experiência em APH. |
| Enfermeiro (USA) | USA | Procedimentos de enfermagem avançados, suporte ao médico, administração de medicamentos. | Sim, enfermeiro com capacitação em APH. |
| Técnico de enfermagem (USB) | USB | Cuidados básicos, sinais vitais, curativos, imobilizações, suporte ao paciente. | Sim, técnico de enfermagem com curso de APH. |
| Condutor socorrista | Todas as unidades móveis (USB e USA) | Condução da ambulância, auxílio no resgate e transporte, apoio à equipe. | Sim, condutor com curso de veículos de emergência e APH básico. |

APH: atendimento pré-hospitalar; USA: Unidade de Suporte Avançado; USB: Unidade de Suporte Básico.

cuidados paliativos e os serviços especializados disponíveis. A instituição precoce de cuidados paliativos pode repercutir positivamente tanto na qualidade quanto na extensão da vida. Tal conduta está em consonância com as diretrizes do *American College of Emergency Physicians* (ACEP), que reforçam a importância da integração precoce dos princípios paliativos no contexto da medicina de emergência. Como já mencionado, a comunicação efetiva é um dos pilares dos cuidados paliativos na emergência

## Desafios de comunicação no atendimento pré-hospitalar

A comunicação em contextos de emergência, especialmente no APH, envolve desafios complexos que influenciam diretamente a qualidade da assistência, as decisões clínicas e o cuidado prestado a pacientes em situação de terminalidade. No campo dos cuidados paliativos, esses desafios se acentuam, exigindo das equipes assistenciais competências específicas desde o primeiro contato com o paciente, familiares ou solicitantes – como ocorre frequentemente no APH móvel.

Entre os principais obstáculos, destacam-se:

- Tempo limitado para decisões críticas: a atuação no APH exige respostas rápidas, muitas vezes com informações clínicas fragmentadas e em cenários de exposição, alta pressão emocional ou comoção social. Nesse contexto, comunicar diagnósticos graves, discutir limitações terapêuticas ou introduzir o conceito de cuidado paliativo pode ser especialmente desafiador.
- Ambiente não controlado e potencialmente hostil: as intervenções ocorrem em locais variados – residências, instituições de longa permanência, via pública – onde variáveis ambientais, presença de familiares e/ou populares angustiados e ausência de privacidade dificultam a escuta qualificada e a comunicação sensível.
- Equipes multidisciplinares com distintos níveis de formação: o trabalho em equipe no APH envolve profissionais de diferentes áreas e formações, muitas vezes sem capacitação específica em comunicação em final de vida ou em manejo de conflitos éticos. A ausência de alinhamento nas mensagens pode gerar confusão para os familiares e comprometer a confiança na equipe.
- Regulação médica como ponto inicial do cuidado paliativo: a abordagem paliativa pode (e deve) começar ainda na etapa da regulação, momento em que o médico regulador analisa o cenário clínico apresentado e pode identificar situações em que medidas invasivas seriam fúteis ou desproporcionais. A escuta qualificada, o reconhecimento de sinais de fragilidade e de DAV ou de PAC, e o direcionamento adequado da equipe para uma conduta compatível com os princípios paliativos são aspectos centrais desse momento.

As habilidades de comunicação exigem não apenas conhecimento técnico, mas também sensibilidade, empatia e respeito à autonomia do paciente e seus familiares. A PNCP destaca a importância da comunicação sensível como um dos princípios fundamentais da atenção paliativa, ressaltando a necessidade de escuta ativa, respeito às DAV e compartilhamento de decisões de forma transparente e humanizada.

Além disso, conforme reforçado pelo posicionamento da Academia Nacional de Cuidados Paliativos, a falta de comunicação adequada pode resultar em intervenções que ferem os valores e os desejos do paciente, gerando sofrimento moral para familiares e profissionais. A não escuta e o desrespeito às decisões previamente pactuadas configuram uma grave violação da dignidade no processo de morrer.

## Técnicas e estratégias de comunicação

Neste contexto, existem duas técnicas fundamentais: o estudo da hierarquia da comunicação, realizado em ambientes de cuidado intensivo durante a pandemia, e o método mnemônico CURVES (***C**hoose and Communicate, **U**nderstand, **R**eason, **V**alue, **E**mergency situation, **S**urrogate*), para avaliar a capacidade de decisão dos pacientes, essencial para a gestão dos casos. Ambas são valiosas para a condução de reuniões familiares, fundamentais no planejamento de cuidados, e para a comunicação direta com os pacientes.

A hierarquia da comunicação, com base na neurociência evolutiva, propõe os seguintes passos para uma comunicação eficaz em cenários críticos:

- Estabelecimento de vínculo de confiança: antes de fornecer informações difíceis, deve-se criar uma conexão sincera com o paciente, utilizando frases que mostrem compromisso com a situação, como "Prometemos ser sinceros com você, independentemente do que for revelado" e "Faremos o possível para ajudá-lo a alcançar o que você acredita ser melhor".
- Ressonância emocional: é importante reconhecer e validar as emoções intensas de raiva e tristeza. Frases como "Entendo o quão difícil deve ser isso para você" ajudam a criar um ambiente de acolhimento, facilitando a compreensão das informações a seguir.
- Alinhamento cognitivo: após estabelecer confiança e validar as emoções, é possível transmitir as informações clínicas necessárias, como a condição do paciente, expectativas de prognóstico (boas ou ruins) e seus valores pessoais, para então traçar o plano de cuidado.

Já o método CURVES avalia a capacidade decisória dos pacientes por meio de um mnemônico:

- C: *choose and communicate*: o paciente consegue fazer escolhas e comunicá-las, seja verbalmente ou por meios alternativos (escrita, tabelas etc.).
- U: *understand*: o paciente compreende a situação clínica, seus riscos e benefícios, e pode explicar com suas próprias palavras.
- R: *reason*: o paciente apresenta argumentos lógicos e coerentes, independentemente de aceitar ou recusar tratamentos.
- V: *value*: a escolha do paciente é consistente com seus valores pessoais.
- E: *emergency situation*: caso o paciente não possa tomar decisões, é necessário avaliar se há risco imediato de vida, o que justifica a intervenção médica com base no consentimento presumido.
- S: *surrogate*: quando o paciente não pode decidir, deve-se buscar familiares ou representantes legais, baseando-

-se nas preferências expressas ao longo de sua vida.

### "Comunica bem apenas quem está bem"

A expressão "comoção social na emergência" pode se referir a uma situação em que um caso atendido na emergência cause grande impacto emocional, gerando uma reação coletiva como: choro, indignação, desespero e afetando pacientes, acompanhantes e transeuntes. A equipe de assistência (médicos, enfermeiros, psicólogos, assistentes sociais etc.) também é afetada emocionalmente ao cuidar de pacientes em sofrimento tão complexo. É preciso criar um ambiente em que os profissionais possam lidar com essas situações de forma que tenham suporte para dar vazão às suas dores e angústias.

Por isso, o conforto da equipe envolve:

- Suporte emocional: escuta ativa entre os colegas, espaços de desabafo e acolhimento, além de ajuda profissional quando identificada a necessidade.
- Formação e preparo: capacitação para lidar com sofrimento, comunicação difícil e limites da medicina.
- Cuidados institucionais: supervisão clínica, rodas de conversa, momentos de pausa e descanso.
- Evitar *burnout* e fadiga por compaixão: cuidar de quem cuida é essencial para garantir uma assistência ética e empática.

O conforto da equipe em cenários complexos é fundamental para que o cuidado ao paciente seja integral e sustentável. Equipes que são acolhidas conseguem oferecer acolhimento. É um ciclo de empatia e cuidado mútuo.

A empatia e a sensibilidade, enquanto competências clínicas, contribuem significativamente para o fortalecimento da relação médico-paciente, promovendo a redução da incerteza inerente ao contexto da terminalidade. Esses atributos favorecem a comunicação terapêutica efetiva, orientando o paciente e seus familiares, além de mitigar sentimentos de isolamento, medo e angústia. Além disso, são fundamentais para prevenir a "conspiração do silêncio" – fenômeno caracterizado pela ausência de diálogo aberto com o paciente, resultando em seu afastamento emocional e social como única resposta possível à exclusão comunicativa.

## CONTROLE DE SINTOMAS NO ATENDIMENTO PRÉ-HOSPITALAR

### Identificação e priorização de sintomas

A atuação rápida e assertiva das equipes é essencial para aliviar o sofrimento físico e emocional dos pacientes com doenças ou condições de saúde graves ameaçadoras à vida.

### Avaliação inicial no cenário pré-hospitalar: rápida e eficaz

No cenário do APH, a avaliação clínica deve ser objetiva, direcionada e sensível à condição do paciente, mesmo diante das limitações de tempo, recursos e ambiente frequentemente adverso. A triagem rápida de sintomas não apenas contribui para o alívio imediato do sofrimento, mas também subsidia decisões críticas quanto à necessidade de transporte ou à possibilidade de manejo no local. Essa abordagem deve se basear na observação direta, na comunicação com o paciente e seus familiares, e na análise da história clínica conhecida, incluindo, sempre que possível, a verificação de DAV. A priorização deve considerar a intensidade do sofrimento e o risco iminente de deterioração do quadro clínico, com especial atenção a sintomas como:

- Dor.
- Dispneia.
- Agitação terminal ou *delirium*.
- Sinais de desconforto (p. ex., gemência, expressão facial de dor, taquipneia).
- Secreções respiratórias ruidosas ("sororoca").

A presença de um ou mais desses sintomas demanda intervenções imediatas e fundamentadas nos princípios de conforto e proporcionalidade do cuidado.

A comunicação com familiares, ainda que breve, deve ser direcionada para alinhar as expectativas e legitimar o foco no alívio sintomático. A equipe também deve se proteger de decisões precipitadas ou fúteis com base na percepção equivocada de que não realizar medidas invasivas seria omissão ou negligência.

Sempre que possível, o médico emergencista deve instituir, de forma precoce, medidas não invasivas voltadas ao alívio rápido dos sintomas, enquanto conduz uma anamnese mais aprofundada, com o objetivo de obter informações sobre a condição clínica basal do paciente, bem como seus valores, preferências e desejos em relação ao cuidado.

### Conceito de "sintoma total"

O termo "dor total" foi cunhado por Cicely Saunders (fundadora do movimento dos cuidados paliativos) e se refere à dor, posteriormente extrapolada para outros sintomas, como dispneia, que não é apenas física, mas também:

- Psicológica: ansiedade, medo, depressão.
- Social: perda de papéis, questões familiares, problemas econômicos.
- Espiritual/existencial: questionamentos sobre o sentido da vida, culpa, medo da morte.

## INTERVENÇÕES FARMACOLÓGICAS E NÃO FARMACOLÓGICAS

### Intervenções farmacológicas no atendimento pré-hospitalar

As intervenções farmacológicas são fundamentais para o controle de sintomas graves e refratários em pacientes sob cuidados paliativos, especialmente em casos de dor intensa, dispneia, agitação ou *delirium*. No APH, a abordagem deve ser prática, segura e proporcional à necessidade imediata do paciente, devendo sempre considerar o componente "total" dos sintomas.

#### Medicamentos mais utilizados

- Analgésicos simples: por exemplo, dipirona, paracetamol.
- Analgésicos opioides (p. ex., morfina, metadona, fentanil): são indicados para dor intensa e dispneia, com início rápido de ação. A escolha deve considerar a via disponível (endovenosa [EV], subcutânea [SC] ou via oral [VO]) e o estado clínico do paciente. Deve-se iniciar com doses baixas se paciente virgem de opioide, repetindo a cada 20-30 minutos, conforme a demanda.
- Titulação de dose: recomenda-se iniciar o uso de morfina, com a possibili-

dade de resgates com ajustes graduais, conforme a demanda de cada paciente.

- Exemplo:
  - Morfina: se o paciente é "virgem de opioide", iniciar com 0,1 mg/kg EV, a cada 20-30 minutos; 30 minutos para SC; e 10 mg a cada 60 minutos VO, até controle adequado do sintoma.
  - Caso o paciente já faça uso, calcula-se a dose total de morfina VO em 24 horas e o resgate deve corresponder a 10% da dose diária.
  - Lembrar sempre que a dose VO tem uma relação de 3:1 da dose EV.
- Benzodiazepínicos (p. ex., midazolam): são úteis para controle de ansiedade, agitação terminal e dispneia com componente ansioso.
- Antipsicóticos (p. ex., clorpromazina, haloperidol): são indicados para delírio terminal, náuseas refratárias e vômitos, quando presentes.
- Antissecretores (p. ex., butilescopolamina): são utilizados para reduzir secreções ruidosas (*death rattle*), especialmente no final da vida.

O protocolo deve respeitar o princípio da proporcionalidade e o direito do paciente à recusa de intervenções que prolonguem artificialmente o processo de morrer.

### Intervenções não farmacológicas no atendimento pré-hospitalar

As intervenções não farmacológicas também têm papel relevante e podem ser aplicadas no APH mesmo com recursos limitados:

- Posicionamento adequado do paciente (p. ex., elevação da cabeceira ou decúbito lateral): auxilia na redução da dispneia e melhora o conforto.
- Ambiente tranquilo: reduzir estímulos sonoros e visuais quando possível, evitar aglomerações.
- Contato humano e escuta ativa: o toque, a presença silenciosa e o acolhimento são potentes formas de cuidado.
- Oferta de oxigênio em baixo fluxo: pode ser usada para proporcionar conforto ao paciente, sem a intenção de reversão, caso não haja indicação de intervenção.

Essas estratégias alinham-se à PNCP ao considerar o sofrimento em suas dimensões física, psicoemocional e espiritual.

## AVALIAÇÃO PROGNÓSTICA NO ATENDIMENTO PRÉ-HOSPITALAR

A avaliação prognóstica no APH é essencial para definir estratégias que respeitem a dignidade e os desejos do paciente. Identificar sinais de que o paciente não se beneficiará de medidas invasivas permite:

- Estabelecer metas realistas de cuidado.
- Evitar intervenções invasivas desproporcionais.
- Optar por manejo no local em vez de transporte hospitalar quando isso significar mais conforto e menos sofrimento.

A literatura destaca que muitas internações e intubações realizadas no contexto de emergência poderiam ser evitadas se houvesse reconhecimento precoce da terminalidade, PAC e escuta das preferências da pessoa e considerações da família. No entanto, é de suma importância reforçar que, diante de cenários agudos graves em que não é possível avaliar qual o real cenário da *performance* atual ou dos desejos do paciente, limitar suporte pode ser a decisão tomada de forma precipitada e, ao invés de trazer conforto e dignidade, pode trazer ainda mais sofrimento.

## Ferramentas e métodos de avaliação prognóstica

### Pergunta surpresa (SQ, do inglês *surprise question*)

A pergunta "Você se surpreenderia se este paciente morresse nos próximos dias/semanas?" é uma ferramenta simples, mas eficaz, amplamente validada para triagem de pacientes com prognóstico reservado. Sua sensibilidade é especialmente alta em prazos curtos (p. ex., 1-3 dias) e pode orientar decisões rápidas no APH.

### *Supportive & Palliative Care Indicators Tool* (SPICT) e SPICT-4-ALL

O SPICT é uma ferramenta estruturada que reúne indicadores clínicos de deterioração para apoiar a identificação de pacientes que se beneficiariam de cuidados paliativos. Pode ser utilizado mesmo fora de hospitais e inclui marcadores como: hospitalizações recorrentes, declínio funcional progressivo, perda de peso significativa, sinais de fragilidade ou deterioração neurológica, pedido de cuidados paliativos pelo paciente ou familiares.

### Sinais clínicos de fim de vida

Reconhecer esses sinais possibilita evitar procedimentos fúteis, como intubação e reanimação em pacientes com morte iminente, privilegiando o conforto e o acolhimento da família (Tabela 2).

TABELA 2 Identificando o paciente em fase ativa de morte

| |
|---|
| Fraqueza progressiva profunda. |
| Estado acamado. |
| Dorme a maior parte do tempo. |
| Indiferença à comida e a líquidos. |
| Dificuldade para engolir. |
| Desorientação temporal, com atenção cada vez mais breve. |
| Pressão arterial baixa ou em queda, sem relação com hipovolemia. |
| Incontinência ou retenção urinária devido à fraqueza. |
| Oligúria (diminuição da produção de urina). |
| Perda da capacidade de fechar os olhos. |
| Alucinações com pessoas importantes já falecidas. |
| Referências a "ir para casa" ou temas semelhantes. |
| Alterações no padrão e na frequência respiratória (respiração de Cheyne-Stokes, apneias). |
| Respiração ruidosa, acúmulo de secreções nas vias aéreas. |
| Moteado e resfriamento da pele por instabilidade vasomotora com acúmulo venoso, especialmente nas tíbias. |
| Queda da pressão arterial com aumento da frequência e pulso fraco. |
| Alterações do estado mental (delírio, inquietação, agitação, coma). |

# DESAFIOS E CONSIDERAÇÕES ÉTICAS NO ATENDIMENTO PRÉ-HOSPITALAR COM CUIDADOS PALIATIVOS

## Dilemas éticos comuns

A Resolução CFM n. 1.805/2006 autoriza o médico a limitar ou suspender tratamentos que apenas prolonguem a vida de pacientes em fase terminal de doenças graves e incuráveis, respeitando a vontade expressa do paciente ou de seu representante legal. A decisão deve ser fundamentada, registrada em prontuário e acompanhada de esclarecimentos sobre as alternativas terapêuticas. O paciente ou seu representante tem direito à segunda opinião médica.

A resolução garante que o paciente continue recebendo cuidados paliativos integrais, visando o alívio do sofrimento físico, psíquico, social e espiritual, inclusive com direito à alta hospitalar, caso desejado.

A exposição de motivos destaca o desafio ético da medicina contemporânea diante do avanço tecnológico e da possibilidade de prolongar artificialmente a vida, muitas vezes sem preservar sua dignidade. Critica-se a prática da distanásia, que impõe sofrimento prolongado ao paciente terminal, em nome de um suposto dever de manter a vida a qualquer custo.

Defende-se que o foco do cuidado seja o paciente e não a doença, e que os médicos estejam preparados para reconhecer os limites terapêuticos, respeitar as DAV e atuar com base na compaixão, ética e dignidade. A resolução promove uma abordagem que privilegia o conforto, o respeito às crenças e aos valores do paciente, e a comunicação transparente com a família, integrando os cuidados paliativos ao processo de morrer de forma ética e humanizada.

Diante da ausência de uma legislação específica sobre Cuidados Paliativos no Brasil, como evidenciado pela Resolução CFM n. 1.805/2006, o profissional de saúde que atua nesse campo se vê constantemente diante de decisões complexas e éticas. Nessa lacuna normativa, ele precisa optar entre adotar uma postura pautada pela medicina defensiva – com base no medo de responsabilizações jurídicas – ou confiar em seu conhecimento técnico, experiência clínica e princípios bioéticos, especialmente o da autonomia do paciente. Não se trata de encontrar uma "decisão certa", mas sim uma decisão ética e aceitável diante de cada contexto, respeitando os valores, os desejos e a dignidade de quem está em fase terminal. Cabe ao profissional discernir quais conflitos valem ser enfrentados e quais batalhas devem ser evitadas, sempre com o foco na qualidade de vida do paciente e no respeito à sua trajetória, compreendendo que, na terminalidade, mais do que prolongar a vida, o essencial é cuidar com integridade e humanidade.

## Documentação e registro

A documentação no prontuário é essencial para garantir a continuidade do cuidado, respeitar a autonomia do paciente e oferecer respaldo ético e legal à equipe. Registros detalhados sobre as DAV e conversas com a família reduzem conflitos e direcionam condutas futuras. Deve-se anotar quem participou das conversas, os temas abordados, as decisões tomadas (ou sua ausência), e atualizar os registros conforme as mudanças no quadro clínico. Termos vagos devem ser evitados; é preciso linguagem clara, objetiva e ética.

É inquestionável a dificuldade de registro integrado aos prontuários que os serviços pré-hospitalares enfrentam, mas estratégias como criação de formulários específicos para este tipo de documentação devem ser amplamente encorajadas, com cópia para o serviço em que o paciente receberá os cuidados definitivos.

## CONSIDERAÇÕES FINAIS

O cuidado paliativo no contexto do APH representa um desafio e uma oportunidade para humanizar o cuidado e assegurar a dignidade. Apesar da ausência de legislação específica no Brasil, os profissionais devem orientar suas condutas por princípios éticos, escuta ativa, comunicação sensível e foco na qualidade de vida. Capacitação adequada, integração em rede, valorização das DAV e suporte às equipes são pilares fundamentais para consolidar uma prática coerente, compassiva e eficaz. Assim, garantir conforto, respeitar escolhas e acolher a dor – física e emocional – tornam-se atos clínicos de excelência e de humanidade.

## REFERÊNCIAS

1. American College of Emergency Physicians. Choosing Wisely: ten things physicians and patients should question. 2013.
2. Boaventura JR, Pessalacia JDR, Ribeiro AA, Souza FB, Silva Neto PK, Marinho MR. Palliative care in the pre-hospital service in Brazil: experiences of health professionals. BMC Palliat Care. 2022;21(1):4.
3. Brasil. Ministério da Saúde. Gabinete do Ministro. Portaria GM/MS n. 3.681, de 7 de maio de 2024. Institui a Política Nacional de Cuidados Paliativos – PNCP no âmbito do Sistema Único de Saúde – SUS, por meio da alteração da Portaria de Consolidação GM/MS n. 2, de 28 de setembro de 2017.
4. Chow GV, Czarny MJ, Hughes MT, Carrese JA. CURVES: a mnemonic for determining medical decision-making capacity and providing emergency treatment in the acute setting. Chest. 2010;137(2):421-7.
5. Conselho Federal de Medicina (CFM). Resolução CFM n. 1.995/2012. Dispõe sobre as diretivas antecipadas de vontade dos pacientes. Diário Oficial da União. Poder Executivo. Brasília; 2012.
6. Conselho Regional de Medicina do Estado de São Paulo (CREMESP). Prontuário e segredo médico [Internet]. São Paulo: CREMESP; [data de publicação desconhecida] [acesso em 21 out. 2025].
7. Dias LM, Bezerra MR, Barra WF, Nunes R, Rego F. Planejamento antecipado de cuidados: guia prático. Ver Bioét. 2022;30(3).525-33.
8. Forte DN, Stoltenberg M, Ribeiro SCC, Almeida IMMO, Jackson V, Daubman B-R. The hierarchy of communication needs: a novel communication strategy for high mistrust settings developed in a Brazilian COVID-ICU. Palliat Med Rep. 2024;5(1):86-93.
9. Mori M, Morita T, Bruera E, Hui D. Prognostication of the last days of life. Cancer Res Treat. 2022;54(3):631-43.
10. Ouchi K, Jambaulikar GD, Hohmann S, George NR, Aaronson EL, Sudore R, et al. Prognosis after emergency department intubation to inform shared decision-making. J Am Geriatr Soc. 2018;66(7):1377-81.
11. Quest TE, Lamba S. Palliative care for adults in the ED: concepts, presenting complaints, and symptom management. 2025.
12. Souza MT, Angeluci CA, Pessalacia JDR. Intervenciones educativas para la planificación anticipada de cuidados en la adherencia a las voluntades anticipadas: revisión integradora. Cultura de los Cuidados. 2023;27(65):232-48.
13. Vidal EIO, Ribeiro SCC, Kovacs MJ, Silva LM, Sacardo DP, Iglesias SBO, et al. Posicionamento da Academia Nacional de Cuidados Paliativos sobre suspensão e não implementação de intervenções de suporte de vida no âmbito dos cuidados paliativos. Crit Care Sci. 2024;36:e20240021.

49

# Comunicação de más notícias

Leticia Rego Dalvi

## Pontos-Chave

- A comunicação em emergências é essencial para o cuidado humanizado e eficaz, especialmente ao transmitir más notícias. No atendimento pré-hospitalar, fatores como o ambiente caótico, o tempo limitado e a falta de vínculo com o paciente tornam essa tarefa desafiadora.
- Mesmo diante da urgência, o profissional deve buscar transmitir informações com clareza, empatia e honestidade, reforçando a confiança e reduzindo o impacto emocional de pacientes e familiares.
- A aplicação de abordagens como a Comunicação Não Violenta (CNV) e o protocolo SPIKES auxilia os profissionais a manterem a sensibilidade e o foco mesmo em contextos de alta pressão. O uso de escuta ativa, linguagem respeitosa e gestos acolhedores ajuda a fortalecer o vínculo e a compreensão mútua.
- Técnicas de negociação podem contribuir para a resolução de conflitos e para a tomada de decisões compartilhadas, equilibrando empatia e objetividade.
- Uma cultura de segurança e comunicação efetiva é vital para reduzir erros e promover o trabalho em equipe. Práticas como a comunicação em alça fechada, briefings rápidos e treinamentos contínuos aumentam a coesão e a resiliência das equipes.
- Investir no desenvolvimento de habilidades comunicacionais – junto com a competência técnica – é fundamental para garantir um atendimento ágil, seguro e verdadeiramente humano, mesmo nos momentos mais críticos.

## INTRODUÇÃO

O atendimento de emergência lida com pessoas em seu pior dia, e é necessário comunicar de maneira clara e honesta o que se sabe, ou não se sabe, da situação do paciente. No ambiente pré-hospitalar, especialmente, há uma série de desafios para uma comunicação efetiva com pacientes e familiares, que vão desde a falta de vínculo até a limitação de tempo e falta de um ambiente adequado. Portanto, estudar maneiras de mitigar esses desafios é fundamental para garantir uma comunicação adequada com todos os envolvidos.

Más notícias podem ser definidas como "qualquer informação que afeta adversa e seriamente a visão de futuro do indivíduo". A habilidade para comunicar más notícias resulta em maior confiança por parte do profissional e maior satisfação do paciente e da família.

Comunicar más notícias a pacientes e seus familiares pode ser uma tarefa desafiadora para os profissionais de saúde envolvidos no atendimento pré-hospitalar, seja devido à falta de treinamento adequado, seja devido ao conhecimento insuficiente sobre como realizá-la, e também devido às características inerentes desse ambiente de emergência. Entretanto, a satisfação dos pacientes e familiares aumenta significativamente quando há um melhor reconhecimento e compreensão de sua doença e das opções de tratamento disponíveis.

Em particular, durante o primeiro socorro, a confiança mútua é um fator-chave ao se confrontar com o medo e a incerteza dos pacientes que estão em seus agravos agudos; nesse contexto, adotar uma abordagem baseada na comunicação não violenta e na empatia é essencial para minimizar impactos emocionais e fortalecer o vínculo entre o profissional e o paciente. A escuta ativa e o uso de uma linguagem respeitosa permitem um diálogo mais humano e acolhedor. Além disso, a negociação e a gestão de conflitos desempenham um papel crucial na busca por soluções adequadas diante de situações sensíveis e imprevisíveis, garantindo que todas as partes envolvidas sejam ouvidas e compreendidas.

A cultura de segurança deve permear cada etapa do atendimento, promovendo práticas que assegurem tanto o bem-estar dos pacientes quanto a integridade física e emocional dos profissionais de saúde. A comunicação eficaz, alinhada a protocolos de segurança, contribui para um ambiente mais estruturado e resiliente, garantindo um atendimento de qualidade mesmo em situações de extrema urgência.

## PRINCÍPIOS ÉTICOS NA COMUNICAÇÃO DE MÁS NOTÍCIAS

O princípio da autonomia, previsto no Código de Ética Médica, destaca o direito do paciente de participar ativamente das decisões sobre sua saúde e tratamento. No entanto, em situações de emergência, quando há risco iminente à vida e o indivíduo está incapacitado de expressar sua vontade, a autonomia pode ser temporariamente limitada para garantir a sua sobrevivência. Assim, os profissionais de saúde assumem um papel crucial, guiando-se por protocolos estabelecidos e pelo princípio da beneficência, que busca sempre o melhor desfecho possível para o paciente.

Apesar dessa limitação na autonomia, é essencial que a equipe demonstre respeito, atuando com empatia e garantindo que as decisões tomadas priorizem o bem-estar e a dignidade do indivíduo. Além disso, a comunicação eficaz com familiares, quando possível, torna-se indispensável para manter a transparência e assegurar apoio emocional durante o atendimento.

Mesmo assim, é fundamental que, assim que possível, o paciente seja informado sobre as medidas adotadas e retome sua capacidade de decisão sobre os cuidados futuros, respeitando sua dignidade e seus direitos. Esse equilíbrio entre urgência e respeito à autonomia é essencial para uma prática ética e humanizada; nesse cenário, o atendimento pré-hospitalar não apenas salva vidas, mas também reafirma a importância de um cuidado técnico e humanizado, mesmo frente às adversidades da perda de autonomia.

## BARREIRAS PARA A COMUNICAÇÃO NO ATENDIMENTO PRÉ-HOSPITALAR

A comunicação no atendimento pré-hospitalar de emergência é desafiadora devido a diversas barreiras que podem comprometer a eficiência e a qualidade do cuidado prestado. Entre as principais dificuldades estão os ruídos no ambiente, como sons de sirene, tráfego, gritos ou multidões, que podem prejudicar a clareza e a compreensão das mensagens. Além disso, o estresse e a urgência da situação podem afetar tanto o paciente quanto a equipe, dificultando a troca de informações claras e objetivas. A necessidade de reduzir o tempo em cena, ainda aplicando todas as medidas necessárias para a estabilização do paciente, com uma equipe reduzida é mais um dos fatores que fazem que a comunicação seja prejudicada, muitas vezes deixada em segundo plano.

Outro obstáculo comum é a barreira linguística, especialmente em áreas onde o profissional e o paciente podem não compartilhar o mesmo idioma ou dialeto. A comunicação não verbal, por sua vez, também pode ser limitada, dependendo do estado físico ou mental do paciente.

A falta de integração entre os profissionais envolvidos no atendimento é outro fator crítico. Equipes que não praticam a comunicação em alça fechada ou não utilizam protocolos claros podem enfrentar falhas que comprometem o sucesso do atendimento. Além disso, a ausência de vínculo prévio entre o paciente e a equipe médica pode prejudicar a confiança, essencial para transmitir informações em um momento de vulnerabilidade. Em casos de doenças agudas, o estado crítico do paciente pode limitar sua capacidade de compreensão e participação nas decisões.

Sob o peso emocional da situação, os familiares também podem ter dificuldade em entender as explicações e tomar decisões rápidas. A sobrecarga de trabalho dos profissionais e o tempo limitado para cada atendimento agravam essa barreira, impedindo conversas detalhadas e personalizadas. A insegurança em fazer prognósticos por parte dos profissionais e dividir a tomada de decisão com familiares e pacientes pode gerar um diálogo menos assertivo e claro.

Outro ponto é a falta de continuidade do cuidado, que limita o compartilhamento de informações completas, e as interrupções frequentes, comuns no ambiente de emergência, que fragmentam o processo comunicativo. Por fim, a escassez de evidências concretas para determinar o melhor curso de ação aumenta a complexidade do diálogo, dificultando a garantia de informações precisas. Para superar essas barreiras, é essencial investir em treinamento contínuo, estratégias de comunicação eficazes e estabelecer protocolos para melhorar a interação e a tomada de decisão.

## ESTRATÉGIAS DE COMUNICAÇÃO EFICAZ

### Comunicação não violenta e empatia

A comunicação não violenta (CNV), criada pelo psicólogo Marshall Rosenberg, é uma abordagem que busca estabelecer uma interação pautada na empatia e na compaixão. Seu foco está em reduzir conflitos e mal-entendidos que podem surgir da forma como nos comunicamos, ao falar ou ouvir. Essa metodologia também desempenha um papel importante ao transformar o modo como expressamos nossas ideias e interpretamos as mensagens recebidas, ajudando a fortalecer vínculos e a construir relações mais saudáveis e duradouras, tanto na esfera pessoal quanto na profissional.

Um dos princípios centrais da CNV é a ideia de que toda comunicação tem como propósito revelar uma necessidade. Partindo desse entendimento, é possível adotar uma postura mais consciente e intencional no processo de comunicação, empregando empatia para identificar e compreender as necessidades que estão sendo transmitidas em cada situação.

Grande parte dos conflitos tem origem na maneira como as pessoas se comunicam e interagem, e a CNV é uma abordagem que promove conexões mais profundas e conscientes nas relações interpessoais, reconhecendo que julgamentos, críticas, rótulos e até comportamentos violentos são expressões de necessidades não comunicadas de forma eficaz ou devidamente atendidas.

As necessidades humanas, no contexto da CNV, não possuem uma definição fixa, pois variam de acordo com o contexto, as características individuais, o teor da conversa, o nível de relacionamento e fatores históricos, culturais, sociais, políticos e econômicos. Apesar disso, há um conjunto de necessidades universais compartilhadas por todos os seres humanos. Essas necessidades comuns demonstram que, em essência, as pessoas são mais parecidas entre si do que costumam imaginar.

O paciente crítico do atendimento pré-hospitalar precisa ser compreendido como um indivíduo que enfrenta sofrimento profundo, não apenas devido à dor física, mas também por conflitos existenciais e necessidades que vão além do alcance de medicamentos ou tecnologia avançada.

Esses pacientes precisam mais do que intervenções técnicas; necessitam sentir-se acolhidos, compreendidos e apoiados pelos profissionais de saúde. A demonstração de compaixão e empatia oferece a eles e suas famílias uma sensação de proteção, conforto e conexão, diminuindo o impacto emocional da situação crítica. Para atender essas demandas, os profissionais devem priorizar relações interpessoais baseadas na empatia; dessa forma, o cuidado ao paciente crítico torna-se mais humano e eficaz, indo além dos aspectos técnicos para garantir bem-estar e dignidade. A demonstração de empatia inclui:

- Estabelecer contato visual em cerca de 50% do tempo de interação.
- Prestar atenção plena à fala do outro.
- Permanecer em silêncio enquanto o interlocutor expõe suas ideias ou sentimentos.
- Adotar um tom de voz calmo e sereno.
- Posicionar o corpo de maneira voltada para a pessoa que fala, com postura aberta, sem cruzar os braços ou as pernas.
- Realizar, quando apropriado, gestos gentis, como toques leves nos braços, mãos ou ombros.

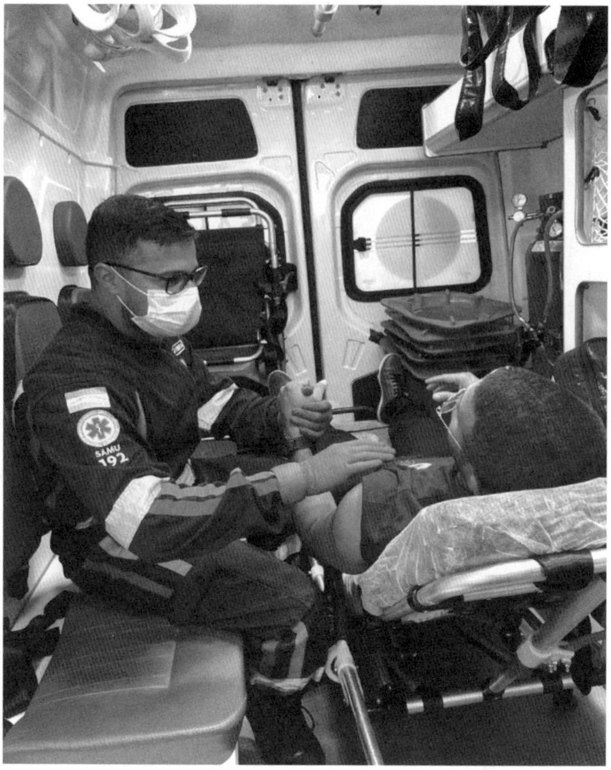

FIGURA 1 Atendimento pré-hospitalar com abordagem empática do paciente.
Fonte: arquivos SAMU-ES.

Esses comportamentos reforçam a conexão interpessoal e promovem uma comunicação mais humana e acolhedora.

Transmitir notícias difíceis exige do profissional uma postura de atenção, sensibilidade e empatia, refletida tanto nas ações quanto na CNV. Gestos como manter contato visual, utilizar expressões faciais acolhedoras, respeitar uma distância apropriada e realizar toques leves, como nos braços ou ombros, ajudam a demonstrar compreensão e solidariedade. É fundamental que o paciente e/ou familiar perceba que, apesar da gravidade de sua situação, ele está sendo assistido por alguém que não o deixará desamparado, oferecendo suporte e confiança. O cuidado transmitido nessas atitudes reforça a certeza de que o profissional estará ao seu lado, preparado para cuidar com humanidade e respeito.

## Os quatro princípios da comunicação não violenta no atendimento pré-hospitalar

Existem quatro princípios que norteiam a CNV: observação, sentimentos, necessidades e pedidos, e com base neles é possível aprimorar a comunicação, fortalecer a confiança e promover um ambiente de cuidado mais acolhedor e eficaz.

- Observação: no atendimento pré-hospitalar, a observação refere-se a identificar e relatar os fatos de forma objetiva, sem julgamentos ou interpretações pessoais. Isso é crucial ao lidar com pacientes ou familiares em situações de emergência, pois permite que a equipe de saúde transmita informações claras sobre o estado clínico e os procedimentos necessários. Por exemplo, ao explicar um diagnóstico ou uma intervenção, o profissional deve evitar opiniões subjetivas que possam causar medo ou incompreensão.

- Sentimentos: reconhecer os sentimentos dos envolvidos é fundamental para criar uma conexão empática durante o atendimento. No pré-hospitalar, pacientes e familiares comumente enfrentam medo, ansiedade e incerteza. Demonstrar empatia ao validar essas emoções ajuda a reduzir o estresse e estabelece uma comunicação mais aberta. Por exemplo, frases como "Eu entendo que essa situação é difícil" transmitem acolhimento e sensibilidade, mesmo em cenários de emergência.
- Necessidades: identificar as necessidades do paciente e dos familiares é um princípio essencial para garantir que o atendimento seja humanizado e centrado na pessoa; isso pode envolver entender que um paciente quer ser informado sobre o seu estado de saúde, ou que a família necessita de atualizações do quadro clínico para se sentir tranquila. Reconhecer essas necessidades permite que os profissionais ajustem sua abordagem de forma mais assertiva e cuidadosa.
- Pedidos: o último princípio da CNV enfatiza a importância de formular solicitações de maneira clara, específica e respeitosa. No atendimento pré-hospitalar, isso pode se traduzir em instruções precisas para os pacientes ou em solicitações de colaboração aos familiares, como "Por favor, mantenha este espaço livre para que possamos trabalhar com mais eficiência". Pedidos bem formulados minimizam mal-entendidos e facilitam o trabalho da equipe de saúde.

Ao aplicar os quatro princípios da CNV no atendimento pré-hospitalar, os profissionais de saúde não apenas aprimoram a comunicação, mas também promovem uma experiência mais positiva para os pacientes e seus familiares, mesmo nos momentos mais difíceis. Essa abordagem fortalece os vínculos entre a equipe e aqueles que dependem de seu cuidado, consolidando um atendimento mais eficaz e humano.

## Negociação e gestão de conflitos

O Modelo Harvard de Negociação, com sua abordagem baseada em princípios de colaboração e resolução de conflitos, pode ser uma ferramenta valiosa para a comunicação de más notícias no contexto do atendimento pré-hospitalar. Esse tipo de interação, que envolve situações sensíveis e frequentemente de alta pressão, exige uma comunicação clara, empática e estruturada para minimizar o impacto emocional e promover entendimento entre os envolvidos. Os quatro pilares do modelo – separar as pessoas do problema, focar nos interesses e não nas posições, criar opções de ganho mútuo e basear-se em critérios objetivos – podem ser adotados para facilitar essa tarefa desafiadora.

- Separar as pessoas do problema: durante a comunicação de más notícias, as emoções intensas podem ser por parte dos pacientes e familiares. Aplicar esse princípio significa reconhecer e validar as emoções das pessoas envolvidas sem permitir que as tensões interfiram na mensagem a ser transmitida. Por exemplo, o profissional de saúde deve estabelecer um tom acolhedor e empático, mas manter o foco na transmissão clara das informações, evitando atribuir culpa ou se envolver em confrontos emocionais.

- Focar nos interesses, não nas posições: em muitos casos, familiares podem expressar posições que parecem conflitantes, como demandas por tratamentos adicionais ou explicações mais detalhadas. Em vez de rejeitar diretamente essas demandas, o profissional deve identificar os interesses subjacentes, como o desejo de assegurar o melhor cuidado ao paciente. Essa abordagem permite uma comunicação mais construtiva e a elaboração de respostas que atendam às necessidades emocionais e informacionais das pessoas envolvidas.
- Criar opções de ganho mútuo: mesmo na comunicação de más notícias, é possível buscar formas de construir um diálogo que promova compreensão e apoio mútuo. Por exemplo, após explicar uma situação crítica, o profissional pode oferecer opções para acompanhamento futuro, como orientações sobre próximos passos ou acesso a suporte psicológico, equilibrando a entrega de informações difíceis com a busca por soluções que tragam conforto.
- Basear-se em critérios objetivos: a clareza e a objetividade na transmissão das informações são fundamentais para evitar mal-entendidos ou conflitos. Explicar decisões com base em protocolos médicos e evidências científicas ajuda a demonstrar que as ações tomadas são guiadas por critérios éticos e técnicos, conferindo credibilidade e transparência à comunicação.

Ao aplicar o Modelo Harvard de Negociação, os profissionais podem abordar a comunicação de más notícias de forma mais empática, estruturada e eficiente, promovendo um ambiente de respeito e compreensão mútua.

## Protocolo SPIKES

O protocolo SPIKES é amplamente empregado na comunicação de más notícias em contextos médicos e no atendimento pré-hospitalar. Pode ser apresentado como uma ferramenta de comunicação para aprimorar a interação com pacientes e familiares em situações críticas. Essa ferramenta pode ser adaptada para situações de emergência ao se considerar as limitações de tempo e o nível de gravidade do cenário. Em um contexto emergencial, é essencial equilibrar a necessidade de uma comunicação eficaz com a urgência das ações. SPIKES é um acrônimo que representa seis etapas (Tabela 1).

## Tomada de decisão no pré-hospitalar

A tomada de decisão no atendimento pré-hospitalar é um processo complexo que exige rapidez, precisão e eficiência, sendo decisiva para o desfecho do paciente. Esses momentos frequentemente envolvem situações imprevisíveis, como acidentes, desastres naturais ou casos de emergência médica grave, nas quais cada escolha pode definir o sucesso do atendimento ou agravar o quadro clínico.

A habilidade de avaliar rapidamente a situação, priorizar necessidades e execu-

TABELA 1 Protocolo SPIKES

| | | |
|---|---|---|
| S – *Setting up* | Preparar a entrevista | Embora o ambiente de emergência seja menos controlado, é importante tentar criar um espaço minimamente privado e manter um tom calmo e firme durante a interação, garantindo privacidade e reduzindo interrupções. |
| P – *Perception* | Percepção | Utilizar perguntas curtas e diretas para avaliar o nível de compreensão do paciente ou dos familiares sobre a situação, evitando conversas prolongadas que comprometam o tempo disponível. |
| I – *Invitation* | Convite | Perguntar rapidamente se desejam informações detalhadas ou apenas uma visão geral da situação, adaptando o nível de informação ao tempo e ao estado emocional do interlocutor. |
| K – *Knowledge* | Conhecimento | Fornecer explicações simples e objetivas, usando termos claros, de fácil entendimento, com foco nas informações mais relevantes e urgentes, evitando termos técnicos excessivos e sendo direto, mas compassivo. |
| E – *Emotions* | Emoções | Demonstrar empatia e apoio, reconhecendo reações emocionais do paciente ou familiar de forma breve, mas genuína, enquanto continua focado na comunicação clara e eficiente. |
| S – *Summary and Strategy* | Estratégia e resumo | Resumir as informações e discutir os próximos passos, explicando as próximas etapas de forma clara e concisa, como procedimentos médicos imediatos ou transferências necessárias, garantindo que a pessoa compreenda o que foi dito. |

A aplicação do SPIKES no atendimento pré-hospitalar melhora a comunicação e cria um ambiente de confiança, mesmo em situações de alta pressão e gravidade.

tar ações assertivas é essencial. Para isso, é necessário um conjunto de competências técnicas e emocionais. Uma decisão bem-sucedida começa pela coleta de informações relevantes, como histórico médico, circunstâncias do evento e sinais vitais. Mesmo diante da urgência, o profissional deve agir rapidamente e de forma assertiva, buscando apoio em protocolos preestabelecidos para orientar a escolha mais adequada.

No contexto de atendimento de emergência médica, os diferentes tipos de tomada de decisão são essenciais para determinar a melhor abordagem em situações críticas. São eles: autonômica, paternalista e compartilhada.

Na decisão autonômica, o paciente tem total liberdade para decidir, enquanto o profissional de saúde age como um guia, fornecendo informações e opções claras sobre os procedimentos possíveis. Esse modelo pode ser desafiador em situações de emergência em decorrência da falta de tempo ou à condição psicológica e física do paciente.

Na decisão paternalista, o médico assume o controle total da situação, tomando as decisões com base em seu conhecimento e experiência, sem consultar ou envolver o paciente. Esse modelo é frequentemente utilizado em emergências graves, onde não há tempo para discussões e tomada de decisão deve ser imediata.

A decisão compartilhada é uma abordagem colaborativa, na qual o profissional de saúde e paciente discutem juntos as opções disponíveis, considerando os valores, as preferências e condições deste. Essa tomada de decisão é ideal em cenários onde há mais tempo para ponderar, promovendo confiança e respeito mútuo, embora possa ser difícil de implementar em casos de urgência extrema. É uma abordagem em que médicos e pacientes compartilham a melhor evidência disponível no momento da tomada de decisão, na qual os pacientes recebem apoio para considerar as opções que lhe permitam chegar a uma preferência informada, podendo também ser usado em atendimentos de emergência.

Quando profissionais de saúde aplicam técnicas e estratégias de comunicação interpessoal de maneira adequada, essa prática torna-se uma intervenção terapêutica comprovada, permitindo que o paciente expresse suas inquietações, temores e angústias. Isso contribui para a redução do estresse psicológico e assegura que o indivíduo exerça sua autonomia.

No entanto, a tomada de decisão em emergências não se limita ao momento do evento. Após o atendimento, o registro detalhado das ações tomadas e a análise do caso são etapas fundamentais para o aprendizado e a melhoria contínua. Revisar decisões anteriores e identificar pontos de melhoria permitem que a equipe esteja mais preparada para futuros desafios.

Em última análise, a tomada de decisão em cenários críticos combina ciência, experiência e ética, com foco na segurança do paciente. Promover treinamentos contínuos e adotar uma cultura de trabalho colaborativa são estratégias que fortalecem a equipe e garantem a excelência no atendimento,

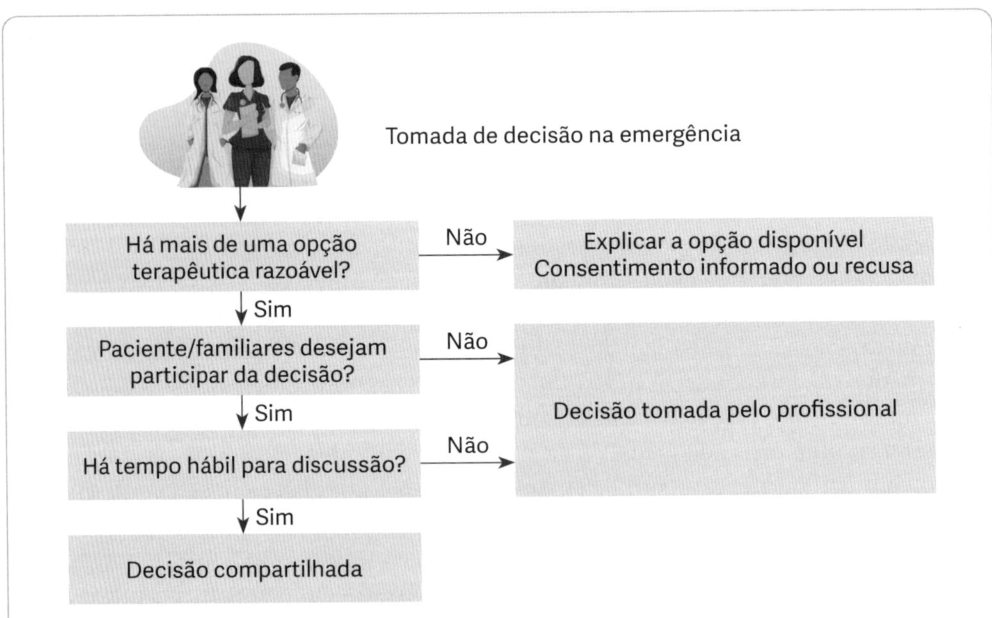


FIGURA 2 Fluxo de tomada de decisão na emergência.
Fonte: Probst et al., 2018.

mesmo em momentos de maior pressão. Cada decisão tomada carrega o potencial de salvar vidas, reafirmando o impacto vital do trabalho pré-hospitalar.

## Cultura de segurança e práticas para segurança do paciente

A cultura de segurança é um pilar fundamental no atendimento pré-hospitalar, onde as decisões precisam ser tomadas em cenários de alta pressão e muitas vezes com recursos limitados. Trata-se de um conjunto de valores, crenças e práticas que priorizam a segurança do paciente e da equipe em todas as etapas do atendimento. Essa cultura envolve não apenas a execução técnica correta, mas também a criação de um ambiente onde erros potenciais possam ser identificados e corrigidos de forma proativa, sem medo de punições. Para isso, é crucial promover uma mentalidade de aprendizado contínuo, incentivo ao reporte de incidentes e análises coletivas que reforcem boas práticas.

No contexto pré-hospitalar, as peculiaridades do ambiente, como espaços restritos, tempo limitado e interações com múltiplos agentes, tornam a comunicação em equipe essencial para uma cultura de segurança sólida. Uma comunicação clara e eficaz reduz o risco de erros, especialmente em momentos críticos, como a administração de medicamentos, decisões de triagem ou transporte do paciente. Protocolos como o uso da comunicação em alça fechada (repetição de informações para confirmação) e *briefings* rápidos antes de procedimentos podem ajudar a garantir o alinhamento de todos os membros da equipe. Além disso, a hierarquia deve ser equilibrada para permitir que todos, independentemente de sua função, possam expressar preocupações ou sugestões durante o atendimento.

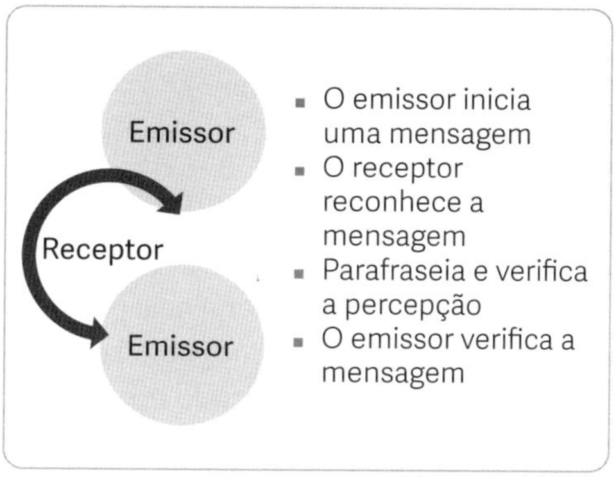


FIGURA 3 Comunicação em alça fechada.

Práticas para o envolvimento do paciente com sua própria segurança também são recomendadas, como:

- Manter comunicação clara: explicando os procedimentos de forma simples e acessível, garantindo que o paciente ou acompanhante compreenda.
- Realizar escuta ativa: permitindo que o paciente ou familiares expressem dúvidas ou preocupações.
- Realizar verificação compartilhada: confirmando dados como nome do paciente, alergias e medicações que ele toma antes de qualquer procedimento.
- Fornecer orientações sobre os cuidados pós-atendimento: com informações sobre os próximos passos no tratamento.

A integração entre cultura de segurança e comunicação efetiva resulta em uma equipe mais coesa e resiliente, capaz de enfrentar desafios complexos no atendimento pré-hospitalar. Capacitações regulares, simulações de casos críticos e discussões pós-atendimento são ferramentas que contribuem para reforçar esses valores, promovendo a segurança não só do paciente, mas também a dos próprios profissionais envolvidos. Assim, investir nesses aspectos é essencial para garantir um atendimento ágil, eficaz e humanizado, mesmo nos cenários mais adversos.

## CONSIDERAÇÕES FINAIS

No atendimento de emergência pré-hospitalar, a comunicação de más notícias exige sensibilidade e preparo. Quando transmitida de forma brusca e sem consideração, pode agravar o impacto emocional do paciente e familiares, dificultando a aceitação de sua condição e aumentando o nível de angústia no momento crítico. A maneira como essa informação é compartilhada influencia diretamente a relação entre o profissional de saúde e o paciente, e uma abordagem inadequada pode comprometer a confiança essencial para um atendimento seguro e humanizado.

Apesar de ainda serem necessários estudos para fortalecer os métodos de ensino e avaliar os impactos dessa abordagem no atendimento pré-hospitalar, principalmente em contextos críticos, é fundamental que cursos da área da saúde incluam o treinamento em comunicação empática como parte da formação dos futuros profissionais e que os serviços de saúde realizem treinamentos periódicos de seus profissionais. Habilidades como escuta ativa, acolhimento e abordagem empática ajudam a transmitir informações difíceis de forma clara e respeitosa.

O desenvolvimento dessas competências reduz a insegurança do profissional e melhora a experiência do paciente. Uma comunicação clara e empática em um momento de estresse agudo para o paciente e a família é fundamental para reduzir o sofrimento, independentemente do desfecho do atendimento.

## REFERÊNCIAS

1. Goleman D. Inteligência emocional, 1. ed. Rio de Janeiro: Objetiva; 1996.
2. Probst MA, Noseworthy PA, Brito JP, Hess EP. Shared decision-making as the future of emergency cardiology. Can J Cardiol. 2018;34(2):117-24.
3. Reis CS. A empatia na mediação: a contribuição da comunicação não violenta. J$^2$. 2020;2(1):3-24.
4. Rosenberg MB. Comunicação não violenta: técnicas para aprimorar relacionamentos pessoais e profissionais, 5. ed. São Paulo: Ágora; 2021.

Seção VI

# Intervenções e Tecnologias

50

# Abordagem da via aérea

André Marcos de Oliveira

## Pontos-Chave

- O manejo da via aérea no atendimento pré-hospitalar (APH) é um dos procedimentos mais críticos e complexos, pois envolve decisões rápidas em ambientes desafiadores. Desde manobras simples, como a tração da mandíbula (*jaw thrust*), até intervenções avançadas, como a intubação orotraqueal (IOT) e o acesso cirúrgico emergencial (E-FONA), cada etapa deve ser guiada pela segurança e pela manutenção da oxigenação.
- O raciocínio clínico deve considerar a anatomia, fisiologia e os recursos disponíveis, priorizando o método mais efetivo e menos arriscado conforme a situação.
- Os fatores humanos e ambientais influenciam fortemente o sucesso da abordagem da via aérea no APH. Condições como espaço limitado, iluminação inadequada e presença de múltiplas equipes podem aumentar a complexidade.
- O treinamento técnico, o entrosamento entre os profissionais e o domínio dos dispositivos são fundamentais para reduzir complicações e evitar hipóxia e má perfusão. Manter a comunicação eficiente e seguir protocolos bem definidos melhora a coordenação e a tomada de decisões sob pressão.
- A prevenção da hipoxemia e da instabilidade hemodinâmica deve ser prioridade absoluta. A sequência rápida de intubação, o uso de fármacos adequados e o emprego de dispositivos como videolaringoscópios e auxiliares de ventilação aumentam a segurança e o sucesso da intervenção.
- O treinamento contínuo, aliado à padronização das condutas e à prática supervisionada, é essencial para que o manejo da via aérea no APH seja realizado com eficiência, reduzindo riscos e salvando vidas.

## INTRODUÇÃO

A abordagem da via aérea em qualquer situação sempre é motivo de preocupação e tensão, haja vista a complexidade e a velocidade com que desfechos negativos podem ser desencadeados. No atendimento pré-hospitalar (APH) não é diferente, sendo mais intenso e decisivo, pois envolve uma gama de possibilidades que geralmente não estão presentes no ambiente intra-hospitalar.

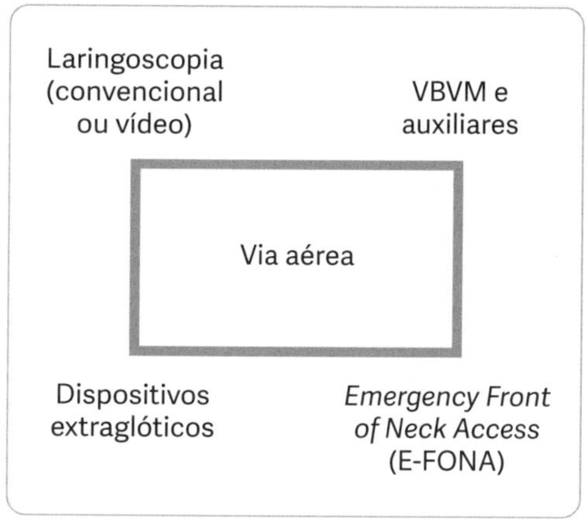


FIGURA 1 Pontos que envolvem a manipulação da via aérea.
Fonte: arquivo pessoal.

Ao abordar a via aérea, deve ser considerada toda a cadeia de processos possíveis e passos necessários perante a situação. Pode-se pensar desde uma suplementação de oxigênio, passando pela abertura de vias aéreas com manobras simples como tração da mandíbula (*jaw thrust*), que podem ou não ser auxiliadas por dispositivos como a cânula orofaríngea (Guedel). Além disso, podem fazer parte do processo de abordar a via aérea no APH a necessidade do uso de dispositivos de bolsa-válvula-máscara (AMBU®) e o uso de dispositivos extraglóticos, como máscara laríngea (ML) e tubo laríngeo (TL). Evoluindo na complexidade, tem-se a intubação orotraqueal (IOT), que pode ser realizada em sua imensa maioria, via laringoscopia direta, devido a maior disponibilidade do dispositivo, ou via laringoscopia indireta. Por fim, todo o raciocínio de via aérea deve contemplar a E-FONA (*emergency front of neck access*), acesso emergencial pela frente do pescoço, em geral cricotireoidostomia.

Além de toda a abordagem descrita anteriormente, há de se lembrar que existem fatores humanos e ambientais dos mais complexos, em especial em um cenário de APH. Dentre os fatores humanos, podem ser citados a preparação e o treinamento de todos os operadores, intimidade com os recursos físicos disponíveis, o entrosamento da própria equipe, recursos humanos limitados, além de, muitas vezes, ocorrerem encontros no cenário pré-hospitalar de várias equipes que não se conhecem e não participam das mesmas corporações, o que aumenta a complexidade do atendimento.

Com relação aos fatores ambientais, esse cenário pode ser o mais complexo e diverso possível – desde o acesso à via aérea no chão, algo corriqueiro no APH e pouco usual no intra hospitalar, em que a ergonomia não é favorável, até mesmo intubações em ambientes confinados, inclusive dentro de veículos.

Tendo em mente toda a complexidade do manejo da via aérea no ambiente pré-hospitalar, devemos evitar ao máximo, mesmo que transitoriamente, a má perfusão do paciente e hipoxemia, que podem levar a desfechos negativos. Com relação às indicações do manejo da via aérea, elas não costumam variar das usuais do intra-hospitalar, porém deve ser considerada a escassez de recursos e tempo de transporte até o serviço de referência.

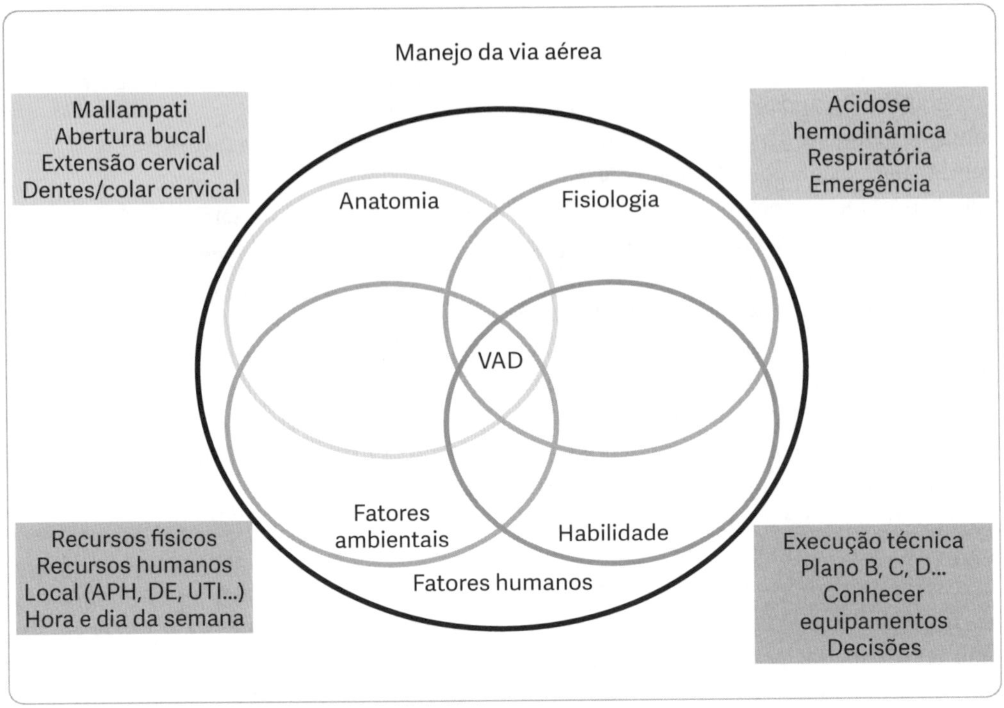


FIGURA 2 O manejo da via aérea tem componentes que se misturam uns com os outros, como dificuldades anatômicas, complexidades fisiológicas do doente, habilidade do operador e fatores humanos da equipe

Fonte: inspirado em *slide* do Dr. Daniel Perin (CTVA).

Considerando que o manejo da via aérea pode ter inúmeros passos e graus de complexidade, vamos discutir com detalhes os caminhos e recursos possíveis, progredindo de menor complexidade para o de maior complexidade. Observe que ele não foi descrito como uma progressão do mais fácil para o mais difícil, pois não necessariamente o recurso de menor complexidade é o mais fácil de ser realizado.

## ACOMPANHAMENTO

### Manobras de abertura de via aérea

Todos que trabalham no APH devem dominar as manobras de abertura de via aérea, inclusive suas indicações e contraindicações. Na presença de um relaxamento profundo da musculatura e do tônus da via aérea, o que geralmente ocorre com Glasgow ≤ 8, há um desabamento das estruturas da via aérea, principalmente da língua, levando à obstrução mecânica do fluxo de ar até aos pulmões, podendo levar a óbito em minutos.

Em um cenário de trauma complexo, em que no momento inicial a região cervical não deve ser manipulada, uma manobra eficiente para a abertura das vias aéreas é a tração anterior da mandíbula (*jaw thrust*). Para as situações no APH em que a mobilização do pescoço seja permitida, pode-se abrir a via aérea com uma hiperextensão da cabeça, podendo ou não ser associada à lateralização da cabeça. Essas manobras simples permitem que a língua seja deslocada de tal forma a não obstruir mais a passagem do ar.

## Auxiliares de abertura da via aérea

Como dispositivo extremamente útil para abertura da via aérea, destaca-se a cânula orofaríngea (de Guedel), em que mecanicamente há um rebatimento da língua mantendo um pertuito para a passagem de oxigênio. Porém, na maioria dos casos em que os reflexos de náusea e de tosse ainda estejam presentes (Glasgow > 8), o paciente pode não aceitar o dispositivo e ainda acarretar vômitos, podendo levar a aspiração do conteúdo gástrico e aumento da pressão intracraniana (PIC) e intraocular.

Para a escolha do tamanho adequado da cânula orofaríngea, deve ser feita a medida da comissura labial até o lóbulo da orelha ipsilateral. Cânulas de tamanhos inadequadas, menores ou maiores, podem levar à obstrução da via aérea.

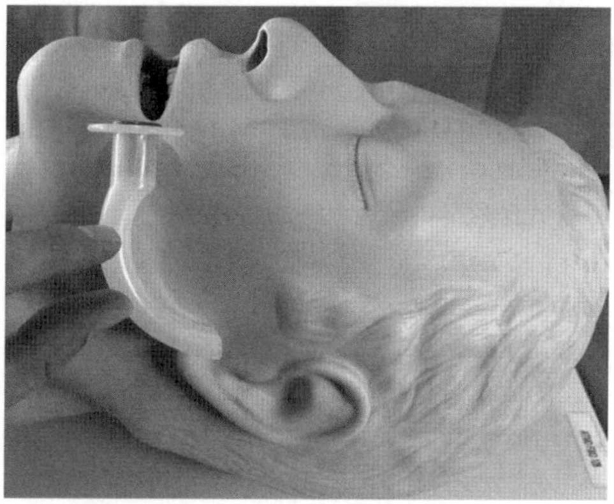

FIGURA 3 Medida adequada da cânula orofaríngea.
Fonte: arquivo pessoal.

Existem diversas formas de inserir a cânula orofaríngea, com vantagens e desvantagens em cada técnica. A mais comumente utilizada consiste em se posicionar na cabeceira do paciente, segurar a cânula com o

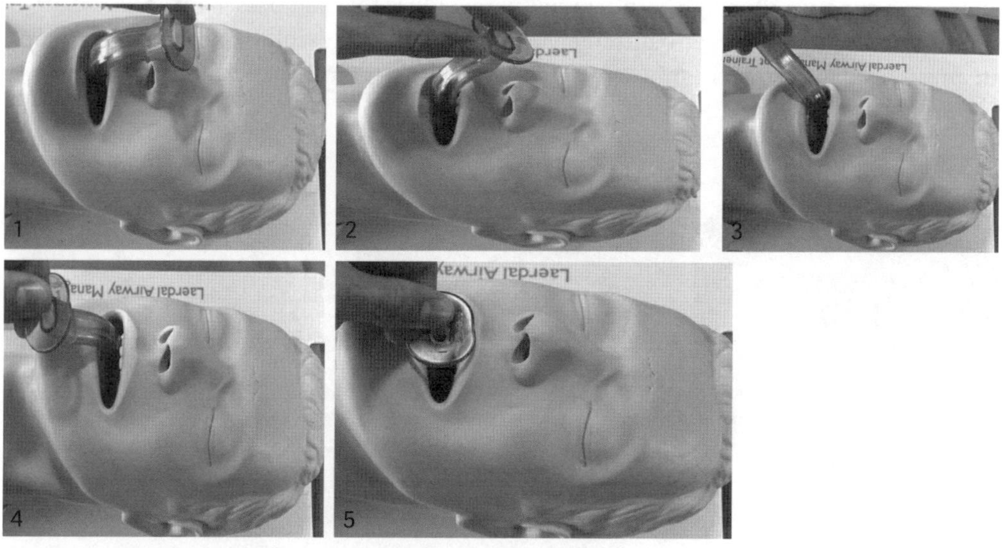

FIGURA 4 Sequência de inserção de cânula orofaríngea.
Fonte: arquivo pessoal.

polegar e o indicador, a concavidade virada para cima, introduzir com a boca aberta pelo palato duro até chegar ao palato mole e girar 180° e progredir com sua introdução.

Outra forma de passar a cânula orofaríngea, preconizada pelo *Advanced Trauma Life Support* (ATLS), seria usando uma espátula para abaixar a língua e inseri-la sob visão direta. A grande vantagem dessa técnica é diminuir as chances de lesões de tecidos moles, principalmente de amígdalas em crianças, sobretudo entre 4 e 8 anos, em que há um aumento importante das amígdalas.

A cânula nasofaríngea também assume um papel importante de manter um pertuito para a passagem de oxigênio, evitando obstruções mecânicas. A grande vantagem desse dispositivo é que, por ser introduzido por uma das narinas, passa por trás da faringe, não estimulando o reflexo de náusea e tosse. Porém, uma contraindicação relativa ao uso da cânula nasofaríngea é a possibilidade de fratura de base do crânio, que clinicamente pode ser suspeitada com a presença de algumas das seguintes alterações clínicas: otorragia, rinorragia, sinal de Battle (equimose retroauricular) e até mesmo sinal "do guaxinim" (equimose periorbital).

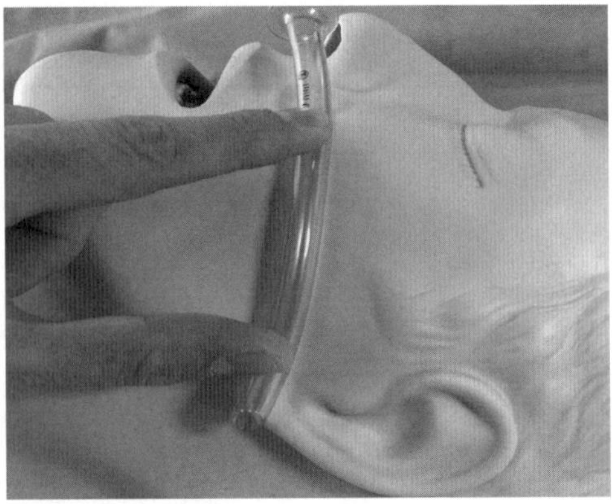

FIGURA 5 Como medir o tamanho da cânula nasofaríngea.
Fonte: arquivo pessoal.

O tamanho da cânula nasofaríngea pode ser escolhido do pertuito da narina ao lóbulo da orelha ipsilateral, ou até mesmo escolher uma cânula de tamanho 0,5-1 número menor do que o tubo orotraqueal (TOT) que seria escolhido para o paciente em questão. Por exemplo, caso o TOT escolhido para o paciente seja o n. 8,0, deve ser escolhida uma cânula nasofaríngea n. 7.

Quanto à sua passagem, deve-se, caso seja possível, escolher a narina com maior pertuito (caso haja desvio de septo), com um ângulo de 90°, e ser inserida gentilmente

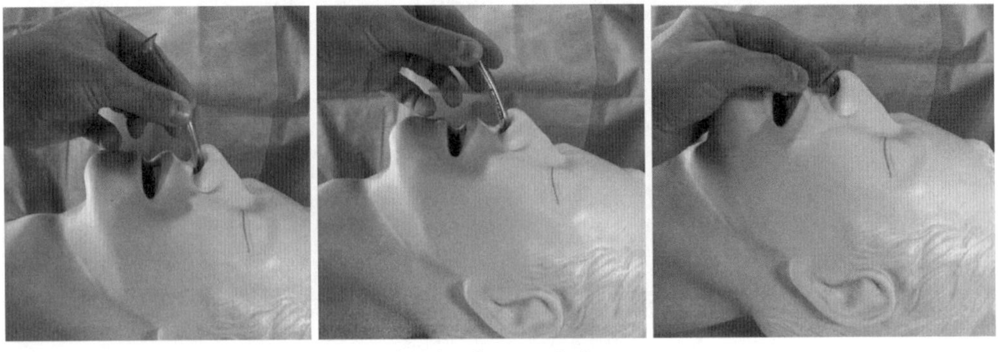

FIGURA 6 Sequência da passagem da cânula nasofaríngea.

com o bisel no sentido do septo nasal, com lubrificação da cânula previamente com gel solúvel em água.

É importante ressaltar que essas manobras de abertura da via aérea isoladamente são funcionais apenas para casos em que o paciente apresente respiração própria (*drive* respiratório). Caso não apresente *drive* respiratório, deve ser fornecida a expansão toráxica e, consequentemente, oxigenação diretamente através da bolsa-válvula-máscara (AMBU®), dispositivo extraglótico (DEG) ou IOT.

## Assistência à ventilação

A ventilação com bolsa-válvula-máscara (VBVM) deve ser feita gentilmente, sem força, sem apertar a bolsa inteira, somente o necessário para obter uma expansão visível do tórax ou curva adequada na capnografia. As bolsas do adulto contêm em média 2-2,5 L, e os pulmões, cerca de 400-600 mL. Portanto, durante a VBVM, caso não haja falha no velamento da máscara à face do paciente, se todo o volume da bolsa for ofertado poderá atingir uma demanda cerca de quatro vezes maior do necessário, podendo levar a lesões pulmonares graves, com o pneumotórax, acrescentando mais uma adversidade ao atendimento.

A frequência das ventilações deve ser semelhante à que um adulto faria em situações normais na maior parte dos casos clínicos, ou seja, cerca de 10 a 12 vezes por minuto (1 ventilação a cada 5-6 segundos).

Existem duas formas principais para acoplar a interface da VBVM com a face do paciente, sem nenhuma vantagem de técnica sobre a outra:

- C-CLAMP: classicamente a mais usada, em que se posicionam o polegar e o indicador formando uma letra C, na parte superior da máscara facial, e exercendo uma força que literalmente empurra a máscara contra o rosto do paciente. Já os dedos médio, anelar e mínimo estarão em formato da letra E, posicionados exclusivamente na mandíbula do paciente, sem comprimir estruturas "moles", fazendo uma tração da mandíbula em sentido ao C dos dedos polegar e indicador. Resumidamente, trata-se de uma combinação de dois vetores que devem ir de encontro para selar a região do rosto do paciente com a BVM (Figura 7).

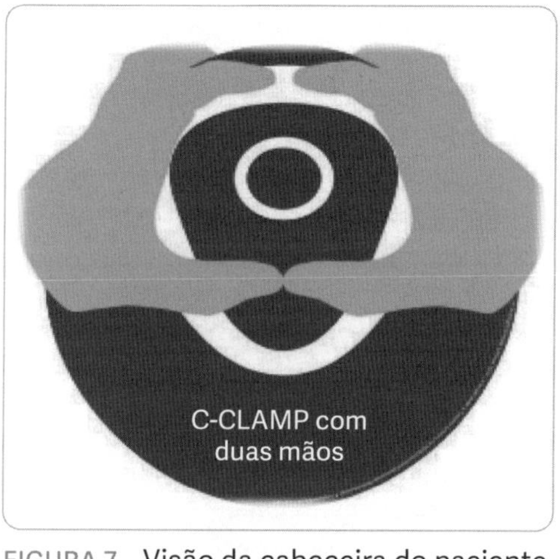


FIGURA 7 Visão da cabeceira do paciente, em que os dedos indicador e polegar empurram a máscara sobre o rosto do paciente e os outros três dedos de cada mão tracionam a mandíbula em sentido à máscara.
Fonte: Difficult Airway Society.

- V-CLAMP: menos utilizada, porém não menos útil, trata-se de uma técnica em que se usa principalmente a região tenar de ambas as mãos e os polegares, para realizar uma força na máscara facial empurrando-a gentilmente contra o rosto do paciente; os demais dedos de ambas as mãos tracionarão no sentido posterior para superior à mandíbula, também sem comprimir estruturas "moles". A ideia de que sejam dois vetores que devem ir de encontro para selar a região do rosto do paciente com a BVM persiste. Geralmente é uma técnica preferida por pessoas com mãos menores (Figura 8).

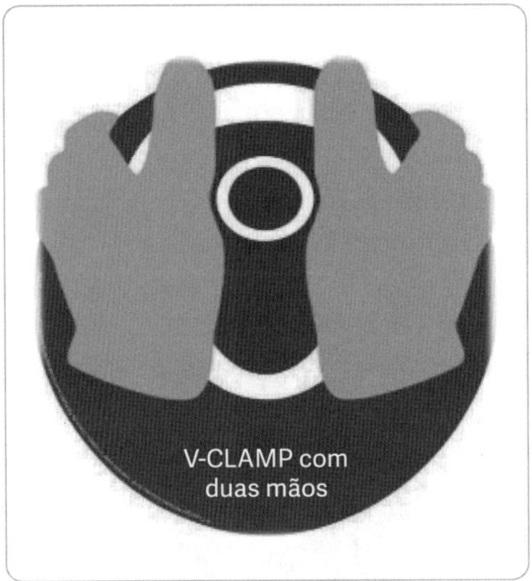


FIGURA 8 Técnica que envolve principalmente a região tenar de ambas as mãos, associada à tração da mandíbula.
Fonte: Difficult Airway Society.

Caso haja mais de um operador disponível para o procedimento, podem ser realizadas com ambas as mãos as técnicas descritas acima, e um segundo operador fica responsável pelo esvaziamento da BVM. Para otimizar a técnica de VBVM e utilizar menores pressões na via aérea e, consequentemente, ser uma ventilação com menor poder de complicações, podem ser utilizados auxiliares de abertura de via aérea. Há de se destacar a importância de reconhecer aqueles pacientes que possam ser mais difíceis de ventilar com BVM. Para isso, utiliza-se o mnemônico ROMAN (Tabela 1).

TABELA 1 Mnemônico ROMAN

| | |
|---|---|
| R | **R**adiação (radioterapia) prévia / **R**estrição do movimento cervical (ex.: colar cervical). |
| O | **O**besidade / SA**O**S (síndrome da apneia obstrutiva do sono) / **O**bstrução da via aérea (triplo **O**). |
| M | **M**allampati (inviável na maioria dos casos na emergência) / vedação da **M**áscara (paciente com barba atrapalha a vedação da superfície da máscara e a face) / sexo **M**asculino. |
| A | ***A**ge* (idade) > 55 anos. Com o envelhecimento, perdemos água corporal e tônus muscular, podendo as estruturas da via aérea "desabar" com maior frequência e obstruir a passagem do ar. |
| N | ***N**o teeth*. Pacientes adentados apresentam perda da musculatura perioral, dificultando o selo de vedação da máscara com a face. Alguns algoritmos de via aérea difícil sugerem até que, em caso de dificuldade de VBM, a prótese dentária seja reinserida para a restauração do tônus da região perioral, facilitando o velamento da máscara na face do paciente. |

Por mais que existam pacientes com preditores de VBVM difíceis, Kheterpal et al.[1], com uma amostra de mais de 22 mil pacientes, mostraram que menos de 2% dos pacientes serão de fato difíceis de ventilar, sendo predominantemente erros de técnica quando há dificuldades. Dentre os principais erros observados na dificuldade de acoplar a máscara a face, podem ser citados:

- Tamanho errado da máscara.
- Não tracionar a mandíbula (*jaw thrust*) se técnica C-CLAMP.

- Não posicionar corretamente o paciente.
- Não usar cânulas (oro ou naso).
- Não reconhecer uma ventilação difícil.

Ventilar com BVM pode parecer uma habilidade fácil de ser executada, exigindo um treinamento mínimo, porém para a *expertise* leva-se um tempo considerável. Sendo assim, em emergências, sempre que possível, não deve ser delegada ao menos *expert*, mas sim àquele com maior habilidade, o que nem sempre no APH é possível, pelo número restrito de operadores.

## Dispositivos extraglóticos

DEG referem-se a todos os dispositivos que estão acima do esôfago ou hipofaringe, mas não através das pregas vocais, e podem ser passados em diversas situações, por enfermeiros devidamente treinados e habilitados, o que é muito útil no APH.

As principais indicações no APH são resgate da oxigenação quando a VBVM for difícil e alternativa à IOT, seja no atendimento realizado por enfermeiros ou médicos, inclusive sendo uma boa alternativa para manutenção das ventilações eficazes na ressuscitação cardiopulmonar (RCP). Atualmente, temos grandes representantes: a ML, que é um dispositivo supraglótico, ficando acima da laringe, e o TL, que por ficar posterior à glote e acima do esôfago é classificado como retroglótico.

### Máscara laríngea

Tecnicamente, a sua inserção tende a ser mais fácil do que na VBVM e, no cenário de equipe reduzida do APH, acaba sendo uma opção por deixar o seu operador mais livre para outras tarefas. O tempo máximo de uso não está totalmente definido, porém recomenda-se não utilizar por mais de 4 horas. Existem dispositivos descartáveis ou reutilizáveis, sem superioridade de um sobre o outro.

A escolha do tamanho da ML deverá ser realizada pelo peso do paciente. Independente da geração do dispositivo e/ou da marca utilizada, em algum local da ML (geralmente corpo ou *cuff*) estará descrito para qual peso e com qual volume de ar deverá ser inflado o *cuff*. Muitas vezes, no APH, não temos informações importantes como o peso do paciente; como sugestão, uma abordagem inicial de ML n. 4,0 costuma se adaptar a grande parte dos pacientes adultos, mesmo que o peso do indivíduo não se encaixe no tamanho da máscara.

TABELA 2 Número da máscara laríngea correspondente ao peso indicado do paciente e o seu volume máximo de insuflação do balonete

| Número da máscara | Peso (kg) | Volume máximo de insuflação do balonete |
|---|---|---|
| 1 | < 5 kg | 4 mL |
| 1,5 | 5-10 kg | 7 mL |
| 2 | 10-20 kg | 10 mL |
| 2,5 | 20-30 kg | 14 mL |
| 3 | 30-50 kg | 20 mL |
| 4 | 50-70 kg | 30 mL |
| 5 | 70-100 kg | 40 mL |
| 6 | > 100 mg | 50 mL |

Fonte: arquivo pessoal.

A inserção da ML é simples e rápida, podendo ser feita de algumas formas. Na mais usual, o operador estará na cabeceira do paciente (apesar de nem sempre ser plausível no APH), deverá esvaziar o *cuff*, lubrificar o dorso com gel solúvel em água, segurar o dispositivo tal qual uma caneta, tracionar a língua (não é uma manobra fundamental, porém pode ser de grande

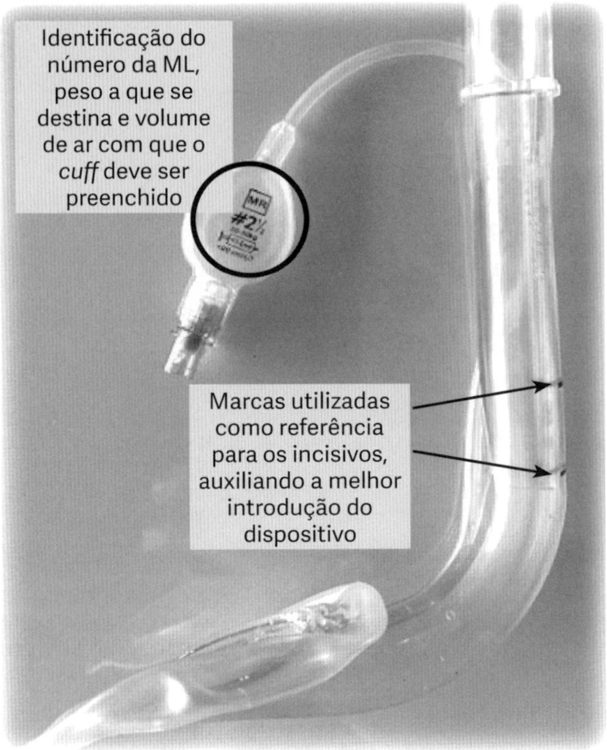


FIGURA 9 Máscara laríngea de primeira geração.
Fonte: arquivo pessoal.

auxílio, principalmente em pacientes com macroglossia), introduzir a ML até haver resistência e os incisivos estar nas linhas de referência do dispositivo.

A alocação ideal da ML acontece quando a sua ponta distal repousa na entrada do esôfago e a porção que leva o oxigênio ao paciente fica voltada para a laringe e traqueia, bem como sua porção proximal fica na entrada da epiglote, sem dobrá-la.

Por não ser uma via aérea definitiva (balonete insuflado dentro da traqueia, abaixo das cordas vocais e ligado a uma fonte de oxigênio), acaba por não isolar a traqueia, podendo ocorrer aspiração de conteúdo gástrico. Ainda assim, o seu uso não é contraindicado em situações em que haja risco de broncoaspiração.

Outra complicação possível e temida, mas felizmente rara, que pode ocorrer devido à inserção às cegas do dispositivo seria a epiglote dobrar e, logo, necrosar.

Após a inserção da ML, caso haja algum vazamento importante por acoplamento inadequado, que não gere expansão clínica do tórax ou que não atinja o volume corrente desejado, pode-se trocar por um dispositivo maior. Se o vazamento for pequeno e estiver com boa expansão torácica, uma forma de diminuir o escape de ar é preencher as laterais da máscara com gazes, o que auxilia, também, caso o paciente morda o dispositivo.

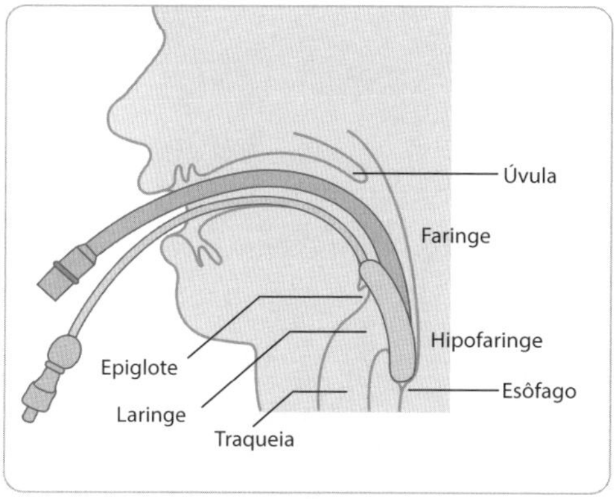


FIGURA 10 Posicionamento adequado da máscara laríngea, com sua porção distal na entrada do esôfago, sem riscos de lesionar a epiglote.

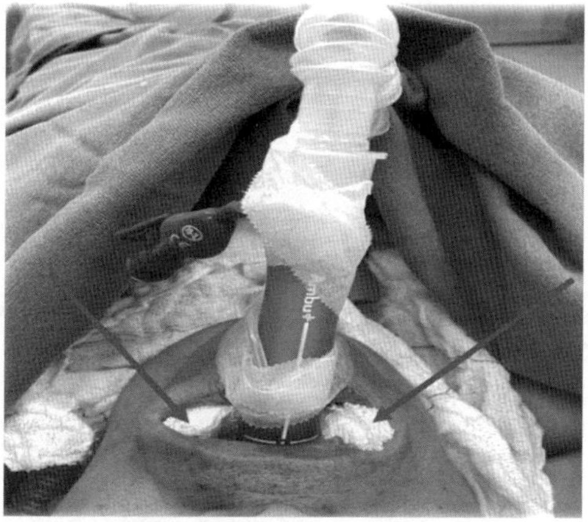

FIGURA 11 Gases compactadas na lateral da máscara laríngea e da boca, auxiliando a reduzir o vazamento e a reduzir o dano caso o paciente morda o dispositivo.

Fonte: arquivo pessoal. Veja imagem colorida no encarte.

Por ser um dispositivo criado na década de 1980, já passou por evoluções e variações, tendo basicamente dispositivos de 1ª, de 2ª geração com e sem *cuff* (balonete). As ML de 1ª geração são aquelas que possuem um *cuff*, porém não têm um canal de trabalho para inserir uma sonda que sai na sua porção distal para aspirar a região gástrica. Já as de 2ª geração possuem esse canal de trabalho.

Há ainda um tipo diferente de segunda geração (i-gel®), que não possui *cuff*, tendo um polímero termossensível que, em contato com a mucosa da região da faringe, sofre um processo de aquecimento e se molda às estruturas próximas, fazendo um papel semelhante ao do *cuff*, porém de forma mais "personalizada". Por isso, pode ser mantida por 6 horas.

## Tubo laríngeo

O TL é um dispositivo retroglótico, por ser posterior à glote e acima do esôfago, constituído de 2 *cuffs* com duas pressões diferentes, em que o *cuff* distal se repousa no esôfago e o proximal no retrofaringe. Por mais que esses dois *cuffs* estejam bem locados, o risco de aspiração ainda é real, apesar de menores chances teóricas que os dispositivos supraglóticos.

O tamanho do dispositivo deverá ser escolhido, de acordo com a altura, nos pacientes acima de 25 kg e, pelo peso, nos menores de 25 kg. Na própria embalagem do produto está devidamente identificado a cada altura ou peso ele se destina. A embalagem ainda contém uma seringa grande de 60 mL, graduada e com várias cores, identificando cada tamanho pela sua cor. Para facilitar a identificação do volume a ser insuflado nos *cuffs*, basta aspirar a quantidade de ar até a cor referente ao número do TL escolhido.

É preciso sempre se atentar a que os DEG podem não se encaixar adequadamente, devendo-se suspeitar previamente esse risco. O mnemônico RODS sugere fatores de risco para falha na inserção dos DEG.

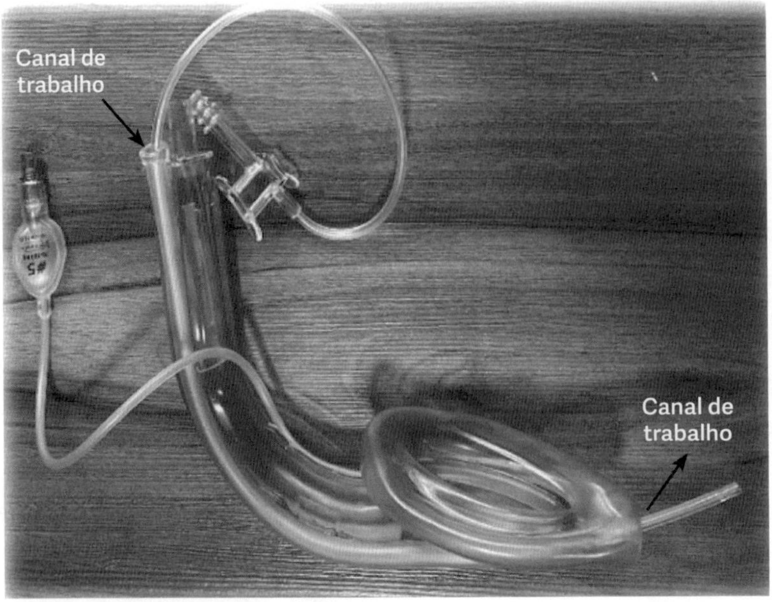


FIGURA 12 Máscara laríngea de segunda geração, com canal de trabalho para sondagem e aspiração de conteúdo gástrico.

Fonte: arquivo pessoal.

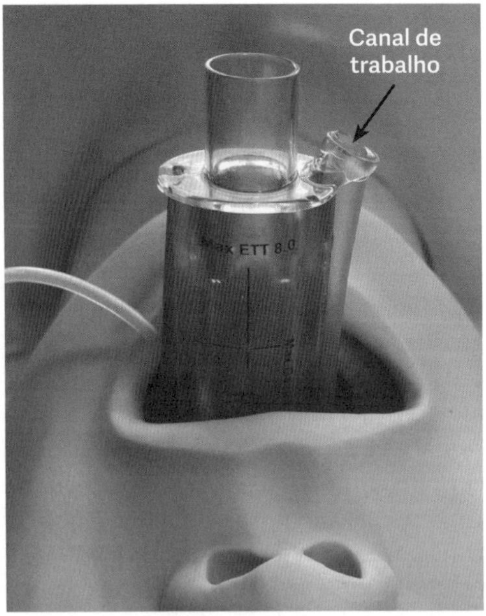


FIGURA 13 Máscara laríngea de segunda geração, com canal de trabalho para sondagem e aspiração de conteúdo gástrico.

Fonte: arquivo pessoal.

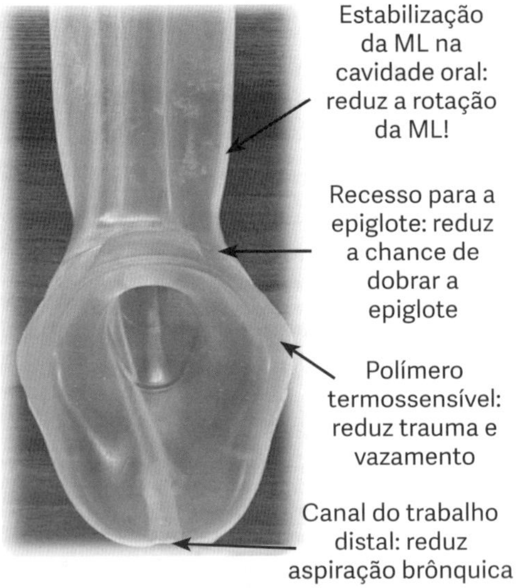


FIGURA 14 Máscara laríngea i-gel®, com polímero termossensível que adapta a anatomia do paciente, com recesso para epiglote, estabilização da máscara laríngea na cavidade oral e canal de trabalho.

Fonte: acervo pessoal.

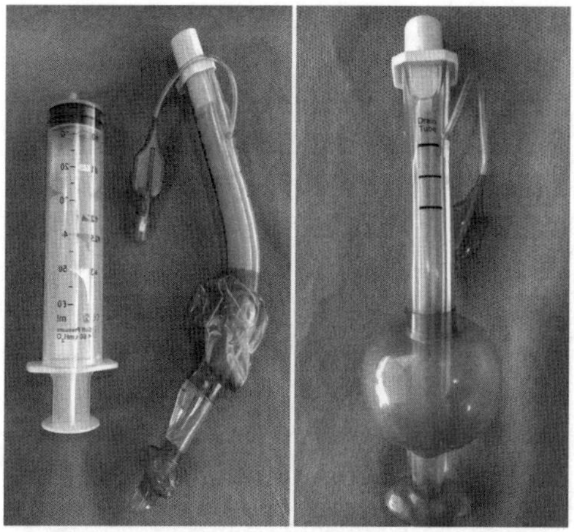

FIGURA 15 Tubo laríngeo com sua respectiva cor correspondente à seringa graduada e identificando o volume de ar a ser colocado no *cuff*.

Fonte: arquivo pessoal.

TABELA 3 Correlação no número do tubo laríngeo e para o qual paciente se destina, baseado no peso ou na altura

| Número do tubo | Paciente (peso/altura) |
|---|---|
| 0 | < 5 kg |
| 1 | 5-12 kg |
| 2 | 12-25 kg |
| 2,5 | 125-150 cm |
| 3 | < 150 cm |
| 4 | 155-180 cm |
| 5 | > 180 cm |

Fonte: arquivo pessoal.

TABELA 4 Mnemônico RODS

| | |
|---|---|
| R | Restrição do movimento da cabeça (ex.: colar cervical) |
| O | Obesidade / Obstrução da via aérea (ex.: neoplasias de cabeça e pescoço) |
| D | Distorção da via aérea (ex.: hematomas) |
| S | *Short thyromental distance* = distância tireomentoniana reduzida, que faz com que a língua fique mais na cavidade oral e menos na fossa mandibular |

Caso o DEG não se encaixe adequadamente, ou seja, não expanda o tórax, não gere um volume adequado na ventilação mecânica (VM) e/ou tenha muito vazamento, e a equipe em atendimento disponha de um médico no local, a próxima opção poderá ser a IOT.

## Intubação orotraqueal

A realização de IOT começa a ser desenhada quando é tomada a decisão de intubar, após a análise e constatação de que tal procedimento é realmente necessário, visto que pode ser um divisor de águas no prognóstico do paciente, desencadeando ações complexas. Alguns fatores devem ser considerados na escolha de intubar um paciente:

- Qual a necessidade e urgência dessa ação?
- Qual o melhor método de IOT baseado na fisiopatologia e na dificuldade técnica prevista nesse caso?
- Há necessidade de fármacos para essa IOT? Quais fármacos e quais doses?
- Há tempo hábil de otimizar o doente, corrigindo hipotensão, hipóxia e acidose antes do procedimento?

O responsável deve escolher um plano B, caso haja falha do método inicial e se deixe toda a equipe previamente ciente dos passos a serem tomados. Além disso, deve haver clareza nas técnicas e alternativas de resgate da oxigenação, pois, de modo geral, o que levará prejuízo ao paciente será a hipoxemia e hipotensão. Na construção do raciocínio para indicar uma intubação, devem-se ter em mente algumas indicações, que podem ser organizadas como uma variação do clássico ABC:

- *Airway* (falha de proteção da VA): um exemplo é o paciente vítima exclusiva de trauma cranioencefálico (TCE) grave, em que na cena está saturando mais que 96%, eupneico, porém segue com Escala de Coma de Glasgow (ECG) de 3. Não há um problema, até o momento, de respiração, porém com ECG menor igual a 8 temos a perda, de modo geral, do reflexo de náusea, vômito e tosse. Sem esses reflexos, o doente perde a capacidade de retirar corpos estranhos da orofaringe e até mesmo saliva/sangue de sua via aérea alta, sendo indicada a intubação para excluir a via aérea de ser contaminada. Antes de indicar IOT por perda da patência da via aérea, temos de excluir, dependendo do contexto clínico, situações que podem mimetizar esse rebaixamento, como hipoglicemias graves.
- *Breathing* (situações em que a ventilação e/ou oxigenação estão ausentes ou prejudicadas): são ocorrências em que, por exemplo, não há uma causa reversível momentânea da queda de saturação e esforço respiratório, como um edema agudo de pulmão (EAP) hipertensivo, que poderá ser manejado num momento inicial com VNI e ter grande resolubilidade, e a IOT acaba sendo uma solução. Um exemplo que ficou bem-marcado em nossa geração foram os casos de covid-19, em que por horas e talvez dias os pacientes degradavam sua saturação, aumentando o esforço respiratório às situações de fadiga.
- Evolução clínica esperada: situação que não se encaixa necessariamente em falha de proteção da VA ou falha de oxigenação e ventilação. São momentos em que a intubação será provável ou inevitável. Um exemplo é a queimadura de via aérea: em um momento inicial, o paciente poderá estar sem nenhuma sintomatologia de obstrução da via aérea. Porém, decorrente da queimadura, haverá momentos em que um edema distorcerá a anatomia da via aérea e tornará a sua abordagem no mínimo muito mais trabalhosa. São situações que quem está vivendo provavelmente levará a dificuldades de indicar num primeiro momento a intubação. Assim como o curso pode indicar a IOT, ele pode contraindicar, por exemplo, ECG $\leq$ 8, porém, em um paciente com hipoglicemia, em que se espera que a correção da causa do rebaixamento do nível de consciência (RNC) seja rápida, o curso esperado é de melhora e resolução daquilo que seria a indicação da IOT.

Por fim, caso se opte por fazer a IOT, deve-se considerar a técnica de indução/sedação e, logo, de intubação que será realizada. Classicamente e bem consagrada, é descrita a sequência rápida de intubação (SRI), que consiste em fazer um hipnótico seguido de bloqueador neuromuscular (BNM), o qual chegue ao sítio efetor em tempo otimizado, seja nos receptores GABA, seja nas placas motoras, para que a laringoscopia e IOT sejam feitas com maior taxa de sucesso e menores complicações. Nessa técnica não é feita a ventilação com pressão positiva (VPP) antes da laringoscopia, somente como forma de resgate da oxigenação caso seja necessário. Segundo estudo recente BARCO[5], a SRI foi feita em cerca de 84% das intubações, e a sequência prolongada de intubação (SPI), em cerca de 6,5% das intubações no departamento de emergência (DE).

## SRI

A manipulação da via aérea quando é feita a SRI segue uma organização para evitar erros e falhas, considerando os 7 "Ps": 1 - Preparação do procedimento; 2 - Pré-oxigenação; 3 - Preparação fisiológica; 4 - Paralisia com indutor/hipnótico; 5 - Posicionamento; 6 - *Placement* com comprovação (intubação de fato com sua confirmação); 7 - Pós-IOT com seu manejo.

- Preparação: nesse passo fundamental da SRI, pode ser feito, para fins didáticos, um paralelo aos *realities shows* de gastronomia, em que para realizar aquele prato lindo e delicioso (aqui para a gente seria a IOT sem complicações, de primeira tentativa), começamos os preparativos bem antes, com a escolha dos ingredientes e a checagem dos materiais. No processo de intubação, seria nada mais do que checar seus materiais, monitorar o doente, checar a permeabilidade de acesso venoso e o aspirador. Como são muitos passos, idealmente deve ser utilizado um *checklist* e, caso o tempo permita, realizá-lo.
- Pré-oxigenação: é preciso entender a pré-oxigenação como a desnitrogenação dos pulmões, visto que o nitrogênio ocupa cerca de 70% da capacidade residual funcional. Quando o paciente é pré-oxigenado com alto fluxo por cerca de 3 a 5 minutos, o nitrogênio é substituído por oxigênio. Com isso, ganha-se um tempo importante de apneia. Uma forma de realizar essa pré-oxigenação seria com máscara não reinalante (MNR) com reservatório, conectada a uma fonte de oxigênio em alto fluxo, de fato chegando a 30-40 L/min. Uma estratégia válida, porém, ocasionalmente limitada de realizar no APH, seria a ventilação não invasiva (VNI) como forma de pré-oxigenação com uma interface conectada à VM, que pode levar a recrutamento alveolar e melhor reserva durante o período de apneia.
- Preparação fisiológica: nada mais é do que entender quais são os perigos que podem contribuir para o colapso do paciente e corrigi-los antes de intubar. O principal fator a ser corrigido na maior parte dos casos, segundo até o próprio estudo nacional BARCO[5], é a hipotensão. Entendido isso, é necessário otimizar a pressão previamente, com reposição volêmica, transfusão ou uso de droga vasoativa (DVA), como na maioria dos casos. Além disso, drogas que levam a hipotensão devem ser evitadas, evitando-se, por isso, os opioides, pois são vasodilatadores e cardiodepressores.
- Posicionamento: ao citar posicionamento, deve-se ter em mente a ideia de que o posicionamento não deverá ser apenas da cabeça para alinhar os eixos durante a laringoscopia, mas também, quando possível, do posicionamento do paciente e do operador. Existem três eixos na laringoscopia que devem ser o mais próximo possível alinhados para uma laringoscopia adequada: eixo oral, eixo faríngeo e eixo laríngeo. Além disso, o posicionamento do operador no APH difere de um ambiente hospitalar, uma vez que será, geralmente, realizado em condições adversas.
- Paralisia com indução: a base da SRI é o BNM, que deixará os tecidos mais fáceis de serem manipulados durante a laringoscopia, com menor risco de lesão de partes moles, redução da força necessária e consequentemente menor descarga adrenérgica do paciente, evitando riscos de laringoespasmos e de o paciente se

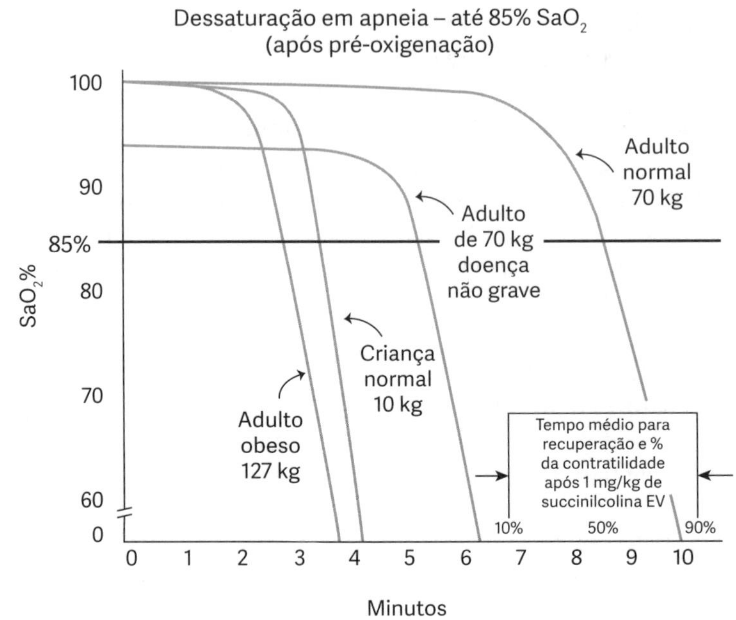


FIGURA 16 Observe que um paciente previamente hígido e não obeso consegue, com a pré-oxigenação adequada, um tempo seguro de apneia de cerca de 5 minutos.
Fonte: Farmery e Roe, 1996[6].

agitar e tossir no procedimento, o que aumentaria a PIC.

- *Placement* com comprovação: nada mais é do que a técnica correta de laringoscopia e a comprovação do sucesso do procedimento, com capnografia em forma de onda e capnometria, que, além de ser o padrão-ouro para a certificação da inserção correta do TOT, pode até de forma indireta refletir o estado hemodinâmico do paciente. A própria *Difficult Airway Society* (DAS) tem um *slogan* que deve permanecer sempre vivo em nossas cabeças: *no trace = wrong place*, ou seja, sem traçado de curva na capnografia, o TOT está no lugar errado!
- Pós-IOT: manejo pós-intubação, com parâmetros ventilatórios, hemodinâmicos, exames e outras atribuições.

## Farmacologia da indução/hipnose na intubação

Tendo em mente que a prioridade na indução do paciente é mantê-lo vivo e hemodinamicamente estável, o raciocínio construído leva à necessidade de medicamentos cardioestáveis e que o procedimento tenha o maior índice de sucesso na primeira tentativa, visto que IOT repetidas se associam a pior prognostico[8].

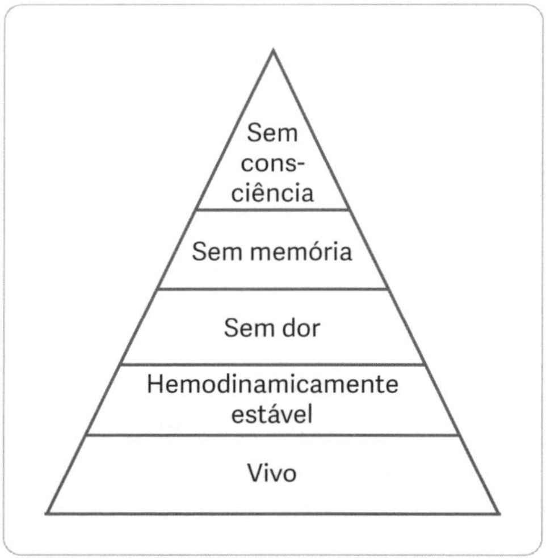


FIGURA 17 Pirâmide de Nickson, que demonstra as prioridades perissedação, indução e intubação do paciente.
Fonte: arquivo pessoal.

## Midazolam

Apesar de ser classificado como um benzodiazepínico de curta duração, seus efeitos podem perpetuar por até 80-90 minutos quando endovenoso (EV) em *bolus* e ter início em até 90 segundos. Consequentemente, seus efeitos colaterais deletérios também podem perdurar, sendo principalmente a hipotensão. Assim, deve ser totalmente desencorajado no uso rotineiro como hipnótico/indutor para IOT. Porém, com a amplitude continental do país, com inúmeras realidades, infelizmente ainda muitos lugares não dispõem de outros indutores/hipnóticos, devendo ser utilizado com muito cuidado e preocupação. Sabe-se que esse doente poderá imediatamente entrar em colapso cardiovascular caso ainda não esteja. Em pacientes jovens e estáveis hemodinamicamente, a dose de indução é de 0,3 mg/kg. Já em pacientes idosos e/ou instáveis hemodinamicamente, a dose deverá ser reduzida pela metade, ou seja, 0,15 m/kg.

## Propofol

Trata-se de um hipnótico de curta duração (5 a 10 minutos), bastante comum no meio anestésico, porém sem grandes apli-

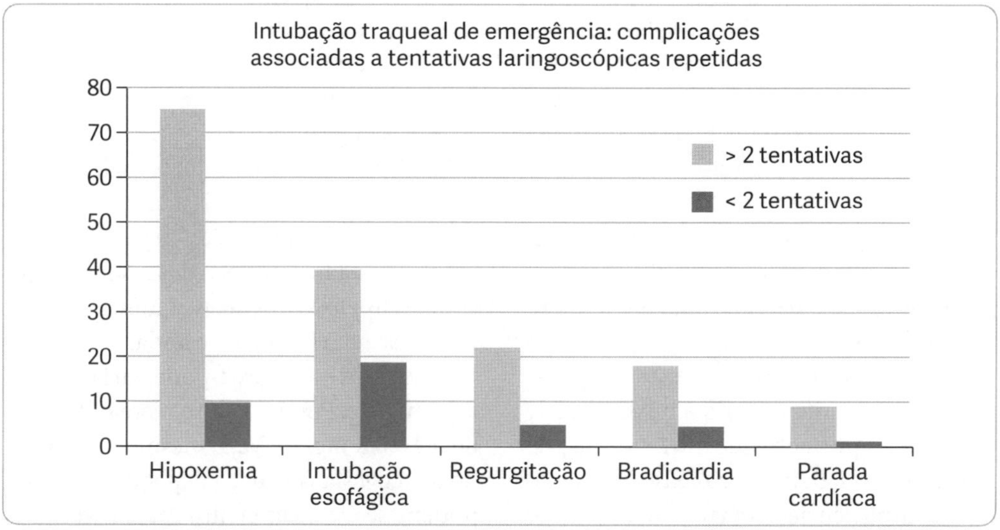


FIGURA 18 Associação de número de tentativas de intubação orotraqueal e complicações.
Fonte: Mort, 2004[7].

cações, como sedativo para intubações no cenário de emergência, uma vez que se trata de um grande hipotensor e cardiodepressor, podendo levar a um colapso hemodinâmico com consequências deletérias. Além disso, não deve ser encorajado seu uso de rotina no cenário do APH.

Por ser muito gorduroso, pode levar a dor no momento da indução, porém é justamente essa gordura que o faz atravessar a barreira hematoencefálica rapidamente, levando a um início de ação breve, de cerca de 15-45 segundos. Além disso, pode levar a broncodilatação, favorecendo cenários de intubações no contexto de broncoespasmo. Sua dose em pacientes estáveis varia de 1 a 2 mg/kg; nos pacientes instáveis, caso não tenha como evitar seu uso, a dose deverá ser reduzida para 0,5-1 mg/kg, considerando suas limitações nesse cenário.

### Etomidato

Um dos principais indutores/hipnóticos disponíveis, devido à sua maior estabilidade hemodinâmica. Porém, em pacientes instáveis, sua dose pode ser reduzida pela metade, 0,15 mg/kg EV em *bolus*. Em pacientes estáveis, pode-se utilizar dose de 0,3 mg/kg EV em *bolus*. Além da vantagem hemodinâmica, tem um início de ação rápido, de cerca de 15-45 segundos, com duração curta, de até 10 minutos.

Um dos efeitos colaterais seria também dor na infusão devido ao seu diluente propilenoglicol, além de mioclonia por inibição de estruturas sub corticais, sem relevância clínica. Outro questionamento frequente sobre o etomidato seria a possibilidade transitória, por cerca de 12-24 horas, de inibição da 11-beta-hidroxilase, podendo levar a insuficiência adrenal. Porém, a maior parte das recomendações não contraindica o seu uso, haja vista a pequena ocorrência da lesão adrenal, bem como de discretas repercussões clínicas. Vale ressaltar que, para crianças, o etomidato ainda não é liberado pelo Food and Drug Administration.

### Cetamina

De todos os hipnóticos aqui citados, a cetamina é o único que, além da hipnose, leva a analgesia, por abranger receptores NMDA, além de GABA. No grande e recente estudo nacional BARCO[5], que avaliou as intubações em grandes emergências do país, mostrou o seu grande potencial de manter a estabilidade hemodinâmica, tendo até vantagens sobre o etomidato em desfechos.

Sua dose de indução é de 1-2 mg/kg EV em *bolus* lento (2-3 minutos), tendo início de ação em cerca de 45-60 segundos, com duração que varia de 10 a 20 minutos. Alguns efeitos colaterais desejados incluem o aumento da pressão arterial, taquicardia, aumento do débito cardíaco e efeito broncodilador importante, sendo o medicamento mais próximo do ideal para pacientes instáveis e/ou em crises de broncoespasmo. Um efeito colateral que pode ser desagradável é a sialorreia, que pode acrescentar dificuldade adicional durante a laringoscopia, sendo necessário ocasionalmente aspirar a via aérea.

Por sua grande vantagem de manter o *drive* respiratório se feito em *bolus* lento, por cerca de 2-3 minutos, é bastante útil no DE para sedações e analgesias, dependendo de sua dose. Justamente pelas doses sobrepostas como seus efeitos, existem algumas desvantagens se feita da forma errada.

A dose de analgesia pode variar de 0,1 a 0,3 mg/kg. Porém, a dose recreativa varia de 0,2 a 0,3 mg/kg. Veja, mesmo objetivando a analgesia isolada, a depender da dose, podem-se alcançar efeitos recreativos, podendo levar a agitação importante e agressividade, colocando em risco a integridade

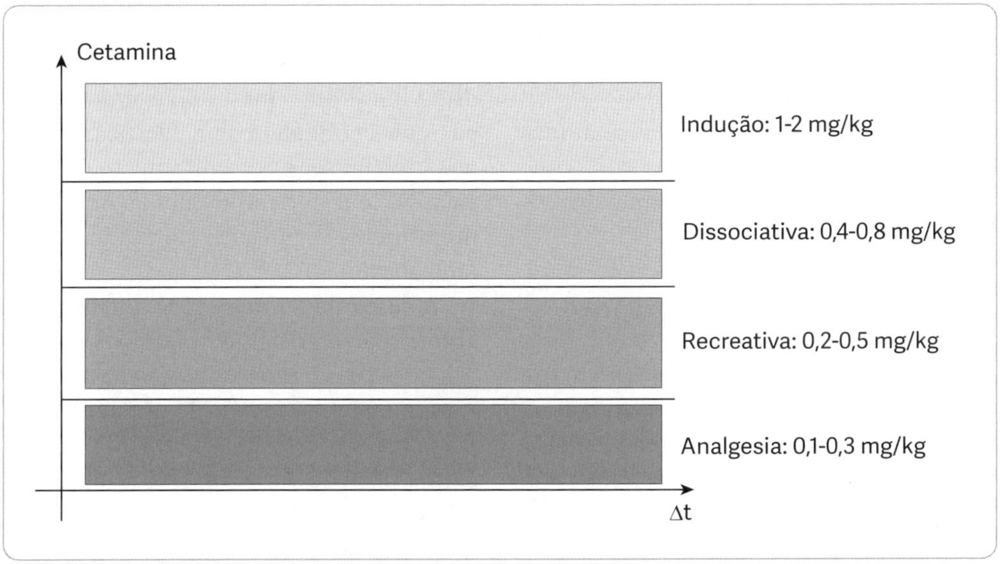


FIGURA 19 Concentração de cetamina, com seus efeitos.
Fonte: arquivo pessoal.

física do paciente e da equipe. Já a dose de 0,4 a 0,8 mg/kg entraria na dose dissociativa, em que há uma dissociação do córtex cerebral, podendo levar a sedação com olhos abertos e nistagmo horizontal.

Para finalizar o raciocínio sobre os hipnóticos/indutores, deve-se pensar como está o doente clinicamente no momento e o objetivo imediato. De forma resumida, destacam-se:

TABELA 5 Doses dos hipnóticos, duração média e observações

| | Dose (EV) | Duração média (min) | Observações |
|---|---|---|---|
| Midazolam | Estáveis e jovens: 0,3 mg/kg<br>Instáveis ou idosos: 0,15 mg/kg | 80-90 | Grande hipotensor, evitar ser utilizado. |
| Propofol | Estáveis: 1-2 mg/kg<br>Instáveis: 0,5-1 mg/kg | 5-10 | Grande hipotensor, evitar em pacientes instáveis. |
| Etomidato | Estáveis: 0,3 mg/kg<br>Instáveis: 0,15 mg/kg | 5-10 | Cardioestável |
| Cetamina | 1-2 mg/kg | 10-20 | Ótimo indutor para a maioria dos cenários |
| Suxametônio | 1-2 mg/kg | 5-10 | Cuidado com contraindicações |
| Rocurônio | 1,5 mg/kg | 40-50 | Pode induzir broncoespasmos |
| Vecurônio | Usual: 0,1 mg/kg<br>SRI: 0,3 mg/kg | 40-50 | Início de ação com dose de 0,3 mg/kg = 60 segundos |

- Broncodilatação: cetamina (principal) e propofol.
- Analgesia: cetamina.
- Estabilidade hemodinâmica: cetamina e etomidato.
- Manutenção do *drive* respiratório: cetamina.

## Bloqueadores neuromusculares

A base da SRI é o bloqueador neuromuscular, facilitando a laringoscopia e aumentando o sucesso de IOT logo na primeira tentativa, além de favorecer desfechos positivos.

No APH, devido à logística e à dificuldade de armazenamento de medicamentos, muitas vezes não há como utilizar alguns BNM, por sua necessidade de refrigeração, dando mais lugar à succinilcolina (suxametônio) – nome comercial Quelicin® –, o vecurônio e o rocurônio, sendo o último possível de permanecer fora da geladeira com uma temperatura de até 25°C por até 12 semanas.

### Succinilcolina (suxametônio)

É um BNM despolarizante, ou seja, exaure a capacidade do receptor na placa motora, bloqueando-a. Devido a essa característica, libera potássio, aumentando o nível sério em dose única em torno de 0,5 mEq/L. Portanto, em um cenário de grande suspeição de hipercalemia, como doença renal crônica (DRC), principalmente dialíticos sem diálise, lesões de esmagamento e grandes queimados após cerca de 72 horas até a cicatrização, pela liberação dos receptores, pode aumentar o nível sério de potássio em até 10 mEq/L, não sendo uma opção adequada.

Além disso, em síndromes de imobilidade, tetra e paraplegias, por falha da regularização da placa motora, também é contraindicada a sua realização num prazo de 72 horas até 3 meses do evento. Já nos pacientes com glaucoma e lesões abertas no olho, por ser um medicamento que eleva a PIC e leva à miofasciculações, pode literalmente expulsar o conteúdo de um olho aberto.

A dose é de 1-2 mg/kg EV, com início de ação em torno de 45-60 segundos e duração de 5-10 minutos. Caso não haja acesso venoso ou intraósseo (IOT) disponível, pode-se realizar intramuscular (IM), porém com a dose de 4 mg/kg. Doses altas (> 6 mg/kg), repetidas e em crianças, podem levar a bradicardia sintomática, portanto não essa é uma droga isenta de riscos. Sua apresentação é em pó injetável de 100 e 500 mg, devendo ser restituído previamente ao uso, em soro fisiológico (SF) 0,9%.

### Rocurônio

BNM adespolarizante, ou seja, um antagonista competitivo na placa motora, levando ao bloqueio. A dose no DE para SRI recentemente, após o estudo publicado na *Emergency Medicine Australasia*[9], passou de 1,2 para 1,5 mg/kg, visto que se constatou que em doses maiores se iniciam os seus efeitos em tempo semelhante ao do succinilcolina, ou seja, próximo a 45 segundos. Por ser um medicamento que pode liberar histamina, deve-se evitar em pacientes em crises de broncoespasmos ou até mesmo suspeitar de broncoespasmos induzidos pelo rocurônio após seu uso. As ampolas são padronizadas de 5 mL, com concentração de 10 mg/m, ou seja, a ampola contém 50 mg. Assim, em pacientes com 70 kg, utilizando a dose otimizada de 1,5 mg/kg serão necessárias cerca de duas ampolas (100 mg).

### Vecurônio

BNM adespolarizante, com duração de cerca de 40 minutos, dose usual de 0,1 mg/kg EV em *bolus*, com pico ideal plasmático para IOT em cerca de 3 minutos. Porém, quando utilizado na dose de 0,3 mg/kg EV *bolus*, seu início de ação chega próximo a 1 minuto, podendo então ser utilizado para intubações na emergência. A grande vantagem é a sua conservação não depender de geladeira, sendo uma opção no APH. Como desvantagem, pode levar a bradicardia e hipotensão, o que no cenário de emergência necessita de maior ponderação. Sua apresentação é em pó injetável de 4 e de 10 mg, devendo ser restituído previamente ao uso, em SF 0,9%.

## Laringoscopia direta

Talvez seja a habilidade médica mais desejada, porém representa somente parte pequena de todo o cenário de manejo da via aérea. Independentemente se o operador é destro ou canhoto, o laringoscópio deverá ser sempre manipulado com a mão esquerda e a laringoscopia deverá ser bimanual, ou seja, a mão direita deverá participar da intubação.

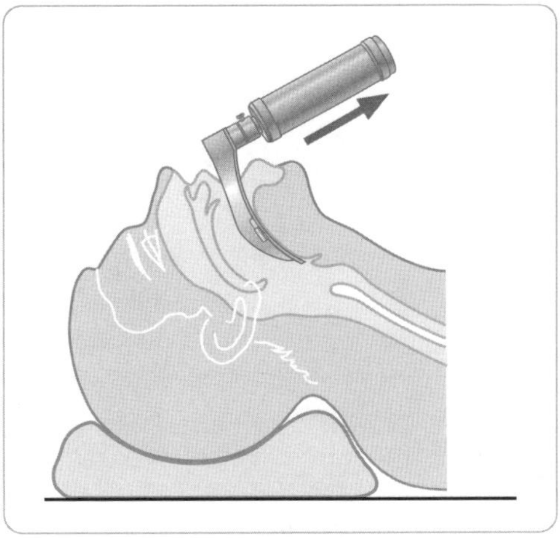

FIGURA 20 Ângulo adequado de laringoscopia.

A melhor forma de segurar o laringoscópio é a intersecção da lâmina com o cabo, de forma que não seja necessário força em excesso e o ângulo de força seja de cerca de 45°. Movimentos mais próximos de 0° não auxiliam a visão, e movimentos no sentido de 180° podem levar a fraturas dentárias e lesões de tecidos moles.

Os exemplos na Figura 22 mostram "pegas" no laringoscópio que não são adequadas para uma manipulação mais refinada, privilegiando movimentos de força e não de qualidade e precisão.

Laringoscopia direta

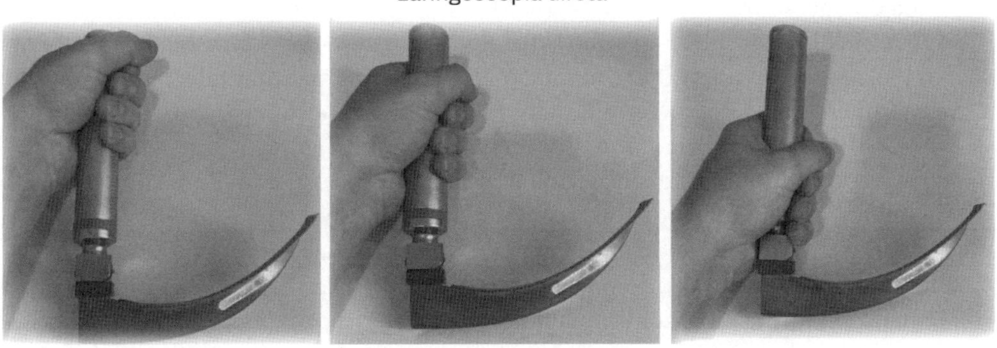

FIGURA 21 Forma inadequada de pega no laringoscópio.
Fonte: arquivo pessoal.

Laringoscopia direta

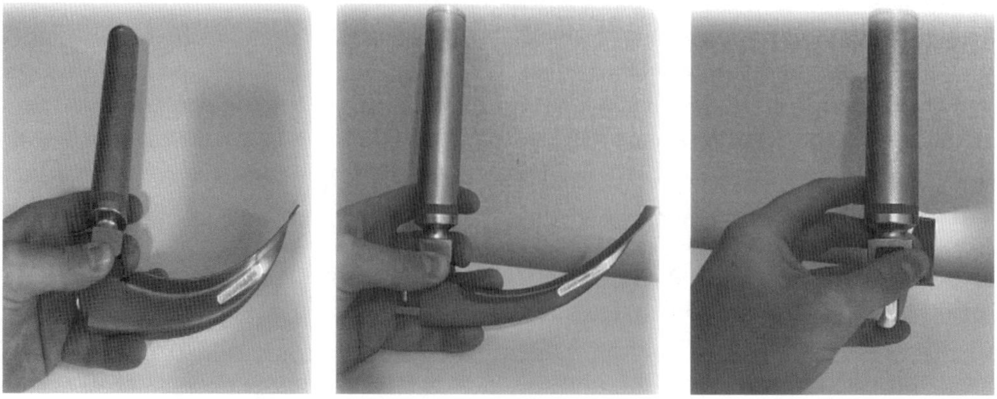

FIGURA 22 Forma adequada de pega no laringoscópio.
Fonte: arquivo pessoal.

O operador deve pegar de forma gentil e delicada, propiciando movimentos refinados. A laringoscopia direta deverá ser bimanual, pois a mão direita será repousada sobre a traqueia do paciente, movendo-a gentilmente em sentidos variados, em busca de uma melhor visualização das estruturas. Uma das formas mais importantes dessa manipulação é a BURP (*back up right pressure*), que consiste em uma pressão leve em sentido posterior esôfago, associada a tração cefálica e para a direita, visto que a maior parte das vias aéreas no adulto durante a visualização da laringoscopia está em região superior e à esquerda do operador.

Após o médico encontrar a melhor visualização, algum auxiliar deverá manter a pressão no mesmo local, possibilitando que a mão direita do médico fique livre para progredir a intubação e alocar adequadamente o tubo. Outra manobra que pode auxiliar em casos selecionados é um auxiliar tracionar a bochecha do paciente com o dedo em forma de anzol, enquanto o médico faz a laringoscopia.

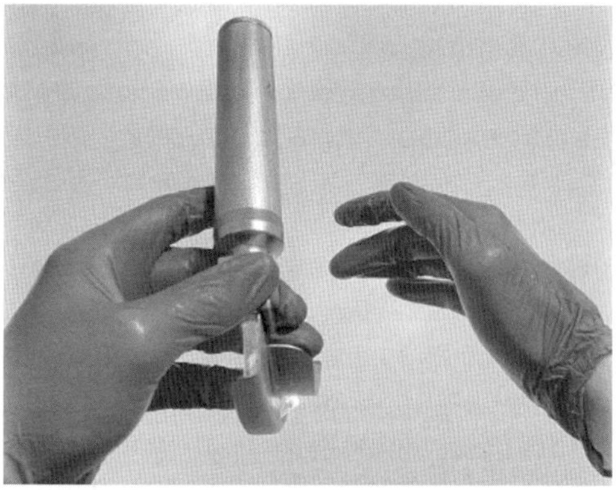

FIGURA 23 Simulação de como ficam as mãos do operador durante a laringoscopia bimanual.
Fonte: arquivo pessoal.

A laringoscopia bimanual é totalmente diferente da manobra de Sellick, em que usualmente se comprime a cartilagem cricoide sobre o esôfago, com uma força aproximada ade 4 kg, a fim de ocluir o esôfago e "evitar" possível aspiração. Atualmente, essa manobra é considerada duvidosa e sem evidência de sucesso, pois piora a visualização da laringoscopia e pode trazer complicações como lesão de esôfago.

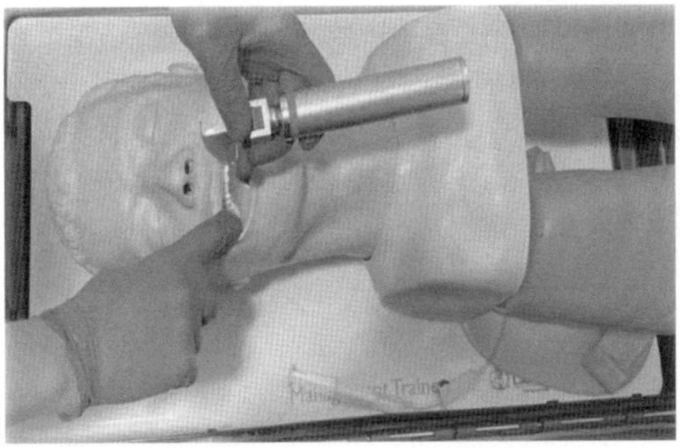

FIGURA 24 Realização da manobra *fish hook technique*.
Fonte: arquivo pessoal.

## Intubação orotraqueal e colar cervical

O colar cervical bem alocado impede até mesmo a abertura da boca, podendo até inviabilizar a laringoscopia. Devido a esse fator, é recomendada pelo próprio ATLS, e *Pre-Hospital Trauma Life Support* (PHTLS), a abertura do colar, com estabilização manual por um auxiliar seguida da laringoscopia, evitando a extensão da cabeça. Deve-se fazer o procedimento com videolaringoscopia (VL) associada ao *bougie*.

## Videolaringoscopia

Inegavelmente evidências suportam o uso rotineiro da VL ao invés da laringoscopia, aumentando a segurança e o sucesso do procedimento. Na laringoscopia, o ângulo de visão gira em torno de 10-15°, o que se mostra extremamente inferior ao VL, que possibilita uma visão de 60-65°, tornando-se a escolha sempre que disponível.

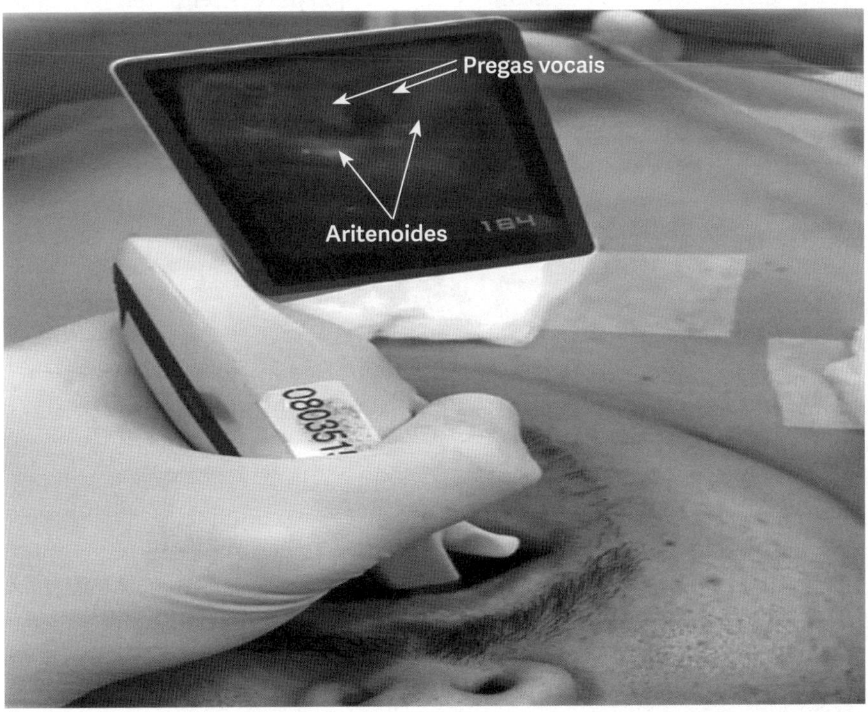


FIGURA 25 Videolaringoscopia em paciente obeso, detalhado as estruturas observadas.
Fonte: arquivo pessoal. Veja imagem colorida no encarte.

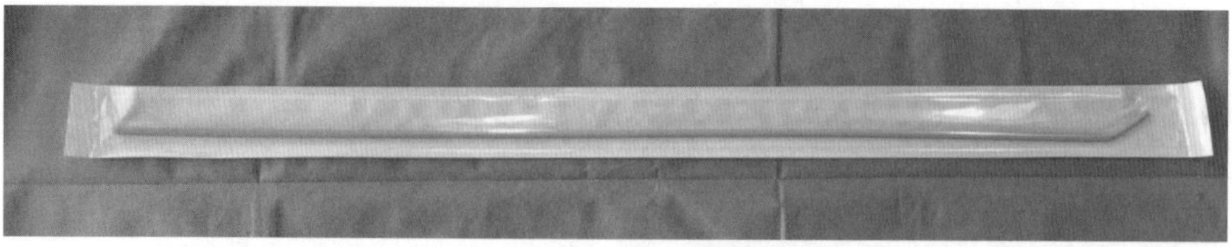

FIGURA 26 *Bougie*, dispositivo maleável com porção distal voltada para anterior à via aérea.
Fonte: arquivo pessoal.

## Auxiliares da intubação orotraqueal

Tanto o *bougie* como o fio-guia devem ser usados durante uma intubação no cenário de emergência, pois aumentam a chance de sucesso em primeira tentativa. O estudo BEAM TRIAL[10], unicêntrico, mostrou uma taxa de sucesso na primeira tentativa no grupo *bougie* de 98% e no grupo fio-guia de 87%, com importância estatística. Porém, no serviço avaliado, Hennepin, os médicos habitualmente usam de rotina o *bougie* em todas a IOT. Já no estudo THE BOUGE TRIAL[11], multicêntrico, em que os médicos não usavam *bougie* rotineiramente, não houve diferença estatística entre os grupos, sendo o sucesso na primeira tentativa de 80,4% no grupo *bougie* e 83% no grupo fio-guia.

### *Bougie*

Dispositivo maleável, levemente moldável, com memória em sua porção distal que deverá ficar voltada para cima em sentido dos anéis traqueais.

Durante todo o manejo da intubação e passagem do *bougie* e do tubo, a laringoscopia deverá ser mantida, facilitando a sua passagem. Caso seja observado algum ponto de contato em aritenoides, que podem dificultar sua passagem, basta uma manobra simples de rotação de 90-180°,

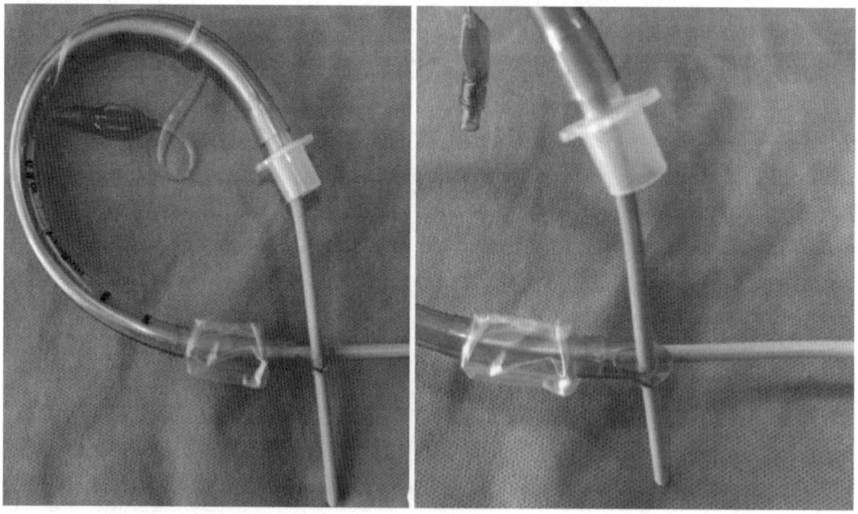

FIGURA 27 *Bougie* no formato Kiwi Grip, com detalhe para o olho de Murphy.
Fonte: arquivo pessoal.

que poderá superar esse ponto de contato. Entre as formas mais comuns de manejo do *bougie*, tem-se a introdução dele sem estar vestido do tubo, em que muitas vezes será necessário um auxiliar. Já na forma Kiwi Grip, vestimos o *bougie* com o TOT e coloca-se a porção proximal do *bougie* no olho de Murphy; dessa forma, o próprio médico pode progredir o TOT sem necessitar de um auxiliar, o que no APH é de grande validade, pela equipe ser reduzida.

### Fio-guia

Dispositivo rígido, porém maleável, que deverá ser vestido pelo TOT previamente. Sua porção distal jamais deverá ultrapassar o limite do tubo. A melhor forma de moldar o tubo vestido com o fio-guia é deixar sua ponta distal curvada em cerca de 60-70°, semelhante a um taco de hóquei; dessa forma, consegue-se angular melhor, conforme a necessidade, e o tubo não entra no campo de visão durante a laringoscopia. Essa moldagem "em taco de hóquei" não deverá ser realizada caso se esteja utilizando o VL, e sim seguir a moldagem da lâmina do VL. O formato de taco de hóquei não favorece, nesse caso, o sucesso da intubação.

### Tubo orotraqueal

De modo geral, o TOT deverá ser o mais calibroso sem haver dano ao paciente, pois o maior calibre favorece a "toalete", reduz o risco de rolhas e tem menor resistência de via aérea, necessitando de menores pressões na VM. O destaque ao final da Figura 29 mostra o olho de Murphy, que será útil na técnica Kiwi Grip.

Resumidamente, sugere-se para adultos femininos TOT de 7,0-7,5 mm, e masculinos, de 8,0-8,5 mm. Sua fixação inicial em nível da comissura labial: sexo feminino n. 21; sexo masculino n. 22.

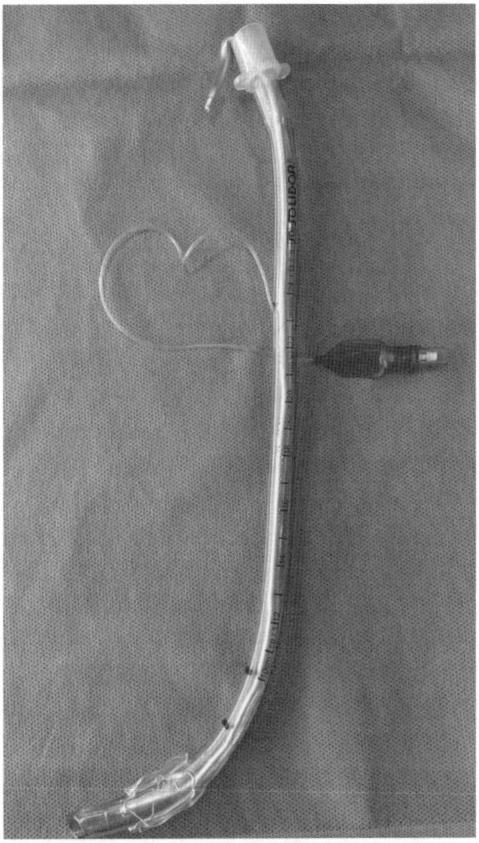

FIGURA 28 Tubo orotraqueal com fio-guia, em formato de taco de hóquei.

Fonte: arquivo pessoal.

## CONSIDERAÇÕES FINAIS

O manejo da via aérea no pré-hospitalar exige preparo técnico, escolha adequada de dispositivos e fármacos, além de integração da equipe em cenários muitas vezes adversos. A prioridade deve ser sempre prevenir hipoxemia e instabilidade hemodinâmica, adotando estratégias escalonadas, das manobras básicas à IOT com sequência rápida. Evidências recentes reforçam que treinamento contínuo, protocolos padronizados e o uso de tecnologias como a videolaringoscopia aumentam o sucesso e reduzem

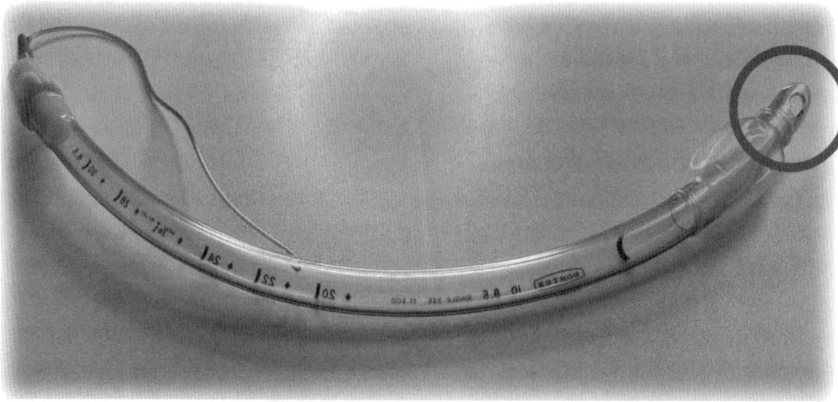

FIGURA 29 Tubo orotraqueal com destaque para o olho de Murphy.
Fonte: arquivo pessoal.

complicações, o que torna a prática mais segura e efetiva.

## REFERÊNCIAS


1. Kheterpal S, Han R, Tremper KK, Shanks A, Tait AR, O'Reilly M, et al. Incidence and predictors of difficult and impossible mask ventilation. Anesthesiology. 2006;105(5):885-91.
2. Sociedade Brasileira de Anestesiologia. Controle da via aérea. 2012.
3. Van Zundert AAJ, Kumar CM, Van Zundert TCRV. Malpositioning of supraglottic airway devices: preventive and corrective strategies. Br J Anaesth. 2016;116(5):579-82.
4. Theiler LG, Kleine-Brueggeney M, Kaiser D, Urwyler N, Luyet C, Vogt A, et al. Crossover comparison of the laryngeal mask supreme and the i-gel in simulated difficult airway scenario in anesthetized patients. Anesthesiology. 2009;111(1):55-62.
5. Maia IWA, Besen BAMP, Silva LOJE, von Hellmann R, Hajjar LA, Sandefur BJ, et al. Correction: Peri-intubation adverse events and clinical outcomes in emergency department patients: the BARCO study. Crit Care. 2025;29(1):235.
6. Farmery AD, Roe PG. A model to describe the rate of oxyhaemoglobin desaturation during apnoea. Br J Anaesth. 1996;76(2):284-91.
7. Mort TC. Emergency tracheal intubation: complications associated with repeated laryngoscopic attempts. Anesth Analg. 2004;99(2):607-13, table of contents.
8. Hayes-Bradley C, Tarrant M. Rocuronium ≤1.5 mg/kg versus >1.5 mg/kg and inadequate paralysis in prehospital and retrieval intubation: a retrospective study. Emerg Med Australas. 2022;34(6):892-7.
9. American College of Surgeons. ATLS Advanced Trauma Life Support, 10th ed. student course manual; 2018.
10. Driver BE, Prekker ME, Klein LR, Reardon RF, Miner JR, Fagerstrom ET, et al. Effect of use of a bougie vs endotracheal tube and stylet on first-attempt intubation success among patients with difficult Airway undergoing intubation: a randomized clinical trial. JAMA. 2018;319(21):2179-89.
11. April MD, Arana A, Reynolds JC, Carlson JN, Davis WT, Schauer SG, et al. Peri-intubation cardiac arrest in the emergency department: a National Emergency Airway Registry (NEAR) study. Resuscitation. 2021;162:403-11.
12. Brown III CA, Sakles JC, Mick NW, Mosier JM, Braude DA, editores. The Walls manual of emeregency airwway management, 6. ed. Philadelphia: Lippincott Williams & Wilkins; 2022.
13. Carney N, Totten AM, Cheney T, Jungbauer R, Neth MR, Weels C, et al. Prehospital Airway Management: A Systematic Review. Prehosp Emerg Care. 2022;26(5):716-27.
14. Driver BE, Semler MW, Self WH, Ginded AA, Trent AS, Gandotra S, et al. Effect of use of

bougie vs endotracheal tube with stylet on successful intubation on the first attempt among critically ill patients undergoing tracheal intubation: a randomized clinical trial. JAMA. 2021;326(24):2488-97.

15. Hanseel J, Rogers AM, Lewis SR, Cook TM, Smith AF. Videolaryngoscopy versus direct laryngoscopy for adults undergoing tracheal intubation. Cochrane Databse Syst Rev. 2024;4(4):CD011136.
16. Koroki T, Kotani Y, Yaguchi T, Shibata T, Fujii M, Fresilli S, et al. Ketamine versus etomidate as an induction agent for tracheal intubation in critically ill adults: a bayesian meta-analysis. Crit Care. 2024;28(1):48.
17. Maia IWA, Amoroso D, Neto RAB, Alencar JCG. Manual de via aérea na emergência, 1. ed. Barueri: Manole; 2023.
18. Maia IWA, Benincá VM, Schubert DUC, Lunardi MC, Guimarães HP. Tratado de medicina de emergência Abramede, 1. ed. Barueri: Manole, 2024.
19. Pappal RD, Roberts BW, Mohr NM, Ablordeppey E, Wessman BT, Drewry AM, et al. The ED-AWARENESS study: a prospective, observacional cohort study of awarness with paralysis in mechanically ventilated patients admitted from emergency department. Ann Emerg Med. 2021;77(5):532-44.
20. PHTLS: Prehospital Trauma Life Support, 9th. ed. Jones & Bartlett Learning; 2020.
21. Prekkere ME, Driver BE, Trent AS, Resnick-Ault D, Seitz KP, Russell DW, et al. DEVICE Investigators and the Pragmatic Critical Care Research Group. Video versus Direct Laryngoscopy for Tracheal Intubation of Critically Ill Adults. N Engl J Med. 2023;389(5):418-29.
22. Russotto V, Myatra SN, Laffey JG, Tassistro E, Antolini L, Bauer P, et al. Intubation practices and adverse peri-intubation events in critically ill patients from 29 countries. JAMA. 2021;325(12):1164-72.

51

# Ultrassonografia *point-of-care*

Renato Araújo de Melo
Paula Sylvana Martins da Silva

## Pontos-Chave

- Portátil e dinâmico, o ultrassom *point-of-care* (POCUS) amplia a capacidade de decisão clínica em situações críticas, transformando o ultrassom em uma verdadeira extensão do exame físico.
- Sua aplicação é especialmente valiosa em cenários de trauma, choque, dispneia e parada cardiorrespiratória, nos quais segundos podem definir o desfecho do paciente.
- Na avaliação do choque e do trauma, o POCUS possibilita identificar, em tempo real, causas reversíveis e orientar intervenções imediatas. Protocolos auxiliam na investigação rápida de disfunção cardíaca, tamponamento, pneumotórax, hemotórax e hemoperitônio, otimizando a conduta e o encaminhamento a centros especializados. Além disso, sua utilização na análise da volemia, função ventricular e grandes vasos permite guiar de forma precisa a ressuscitação volêmica e o uso de drogas vasoativas.
- Apesar de seus inúmeros benefícios, o POCUS exige treinamento técnico, julgamento clínico e senso crítico para ser aplicado de forma segura e eficaz. Seu uso indevido pode atrasar intervenções tempo-dependentes, comprometendo o prognóstico.
- Seu valor no atendimento pré-hospitalar vai além da imagem obtida: está na capacidade do profissional de transformar informação visual em ação clínica imediata, responsável e humanizada, consolidando a ultrassonografia como ferramenta tática essencial da medicina de emergência moderna.

## INTRODUÇÃO

O atendimento pré-hospitalar (APH) caracteriza-se por um ambiente dinâmico, frequentemente hostil, marcado por recursos limitados, tempo exíguo e cenários não controlados. Nesse contexto, o profissional de saúde precisa tomar decisões críticas em questão de minutos. O exame físico, embora continue sendo um dos pilares fundamentais da prática médica, muitas vezes se mostra insuficiente para elucidar a complexidade fisiopatológica presente nas emergências.

A indisponibilidade de exames complementares imediatos impõe um desafio diagnóstico considerável, tradicionalmente mitigado por critérios clínicos e pela experiência acumulada do profissional. Entretanto, a incorporação do ultrassom à beira do leito (POCUS, do inglês *point-of-care ultrasound*) à Medicina de Emergência promoveu uma verdadeira revolução na abordagem clínica, ampliando significativamente a acurácia diagnóstica e otimizando a tomada de decisão, tanto no ambiente hospitalar quanto no pré-hospitalar.

O POCUS consiste em um exame de imagem realizado e interpretado pelo próprio médico, no local de atendimento – o que, no APH, pode significar desde a maca da ambulância até o chão de uma residência ou o acostamento de uma rodovia. Diferentemente da ultrassonografia tradicional, conduzida por radiologistas em ambientes controlados e com enfoque descritivo, o POCUS é dinâmico, objetivo, interativo e voltado para a resolução clínica imediata.

O desenvolvimento tecnológico permitiu a miniaturização dos aparelhos, possibilitando a utilização de dispositivos compactos e ultracompactos (*handheld*), viabilizando seu emprego em ambulâncias, aeronaves de resgate, áreas remotas, zonas de conflito e desastres. Nesse cenário, o ultrassom portátil consolida-se como uma verdadeira extensão do exame físico do emergencista.

No ambiente pré-hospitalar, o POCUS transforma suspeitas clínicas em diagnósticos acionáveis e orienta intervenções potencialmente salvadoras. Em um cenário onde cada segundo conta, a capacidade de "ver além do alcance" torna o ultrassom portátil um recurso tático fundamental – o novo estetoscópio da Medicina de Emergência.

Apesar de seus inegáveis benefícios, a aplicação do POCUS no APH envolve desafios importantes, tanto na aquisição quanto na interpretação das imagens. Requer, portanto, domínio técnico, julgamento clínico apurado e compreensão profunda de suas possibilidades, mas também, e principalmente, de suas limitações.

Este capítulo tem como objetivo explorar o uso do POCUS no contexto pré-hospitalar, destacando suas principais aplicações em situações críticas, como trauma, choque, dispneia, parada cardiorrespiratória (PCR) e procedimentos guiados. Discutiremos os protocolos essenciais, as vantagens e os riscos associados, além de refletir criticamente sobre situações em que o uso da ultrassonografia pode ser fútil ou até prejudicial – evidenciando o desafio da tomada de decisão com base em imagens muitas vezes subótimas, porém obtidas em tempo real.

## PRINCÍPIOS FUNDAMENTAIS

A aplicação do POCUS no APH não tem como objetivo a elaboração de um laudo descritivo completo. Pelo contrário, sua utilização deve ser guiada por perguntas clínicas objetivas e binárias (sim/não), com o propósito de direcionar decisões imediatas e condutas subsequentes no manejo do paciente.

O exame deve ser realizado de forma célere, idealmente integrado às etapas da avaliação primária e/ou secundária, conforme o contexto clínico. Além disso, sua repetição ao longo do atendimento é não apenas possível, mas desejável, especialmente para o monitoramento da resposta terapêutica e da evolução do quadro.

Os achados ultrassonográficos, entretanto, jamais devem ser interpretados de maneira isolada. Sua validade e utilidade clínica dependem de uma abordagem integrada, que considere também a anamnese, o exame físico e os demais dados disponíveis. Em casos de achados inesperados, o POCUS deve provocar uma reflexão crítica e eventual revisão das hipóteses diagnósticas, e não a sua substituição automática por uma nova hipótese baseada unicamente na imagem.

## ULTRASSOM *POINT-OF-CARE* NO CHOQUE

O choque é uma condição crítica que, quando reconhecida e tratada precocemente, pode ser potencialmente reversível. A rapidez no diagnóstico etiológico e na implementação de intervenções terapêuticas adequadas é determinante para o desfecho clínico. Nesse contexto, o POCUS apresenta-se como uma ferramenta valiosa no APH, permitindo avaliações imediatas que orientam condutas em tempo real.

Protocolos consolidados, como o *Rapid Ultrasound in Shock and Hypotension* (RUSH) (Figura 1), e abordagens simplificadas como o modelo *Pump-Tank-Pipes*, tradicionalmente utilizados em contextos intra-hospitalares, podem – e devem – ser adaptados ao APH. Esses modelos oferecem uma sistematização eficaz da avaliação do paciente em choque, facilitando a identificação da provável etiologia e direcionando o manejo.

### Avaliação da "bomba" (coração)

A análise cardíaca no POCUS pré-hospitalar tem como foco principal a avaliação qualitativa da função do ventrículo esquerdo (VE). A presença de disfunção ventricular esquerda, evidenciada por contratilidade global reduzida, sugere fortemente um componente cardiogênico no quadro de choque. Por outro lado, uma função ventricular esquerda preservada, ou mesmo hiperdinâmica, pode indicar etiologias hipovolêmicas e/ou distributivas (Figura 2).

Em seguida, procede-se à avaliação comparativa entre as dimensões do ventrículo direito (VD) e do VE. A dilatação do VD, especialmente quando sua dimensão excede a do VE, pode indicar disfunção ventricular direita significativa.

A presença de sinais compatíveis com *cor pulmonale* agudo – como relação VD > VE, redução da excursão sistólica do anel tricúspide (TAPSE, do inglês *tricuspid annular plane systolic excursion* < 17 mm), sinal de McConnell, enchimento sistólico no átrio direito (*early systolic notching* – ESN positivo), e regurgitação tricúspide – reforça a suspeita de TEP como etiologia do choque (Figura 3).

### Avaliação de derrame pericárdico e tamponamento cardíaco

A ausência de derrame pericárdico no exame ultrassonográfico praticamente descarta o diagnóstico de tamponamento cardíaco. Contudo, na presença de derrame, mesmo que pequeno, é fundamental prosse-

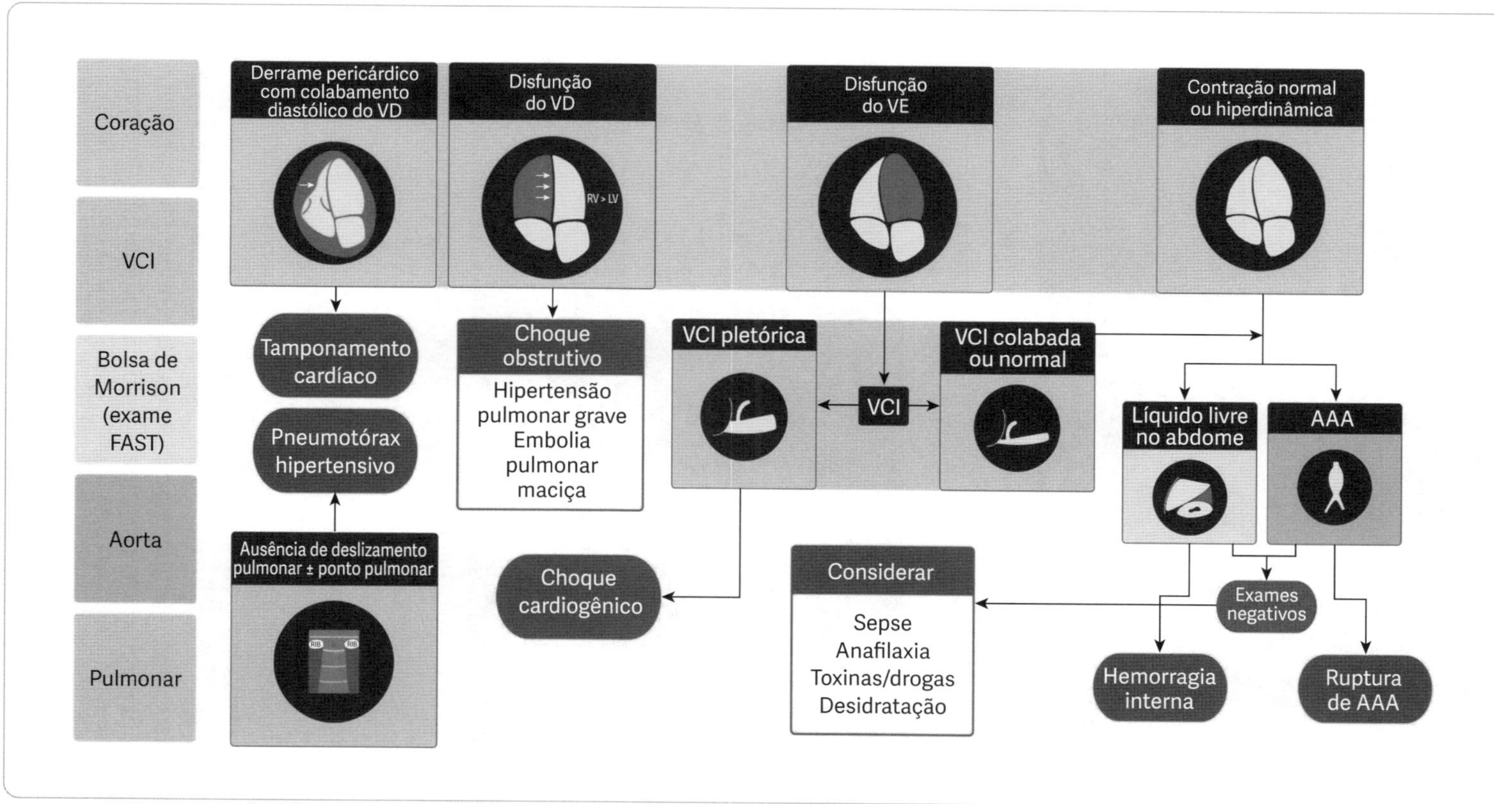


FIGURA 1 Protocolo RUSH para investigação etiológica do choque.
AAA: aneurisma da aorta abdominal; VCI: veia cava inferior; VD: ventrículo direito; VE: ventrículo esquerdo.

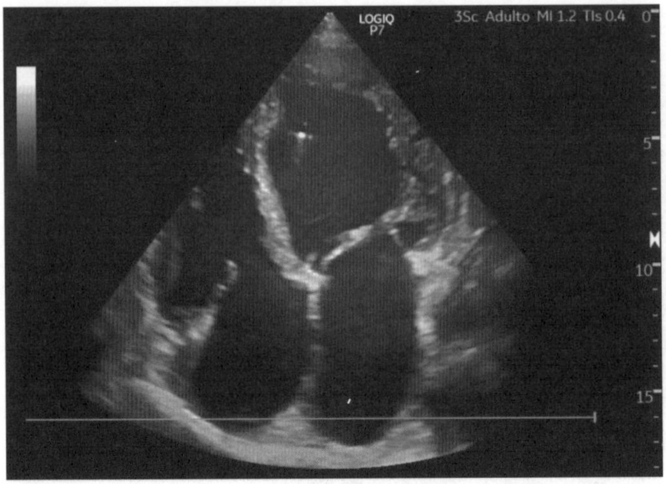


FIGURA 2 Aumento das câmaras cardíacas, principalmente os átrios, sugerindo remodelamento (janela apical 4C).

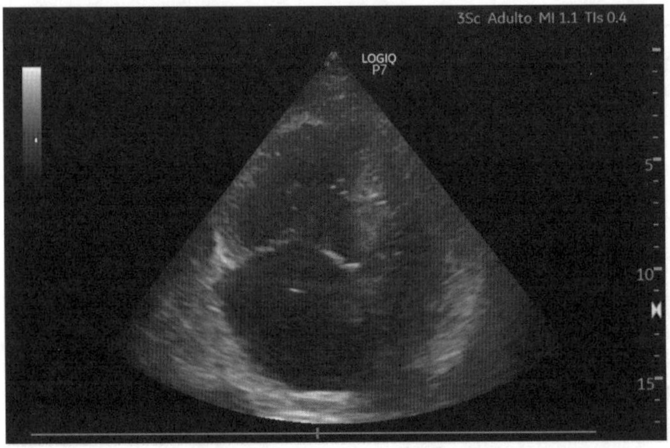


FIGURA 3 Dilatação de câmaras direitas, sugerindo *cor pulmonale.*

guir com a investigação em busca de sinais sugestivos de tamponamento.

Entre os achados ecocardiográficos precoces, destacam-se o colapso sistólico do átrio direito e o colapso diastólico do VD, ambos indicativos de aumento da pressão intrapericárdica suficiente para comprometer o enchimento cardíaco, caracterizando o quadro de tamponamento.

## Exemplo prático

Paciente do sexo masculino, 65 anos, diabético, apresenta dor torácica opressiva com início há 2 horas. Evolui com palidez, sudorese intensa, pressão arterial de 85/60 mmHg, frequência cardíaca (FC) de 50 batimentos por minuto (bpm) e bloqueio atrioventricular total (BAVT) no eletrocardiograma (ECG). À ausculta pulmonar, presença de estertores bibasais.

Realizado o POCUS no local, com os seguintes achados:

- VE com acinesia da parede inferior e hipocinesia difusa severa.
- VD com função preservada.
- Veia cava inferior (VCI) pletórica, sem colapso respiratório.
- Presença de linhas B difusas em ambos os campos pulmonares.

Diagnóstico sugerido: choque cardiogênico secundário a infarto agudo do miocárdio (IAM) de parede inferior, complicado por BAVT.

Conduta imediata: administração de atropina e/ou marca-passo transcutâneo, consideração de vasopressores (norepinefrina ou dopamina), administração de ácido acetilsalicílico (AAS) e acionamento do serviço hospitalar com suporte de hemodinâmica e terapia intensiva. O POCUS permitiu a rápida identificação da falência ventricular como causa primária do choque.

## Avaliação do "tanque" (volume intravascular)

A avaliação da volemia por meio da análise da VCI é amplamente utilizada, mas requer cautela diante das múltiplas variáveis que podem interferir em sua interpretação – como ventilação não invasiva (VNI), ventilação mecânica (VM), taquipneia, hipertensão pulmonar crônica, entre outras. Por essa razão, os extremos dos achados oferecem maior segurança interpretativa (Figura 4).

- VCI colabada: sugere hipovolemia e provável depleção do volume intravascular.

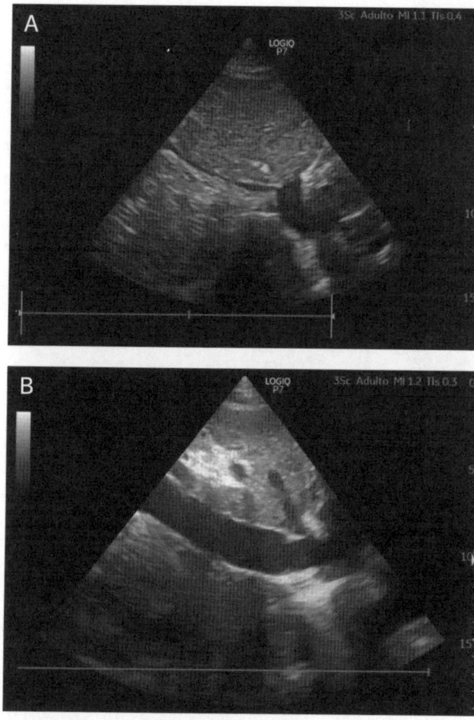


FIGURA 4 A e B: Diferença entre uma veia cava inferior colabada e uma veia cava inferior túrgida.

- VCI túrgida e sem colabamento inspiratório: indica aumento da pressão venosa central, devendo-se considerar causas de choque obstrutivo (como tamponamento cardíaco, TEP maciço ou pneumotórax hipertensivo).

Além disso, o pulmão funciona como um "densitômetro fisiológico" por refletir alterações precoces no equilíbrio hídrico. A predominância de linhas A (perfil seco) na maior parte dos campos pulmonares indica um paciente mais fluido-responsivo. Em contrapartida, o predomínio de linhas B (artefatos verticais e bem-definidos) sugere congestão pulmonar e menor tolerância à administração de fluidos.

### Avaliação dos "canos" (obstruções e vazamentos)

Na abordagem ultrassonográfica do paciente em choque, a avaliação dos grandes vasos – representados aqui como os "canos" – tem como objetivo identificar causas obstrutivas ou vazamentos vasculares significativos.

#### Aorta abdominal

Deve-se realizar uma varredura sistemática da aorta abdominal utilizando o transdutor curvilíneo, com enfoque na detecção de dilatações ou sinais de ruptura, especialmente em pacientes com fatores de risco como idade avançada, tabagismo, hipertensão arterial e histórico de aneurisma.

O diâmetro normal da aorta abdominal é de até 3,0 cm e o das artérias ilíacas comuns é de até 1,5 cm. A aferição deve ser realizada na projeção transversal do vaso (eixo curto), no maior diâmetro visível, a fim de evitar erros decorrentes do efeito tangente, que podem superestimar ou subestimar a real dimensão vascular.

Qualquer dilatação que ultrapasse esses valores deve ser considerada suspeita para aneurisma, exigindo avaliação criteriosa e encaminhamento urgente.

#### Compressibilidade venosa

Em seguida, realiza-se a avaliação da compressibilidade venosa em pelo menos dois a três pontos anatômicos – comumente a veia femoral comum (região inguinal) e a veia poplítea (fossa poplítea) – utilizando o transdutor linear (Figura 5).

A ausência de compressão completa da veia profunda nesses segmentos pode indicar trombose venosa profunda (TVP), contribuindo para a suspeita diagnóstica de TEP como causa subjacente ao quadro de choque ou dispneia.

Ao integrar a avaliação da "bomba" (função cardíaca), dos "canos" (vasculatura arterial e venosa) e do "tanque" (volume intravascular), o profissional consegue guiar de forma mais segura a estratégia de ressuscitação volêmica. Essa abordagem orientada pelo POCUS permite uma administração mais precisa de fluidos e o ajuste criterioso do uso de drogas vasoativas, reduzindo o risco de subtratamento ou sobrecarga circulatória.

A cada intervenção terapêutica implementada, recomenda-se a repetição sistemática e criteriosa do exame ultrassonográfico, com o objetivo de monitorar a resposta clínica e ajustar a conduta conforme a dinâmica do quadro, minimizando o risco de iatrogenias e otimizando o cuidado ao paciente.

## TRAUMA

O trauma representa uma das principais indicações para a utilização do POCUS no APH, tendo seu valor amplamente reconhecido por contribuir para a redução de subtriagens, a adequação do encaminhamento e a priorização de intervenções potencialmente salvadoras.

É importante destacar que o POCUS não substitui a avaliação clínica seriada. Em situações de trauma penetrante com instabilidade hemodinâmica evidente ou indicação inequívoca de intervenção cirúrgica, o exame não deve atrasar o transporte – devendo prevalecer o princípio do *"load and go"*.

O protocolo E-FAST tem como objetivo a identificação precoce de lesões com risco iminente de morte, como hemorragia intraperitoneal, hemopericárdio, pneumotórax

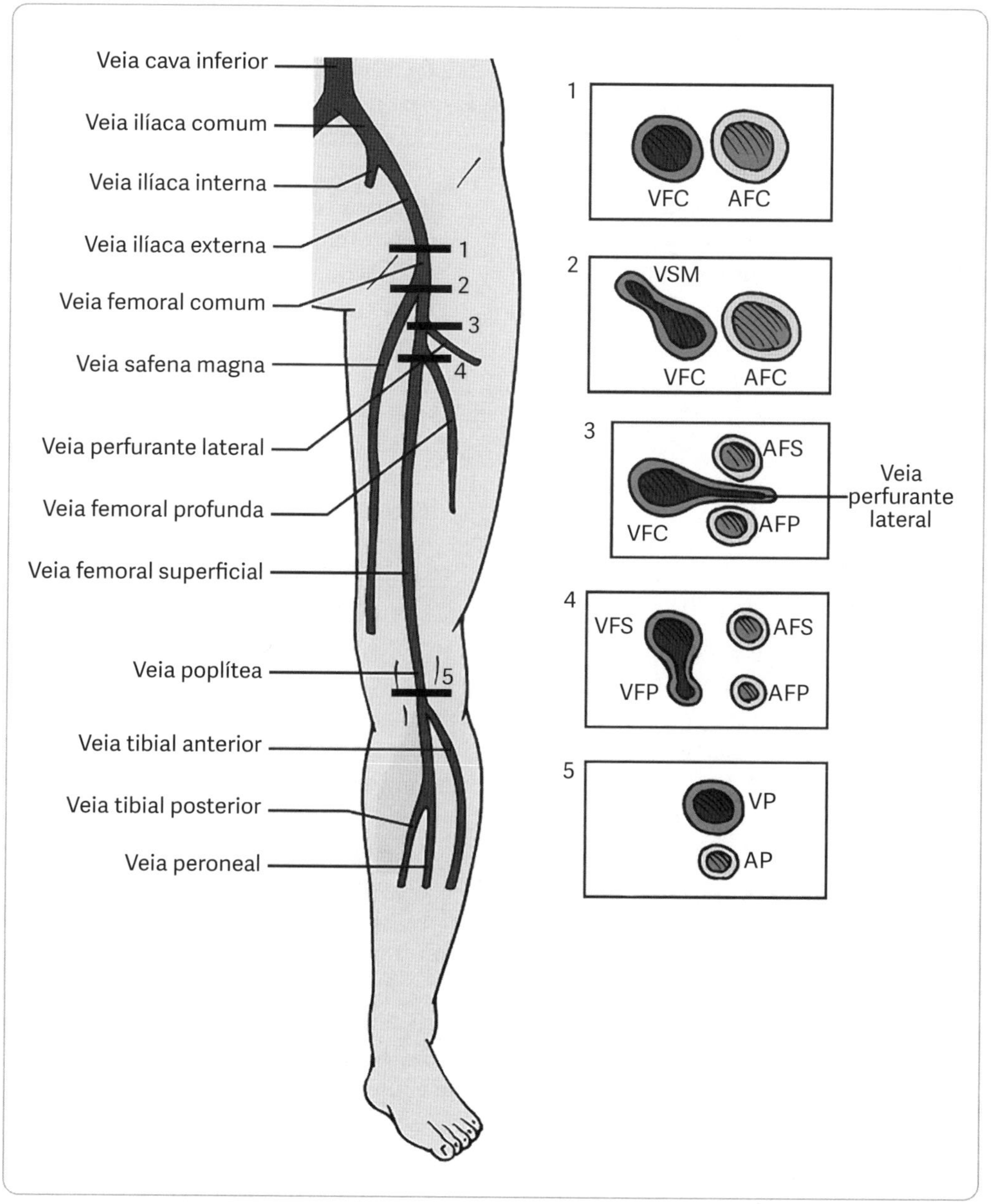


FIGURA 5 Sonoanatomia vascular de membro inferior.

AFC: artéria femoral comum; AFP: artéria femoral profunda; AFS: artéria femoral superficial; AP: artéria poplítea; VFC: veia femoral comum; VFP: veia femoral profunda; VFS: veia femoral superficial; VP: veia poplítea; VSM: veia safena magna.

e hemotórax, cujas abordagens requerem intervenção imediata ou transferência precoce para um centro de trauma capacitado.

Um E-FAST positivo para líquido livre em cavidade abdominal, em paciente instável, é altamente sugestivo de choque hemorrágico e reforça a indicação de cirurgia de controle de danos, direcionando o transporte para instituição com suporte cirúrgico e terapia intensiva. A detecção de pneumotórax ou hemotórax significativos permite a intervenção precoce, como descompressão com agulha ou toracostomia, especialmente importante antes da ventilação com pressão positiva ou transporte aeromédico.

## Exemplo prático

Vítima de acidente motociclístico, ejetada do veículo, encontrada confusa, pálida, com os seguintes parâmetros vitais: FC de 140 bpm, pressão arterial de 75/40 mmHg, frequência respiratória (FR) de 35 incursões respiratórias por minuto (irpm) e saturação de oxigênio inaudível.

Durante a avaliação primária e simultaneamente à obtenção de acesso venoso, foi realizado POCUS com protocolo E-FAST em menos de 2 minutos, com os seguintes achados:

- Janela subxifoide: sem derrame pericárdico.
- Quadrante superior direito (QSD): negativo para líquido livre.
- Quadrante superior esquerdo (QSE): grande coleção anecogênica em topografia supraesplênica e acima do diafragma, sem deslizamento pleural à esquerda.
- Região pélvica: negativa.
- Campos pulmonares anteriores: deslizamento presente à direita e ausente à esquerda.

Diagnóstico presuntivo: choque hemorrágico secundário à provável lesão esplênica associado a hemopneumotórax à esquerda.

Conduta imediata:

- Intubação orotraqueal (IOT) (se indicada por rebaixamento do nível de consciência ou falência ventilatória).
- Acesso venoso calibroso bilateral.
- Início de protocolo de transfusão maciça (se disponível) ou infusão controlada de cristaloides aquecidos.
- Descompressão torácica à esquerda (com agulha ou toracostomia digital).
- Transporte imediato para centro de trauma de nível I, com aviso prévio à equipe cirúrgica e ativação da terapia intensiva.

Neste caso, o POCUS foi determinante para a rápida identificação de múltiplas lesões potencialmente fatais e para o direcionamento prioritário das condutas, influenciando diretamente o prognóstico do paciente.

Recomenda-se a utilização de um único transdutor durante a realização do exame, com o objetivo de reduzir o tempo total da avaliação e facilitar sua execução em ambientes adversos. Os transdutores mais indicados para o protocolo E-FAST são o curvilíneo e o *phased array*, ambos compatíveis com as principais janelas abdominais, torácicas e cardíacas.

A seguir, são descritas as principais janelas torácicas utilizadas.

### Janela torácica anterior

Realizada nos segundo e terceiro espaços intercostais, na linha hemiclavicular, bilateralmente.

O objetivo principal é a busca pelo deslizamento pleural (*lung sliding*), artefato dinâmico visualizado como uma movimentação cintilante semelhante a "formigas marchando" sobre a linha pleural. A presença do deslizamento pleural exclui, com alta sensibilidade, a presença de pneumotórax naquele ponto examinado.

- A ausência de deslizamento pleural é um achado sugestivo de pneumotórax, embora não seja específico.
- A identificação do *lung point* – ponto de transição entre uma área com e sem deslizamento pleural – é considerada patognomônica de pneumotórax.
- A presença de linhas A associada ao deslizamento pleural indica uma janela pulmonar normal.
- A presença de linhas B (artefatos verticais e hiperecogênicos que se originam da linha pleural) pode indicar contusão pulmonar, entre outras causas de densidade pulmonar aumentada.

## Janela hepatorrenal (espaço de Morrison – QSD)

Nesta janela, realiza-se uma varredura ultrassonográfica em busca de conteúdo anecoico (sem ecos) nos espaços subdiafragmático, hepatorrenal e ao redor do polo inferior do rim direito. No contexto de trauma, qualquer acúmulo anecoico nessas regiões deve ser considerado sangue até que se prove o contrário.

O QSD, em particular a região próxima ao lobo caudado do fígado, representa a janela mais sensível para a detecção de líquido livre intraperitoneal no exame FAST, sendo, portanto, de extrema importância durante a avaliação inicial de pacientes com trauma abdominal (Figura 7).

## Janela esplenorrenal (QSE)

Assim como no QSD, a janela esplenorrenal tem como objetivo a identificação de conteúdo anecoico sugestivo de líquido livre

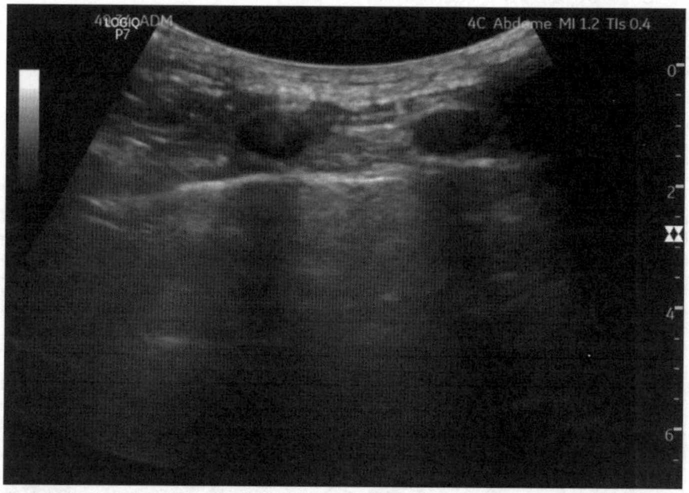


FIGURA 6 Janela pulmonar anterior para avaliação de pneumotórax.

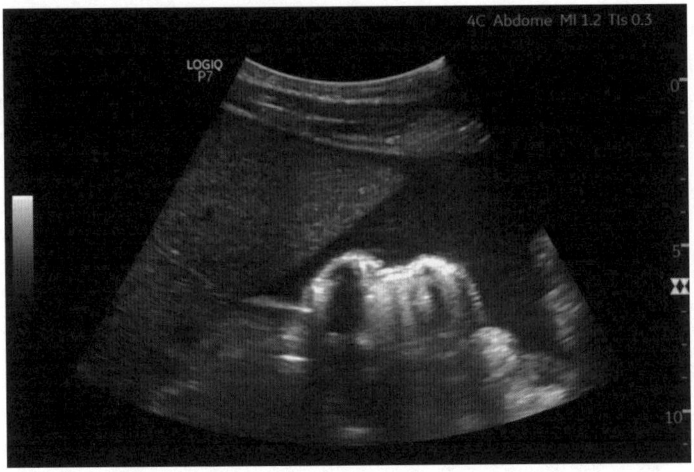


FIGURA 7 Líquido livre abdominal visualizado em espaço de Morrison.

nos seguintes locais: porção subdiafragmática, espaço esplenorrenal (Figura 8) e região adjacente ao polo inferior do rim esquerdo.

Nesta janela, a região subdiafragmática é considerada o ponto mais sensível para a detecção de líquido intraperitoneal no lado esquerdo, devendo ser cuidadosamente examinada, especialmente em pacientes vítimas de trauma contuso ou penetrante em flanco ou hipocôndrio esquerdo.

## Avaliação para hemotórax

Ou síndrome alveolar e/ou pleural posterolateral – PLAPS, do inglês *posterolateral alveolar and/or pleural syndrome*, esta janela pode ser examinada concomitantemente à avaliação dos QSD e QSE, ao deslizar o transdutor no sentido cranial e posterior, posicionando-o sobre a região costofrênica posterior.

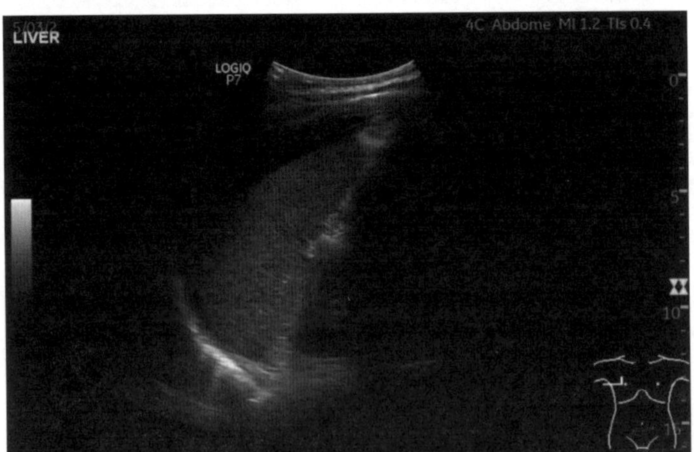


FIGURA 8 Líquido livre abdominal visualizado em espaço esplenorrenal, entre o baço e o diafragma.

O objetivo é identificar coleções anecoicas ou ecogênicas acima do diafragma, sugestivas de hemotórax. Sangue mais antigo ou coagulado pode apresentar-se com ecogenicidade variável. Um sinal específico e de alta sensibilidade é o "sinal da coluna", caracterizado pela visualização das vértebras torácicas acima da linha diafragmática, indicando presença de líquido no espaço pleural – achado que corrobora fortemente o diagnóstico de hemotórax.

### Janela pélvica/suprapúbica (planos longitudinal e transversal)

Nesta janela, busca-se a presença de líquido livre na região posterior à bexiga, mais especificamente no espaço retovesical (em homens) ou fundo de saco de Douglas (em mulheres) (Figura 9).

Idealmente, a bexiga deve estar preenchida, pois atua como uma excelente janela acústica, facilitando a visualização de pequenas quantidades de líquido livre. A presença de conteúdo anecoico nessa região, especialmente em pacientes instáveis, deve ser considerada altamente suspeita para hemoperitônio no contexto de trauma.

### Janela subxifoide

A janela subxifoide tem como principal objetivo a identificação de lâmina anecoica circundando o coração, sugestiva de derrame pericárdico (Figura 10). Trata-se da janela cardíaca de escolha no protocolo E-FAST (Figura 11), especialmente no APH, por sua relativa facilidade de aquisição e alta sensibilidade para a detecção de fluidos no saco pericárdico.

Além de contribuir significativamente para o diagnóstico de tamponamento cardíaco no contexto de trauma penetrante ou contuso, essa janela também permite uma avaliação global da contratilidade ventricular, sendo particularmente útil quando outras janelas cardíacas (como paraesternal ou apical) não estão disponíveis ou são de difícil obtenção em campo.

Após a realização do protocolo E-FAST, é possível complementar a avaliação ultrassonográfica do paciente em choque

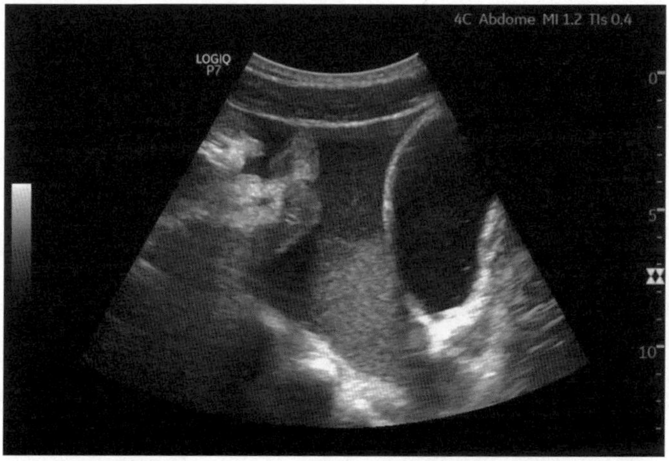


FIGURA 9 Líquido livre abdominal visualizado em janela suprapúbica.

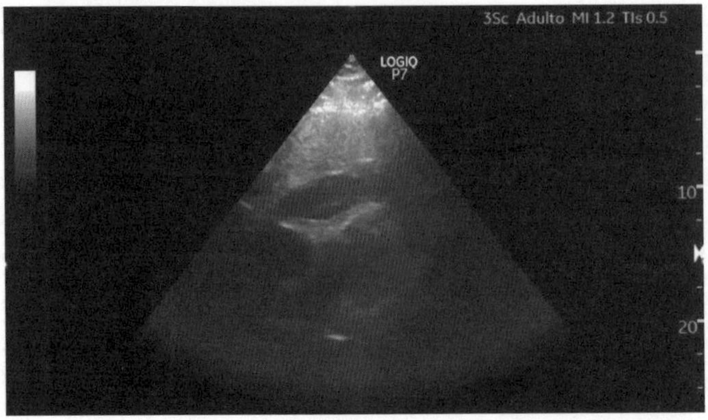


FIGURA 10 Derrame pericárdico e tamponamento cardíaco visualizado em janela subxifoide.

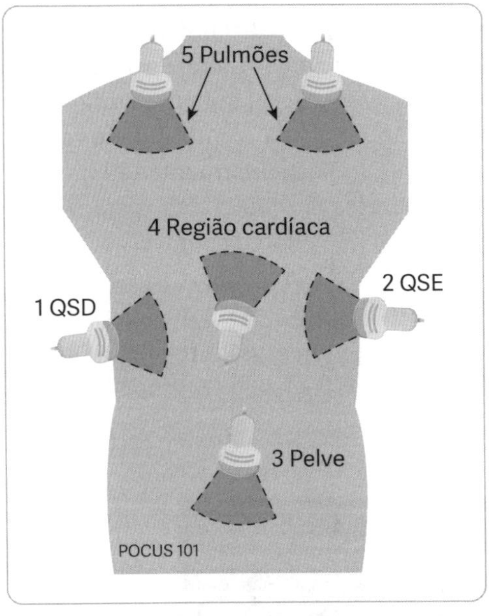


FIGURA 11 Janelas do E-FAST.
QSD: quadrante superior direito; QSE: quadrante superior esquerdo.

pós-trauma com uma abordagem mais abrangente, incorporando os princípios da avaliação funcional por POCUS:

- "Bomba" (avaliação cardíaca): a análise do coração pode fornecer informações valiosas sobre a fisiopatologia do choque:
  - Hipocinesia global: pode sugerir contusão miocárdica, especialmente em traumas torácicos diretos.
  - VE pequeno e hiperdinâmico: achado compatível com hipovolemia significativa.
  - VD dilatado: levanta hipóteses como embolia gordurosa, TEP associado ou hipertensão pulmonar prévia/desencadeada.
- "Canos" (avaliação da VCI): a avaliação da VCI auxilia na estimativa indireta do volume intravascular e na inferência sobre a pressão venosa central:
  - VCI colabada: sugere depleção volêmica e favorece o diagnóstico de hipovolemia.
  - VCI pletórica e sem colapso inspiratório: pode indicar obstrução ao retorno venoso, como ocorre em tamponamento cardíaco, TEP maciço ou pneumotórax hipertensivo.

## DISPNEIA AGUDA

A ultrassonografia pulmonar é uma ferramenta essencial no diagnóstico diferencial da dispneia aguda, permitindo a identificação precoce da etiologia e o início oportuno do tratamento, mesmo em ambientes com recursos limitados, como no APH. Trata-se de um método rápido, portátil e altamente sensível, que auxilia na estratificação de gravidade e na tomada de decisão clínica à beira-leito.

O principal desafio no atendimento inicial de pacientes com dispneia aguda é diferenciar se a causa predominante é de origem cardiogênica ou pulmonar. Nesse contexto, o uso do POCUS contribui significativamente para o aumento da acurácia diagnóstica de condições como insuficiência cardíaca (IC) descompensada e exacerbação da doença pulmonar obstrutiva crônica (DPOC).

No ambiente intra-hospitalar, é amplamente utilizado o protocolo *Bedside Lung Ultrasound in Emergency* (BLUE), que pode ser adaptado ao cenário pré-hospitalar como uma abordagem sistematizada para avaliação rápida das principais causas de insuficiência respiratória aguda.

Uma das principais limitações da ultrassonografia pulmonar no contexto da dispneia aguda é a possibilidade de achados mistos, os quais podem refletir condições concomitantes ou sobreposições fisiopatológicas. Além disso, em determinados casos, pode ser desafiador distinguir se as alterações observadas são de natureza aguda ou crônica, especialmente na ausência de dados clínicos prévios ou exames comparativos.

TABELA 1 Combinação de achados ultrassonográficos e suas possíveis correlações clínicas

| | |
|---|---|
| Padrão A + *lung sliding* ausente | Sugestivo de pneumotórax, principalmente se o *lung point* for encontrado. |
| Padrão A + *lung sliding* presente | Sugestivo de asma, DPOC, TEP (sem infarto pulmonar, pode vir acompanhado do achado de TVP em MMII), acidose metabólica. |
| Padrão B difuso e bilateral | Sugestivo de edema agudo pulmonar, principalmente se associado a achado de disfunção cardíaca e/ou VCI pletórica e derrame pleural. |
| Padrão A/B focal ou C (consolidação + broncograma aéreo dinâmico) | Sugestivo de pneumonia. |
| Derrame pleural | Pode acompanhar IC, pneumonia, neoplasia. |

DPOC: doença pulmonar obstrutiva crônica; IC: insuficiência cardíaca; MMII: membros inferiores; TEP: tromboembolismo pulmonar; TVP: trombose venosa profunda; VCI: veia cava inferior.

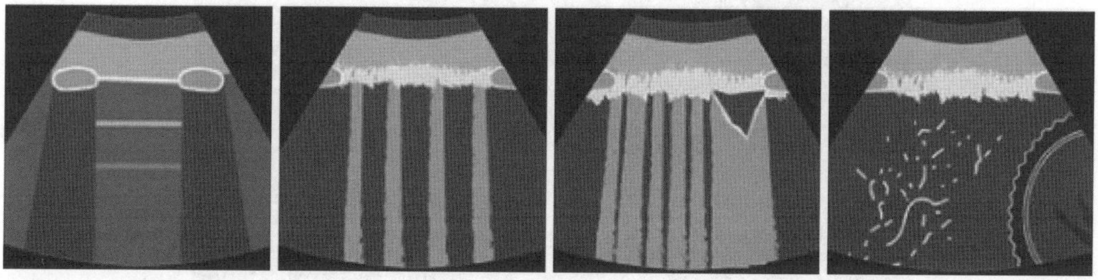

FIGURA 12 Padrão de linhas A/2. Padrão de linhas B/3. Consolidação subpleural/4: hepatização pulmonar.

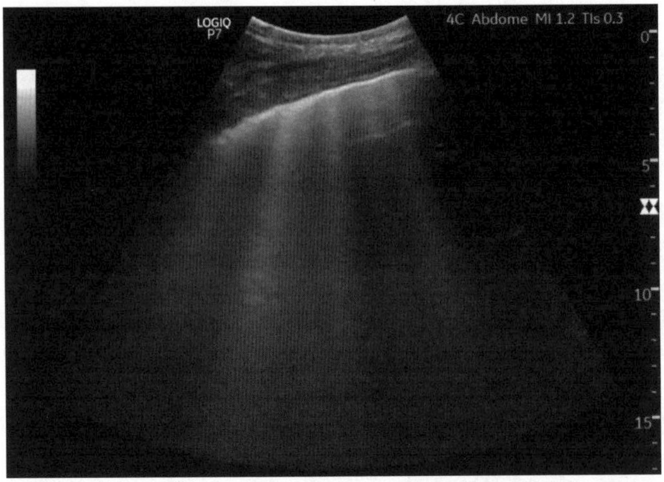

FIGURA 13 Padrão de linhas B difuso sugestivo de congestão pulmonar.

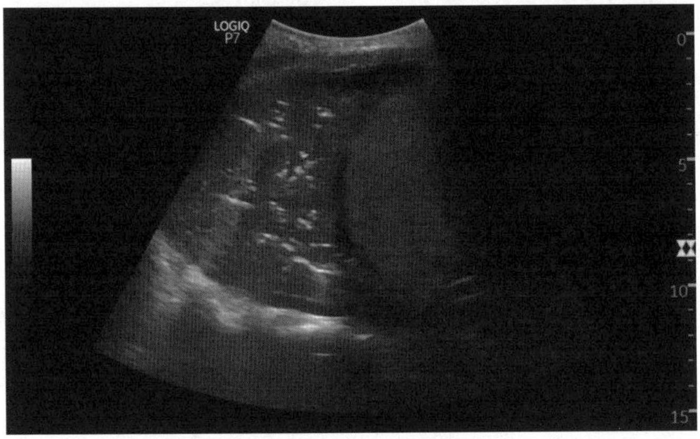

FIGURA 14 Consolidação (hepatização) em base pulmonar

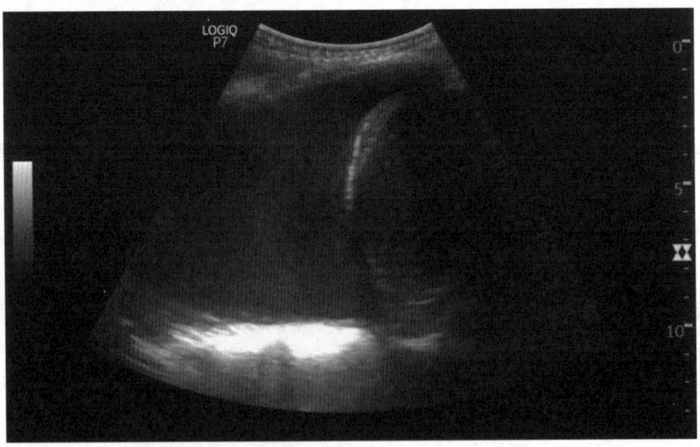

FIGURA 15 Derrame pleural volumoso.

## PARADA CARDIORRESPIRATÓRIA

O POCUS pode ser utilizado durante a PCR com o objetivo de identificar causas potencialmente reversíveis, como TEP, pneumotórax hipertensivo e tamponamento cardíaco. No entanto, seu uso deve estar estritamente subordinado à realização de ressuscitação cardiopulmonar (RCP) de alta qualidade, não devendo, em hipótese alguma, atrasar ou comprometer as manobras de compressão torácica.

A avaliação ultrassonográfica deve ser realizada exclusivamente durante as pausas programadas, preferencialmente nos 10 segundos de troca entre os reanimadores, conforme preconizado pelas diretrizes internacionais. O profissional responsável pelo exame deve ser experiente, estar previamente posicionado, com o aparelho de ultrassom ligado, configurado e pronto para uso, idealmente utilizando a janela subxifoide.

Durante esse intervalo, é possível também utilizar a imagem para orientar o local ideal para a realização das compressões torácicas, evitando compressão sobre a via de saída do VE. A estratégia recomendada é registrar a imagem durante os 10 segundos da pausa e analisá-la após o reinício das compressões, garantindo que a RCP não seja interrompida além do tempo seguro.

A prioridade na PCR deve ser sempre a qualidade e continuidade das compressões torácicas, sendo esse princípio inegociável.

Além da busca por causas tratáveis, o POCUS permite a identificação de situações de PSEUDO-AESP (atividade elétrica sem pulso), em que há atividade cardíaca mecânica visível à ultrassonografia, mesmo na ausência de pulso palpável, geralmente em contextos de choque profundo. Nessas situações, a diferenciação entre a atividade miocárdica organizada, os batimentos agônicos (*standstill*) ou a ausência completa de contratilidade pode ser fundamental para o direcionamento da conduta.

Quando disponível, a utilização do modo Doppler permite avaliar os pulsos centrais com sensibilidade superior à palpação manual, contribuindo para a detecção precoce do retorno da circulação espontânea (ROSC, do inglês *return of spontaneous circulation*).

No contexto pré-hospitalar, é frequente que a equipe chegue ao local após um longo período de PCR. Nessas circunstâncias, a visualização de assistolia ecográfica associada à presença de trombos intracardíacos pode ser utilizada como critério para não iniciar manobras de ressuscitação, especialmente em situações de tempo prolongado sem intervenções e ausência de sinais de vida.

Por fim, é importante destacar que o uso da ultrassonografia durante a PCR está contraindicado em ritmos chocáveis (fibrilação ventricular ou taquicardia ventricular sem pulso), pois o foco nestes casos deve ser o choque precoce e sucessivas tentativas de reversão do ritmo.

## DOENÇAS POTENCIALMENTE LETAIS E TEMPO-DEPENDENTES

Condições clínicas de alta letalidade e tempo-dependentes, como o aneurisma roto e a dissecção de aorta, exigem reconhecimento precoce para que o paciente seja encaminhado, o mais rapidamente possível, a serviços de referência com suporte cirúrgico e intensivo adequados.

Nesses cenários, o uso do POCUS no APH tem se mostrado altamente benéfico, permitindo a triagem rápida, com aumento da acurácia diagnóstica inicial, melhor decisão de destino ou complexidade adequada do paciente e redução do tempo até o início do tratamento definitivo.

Estudos observacionais em serviços onde o POCUS é utilizado de forma rotineira no APH demonstraram associações relevantes, como:

- Menor tempo entre o contato inicial e a confirmação diagnóstica.
- Maior taxa de encaminhamento precoce a centros de alta complexidade.
- Aumento da probabilidade de operabilidade em pacientes com aneurismas de aorta abdominal ou artérias ilíacas, rotos ou prestes a romper.
- Melhora na sobrevida em 30 dias, nesses casos críticos.

Esses achados reforçam a importância do treinamento adequado das equipes e da incorporação do ultrassom portátil como ferramenta estratégica nos serviços de APH, especialmente em regiões com logística complexa ou acesso limitado a centros especializados.

## PROCEDIMENTOS GUIADOS

Em pacientes críticos, com ou sem instabilidade hemodinâmica, a obtenção de acesso venoso periférico pode representar um desafio significativo, especialmente em contextos de difícil visualização ou palpação venosa. Nesses casos, a utilização do POCUS para guiar a punção venosa periférica tem se mostrado uma estratégia altamente eficaz e segura, permitindo acesso rápido e com menor índice de falhas.

Quando o acesso periférico não é viável ou há necessidade de um acesso de maior calibre em caráter emergencial, a punção da veia jugular interna com Abocath 14 guiada por ultrassonografia é uma alternativa viável e potencialmente salvadora, particularmente útil em protocolos de ressuscitação volêmica precoce.

Além do suporte à obtenção de acessos vasculares, o POCUS pode ser empregado na realização de procedimentos maiores, como a pericardiocentese guiada, aumentando consideravelmente a segurança e a

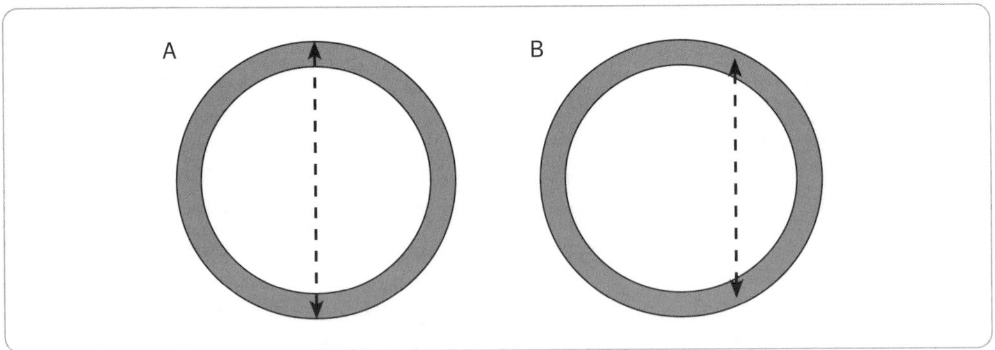


FIGURA 16 A medida deve ser feita no eixo transversal (A), no maior diâmetro, para evitar o efeito tangente (B).

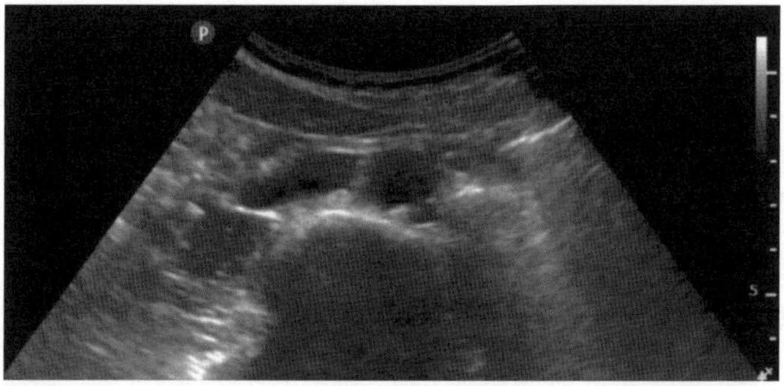

FIGURA 17 Visualização da aorta abdominal normal (direita) ao lado da veia cava inferior (VCI) (esquerda) vista numa janela abdominal no eixo transversal.

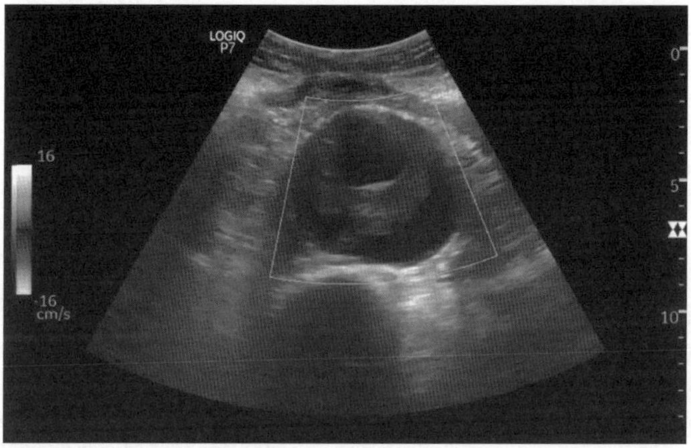

FIGURA 18 Aneurisma de aorta abdominal no eixo curto.

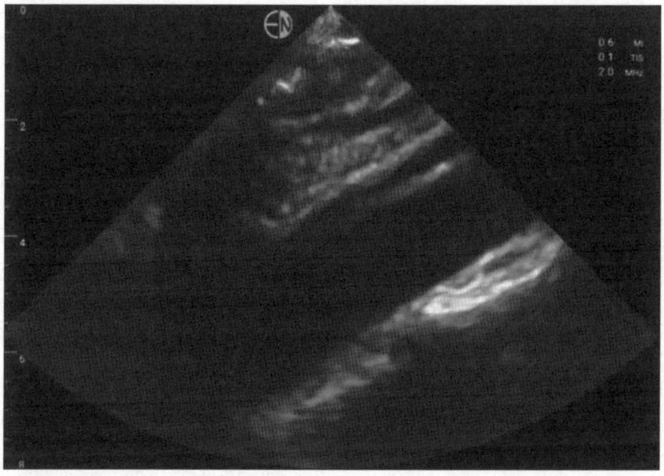

FIGURA 19 Dissecção de aorta abdominal visualizada no eixo longo.

eficácia da intervenção. Da mesma forma, a avaliação da posição e a mobilidade diafragmática antes da inserção de dreno torácico podem fornecer informações valiosas e prevenir complicações associadas à drenagem em situações complexas.

## CONSIDERAÇÕES FINAIS

O POCUS no APH é mais do que uma ferramenta diagnóstica; trata-se de um recurso tático que amplia a capacidade de avaliação clínica, fortalece a autonomia do profissional em campo e potencializa a resolubilidade da medicina de emergência em cenários críticos.

Sua aplicação permite diagnósticos mais rápidos e precisos, além de guiar intervenções terapêuticas que podem modificar drasticamente o curso de uma condição aguda, impactando diretamente o prognóstico do paciente.

Entretanto, esse poder técnico vem acompanhado de uma responsabilidade igualmente significativa. O uso eficaz do POCUS no APH não se resume à habilidade de adquirir e interpretar imagens; exige, sobretudo, a sabedoria para integrá-las ao contexto clínico, a humildade para reconhecer suas limitações – sejam elas ambientais, técnicas ou relacionadas ao operador –, a disciplina para não permitir que seu uso retarde intervenções tempo-dependentes e a maturidade clínica para discernir quando a informação ultrassonográfica é vital, quando é apenas complementar e quando pode ser supérflua ou até prejudicial.

Em última análise, o valor do POCUS no cenário pré-hospitalar não está apenas na imagem capturada, mas na capacidade crítica de transformar essa informação em ação clínica qualificada, segura e eficaz – no tempo certo, para o paciente certo.

## REFERÊNCIAS

1. Anderson A. Theophanous RG. Point-of-care ultrasound use in austere environments: a scoping review. PLoS One. 2014;19(12):e0312017.
2. Basmaji J. Arntfield R, Desai K, Lau V, Lewis K, Rochwerg B, et al. The impact of point-of-care ultrasound-guided resuscitation on clinical outcomes in patients with shock: a systematic review and meta-analysis. Crit Care Med. 2024;52(11):1661-73.
3. Fitzgibbon JB, Lovallo E, Escajeda J, Radomski MA, Martin-Gill C. Feasibility of out-of-hospital cardiac arrest ultrasound by EMS physicians. Prehosp Emerg Care. 2019;23(3):297-303.
4. Gundersen EA, Juhl-Olsen P, Bach A, Rostgaard-Knudsen M, Nielsen BRR, Skaarup SH, et al. PrehospitaL Ultrasound in Undifferentiated DyspnEa (PreLUDE): a prospective, clinical, observational study. Scand J Trauma Resusc Emerg Med. 2023; 31(1):6.
5. Hafner C, Manschein V, Klaus DA, Schaubmayr W, Tiboldi A, Scharner V, et al. Live stream of prehospital point-of-care ultrasound during cardiopulmonary resuscitation: a feasibility trial. Resuscitation. 2024;194:110089.
6. Haskings EM, Eissa M, Allard RV, MirGhassemi A, McFaul CM, Miller EC. Point-of-care ultrasound use in emergencies: what every anaesthetist should know. Anaesthesia. 2023;78(1):105-18.
7. Ienghong K, Cheung LW, Tiamkao S, Bhudhisawasdi V, Apiratwarakul K. The utilization of handheld ultrasound devices in a prehospital setting. Prehosp Disaster Med. 2022;37(3):355-9.
8. Jørgensen H, Jensen CH, Dirks J. Does prehospital ultrasound improve treatment of the trauma patient? A systematic review. Eur J Emerg Med. 2010;17(5):249-53.
9. Kelly N, YandeHei M, Damm T, Macias M, Riscinti M. Critical Care POCUS: assessing your sickest patients. POCUS Atlas. 2020.
10. Kok B, Wolthuis D, Bosh F, von der Hoeven H, Blans M. POCUS in dyspnea, nontraumatic hypotension, and shock; a systematic review of existing evidence. Eur J Intern Med. 2022;106:9-38.
11. Kowalczyk D, Piotrowski WJ, Rosiak O, Białas AJ. Concise, practical review on transthoracic lung ultrasound in prehospital diagnosis of dyspnea in adults. Medicina. 2023;59(2):224.

12. Lauridsen SV, Botker MT, Eldrup N, Juhl-Olsen P. Prehospital point-of-care ultrasound in ruptured abdominal aortic aneurysms: a retrospective cohort study. Acta Anaesthesiol Scand. 2024;68(5):693-701.
13. Miesemer B. Using ultrasound for cardiac arrest: POCUS can improve detection and treatment of underlying pathologies. EMS World. 2017;46(2):40-2.
14. Morgenstern J. An approach to undifferentiated hypotension. First10EM; 2015.
15. Morrow D, Cupp J, Schrift D, Nathanson R, Soni NJ. Point-of-care ultrasound in established settings. South Med J. 2018;111(7):373-81.
16. Robinson AE, Simpson NS, Hick JL, Moore JC, Jones GA, Fischer MD, et al. Prehospital ultrasound diagnosis of massive pulmonary embolism by non-physicians: a case series. Prehosp Emerg Care. 2023;27(6):826-31.
17. Sedlakova A, Olszynski P, Davis P, Froh J. Prehospital ultrasound use among Canadian aeromedical service providers: a cross-sectional survey. CJEM. 2020;22(3):338-41.
18. Tazarourte K, Dékadjévi H, Sapir D, Desmettre T, Libert N, Pasquier P, et al. Ultrasound and prehospital triage: a tool for limiting the undertriage. J Trauma. 2010;69(4):997.
19. van der Weide L, Popal Z, Terra M, Schwarte LA, Ket JCF, Kooij FO, et al. Prehospital ultrasound in the management of trauma patients: systematic review of the literature. Injury. 2019;50(12):2167-75.
20. Vianen NJ, Van Lieshout EMM, Vlasveld KHA, Maissan IM, Gerritsen PC, Den Hartog D, et al. Impacto do ultrassom à beira do leito na tomada de decisões pré-hospitalares por médicos de serviços médicos de emergência aérea em pacientes gravemente enfermos e feridos: um estudo de coorte prospectivo. Med Prehosp Desastres. 2023; 38(4):444-9.
21. von Foerster N, Radomski MA, Martin-Gill C. Prehospital ultrasound: a narrative review. Prehosp Emerg Care. 2024;28(1):1-13.
22. Warren J, Tamhankar O, Toy J, Schlesinger SA, Liu YT. Use of ultrasound in the prehospital setting: a scoping review. J Am Coll Emerg Physicians Open.2025;6(2):100086.
23. Yoshida T, Yoshida T, Noma H, Nomura T, Suzuki A, Mihara T Diagnostic accuracy of point-of-care ultrasound for shock: a systematic review and meta-analysis. Crit Care. 2023;27(1):200.

52

# Bloqueios periféricos

Osmar Colleoni

## Pontos-Chave

- O uso de bloqueios analgésicos ou anestésicos no ambiente pré-hospitalar pode ser uma ferramenta útil no manejo multimodal da dor, principalmente em pacientes vítimas de trauma.
- Além de um manejo agudo da dor, os bloqueios podem ser uma boa escolha em pacientes que permanecerão longos períodos em transporte, seja por meio terrestre ou aéreo.
- Não há *guidelines* específicos para realização de bloqueios no ambiente pré-hospitalar, porém devem ser seguidos os mesmos cuidados realizados no departamento de emergência.
- Devemos ter cuidado e evitar a realização de bloqueios em fraturas com alto risco de síndrome compartimental.

## INTRODUÇÃO

Os bloqueios periféricos têm se demonstrado cada vez mais uma ferramenta eficaz e segura para o manejo da dor no departamento de emergência, tornando-se um aliado importante na analgesia multimodal, principalmente de pacientes politraumatizados. No contexto do atendimento pré-hospitalar (APH), o uso de bloqueios periféricos guiados por ultrassonografia representa uma abordagem promissora para o manejo da dor aguda.

O controle precoce da dor é uma intervenção importante, pois em curto prazo promove conforto, facilita a avaliação clínica e, do ponto de vista extra-hospitalar, facilita a imobilização e o transporte do paciente. A longo prazo, estudos demonstram que um bom controle álgico, desde o ambiente extra-hospitalar, pode reduzir a incidência de transtornos como o estresse pós-traumático e dor crônica. Dados referentes à analgesia durante o atendimento inicial de pacientes vítimas de trauma são assustadores devido a altíssimas taxas de oligoanalgesia, principalmente pela priorização de outras queixas e receio de repercussões hemodinâmicas ou respiratórias secundárias aos fármacos utilizados nesse manejo. Em muitas situações, a analgesia é postergada até a estabilização do paciente, por vezes muitas horas após o trauma.

Nesse cenário, os bloqueios periféricos despontam como uma ferramenta viável e eficaz na estratégia multimodal de manejo da dor aguda (Figura 1). Técnicas de bloqueios periféricos guiados por ecografia demonstram ser seguras e com baixo risco de complicações respiratórias, hemodinâmicas ou até mesmo relacionadas ao próprio procedimento. Além de proporcionar analgesia de qualidade, o adequado emprego de bloqueios facilita a execução de procedimentos como redução de fraturas e luxações, por exemplo.

Estudos recentes, inclusive em ambientes militares, reforçam os benefícios do uso de analgesia regional durante o transporte de pacientes com impacto positivo na segurança, no alívio da dor e na redução de complicações relacionadas à lesão – sem, contudo, aumentar o tempo de atendimento.

O objetivo deste capítulo é discutir as principais evidências sobre o uso de bloqueios no ambiente pré-hospitalar bem como suas principais indicações e particularidades.

## TÉCNICAS DE BLOQUEIO E ESCOLHA DO ANESTÉSICO LOCAL

Na Tabela 1 são enumeradas algumas indicações das principais técnicas de bloqueios guiados por ecografia reprodutíveis

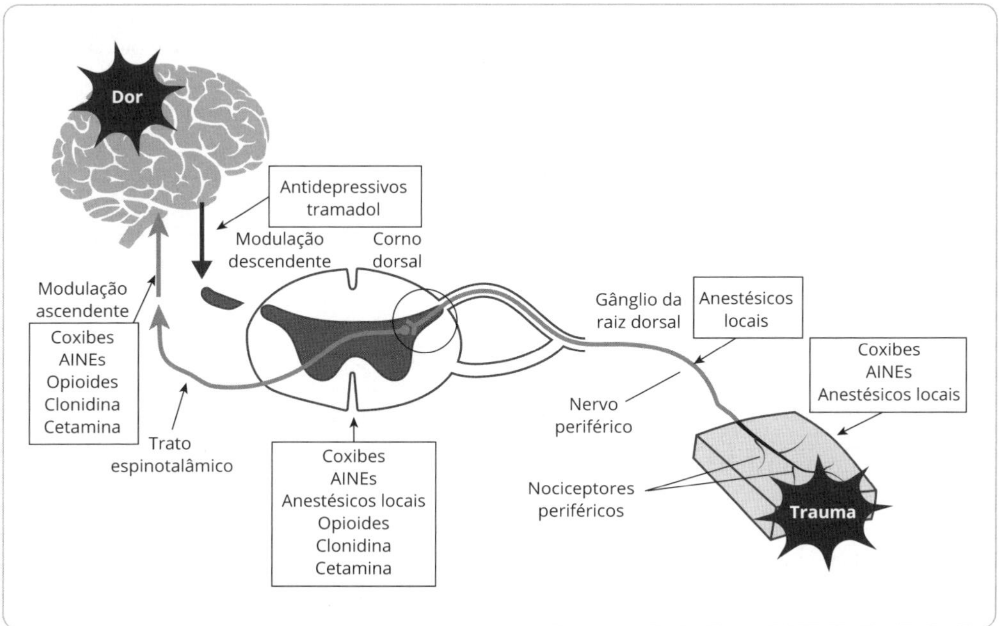


FIGURA 1 Local de ação dos fármacos em estratégia multimodal.
AINEs: anti-inflamatórios não esteroidais. Fonte: Perissinotti et al., 2017.

no ambiente pré-hospitalar bem como o volume recomendado de anestésico local (respeitando a dose máxima individualizada) e seu grau de dificuldade teórico para execução. Maiores detalhes sobre a técnica de insonação e agulhamento bem como particulares da indicação e contraindicação podem ser encontradas em literaturas específicas.

Um estudo clínico randomizado, publicado por Büttner et al.[1], demonstrou que o uso de bloqueios nervosos periféricos guiados por ultrassonografia, ainda no ambiente pré-hospitalar, é significativamente mais eficaz do que a analgesia sistêmica para controle da dor em reduções de lesões traumáticas de extremidades. Neste trabalho, apenas 5,6% dos pacientes do grupo que receberam bloqueios relataram dor durante a redução em comparação com 58,3% dos pacientes que receberam analgesia sistêmica. Além disso, a manobra de redução foi considerada

TABELA 1 Principais indicações de bloqueios guiados por ecografia no ambiente pré-hospitalar

| Indicação | Técnica de bloqueio | Volume de anestésico local (mL)* | Dificuldade |
|---|---|---|---|
| Fratura de dois ou mais arcos costais em porção anterior e/ou lateral.<br>Inserção de drenos de tórax.<br>Queimadura extensa de parede torácica anterior e/ou lateral. | Bloqueio de plano serrátil anterior (SAM *Block*). | 20-40 | Média |
| Fratura de dois ou mais arcos costais em porção posterior | Bloqueio de plano eretor da espinha (ESP Block, do inglês *Erector Spinae Plane Block*). | 30-60 | Média |
| Luxação de ombro.<br>Fraturas distais de clavícula.<br>Fraturas proximais de úmero. | Plexo braquial por abordagem interescalênica. | 5-10 | Difícil |
| Fraturas de úmero em terço médio e distal.<br>Fraturas e luxações de cotovelo.<br>Lesões complexas de antebraço e mão. | Plexo braquial por abordagem supraclavicular. | 5 -10 | Média |
| Fraturas acetabulares, de ramos púbicos, do colo do fêmur ou intertrocantérica. | Bloqueio do grupo de nervos pericapsulares (PENG *block*, do inglês *pericapsular nerve group block*). | 20-30 | Difícil |
| Fraturas de quadril, fêmur e maléolo medial. | Bloqueio do nervo femoral. | 30-40 | Fácil |
| Fraturas de calcâneo, tíbia, fíbula e tornozelo (não faz analgesia do maléolo medial). | Bloqueio do nervo ciático em nível poplíteo. | 20-30 | Fácil |

* Respeitando a dose máxima individualizada de cada anestésico local com ou sem epinefrina.

"fácil" em 80% dos casos submetidos ao bloqueio, contra apenas 22,2% no grupo-controle, com diferença estatisticamente significativa ($p = 0{,}01$). Esses achados reforçam o potencial dos bloqueios regionais como estratégia analgésica segura e eficaz no APH, promovendo alívio da dor, melhor resultado nas intervenções e maior satisfação dos pacientes, especialmente quando realizados com técnica guiada por ultrassonografia.

Vale lembrar que alguns bloqueios em membros com fraturas fechadas possuem alto risco de síndrome compartimental, como por exemplo fraturas de tíbia e de antebraço e pé de alta energia, e devem ser evitados bem como em lesões com sinais de lesão neurovascular. Em caso de suspeita clínica de síndrome compartimental em evolução, o bloqueio também não deve ser realizado.

Apesar de não haver *guidelines* específicos para a realização do procedimento no APH, boas práticas em sua aplicação também incluem a realização prévia de exame neurovascular e avaliação de síndrome compartimental, com documentação adequada. O procedimento deve ser feito com técnica estéril e com uso de ultrassonografia à beira do leito, além de monitoramento adequado, sempre com material de ressuscitação disponível para manejo de eventual toxicidade (é obrigatório a disponibilidade de solução lipídica no ambiente intra-hospitalar, porém sua disponibilidade no APH é restrita). Além disso, o membro bloqueado deve ser claramente identificado e os detalhes do bloqueio registrados na ficha de atendimento bem como comunicados à equipe que receberá o paciente, assegurando também cuidados pós-bloqueio para prevenir quedas e lesões em membros anestesiados.

A escolha do anestésico local deverá levar em consideração suas particularidades, como o tempo de início de ação e a duração. De maneira geral, deve-se preferir anestésicos com vasoconstritor (epinefrina). As doses devem ser individualizadas para cada paciente, principalmente em bloqueios planares, em que o volume de anestésico tende a ser maior, e muitas vezes recorremos a diluições para obter os volumes recomendados. Nas Tabelas 2 e 3 são listados os principais anestésicos locais utilizados na realização de bloqueios periféricos no ambiente intra e extra-hospitalar.

## RISCOS ASSOCIADOS AOS BLOQUEIOS PERIFÉRICOS

As principais complicações gerais relacionadas aos bloqueios periféricos realizados em ambientes intra e extra-hospitalares são: infecção, sangramentos e hematomas,

TABELA 2 Anestésicos locais comumente utilizados em bloqueios periféricos

| Anestésico local | Início médio da ação (minutos) | Duração média da anestesia (horas) | Duração média da analgesia (horas) |
|---|---|---|---|
| Bupivacaína 0,25% | 15 a 30 | - | 5 a 26 |
| Bupivacaína 0,5% com epinefrina | 15 a 30 | 5 a 15 | 6 a 30 |
| Ropivacaína 0,5% | 15 a 30 | 4 a 12 | 5 a 24 |
| Lidocaína 2% | 10 a 20 | 2 a 5 | 3 a 8 |

Ropivacaína é similar a bupivacaína porém com menor neuro e cardiotoxicidade e maior afinidade pelo bloqueio sensitivo.

TABELA 3 Doses máximas de anestésicos locais

| Anestésico local | Dose máxima em mg/kg (sem adrenalina) | Dose máxima em mg/kg (com adrenalina) | Dose máxima total |
|---|---|---|---|
| Lidocaína | 5 | 7 | 500 mg |
| Ropivacaína | 3 | 3,5 | 300 mg |
| Levobupivacaína | 2 | 3 | - |
| Bupivacaína | 2 | 3 | 175 mg |

Lembrar: 1% = 10 mg/mL.

lesão nervosa e/ou vascular, lesão de estruturas próximas ao local de realização do bloqueio e intoxicação por anestésicos locais. Alguns bloqueios, por sua topografia e inervação, podem evoluir com complicações específicas de cada técnica, como por exemplo pneumotórax no bloqueio do plano eretor da espinha ou paralisia diafragmática nos bloqueios de plexo cervical.

Com relação à intoxicação por anestésicos locais, os principais fatores de risco são: baixa massa muscular do paciente, extremos de idade (< 4 meses e > 79 anos), doença cardíaca preexistente ou deficiência de carnitina, insuficiência renal e/ou hepática, gestantes e locais de injeção altamente vascularizados. Seu manejo é apresentado na Figura 2.

A incorporação progressiva e racional dessas técnicas na prática de profissionais do APH é uma mudança de paradigma no cuidado à dor neste cenário, priorizando a eficácia analgésica e a segurança do paciente.

## USO DE BLOQUEIOS NO TRANSPORTE AEROMÉDICO

O transporte aeromédico por asas fixas e rotativas possui características únicas. A necessidade de mobilização para embarque e desembarque bem como fatores inerentes ao voo, como vibração, aceleração e desaceleração podem exacerbar a dor de pacientes, em especial de vítimas de trauma. O uso de bloqueios analgésicos como parte de uma estratégia multimodal de manejo da dor também possui algumas evidências nesta modalidade especializada de transporte.

Em uma publicação de 2017, Carness et al.[2] avaliaram os bloqueios anestésicos como escolha de estratégia analgésica durante o transporte aeromédico prolongado de militares vítimas de amputações traumáticas por explosivos e demonstraram que "houve uma redução estatisticamente significativa no consumo de opioides do grupo com anestesia regional durante todas as etapas da evacuação aeromédica". Além disso, observaram uma expressiva diminuição na necessidade de intubação e sedação contínua nesses pacientes, destacando que "a capacidade de evitar intubação contínua, sedação profunda e administração de opioides durante o transporte deve ser considerada significativa e positiva". Tais achados reforçam os benefícios do bloqueio regional como ferramenta valiosa na analgesia de pacientes em situações críticas, promovendo conforto, segurança e menor complexidade logística no ambiente aerotransportado.

Uma série de casos publicada em 2020 em uma revista especializada também demonstrou a utilidade e a segurança do bloqueio do plano eretor da espinha em pacientes com necessidade de transporte aeromédico e dor não controlada em traumas torácicos.

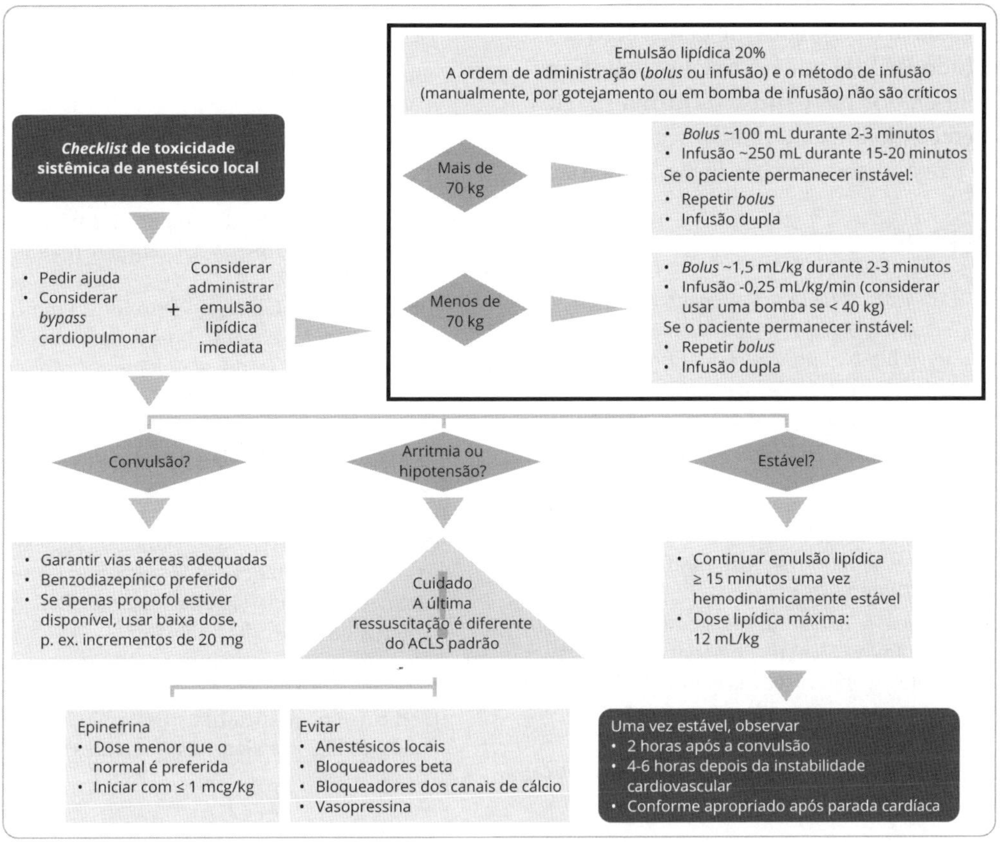


FIGURA 2 Manejo da intoxicação por anestésicos locais.
Fonte: Neal et al., 2021[9].

## EMPREGO DE BLOQUEIOS EM SITUAÇÕES DE DESASTRES

Apesar de extensas evidências com dados alarmantes sobre as taxas de oligoanalgesia e suas consequências em situações de desastres, poucas são as evidências atualmente sobre o uso de bloqueios analgésicos neste contexto. Um ensaio clínico randomizado de equivalência, ainda em fase de preparação *Regional Anesthesia for Painful Injuries after Disasters* (RAPID)[3], pretende investigar a eficácia da anestesia regional – com ou sem o uso de ultrassonografia – no alívio da dor de vítimas de terremotos com lesões graves em membros inferiores. Realizado em hospitais de campanha da organização Médicos Sem Fronteiras (MSF), após grandes desastres sísmicos em países de baixa ou média renda, o estudo contará com três braços paralelos: morfina isolada na dose de 0,1 mg/kg; morfina associada a bloqueio guiado por marcos anatômicos; e morfina associada a bloqueio guiado por ultrassonografia, e avaliará a dor ao longo de 24 horas como desfecho primário. A proposta também inclui a capacitação de profissionais generalistas em técnicas de bloqueio, visando ampliar a aplicabilidade da intervenção em cenários de baixa complexidade tecnológica. Se bem-sucedido, o estudo RAPID poderá revolucionar o manejo da dor em contextos humanitários, oferecendo uma alternativa segura, eficaz e de baixo custo ao uso exclusivo de opioides.

## REFERÊNCIAS


1. Büttner B, Mansur A, Kalmbach M, Hinz J, Volk T, Szalai K, et al. Prehospital ultrasound-guided nerve blocks improve reduction-feasibility of dislocated extremity injuries compared to systemic analgesia: a randomized controlled trial. PLoS One. 2018;13(7):e0199776.
2. Carness JM, Wilson MA, Lenart MJ, Smith DE, Dukes SF. Experiences with regional anesthesia for analgesia during prolonged aeromedical evacuation. Aerosp Med Hum Perform. 2017;88(8):768-72.
3. Levine AC, Teicher C, Aluisio AR, Wiskel T, Valles P, Trelles M, et al. Regional Anesthesia for Painful Injuries after Disasters (RAPID): study protocol for a randomized controlled trial. Trials. 2016;17(1):542.
4. Colleoni O, Kerbage NOS, Nobre LV, Alencar JCG. Dor e anestesia regional. In: Hajjar LA, Brandão Neto RA, Marino LO, Marchini JFM, Alencar JCG, Turaça K, et al. (eds.). Medicina de emergência: abordagem prática, 18.ed. Barueri: Manole; 2024. pp. 209-29.
5. Colleoni O, Stefanello CR. Bloqueios periféricos guiados por ultrassonografia. In: Maia IWA, Benincá VM, Schubert DUC, Cunha VP, Lunardi MC, Guimarães HP (eds.). Tratado de medicina de emergência ABRAMEDE. Barueri: Manole; 2024. pp. 1556-67.
6. Ibbotson WJ, Greenberg R, Brendt P. Erector spinae block for chest trauma in aeromedical prehospital and retrieval medicine. Prehosp Disaster Med. 2020;35(4):454-6.
7. Lippert SC, Nagdev A, Stone MB, Herring A, Norris R. Pain control in disaster settings: a role for ultrasound-guided nerve blocks. Ann Emerg Med. 2013;61(6):690-6.
8. White W, Bellman L, Liu YT. Ultrasound-guided pediatric nerve blocks in the emergency department: an evidence-based update. Pediatr Emerg Med Pract. 2022;19(5):1-32.
9. Neal JM, Neal EJ, Weinberg GL. American Society of Regional Anesthesia and Pain Medicine Local Anesthetic Systemic Toxicity checklist: 2020 version. Reg Anesth Pain Med. 2021;46(1):81-2.

53

# Analgesia e sedação

Mário Zunino

**Pontos-Chave**

- Dor é uma experiência desagradável, com repercussões significativas sobre os pacientes graves.
- A avaliação e a gradação adequada da dor são essenciais para a conduta analgésica adequada.
- Diferentes qualidades de dor exigem diferentes intervenções, tituláveis ao contexto.
- Sedação é a habilidade essencial do profissional do atendimento pré-hospitalar (APH), devendo sempre ser associada à analgesia.
- O monitoramento e a avaliação sistematizada do paciente sob sedação são essenciais e devem ser contínuos.
- A segurança do paciente deve ser prioritária sempre que analgésicos ou sedativos forem utilizados.

## INTRODUÇÃO

No APH, tendo em vista o perfil de pacientes atendidos pelas equipes, rotineiramente são exigidos do profissional a aplicação de conhecimentos de analgesia e de sedação, especialmente no que concerne ao controle de dor aguda e ao manejo de pacientes sob ventilação mecânica. Assim, nesse capítulo revisaremos, de forma didática, inicialmente, os conceitos fundamentais relacionados à dor e ao seu controle e, em seguida, os princípios de sedação, incluindo os principais fármacos comumente disponíveis no Brasil para uso pelos profissionais, sempre com foco no contexto de prática pré-hospitalar. Posteriormente, será apresentada uma breve discussão sobre a associação entre as duas temáticas – analgesia e sedação – no contexto comumente encontrado no APH, que é o cuidado dos pacientes em ventilação mecânica.

## DOR

A dor é um fenômeno ubíquo. Desde os princípios da humanidade, episódios de dor são relatados, sendo seu alívio uma precípua aspiração humana, como bem pode ser observado nos registros de Hipócrates, que associam o controle da dor a uma prática divina, *sedarem dolorum, opus divinum est,* ou mesmo na próxima relação que a religiosidade construiu entre dor, sofrimento e punição divina como constructos doutrinários.

Dos aspectos punitivos, a dor passou a ser compreendida pela ciência como manifestação químico-biológica de estímulos percebidos por receptores nervosos, os nociceptores, distribuídos pelo corpo e que, após aferência, são modulados tanto em nível medular como central, gerando a percepção consciente do fenômeno e suas respostas associadas, como as alterações endócrino-metabólicas e autonômicas induzidas.

Com o avançar da ciência e a percepção da complexidade do tema, entendendo-se a complexa sensação e modulação da dor, surgiu a necessidade de uma padronização específica, de modo que, pelos profissionais de saúde, um conceito uniforme possa ser aplicado ao discutir o tema, tarefa que foi condensada pela *International Association for the Study of Pain* (IASP):

> Dor é uma experiência sensorial e emocional desagradável associada ou semelhante àquela associada à lesão tecidual real ou potencial.

Em complemento a essa definição, a IASP ainda avança em definir que a dor é "uma experiência pessoal, influenciada por variados fatores biológicos, psicológicos e sociais", devendo ser entendida não apenas como algo que surge do fenômeno biológico da nocicepção – a percepção dolorosa pelos receptores sensitivos –, mas sim uma percepção que é "aprendida ao longo da vida", sendo que a descrição dada por cada indivíduo acerca de sua dor deve ser levada em conta, ressalvando-se sempre que a inabilidade de comunicação não nega a possibilidade de dor: indivíduos inconscientes também devem ter sua dor aferida e devidamente tratada.

Compreende-se, portanto, que a dor é um fenômeno multidimensional e, como tal, deve ser encarada pelos profissionais de saúde que buscam seu alívio – a analgesia – com máxima atenção, o que exige conhecimento de semiologia própria.

## SEMIOLOGIA DA DOR

Como ciência, a Medicina compreende a necessidade de método e sistemática para encarar problemas complexos e, como tal, a avaliação de pacientes com dor deve ser realizada de tal forma pelo profissional. A história, o exame físico e os exames complementares devem ser sistematicamente coletados de forma a obter correto diagnóstico da situação do paciente para subsequente definição terapêutica. No APH, a avaliação do paciente com dor costumeiramente se limita às duas primeiras etapas: história e exame físico.

A coleta da história inicia-se pela escuta das queixas do paciente ainda em nível de regulação médica, em que pacientes com graves dores devem ter seu atendimento priorizado e devidamente organizado com o envio de recursos capazes de amenizar a queixa. Posteriormente, com a chegada das equipes à cena, a avaliação ambiental deve ser realizada, de modo que o profissional consiga colocar a história que coletará do paciente em contexto e perspectiva: recorda-se que a dor é fenômeno não só nociceptivo, mas também socioafetivo. Livre de julgamentos, o profissional de saúde deve avaliar a cena em que se encontra para compreender de forma adequada a multidimensionalidade da dor.

Posteriormente, deve-se compreender se a dor é a queixa principal do paciente no atendimento em questão para qualificar a avaliação a ser realizada. Por exemplo, em um paciente com dor torácica, a semiologia da dor é a parte central do atendimento, ao passo em que em um paciente politraumatizado, a dor é parte fundamental, mas não central, de uma síndrome a ser examinada e devidamente tratada. Os princípios de avaliação são os mesmos, mas a priorização das queixas deve ser devidamente realizada pelo profissional, priorizando-se, por exemplo, condições que ameaçam a vida no curtíssimo prazo.

Em ambos os cenários, quando da coleta da história quanto à dor, a experiência do paciente deve ser priorizada, realizando-se escuta ativa da queixa e questionamento específico quanto à presença ou não de dor, pois a percepção do profissional de saúde quanto à sua existência é limitada. Um questionamento simples como: "Você está com dor?", seguido de uma resposta positiva exige uma avaliação sistematizada.

Diversos métodos são propostos para a avaliação da dor, mas, no APH é bastante disseminada a prática da avaliação auxiliada pelo mnemônico OPQRST (**O**rigem/*onset,* fatores de **p**iora/melhora, **Q**ualidade da dor, **Irr**adiação, **S**everidade, **T**empo) (Tabela 1), originalmente desenhado para a avaliação da dor torácica, mas que pode auxiliar o profissional a sistematizar sua avaliação, garantindo que as informações essenciais sejam coletadas, complementando-as conforme seu raciocínio clínico, sempre buscando encontrar dados objetivos que possam auxiliar na definição da queixa do paciente e continuidade do tratamento, tanto no curtíssimo prazo, no APH, quanto nos cuidados posteriores.

Nesse sentido, é importante destacar dois dados fundamentais: o tempo e a severidade da dor. Quanto ao tempo, deve-se buscar criar uma linha do tempo, de modo que o próprio raciocínio clínico possa ser organizado, compilando os dois dados: dores súbitas de forte intensidade, por exemplo, devem rapidamente alertar o profissional para eventos elétricos, vasculares graves ou traumas, ao passo que dores insidiosas, de progressiva piora, devem lembrar o avaliador de queixas infecciosas, isquemias em piora ou mesmo condições crônicas sem tratamento adequado, devendo-se procurar eventuais fatores de alívio ou melhora nes-

TABELA 1 Anamnese básica da dor

| | | |
|---|---|---|
| O | **O**rigem *(onset)* | Quando a dor iniciou? O que causou sua dor? É dor aguda? |
| P | Fatores de **p**iora/melhora | O que faz a dor piorar? O que faz a dor melhorar? |
| Q | **Q**ualidade da dor | Como é *a sua* dor? Qual o tipo? Aperto? Queimação? Cólica? |
| R | **Irr**adiação | Qual a região da dor? Ela tem um padrão de irradiação definido? |
| S | **S**everidade | Qual a intensidade de sua dor? |
| T | **T**empo | Como se comporta a dor ao longo do tempo? Linha do tempo. |

sa linha do tempo, para melhor definição etiológica.

Quanto à severidade da dor, já se sabe que, por definição, a dor é vivenciada por cada indivíduo de forma própria, a partir de sua própria construção do que é dor; mas, isso não justifica que o avaliador não tente compreender na perspectiva do indivíduo qual sua intensidade objetiva; muito pelo contrário, deve-se utilizar instrumentos capazes de tentar tornar objetiva a percepção dolorosa do paciente, inclusive podendo-se avaliar a terapêutica realizada quanto à sua resposta. Para isso, são propostas escalas graduadas de dor, normalmente variando entre 0-10, em que o próprio paciente avalia sua dor entre "ausência completa" e "a pior dor que possa imaginar" (Figura 1).

Após graduar a dor do paciente, a partir de sua própria avaliação, complementada pelas informações sistematicamente colhidas pelo profissional de saúde, deve-se instituir a terapêutica adequada conforme o arsenal disponível, avaliando-se em seguida a resposta ao tratamento e adaptando-se à mesma escala previamente descrita. Explica-se: se, outrora, o paciente apresentava dor "8", ao ser novamente questionado, caso a terapêutica tenha sido adequada, deverá apresentar dor em graduação inferior. Outra forma de avaliar o sucesso do tratamento é verificar o quanto a dor foi reduzida: afirma-se ao paciente que a dor que antes percebia correspondia a "10" e questiona-se qual "nota" atribui à nova dor. A partir desse valor, calcula-se a melhora relativa obtida – por exemplo, se refere "4", significa melhora de 60%.

## PRINCIPAIS FÁRMACOS ANALGÉSICOS

Uma vez compreendida a forma de avaliar a dor, é fundamental que os profissionais do APH conheçam os medicamentos disponíveis em seu arsenal terapêutico. Considerando o escopo desta obra, os medicamentos serão reunidos em tabela descritiva, sendo que seus mecanismos de ação e demais aspectos farmacológicos poderão ser consultados com maior detalhamento na bibliografia referenciada (Tabela 2).

## TERAPÊUTICA DA DOR

Avaliados a dor e os medicamentos disponíveis para seu controle, é importante que se tenha uma estratégia sistematizada de tratamento. Nesse sentido, na década de 1980, a Organização Mundial da Saúde (OMS) propôs um modelo de tratamento da dor oncológica que, posteriormente, foi adotado e passou a ser utilizado de forma geral nos cuidados analgésicos: a chamada *escada analgésica*. Nessa abordagem, a dor é graduada em níveis de intensidade, que servem como guia o tratamento. O processo inicia-se com a adaptação da escala analógica de dor a uma graduação escalonada (Figura 2).

| 0 | 1 | 2 | 3 | 4 | 5 | 6 | 7 | 8 | 9 | 10 |
|---|---|---|---|---|---|---|---|---|---|---|

"Ausência de dor" — "Pior dor do mundo"

FIGURA 1 Escala graduada de dor.

TABELA 2 Analgésicos para uso parenteral no atendimento pré-hospitalar

| **Analgésicos simples** | | | | |
|---|---|---|---|---|
| **Medicamento** | **Mecanismo** | **Dose*** | **Início de ação** | **Particularidades** |
| Dipirona | Inibição COX (provável) | 1-2 g | 10-15 min | Associada à aplasia medular. |
| **AINE** | | | | |
| Cetoprofeno | Inibição COX | 100 mg | 20-30 min | Dor à infusão. Exige infusão lenta, sob diluição. |
| Tenoxicam | Inibição COX | 40 mg | 20-30 min | Atentar a contraindicações. |
| Evitar AINE em pacientes com hemorragias, doença renal significativa, trauma craniano ou história de úlceras pépticas. | | | | |
| **Opioides** | | | | |
| Tramadol | Agonista μ (entre outros) | 50-100 mg | 30 min | Náuseas e vômitos. Exige infusão lenta, sob diluição. |
| Morfina | Agonista μ (entre outros) | 0,1 mg/kg (titulável) | 10 min | Doses intermitentes, conforme a resposta. |
| Fentanil | Agonista μ (entre outros) | 25-50 mcg (titulável) | 3 min | Doses intermitentes, conforme a resposta. |
| **Outros analgésicos** | | | | |
| Cetamina | Antagonista NMDA | 0,1-0,3 mg/kg | 2-5 min | Atentar a doses dissociativas. |

*Doses para pacientes adultos de aproximadamente 70 kg. AINE: anti-inflamatórios não esteroides; COX: ciclooxigenase; NMDA: N-metil-D-aspartato.

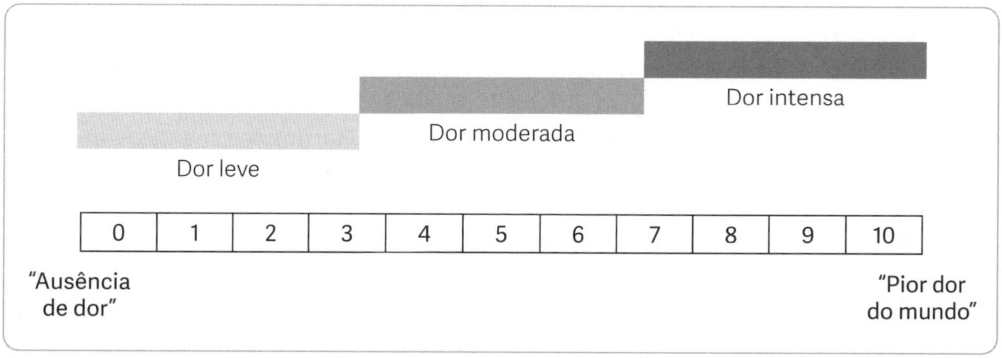


FIGURA 2 Escada de dor.

Após, compreendida a dor do paciente, adapta-se essa escala a uma escada analgésica (Figura 3), em que o arsenal disponível é também graduado em níveis de aplicabilidade, fornecendo-se o tratamento adequado ao paciente, com novas reavaliações sendo realizadas e, na ausência de resposta, subindo-se na escada analgésica, até que se obtenha o completo alívio da dor, sempre de forma dita multimodal.

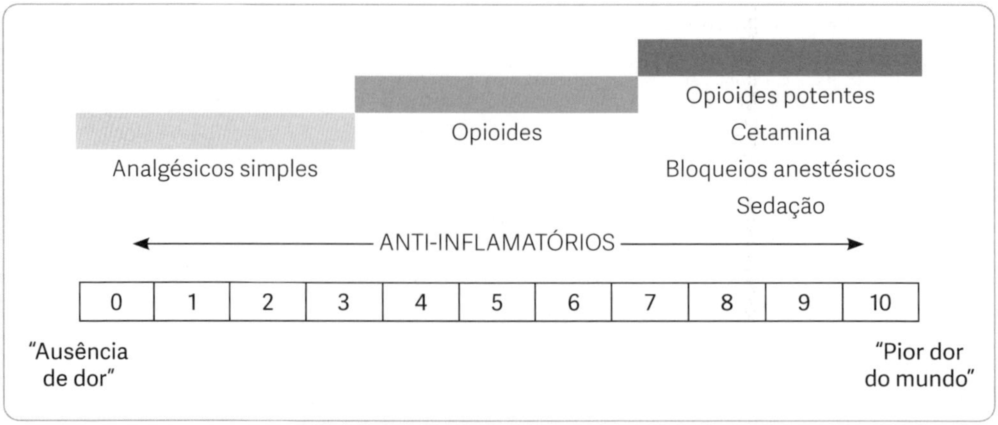


FIGURA 3 Escada analgésica para dor aguda.

Em síntese, portanto, o controle da dor deve ser obtido de forma alinhada à avaliação realizada, pois, a partir da semiologia da dor, verifica-se a severidade do quadro apresentado. Em casos de dores menos intensas, estabelece-se uma abordagem *bottom-up*, na qual fármacos menos potentes são utilizados com o objetivo de minimizar os efeitos adversos associados ao uso de medicamentos mais potentes. Estes, por sua vez, passam a ser empregados em caso de não resolução da dor ou, ainda, nos casos de dor aguda, em que o sofrimento é tão intenso que a estratégia a ser adotada pode ser a *top-down*, em que se aplicam fármacos de efeito mais forte para minimizar o sofrimento e seus efeitos deletérios, com posterior titulação das doses, em linha com a prática usual no uso de medicamentos vasoativos, por exemplo.

Nesses cenários, além dos medicamentos analgésicos endovenosos, podem ser utilizados também bloqueios anestésicos selecionados e até mesmo instituída sedação – esta, ressalte-se, não como substituta da analgesia, mas como técnica capaz de permitir estratégias analgésicas agressivas, como o uso de doses elevadas de opioides ou doses dissociativas de cetamina, por exemplo.

## SEDAÇÃO

Assim como a dor intriga a humanidade desde suas origens, a consciência também o faz. Retirar e devolver a consciência dos indivíduos de forma controlada é um evento que permeia as diversas culturas humanas, marcado por interpretações médicas e religiosas diversas, até que a compreensão se ampliasse a ponto de permitir o desenvolvimento de fármacos capazes de induzir a inconsciência de forma segura.

Portanto, tal como na avaliação de pacientes com dor, é importante que se compreendam os princípios fundamentais do exame do paciente com alteração induzida do nível de consciência, de modo a garantir sua segurança.

## SEMIOLOGIA DO PACIENTE SOB SEDAÇÃO

Como nos casos de dor já tratados, ou em qualquer avaliação médica, especialmente quando lidando com pacientes graves, a sistematização da avaliação é fundamental. Aqui, embora não se possa coletar a história diretamente do paciente, haja vista sua limitação de consciência, o profissional deve coletar a história pelos meios disponíveis antes de realizar qualquer conduta, seja a partir da revisão de prontuário ou de entrevista de profissionais envolvidos previamente no atendimento. Deve ser objeto fundamental da avaliação a compreensão do *status* neurológico prévio do indivíduo sob sedação, de modo que se possa compreender o que é efeito dos sedativos administrados e o que é condição neurológica do paciente.

Outro ponto-chave a ser levado em conta é o monitoramento intensivo e contínuo do paciente – que já deve ser rotineira nos pacientes graves –, mas que deve ser ainda mais intensificado nos pacientes sob sedação: eletrocardioscopia contínua, oximetria de pulso, capnografia em situações de ventilação mecânica e monitoramento de pressão arterial e temperatura são obrigatórios, além da preparação de todo o equipamento para obtenção imediata de via aérea avançada, caso necessário, sob risco à segurança do paciente.

Em linha com o monitoramento, também deve ser rotineira a checagem do nível de consciência do paciente. Aqui, considerando a utilização de fármacos capazes de alterar o estado de consciência, escalas usuais no APH – como a escala de coma de Glasgow ou a chamada escala Alerta, Voz, Dor, Inconsciência (AVDI), – não devem ser utilizadas, dadas suas limitações: em pacientes sedados, especialmente aqueles sob ventilação mecânica, não se pode esperar completa orientação temporoespacial nem obediência a comandos complexos, por exemplo.

Nesses casos são adotadas escalas específicas, sendo que a mais difundida no APH costuma ser a Escala de Agitação e Sedação de Richmond (RASS, do inglês *Richmond Agitation and Sedation Scale*), desenvolvida justamente para a avaliação de pacientes sob sedação (Tabela 3).

TABELA 3 Escala de Agitação e Sedação de Richmond

| | Terminologia | Descrição |
|---|---|---|
| +4 | Combativo | Abertamente combativo. Violento. Risco à equipe assistente. |
| +3 | Muito agitado | Puxa ou remove dispositivos, tubo ou cateteres. Agressivo à equipe. |
| +2 | Agitado | Movimentos sem sentido orientado. Assincronia com ventilador. |
| +1 | Inquieto | Ansioso. Movimenta-se sem agressividade ou força exagerada. |
| 0 | Alerta e calmo | |
| -1 | Sonolento | Não está alerta, mas acorda por mais de 10 segundos ao chamado verbal, mantendo contato visual. |
| -2 | Sedação leve | Acorda ao chamado verbal, mantendo contato visual, mas por menos de 10 segundos. |
| -3 | Sedação moderada | Movimenta-se, mas não mantém contato visual, ao chamado verbal. |
| -4 | Sedação profunda | Não responde ao chamado verbal, mas movimenta-se ao estímulo físico. |
| -5 | Não desperta | Não responde a estímulos verbais ou físicos. |

Portanto, de posse do conhecimento sobre essa escala, ao realizar a sedação, ou deparar-se com um paciente sedado, o profissional deve avaliar seu nível de consciência de forma sistematizada, buscando aprofundar ou superficializar o paciente conforme o contexto clínico que se apresenta, a partir da utilização adequada dos fármacos sedativos, descritos de forma sintetizada na Tabela 4. Igualmente, informações adicionais quanto à farmacologia podem ser obtidas em bibliografia referenciada, não sendo objeto desse capítulo, tendo em vista o escopo da obra.

## PRINCÍPIOS DE SEDAÇÃO (NÃO PROCEDIMENTAL) DE PACIENTES

Entendida a forma de avaliar os pacientes sob sedação, bem como os fármacos utilizados nesse cenário, pode-se iniciar a discorrer sobre a prática da sedação em si. De pronto, cumpre esclarecer que não há como dissociar analgesia e sedação. Tal como qualquer pessoa reage a um estímulo de significativa intensidade ao dormir durante a noite, da mesma forma reage o indivíduo sedado: sempre que for induzida

TABELA 4 Sedativos para uso parenteral no atendimento pré-hospitalar

| **Midazolam** | | | |
|---|---|---|---|
| **Classe/mecanismo** | **Dose *bolus**** | **Infusão contínua** | **Particularidades** |
| Benzodiazepínico<br>Modulador GABA | 0,01-0,2 mg/kg | 0,02-0,3 mg/kg/h | Dose-resposta bastante variável (individualizar a dosagem).<br>Atentar ao sinergismo com opioides. |
| **Propofol** | | | |
| **Classe/mecanismo** | **Dose *bolus*** | **Infusão contínua** | **Particularidades** |
| Agonista GABA | 0,5-2 mg/kg | 10-200 mg/h | Pode causar instabilidade hemodinâmica severa.<br>Efeito inotrópico negativo e vasodilatador intenso. |
| **Cetamina** | | | |
| **Classe/mecanismo** | **Dose *bolus*** | **Infusão contínua** | **Particularidades** |
| Antagonista NMDA | 0,5-2 mg/kg | 0,2-0,5 mg/kg/h | Efeitos dose-dependentes.<br>Provoca dissociação. |
| **Etomidato** | | | |
| **Classe/mecanismo** | **Dose *bolus*** | **Infusão contínua** | **Particularidades** |
| Derivado imidazólico<br>Modulador GABA | 0,1-0,3 mg/kg | Não realizar | Não realizar doses repetidas.<br>Associado à supressão adrenal. |
| **Dexmedetomidina** | | | |
| **Classe/mecanismo** | **Dose *bolus*** | **Infusão contínua** | **Particularidades** |
| Agonista α-2 adrenérgico | Não realizar | 0,2-1,5 mcg/kg/h | Pode causar instabilidade hemodinâmica severa.<br>Titular com cautela, atentando-se à bradicardia e à hipotensão. |

*Doses para pacientes adultos em contexto de ventilação mecânica/com via aérea definitiva garantida.
GABA: ácido gama-aminobutírico; NMDA: N-metil-D-aspartato.

a inconsciência em alguém, deve-se garantir a correta proteção analgésica, especialmente considerando que o paciente, muitas vezes, tornar-se incapaz de solicitar analgesia – o que torna ainda mais essencial uma avaliação criteriosa e sistematizada.

Assim, deve-se inicialmente compreender qual a razão para a sedação ser administrada no APH. As indicações mais comuns costumam ser a necessidade de obtenção de via aérea definitiva (p. ex., as ditas sequências para indução), a sedação para procedimentos (de reduções de fraturas à extricação em resgate técnico) e a manutenção de pacientes sob ventilação mecânica. Em todos os cenários, os fármacos, práticas e princípios são os mesmos, apenas adaptando-se ao contexto de realização. Neste capítulo, daremos atenção especial aos pacientes sob ventilação mecânica, de contato rotineiro com profissionais no serviço pré-hospitalar.

Pois, procedida a intubação orotraqueal (IOT) de um paciente, ou iniciado o atendimento de um paciente sob ventilação mecânica, deve-se realizar sua avaliação sistematizada, conforme o tradicional mnemônico **A** (via **A**érea) ***B**reathing* (ventilação) **C**irculação ***D**isability* (avaliação neurológica) **E**xposição, garantindo-se que estejam adequados os parâmetros vitais fundamentais, como a compensação hemodinâmica e a garantia de que o ventilador mecânico esteja devidamente configurado para adaptar-se ao paciente, de modo a permitir a melhor proteção pulmonar e o acoplamento ventilatório.

Na sequência, deve-se instalar a adequada analgesia e sedação para garantir que o paciente permaneça inconsciente e sem estímulos desnecessários. Levando em conta o contexto pré-hospitalar, em que os pacientes tratados estão agudamente enfermos e serão atendidos por intervalos reduzidos de tempo – em comparação com toda a relação prevista com o serviço de saúde –, tem-se uma situação particular em relação àquela normalmente vivenciada na terapia intensiva, onde costumam-se manter os pacientes em planos de sedação mais superficiais, reservando-se a sedação profunda para pacientes com indicações bastante específicas.

No APH, considerando o menor controle ambiental, a disponibilidade de recursos e a presença de estímulos mais intensos, deve-se objetivar níveis mais profundos de sedação (RASS -4/-5), assim como garantir analgesia mais intensa. Essa, inclusive, costuma ser a principal demanda dos pacientes, uma vez que, rotineiramente, encontram-se em fases hiperagudas dos agravos, nas quais a dor é intensa, e apesar de todo o controle tentado, os estímulos são bastante variados e repetidos – como movimentação entre camas e macas, além das vibrações associadas ao transporte em viaturas terrestres ou aeronaves.

Sugere-se a utilização de infusões contínuas de medicamentos analgésicos em associação a sedativos, garantindo-se a biodisponibilidade sérica contínua desses medicamentos, evitando-se os picos e vales de concentração plasmática que podem promover tanto despertares indevidos como eventos adversos associados a superdoses, como a própria indução de instabilidade hemodinâmica. Na ausência de controle analgosedativo adequado com as infusões contínuas, ou nos cenários em que estímulos adicionais são antecipados (p. ex., durante a realização de algum procedimento, em vigência da sedação), podem ser administrados *bolus* adicionais de medicamentos, com vistas a complementar a concentração sérica, garantindo concentração adequada nos sítios efetores.

Além disso, devem ser acopladas soluções de múltiplas drogas, a fim de potencializar os efeitos sinérgicos característicos da analgesia multimodal. Esquemas sugeridos podem ser encontrados na Tabela 5, com diluições sugeridas para bombas infusoras de seringa (adaptações para bombas de peristalse podem ser feitas, mantendo-se a proporção entre as medidas).

## CONSIDERAÇÕES FINAIS

A analgesia e a sedação são duas habilidades essenciais do profissional que atua no APH, indissociáveis e interdependentes. Ao profissional, cabe avaliar seus pacientes de forma sistemática, oferecendo-lhes a analgesia adequada ao grau de dor percebido, assim como a sedação de forma suficiente para que se mantenha a profundidade-alvo em relação à condição clínica vivenciada.

Diversos fármacos estão disponíveis, devendo ser utilizados de forma combinada, promovendo um regime farmacológico multimodal, em que se maximizem os efeitos benéficos por sinergismo, ao passo que se minimizem os efeitos adversos, garantindo-se sempre que seja priorizada a segurança do paciente, valor primordial da prática médica.

TABELA 5 Medicamentos para analgosedação contínua

| Medicamentos (apresentação) | Diluição sugerida | Infusão contínua* | *Bolus* para resgate* |
|---|---|---|---|
| Midazolam (5 mg/mL) | 20 mg + 16 mL SF = 1 mg/mL | 2–20 mL/h | 2–5 mg (2–5 mL) |
| Fentanil (50 mcg/mL) | 200 mcg + 16 mL SF = 10 mcg/mL | 2-20 mL/h | 20-50 mcg (2-5 mL) |
| Midazolam (5 mg/mL) + fentanil (50 mcg/mL) | 20 mg de midazolam + 200 mcg de fentanil + 12 mL SF = midazolam 1 mg/mL + fentanil 10 mcg/mL | 2-20 mL/h | 2-5 mL da solução |
| Propofol (10 mg/mL) | Puro | 5-20 mL/h | 30-50 mg (3-5 mL) |
| Cetamina (50 mg/mL) | 100 mg + 16 mL SF = 5 mg/mL | 3-7 mL/h | 10-20 mg (2-4 mL) |

*Doses para pacientes de aproximadamente 70 kg. NaCl: cloreto de sódio; SF: soro fisiológico.

## REFERÊNCIAS


1. Albrecht E, Taffe P, Yersin B, Schoettker P, Decosterd I, Hugli O. Undertreatment of acute pain (oligoanalgesia) and medical practice variation in prehospital analgesia of adult trauma patients: a 10 yr retrospective study. Br J Anaesth. 2013;110(1):96-106.
2. Ballantyne JC, Kalso E, Stannard C. WHO analgesic ladder: a good concept gone astray. BMJ. 2016;352:i20.
3. Chacon Neto OH (ed.). Dor e cuidados paliativos. Barueri: Manole; 2024.
4. Devlin JW, Skrobik Y, Gélinas C, Needham DM, Slooter AJC, Pandharipande PP, et al. Clinical practice guidelines for the prevention and management of pain, agitation/sedation, delirium, immobility, and sleep disruption in adult patients in the ICU. Crit Care Med. 2018;46(9):e825-73.
5. Gausche-Hill M, Brown KM, Oliver ZJ, Sasson C, Dayan PS, Eschmann NM, et al. An evidence-based guideline for prehospital analgesia in trauma. Prehosp Emerg Care. 2014;18(Suppl 1):25-34.
6. Gropper MA, Eriksson LI, Fleisher LA, Cohen NH, Leslie K, Johnson-Akeju O. Miller´s anesthesia. 10ed. Elsevier; 2024.
7. Hajjar LA, Brandão Neto RA, Marino LO, Marchini JFM, Alencar JCG, Turaça K, et al. Medicina de

emergência: abordagem prática, 18.ed. Barueri: Manole; 2024.
8. Häske D, Dorau W, Eppler F, Heinemann N, Metzger F, Schempf B. Prevalence of prehospital pain and pain assessment difference between patients and paramedics: a prospective cross-sectional observational study. Sci Rep. 2024;14(1):5613.
9. International Association for the Study of Pain (IASP). Terminology [Internet]. Seattle: IASP; 2020. Disponível em: https://www.iasp-pain.org/resources/terminology/.
10. Krauss WC, Shah S, Shah S, Thomas SH. Fentanyl in the out-of-hospital setting: variables associated with hypotension and hypoxemia. J Emerg Med. 2011;40(2):182-7.
11. Lenssen N, Krockauer A, Beckers SK, Rossaint R, Hirsch F, Brokmann JC, et al. Quality of analgesia in physician-operated telemedical prehospital emergency care is comparable to physician-based prehospital care: a retrospective longitudinal study. Sci Rep. 2017;7(1):1536.
12. Ringsven MK, Bond D. Gerontology and leadership skills for nurses. 2ed. Albany: Delmar; 1996.
13. Sessler CN, Gosnell MS, Grap MJ, Brophy GM, O´Neal PV, Keane KA, et al. The Richmond Agitation-Sedation Scale: validity and reliability in adult intensive care unit patients. Am J Respir Crit Care Med. 2002;166(10):1338-44.

54

# Perspectivas do suporte intermediário de vida e da enfermagem

Marisa Amaro Malvestio
Daniela Aparecida Morais

## Pontos-Chave

- O modelo brasileiro de atendimento pré-hospitalar (APH) foi instituído em 2002, estabelecendo diretrizes sobre funcionamento, composição das equipes, veículos, equipamentos e capacitação dos profissionais. Desde então, o Serviço de Atendimento Móvel de Urgência (SAMU 192) tornou-se o principal representante do sistema público.
- O SAMU opera com dois tipos de suporte: básico (SBV) e avançado (SAV), utilizando mais de 4 mil recursos móveis distribuídos em todo o país.
- Em decorrência da predominância do suporte básico e da extensão territorial brasileira, muitas ocorrências complexas acabam sendo atendidas por equipes com capacidade limitada, o que gerou a necessidade de novas soluções assistenciais. Nesse contexto, surgiu o Suporte Intermediário de Vida (SIV). Essa modalidade é composta por um condutor, um enfermeiro e um técnico de enfermagem ou outro enfermeiro, atuando sob regulação médica e protocolos institucionais. O SIV permite intervenções intermediárias, como manejo de vias aéreas e acesso intraósseo, ampliando a cobertura e qualificando o atendimento.
- O SIV representa uma inovação incremental no modelo de APH brasileiro, equilibrando a força de trabalho e aprimorando a capacidade de resposta das equipes. Ele busca reduzir a necessidade de dupla resposta (envio de SBV e SAV simultaneamente), otimizando recursos e garantindo acesso oportuno e resolutivo ao cidadão. Sua implantação fortalece a assistência, promove segurança aos profissionais e contribui para um sistema de urgência mais eficiente e equitativo em todo o território nacional.

## MODELO BRASILEIRO DE ATENDIMENTO PRÉ-HOSPITALAR MÓVEL

O modelo de atendimento pré-hospitalar (APH), público e privado, no Brasil, foi instituído em 2002. Nesse âmbito, foram estabelecidas regras para o funcionamento dos serviços, incluindo as características dos veículos e equipamentos, a composição das equipes e as atribuições dos seus diferentes profissionais e, ainda, as recomendações para a capacitação, entre outras normatizações[1]. Desde então, o APH público é representado pelo Serviço de Atendimento Móvel de Urgência (SAMU 192) que já alcança quase 90% da população (Tabela 1).

Nessa configuração, dada a extensão do território brasileiro, a baixa disponibilidade de recursos de SAV (17,7%) e a maior capilaridade do SBV (82,3%), recursos básicos são frequentemente enviados pelas Centrais de Regulação sem dupla camada de apoio, impondo o atendimento de pacientes complexos, graves ou de risco desconhecido, cujas exigências de cuidado extrapolam as prerrogativas e a capacidade resolutiva da equipe, colocando o cidadão em risco assistencial e a equipe em risco profissional[3]. Esse cenário de necessidades levou a uma adequação da participação dos enfermeiros, que antes ocupavam apenas os espaços nas unidades de suporte avançado, e, com o passar do tempo, passaram a compor equipes com outro enfermeiro ou com um técnico de enfermagem, estabelecendo uma alternativa assistencial para ampliar a cobertura e qualificar o atendimento, especialmente em locais onde a disponibilidade de equipes médicas é limitada. Surge assim, o suporte intermediário de vida (SIV)[4].

O SIV é uma inovação incremental no modelo brasileiro de APH público e privado, cujos registros remontam a implementação pioneira em 2004, na cidade de São Paulo[5]. Trata-se de uma composição de equipe, que atua igualmente integrada à Central de Regulação das Urgências (CRU) do sistema,

TABELA 1 Modelo público de atendimento pré-hospitalar – SAMU 192

| Modelo público de atendimento pré-hospitalar no Brasil – SAMU 192 – ano-base 2025 | |
|---|---|
| Cobertura populacional e municípios alcançados | 88% da população em 2.171 municípios |
| Ano de implementação | 2003 |
| Modalidades | Suporte básico de vida (SBV) com 82,3% dos recursos e suporte avançado de vida (SAV) com 17,7% dos recursos |
| Recursos móveis habilitados | 4.146 sendo 3.157 unidades de SBV e 705 unidades de SAV, 254 motolâncias, 10 embarcações e 20 aeromédicos |
| Configuração básica | SBV: um condutor, um técnico ou auxiliar de enfermagem, no mínimo<br>SAV: um condutor, um médico e um enfermeiro<br>Motolâncias: um técnico ou auxiliar de enfermagem, no mínimo<br>Aeromédico: um médico, um enfermeiro e equipe de pilotos |
| Modelo assistencial | Dupla camada com recursos de SAV estruturados para produzir resposta dupla nos casos graves |
| Centrais de Regulação das Urgências (CRU) | 192 |

Fonte: adaptada de Brasil. Ministério da Saúde[1,2].

tripulada por no mínimo três profissionais, sendo um condutor de veículo de urgência, um enfermeiro e um técnico de enfermagem ou outro enfermeiro. O atendimento se aplica a pacientes com ou sem risco de morte, viabilizando intervenções já estabelecidas para o SBV associadas a outros, que fazem parte do conjunto de prerrogativas privativas do enfermeiro, como manejo de vias aéreas com dispositivos extraglóticos e acesso intraósseo para abordagem medicamentosa, por exemplo. Essa equipe pode ser composta para atuar em unidades móveis terrestres (inclusive sobre motos) e aquaviárias, desde que receba capacitação específica, atue sob protocolos institucionais e regulação médica[6]. A proposta do SIV é equilibrar a composição da força de trabalho nas modalidades de APH e aumentar a capacidade assistencial da primeira equipe que chega na cena, ajustando as necessidades do paciente à capacidade do sistema de prover cuidado, gerando acesso oportuno e redução da necessidade de dupla resposta.

## AMPARO LEGAL À ATUAÇÃO DO ENFERMEIRO NO ATENDIMENTO PRÉ-HOSPITALAR

A Enfermagem é um ativo fundamental do modelo pré-hospitalar brasileiro e está presente em 100% dos recursos móveis. Sua atuação no APH brasileiro é regida pela Lei n. 7.498/1986[7], regulamentada pelo Decreto Presidencial n. 94.406/1987[8], que dispõe sobre o exercício da enfermagem em território nacional. Essa legislação estabelece, entre outros aspectos, que os cuidados diretos de enfermagem a pacientes graves, com risco de vida, de maior complexidade técnica e/ou que exijam conhecimentos científicos adequados e capacidade de tomada de decisões imediatas, são privativos do enfermeiro. Além disso, determina que cabe ao técnico e ao auxiliar a execução de atividades de enfermagem em nível auxiliar, sempre sob a supervisão, orientação e direção de enfermeiro, que é o responsável técnico e legal pelo cuidado prestado[7,8].

Em 2002, a Portaria Ministerial n. 2.048/2002[1] definiu a composição de equipes das diferentes modalidades assistenciais, conformando o SBV com, no mínimo, dois profissionais, sendo um técnico ou auxiliar de enfermagem e o condutor; e no SAV, a presença de enfermeiro e médico em conjunto com o condutor[1,4]. Essa formação foi ratificada em diversas outras legislações que sucederam a criação do modelo e se mantém na Portaria de Consolidação n. 3/2017[9]. Ainda que mínima, a composição definida não restringe a incorporação de outros profissionais, o que é amparado pela Portaria n. 288/2018[10] que redefine o Cadastro Nacional de Estabelecimentos de Saúde (CNES) de serviços de APH, públicos e privados, bem como o cadastro dos profissionais que compõem as equipes, permitindo a inclusão do enfermeiro como tripulante de USB[10].

Com o avanço da demanda por cuidado pré-hospitalar, a expansão do conhecimento em saúde e a evolução das tecnologias, o enfermeiro, amparado pela legislação e fortemente presente nos territórios, assumiu um papel protagonista no APH prestando uma assistência qualificada e resolutiva, bem como atuando na gestão e na educação[1,4].

No entanto, foi com a chegada da pandemia de covid que esse protagonismo recebeu reconhecimento, tornando-se um período marcante para a expansão do papel da enfermagem nas urgências no Brasil e em todo o mundo. Em nosso país, com o aumento progressivo da demanda de cuidado em saúde durante a pandemia, houve necessidade de ajustar, ampliar e sistematizar o escopo de atuação do exercício da profissão da Enfermagem nas situações de urgência e emergência, a partir de resoluções do Conselho Federal de Enfermagem (COFEN), principalmente no APH. Essas resoluções auxiliam no delineamento de responsabilidades e competências dos profissionais de enfermagem em outros contextos de urgência e emergência, assegurando a qualidade e a segurança da assistência prestada (Tabela 2).

Em 2024, a Nota Informativa n. 9/2024[19], do Ministério da Saúde, ratificou a atuação do APH em todo o território nacional, bem como a composição das unidades de SBV, alertando para dois fatos essenciais:

- Uma unidade de SBV, deve ser composta por um condutor de ambulância e um profissional de enfermagem, seja um auxiliar de enfermagem, técnico de enfermagem ou, ainda, um enfermeiro, atuando em diferentes composições.
- As prerrogativas e competências dos profissionais, previstas na legislação vigente, devem direcionar os procedimentos e a abordagem medicamentosa a ser orientada pelo Médico Regulador, considerando os protocolos institucionais e as necessidades de atendimento de urgência do cidadão[19].

Como se observa, apesar do Ministério da Saúde não reconhecer formalmente a

TABELA 2 Resoluções vigentes sobre o exercício profissional da enfermagem no atendimento pré-hospitalar

| Resolução | Tema |
|---|---|
| 639/2020[11] | Define as competências do enfermeiro no manejo de pacientes em VM, tanto no ambiente hospitalar quanto pré-hospitalar. |
| 641/2020[12] | Autoriza o enfermeiro a utilizar dispositivos extraglóticos e realizar procedimentos para acesso à via aérea em situações de urgência e emergência, nos ambientes intra e pré-hospitalares. |
| 648/2020[13] | Autoriza e regulamenta a realização de punção intraóssea por enfermeiros em situações de urgência e emergência, após capacitação específica. |
| 653/2020[14] | Normatiza a prerrogativa de identificação de morte óbvia por profissionais de Enfermagem em serviços públicos e privados de APH móvel. |
| 679/2021[15] | Permite que enfermeiros realizem ultrassonografia à beira do leito e no APH, desde que possuam capacitação específica. |
| 689/2022[16] | Normatiza a atuação da equipe de enfermagem no cumprimento de prescrições à distância, por meios eletrônicos. |
| 704/2022[17] | Estabelece normas para o uso de desfibriladores por profissionais de Enfermagem no atendimento a pacientes em PCR. |
| 713/2022[6] | Atualiza a norma de atuação dos profissionais de enfermagem no APH móvel terrestre e aquaviário, quer seja na assistência direta, no gerenciamento e/ou na CRU, em serviços públicos e privados, civis e militares. |
| 723/2023[18] | Autoriza o enfermeiro a realizar descompressão torácica por agulha em casos de pneumotórax hipertensivo no APH móvel, mediante capacitação específica e protocolos institucionais. |

APH: atendimento pré-hospitalar; CRU: Central de Regulação das Urgências; PCR: parada cardiorrespiratória; VM: ventilação mecânica.

composição de equipe de SIV como uma modalidade assistencial, a atuação do enfermeiro é respaldada pela legislação vigente, no campo profissional e do modelo assistencial.

## IMPACTO POTENCIAL NO MODELO BRASILEIRO

Estudos internacionais[20,21] que avaliam a expansão do papel do enfermeiro nos sistemas de saúde, assim como análises do modelo de APH brasileiro, demonstram que o SIV, como inovação incremental, potencialmente gera diferentes perfis de impacto no sistema de saúde brasileiro (Tabela 3).

O refinamento da política de conformação do SAMU 192 passa pelo reconhecimento de suas peculiaridades e pela discussão sobre como evoluir da simples "oferta" de ambulâncias para a gestão efetiva da atenção pré-hospitalar. Melhorias na governança, no custeio e na distribuição de recursos, como meios para reduzir a distância até o paciente e aumentar a capacidade de resposta (principalmente nos municípios

TABELA 3 Impacto potencial do suporte intermediário de vida no modelo de atendimento pré-hospitalar brasileiro

| | |
|---|---|
| Impacto sobre o sistema de saúde | Expansão qualitativa do modelo assistencial:<br>Adequação da conformação dos recursos humanos em saúde.<br>Protocolos assistenciais avançados, levam à maior eficácia do cuidado ofertado.<br>Avanço nos resultados de indicadores em saúde como tempos de espera pelo cuidado, tempo de internação e satisfação do usuário, por exemplo.<br>Ampliação da capacidade de incorporação de tecnologias em saúde.<br>Avanço da eficiência do sistema de saúde.<br>Redução do custo per capta.<br>Expansão quantitativa do modelo assistencial:<br>Benefícios a um número maior de pacientes.<br>Ampliação do acesso oportuno para o paciente moderado a grave.<br>Adequação do acesso para o paciente de baixa complexidade ampliando a possibilidade de encaminhamentos.<br>Redução do custo per capita. |
| Impacto direto nos serviços da rede SAMU 192 | As prerrogativas e competências de avaliação clínica do enfermeiro potencializam a tomada de decisão do médico regulador para procedimentos no manejo inicial, orientações e encaminhamentos.<br>As prerrogativas e competências do enfermeiro ampliam a possibilidade de incorporação de tecnologias em saúde no modelo impulsionando sua evolução.<br>Redução da necessidade de resposta dupla leva à maior disponibilidade de recursos para atendimento.<br>Mais prerrogativas profissionais geram maior assertividade e resolutividade.<br>Baixa rotatividade de profissionais (turnover) e alta aderência a protocolos assistenciais. |
| Impacto direto ao cidadão em situação de urgência | Acesso oportuno e equânime.<br>Mais serviços disponíveis e com maior capacidade assistencial.<br>Acesso à orientação e ao encaminhamento adequados.<br>Maior satisfação com o cuidado ofertado.<br>Melhor resultado de saúde. |

em maior vulnerabilidade), são passos fundamentais nesta construção[3].

## Desafios do suporte intermediário de vida

Do ponto de vista do modelo pré-hospitalar brasileiro, o SIV representa a incorporação de uma camada assistencial e isso demanda uma série de adaptações regulatórias desafiadoras (Tabela 4).

**TABELA 4** Adaptações regulatórias necessárias ao suporte intermediário de vida

| |
|---|
| Cadastramento de ambulâncias. |
| Habilitação e qualificação de ambulâncias. |
| Definição de materiais e equipamentos. |
| Protocolos de acionamento e de assistência. |
| Definição de dimensionamento para cobertura. |
| Análise de custos. |
| Provisionamento de recursos financeiros de custeio. |
| Política de formação, certificação e qualificação. |
| Definição de escopo de atuação. |

Considerando ainda que será necessário introduzir competências em saúde no modelo, com uma nova composição de equipe tendo enfermeiros como protagonistas, os desafios derivam também para questões de ordem profissional, como a definição de formação e certificação, a definição de escopo de atuação, legislação profissional etc.[22,23] Dessa maneira, mudanças nas práticas exigirão mudanças na regulamentação e nos marcos legais, que servem tanto para definir e legitimar as ações do profissional, quanto para o reconhecimento no modelo assistencial. Trata-se de uma agenda política e técnica, cujo desafio é mobilizar apoio político e de parceiros como entidades regulamentadoras, associações de especialistas e universidades[22,23].

A definição do escopo de práticas é um desafio frente à conformação hierárquica da força de trabalho em saúde no Brasil e à maturidade do processo de regulamentação, tanto do modelo quanto das categorias profissionais. É preciso determinar o conjunto de competências e as prerrogativas necessárias, o que pode envolver a prescrição de medicações e procedimentos que precisam estar previstos na legislação profissional e em protocolos institucionais e programas de educação. A definição da política de formação e qualificação é fundamental, pois serão necessárias competências avançadas para uma *performance* segura em procedimentos, além de julgamento clínico e capacidade técnica para tomada de decisão sobre um extenso rol de agravos. Isso exigirá a ampliação da oferta de estruturas formadoras e dos Núcleos de Educação Permanente dos serviços públicos e privados, com formação de instrutores e sistemas de certificação e recertificação[22,23].

Apesar do potencial impacto positivo sobre o modelo assistencial, a oposição das entidades médicas e a resistência de seus profissionais podem ser o principal desafio da expansão do papel dos enfermeiros e a consequente incorporação do SIV ao modelo pré-hospitalar. A Organização Mundial da Saúde (OMS) e o Conselho Internacional de Enfermeiros apontam que esse é um desafio presente em todo o mundo e em várias áreas de expansão da atuação de enfermeiros, fruto da visão tradicional e hierárquica da força de trabalho[19,22,23]. Ampliar as estratégias de cooperação e interação entre os profissionais, apoiadas por tecnologias, telessaúde e uma regulação médica presente e consistente, podem ser caminhos para potencializar o trabalho interdisciplinar e consequentemente reduzir as tensões e a resistência[19,22,23].

O SIV tem custo e é maior do que o custo do suporte básico (por incorporar um profissional e algumas tecnologias) e menor do que o suporte avançado (pela redução de tecnologias e composição de profissionais). Contudo, promover um ajuste na combinação de competências em saúde e novas formas de colaboração entre os profissionais é uma estratégia que pode conter custos em saúde ao viabilizar o acesso oportuno e distribuir mais serviços a um número maior de cidadãos viabilizando economia de escala[19,22,23]. O acesso oportuno ao atendimento adequado pode resultar em redução de encaminhamentos ao hospital, bem como em redução de complicações decorrentes do atraso para o tratamento e, consequentemente, redução do tempo de internação. A proposta do SIV é justamente compensar os custos decorrentes de sua implementação, com a obtenção de maior eficiência nos cuidados e melhorias nos resultados de saúde para o indivíduo e para o sistema[19,22,23].

## MODELOS IMPLEMENTADOS EM DIFERENTES PAÍSES

A demanda por serviços de emergência está aumentando em todo o mundo. Concorrem para esse fenômeno, o envelhecimento populacional que é acompanhado das multimorbidades e suas agudizações, a alta prevalência das causas externas, a elevação da ocorrência de agravos em saúde mental e, em boa parte dos países de baixa renda, a coexistência das doenças infectocontagiosas. Esse cenário de alta demanda, associado às fragilidades da força de trabalho, vem pautando as decisões de reorganização dos modelos de atenção pré-hospitalar em todo o mundo, com foco em produtividade e custo-eficiência da atenção às urgências[3,21]. Assim como incentivado pela OMS e pela Organização para a Cooperação e Desenvolvimento Econômico (OCDE)[3], uma das medidas potenciais de reorganização é a maior participação de enfermeiros como protagonistas em equipes assistenciais visando aumentar o acesso aos cuidados de saúde e a maior eficiência do serviço.

Na Holanda[24], as equipes de ambulância consistem em um enfermeiro especializado e um motorista de ambulância. Os enfermeiros seguem um programa de treinamento dedicado de 18 meses e são licenciados para realizar procedimentos de forma independente em nível de SAV, apoiados por um protocolo nacional criado em 1992 e que vem sendo atualizado. Recentemente, frente à pressão sobre o sistema de saúde, foram introduzidos no sistema unidades diferenciadas para atendimento em saúde mental com enfermeiros especializados e unidades de primeiros respondedores também com enfermeiros que são apoiados por telemedicina, teleconsultoria e telemonitoramento. Essa estratégia demonstrou um impacto positivo no tempo para tratamento definitivo e satisfação do paciente, além de redução de até 25% no número de pacientes transportados para os serviços de emergência.

Na perspectiva de maximizar a aplicação do conhecimento em saúde e a qualidade da avaliação do paciente a partir da maior experiência clínica e do conhecimento em saúde, a Suécia, Finlândia e Bélgica[25] definiram a alocação de enfermeiros especialistas em suas equipes de ambulâncias terrestres. Essa decisão viabilizou a execução de procedimentos avançados e a administração de medicamentos sob protocolos a pacientes em situação de urgência. Além da graduação, é requerido treinamento avançado em enfermagem pré-hospitalar, de emergência e/ou de terapia intensiva.

Em 2007, como parte do Processo de Requalificação das Emergências, o Ministério da Saúde de Portugal[26] criou as Ambulâncias de Suporte Imediato de Vida, operadas por um enfermeiro e um técnico de emergência pré-hospitalar. Prioritariamente, essas equipes realizam o APH às vítimas de acidentes ou doenças súbitas, além de apoio no transporte inter-hospitalar. Nesse estudo, é demonstrada a eficácia na estabilização hemodinâmica e clínica de vítimas de trauma, tornando os enfermeiros um ativo relevante do modelo.

Na Espanha[27], ambulâncias com enfermeiros existem desde os anos de 1980; porém desde 2012, com a definição nacional de um novo modelo de ambulância avançada, há uma expansão de recursos terrestres com um enfermeiro e um paramédico como condutor. Trata-se de uma resposta à demanda crescente por atenção pré-hospitalar, pautada na consolidada expansão das competências dos enfermeiros de práticas avançadas e na disponibilidade de novas tecnologias em saúde, que reunidas atendem à necessidade de alcançar custo-eficiência no modelo que já encontra excelentes resultados tanto em quadros críticos quanto leves.

Entre 2013 e 2015, o sistema 911 da cidade de Los Angeles (Estados Unidos)[28], representado pelo Corpo de Bombeiros local, detectou um crescimento das solicitações de baixa acuidade, de superusuários adultos vulneráveis e pacientes com agravos em saúde mental. Em 2016, para lidar com esse cenário, o serviço lançou uma Unidade de Resposta com um enfermeiro pré-hospitalar e um bombeiro. A abordagem dessa equipe prevê avaliação, tratamento, transporte ou alta no local e conexão com serviços sociais. O primeiro estudo de avaliação, com 792 pacientes atendidos em 18 meses, demonstrou três resultados quantitativos interessantes:

- 50,5% dos pacientes foram tratados e liberados no local ou transportados para um local alternativo para atendimento especializado, sendo que apenas 6,5% retornaram ao serviço em 3 dias.
- Os usuários frequentes diminuíram o uso do sistema nos 90 dias seguintes ao atendimento.
- 458 recursos de campo do Corpo de Bombeiros foram rapidamente realocados e disponibilizados para o próximo chamado urgente durante o período analisado.

Em 2021, a Associação Nacional de Médicos de Serviços de Emergência dos Estados Unidos (NAEMSP, do inglês National Association of EMS Physicians)[29] declarou posição favorável à participação dos enfermeiros treinados no modelo de assistência pré-hospitalar do país.

Embora ainda não existam estudos robustos e/ou revisões sistemáticas sobre a eficácia e a segurança dos cuidados prestados por enfermeiros no APH, pesquisas realizadas sobre cuidados liderados por enfermeiros relatam efeitos positivos em resultados clínicos, satisfação do paciente, tempo de espera pelo cuidado e custos[21]. Esses resultados denotam que a transformação da prestação de cuidados de saúde por meio da utilização eficaz da força de trabalho pode ser uma das formas de enfrentamento ao aumento iminente da demanda por serviços de saúde[21,22].

## MODELOS DE SUPORTE INTERMEDIÁRIO DE VIDA IMPLEMENTADOS EM DIFERENTES SERVIÇOS BRASILEIROS

Registros institucionais destacam múltiplas experiências de SIV em serviços existentes nos estados de São Paulo[5], Minas Gerais[30], Ceará[31], Alagoas[32], Sergipe[33], Rondônia[34], Rio de Janeiro[35] e Rio Grande do Sul[36], onde o enfermeiro atua como terceiro profissional do SBV formando uma equipe com o técnico de enfermagem. No SAMU 192 da cidade de São Paulo, o enfermeiro atua desde 2004 com protocolo institucional que registra medicações e procedimentos a serem utilizados com apoio do médico regulador e com uso da telemedicina[5]. No geral, tais práticas se relacionam às necessidades de estabilização dos agravos tempo-dependentes e de agudização de doenças crônicas, incluindo medicações por via endovenosa (EV) ou intraóssea, manejo de vias aéreas com acesso supraglótico e utilização de escalas de avaliação. A indisponibilidade desses procedimentos em tempo oportuno, potencialmente concorreriam para a persistência e agravamento de alguns quadros, ocorrência de sequelas e maiores custos de internação para o sistema.

### Perspectivas do suporte intermediário de vida

O SIV é uma importante ferramenta de acesso oportuno ao cuidado de urgência, alcançando alinhamento com as ações preconizadas pelo Objetivo de Desenvolvimento Sustentável n. 3 da Organização das Nações Unidas (ONU)[37], que abrange os principais temas de saúde, incluindo saúde mental, acidentes de trânsito, cobertura universal de saúde com acesso a cuidados seguros e acessíveis e fortalecimento dos sistemas de saúde.

A expansão do papel dos enfermeiros no APH, representada na nova composição de equipe, é legitimada pelos marcos legais que regem o exercício profissional e o modelo brasileiro de atenção pré-hospitalar. Contudo, é a escolha gestora de sua implementação nos territórios que ampara seu reconhecimento e o transforma em uma inovação necessária. O futuro do SIV no Brasil depende da inclusão da modalidade no modelo nacional, com previsão de composição de equipes, protocolos, treinamento e custeio com vistas a garantir segurança assistencial e profissional. Com o SIV plenamente integrado à estrutura já existente do SAMU 192, seus potenciais resultados podem revolucionar os resultados de saúde em múltiplas frentes.

## REFERÊNCIAS


1. Brasil. Ministério da Saúde. Portaria n. 2.048, de 5 de novembro de 2002. Aprova o Regulamento Técnico dos Sistemas Estaduais de Urgência e Emergência. Brasília: Diário Oficial da União; 2002.
2. Brasil. Ministério da Saúde. Nova Sage. Serviço de Atendimento Móvel de Urgência (SAMU 192): Panorama [Internet]. Brasília: Ministério da Saúde; [acesso em 03 de abril de 2025].
3. Malvestio MAA, Sousa RMC. Desigualdade na atenção pré-hospitalar no Brasil: análise da eficiência e suficiência da cobertura do SAMU 192. Ciênc Saúde Col. 2022;27(7):2921-34.
4. Silva MR, et al. O protagonismo do enfermeiro no atendimento pré-hospitalar móvel: um olhar sobre o suporte intermediário de vida. Rev Saúde Col Emerg. 2023;5(1):10-19.
5. São Paulo (SP). Secretaria Municipal da Saúde. SAMU 192 Protocolos de Atendimento Pré-hospitalar Suporte Intermediário de Vida. São Paulo: SMS; 2022.

6. Conselho Federal de Enfermagem (COFEN). Resolução n. 713, de 4 de novembro de 2022. Atualiza a norma de atuação dos profissionais de enfermagem no Atendimento Pré-Hospitalar (APH) móvel terrestre e aquaviário, quer seja na assistência direta, no gerenciamento e/ou na Central de Regulação das Urgências, em serviços públicos e privados, civis e militares. Brasília: Diário Oficial da União; 2022.
7. Conselho Federal de Enfermagem (COFEN). Lei n. 7.498, de 25 de junho de 1986. Dispõe sobre a regulamentação do exercício da Enfermagem, e dá outras providências. Brasília: Diário Oficial da União; 1986.
8. Brasil. Decreto n. 94.406, de 8 de junho de 1987. Regulamenta a Lei n. 7.498, de 25 de junho de 1986, que dispõe sobre o exercício da Enfermagem, e dá outras providências. Brasília: Diário Oficial da União; 1987.
9. Brasil. Ministério da Saúde. Portaria de Consolidação n. 3, de 28 de setembro de 2017. Consolidação das normas sobre as redes do Sistema Único de Saúde. Brasília: Ministério da Saúde; 2017.
10. Brasil. Ministério da Saúde. Portaria n. 288, de 5 de abril de 2018. Redefine o Cadastro Nacional de Estabelecimentos de Saúde (CNES) de serviços de Atendimento Pré-Hospitalar (APH) móvel terrestre no Sistema Único de Saúde (SUS). Brasília: Ministério da Saúde; 2018.
11. Conselho Federal de Enfermagem (COFEN). Resolução n. 639, de 23 de março de 2020. Estabelece normas para a atuação da equipe de enfermagem no manejo de pacientes em ventilação mecânica invasiva e não invasiva. Brasília: Diário Oficial da União; 2020.
12. Conselho Federal de Enfermagem (COFEN). Resolução n. 641/2020. Autoriza o uso de dispositivos extraglóticos por enfermeiros. Brasília: COFEN; 2020.
13. Conselho Federal de Enfermagem (COFEN). Resolução n. 648/2020. Regulamenta a punção intraóssea pelo enfermeiro. Brasília: COFEN; 2020.
14. Conselho Federal de Enfermagem (COFEN). Resolução n. 653/2020. Normatiza a prerrogativa de identificação de morte óbvia por profissionais de Enfermagem em serviços públicos e privados de atendimento pré-hospitalar móvel. Brasília: COFEN; 2020.
15. Conselho Federal de Enfermagem (COFEN). Resolução n. 679, de 26 de julho de 2021. Aprova a normatização da realização de ultrassonografia à beira do leito e no ambiente pré-hospitalar por enfermeiros. Brasília: Diário Oficial da União; 2021.
16. Conselho Federal de Enfermagem (COFEN). Resolução n. 689, de 10 de fevereiro de 2022. Normatiza a atuação da equipe de enfermagem no cumprimento de prescrições à distância, através de meios eletrônicos. Brasília: Diário Oficial da União; 2022.
17. Conselho Federal de Enfermagem (COFEN). Resolução n. 704, de 19 de julho de 2022. Estabelece normas para o uso de desfibriladores por profissionais de enfermagem no atendimento a pacientes em parada cardiorrespiratória. Brasília: Diário Oficial da União; 2022.
18. Conselho Federal de Enfermagem (COFEN). Resolução n. 723, de 10 de agosto de 2023. Autoriza o enfermeiro a realizar descompressão torácica por agulha em casos de pneumotórax hipertensivo no atendimento pré-hospitalar móvel, mediante capacitação específica e protocolos institucionais. Brasília: Diário Oficial da União; 2023.
19. Brasil. Ministério da Saúde. Nota Informativa n. 9/2024-CGURG/DAHU/SAES/MS. Normatiza a atuação dos profissionais de enfermagem no atendimento pré-hospitalar móvel em todo território nacional, incluindo a supervisão e avaliação das ações de enfermagem, execução de prescrições médicas por telemedicina e prestação de cuidados de enfermagem. Brasília: Ministério da Saúde; 2024.
20. Delamaire M, Lafortune G. Nurses in advanced roles: a description and evaluation of experiences in 12 developed countries. Paris: Organisation for Economic Co-operation and Development (OECD) Publishing; 2010.
21. Woo BFY, Lee JXY, Tam WWS. The impact of the advanced practice nursing role on quality of care, clinical outcomes, patient satisfaction, and cost in the emergency and critical care settings: a systematic review. Hum Resour Health. 2017;15(1):63.
22. Malvestio MAA, Behring LPB, Martuchi SD, Fonseca MAS, Silva L, Souza EF, et al. Enfermagem em práticas avançadas no atendimento pré-hospitalar: oportunidade de ampliação do acesso no Brasil. Enferm Foco. 2019;10(6):157-64.

23. Malvestio MAA, Martuchi SD, Souza EF, Fonseca MAS, Peres EM, Freire NP. Enfermagem de práticas avançadas no atendimento pré-hospitalar: desafios e estratégias de implementação. Enferm Foco. 2024;15:1-8.
24. Backus BE, Ter Avest E, Gerretsen BM, Viljac A, Tolsma RT. Organization of prehospital care in the Netherlands: a perspective article. Eur J Emerg Med. 2020;27(6):398-9.
25. Sjölin H, Lindström V, Hult H, Ringsted C, Kurland L. Common core content in education for nurses in ambulance care in Sweden, Finland and Belgium. Nurse Educ Pract. 2019;38:34-9.
26. Mota M, Cunha M, Santos EJF, Figueiredo A, Silva M, Campos R, et al. Effectiveness of prehospital nursing interventions in stabilizing trauma victims. Rev Enf Ref. 2021;5(6):e20114.
27. López ASR, Rivero Sánchez C, Martín Caravante S, Martínez García AI, Linares Rodríguez C. Práctica avanzada de la enfermera en urgencias extrahospitalarias y comparación con la casuística atendida por equipos con médicos. Index Enferm. 2020;29(3).
28. Sanko S, Kashani S, Ito T, Guggenheim A, Fei S, Eckstein M. Advanced practice providers in the field: implementation of the Los Angeles Fire Department Advanced Provider Response Unit. Prehosp Emerg Care. 2020;24(5):693-703.
29. Wright D, Baker T, Muthersbaugh H, Platt T, Kerr R, Miller J. Position statement: the role of the EMS physician assistant (PA) and nurse practitioner (NP) in EMS Systems. Prehosp Emerg Care. 2021.
30. Belo Horizonte (MG). Secretaria Municipal de Saúde. SAMU 192 Regional Belo Horizonte: atuação da equipe de Suporte Intermediário de Vida (SIV) no SAMU de Belo Horizonte. Belo Horizonte: SMS; 2024.
31. Fortaleza (CE). Secretaria Municipal de Saúde. SAMU 192 Regional Fortaleza: Protocolos de Suporte Básico de Vida SAMU-For. Fortaleza: SMS; 2016.
32. Alagoas. Secretaria de Estado da Saúde. SAMU Alagoas inicia protocolos de práticas avançadas para enfermeiros. Maceió: SESAU; 2023.
33. Sergipe. Secretaria de Estado da Saúde. Enfermeiros do SAMU começam a ser treinados em Suporte Intermediário de Vida. Aracaju: SES; 2024.
34. Buritis (RO). Conselho Municipal de Saúde. Resolução n. 03/2025. Buritis: Conselho Municipal de Saúde; 2025.
35. Rio de Janeiro (Estado). Fundação Saúde. SAMU-RJ amplia frota de atendimento à população da capital. Rio de Janeiro: FS; 2023.
36. Bento Gonçalves (RS). Prefeitura Municipal. Bento passa a contar com Suporte Intermediário de Vida no atendimento pré-hospitalar. Bento Gonçalves: Prefeitura; 2024.
37. Organização das Nações Unidas (ONU). Objetivo de Desenvolvimento Sustentável 3: Saúde e Bem-Estar. Brasília: ONU Brasil; 2025.

# Índice remissivo

## A

B



C

## D

## F

## J



## K



## L



## M

## N



## O

## Q



## R

## T

## U



## V

## Z

# Encarte colorido

# CAPÍTULO 16 – ANAFILAXIA

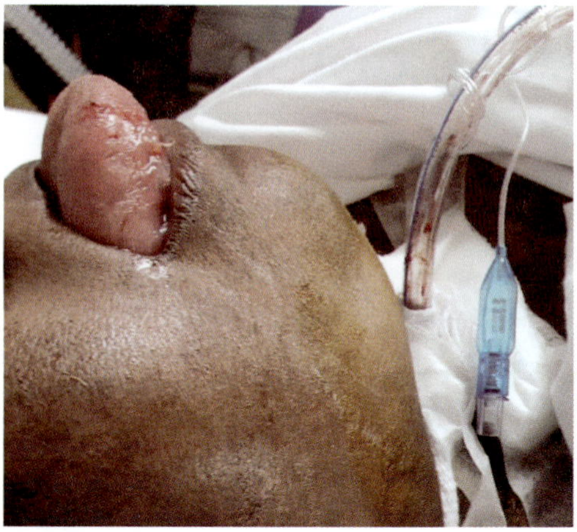

FIGURA 1 Cricotireoidostomia realizada devido a via aérea completamente obstruída em um paciente com anafilaxia.

Fonte: arquivo pessoal do autor.

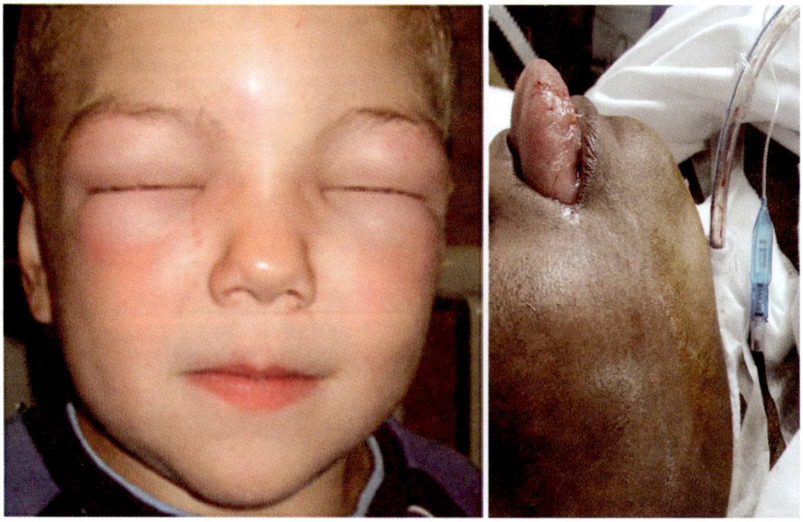

FIGURA 2 À esquerda, angioedema histamina-mediado (anafilaxia) e, à direita, angioedema bradicinina-mediado.

# CAPÍTULO 22 – CONTROLE DE SANGRAMENTOS

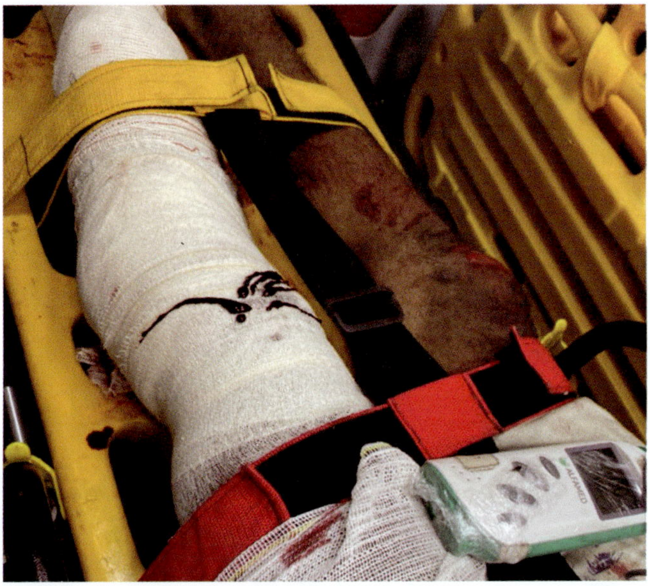

FIGURA 2 Membro fraturado e enfaixado, mascarando sangramento ativo sem, no entanto, curativo compressivo ou torniquete aplicado.

Fonte: arquivo pessoal do autor.

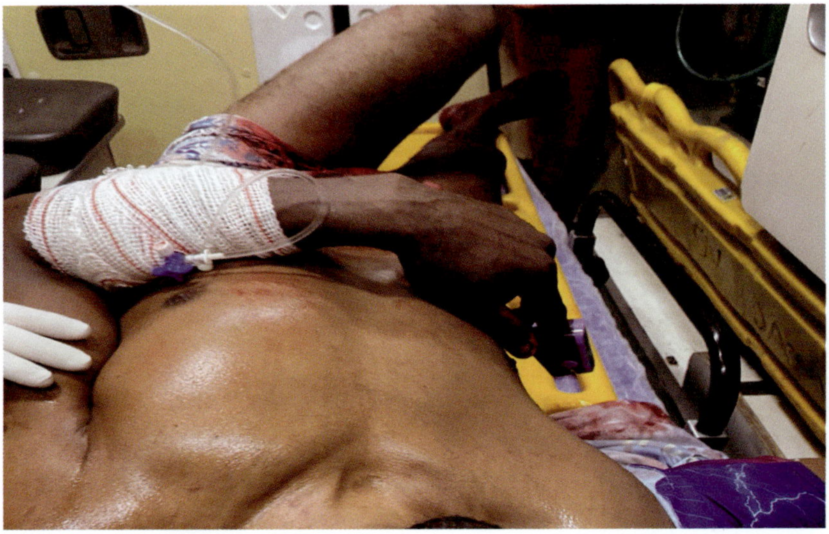

FIGURA 3 Vítima de lesão por arma branca na femoral direita apresentando sudorese, taquicardia, agitação e taquipneia.

Fonte: arquivo pessoal do autor.

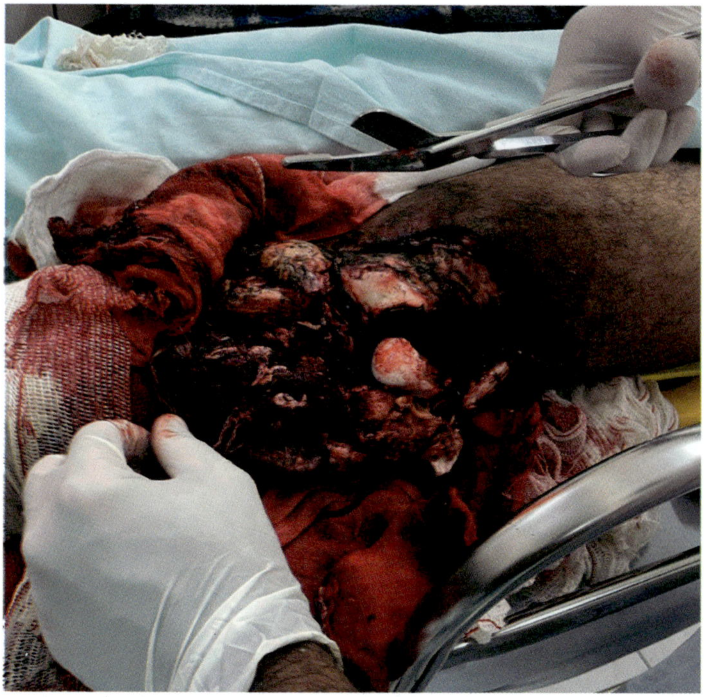

FIGURA 4 Ferimento grave de membro que estava enfaixado sem, no entanto, realizar compressão local e assim ocultando sangramento ativo.

Fonte: arquivo pessoal do autor.

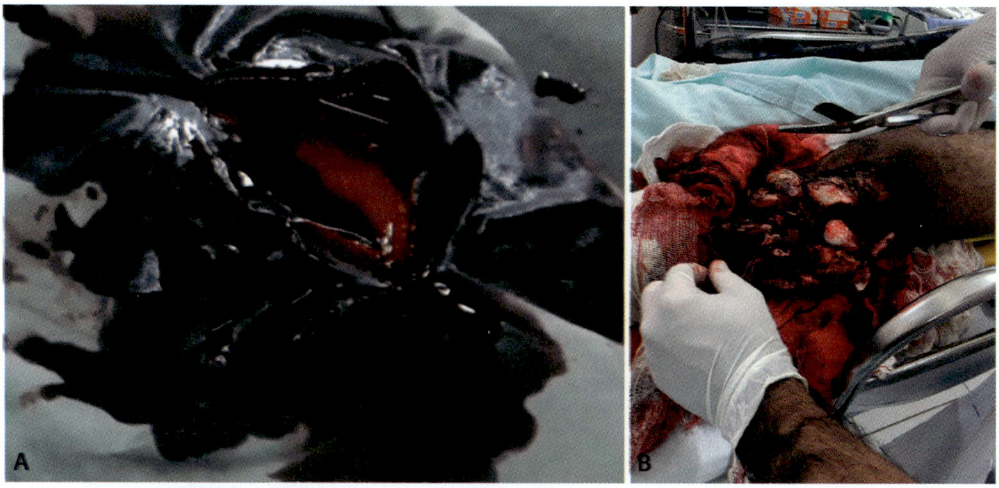

FIGURA 7 A: Ferimento puntiforme em membro com sangramento ativo com possibilidade de controle com preenchimento local. B: Esmagamento de membro com ferimento aberto e controle do sangramento realizado com torniquete.

Fonte: arquivo pessoal do autor.

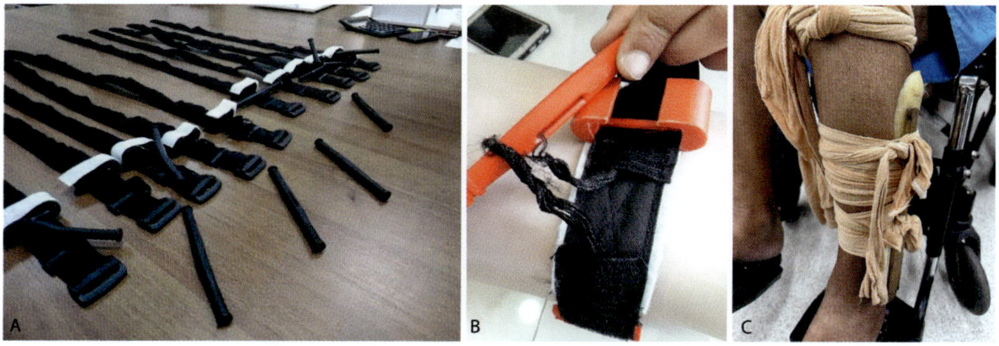


FIGURA 8 A e B: Torniquetes falsificados quebrados após mínima tração. C: Torniquete improvisado sem indicação e sem efetividade.
Fonte: arquivo pessoal do autor.

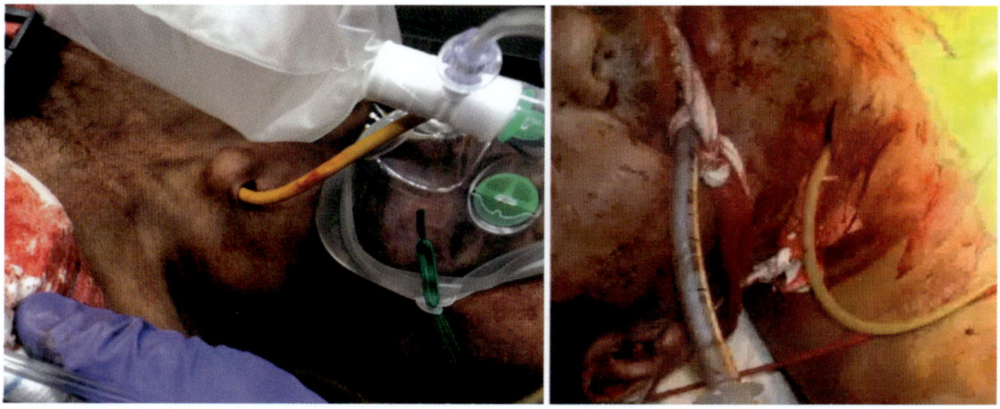

FIGURA 10 A-B: Sonda vesical de demora sendo usada para controle de sangramento cervical e epistaxe.
Fonte: arquivo pessoal do autor.

# CAPÍTULO 40 – TRANSPORTE NEONATAL

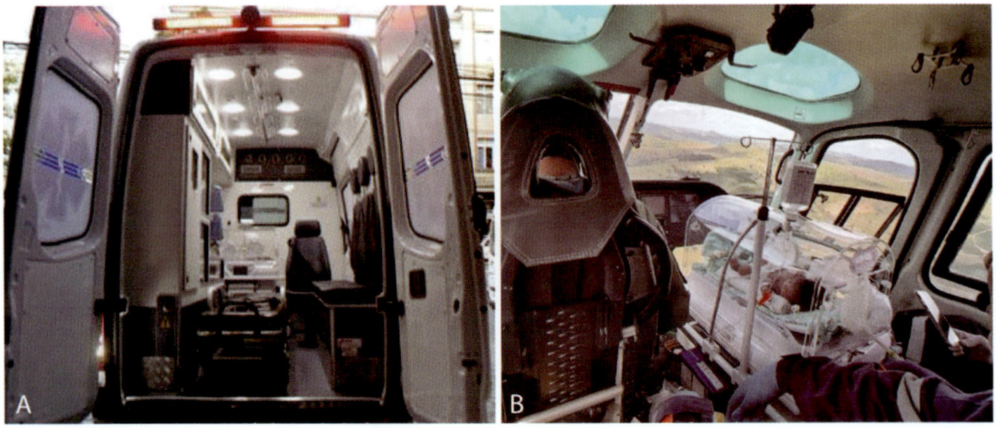


FIGURA 2 Modelo de transporte terrestre (A) e aéreo adaptado (B).

Fonte: arquivo pessoal das autoras.

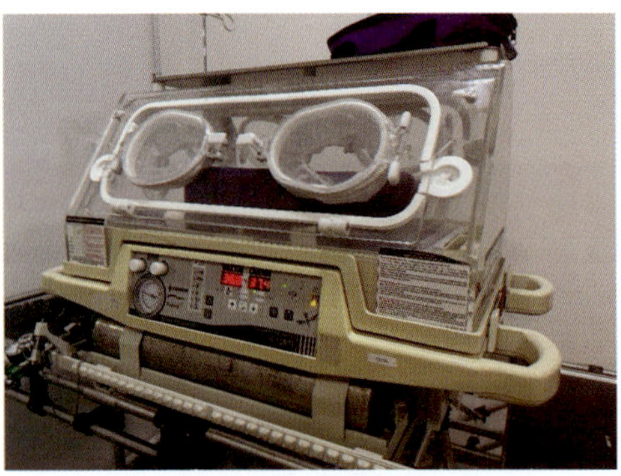

FIGURA 3 Incubadora neonatal.

Fonte: arquivo pessoal das autoras.

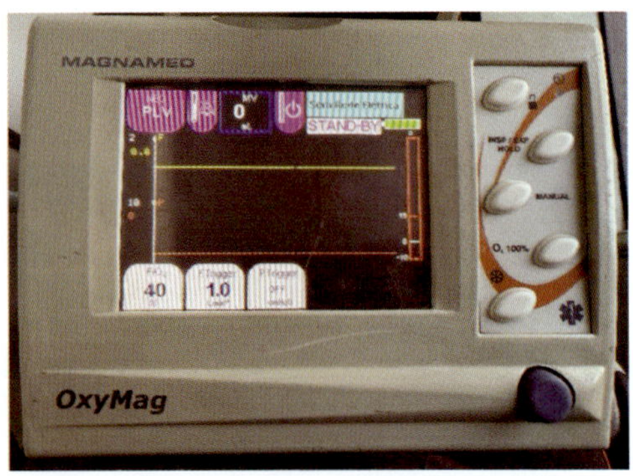


FIGURA 6 Modelo de parâmetros utilizados em um ventilador de transporte da marca Oxymag – $FiO_2$ 40% e sensibilidade a fluxo 1 L/min.

Fonte: arquivo pessoal das autoras.

# CAPÍTULO 42 – RESGATE AEROMÉDICO BRASILEIRO

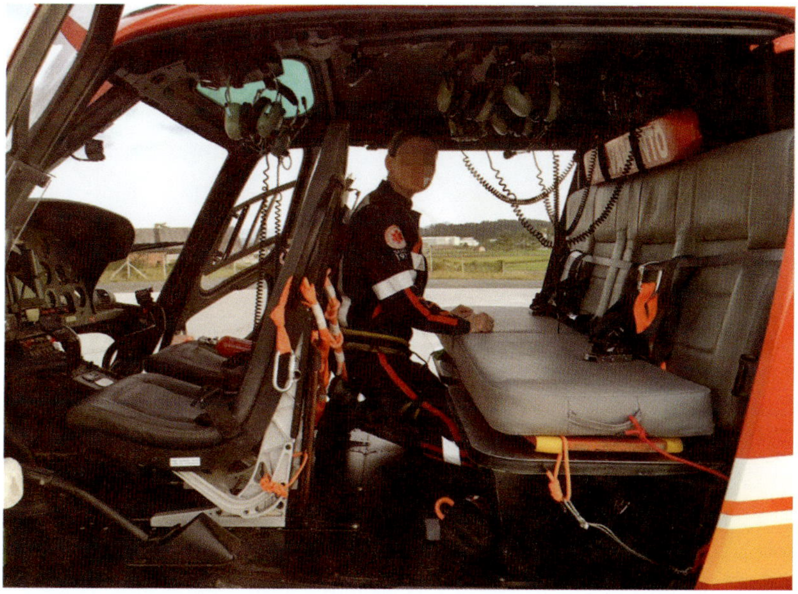

FIGURA 1 Posição que a equipe assume durante o transporte de um paciente.

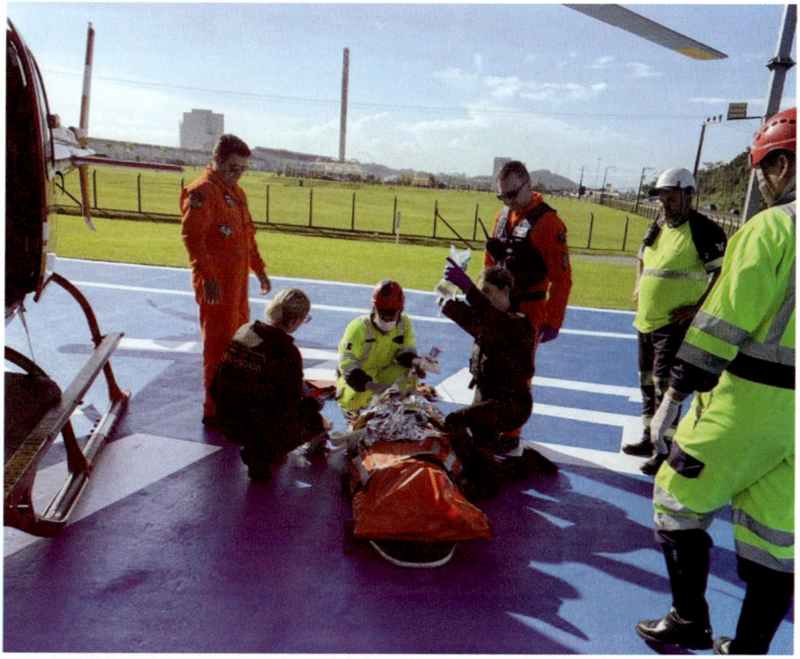

FIGURA 2 Exemplo de maca de lona (laranja).

## CAPÍTULO 50 – ABORDAGEM DA VIA AÉREA

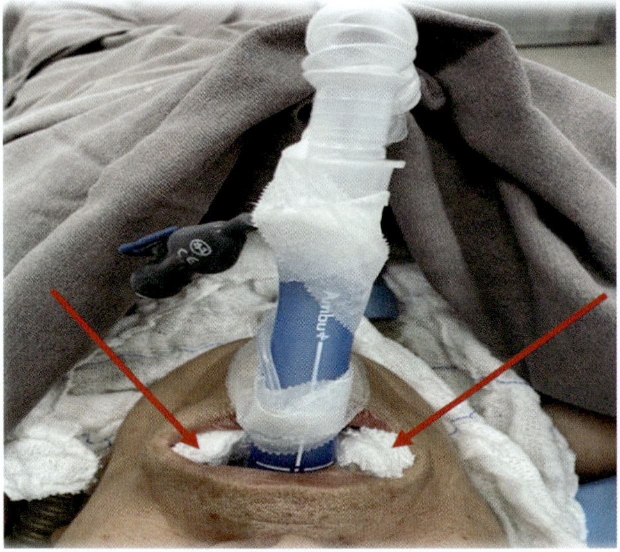


FIGURA 11 Gases compactadas na lateral da máscara laríngea e da boca, auxiliando a reduzir o vazamento e a reduzir o dano caso o paciente morda o dispositivo.
Fonte: arquivo pessoal.

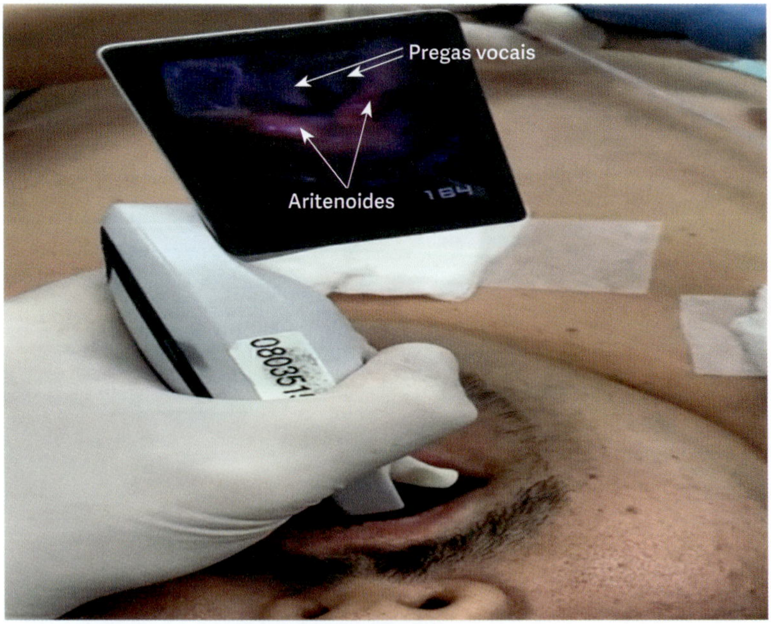


FIGURA 25 Videolaringoscopia em paciente obeso, detalhado as estruturas observadas.
Fonte: arquivo pessoal.